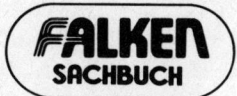

Falken-Handbuch

Bio-Medizin
Alles über die moderne Naturheilpraxis

von Gerhard Leibold

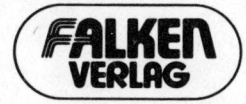

FALKEN VERLAG

Vom gleichen Autor sind im Falken-Verlag erschienen: „Falken-Handbuch Heilkräuter",
„Heiltees und Kräuter für die Gesundheit", „Eigenbehandlung durch Akupressur",
„Hypnose und Autosuggestion", „Biologische Ernährung für eine natürliche und gesunde Lebensweise",
„Shiatsu", „Gesund bleiben, gesund werden durch Enzyme".

CIP-Kurztitelaufnahme der Deutschen Bibliothek

Leibold, Gerhard:
Biomedizin: alles über d. moderne Naturheil-
praxis / von Gerhard Leibold. – Niedernhausen/Ts.:
Falklen-Verlag, 1983.
    (Falken-Handbuch)
    ISBN 3-8068-4136-5

ISBN 3 8068 4136 5

© 1983 by Falken-Verlag GmbH, 6272 Niedernhausen/Ts.
Titelbild: Studio Gerlach, Frankfurt am Main
Fotos: Archiv; Günter Beck, Birkenfeld; dpa Deutsche Presse-Agentur, Frankfurt am Main; Jahreszeiten-Verlag,
Hamburg; Friedrich Jantzen, Arolsen; Jürgen Lindenburger, Kastl; Stiftung Preuß. Kulturbesitz, Berlin (West).
Illustrationen: Ingrid Gabriel, Helga Henkel
Die Ratschläge in diesem Buch sind von Autor und Verlag sorgfältig erwogen und geprüft, dennoch kann eine
Garantie nicht übernommen werden. Eine Haftung des Autors bzw. des Verlages und seiner Beauftragten für
Personen-, Sach- und Vermögensschäden ist ausgeschlossen.
Satz: LibroSatz, Kriftel bei Frankfurt
Druck: Richterdruck, Würzburg

817 2635 4453 62

Inhaltsverzeichnis

Hilfen im Krankheitsfall 389

– Praktische Anwendung biomedizinischer Maßnahmen –

Vorwort

Es ist nicht Nostalgie, ein verklärter Blick in die angeblich so gute alte Zeit, wenn sich heute immer mehr Menschen auf die in früheren Jahrhunderten bewährten Heilmethoden besinnen. Die Naturheilkunde bedient sich natürlicher Heilkräfte, auf die man vertrauen kann, ohne unbekannte Nebenwirkungen befürchten zu müssen, unter denen heute schon jeder dritte Patient leidet. Sie ist bestrebt, den durch Krankheit in Unordnung geratenen Organismus des Menschen wieder in Ordnung zu bringen, indem sie seine Funktionen harmonisch aufeinander abstimmt und seine Selbstheilungskräfte anregt – ein Bestreben, das heute auch von vielen Ärzten nicht mehr belächelt wird. Denn der bedenkenlose Einsatz einer fortschrittssüchtigen Technologie hat sich nicht nur segensreich ausgewirkt.

Trotz unseres nie zuvor gekannten Lebensstandards, trotz aller Möglichkeiten und Freiheiten, die unsere Kultur und Gesellschaft uns heute bietet – die Lebensqualität sinkt ständig, die Zahl seelisch Kranker nimmt weiter zu.

Wenn man den Fortschritt am physischen und psychischen Wohlergehen des Einzelnen mißt, dann haben wir heute in vielen Bereichen nur noch wenig Grund, auf das Erreichte stolz zu sein. Nur noch zehn von hundert Menschen fühlen sich wirklich gesund, jeder Fünfte muß aus Gesundheitsgründen vorzeitig in Pension gehen.

Umweltgifte aus den Schornsteinen der Industrie und der privaten Heizungsanlagen sowie Abgase aus den Auspuffrohren der Kraftfahrzeuge, deren Motoren oft noch falsch eingestellt sind, schädigen die Atmungsorgane, das Blut und die unter Sauerstoffmangel leidenden Gewebe. Antibiotika, DDT und andere chemische Rückstände vergiften durch unsachgemäße, häufig unnötige Anwendung Fleisch, Fisch und das überdüngte, vitalstoffarme Gemüse. In einer Zeit des Überflusses entstehen immer häufiger Mangelkrankheiten durch falsche oder denaturierte Kost. Tausende werden jährlich durch Lärm taub, viele nervöse Störungen mit ihren organischen Folgen sind eindeutig auf Lärm zurückzuführen.

Zwänge am Arbeitsplatz, denen die meisten Menschen hilflos ausgeliefert sind, und Zwänge der Konsumgesellschaft, denen sie sich mehr oder weniger freiwillig unterwerfen, führen zu Dauerstreß, Kontaktarmut, Gleichgültigkeit, Unzufriedenheit, mangelnder Selbstverwirklichung und quälender Existenzangst, Ursachen der ständig zunehmenden Zahl psychosomatischer Erkrankungen.

Diese negative Bilanz könnte noch seitenlang fortgesetzt werden. Folge des naturwidrigen Lebens ist der immer häufigere Griff zur „Pille". Der Mißbrauch von Arzneimitteln, Drogen und Alkohol bedroht die Volksgesundheit in allen zivilisierten Staaten immer stärker.

Unser Verhältnis zu uns selbst und zum Mitmenschen ist ebenso gestört wie das zur Natur, deren Kräfte und Schätze wir hemmungslos ausbeuten. Wir müssen wieder lernen, mit unserer natürlichen Umwelt verantwortungsbewußt umzugehen, zusammen mit ihr zu leben, nicht neben ihr und gegen sie. Wenn uns diese Umkehr nicht gelingt, dann tanzen wir auf einem Vulkan. Alle Probleme, mit denen wir heute schon kaum noch fertig werden, bilden nur die Spitze eines Eisbergs, dessen Ausmaße wir kaum ahnen können.

Erste Ansätze zur Verbesserung unserer Fehler finden wir heute in vielen Lebensbereichen. Der Protest gegen Kernkraftwerke ist Zeichen eines erhöhten Umweltbewußtseins mancher Bürger, die sich leider zu oft als „nützliche Idioten" vor den Karren politischer Gruppen spannen lassen und dadurch ins Zwielicht geraten. Andererseits ist die Gefahr, die von Kernkraftwerken ausgeht, nach menschlichem Ermessen geringer als beispielsweise der Schaden, den verantwortungslose Kraftfahrer anrichten, indem sie jährlich Millionen Liter Altöl einfach in die Kanalisation ablassen. Und wie sehen viele Picknickplätze und Autobahnparkplätze nach einem Wochenende aus: übersät mit Unrat, der manchmal direkt neben die leeren Abfallbehälter geworfen wird.

Wir können nicht gegen Umweltverschmutzung protestieren, wenn wir mit dem Umweltschutz nicht bei uns selbst beginnen. Wir können nicht den Bau von Kernkraftwerken blockieren, wenn wir nicht bereit sind, unsere Ansprüche zurückzuschrauben und der Verschwendung von Energie und Rohstoffen zunächst in unserem privaten Bereich Einhalt zu gebieten.

Die Versuche zur Humanisierung der Arbeitswelt, deren Zwänge und Organisationsstrukturen als wichtige Streß- und Krankheitsfaktoren gelten müssen, könnten eine große Chance sein. Genügt es aber, den Arbeiter von der Monotonie des Fließbandes zu befreien, wenn gleichzeitig neue Technologien in den Büros neue Zwänge schaffen, die denen des Akkordarbeiters vergleichbar sind? Reicht es aus, durch Rationalisierung und Technisierung dem arbeitenden Menschen schwere, schmutzige und gefährliche Arbeit abzunehmen, wenn Leistungszwang und Prestigedenken andererseits dazu führen, daß die Mitarbeiter als Rivalen bekämpft und somit zum neuen, ungleich gewichtigeren Streßfaktor werden?

Es zeichnet sich der zaghafte Trend in der Heilkunde ab, nicht bei jeder Krankheit gleich mit den „Kanonen" der Pharmaindustrie auf

„Spatzen" zu schießen, sondern auf natürliche Heilmittel zurückzugreifen. Genügt dazu der gute Wille des Therapeuten? Solange die Mehrzahl der Patienten nicht bereit ist, aktiv an ihrer Gesundung mitzuwirken, solange genügend Ärzte die Folgen falscher Lebensführung durch die bequeme Pille für einige Zeit eindämmen, solange muß Naturheilkunde ein Außenseiterverfahren bleiben. Wenn die Heilkunde die Patienten nur noch als „Krankengut" betrachtet, nicht mehr den „Homo patiens", den leidenden Menschen, sondern nur noch den „Fall" sieht, kann Naturheilkunde sich mit ihren hohen Ansprüchen an Arzt und Patienten wohl kaum durchsetzen.

Mancher Leser wird sicher fragen: Was soll eine solche Einleitung, die das Problem der Kernkraftwerke ebenso wie die Zwänge der Arbeitswelt anschneidet, in einem medizinischen Buch?

Naturheilkunde betrachtet den Menschen als Ganzheit mit Beziehungen zur Umwelt, die ihn beeinflussen und auf die er Einfluß nimmt. Naturheilkunde kann sich deshalb nicht darauf beschränken, kranke Organe zu „reparieren" und Schmerzen zu lindern. Ganzheitstherapie erfordert Behandlung des Menschen unter Beachtung seiner Beziehungen zur Umwelt, die ihn fördern, hemmen oder schädigen. Dadurch greift sie an der Wurzel des Übels an, kuriert nicht Krankheiten, sondern heilt den Menschen, wenn er bereit ist, sich den Heilkräften der Natur anzuvertrauen.

Dieses Buch will und darf kein „Rezept" zur Anwendung naturheilkundlicher Maßnahmen im Krankheitsfall sein, es soll dazu anregen, die Voraussetzungen für eine natürliche Lebensweise zu schaffen. Das bedeutet nicht, daß wir wieder in Höhlen leben und mit primitivsten Mitteln unsere Nahrung selbst anbauen sollen. Das Rad der Zeit braucht nicht zurückgedreht zu werden. Vielmehr müssen wir die unbestreitbaren Vorteile und Chancen, die Zivilisation und technischer Fortschritt uns bieten, davor bewahren, von den ebenso unbestreitbaren Nachteilen dieser Entwicklung überwuchert zu werden. Natürlich leben heißt „artgerecht" leben. Fähigkeit zu Fortschritt, zur Entwicklung, entspricht dem Menschen. Wir müssen nicht darauf verzichten, aber wir müssen den Fortschritt so nützen, daß er dem Menschen dient, nicht ihm Schaden an Leib und Seele zufügt.

Heilen ohne Gift
– Biomedizin
die „sanfte Alternative"

Begründer
der Naturheilkunde

Am Anfang der wissenschaftlichen Naturheilkunde steht Theophrastus Bombastus von Hohenheim, besser bekannt unter seinem Humanistennamen *Paracelsus*. Der 1493 zu Einsiedeln im Schweizer Kanton Schwyz geborene spätere Arzt, Theologe und Philosoph sollte zum bahnbrechenden Reformator der in Theorie und Formalismus erstarrten Heilkunde seiner Zeit werden. Von der Wende vom Mittelalter zur Neuzeit bis zum Beginn des 19. Jahrhunderts standen die von ihm geförderten therapeutischen Maßnahmen (Aderlaß, Schröpfen, Klistier u. a.) im Vordergrund jeder Behandlung.

Aufgabe des Arztes ist es nach Paracelsus, durch natürliche Heilmittel die Selbstheilungskräfte des Körpers so anzuregen, daß der Organismus sich selbst heilt, entsprechend dem Leitsatz „Natura sanat, medicus curat" („Die Natur heilt, der Arzt hilft ihr dabei!"). Außerdem erkannte Paracelsus als erster die Zusammenhänge zwischen Leib und Seele und förderte die ganzheitliche leiblich-seelische Therapie.

Die Anerkennung seiner Zeitgenossen blieb Paracelsus versagt; angefeindet und verspottet von seinen Kollegen wanderte er nach dem Verlust seines Lehrstuhls in Basel lange Zeit unstet umher, bis ihn am 24. September 1541 in Salzburg der Tod ereilte.

In Würdigung seiner Verdienste um die moderne Medizin stiftete der Deutsche Ärztetag eine nach ihm benannte Medaille, die seit 1952 jährlich an besonders verdiente Mediziner verliehen wird.

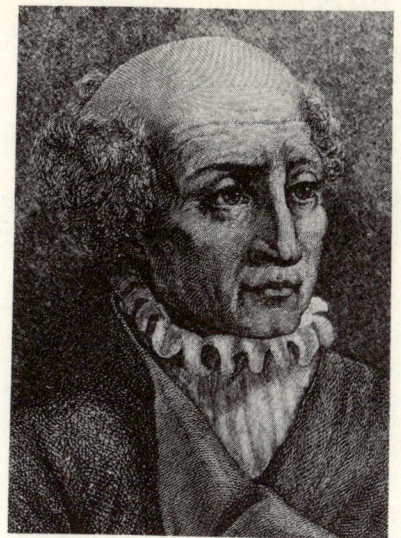

Paracelsus

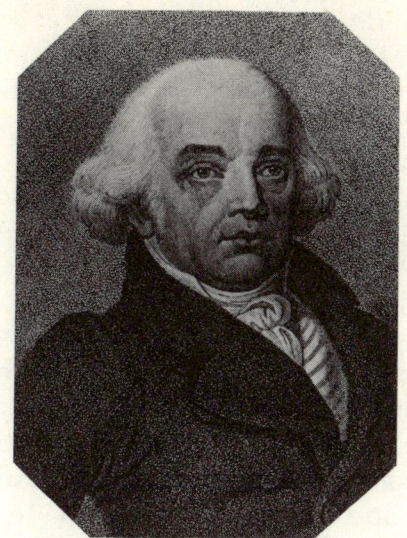

Samuel Hahnemann

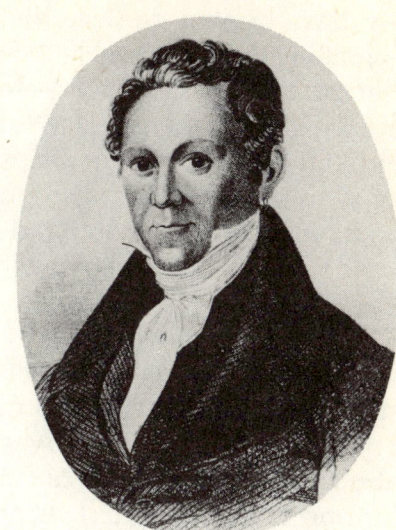

Vinzenz Prießnitz

Im Jahre 1796 veröffentlichte der am 10. April 1755 in Meißen geborene Arzt *Samuel Hahnemann* die Grundlagen seiner Homöopathie, 14 Jahre später legte er eine vollständige Zusammenfassung der neuen Behandlungsform unter dem Titel „Organon der rationellen Heilkunde" vor.

Im Gegensatz zur Schulmedizin, die mit Arzneimitteln gegen Ursachen und Symptome einer Krankheit vorgeht (Allopathie), behandelte Hahnemann die Erkrankungen mittels hochverdünnter Arzneimittel, um sie anzufachen und durch anfängliche Verschlimmerung zu heilen. Diesem Verfahren liegt seine Ähnlichkeitsregel zugrunde, die besagt: „Ähnliches muß mit Ähnlichem behandelt werden!" Was in höheren Dosen beim Gesunden Krankheitserscheinungen hervorruft, heilt in starker Verdünnung beim Kranken eben diese Symptome. Homöopathie als Reizbehandlung ist allerdings nur für Krankheiten geeignet, die als Abwehr- und Heilmechanismus ablaufen.

Nach Jahren der Praxis und Lehrtätigkeit in Leipzig und Paris starb Hahnemann am 2. Juli 1843 in Paris.

Der am 12. August 1762 in Langensalza in Thüringen geborene spätere Professor der Inneren Medizin an der berühmten Berliner Charité *Christoph Wilhelm von Hufeland* wurde vor allem als Leibarzt von Goethe und Schiller berühmt. Darüber darf nicht vergessen werden, daß er die Erkenntnisse der Schulmedizin mit den Maßnahmen der Naturheilkunde in Einklang zu bringen versuchte und so wesentlich dazu beitrug, der Naturheilkunde den ihr gemäßen Platz in der Heilkunde zu sichern. Hervorzuheben ist auch seine Reform des preußischen Gesundheitswesens, besonders die Einführung der Leichenhäuser und der Pockenschutzimpfung.

Hufeland, der als Prototyp des für Naturheilkunde und Schulmedizin gleichermaßen aufgeschlossenen Arztes gelten kann, starb am 25. August 1836 in Berlin.

Wenn man von der Wasserbehandlung spricht, denkt man zuerst meist an Pfarrer Kneipp. Begründer der Kaltwassertherapie war aber der am 4. Oktober 1799 in Gräfenberg geborene Bauer *Vinzenz Prießnitz,* dessen kaltfeuchter Prießnitzwickel noch heute gerne angewendet wird.

Prießnitz vertrat etwas zu einseitig die Ansicht, daß kaltes Wasser Wärme und Schweiß erzeugt und deshalb allein zur Wassertherapie geeignet ist. Seine Kaltwasserkuren, die er auf dem väterlichen Bauerngut durchführte, stellten große Anforderungen an die körperliche Verfassung der Patienten. Diese Tatsache und das verschlossene, mürrische, manchmal grobe Wesen von Prießnitz, der mit seinen sorgfältig ausgewählten Patienten ohne Ansehen ihres Standes nicht zimperlich umsprang, führte dazu, daß die Erfolge seiner Kur lange Zeit ignoriert wurden. Erst im Jahre 1837 wurde die Prießnitzsche Heilmethode, die außer kalten Anwendungen noch Luftbäder und grobe Mischkost enthielt, auch offiziell anerkannt. Darüber hinaus gilt Prießnitz auch als Begründer der modernen Wickeltechnik.

Im Alter von nur 52 Jahren starb Vinzenz Prießnitz am 28. November 1851 in seiner weitbekannten Wasserheilanstalt Gräfenberg.

Zu einem der populärsten Väter der Naturheilkunde wurde im Laufe der Zeit der gelernte Weber und spätere Pfarrer *Sebastian Kneipp.* Mit 20 Jahren war der am 17. Mai 1821 in Stefansried bei Ottobeuren geborene Kneipp nach seinen eigenen Worten schon ein „Todeskandidat". Nachdem die Ärzte den an Lungentuberkulose Leidenden schon fast aufgegeben hatten, kurierte er sich selbst durch Bäder in der eiskalten Donau, eine „Roßkur", die weniger robusten Naturen sicher den Tod gebracht hätte. Kneipp aber genas, allen Erwartungen zum Trotz, beendete seine theologischen Studien und wendete sich immer mehr der Wasserheilkunde zu.

Im Laufe der Zeit entstand so die moderne Wassertherapie, wie wir sie im wesentlichen heute noch praktizieren. Im Gegensatz zu Prießnitz lehnte Kneipp auch warme Anwendungen nicht grundsätzlich ab und arbeitete gerne mit Güssen, was ihm den Beinamen „Gießkannenpfarrer" einbrachte.

Nach Kneipp entstehen Krankheiten, wenn die „Naturkraft" des Menschen durch falsche Ernährung und unnatürliche Lebensweise geschädigt und vermindert wird. Aufgabe der Heilkunde ist es, durch natürliche Heilmittel diese Naturkraft wiederherzustellen.

Wenn Kneipp auch hauptsächlich durch seine erst 1886 von ihm in der Schrift „Meine Wasserkur" veröffentlichte Wassertherapie bekannt wurde, beschränkten sich seine Heilmethoden doch nicht ausschließlich auf sol-

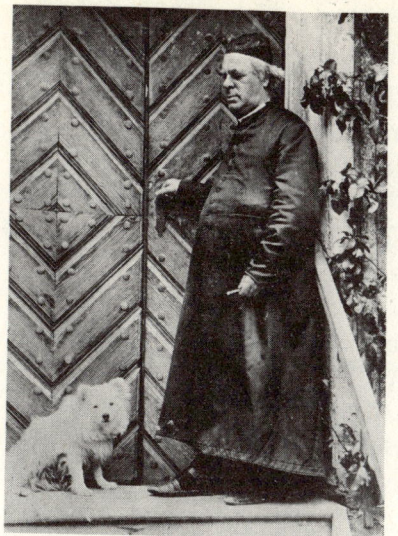

Sebastian Kneipp

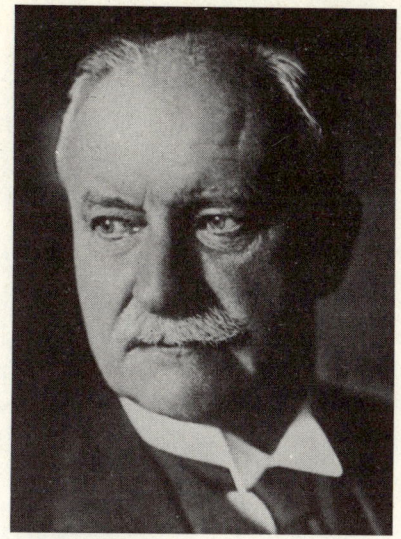

August Bier

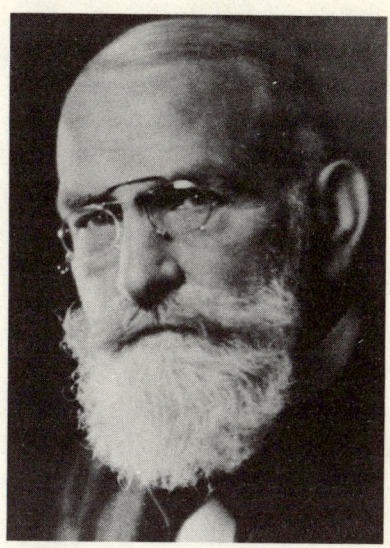

Maximilian Bircher-Benner

che Anwendungen. Zur Kneippkur, die heute besonders in den Kneippkurorten gepflegt wird, gehören auch Bewegung, Abhärtung, gesunde Ernährung und Heilkräuter, deren Wirkung Kneipp in zahllosen Selbstversuchen sorgfältig studierte.

Am 17. Juni 1897 starb Kneipp in Bad Wörishofen im Allgäu an Blasenkrebs. Er wurde Opfer seiner Überzeugung, daß die Natur alles heilen kann, was ihn veranlaßte, auf die dringend notwendige Operation zu verzichten. Bad Wörishofen ist heute Sitz des Kneipp-Bundes, des Kneipp-Ärzte-Bundes und einer Ausbildungsstätte für die Kneippschen Wasseranwendungen.

Zwei namhaften Ärzten ist es zu verdanken, daß die Naturheilkunde auch bei den Schul-

medizinern mehr Beachtung fand: Heinrich Lahmann und August Bier.

Heinrich Lahmann, am 30. März 1860 in Bremen geboren, gründete 1887 das weltbekannte Naturheilsanatorium „Weißer Hirsch" bei Dresden, das er bis zu seinem Tod am 1. Juni 1905 leitete. Schwerpunkte seiner Arbeit waren die Ernährungsreform und die wissenschaftliche Begründung der Naturheilkunde. Lahmann gilt als Vorläufer von Bircher-Benner und Kollath.

Nach bedeutenden Erfolgen auf seinem Fachgebiet, der Chirurgie, die er durch Erfindung der Rückenmarks- und Venenanästhesie stark beeinflußte, wandte sich der am 24. November 1861 in Helsem/Waldeck geborene Hochschullehrer und Facharzt für Chirurgie

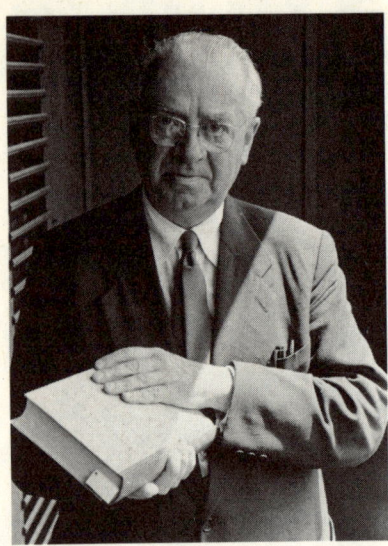

Werner Kollath

August Bier immer mehr der Naturheilkunde zu. Er gilt als Mitbegründer der Reiztherapie, förderte die Homöopathie und nahm auf die Aufforstung der Wälder unseres Landes durch seine Ratschläge großen Einfluß. Professor Bier starb am 12. März 1949 in Sauen bei Beeskow.

Der Name des Ernährungsreformers *Maximilian Bircher-Benner*, geboren am 22. August 1867 in Aarau in der Schweiz, bleibt für immer mit dem von ihm empfohlenen Bircher-Müsli verbunden. Dr. Bircher-Benner wies erstmals wissenschaftlich exakt die Bedeutung naturbelassener Rohkost für Gesundheitserhaltung und Krankenbehandlung nach. Auf seinen Arbeiten basiert die moderne Rohkost und die Lebensreform-Bewegung, die sich für natürliche Lebensweise, naturgemäßen Anbau von

Obst und Gemüse und natürliche Haltung von Tieren einsetzt. Außerdem fordert die Lebensreform die Gleichberechtigung von Schulmedizin und Naturheilkunde in der Krankenversicherung. Dr. Bircher-Benner starb am 24. Januar 1939 in Zürich.

Der am 11. Juni 1892 in Gollnow (Pommern) geborene *Werner Kollath,* Professor für Hygiene in Rostock, führte die Arbeiten Bircher-Benners fort und untermauerte dessen Gedanken durch wissenschaftliche Untersuchungen. Im Experiment wies Kollath nach, daß die Durchschnitts-Ernährung des zivilisierten Menschen zu einem Zustand zwischen Gesundheit und Krankheit führt, den er als „Mesotrophie" bezeichnet. Ursache dieser chronischen Mangelernährung ist das Fehlen von Auxonen, einer Gruppe von noch nicht ausreichend bekannten Substanzen, und Bestandteilen des Vitamin-B-Komplexes, die für die Zellen des Körpers unentbehrlich sind. Durch nicht erhitzte Vollkornprodukte (Kollath-Frühstück) und vollwertige Milch kann der Mesotrophie vorgebeugt werden.

Schließlich sei unter den Begründern der Naturheilkunde noch die burschikose, urwüchsige Laientherapeutin *Maria Schlenz* von der Hungerburg bei Innsbruck genannt. Der 1881 geborenen, bei ihren Patienten sehr beliebten, von den Ärzten der näheren Umgebung wegen ihrer Erfolge angefeindeten und von den Behörden wegen unerlaubter Ausübung der Heilkunde verfolgten Therapeutin verdanken wir das nach ihr benannte Überwärmungsbad. Maria Schlenz lehnte jede kalte Anwendung ab und behandelte ausschließlich

durch laue und heiße Bäder, denen sie Heilpflanzen zusetzte, oder durch heiße Packungen und Kräutertees.

Den Menschen als Ganzheit behandeln

Schon der griechische Philosoph und Natur-
forscher Aristoteles (384 bis 322 v. Chr.) lehrte:
Die Ganzheit steht vor den Teilen. Diesem
Grundsatz kommt in der Naturheilkunde große Bedeutung zu, während der Trend in der
Schulmedizin – ebenso wie in vielen Bereichen des täglichen Lebens – immer noch eher
auf Spezialisierung und Aufteilung ausgerichtet ist.

Ganzheitstherapie basiert auf der Tatsache,
daß lokale Erkrankungen sich nicht nur örtlich
begrenzt auswirken, sondern den ganzen
Menschen körperlich und seelisch beeinflussen. Kopfschmerzen zum Beispiel sind keine
isolierte Störung im Bereich der Hirnhäute und
Gefäße, sie beeinflussen das Wohlbefinden,
die Leistungsfähigkeit und das Verhalten des
ganzen Menschen.

Sinngemäß gilt dies auch für alle anderen
Krankheiten. Immer ist der Mensch als Ganzheit krank, was sich in lokalen Symptomen aus-
drückt. Deshalb muß auch der ganze Mensch
behandelt werden.

Typisches Beispiel dafür ist das Magengeschwür. Man kann diese Krankheit zwar durch
lokale Maßnahmen zur Ausheilung bringen;
wenn aber nicht gleichzeitig auch die seelischen Ursachen behandelt werden, die beim
Magengeschwür immer feststellbar sind, kehrt
das Ulcus in der Regel sehr bald wieder.

Naturheilkunde arbeitet zwar auch oft mit
Teilanwendungen, zum Beispiel mit Packungen, Wickeln oder Güssen, aber nicht nur, um
das lokale Krankheitsgeschehen zu beeinflussen, sondern um über einen Teil des Körpers
auf den gesamten Organismus einzuwirken.

Heilkräuter werden soweit möglich immer
ganz verwendet, weil ihre Wirkstoffe optimal
aufeinander abgestimmt sind. Nur in Ausnahmefällen kann es einmal erforderlich sein, anstelle der ganzen Pflanze den isolierten Wirkstoff anzuwenden, zum Beispiel das giftige
Atropin, das aus der Tollkirsche gewonnen
wird.

In der Ernährung bedeutet Ganzheit, die
Nahrungsmittel möglichst naturbelassen zu
verwenden. Ein klassisches Beispiel für die Bedeutung dieser Forderung ist die Vitamin-B$_1$-
Mangelkrankheit Beriberi, die nur in den Zonen auftritt, in denen Reis als Hauptnahrungsmittel poliert gegessen wird. Man wird deshalb
zur Ernährung hauptsächlich Rohkost und Vollkornprodukte verwenden.

Tierversuche demonstrierten eindrucksvoll
den Wert der Ganzheit: Wenn man Tieren ihren täglichen Bedarf an Eiweiß, Fett, Kohlenhydraten, Vitaminen und Spurenelementen in
chemisch reiner Form verabreicht, gehen sie
zugrunde, obwohl sie die gleiche Menge die-

ser Substanzen erhielten, die sie gewöhnlich mit der Nahrung aufnehmen.

Ganzheit muß schließlich auch bedeuten, konsequent in allen Lebensbreichen naturgemäß zu leben. Man kann den Mißbrauch von Genußmitteln nicht dadurch ausgleichen, daß man viel Rohkost zu sich nimmt. Wer alle anderen Grundsätze der Naturheilkunde für ein gesundes Leben beachtet, aber auf Nikotin nicht verzichten will, der lebt eben nicht mehr naturgemäß.

Zweiter Grundsatz der Naturheilkunde ist die schonende Behandlung. Naturheilkunde arbeitet nur mit natürlichen Heilmitteln, die bei richtiger Anwendung den Organismus nicht belasten und frei von schädlichen Nebenwirkungen sind. Chemische Substanzen, die in der Natur nicht vorkommen, lehnt die Naturheilkunde ab.

Hier wie überall gilt aber der Grundsatz: Im Übermaß ist auch das Gesunde schädlich. Wer am 1. Tag seines Trimm-Dich-Programms 20 km Waldlauf absolvieren will oder Heilkräutertees im Übermaß einnimmt, um eine raschere Wirkung zu erzwingen, der darf sich nicht wundern, wenn er Nebenwirkungen provoziert. Denn Wirkung ohne Nebenwirkung bei unsachgemäßer Anwendung gibt es nicht.

Gewöhnlich regen die Naturheilverfahren aber die Abwehrkräfte des Körpers auf natürliche Weise an und unterstützen den Organismus in der Bekämpfung der Krankheit.

Biomedizin und Schulmedizin – die Symbiose der Zukunft

Die Zeit des „kalten Kriegs" zwischen Schulmedizin und Naturheilkunde ist heute weitgehend überwunden – die meisten der bewährten Naturheilmethoden werden gelegentlich auch von einem Teil der Ärzte akzeptiert und praktiziert, weil man auf die therapeutischen Erfolge einfach nicht verzichten kann.

Sehr im argen liegt dagegen noch die wissenschaftliche Erforschung naturheilkundlicher Behandlungsmethoden, zum Beispiel durch Heilpflanzen, bei denen durch methodische, exakte Forschungen sicher noch manche wertvollen Wirkungen entdeckt werden könnten.

Wenn die praktische Anwendung der Naturheilverfahren in den Arztpraxen noch nicht die Regel ist, tragen daran die Patienten selbst sehr viel Schuld. Naturheilkunde ist keine bequeme Therapieform, sie erfordert aktive Mitarbeit und Geduld. Leider wechseln manche Patienten eher den Arzt als ihre falschen Lebensgewohnheiten.

Naturheilkunde kann heute nicht mehr völligen Verzicht auf Arzneimittel oder operative

Maßnahmen bedeuten; das hieße den Fortschritt der Medizin ignorieren. Naturheilverfahren sind dann sinnvoll, wenn sie ebenso sichere Heilerfolge ermöglichen wie die Methoden der Schulmedizin; diese nehmen dem Körper aber die Arbeit der Krankheitsabwehr weitgehend ab, anstatt sie zu fördern, und können zudem mit dem Risiko unerwünschter Nebenwirkungen belastet sein. Naturheilverfahren sind aber keine bloßen Hausmittel gegen kleine Unpäßlichkeiten.

Deshalb bleibt zu hoffen, daß Mediziner, Patienten und nicht zuletzt auch die Krankenversicherungen sich in berechtigten Fällen wieder auf die Naturheilkunde besinnen, die bei gleichen therapeutischen Erfolgen meist ungleich preiswerter als andere Heilmethoden ist.

Vorteile und Grenzen der Naturheilkunde

Es ist unmöglich, genaue Regeln festzusetzen, nach denen die Naturheilkunde in einem Fall angezeigt ist, im andern aber nicht genügt; das hängt in erster Linie vom Patienten ab. Eine harmlose Erkältung kann bei einem ansonsten Gesunden durch Heilkräuter und Schwitz-

kuren besser ausgeheilt werden als mit chemischen Substanzen. Beim schon vorher kränkelnden Patienten dagegen, dessen Abwehrkräfte nicht mehr ausreichen, können lebensgefährliche Komplikationen drohen, die nur durch chemische Arzneimittel zu verhindern sind.

Auch beim Magengeschwür sind naturheilkundliche Maßnahmen oft besser als Arzneimittel; in manchen Fällen können sie aber die Operation nicht ersetzen.

Fast immer wird es möglich sein, durch natürliche Heilmittel die Maßnahmen der Schulmedizin zu ergänzen und zu unterstützen. Stets muß der Fachmann, den man in Zweifelsfällen immer zuzieht, dem Zustand des Patienten entsprechend entscheiden, welche Therapieform angemessen ist.

Entscheidende Vorteile der Naturheilkunde gegenüber anderen Heilmitteln sind:

- Richtig angewendet drohen auch bei langdauernder Anwendung keine Nebenwirkungen.
- Durch Steigerung der körpereigenen Abwehrkraft und ganzheitliche Behandlung wird nicht nur die akute Krankheit ausgeheilt, sondern langfristiger Schutz vor erneuter Erkrankung erzielt.

Gefahren unkritischer Selbstbehandlung

Naturheilmittel sind allgemein zugänglich und einfach anzuwenden. Dies verleitet Patienten leider allzuoft, auch solche Erkrankungen selbst zu behandeln, die unbedingt in die Obhut des Arztes gehören. Mancher Kranke wurde so schon für einige Zeit zum „eingebildeten Gesunden", bis es für eine erfolgreiche, fachmännische Behandlung zu spät war.

Natürlich ist nichts dagegen einzuwenden, wenn vorübergehende, harmlose Gesundheitsstörungen, wie Schnupfen, Magenverstimmung oder Kopfschmerz, selbst behandelt werden. Wie solche Störungen zu behandeln sind und welche Maßnahmen der Soforthilfe oder unterstützenden Therapie sich bei einer Reihe anderer Erkrankungen eignen, das erfahren Sie im letzten Teil dieses Buches.

Bleibt die Soforthilfe aber wirkungslos, verschlimmert sich der Zustand des Patienten vielleicht trotz Behandlung, oder ist sein Allgemeinbefinden von Anfang an stärker beeinträchtigt, dann muß auch bei harmlos erscheinenden Krankheiten immer so schnell wie möglich der Arzt aufgesucht oder gerufen werden.

Dieses Buch will keine Do-it-yourself-Anleitung sein. Es soll über Zweck, Wirkungsweise und korrekte Durchführung der wichtigsten Naturheilverfahren informieren und über eine naturgemäße Lebensweise beraten, damit der Arzt, der ein solches Therapieprogramm verordnet, beim Patienten nicht auf Ablehnung und Unverständnis stößt.

Der informierte Patient ist eher bereit, aktiv zu seiner Heilung beizutragen – eine der wichtigsten Voraussetzungen für die erfolgreiche Anwendung von Naturheilmaßnahmen.

Die Natur
heilt besser

- Methoden
der biologischen
Medizin -

Heilpflanzen

– altbewährte Hausmittel

neu entdeckt

Weltweit sind heute über 10 000 Heilpflanzen bekannt, die von der pharmazeutischen Industrie zum Teil als fertige Arzneimittelspezialitäten angeboten werden. Die Naturheilkunde verwendet nur ungiftige Heilkräuter; die giftigen Arzneipflanzen, wie Fingerhut und Tollkirsche, bleiben dem Arzt vorbehalten.

Viele der Heilpflanzen sind altbewährte Hausmittel. Manche der von der Volksheilkunde genannten Heilanzeigen der einen oder anderen Pflanze konnten durch wissenschaftliche Untersuchungen nicht bestätigt werden. Dafür wurden neue Wirkungen entdeckt, von denen die Überlieferungen noch nichts wußten.

Wie die modernen Heilmittel der Pharma-Industrie, so haben auch die Heilpflanzen ihren festen Platz unter den therapeutischen Möglichkeiten. Behandlung durch Heilpflanzen in der richtigen Dosierung und Zubereitung ist eine schonende Therapie, die sich der natürlichen Heilkräfte des Organismus be-

dient, des „inneren Arztes", wie Paracelsus es nannte.

Sammeln

von Heilkräutern

In der Regel verwendet man Heilpflanzen aus der Apotheke oder dem Reformhaus. Die Umweltverschmutzung verschont auch die Heilpflanzen nicht, mancher Mißerfolg nach Anwendung von Kräutern entstand nur, weil Pflanzen nahe der Straße oder neben einem kurz zuvor mit Insektiziden besprühten Feld gesammelt wurden.

Wer trotzdem Heilkräuter sammeln will, vertraut sich am besten der Führung eines Fachmanns an. In manchen Gegenden veranstalten die Volkshochschulen Kurse, bei denen die Teilnehmer von Fachleuten nicht nur die Theorie, sondern auch die Praxis erlernen.

Dieses Buch gibt zu jeder Heilpflanze an, welche Teile wozu verwendet werden und wann man am günstigsten sammelt.

Oberster Grundsatz beim Sammeln: Hände weg von Pflanzen, die man nicht eindeutig identifizieren kann. Manche Heilkräuter ähneln einander so sehr, daß nur der Fachmann die giftigen erkennt.

Unter Naturschutz stehende Pflanzen zu sammeln ist strafbar; sie werden zu Heilzwekken meist angebaut.

Nur völlig gesunde Pflanzen eignen sich zum Sammeln, welke Blätter, wurmbefallene Wurzeln oder verschimmelte Pflanzenteile sind wertlos und schädlich.

Am frühen Morgen (Tau) und nach Regen sammelt man keine Heilpflanzen. Der Wirkstoffgehalt in den Blüten ist vormittags, in Blättern, Kraut und Wurzeln nachmittags am höchsten.

Wenn man die Wurzel nicht benötigt, zerstört man nicht die ganze Pflanze, sondern schneidet nur die für Heilzwecke notwendigen Teile ab.

Gesammelt werden Kraut (*Herba*) oder die Pflanzenteile Wurzel (*Radix*), Rinde (*Cortex*), Blatt (*Folia*), Blüten (*Flores*), Früchte (*Fructus*) oder Samen (*Semen*). Das Buch gibt immer die gebräuchlichsten Teile an, meist sind es die wirkstoffreichsten offizinellen Teile nach dem Deutschen Arzneibuch.

Pflanzen, die man nicht sofort verwendet, werden an schattigem, luftigem Ort vorsichtig getrocknet. Pralle Sonne und Feuchtigkeit schaden der Droge und sind zu meiden. Nach dem Trocknen lagert man die Drogen in luftdicht verschließbaren Behältern dunkel und trocken.

Die Höchstdauer der Lagerung ist für jede Pflanze verschieden. Grundsätzlich gilt, daß keine Pflanze länger als 6 – 12 Monate aufbewahrt werden soll. Manche Pflanzen können nur frisch verwendet werden, andere (wie Faulbaum) müssen einige Zeit lagern, damit sie nicht mehr schaden können. Solche Drogen bezieht man am besten vom Fachmann.

Als *offizinell* bezeichnet man Pflanzen oder -teile, die in das amtliche Deutsche Arzneibuch aufgenommen sind.

Heilpflanzen aus dem eigenen Garten

Eine ganze Reihe heilkräftiger Pflanzen kann man auch im eigenen Garten, manche sogar in Blumentöpfen oder kleinen Kisten am Zimmerfenster oder auf dem Balkon anbauen. Das bietet den Vorteil, daß man diese Kräuter immer frisch zur Hand hat und zu Salaten oder frisch ausgepreßtem Saft verwenden kann. Zur

Vorratshaltung werden die selbst angebauten Heilpflanzen getrocknet und später als Tee zubereitet oder eingefroren und dann wie frische Pflanzen gebraucht.

Natürlich muß der Anbau von Kräutern im eigenen Garten biologisch erfolgen, also unter Verzicht auf chemische Dünge-, Schädlings- und Unkrautvernichtungsmittel. Viele Kräuter vertragen ohnehin keine kräftige Düngung, sondern nur Kompostgaben, begnügen sich oft aber auch mit kargem Boden.

Die wichtigsten Heilpflanzen (im weitesten Sinn) wollen wir hier kurz beschreiben. Ausführlichere Anleitungen über den biologischen Gartenbau bieten die zahlreichen speziellen Ratgeber.

Angelika: Die Aussaat erfolgt zeitig im Frühjahr oder schon im Herbst zuvor. Die Pflanzen werden später auf einen Abstand von 50 cm vereinzelt. Wenn der Stamm ausgewachsen ist, kann er abgeschnitten, in Stücke geteilt und zu einer vitaminreichen Süßspeise verwendet werden. In der Medizin und zum Würzen gebraucht man die Wurzeln. Die Pflanze stellt keine besonderen Ansprüche.

Anis: Eine etwas problematischere Heilpflanze, die vor allem viel Sonne benötigt. Sie wird im Mai im Reihenabstand von 30 – 40 cm gesät und später in der Reihe auf etwa 20 cm Pflanzenabstand vereinzelt. Im Hochsommer erntet man die Samen.

Basilikum: Da der Samen nur langsam keimt, sät man ihn zeitig im Frühjahr in Kistchen oder Töpfe, die am Fensterbrett aufgestellt werden. Nach den Eisheiligen Mitte Mai setzt man die Pflänzchen dann ins Freilandbeet, Reihenab-

stand etwa 25 cm, Pflanzenabstand in der Reihe 20 cm. Geerntet wird das blühende Kraut.

Beifuß: Er ist sehr anspruchslos und gedeiht auf trockenen, kalkhaltigen Böden am besten. Die Samen werden im März oder April ins Frühbeet gesät, ab Mitte Mai pflanzt man sie dann im Abstand von etwa 50 cm ins Freilandbeet. Gesammelt werden die geschlossenen Blütenknospen (geöffnet schmecken sie zu bitter) und das blühende Kraut.

Bete, rote: Diese Gemüse- und Heilpflanze sollte in keinem Garten fehlen. Sie bevorzugt lehmhaltige, nicht zu saure Böden in offener Lage, gibt sich aber auch mit den meisten anderen Böden zufrieden. Nur darf nicht zu stark gedüngt werden, sonst werden die Wurzeln zu groß und teilen sich, außerdem schmecken sie dann häufig grob und holzig.

Die Aussaat für den Sommer- und Herbstbedarf erfolgt Mitte Mai, für den Winterbedarf Mitte Juni. Der Reihenabstand beträgt 30–35 cm, der Pflanzenabstand innerhalb der Reihe etwa 8–10 cm. Mit der Ernte kann man 8–10 Wochen nach der Aussaat beginnen. Die Wurzeln sind erntereif, wenn sie im oberen Teil etwa 5 cm Durchmesser erreicht haben.

Bibernelle: Die anspruchslose Heil- und Gewürzpflanze gedeiht am besten, wenn man sie wild auf trockenen Böden wachsen läßt. Nach der Aussaat im April kümmert man sich nicht weiter um sie. Geerntet werden die Wurzeln.

Bohnenkraut: Ebenfalls eine anspruchslose, aber wärmebedürftige Pflanze, die am besten im lockeren Boden gedeiht. Ende März, Anfang April sät man sie in Kistchen oder Töpfen, die im Haus an einem hellen Ort aufgestellt werden. Der Samen darf nur wenig mit Erde bedeckt sein. Im Mai setzt man die Pflänzchen im Reihenabstand von 25 cm und Pflanzenabstand von 15 cm ins Freilandbeet. Die kleinen Stauden können auch zur Einfassung von Beeten gebraucht werden. Das Kraut erntet man während der Blütezeit.

Borretsch: Er ist sehr anspruchslos und gedeiht in jedem Garten, auch auf mageren Böden. Da er langsam keimt, sät man ihn schon im Herbst oder zeitig im Frühjahr oder zieht den Samen im Haus und setzt die Pflänzchen dann im Mai im Reihenabstand von 40 cm ins Freibeet. Der Pflanzenabstand innerhalb einer Reihe beträgt ebenfalls etwa 40 cm. Blätter und junge Triebe können laufend nach Bedarf geerntet werden, aber nie zuviel auf einmal von einer Pflanze, damit sie nicht „kümmert".

Brennessel: Früher gab es kaum einen Nutzgarten ohne diese wertvolle, sehr vielseitige Heilpflanze. Heute versuchen viele Hobbygärtner, sie als Unkraut auszurotten, obwohl sie doch sogar dort gedeiht, wo nichts anderes mehr wächst, also eigentlich überhaupt keinen Platz im Garten wegnimmt. Brennesseln läßt man einfach wild wachsen und verwendet sie frisch (nur junge Blätter) zu Salaten oder stellt frischen Saft daraus her. Vorrat für den Winter schafft man durch Trocknen oder Einfrieren junger Blätter.

Übrigens nützt die Brennessel nicht nur dem Menschen, auch im Biogarten ist sie als natürliches Mittel gegen Schädlinge nützlich und macht die Pflanzen widerstandsfähiger gegen Krankheiten.

Dill: Er wird zeitig im Frühjahr in Reihen mit 30 cm Abstand ins Freie gesät und braucht nicht ausgelichtet zu werden. Im Mai sollte man nochmals säen, damit man den ganzen Sommer über die kleinen, fadenartigen Blättchen ernten kann. Geerntet wird nur bei trockenem Wetter. Dill bevorzugt lockere, nährstoffreiche Böden.

Estragon: Er bevorzugt ebenfalls lockeren, nahrhaften Boden an warmem, sonnigem Standort. Gesät wird er im Reihenabstand von 30–35 cm im April. Nach 10–14 Tagen vereinzelt man die Pflänzchen auf 30 cm Abstand in der Reihe. Das Kraut wird zu Beginn der Blüte abgeschnitten (nahe am Boden) und getrocknet, zum Frischverbrauch kann man laufend junge Blätter und Triebspitzen ernten.

Estragonessig, bei Feinschmeckern hochgeschätzt, stellt man wie folgt her: Flasche mit vor der Blüte gepflücktem Kraut füllen, Weinessig dazugießen und 2 Monate ziehen lassen, danach abgießen und den Essig verwenden.

Für den Nutzgarten genügen einige Pflanzen, die man bei Bedarf nach einigen Jahren teilen kann.

Fenchel: Er wird in unseren Breiten noch nicht lange angebaut, da er mildes Klima und warme Böden benötigt. Die Erde soll lehmig und humusreich sein, reichliches Gießen und häufige biologische Düngung sind notwendig. Am besten sät man zeitig im Frühjahr in Kistchen oder Töpfe, die bis Mitte Mai im Haus bleiben. Dann setzt man die Pflänzchen im Reihenabstand von 50 cm und Pflanzenabstand innerhalb der Reihe von etwa 30 cm ins Freilandbeet. Die unteren Teile des Stammes müssen während des Wachstums mehrere Male gehäufelt werden.

Im 1. Jahr erntet man nur Blätter und Knollen, die etwa die Größe einer Zwiebel erreichen sollen, im 2. und 3. Jahr dann auch den Samen. Da Fenchel sehr frostempfindlich ist, kürzt man schon im September die Blattstiele um die Hälfte und bedeckt die Erde um die Pflanze herum mit Laub oder Stroh. Noch besser ist es, die Pflanzen auszugraben und im Keller in feuchten Torf einzuschlagen, bis sie im nächsten Mai wieder angepflanzt werden können.

Kerbel: Wir kennen eine gekrauste und eine glattblättrige Art, beide sind gleichwertig. Kerbel wächst auf jedem Boden, wenn er nur genügend Feuchtigkeit erhält, am besten aber an sonnigen Stellen. Er wird im März ausgesät und kann nach spätestens 8 Wochen zum Frischverbrauch geerntet werden. Der Reihenabstand beträgt 30–40 cm, der Pflanzenabstand innerhalb der Reihe 20–25 cm. Bis in den Sommer hinein sät man Kerbel immer wieder nach.

Kerbel eignet sich auch sehr gut für die Topf- oder Kastenkultur im Haus oder auf dem sonnigen Balkon, wenn man keinen Garten besitzt.

Knoblauch: Zeitig im Frühjahr teilt man Knoblauchknollen in einzelne Zehen und steckt diese im Abstand von 10–15 cm oberflächlich in die Erde, am besten in Reihen von 25 cm Abstand. Der Boden soll nährstoffreich, flach gelockert und warm sein. Gut eignet sich Knoblauch zum Beispiel als Beeteinfassung. Geerntet wird, wenn die oberirdischen Pflanzenteile trocken und gelb werden. Knoblauch bewahrt man am besten in geflochtenen Zöpfen auf, die Knollen können aber auch im Bo-

den überwintern. Im Biogarten hält Knoblauch viele Schädlinge ab. Er verträgt sich nicht gut mit Bohnen und Erbsen.

Koriander: Er stellt keine besonderen Ansprüche an den Boden, nur sollte dieser nicht zuviel Stickstoff enthalten. Am besten gedeiht er an einem warmen, geschützten Ort. Im Mai sät man ihn im Reihenabstand von 50 cm aus und vereinzelt die Pflänzchen später auf 30 cm Abstand. Geerntet werden die braunen Früchte, am besten früh am Morgen bei Taufeuchte. Die Blätter kann man zu Salaten und Suppen verwenden.

Kresse: Eine sehr wichtige und vielseitige Pflanze, die in keinem Garten fehlen sollte. Sie wird ab März ins Frühbeet oder nach den Eisheiligen in Reihen mit 10 cm Abstand oder breitwürfig ins Freilandbeet gesät. Da sie schon nach wenigen Tagen verwendet werden kann, sät man immer wieder rechtzeitig nach. In der kalten Jahreszeit kann man sie auch im Haus in Töpfen, Kistchen oder Schalen auf der Fensterbank ziehen. Wer keinen Garten besitzt, versorgt sich auf diese Weise das ganze Jahr über mit der vitaminreichen Salatpflanze, die auf jedem normalen Boden gedeiht.

Kümmel: Ende Mai, Anfang Juni oder erst im Spätsommer (für das nächste Jahr) sät man Kümmel im Reihenabstand von 45 cm in kalk- und stickstoffhaltigen Boden. Der Samen darf nur oberflächlich mit Erde bedeckt werden. Die Pflanzen werden auf 15 cm Abstand vereinzelt. Da Kümmel eine zweijährige Pflanze ist, kann man die Samen erst im 2. Jahr ernten.

Lavendel: Das Kraut schätzt viel Sonne und magere, im Winter nicht zu feuchte Böden. Zeitig im Frühjahr sät man am besten in Töpfchen und pflanzt nach den Eisheiligen im Reihenabstand von 40 cm und Pflanzenabstand von 25 cm ins Freilandbeet. Geerntet wird, wenn die Blüten gerade aufgegangen sind. Im Frühjahr wird die Pflanze immer radikal zurückgeschnitten, damit sie wieder dicht wächst.

Liebstöckel: Die winterharte Pflanze kann 10 Jahre und länger im Garten stehen und wird dann oft mannshoch. Daran sollte man denken, wenn man die am besten beim Gärtner gekauften Pflänzchen im April setzt. Sie schätzen guten, feuchten Boden an nicht zu sonnigem Standort und erfordern kaum Pflege. Ältere Stöcke kann man durch Teilung verkleinern und vermehren. Die Blätter werden nach Bedarf geerntet.

Löwenzahn: Er wächst ganz von selbst im Garten, weil der Wind die gefiederten Samen verbreitet. Als Wildkraut benötigt er keine Pflege, allenfalls wird man seine Ausbreitung bremsen müssen. Unter keinen Umständen sollte man Löwenzahn als Unkraut auszurotten versuchen, denn als Heilpflanze steht er zu Recht in hohem Ansehen.

Majoran: Er stellt wenig Ansprüche, gedeiht aber an schattigen Orten und auf nährstoffarmen, schweren und nassen Böden schlecht. Da er frostempfindlich ist, sät man im März in Blumenkistchen im Haus und pflanzt erst nach den Eisheiligen ins Freilandbeet, am besten immer 3–4 Pflänzchen zusammen in Büscheln. Geerntet wird, ehe sich die Knospen öffnen, beste Erntezeit ist der frühe Morgen und späte Nachmittag.

Meerrettich: Zum Anpflanzen im Frühjahr verwendet man 25–30 cm lange Teile von Seitenwurzeln, die schräg in die Erde hineingesteckt und mit 7–8 cm Erde bedeckt werden. Während des Sommers nimmt man die Wurzeln 2- bis 3mal aus der Erde und reibt mit einem Tuch die Haarwurzeln ab, damit man im Spätherbst eine 30–40 cm lange, glatte, etwa 3 cm dicke Meerrettichstange ernten kann. Wenn bei der Ernte Wurzelteile im Boden bleiben, wuchern sie wild wie Unkraut.

Meerrettich gedeiht am besten auf gutem Lehmboden.

Melisse: Sie braucht humusreichen, nicht zu trockenen Boden und einen geschützten Standort. Beim ersten Anbau sät man im Frühjahr Samen im Reihenabstand von 25 cm und vereinzelt später auf 15 cm Pflanzenabstand. Etwa alle 4 Jahre sollte man den Stock teilen, damit man neue, kräftigere Pflanzen erhält. Blätter und Triebspitzen erntet man nach Bedarf, die Haupternte erfolgt kurz vor oder kurz nach der Blütezeit.

Minze (Pfefferminze): Zeitig im Frühjahr sät man in Töpfe oder Kistchen im Haus und setzt dann im April oder Mai die Pflänzchen im Abstand von 25–30 cm nach allen Seiten ins Freilandbeet. Die Kultur ist einfach, die Minze wächst fast von allein. Geerntet werden die Blätter, am besten vor der Blütezeit. Die vielseitige, anspruchslose Heilpflanze sollte in keinem Garten fehlen.

Paprika: Seit den 50er Jahren wird er auch bei uns im Garten kultiviert. Am besten kauft man die Pflänzchen Ende Mai beim Gärtner und setzt sie in lockeren, nährstoffreichen Boden an sonnigem Standort, bevorzugt an der Südseite des Hauses, an einer sonnigen weißen Mauer oder neben ein Gewächshaus. Regelmäßiges Gießen ist sehr wichtig, wobei die Blüten aber nicht benetzt werden dürfen, sonst bilden sich keine Früchte. Geerntet wird Mitte August, wenn die leuchtenden weichen Schoten am meisten Vitamin C enthalten.

Petersilie: Die krause oder glatte Petersilie sollte in keinem Garten fehlen. Da sie nur langsam keimt, sät man zeitig im Frühjahr im Reihenabstand von 30–35 cm in gute, feuchte Lehmerde. Geerntet wird, wenn die Pflänzchen etwa 10 cm Größe erreicht haben. Im Herbst setzt man die Petersilie in Töpfe oder Kistchen um, die man ans helle Fenster stellt, dann kann man den ganzen Winter über die gesundheitlich wertvolle Petersilie ernten.

Rettich: Er gedeiht am besten in mageren, gut durchlüfteten Böden an Standorten, die im Frühjahr und Herbst in voller Sonne, im Sommer im Halbschatten liegen. Für den Frühsommer sät man Rettiche schon im Herbst zuvor, Sommerrettiche ab April, Herbstrettiche Anfang Juli und Winterrettiche Ende Juli. Die Samen werden im Reihenabstand von 25 cm am besten jeweils zu dritt oder einzeln in Pflanzenabständen von 7–10 cm gelegt. Wichtig ist reichliches Gießen und Hacken während des Wachstums. Rettiche dürfen nicht zu groß werden, sonst schmecken sie zu scharf und holzig. Was man nicht sofort verbraucht, schlägt man im kühlen Keller in Sand ein.

Rhabarber: Am besten kauft man die Pflanzen beim Gärtner, denn wer Rhabarber aus Samen zieht, muß mehrere Jahre bis zur ersten richtigen Ernte warten. Die Pflanzen – pro Familie genügen in der Regel 3–4 Stück – werden in tiefe, nährstoffreiche Lehmerde gepflanzt, und zwar wie Obstbäume in eine ausreichend große, mit Stallmist und Kompost gefüllte Grube. Jede Pflanze benötigt gut 1 m² Lebensraum. Geerntet wird erst ab dem 2. Jahr von April bis Juli. Die Stiele dürfen nie abgeschnitten, sondern nur herausgedreht werden.

Rosmarin: Die immergrüne, frostempfindliche Heilpflanze braucht einen sonnigen, trockenen Standort in kalkreichem Boden. Am besten pflanzt man sie in einen Kübel oder in Blumenkästen, damit sie im Herbst einfach ins Haus transportiert werden kann, wo sie am Fenster überwintert. Erst nach den Eisheiligen darf sie wieder ins Freie gebracht werden. Zur Anzucht benutzt man Stecklinge oder bewurzelte Pflanzenteile. Geerntet werden die Blätter, die man frisch oder getrocknet verwendet.

Salbei: Er wird zeitig im Frühjahr an sonnigem Standort in leichte Böden gesät, Pflanzenabstand in der Reihe 40 cm, Reihenabstand 45–50 cm. Einfacher geht es durch Stecklinge oder Teilung eines älteren Stocks. Junge Triebe und Blätter kann man nach Bedarf laufend ernten, die Haupternte beginnt kurz vor der Blütezeit. Im Winter sollte Salbei durch Reisig geschützt werden, wenn man ihn nicht ganz abschneiden will. Er kommt jedes Jahr wieder und sollte alle 3 Jahre umgepflanzt und geteilt werden.

Schnittlauch: Er gehört in jeden Garten auf trockene, nicht zu magere Böden. Zeitig im Frühjahr wird er breitwürfig gesät. Später kann man größere Stöcke bei Bedarf teilen, um die

Pflanze zu vermehren. Im Herbst pflanzt man ihn in Blumentöpfe um, die ans Fenster gestellt werden. Wer keinen Garten besitzt, kann Schnittlauch das ganze Jahr über am Fenster kultivieren.

Sellerie: Er braucht nährstoffreiche, vor allem kalkhaltige und nicht saure Böden. Zeitig im März wird er ins Frühbeet gesät und Ende Mai im Reihenabstand von 50 cm und Pflanzenabstand in der Reihe von etwa 30 cm ins Freilandbeet versetzt. Man kann aber auch vom Gärtner nach den Eisheiligen die Pflänzchen kaufen. Sie müssen so flach wie möglich in den Boden gesetzt werden, sonst entwickelt sich die Wurzel schlecht. Reichlich biologische Düngung, viel Gießen, Hacken und Jäten sind erforderlich, bis der Sellerie im Herbst rechtzeitig vor den ersten Frösten geerntet werden kann. In einer mit feuchtem Sand gefüllten Grube kann man ihn im kühlen Keller lange lagern.

Bleichsellerie erhält man, indem man die Pflanzen zusammenbindet, solange die Herzblätter noch eingeschlossen sind, und locker mit Papier umhüllt. Sie müssen auch beim Lagern im Keller eingehüllt bleiben, wenn es dort nicht völlig dunkel ist.

Sellerielaub kann man nach Bedarf zum Würzen ernten, aber nie zu reichlich von einer Pflanze.

Thymian: Eine recht anspruchslose Pflanze, die sich gut zur Beeteinfassung eignet. Sie bevorzugt trockene, sonnige Sandböden. Zeitig im Frühjahr züchtet man ihn im Haus in Töpfen oder im Frühbeet heran, wobei die Samen nur dünn mit Erde bedeckt werden. Nach den Eis-

heiligen wird er ins Freilandbeet ausgepflanzt. Kurz vor der Blüte und nochmals im September erntet man die Blätter, und zwar am besten in der Mittagszeit.

Ysop: Er gedeiht am besten in leichter, trockener, warmer Erde an sonnigem Standort. Die Aussaat erfolgt zeitig im Frühjahr im Reihenabstand von 40 cm, später vereinzelt man die Pflänzchen auf 20 cm Abstand in der Reihe. Geerntet wird mit Beginn der Blütezeit.

Zwiebel: Sie gedeiht auf den meisten Böden gut, nur nicht auf trockenen, kalkarmen. Der Boden sollte immer wieder gelockert werden. Gesät wird Mitte April im Reihenabstand von 25 cm in eine Tiefe von 2–3 cm. Später vereinzelt man auf einen Pflanzenabstand von 7–8 cm in der Reihe. Geerntet wird, sobald die Blätter welken. Man kann die Reifung beschleunigen, indem man die Blätter kurz vorher umknickt. Zum Schutz vor der Zwiebelfliege empfiehlt es sich, in jeder 2. Reihe Karotten zu säen – eine gelungene Pflanzengemeinschaft, denn so, wie die Zwiebelfliege Karotten nicht mag, bleibt die Möhrenfliege fern, wenn Zwiebeln in der Nähe stehen.

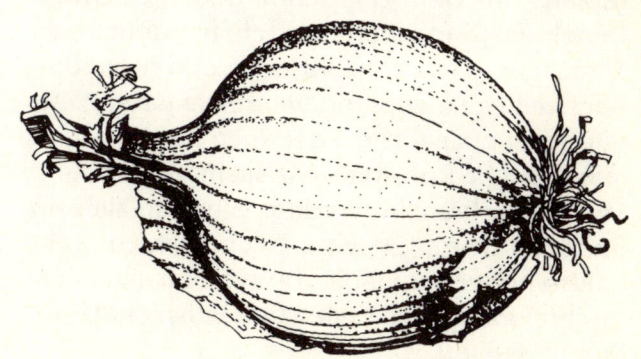

– Richtige Zubereitung – entscheidend für die Wirkung

Heilpflanzen können auf verschiedene Weise zubereitet werden. Die Art der Zubereitung entscheidet oft über Erfolg oder Mißerfolg der Behandlung. Eine Droge, deren ätherische Öle ihre Wirkung ausmachen, darf zum Beispiel nicht gekocht werden; auch manche Schleimstoffe werden beim Erhitzen zerstört. Andere Wirkstoffe dagegen müssen durch Kochen erst erschlossen werden.

Genaue Anweisungen zur Zubereitung der einzelnen Drogen finden Sie jeweils bei der entsprechenden Pflanze.

Mit dem Begriff *„Droge"* verbindet man meist Rausch- und Suchtmittel, wie LSD, Haschisch oder Opium. Aber nur bei der Übersetzung aus dem Englischen bedeutet Droge soviel wie Betäubungsmittel. Im deutschen Sprachgebrauch versteht man darunter rohe oder teilweise zubereitete (zerschnitten, zerquetscht) pflanzliche, aber auch tierische und mineralische Rohstoffe, wie sie in Medizin und Technik gebraucht werden. Wenn in diesem Buch der Begriff Droge verwendet wird, steht er also entweder für die rohe Heilpflanze oder für ihre wirksamen Teile (zum Beispiel Blätter, Blüten, Pulver).

Tee

Einfachste und häufigste, aber nicht immer wirksamste Form, eine Droge zu verabreichen, ist die wäßrige Zubereitung getrockneter, zerkleinerter Pflanzenteile als Aufguß, Abkochung oder Kaltauszug.

Aufguß: Blätter, Blüten oder Samen werden mit kochendem Wasser überbrüht und müssen unter mehrmaligem Umrühren in bedecktem Gefäß 5–10 Minuten ziehen. Danach seiht man durch ein grobes Sieb oder Leinentuch ab. Einige Pflanzen werden mit nicht mehr kochendem Wasser übergossen, müssen dann aber längere Zeit ziehen. Der Aufguß soll immer schluckweise warm getrunken werden, dann erzielt man die besten Erfolge.

Abkochung: Zur Abkochung setzt man zerkleinerte Pflanzenteile – meist Rinde oder Wurzeln – mit kaltem Wasser an und erhitzt allmählich binnen 15–30 Minuten bis zum kurzen Aufwallen, länger als 5 Minuten sollte nie aufgekocht werden.

Kaltauszug (*Mazeration*): Wenn die Wirkstoffe einer Droge keine Erhitzung vertragen, setzt man die Pflanzenteile kalt an und läßt unter mehrmaligem Umrühren 5–12 Stunden, manchmal auch länger, in bedecktem Gefäß stehen. Zum Kaltauszug eignen sich vor allem Schleimdrogen, wie Eibisch oder Leinsamen. Nach dem Abseihen darf der Kräuterrückstand nicht ausgepreßt werden, sonst könnten schädliche Substanzen in den Auszug gelangen.

Teemischungen: Teemischungen können Kräuter enthalten, die teils als Aufguß, teils als Kaltauszug zubereitet werden müssen. In solchen Fällen stellt man mit der Hälfte der notwendigen Flüssigkeitsmenge zunächst den Kaltauszug her, seiht ab und überbrüht den Kräuterrückstand mit der restlichen Flüssigkeit. Beide Hälften werden gemischt und warm (etwa 60 Grad) getrunken.

Zur Teezubereitung verwendet man nur Steingut- oder Porzellangefäße, Metallgefäße sind ungeeignet.

Tinktur

Tinkturen sind konzentrierte Pflanzenauszüge, die mit 70%igem Alkohol, Weingeist oder Branntwein hergestellt werden. Man kann sie oft selbst herstellen, in manchen Fällen ist aber die fertige Zubereitung vorzuziehen.

Gewöhnlich gibt man auf 1 l Alkohol 200 g Droge in eine dickwandige Flasche, verschließt gut und lagert mindestens zehn Tage, besser einige Wochen. Täglich soll der Inhalt einmal kräftig durchgeschüttelt werden. Nach Ablauf der Lagerungszeit füllt man die abgeseihte Tinktur in eine dunkle Flasche ab. Die Tinktur ist jetzt zwar fertig, sollte aber einige Tage später nochmals gefiltert und noch 2 Monate lang kühl und dunkel gelagert werden, das verbessert den Geschmack und die Wirkung.

Tinkturen sind lange Zeit haltbar. Gewöhnlich dürfen sie nur tropfenweise verdünnt verabreicht werden.

Zur Tinktur besonders geeignet sind Arnika, Baldrian, Enzian, Johanniskraut, Melisse, Rosmarin, Salbei, Tausendgüldenkraut, Wacholder und Wermut.

Extrakt

Extrakte sind eingedickte Auszüge aus frischen oder getrockneten Pflanzen oder aus eingedickten Pflanzensäften. Als Extraktionsmittel verwendet der Fachmann Weingeist, Wasser oder Äther, oft noch unter Zusatz von Säuren und Laugen.

Zur Zubereitung im Haushalt sind Extrakte nicht geeignet.

Öl

In Öl angesetzte Drogen, wie Lavendel und Rosmarin, verwendet man meist äußerlich zu Einreibungen, Johanniskraut ist äußerlich wie innerlich geeignet.

Auf 1 Teil Droge gibt man 5 Teile Pflanzenöl – am besten Vitamin-E-reiche Weizenkeim- oder Sojaöle, die ein rasches Ranzigwerden verhindern, aber auch Oliven- oder Erdnußöl – und lagert einige Wochen lang an nicht zu warmem, abgedunkeltem Ort. Die Flasche wird luftdurchlässig mit einem Leinenlappen verschlossen. Nach dem Abseihen kann man das Öl sofort verwenden.

Ganz frische Pflanzen sollten in Öl nicht angesetzt werden, da sie besonders zum Ranzigwerden neigen, man trocknet sie 2 oder 3 Tage lang oberflächlich, ehe man das Öl ansetzt.

Wein

Gewöhnlich gibt man auf eine 0,7-l-Flasche Wein 10–20 g der Droge und läßt 8–10 Tage ziehen. Beim Wein ist auf gute Qualität zu achten, am besten verwendet man einen guten Südwein. Nach dem Abseihen kann die Zubereitung sofort verwendet werden.

Vor allem verdauungswirksame Kräuter – etwa der Wermut – werden gerne als Wein verabreicht. Fertige Zubereitungen kann man in der Apotheke und Drogerie kaufen.

Sirup

Sirup ist eine dickflüssige Lösung von Zucker oder Honig mit wäßrigen, weinhaltigen oder weingeistigen Kräuterzubereitungen. Man kann Sirup selbst im Haushalt herstellen. Gut geeignet dazu sind Eibisch, Pfefferminze, Rhabarber, Senna, Süßholz, Wacholder und Zwiebeln.

Saft

Zum Saft verwendet man frische Pflanzen und Pflanzenteile, die man stark zerkleinert, in einem Gefäß zu Brei zerstößt und dann durch ein grobes Sieb oder Leintuch auspreßt. Einfacher ist die Zubereitung natürlich mit der Fruchtpresse.

Pulver

Die Zubereitung von Pulver aus fein zerkleinerten, getrockneten Pflanzenteilen sollte man stets dem Fachmann überlassen, der über die notwendigen Kenntnisse und erforderlichen Apparate verfügt.

Salbe

Salben sind streichfähige Arzneizubereitungen aus Salbengrundlage und den darin enthaltenen Arzneistoffen. Als Salbengrundlagen dienen Fette, Wachse, Harze, Glycerin, Paraffin, Cholesterin, Silikone, Schleime und Wollfett. Die Wahl der Salbengrundlage hängt in erster Linie vom Verwendungszweck ab, deshalb wird man Salben in der Regel fertig beim Fachmann kaufen.

Soll ausnahmsweise einmal eine Salbe selbst zubereitet werden, dann verwendet man dazu die Tinktur der entsprechenden Heilpflanze und gibt davon 1 Teil auf 10 Teile Salbengrundlage (Vaseline, Wollfett, auch Schweinefett).

Zur Salbenherstellung eignen sich besonders Klettenwurzel, Lavendel, Rosmarin, als Nasensalbe bei chronischem Schnupfen verwendet man eine Majoransalbe.

Pflaster

Pflaster sind Arzneizubereitungen zum äußeren Gebrauch, in deren Grundmasse die Wirkstoffe eingearbeitet sind. Pflastermassen stellt man beispielsweise aus Fett, Öl, Wachs, Harz oder Terpentin her. Häufige Wirksubstanzen in Pflastern sind Spanische Fliegen, Salizylsäure und Kampfer, im ABC-Pflaster sind Arnika, Belladonna und Capsicum zur Behandlung von Rheumatismus gemischt.

Zugpflaster mit hornlösenden und durchblutungsfördernden Substanzen werden in manchen Fällen bei Furunkeln empfohlen.

Die Pflastermasse wird auf Stoff aufgetragen und so aufgelegt. Die Herstellungsweise erlaubt es im allgemeinen nicht, Pflaster im Haushalt selbst zuzubereiten.

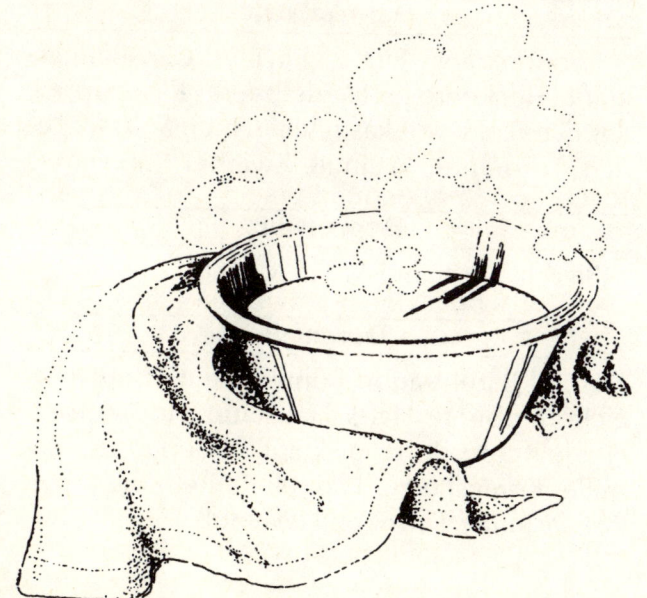

Die wichtigsten Heilanzeigen und die dabei wirkenden Pflanzen

Abwehrschwäche

Alant, Eleutherokokkus, Ginseng, Sonnenhut

Alterserscheinungen

Eleutherokokkus, Ginseng

Angina pectoris

Arnika

Appetitlosigkeit

Alant, Angelika, Anis, Benediktenkraut, Berberitze, Bibernelle, Bitterklee, Brennessel, Dill, Dost, Enzian, Fenchel, Isländisch Moos, Kalmus, Knoblauch, Kreuzblume, Lavendel, Meerrettich, Meisterwurz, Paprika, Raute, Rhabarber, Rosmarin, Schafgarbe, Sellerie, Tausendgüldenkraut, Wacholder, Wegwarte, Wermut, Zwiebel

Arteriosklerose

Ackerschachtelhalm, Eleutherokokkus, Ginseng, Knoblauch, Mistel, Weißdorn

Augenentzündung

Augentrost, Baldrian

Bettnässen

Bärentraube, Eiche, Pappel

Blähungen

Angelika, Baldrian, Basilikum, Benediktenkraut, Bohnenkraut, Dill, Fenchel, Fichte, Gänsefingerkraut, Kalmus, Kamille, Kümmel, Lavendel, Linde, Majoran, Paprika, Pfefferminze, Rettich, Rosmarin, Wacholder, Wermut, Zwiebel

Blasenleiden

Ackerschachtelhalm, Alant, Bärentraube, Basilikum, Bitterklee, Bohne, Eibisch, Erdbeere, Goldrute, Hauhechel, Heckenrose, Kamille, Liebstöckel, Linde, Pappel, Schafgarbe, Sellerie, Wacholder, Weide

Blutdruck, zu hoch

Apfel, Eleutherokokkus, Ginseng, Knoblauch, Mistel, Rosmarin, Weißdorn

Blutdruck, zu niedrig

Eleutherokokkus, Mistel, Rosmarin

Bluterguß

Arnika, Lavendel, Melisse, Roßkastanie, Tormentill

Blutreinigung

Ackerschachtelhalm, rote Bete, Birke, Brennessel, Brunnenkresse, Erdbeere, Gänseblümchen, Goldrute, Holunder, Klette, Löwenzahn, Roßkastanie, Sellerie, Stiefmütterchen, Taubnessel, Tausendgüldenkraut, Teufelskralle, Wacholder, Walnuß, Wegwarte

Bronchialasthma

Alant, Eukalyptus, Fichte, Gänsefingerkraut, Majoran

Bronchialkatarrh

Beinwell, Bockshornklee, Dost, Eibisch, Eisenkraut, Eukalyptus, Fenchel, Isländisch Moos, Käsepappel, Lungenkraut, Seifenkraut

Bronchitis

Eibisch, Eisenkraut, Fenchel, Fichte, Gänseblümchen, Knoblauch, Königskerze, Kreuzblume, Lein, Lungenkraut, Seifenkraut, Zwiebel

Darmkatarrh

Bohnenkraut, Eiche, Enzian, Gänsefingerkraut, Heckenrose, Heidelbeere, Käsepappel, Kamille, Lein, Roßkastanie, Salbei, Spitzwegerich, Tormentill, Walnuß, Zwiebel

Depression

Baldrian, Johanniskraut, Mistel

Durchfall

Apfel, Bärentraube, Bohnenkraut, Eberesche, Eiche, Erdbeere, Hafer, Hauswurz, Heckenrose, Heidelbeere, Johanniskraut, Käsepappel, Kamille, Königskerze, Pappel, Raute, Rhabarber, Roßkastanie, Tormentill, Walnuß

Ekzem

Ackerschachtelhalm, Brennessel, Eiche, Spitzwegerich, Stiefmütterchen, Tormentill

Erbrechen

Beifuß, Hauswurz, Sonnentau

Erfrierung

Thymian, Zwiebel

Erkältung

Basilikum, rote Bete, Bibernelle, Bitterklee, Fenchel, Heckenrose, Holunder, Linde, Meisterwurz, Raute, Salbei, Schlüsselblume, Sonnenhut, Stiefmütterchen, Thymian, Weide

Erregung

Baldrian, Melisse

Fieber

Apfel, Berberitze, Bibernelle, Bitterklee, Weide

Flechten

Eisenkraut, Klette, Königskerze, Walnuß

Frostbeulen

Eiche, Kalmus, Thymian, Zwiebel

Fußschweiß

Eiche, Weide

Gallenblasenleiden

Beifuß, Berberitze, Birke, Bitterklee, Eisenkraut, Enzian, Faulbaum, Königskerze, Pfefferminze, Rettich, Schafgarbe, Schöllkraut, Schwertlilie, Tausendgüldenkraut, Wegwarte, Wermut

Gedächtnisschwäche

Eleutherokokkus, Ginseng

Gelbsucht

Akelei, Angelika, Erdbeere, Petersilie, Ringelblume

Geschwüre

Ackerschachtelhalm, Bibernelle, Bitterklee, Bockshornklee, Eiche, Eisenkraut, Hopfen, Huflattich, Kamille, Klette, Knoblauch, Königskerze, Odermennig, Ringelblume, Stiefmütterchen, Tausendgüldenkraut, Wacholder

Gicht

Angelika, Arnika, Bibernelle, Birke, Bohne, Enzian, Erdbeere, Hauhechel, Heckenrose, Herbstzeitlose, Holunder, Johanniskraut, Kartoffel, Klette, Liebstöckel, Odermennig, Pappel, Raute, Schafgarbe, Schlüsselblume, Sellerie, Stiefmütterchen, Teufelskralle, Veilchen, Wacholder, Weide

Grippe

rote Bete, Heckenrose, Holunder, Salbei, Sonnenhut, Stiefmütterchen, Weide

Hämorrhoiden

Brennessel, Eberesche, Faulbaum, Kamille, Königskerze, Pappel

Halsentzündung

Beinwell, Eibisch, Goldrute, Heidelbeere, Holunder, Huflattich, Käsepappel, Kamille, Lein, Liebstöckel, Lungenkraut, Salbei, Tormentill, Veilchen, Zwiebel

Hautleiden

Alant, Birke, Brennessel, Brunnenkresse, Erdbeere, Gänseblümchen, Goldrute, Hauhechel, Heidelbeere, Isländisch Moos, Kamille, Klette, Kohl, Lein, Löwenzahn, Lungenkraut, Odermennig, Rosmarin, Sonnenhut, Stiefmütterchen, Tausendgüldenkraut, Wegwarte

Heiserkeit

Bibernelle, Lakritze, Lungenkraut

Herzbeschwerden

Besenginster, Fingerhut, Herzgespann, Weißdorn

Hexenschuß

Arnika, Birke, Johanniskraut, Weide

Hühneraugen

Hauswurz, Weide

Husten

Alant, Angelika, Anis, Bibernelle, Dost, Eibisch, Eisenkraut, Eukalyptus, Fichte, Holunder, Huflattich, Isländisch Moos, Käsepappel, Königskerze, Lakritze, Linde, Lungenkraut, Rettich, Salbei, Schlüsselblume, Schöllkraut, Seifenkraut, Sonnentau, Spitzwegerich, Stiefmütterchen, Taubnessel, Veilchen, Zwiebel

Ischias

Arnika, Kartoffeln, Meerrettich, Raute

Juckreiz

Bohnen, Eukalyptus

Konzentrationsschwäche

Ginseng, Hafer

Kopfschmerz

Baldrian, Johanniskraut, Melisse, Pfefferminze, Raute, Rettich, Ringelblume

Krämpfe

Anis, Baldrian, Basilikum, Dost, Fenchel, Gänsefingerkraut, Kamille, Königskerze, Kümmel, Lavendel, Linde, Majoran, Melisse, Pfefferminze, Schafgarbe, Schöllkraut, Thymian

Krampfadern

Beinwell, Mistel, Roßkastanie, Taubnessel

Leberleiden

Akelei, Benediktenkraut, Berberitze, rote Bete, Bitterklee, Eisenkraut, Enzian, Faulbaum, Gänseblümchen, Johanniskraut, Königskerze, Lein, Löwenzahn, Odermennig, Petersilie, Rettich, Ringelblume, Salbei, Schafgarbe, Schöllkraut, Tausendgüldenkraut, Wacholder, Wegwarte, Wermut

Leistungsschwäche

Hafer

Die wichtigsten Heilanzeigen und die dabei wirkenden Pflanzen

Lidentzündung

Augentrost

Magenbeschwerden

Basilikum, Berberitze, Bohnenkraut, Enzian, Gäsefingerkraut

Magen-Darm-Blutungen

Beinwell, Eiche, Tormentill

Magen-Darm-Entzündung

Apfel, Augentrost, Eibisch, Pfefferminze

Magengeschwüre

Eiche, Käsepappel, Kalmus, Kamille, Kartoffel, Kohl, Lakritze, Ringelblume

Magenkatarrh

Kamille, Lein, Schafgarbe, Spitzwegerich, Tausendgüldenkraut, Thymian, Tormentill, Walnuß

Magensäuremangel

Benediktenkraut

Magenübersäuerung

Kalmus, Pfefferminze

Mandelentzündung

Ackerschachtelhalm, Kamille, Salbei

Nasenbluten

Beinwell, Tormentill

Nervosität

Fichte, Herzgespann, Hopfen, Johanniskraut, Mistel, Raute, Ringelblume, Thymian

Neuralgie

Angelika, Baldrian, Beifuß, Eukalyptus, Holunder, Lavendel, Meerrettich, Melisse, Pfefferminze, Schafgarbe

Nierenleiden

Ackerschachtelhalm, Bärentraube, Basilikum, Birke, Bitterklee, Erdbeere, Goldrute, Hauhechel, Heckenrose, Heidelbeere, Holunder, Liebstöckel, Linde, Löwenzahn, Odermennig, Petersilie, Schafgarbe, Sellerie, Wacholder

offenes Bein

Beinwell

Prostata-Vergrößerung

Kürbis

Quetschung

Arnika, Beinwell, Melisse, Pfefferminze, Ringelblume, Roßkastanie, Veilchen

Rachenentzündung

Beinwell, Goldrute, Heidelbeere, Huflattich, Käsepappel, Odermennig, Salbei, Tormentill, Veilchen

Rachitis

Bockshornklee

Rheumatismus

Angelika, Arnika, Beifuß, Beinwell, Birke, Bohnen, Eberesche, Eisenkraut, Enzian, Erdbeere, Fichte, Hauhechel, Heckenrose, Heidelbeere, Holunder, Johanniskraut, Kartoffel, Klette, Knoblauch, Liebstöckel, Löwenzahn, Meerrettich, Meisterwurz, Melisse, Mistel, Odermennig, Osterluzei, Paprika, Petersilie, Pfefferminze, Raute, Rosmarin, Schafgarbe, Schlüsselblume, Sellerie, Sonnenhut, Stiefmütterchen, Tausendgüldenkraut, Teufelskralle, Veilchen, Wacholder, Weide

Rippenfellentzündung

Meerrettich, Paprika

Schlafstörungen

Baldrian, Ginseng, Hopfen, Johanniskraut, Melisse, Weißdorn

Schnupfen

Dost, Eukalyptus, Holunder, Kamille, Thymian

Schwindel

Ringelblume

Sehnenscheidenentzündung

Beinwell

Sommersprossen

Hauswurz

Sonnenbrand

Johanniskraut

Stuhlverstopfung

Eberesche, Faulbaum, Hafer, Holunder, Lein, Rhabarber, Rizinus, Sennesblätter

Übelkeit

Enzian, Melisse, Wacholder

Unterschenkelgeschwür

Beinwell

Venenentzündung

Beinwell, Huflattich, Roßkastanie

Verbrennung

Hauswurz, Holunder, Johanniskraut, Lein, Pappel, Zwiebel

Verdauungsbeschwerden

Alant, Angelika, Augentrost, Beifuß, Benediktenkraut, rote Bete, Bibernelle, Bitterklee, Bockshornklee, Dill, Dost, Enzian, Fenchel, Ginseng, Hafer, Hauswurz, Holunder, Knoblauch, Kümmel, Lein, Liebstöckel, Meerrettich, Meisterwurz, Paprika, Petersilie, Rhabarber, Roßkastanie, Schafgarbe, Tausendgüldenkraut, Wacholder, Wegwarte, Wermut, Zwiebel

Verschleimung der Atemwege

Anis, Bibernelle, Bockshornklee, Brennessel, Brunnenkresse, Fenchel, Gänseblümchen, Königskerze, Kreuzblume, Lein, Liebstöckel, Linde, Majoran, Pfefferminze, Rettich, Schwertlilie, Seifenkraut, Taubnessel, Thymian, Veilchen

Verstauchung

Arnika, Johanniskraut, Kartoffel

Warzen

Hauswurz, Ringelblume, Schöllkraut

Wassersucht

Ackerschachtelhalm, Akelei, Apfel, Bohnen, Hauhechel, Heidelbeere, Holunder, Kalmus, Liebstöckel, Schlüsselblume, Wacholder

Wechseljahre

Baldrian, Hopfen

Wunden

Ackerschachtelhalm, Arnika, Bibernelle, Bockshornklee, Hopfen, Johanniskraut, Käsepappel, Ringelblume, Spitzwegerich, Tausendgüldenkraut, Tormentill

Wurmleiden

Knoblauch, Kürbis, Thymian, Walnuß

Zahnfleischerkrankungen

Berberitze, Eiche, Kalmus, Salbei, Tormentill

Zahnkaries

Ackerschachtelhalm, Eisenkraut, Hafer

Abc
der wichtigsten Kräuter

Ackerschachtelhalm
(Equisetum arvense)
volkstümlich: Zinnkraut

In Europa, Asien, Afrika und Nordamerika wächst das 30–50 cm hohe Unkraut auf Äckern, Wiesen, an Wegen und auf feuchtem Waldboden. An seinen fruchtbaren Frühlingstrieben sitzen keulenförmige braune Ähren. Gesammelt werden nur die unfruchtbaren grünen Sommertriebe von Mai bis Juli. Zu Heilzwecken ungeeignet sind die Triebe der im Wald wachsenden Pflanze. Der Ackerschachtelhalm blüht im April und Mai.

Die Droge enthält Vitamin C, Bitterstoffe, Saponine, Kieselsäure und das bei Pflanzen seltene Spurenelement Aluminium. Dank seines Gehalts an Kieselsäure eignet der Ackerschachtelhalm sich gut zur Behandlung der Arterienverkalkung (siehe Mistel). Da er das elastische Lungengewebe festigt, wird er unterstützend bei Tuberkulose und anderen Lungenleiden empfohlen. Wegen der harntreibenden Wirkung kann er mit gutem Erfolg bei Wassersucht, Nieren- und Blasenleiden und zur Entschlackung beim Rheumatismus verabreicht werden. Äußerlich eignet sich das Kraut zu Auflagen und Wickeln gegen Geschwüre, Unterschenkelgeschwüre, Ekzeme, eiternde

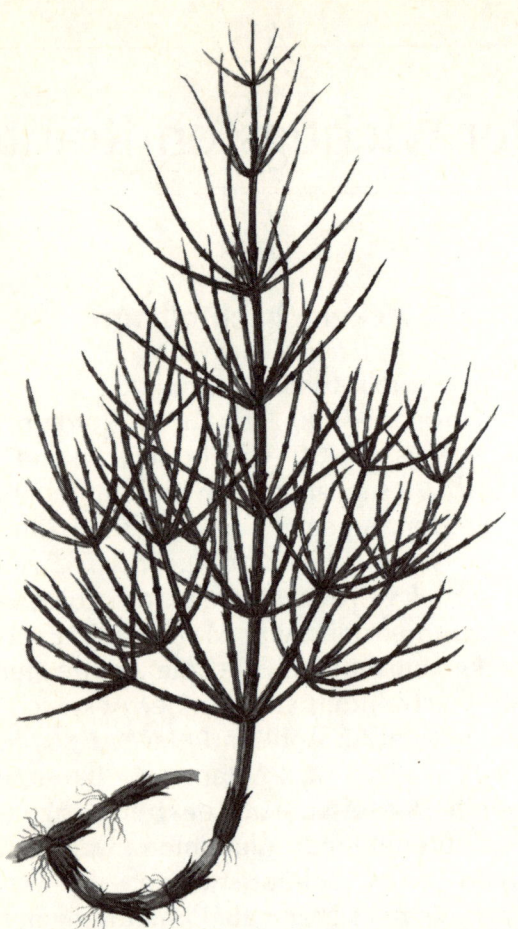

Akelei
(Aquilegia vulgaris)

Die giftige Pflanze, die mit etwa 70 Arten in ganz Europa heimisch ist, steht unter Naturschutz. Die Wildpflanze unterscheidet sich durch ihre dunkelblauen bis violetten Blüten von der hellblau oder gelbrot blühenden Gartenpflanze. Die langstieligen Blätter sind bei beiden Arten auf der Oberseite mattgrün, unten blaugrün und flaumig. Die großen, hängenden Blüten erscheinen von Juni bis September; während dieser Zeit wird das Kraut gesammelt.

Das scharfe, bittere Kraut enthält Vorstufen der Blausäure, Schleimstoffe und Öle. Die Homöopathie empfiehlt stark verdünnte Zubereitungen bei Hysterie.

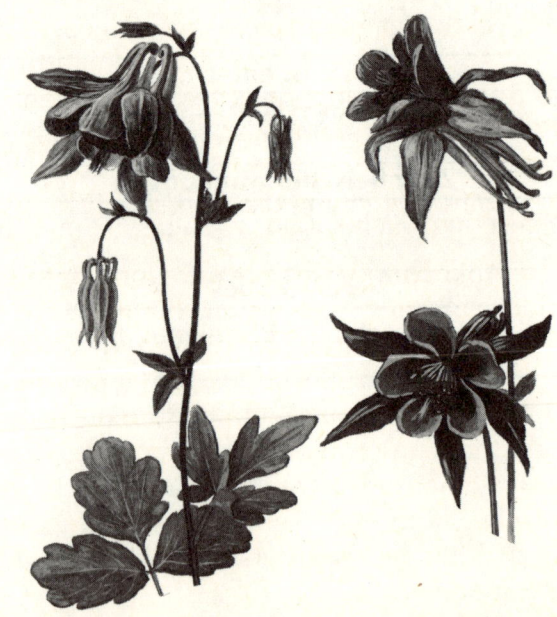

Wunden oder als Gurgelwasser bei Mandelentzündungen und Zahnkaries.

Zum Aufguß überbrüht man 2–4 g Kraut mit 1 Tasse kochendem Wasser, zur Abkochung setzt man die gleiche Menge auf 1 Tasse Wasser kalt an, erwärmt langsam und läßt kurz aufkochen. Man trinkt täglich 2 Tassen schluckweise warm, Auflagen werden drei- bis viermal erneuert.

Den Frischpreßsaft verwendet man nach ärztlicher Verordnung bei Leberleiden mit und ohne Gelbsucht, Wassersucht, Koliken und Hautausschlägen. Äußerlich eignen sich fertige Arzneimittel aus Akelei gegen hartnäckige Hautleiden.

Akelei darf nur als fertige Zubereitung aus der Apotheke nach ärztlicher Verordnung angewendet werden.

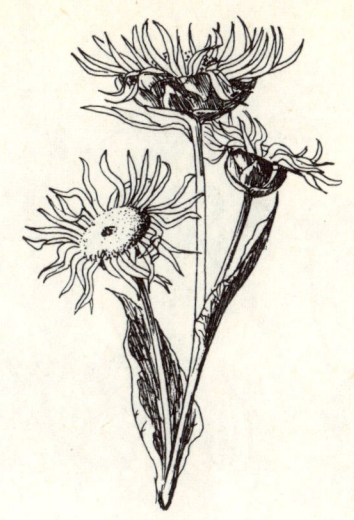

Alant
(Inula helenium)

Alant aus der Familie der Korbblütler stammt aus Zentralasien, ist heute aber auch in Kleinasien und Mitteleuropa heimisch. Zu Heilzwecken baut man die Pflanze in Deutschland, den Niederlanden, Ungarn und den USA an. Der aufrechte, bis 1 1/2 m hohe Stiel, der sich oben verzweigt, trägt spitze, eiförmige, gesägte Blätter und gelbe Blüten. Alant blüht im Juli und August und bevorzugt feuchte Böden.

Der kräftige Wurzelstock, der von März bis April gesammelt wird, enthält ätherische Öle, Bitterstoffe, Pektin und das stärkeähnliche Inulin.

Die Abkochung wird zur Anregung der Verdauung und des Appetits, als harntreibendes Mittel bei Harnröhren- und Blasenentzündungen und als krampflösendes, auswurfförderndes Mittel bei chronischem Husten und Bronchialasthma empfohlen. Die Bitterstoffe regen die allgemeine Abwehrkraft an. Auch zur Wurmkur kann Alant verabreicht werden. Äußerlich nützt man seine antiseptische Wirkung bei Hautleiden.

Alant als Abkochung oder fertige Zubereitung aus der Apotheke wird vom Arzt verordnet, als Hausmittel ist die Pflanze nicht geeignet.

Angelika (Farbtafel 2)
(Angelica archangelica)
volkstümlich: Engelwurz, Erzengelwurz, Heiliggeistwurz

Die Sage berichtet, daß ein Erzengel der Angelika Macht über böse Geister und Dämonen verliehen hat. Dieser Aberglaube hat sich bis heute in den volkstümlichen Namen der Heilpflanze erhalten. Im Mittelalter galt die Wurzel als Mittel gegen den „Schwarzen Tod". Das Doldengewächs ist in Europa und Asien heimisch und wird vor allem in Südeuropa, aber auch bei uns (Franken, Sachsen, Thüringen) angebaut. Die zwei- bis mehrjährige Pflanze wird 1–2 m hoch und trägt eiförmige, gezähnte,

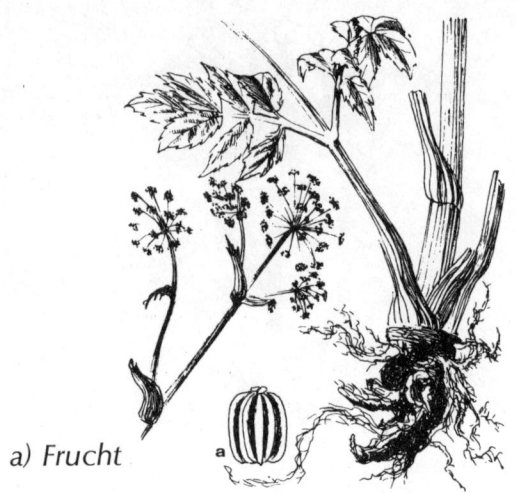

a) Frucht

Äußerlich gibt man Angelika als Öl, Kräuterkissen oder Badezusatz bei Rheuma, Gicht und Neuralgien.

Zur Abkochung setzt man 1 Teelöffel Wurzel auf 1 Glas Wasser kalt an, erhitzt bis zum Aufkochen und läßt noch 5 Minuten ziehen. Zum Kaltauszug läßt man die gleiche Menge in 1 Glas Wasser 10 Stunden lang stehen. Täglich sind 2 Tassen Tee erlaubt, das Öl wendet man nach Gebrauchsanweisung an.

Anis
(Pimpinella anisum)

Das einjährige Doldengewächs stammt aus dem Mittelmeerraum, ist aber auch bei uns heimisch. In Spanien, Italien und Rußland wird die Heil- und Gewürzpflanze angebaut. Das 30–50 cm hohe Kraut trägt unten kaum gefiederte Blätter; nach oben zu werden sie tiefer eingeschnitten und schmal. Die weißen Blü-

grünlichweiße Blätter. Ihre grünlichgelben Blütendolden erscheinen erst im Juli und August des zweiten Jahres. Im September und Oktober wird die offizinelle Wurzel gesammelt.

Die Wurzel enthält Angelikasäure, Bitter- und Gerbstoffe, ätherisches Öl, Harz und Wachs. Sie wird vor allem bei Verdauungsstörungen, Blähungen, Appetitlosigkeit und Gelbsucht geschätzt. Als auswurfförderndes Mittel ist Angelika bei Entzündungen der Atemwege angezeigt.

Überdosierung kann zu Herzbeschwerden führen, der Arzt wird Angelika aber in normaler Dosis bei bestimmten Herzkrankheiten mit gutem Erfolg verordnen. Allergikern droht nach Einnahme von Angelika eine vorübergehende Überempfindlichkeit gegen Sonnenlicht, die zu Hautausschlägen führt. Deshalb sollten Allergiker, wenn sie auf Angelika nicht verzichten wollen, während der Behandlung so selten wie möglich ins Freie gehen.

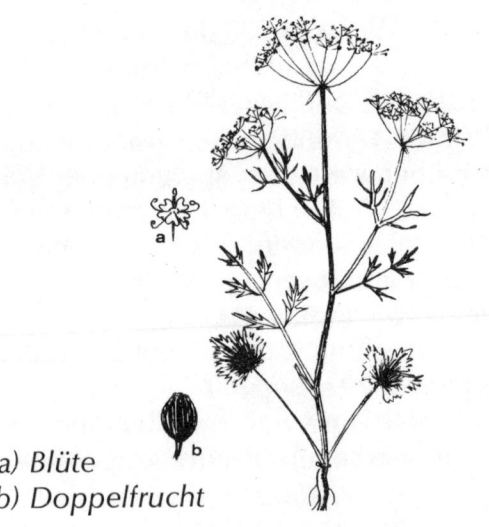

a) Blüte
b) Doppelfrucht

tendolden duften angenehm. Die Pflanze blüht im Mai und Juni und bevorzugt trockene Böden. Bei uns wird sie meist kultiviert, am Mittelmeer wächst sie häufig noch wild.

Die Samen, die man von Juli bis September sammelt, enthalten das ätherische Anisöl, das in höherer Dosis nach kurzer Erregung zum Tiefschlaf mit Muskellähmung führt. Viele Arzneimittel gegen Entzündungen und Verschleimungen der Atemwege enthalten Anisöl. Backwaren mit Anis als Gewürz werden meist besser vertragen, Blähungen, Krämpfe im Bauchraum und Appetitlosigkeit lindert dieses beliebte Gewürzkraut. Äußerlich verwendet man Anisöl gegen Läuse und die Krätzmilbe.

Zur Abkochung gibt man 1 Teelöffel Anissamen auf 1 Tasse Wasser, erhitzt bis zum kurzen Aufwallen und seiht ab. Tee heiß trinken. Anisöl kauft man fertig in der Apotheke. Täglich sind 2–3 Tassen Tee erlaubt, Öl verabreicht man nach Gebrauchsanweisung.

Apfel
(Malus)

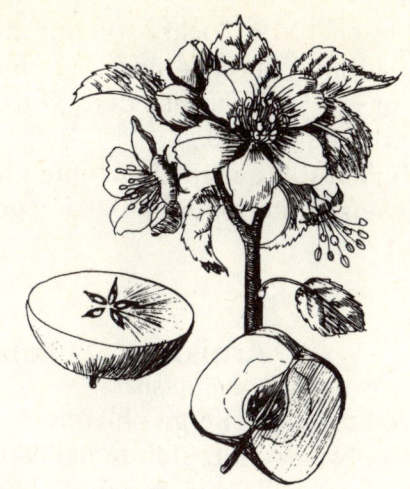

Der Apfelbaum aus der Familie der Rosenblütler stammt vermutlich aus Asien; heute wird er fast überall auf der Erde angebaut. Seine in kleinen Dolden stehenden Blüten sind weiß, an der Unterseite rosa angehaucht, die runden, vorne zugespitzten, gesägten Blätter sitzen auf kurzen Stielen. Der Baum blüht im April und Mai, seine Früchte werden von Juli bis Anfang November geerntet.

Bei gutem Sättigungswert sind Äpfel arm an Kalorien. Sie enthalten leicht verdaulichen Fruchtzucker, Fruchtsäuren, Basen, Aromastoffe, Gerbsäure, Vitamine und viel Pektin, das im Haushalt als Gelierhilfe bei der Marmeladenzubereitung verwendet wird und im Darm Bakterien und deren Gifte bindet.

Zur Behandlung von Magen-Darm-Katarrh und Durchfällen wird die *Apfelkur* empfohlen. Dazu wird täglich etwa 1 kg Äpfel, auf 5 Portionen verteilt, jeweils frisch auf einer Glasreibe gerieben verzehrt. Die Kur soll nach Stehen des Durchfalls noch 2 Tage lang fortgesetzt werden. Diese Apfelkur entlastet zugleich Herz und Stoffwechsel und wirkt entwässernd.

Gekochte Äpfel dagegen haben abführende Wirkung. Magenempfindliche Patienten sollten keine Apfelschalen essen. Der Kalt- oder Heißauszug mit Apfelschalen wird bei Fieber und Entzündungen angewendet.

Zum *Apfelschalentee* gibt man 10 g frische oder getrocknete Schalen auf 1 Tasse Wasser und trinkt täglich 2–3 Tassen. *Apfel-Reis-Diät* mit täglich etwa 1 kg Äpfeln, 300 g gekochtem

Reis und etwa 100 g Zucker soll nur mit ärztlicher Erlaubnis durchgeführt werden. Sie schwemmt viel Kochsalz aus dem Körper und wirkt blutdrucksenkend.

Gewöhnlich sollte man täglich nie mehr als 2 Äpfel essen, ausgenommen bei den genannten Kuren.

Arnika   (Farbtafel 2)
(Arnica montana)
volkstümlich: Bergwohlverleih

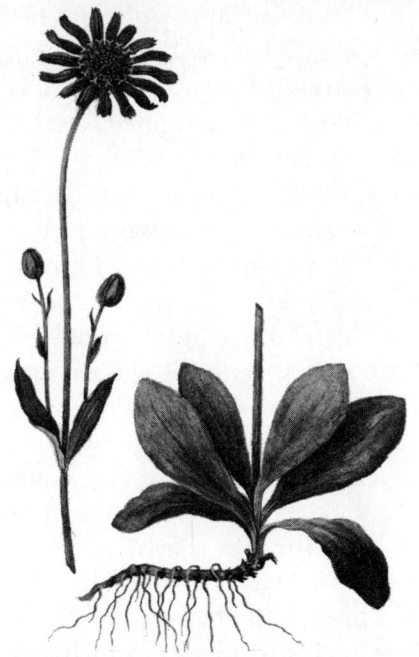

Die unter Naturschutz stehende Pflanze, die in ganz Europa auf Bergwiesen und Almen heimisch ist, muß vorsichtig dosiert werden, sonst kann es zu einer Vergiftung mit Schwindel, Benommenheit, Herzjagen, unregelmäßigem Puls, Atemnot und Zittern, in schweren Fällen sogar zum Herz- und Atemstillstand kommen. In solchen Fällen ist sofortige ärztliche Hilfe notwendig. Die Patienten müssen ruhig liegen; wenn sie bei Bewußtsein sind, stützt man den Kreislauf durch Kaffee.

Aus einer Blattrosette am Boden, die der beim Wegerich ähnelt, erhebt sich der Stengel 30–60 cm in die Höhe. Er trägt eine große, würzig duftende, orangegelbe Blüte. Manchmal gehen etwa in halber Höhe aus einem Blattpaar noch zwei kleine Stengel mit Blüten hervor. Die Pflanze blüht von Juni bis August. Wurzeln werden im März oder Oktober gesammelt, Blüten während der Blütezeit.

Die ganze Pflanze enthält Gerbstoffe, in Blüten und Wurzeln sind der Bitterstoff Arnicin, das vitaminartige Cholin, vitaminähnliche Flavone, stärkeähnliches Inulin, die Gerbsäure Tannin, Kieselsäure, Vitamin-A-Vorstufen und herzwirksame Substanzen nachgewiesen. Arnika löst Krämpfe der Herzkranzgefäße (Angina pectoris) und regt den Kreislauf an. Innerlich sollte die wertvolle Heilpflanze aber nur mit ärztlicher Erlaubnis verabreicht werden.

Magenempfindliche Patienten meiden die Droge besser, da sie die Magenschleimhaut reizt.

Äußerlich erzielt man bei Blutergüssen, Quetschungen, Verstauchungen, Gicht, Rheuma und Gelenkentzündungen gute Erfolge; mit Arnikatinktur kann man die Umgebung frischer Wunden reinigen.

Arnikatinktur und -salbe wird nach Gebrauchsanweisung angewendet. Gewöhnlich

48

Farbtafel 1: Lucas Cranach d. Ä.: „Der Jungbrunnen".

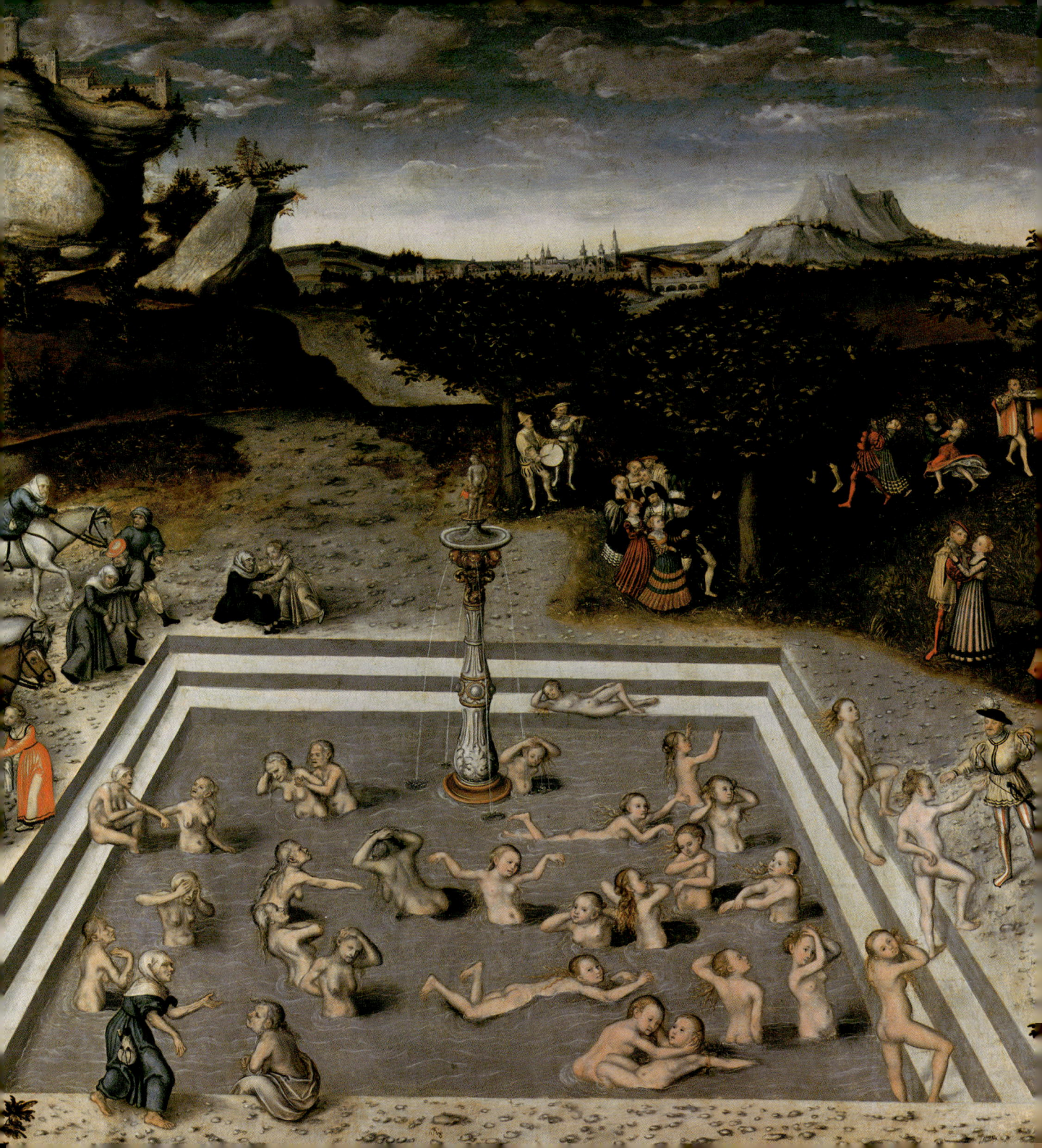

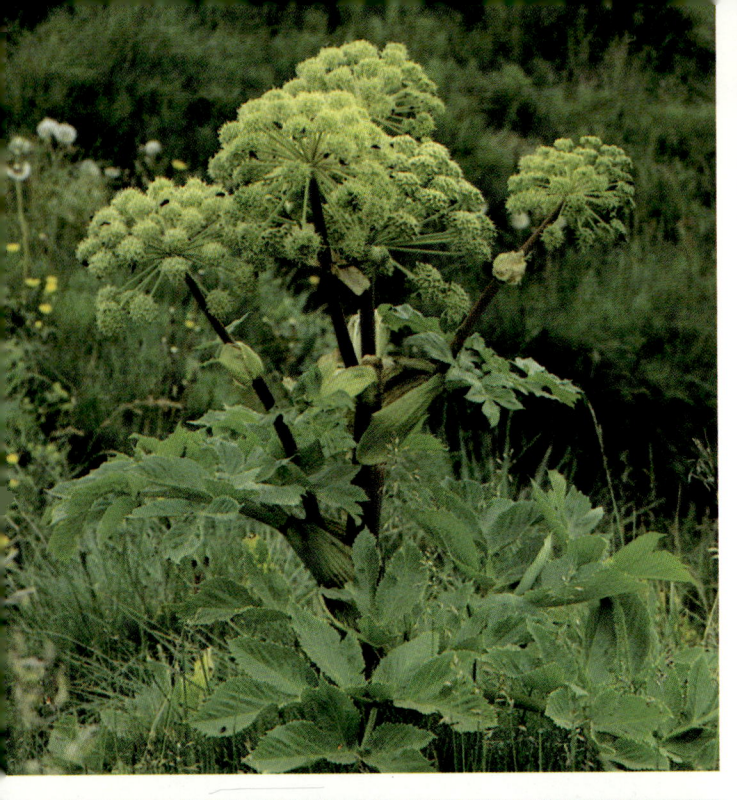
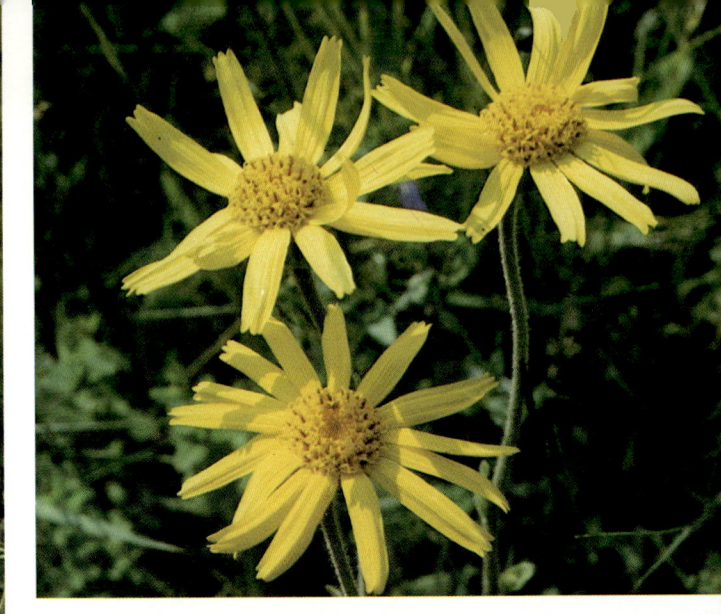
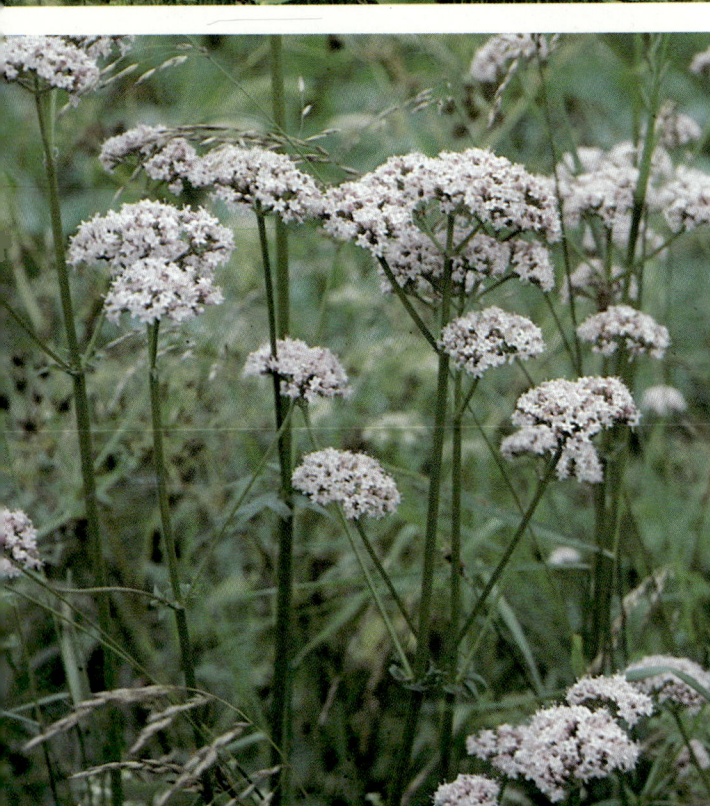
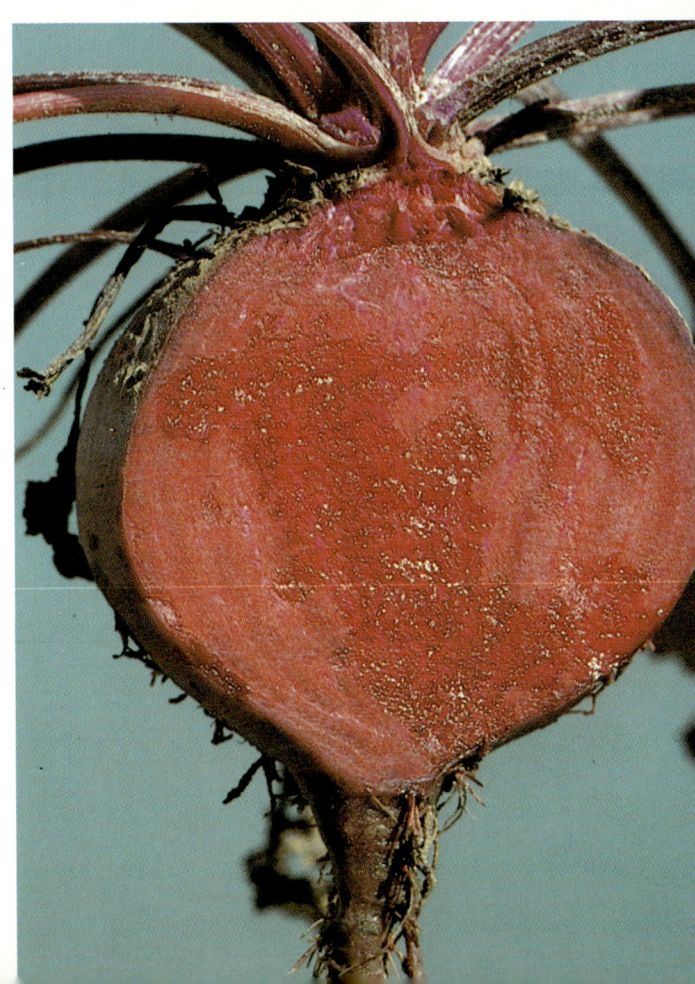

verdünnt man zur äußeren Anwendung 1 Teil Tinktur mit 2–6 Teilen Wasser, innerlich gibt man 20 Tropfen Tinktur auf 1/4 l Wasser als Tagesdosis, davon alle 2 Stunden einen Schluck. Zum Tee gibt man 1/2 Teelöffel Blüten oder Wurzeln auf 1 Tasse kochendes Wasser und trinkt davon täglich 2 Tassen.

Im ABC-Pflaster, einer Zubereitung mit Arnika, Belladonna und Capsicum, steht eine wirksame Mischung gegen rheumatische Beschwerden zur Verfügung.

Augentrost
(Euphrasia officinalis)

Augentrost ist mit mehreren Arten in Mittel- und Süddeutschland, Italien, Rußland und auf dem Balkan heimisch. Für Heilzwecke verwendet man hauptsächlich Wiesen-, Zwerg- und Steifen Augentrost.

Die etwa 20 cm hohe Pflanze aus der Familie der Rachenblütler trägt von Juni bis September große weiße Blüten mit gelbem Rachen. Ihre rundlichen, gesägten Blätter sitzen ohne Stiel direkt auf dem Stengel auf. Die Pflanze bevorzugt Böschungen, Hänge, Wiesen und lichte Wälder.

Während der Blütezeit wird das Kraut gesammelt, das ätherisches Öl, Bitter-, Gerbstoffe und das Glykosid Aucubin enthält.

Augentrost wird nicht nur – wie sein Name schon andeutet – bei Entzündungen der Augen und Augenlider verwendet, sondern zur Hemmung von entzündlichen Prozessen in Nase und Kehlkopf auch als Spülung oder Gurgelwasser. Innerlich gibt man Augentrosttee bei Verdauungsschwäche, Magen-Darm-

Schleimhaut-Entzündungen, in der Homöopathie in starker Verdünnung gegen Hautkrankheiten.

Zum Aufguß gibt man 1 Teelöffel Kraut auf 1 Tasse siedendes Wasser, zur Abkochung setzt man 2 Teelöffel Kraut auf 1/4 l Wasser an und läßt kurz aufwallen. Äußerlich wendet man die Abkochung dreimal täglich an, innerlich gibt man täglich nur 1 Tasse Aufguß; höhere Dosen könnten giftig wirken. Für Kinder ist Augentrost in keiner Form geeignet.

Baldrian *(Farbtafel 2)*
(Valeriana officinalis)
volkstümlich: Katzenkraut

Die bekannte Heilpflanze ist in Europa und Afrika heimisch und wird vor allem in Rußland, aber auch im Rheintal, in Bayern, Sachsen und Thüringen angebaut. Die Staude erreicht 70–150 cm Höhe. Sie trägt fiederförmige Blätter, von Juni bis August stehen am Ende der Stengel und Zweige die hellroten Blütendolden.

Baldrian wächst bevorzugt auf feuchten Böden an Gräben, Bächen und auf felsigen Hängen. Nach der Blütezeit im September und Oktober wird die scharfe, bittere Wurzel gesammelt.

Die offizinelle Wurzel enthält die beruhigenden Alkaloide Chatinin, Valerin und Isovaleriansäurebornylester, die teils direkt am Großhirn, teils über das vegetative Nervensystem ihre Wirkung entfalten. Weitere weniger bedeutsame Inhaltsstoffe sind Ameisen- und Essigsäure, Gerbstoffe, Fermente (Lipase, Oxydase), Schleim, Zucker und Harze.

Farbtafel 2: Angelika (oben links), Arnika (oben rechts), Baldrian (unten links), rote Bete (unten rechts).

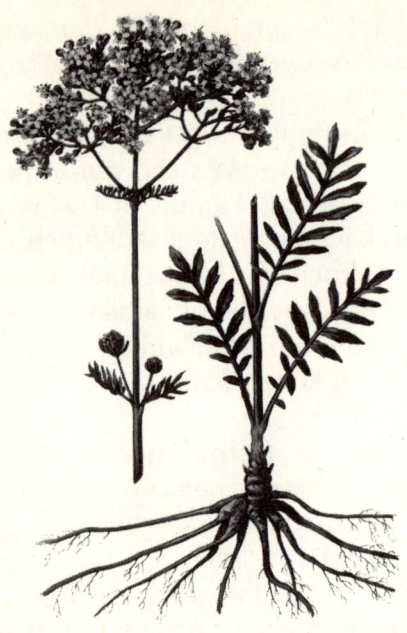

siedendes Wasser, von dem morgens 1 Tasse, abends 2 Tassen verabreicht werden. Vom Pulver aus der Apotheke nimmt man dreimal täglich 2 g. Als Klistier verwendet man 100 g Wurzel auf 1–1 1/2 l Wasser als Aufguß zubereitet und verabreicht es am besten so warm, daß die Flüssigkeit innen am Handgelenk noch als heiß empfunden, aber gut vertragen wird. Zum Bad eignet sich der Aufguß mit 100 g Wurzel auf 1 l Wasser oder 250 ml Tinktur, jeweils für ein Vollbad gerechnet.

Klistier und Bad werden nach Bedarf ein- bis dreimal wöchentlich angewendet; innerlich gibt man die Zubereitungen immer über einen längeren Zeitraum, um eine gute Wirkung zu erzielen. In zu hoher Dosis ruft Baldrian Kopfschmerzen, Verdauungsbeschwerden und Übelkeit hervor.

Bärentraube
(Arctostaphylos uva-ursi)

Dieses immergrüne Heidekrautgewächs ist in Europa und Nordamerika auf kargen Sand- und Heideböden verbreitet. Die kriechende Pflanze trägt ledrige, eiförmige Blätter, deren Oberseite dunkelgrün, die Unterseite hellgrün ist. Die weißen bis rötlichen Blütentrauben erscheinen von April bis Juni; im Frühsommer entstehen daraus purpurrote, erbsengroße, mehlige Beeren. Die offizinellen Blätter werden von Mai bis August gesammelt.

Die Droge ist bekannt als Heilmittel bei Nieren- und Blasenleiden. Ihre Blätter enthalten außer Bitter-, Gerbstoffen und ätherischem Öl die im alkalischen Harn wirksamen desinfizierenden Stoffe Arbutin und Methylarbutin. In

In ausreichend hoher Dosis lindert Baldrian Erregungszustände, nervöse Erschöpfung, Schlafstörungen, Magen-Darm-Krämpfe, Spannungskopfschmerzen, Migräne, Neuralgien, Blähungen und Unterleibskrämpfe. Baldrianklistiere helfen bei Durchfall und nervösen Darmstörungen, Kompressen bei Augenentzündungen.

Am wirksamsten ist die Tinktur, die unverdünnt eingenommen wird. Erwachsenen gibt man zweimal täglich 2 Teelöffel, Kindern etwa die Hälfte. Man kann die Tinktur mit 20 g Wurzel auf 100 ml Alkohol selbst herstellen. Zum Kaltauszug setzt man 2 Teelöffel Droge in 1/4 l Wasser 12–24 Stunden lang an und trinkt morgens und abends je 1 Tasse. Schwächer wirkt der Aufguß mit 1 Teelöffel Wurzel auf 1 Tasse

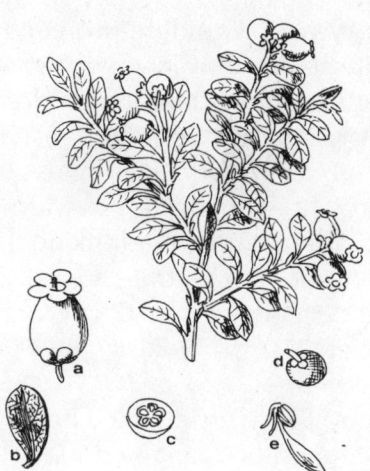

*a) Blüte vergr.; b) Blatt; c) halbierte Frucht;
d) Frucht; e) Staubblatt*

höherer Dosis kann der Tee Brechreiz erzeugen; bei längerer Anwendung kommt es bei empfindlichen Patienten zu Magenbeschwerden. Die Urinverfärbung nach Einnahme des Tees ist dagegen ohne Bedeutung.

Weniger bekannte Heilanzeigen sind Nierensteine, Bettnässen und chronischer Durchfall.

Die Anwendung von Bärentraubenblättertee sollte immer mit dem Arzt abgesprochen werden. Der bekömmlichere Kaltauszug mit 1/2 Eßlöffel Blätter auf 1 Tasse Wasser (10 Stunden durchziehen lassen) wird Magenkranken empfohlen, zur Abkochung setzt man die gleiche Menge Blätter 6 Stunden lang kalt an und kocht dann kurz auf. Täglich sind 2 Tassen erlaubt.

Basilikum
(Ocimum basilicum)
volkstümlich: Deutscher Pfeffer

Die einjährige Gewürzpflanze wird in Europa, Asien, Afrika und Amerika angebaut. Der sich verzweigende, weichbehaarte Stengel erreicht etwa 40 cm Höhe und trägt fleischige, gezähnte Blätter. Die Triebe enden in rötlichen oder gelbweißen Blüten. Während der Blütezeit wird das blühende Kraut gesammelt.

Schon in der Antike wurde die in Ostasien heimische Pflanze als Gewürz für Fleisch- und Fischspeisen, Suppen oder Salate verwendet.

Das Kraut enthält ätherische Öle, Gerbstoffe und Saponine und findet vor allem zur Behandlung von Magenbeschwerden, Blähungen und Krämpfen der Verdauungsorgane Verwendung. Auch zur Beruhigung, bei Nieren- und Blasenleiden und gegen Erkältungen wird Basilikum empfohlen.

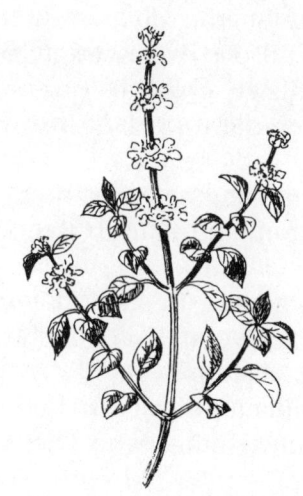

Äußerlich verwendet man das Öl zur Einreibung oder den Aufguß zu Auflagen bei wunden, geröteten Stellen der Haut und bei Hautschrunden.

Zum Aufguß gibt man 1 Teelöffel Kraut auf 1 Tasse kochendes Wasser und trinkt zweimal täglich nach dem Essen je 1 Tasse. Am einfachsten ist die Anwendung als Gewürz zur Hauptmahlzeit. Öl kauft man besser fertig in der Apotheke und wendet es nach Gebrauchsanweisung an.

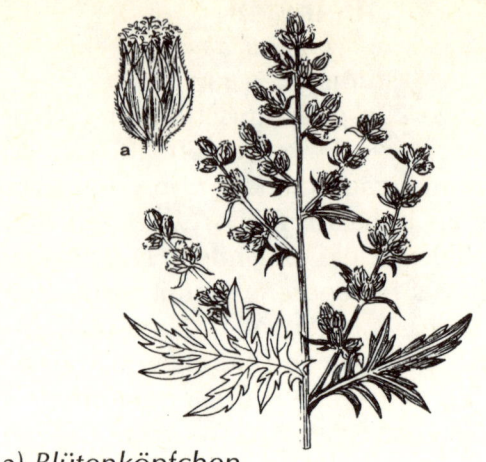

a) *Blütenköpfchen*

Beifuß
(Artemisia vulgaris)
volkstümlich: Wilder Wermut

Die bekannte Gewürz- und Heilpflanze ist in Europa, Asien und Nordamerika heimisch. Der Busch mit seinen oft rötlichen Stengeln wird 50–170 cm hoch und bevorzugt Hecken, Zäune, Böschungen, Ufer und unbebaute Flächen, wird aber häufig auch im Garten kultiviert. Die Blattoberseite ist grün, die Unterseite weißlich und filzig. Im Juli und August trägt das Korbblütlergewächs filzige, gelblich- oder rötlichbraune, aromatisch duftende Blütenkörbchen. Die Blütenknospen dienen als Gewürz, zu Heilzwecken sammelt man während der Blütezeit das Kraut, im September und Oktober die Wurzel.

Als Gewürz paßt Beifuß zu fetten Braten (Ente, Gans, Schwein), Fischgerichten, Eintopf, Suppen und Salaten.

Die offizinellen Teile enthalten Bitter- und Gerbstoffe sowie ätherische Öle. Wegen seiner gallentreibenden Wirkung schätzt man den Beifuß bei Verdauungsbeschwerden; er hat sich aber auch bei Erbrechen, Durchfall, Neuralgie, Rheuma und allgemeiner Schwäche bewährt. Die früher empfohlene Anwendung bei Epilepsie und Menstruationsstörungen ist zu unsicher, dafür stehen uns heute bessere Behandlungsmittel zur Verfügung.

Am einfachsten dient Beifuß als Gewürz zu schwer verdaulichen Speisen. Zum Aufguß gibt man 2 g Droge auf 1 Tasse kochendes Wasser, läßt 10 Minuten ziehen und trinkt diese Menge schluckweise über den Tag verteilt. Zur Abkochung setzt man 5 g Droge auf 1 Tasse Wasser als Tagesdosis an. Vom Pulver aus der Apotheke ist täglich 1 Teelöffel in etwas Wasser erlaubt.

Die Dosierung muß genau eingehalten werden, sonst drohen Vergiftungserscheinungen.

Beinwell
(Symphytum officinale)
volkstümlich: Wallwurz

Das in ganz Europa heimische Borretschgewächs erreicht eine Höhe von 50–100 cm. Der haarige Stengel trägt schmale, oben zugespitzte, gleichfalls behaarte Blätter, in deren Achseln die Blütenstiele beginnen. Die Pflanze blüht von Mai bis September mit gelblichen, rötlichen oder violetten, in Trauben überhängenden, glockenförmigen Blüten. Von März bis Mai wird die offizinelle Wurzel gesammelt.

Die Wallwurz bevorzugt feuchte Gräben, Uferböschungen und Wiesen.

Beinwell enthält die Aminosäure Asparagin, das Harnsäure-Abbauprodukt Allantoin, Kieselsäure, Schleim, Gerbstoffe, ätherische Öle, Zucker und Stärke.

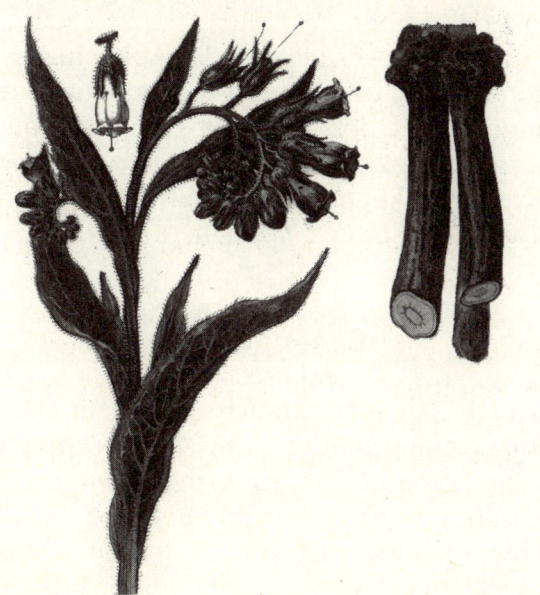

Seit altersher werden Salben oder heiße Packungen mit Beinwell bei Krampfadern, offenem Bein, Venenentzündung und Sehnenscheidenentzündung, Quetschungen und Rheuma empfohlen. Auflagen fördern die Vernarbung (Kallusbildung) von Knochenbrüchen. Als Gurgelwasser eignet sich die Abkochung bei Hals-Rachen-Entzündungen; bei Nasenbluten kann man den Tee aufschnupfen. Seltener wird Beinwell innerlich bei Durchfall, Magen-Darm-Blutungen und Bronchialkatarrh angewendet.

Zur Packung kocht man die Droge in einem Leinensäckchen ab, das lauwarm aufgelegt wird. Die Abkochung mit 2 Teelöffeln Wurzel muß nach dem Aufkochen noch 15 Minuten ziehen; man trinkt zwei- bis dreimal täglich 1 Tasse.

Benediktenkraut
(Cnicus benedictus)
volkstümlich: Bitterdistel, Magendistel

Die Heilpflanze ist am Mittelmeer heimisch, seit einigen Jahrhunderten aber auch bei uns verbreitet. Ihr 30–60 cm hoher, behaarter Stengel trägt stachlige, gezähnte, längliche Blätter. Im Juli und August erscheinen die gelblichen, filzigen Blütenkörbchen. Feuchte Wiesen, Gräben und Böschungen sind bevorzugte Standorte dieser Heilpflanze, die aber auch im Garten kultiviert wird.

Das blühende Kraut enthält Schleim- und Gerbstoffe, den Bitterstoff Cnicin, die Spurenelemente Kalium, Kalzium und Magnesium und ätherische Öle. Es hat sich besonders bei Appetitlosigkeit, Verdauungsstörungen, Blä-

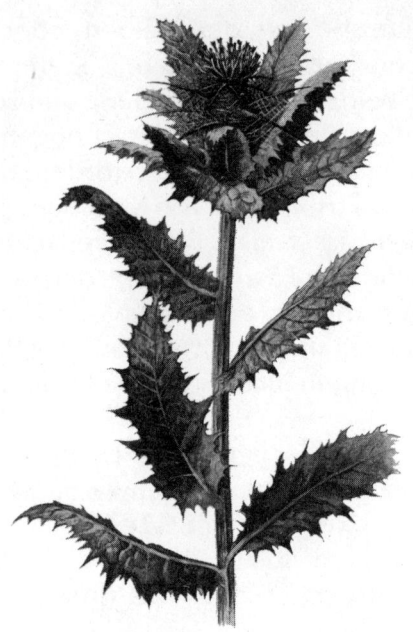

Berberitze
(Berberis vulgaris)

Der stachelige, bis 2,5 m hohe Strauch ist in Europa und Übersee heimisch. Seine lanzettförmigen, gezähnten Blätter sind zu Büscheln angeordnet, die Zweige tragen goldgelbe Blüten, die im Mai und Juni erscheinen. Die Wurzeln werden im März, April, September und Oktober gesammelt, die scharlachroten, essigsauren Beeren im September.

Hauptwirkstoff der Berberitze ist das Alkaloid Berberin, außerdem enthält die Pflanze reichlich Vitamin C, Gerb-, Bitterstoffe und entzündungshemmende und fiebersenkende Substanzen.

Hauptanwendungsgebiete sind Leber- und Gallenblasenleiden, Magenbeschwerden, Appetitlosigkeit und Kreislaufschwäche; die Wurzelrinde wirkt harntreibend, Tee aus Beeren senkt das Fieber.

Äußerlich wendet man die Abkochung bei Zahnfleisch- und Mundschleimhautentzündungen an. Ohne ärztliche Erlaubnis sollten nie mehr als 2 Tassen täglich getrunken werden. Zur Abkochung gibt man 4 g Droge auf 1 Tasse Wasser und läßt kurz aufkochen.

hungen, Krämpfen des Verdauungssystems, Leberleiden und Magensäuremangel bewährt; bei Übersäuerung des Magens darf Benediktenkraut nicht verabreicht werden. Gute Erfolge erzielt man auch bei Entzündungen der Atemwege.

Zum Aufguß gibt man 3–5 g auf 1/4 l Wasser und trinkt davon täglich 2 Tassen. Extrakte und Tinkturen aus der Apotheke werden nach Gebrauchsanweisung angewendet, gewöhnlich dreimal täglich 10 Tropfen Tinktur oder 20 Tropfen Extrakt. Ohne ärztliche Erlaubnis sollte das Kraut nie verabreicht werden. Überdosierungen rufen Brechreiz hervor.

Besenginster
(Cytisus scoparius)

Der 1–2 m hohe Strauch aus der Familie der Schmetterlingsblütler ist in Mitteleuropa heimisch. Seine kahlen, rutenähnlichen Zweige, die früher oft zu Körben und Besen – daher der Name – verwendet wurden, tragen schmale, lange Blätter. Die großen goldgelben Blüten erscheinen von Mai bis Juli. Besenginster wächst bevorzugt an Waldrändern und Böschungen.

Samen und Kraut enthalten das in kleinen Dosen anregende, kreislaufregulierende Alkaloid Spartein. In höherer Dosis ruft Spartein Herz-, Kreislauf- und Darmstörungen hervor.

Samen und Kraut als offizinelle Teile werden während der Blütezeit gesammelt.

Besenginster eignet sich vor allem gegen Zwischenherzschläge (Extrasystolen).

Die Droge darf nur mit ärztlicher Erlaubnis verabreicht werden. Als Tagesdosis übergießt man 2 Teelöffel Kraut und Samen mit 1 Tasse siedendem Wasser und läßt 10 Minuten ziehen.

Bete, rote (Farbtafel 2)
(Beta vulgaris conditira)

Rote Rüben werden von Mai bis Juni ausgesät und 3–4 Monate später geerntet. Manche Sorten wachsen mehr kugelförmig, andere erreichen bis zu 30 cm Länge. Wenn man die Rüben im Spätherbst einlagert, halten sie sich bis zum Frühjahr frisch.

Wegen seines hohen Vitamin-C-Gehalts sollte der pikante Salat im Winter auf keinem Tisch fehlen. Er wird als Vorbeugungsmittel gegen Erkältung und Grippe empfohlen, wirkt blutreinigend, blutbildend und harntreibend und regt Verdauung und Lebertätigkeit an. Saft und Salat können nach Belieben verwendet werden.

Schon vor dem Zweiten Weltkrieg war bekannt, was neuere Untersuchungen bestätigten: Rote Bete hemmen das Wachstum bösartiger Geschwülste, beugen Bestrahlungsschä-

den vor und verbessern die Verträglichkeit anderer Arzneimittel gegen Geschwülste. Allerdings müssen sie mindestens 3 Monate lang verabreicht werden. Die krebshemmende Wirkung wird auf den roten Farbstoff zurückgeführt. Es versteht sich von selbst, daß die Anwendung der roten Bete bei Krebs mit dem Arzt abgesprochen werden muß.

Bibernelle (Farbtafel 3)
(Pimpinella major/saxifraga)

Mit den Arten Steinbrechbibernelle (P. saxifraga) und Große Bibernelle (P. major) ist das Doldengewächs in ganz Europa verbreitet. Zu Unrecht wird gelegentlich auch der zur Familie der Rosengewächse zählende, in Nordeuropa heimische Große Wiesenknopf (Sanguisorba officinalis) als „Gartenbibernelle" bezeichnet.

Die Große Bibernelle erreicht eine Höhe bis zu 100 cm, die kleine Steinbrechbibernelle

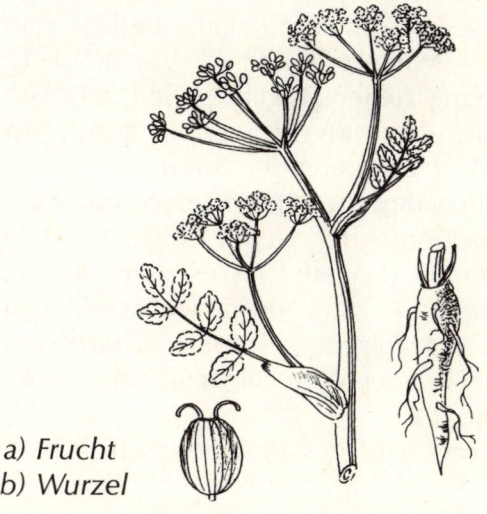

a) Frucht
b) Wurzel

wird bis zu 60 cm hoch. Sie tragen am kahlen Stengel wenige gezähnte Blätter; von Juni bis Oktober schmücken weiße Blütenschirme die Heilpflanze. Gesammelt wird die rettichähnliche, scharf riechende Wurzel vor und nach der Blütezeit.

Die offizinellen Wurzeln beider Arten enthalten ätherische Öle, Gerb- und Bitterstoffe, Saponine, Benzoesäure (ein Konservierungsstoff), Stärke und Zucker. Die früher häufige Anwendung bei Blasen- und Nierenleiden ist umstritten und sollte besser unterbleiben, wenn der Arzt es nicht ausdrücklich verordnet.

Hauptanwendungsgebiete sind fieberhafte Erkältungskrankheiten mit Verschleimung der Atemwege, Husten und Heiserkeit. Wegen der blutreinigenden Wirkung kann die Bibernelle auch zur Behandlung der Gicht versucht werden. Weitere Heilanzeigen sind Verdauungsstörungen, Appetitlosigkeit, äußerlich Wunden und Geschwüre.

Zur Abkochung gibt man 2 Eßlöffel Droge auf 1 Tasse Wasser, zum Kaltauszug läßt man 2 Teelöffel Wurzel auf 1 Tasse Wasser 10–12 Stunden lang ziehen. Täglich sollen 2 Tassen löffelweise über den Tag verteilt getrunken werden. Tinkturen aus der Apotheke nimmt man zweimal täglich mit je 10 Tropfen auf Zucker unverdünnt oder viermal täglich mit je 10 Tropfen auf 1 Tasse Wasser zum Gurgeln. Gegen Verdauungsstörungen verabreicht man nach jeder Mahlzeit 5 Tropfen Tinktur mit 1 Teelöffel Wasser. Vom Pulver gibt man zweimal täglich 1 g.

Verbessert wird der therapeutische Effekt, wenn man dem Gurgelwasser Kamillen- oder Salbeitee beifügt; gegen trockenen Reizhusten mischt man auf 100 ml Bibernellentinktur 1 ml Anisöl und nimmt täglich viermal 25 Tropfen dieser Mischung.

Birke
(Betula)

Mit ihrem weißen Stamm hebt sich die Birke schon von weitem von ihrer Umgebung deutlich ab. Der bis zu 30 m hohe Baum ist in Europa und Asien mit mehreren Arten heimisch, unter denen die Weißbirke (Betula pendula) von der Heilkunde bevorzugt wird. Die gesägten Birkenblätter sind fast dreieckig, Frucht der Birke ist ein Zapfen mit geflügeltem Samen. Im März und April erscheinen die überhängenden braunen Blütenkätzchen.

Die Birke bevorzugt trockene Böden und kommt einzeln oder in kleinen Gruppen in Wäldern, Heidelandschaften, Anlagen und Gärten vor. Die Medizin verwendet Saft, Knos-

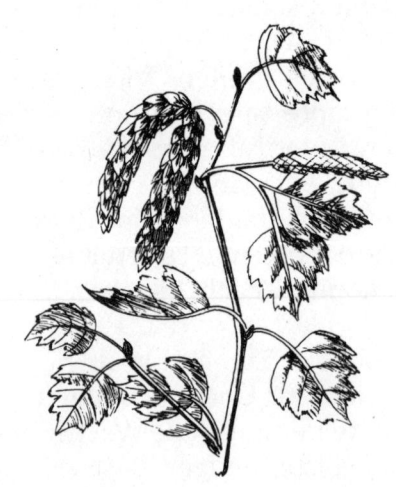

pen, Blätter und Rinde. Während die Rinde das ganze Jahr über gesammelt werden kann, muß der Saft etwa Mitte März vor dem Ausschlagen des Baums gewonnen werden. Knospen sammelt man im März und April, Blätter im April und Mai. Am besten verwendet man fertige Zubereitungen aus der Apotheke oder dem Reformhaus. Unsachgemäßes Sammeln kann den Baum beschädigen – das gilt insbesondere für die Gewinnung von Birkensaft und das Abschälen der Rinde.

Die Birke enthält ätherische Öle, Gerbstoffe, Saponine und Mineralstoffe, in der Rinde werden Birkenkampfer und Säuren, in den Knospen eine galletreibende Substanz nachgewiesen.

Seit altersher wird Birkensaft äußerlich als Haarwuchsmittel, innerlich zur Blutreinigung empfohlen. Tee aus Blättern eignet sich wegen seiner harntreibenden Wirkung bei Wassersucht, Nieren- und Steinleiden, Rheuma, Gicht und bei chronischen Hauterkrankungen. Die Abkochung wird auch bei Hautgrind, Milchschorf und Krätze verwendet, den Tee aus jungen Knospen verabreicht man zur Anregung des Gallenflusses.

Blätter der Birke sollen nicht getrocknet verwendet werden; sie haben dann fast keine Wirkung mehr. Man bereitet sie als Aufguß mit 1 Eßlöffel auf 1 Tasse kochendes Wasser zu, nach dem Aufwallen müssen sie noch 2 Stunden ziehen. In gleicher Weise werden die Knospen zubereitet. Zur Rindenabkochung läßt man 1 Eßlöffel Rinde langsam aufkochen und danach noch 2 Stunden ziehen. Rinden- und Blättertee soll morgens kalt auf nüchternen Magen und am Nachmittag mit je 1 Tasse verabreicht werden, Tee aus Knospen wird mittags und abends zu den Mahlzeiten getrunken. Gegen Nierensteine soll die genannte Menge Blättertee mindestens 1 Monat lang kurmäßig eingenommen werden. Birkensaft wendet man nach Gebrauchsanweisung an, gewöhnlich dreimal täglich je 1 Löffel.

Bitterklee
(Menyanthes trifoliata)
volkstümlich: Fieberklee, Gallkraut

Der Bitterklee ist auf der ganzen nördlichen Erdhalbkugel verbreitet, gehört aber nicht, wie der Name vermuten läßt, zu den Kleepflanzen, sondern zur Familie der Enziangewächse. Aus seiner kriechenden Wurzel ragen mehrere 10–30 cm lange Stiele mit je 3 eirunden Blättern empor, die von Mai bis Juli die rötlichen oder weißlichen Blütentrauben tragen. Die Pflanze bevorzugt feuchten, moorigen Boden.

Gesammelt werden die Blätter während der Blütezeit.

Bitterklee enthält das Bitterglykosid Menyanthin, Gerbstoffe, Saponine, Öl, Phosphorsäure und das vitaminartige Cholin, das den Vagusnerv reizt, den Fett-Transport beeinflußt, die Leber vor Verfettung schützt und zusammen mit Phosphorsäure Lezithin bildet.

Die Droge eignet sich besonders bei Appetitlosigkeit, Verdauungsstörungen, Leber- und Gallenblasenleiden, zur Fiebersenkung, bei Erkältungen und bei Nieren- und Harnblasenkrankheiten. Äußerlich wendet man zerquetschte Blätter oder in Tee getauchte Wikkeltücher bei Geschwüren an, auf offene Wun-

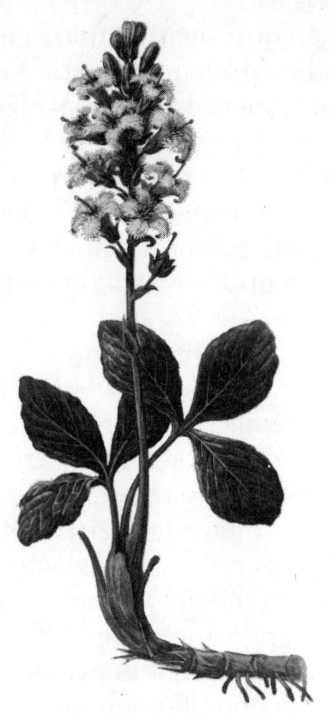

lang ziehen muß. Die Tinktur kauft man fertig in der Apotheke und verabreicht sie nach Gebrauchsanweisung.

Bockshornklee
(Trigonella foenum-graecum)

Die unangenehm riechende Heilpflanze ist mit über 60 Arten vor allem am Mittelmeer heimisch. Der Hülsenfrüchtler erreicht eine Höhe von 25–50 cm. Er trägt abgerundete, keilförmige, hellgrüne Blätter und von Juni bis August weiße oder gelbe Blüten. Die Pflanze wird häufig angebaut. Offizinell ist der Samen, der im August oder September gesammelt wird.

Bockshornklee enthält ein widerlich riechendes ätherisches Öl, Bitterstoffe, Cholin und Schleim. Seit altersher gilt der Tee als Stärkungsmittel bei Lungentuberkulose und Rachitis sowie als Heilmittel gegen Bronchitis, Verschleimung der Atemwege und Verdauungsbeschwerden. Äußerlich wird zerstoßener Samen bei Geschwüren, Wunden und Fingerentzündungen empfohlen.

Innerlich gibt man 2 Teelöffel Samen auf 1/4 l Wasser, läßt 6 Stunden ziehen und kocht dann kurz auf; davon trinkt man täglich 3 Tassen. Für Auflagen verkocht man 4 Eßlöffel zerstoßenen Samen mit Wasser unter ständigem Umrühren zu einem zähen Brei, den man fingerdick auf ein Leinentuch aufstreicht. Das Tuch wird so zu einem Päckchen gefaltet, daß auf die Haut nur eine Lage Tuch kommt, dann packt man die Auflage mit einer Flanellbinde oder einer Wolldecke gut ein.

den darf Bitterklee nie gebracht werden. Viele Weine zur Magenstärkung und Anregung der Verdauung enthalten Bitterklee.

Man kann den Wein selbst herstellen, indem man 5 g Bitterklee zusammen mit 15 g Wermut in einer 0,7-l-Flasche Südwein 8–10 Tage lang ziehen läßt. Davon trinkt man vor jeder Mahlzeit 1 Likörglas. Zum Aufguß überbrüht man 1 Eßlöffel Blätter mit 1/4 l siedendem Wasser, läßt 15 Minuten ziehen und trinkt jeweils 1/2 Stunde vor den Mahlzeiten 1 Tasse. Ebenso verwendet man den Kaltauszug mit 2 Teelöffeln Droge auf 1/4 l Wasser, der 10 Stunden

Bohne
(Phaseolus vulgaris)

Die Bohne aus der Familie der Schmetterlingsblütler stammt aus Südamerika, wird aber seit Jahrhunderten schon auch bei uns angebaut. Bekannteste der etwa 70 Arten sind die bis 4 m hohen *Stangenbohnen* und die 40–60 cm hohen *Buschbohnen*. Die einjährige Gartenpflanze trägt eiförmige Blätter und blüht von Juni bis August weiß, rötlich oder violett.

Im September werden die Schalen ohne Samen gesammelt. Sie enthalten Aminosäuren, Kieselsäure, Kalzium und Vitamin C. Wegen ihrer stark entwässernden Wirkung sind sie bei Wassersucht im Gefolge von Herzkrankheiten, Nieren- und Blasenleiden, Rheuma und Gicht angezeigt. Noch nicht geklärt ist, wie die blutzuckersenkende Wirkung bei Zuckerkranken zustandekommt.

Ganze Bohnen enthalten das Gift Phasin, das erst beim Kochen zerstört wird; deshalb darf die Bohne innerlich nur in gekochtem Zustand verwendet werden.

Zur Abkochung setzt man 1 Teelöffel Droge 10 Stunden lang mit 1 Tasse kaltem Wasser an und kocht dann kurz auf; davon wird täglich 1/2 l über den Tag verteilt getrunken. Gelegentlich wird das Kochwasser der Samen und Samenmehl gegen Hautleiden, Juckreiz und bei Gürtelrose empfohlen, die Wirkung des Samens ist aber umstritten. Vom Kochwasser darf täglich dreimal 1 Tasse eingenommen werden.

Bohnenkraut *(Farbtafel 4)*
(Satureja hortensis)

Die Gewürzpflanze aus der Familie der Lippenblütler ist am Mittelmeer heimisch, wird aber auch bei uns angebaut. Ihr behaarter,

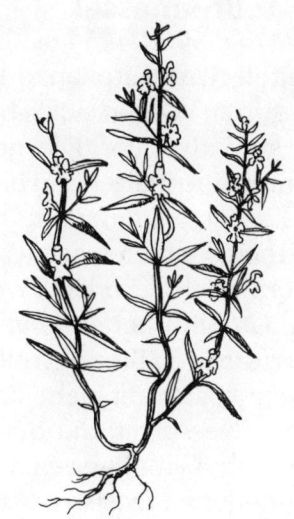

a) Samen (Bohne); b) Hülse

20–30 cm hoher Stengel trägt auf kurzen Stielen die gleichfalls behaarten, schmalen, dunkelgrünen Blätter. Von Juli bis Oktober blüht die Pflanze weiß, rosa oder violett, im August und September wird das blühende Kraut gesammelt.

Bohnenkraut enthält Gerbstoffe und ein bakterienfeindliches ätherisches Öl. Vor allem bei Darmkatarrhen, Durchfällen, Blähungen und Magenkrämpfen ist die Pflanze angezeigt. Äußerlich wendet man das Kraut bei Schwächezuständen als Badezusatz an. Als Gewürz zu Hülsenfrüchten beugt es Blähungen vor.

Zum Aufguß überbrüht man 1 Teelöffel Kraut mit 1 Tasse siedendem Wasser und läßt 15 Minuten ziehen. Als Badezusatz verwendet man den Aufguß mit 3 Handvoll Kraut auf 2 l Wasser. Täglich sind 4 Tassen Tee erlaubt.

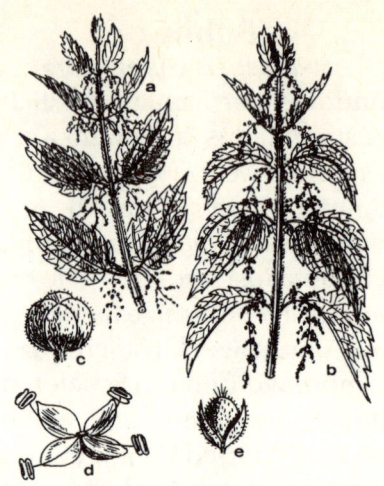

a) Pflanze mit Stempelblüten; b) Pflanze mit Staubblüten; c) Knospe einer Staubblüte; d) Staubblüte; e) Stempelblüte

Brennessel (Farbtafel 3)
(Urtica dioica/Urtica urens)

Die verbreitete Unkrautpflanze kommt bei uns in zwei Arten an Wegen, auf Schuttplätzen, Wiesen und in Gärten vor. Die große *Urtica dioica* trägt graugrüne Blätter und brennt weniger stark als die kleine *Urtica urens* mit grünen, gesägten Blättern, die hauptsächlich in der Nähe von Häusern wächst. Zu Heilzwecken wird meist nur die Große Brennessel verwendet.

An den herzförmigen Brennesselblättern sitzen feine Brennhaare mit dem für die Haut unverträglichen Nesselgift, die bei Berührung abbrechen und ihr Gift abgeben. Noch in der unvorstellbar geringen Dosis von 0,0000001 g erzeugt das Nesselgift augenblicklich brennende, juckende Quaddeln auf der Haut.

Die Brennessel blüht von Mai bis Oktober hellgrün; von Juni bis September werden Blätter, blühendes Kraut, Samen und Wurzeln gesammelt.

Mit Sicherheit enthält die Brennessel das gefäßerweiternde, hormonähnliche Histamin, unter dessen Einfluß die Blutgefäße sich verändern und durchlässig werden. Außerdem wurden in der Brennessel Gerbstoffe, Kieselsäure, das fettähnliche Lezithin, Vitamin A, B und C und Mineralstoffe nachgewiesen; daneben werden noch andere Wirkstoffe vermutet, deren Nachweis bisher nicht gelang.

Seit altersher behandelt man Rheumatismus durch Peitschen der Haut mit Brennesselblättern. Dabei werden entgiftende Wirkstoffe aufgenommen, die Hautreizung führt zur vermehrten lokalen Durchblutung. Diese Behandlung sollte nicht länger als 3 Tage nacheinander bis zu zweimal täglich durchgeführt werden.

Zur Frühjahrskur eignet sich blutreinigender, blutbildender Brennesselsalat, der dem Organismus auch die im Frühjahr besonders wichtigen Vitamine und Spurenelemente zuführt. Er wird 4–6 Wochen lang täglich zur Hauptmahlzeit oder mit Quark vermischt am Abend gegessen. Statt dessen kann man kurmäßig Brennesselsaft einnehmen, von dem man täglich 3 Eßlöffel, zu gleichen Teilen mit Wasser verdünnt, verabreicht.

Mit Tee, als Aufguß mit 3 Teelöffeln Kraut auf 1 Tasse siedendes Wasser (10 Minuten ziehen lassen) zubereitet, erzielt man gute Erfolge bei Verschleimung der Atemwege, Hautleiden, Ekzemen und Hämorrhoiden. Als Haarwasser verwendet man eine Abkochung von 100 g Blättern auf 1/2 l Wasser und 1/2 l Essig, die man täglich dreimal auf den Haarboden aufträgt.

Den Saft der Brennessel kauft man am besten fertig, Kraut und Blätter kann man selbst sammeln. Innerlich sollen stets nur junge Blätter verwendet werden, um eine zu starke Reizung der Magenschleimhaut zu vermeiden.

Brunnenkresse
(Nasturtium officinale)

Brunnenkresse wird zum Teil in Gärten angebaut, wild kommt sie auf feuchten Wiesen, an Ufern oder auf dem Grund klarer Bäche und Seen vor. Sie ist in Europa und Asien heimisch. Ihr zunächst waagerechter Stengel ragt 15–25 cm in die Höhe. Er trägt dunkelgrüne, herz- oder eiförmige Blätter; von Mai bis September erscheinen kleine weiße Blütentrauben, denen Schoten mit gelbem Samen folgen. Während der Blütezeit sammelt man die jungen Triebe.

Brunnenkresse enthält Vitamin C, das Spurenelement Jod, ätherische Öle, Senföl und Bitterstoffe.

Sie eignet sich am besten als Salat zur Frühjahrskur, wird aber auch bei Rheuma, Stoffwechselstörungen, Verdauungsbeschwerden, Appetitmangel, Verschleimung der Atemwege, Nierenleiden, Wassersucht und Hautkrank-

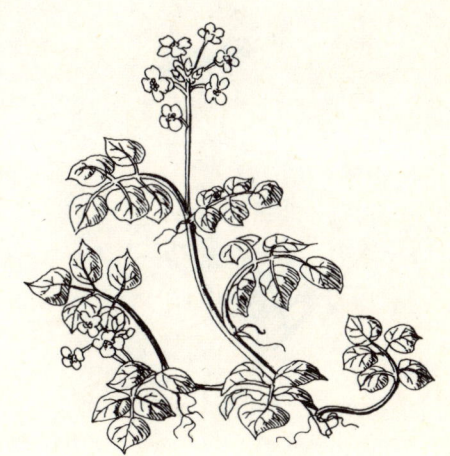

heiten, wie Akne oder Ekzem, empfohlen. Schwangere sollen das Kraut nicht einnehmen.

Salat von Brunnenkresse wird kurmäßig 4 Wochen lang gegessen. Vom Aufguß mit 2 Teelöffeln Kraut auf 1/4 l siedendes Wasser trinkt man täglich 2–3 Tassen, Frischpreßsaft wird dreimal täglich teelöffelweise in etwas Wasser verabreicht.

Dill
(Anethum graveolens)

Die meist angebaute Gewürzpflanze ist in Europa, Asien und Nordamerika heimisch. Das Doldengewächs mit den schmalen, gefiederten Blättern erreicht eine Höhe von 50–120 cm. Von Mai bis September blüht es in gelben Dolden, von Juni bis September sammelt man die reifen Früchte, die ätherisches Öl und Mineralstoffe enthalten.

Als Gewürz verwendet man Dill zu Fischgerichten, Salaten und Soßen. Er regt Appetit und Magensaftproduktion an, löst Krämpfe der Verdauungsorgane und beugt Blähungen vor. Bei

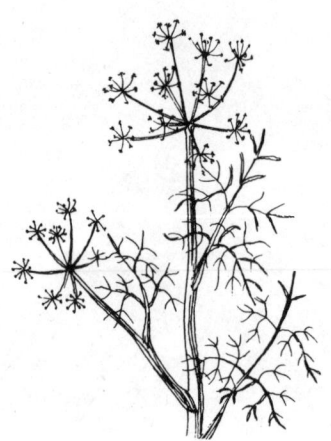

stillenden Müttern soll er die Milchbildung anregen (Arzt fragen!). In vielen Kräuterlikören wird Dill mitverwendet.

Zum Tee nimmt man 1 Teelöffel Droge auf 1 Tasse Wasser, kocht kurz auf und läßt 15 Minuten ziehen; davon trinkt man täglich ungesüßt 3 Tassen. Am einfachsten ist die Anwendung natürlich als Gewürz.

Dost
(Origanum vulgare)
volkstümlich: Oregano, Wilder Majoran

Die häufig angebaute Gewürzpflanze ist in Europa heimisch. Ihr 30–50 cm hoher, behaarter, oben braunroter Stengel trägt eiförmige, vorne zugespitzte Blätter; von Juli bis Oktober blüht die Pflanze in weißen oder purpurroten Doldenrispen. Während der Blütezeit sammelt man das Kraut.

Dost enthält ätherische Öle, Gerb- und Bitterstoffe mit harn- und schweißtreibender, krampflösender Wirkung.

Heilanzeigen sind Verdauungsbeschwerden, Appetitlosigkeit, Katarrhe der Atemwege, Husten; äußerlich verwendet man das Kraut zu Waschungen oder als Badezusatz bei Hautausschlägen und Unterleibsbeschwerden der Frau. Salben mit Dost können bei chronischem Schnupfen angezeigt sein.

Als Gewürz wird Oregano zu Braten, Suppen, Pizza und Salaten verwendet.

Zum Aufguß überbrüht man 1–2 Teelöffel der Droge mit 1 Tasse siedendem Wasser, als Badezusatz bereitet man mit 100 g Kraut auf 1 l Wasser einen Aufguß. Bis zu 3 Tassen Tee sind täglich erlaubt. Tinkturen und Frischpreßsaft kauft man fertig in der Apotheke und wendet sie nach Gebrauchsanweisung an. Als Nasensalbe gibt man auf 100 g Salbengrundlage (Glycerin, Vaseline, Wollfett) 20 g Frischpreßsaft und wendet sie täglich 3- bis 4mal an.

Eberesche (Farbtafel 4)
(Sorbus aucuparia)
volkstümlich: Vogelbeere

Der Baum aus der Familie der Rosengewächse wird bis zu 15 m hoch und wächst in Gärten, Parkanlagen und am Waldrand. Seine an der Unterseite behaarten Blätter sind schmal und gezähnt. Im Mai und Juni erscheinen die doldenförmigen weißen Blüten; die kirschkerngroßen, leuchtendroten Beeren werden von September bis November gesammelt. Sie enthalten reichlich Vitamin C, den Zucker Sorbose, den man als Zuckerersatz für Diabetiker verwendet, Fruchtsäuren, ätherische Öle, Pektin, Gerbstoffe, die Vitamin-A-Vorstufe Karotin

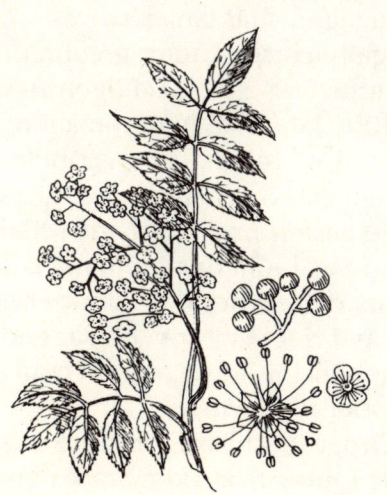

und Spuren von Blausäure, die beim Kochen inaktiviert wird.

Der Kaltauszug mit 1 Teelöffel Beeren auf 1/4 l Wasser als Tagesdosis, der 10 Stunden lang ziehen muß, wirkt harntreibend und abführend bei Stuhlverstopfung, Rheumatismus und Hämorrhoiden.

Das Mus, je zur Hälfte aus Beeren und Zucker gekocht, wird dagegen bei Durchfall empfohlen (4–5 Teelöffel täglich). Nur für den Fachmann von Bedeutung ist die Senkung des Augeninnendrucks durch Sorbose beim grünen Star.

Überdosierungen reizen die Schleimhäute und rufen Erbrechen und Durchfall hervor.

Eibisch
(Althaea officinalis)

Das in Europa heimische Malvengewächs bevorzugt salzhaltige Böden an Seeufern und am Meeresstrand, zu Heilzwecken wird es häufig angebaut. Die Pflanze erreicht Höhen bis zu 2 m, ihre dicken Äste tragen graugrüne, filzige, herzförmige Blätter. Von Juni bis August erscheinen die weißen oder rosafarbenen Blüten. Blätter und Blüten werden von Juni bis August, Wurzeln im März und Oktober gesammelt.

Vor allem die Wurzeln enthalten viel Schleim, außerdem ätherische Öle, Aminosäuren, Enzyme, Gerbstoffe, Zucker und Stärke.

Seit altersher wird der Eibisch bei Husten, Heiserkeit, Bronchitis und Keuchhusten verwendet. Als Gurgelwasser eignet sich der Tee bei Entzündungen der Mund-, Hals- und Rachenschleimhaut. Weitere Heilanzeigen sind

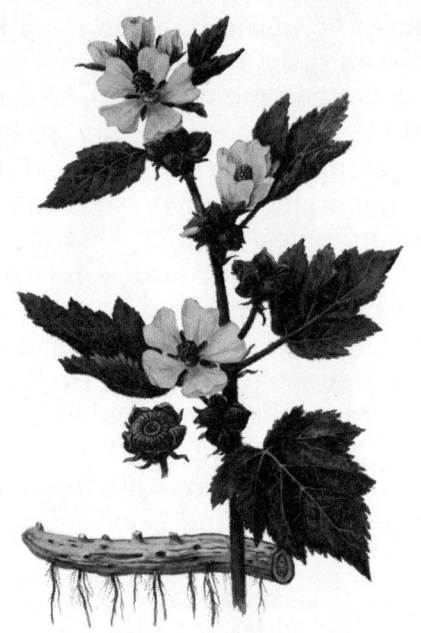

gelwasser wendet man vier- bis sechsmal täglich an. Ungesüßter Kaltauszug, dreimal täglich 1 Tasse, hilft bei Magen-Darm-Erkrankungen.

Zum *Brusttee* nach dem Deutschen Arzneibuch nimmt man 8 Teile Eibischwurzel, 4 Teile Huflattichblätter, 3 Teile *Süßholzwurzel*, je 1 Teil Anisfrüchte, Königskerzenblüten und Veilchenwurzel. Davon überbrüht man 2 Teelöffel mit 1/4 l siedendem Wasser und trinkt mit Honig gesüßt täglich 3 Tassen.

Eibischsirup kann mit Fenchelhonig und Spitzwegerichsirup gemischt werden.

Eiche
(Quercus)

Der bekannte Baum aus der Familie der Buchengewächse ist bei uns mit den Arten *Sommereiche (Quercus robur)* und *Wintereiche (Quercus petraea)* verbreitet. Bei der Sommereiche sitzen die buchtig gelappten Blätter fast stiellos an den Ästen, die Blätter der Wintereiche dagegen sind langgestielt.

Das gelblichrote oder graubraune, harte, dauerhafte Holz des mächtigen Baumes, der bis zu 1000 Jahren alt werden kann, dient vor allem zur Herstellung von Möbeln. Die den Germanen und Griechen heilige Eiche ist in Europa, Kleinasien und Nordafrika heimisch. Im April und Mai blüht der Baum mit gelben Kätzchen, aus denen bei der Sommereiche langstielige, bei der Wintereiche sitzende Eicheln hervorgehen. Im April sammelt man die Rinde, im Oktober die Eicheln.

Die Droge enthält Gerbsäure, Gallussäure, Quercin, Quercit, Zucker, Stärke und Öl.

Magen-Darm-Entzündungen und Katarrhe der Harnorgane.

Das Deutsche Arzneibuch empfiehlt den Kaltauszug mit 1 Eßlöffel Wurzel auf 1/4 l Wasser, der 4 Stunden lang ziehen muß. Blüten und Blätter sind weniger wirksam. Zum Eibischsirup setzt man 10 Teile Wurzel, 5 Teile Alkohol (96%) und 250 Teile destilliertes Wasser unter mehrmaligem Umrühren 3 Stunden an, gießt ab und mischt mit 300 Teilen Honig oder Kandiszucker. Als Gurgelwasser gibt man die Abkochung von 2 Eßlöffeln Blätter und Blüten auf 1/4 l Wasser, die nach dem Aufkochen 15 Minuten lang ziehen muß.

Vom Kaltauszug, mit Honig gesüßt, oder Sirup gibt man stündlich 1–2 Teelöffel, das Gur-

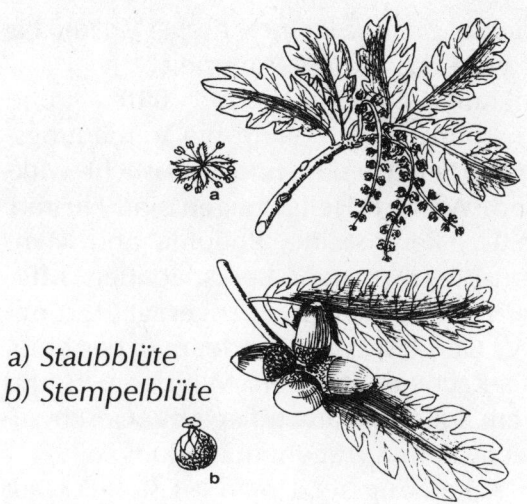

a) Staubblüte
b) Stempelblüte

Sie wirkt vor allem bei Magengeschwüren, Darmkatarrh und Durchfall durch Gerbung der Schleimhäute. Zur Ersthilfe wird Eichenabsud bei Bluthusten, Magen-Darm-Blutungen, Nikotin- und Pilzvergiftungen empfohlen. Als Gurgelwasser gibt man den Absud gegen Entzündungen der Mundschleimhaut und des Zahnfleisches. Äußerlich erzielt man mit der Abkochung bei Fußschweiß, Geschwüren, Ekzemen und Frostbeulen gute Erfolge. Den als Kaffee-Ersatz bekannten Eichelkaffee kann man heute noch bei Blutarmut, Bettnässen und Knochenbrüchigkeit trinken.

Zum *Eichelkaffee* nimmt man auf 1 Tasse kochendes Wasser 1 Eßlöffel zerkleinerte Früchte, läßt 1/2 Stunde ziehen und trinkt täglich 2–3 Tassen. Bettnässer erhalten am Nachmittag 1 Tasse Eichelkaffee, danach ist Flüssigkeit in jeder Form verboten.

Zur Abkochung gibt man 2 Teelöffel Rinde auf 1/4 l Wasser oder – bevorzugt gegen Durchfall – 1 Teelöffel Rinde auf 1 Glas Rotwein. Davon sind 2 Tassen schluckweise über den Tag verteilt erlaubt. Absud zur äußerlichen Anwendung wird mit 1 kg Rinde auf 2 l Wasser auch als Badezusatz hergestellt.

Eisenhut
(Aconitum napellus)
volkstümlich: Sturmhut

Die Giftpflanze aus der Familie der Hahnenfußgewächse ist in Europa, Asien und Nordamerika heimisch. Ihr gerader, bis 1,5 m hoher Stengel trägt handförmig gegliederte, dunkelgrüne Blätter, die nach vorne zu immer schmaler werden. Die blauen Blüten sind in Traubenform angeordnet und erscheinen von Juni bis September. Nach der Blütezeit im Oktober wird die Wurzel gesammelt; die Homöopathen verwenden auch das blühende Kraut.

Der Eisenhut enthält die sehr giftigen Alkaloide Aconitin und Napellin, die nach kurzer

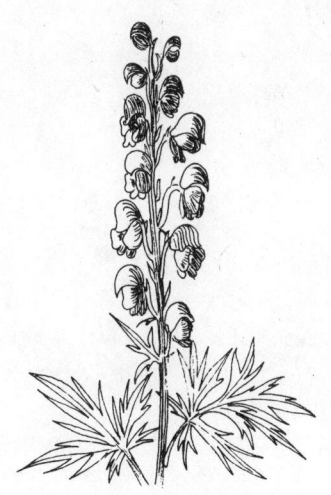

Erregung lähmend wirken. In der Hand des Fachmanns kann der Eisenhut zur Linderung von Schmerzen erfolgreich sein; die Homöopathie verwendet hohe Verdünnungen bei Entzündungen des Herzbeutels, der Herzinnenhaut und der Lungen. Weitere Heilanzeigen sind Rheuma, Gicht, Neuralgie und Migräne.

Eisenhut darf nur in fertiger Zubereitung aus der Apotheke nach ärztlicher Verordnung angewendet werden – jeder Selbstversuch könnte lebensgefährlich sein.

Eisenkraut
(Verbena officinalis)

Das in Europa heimisch Kraut wächst bevorzugt auf Wiesen, an Zäunen, Mauern und Wegen. Der vierkantige Stengel strebt aufrecht bis zu 80 cm in die Höhe. Er trägt behaarte, gezähnte Blätter. Von Juli bis September bilden die blassen rötlichen oder lila gefärbten Blüten

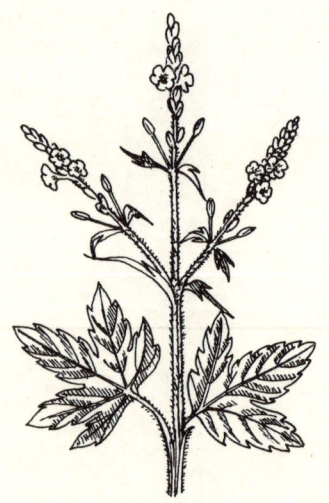

am Ende der Zweige kleine Ähren. Von Juni bis August wird das Kraut gesammelt.

Eisenkraut enthält Gerb-, Bitter- und Schleimstoffe, die vor allem bei Verdauungsstörungen, Leberleiden und Gelbsucht wirksam sind. Weitere Heilanzeigen sind Husten, Bronchitis, Nierensteine, Rheuma und Menstruationsbeschwerden. Bei stillenden Müttern wird die Milchbildung angeregt (Arzt fragen!). Als Gurgelwasser wendet man das Kraut bei Hals-Rachen-Katarrhen, Mundgeruch und Karies an, äußerlich als Auflage bei Geschwüren, Flechten und Augenentzündungen.

Zum Kaltauszug setzt man 1 Eßlöffel Kraut auf 1/4 l Wasser an, läßt 10 Stunden ziehen und trinkt davon täglich 2 Tassen.

Eleutherokokkus

Als die russischen Kosmonauten Gretschko und Romanenko am 10. Dezember 1977 zu ihrem bahnbrechenden Weltraumunternehmen Saljut 6 starteten, nahmen sie auch Eleutherokokkusextrakt mit, um den Strapazen besser gewachsen zu sein. Der „Teufelsbusch", wie der Volksmund Eleutherokokkus auch nennt, gehört zur gleichen Pflanzenfamilie wie Ginseng, wächst im Gegensatz zu diesem aber wild ohne besondere Kultur. Seine Heimat ist Rußland, Korea und die Volksrepublik China.

Der Strauch trägt nadelförmige Stacheln und handförmige, langstielige Blätter, die ähnlich wie bei einer Palme angeordnet sind. Er wird etwa 3 m hoch, selten 5–7 m. Im Juni erscheinen die gelben weiblichen und die veilchenblauen männlichen Blüten, die schwarzen Beeren reifen im September. Zu Heilzwecken verwendet man gewöhnlich Extrakte aus den Wurzeln, manchmal auch aus Blättern.

Die Heilpflanze wurde vor über 20 Jahren zufällig von einem Mitarbeiter der Forschungsstation der sowjetischen Akademie der Wissenschaften bei Ussurijsk an der Küste des Stillen Ozeans entdeckt. In zahlreichen Tierversuchen stellte sie ihre erstaunlichen Wirkungen unter Beweis, die der von Ginseng ähneln, diese zum Teil aber noch übertreffen. Klinische Untersuchungen am Menschen ergaben später folgende Hauptwirkungen:

- Steigerung der körperlichen und geistigen Leistungsfähigkeit (einschließlich Gedächtnis und Konzentration) ohne unerwünschte aufputschende Wirkung;
- Abkürzung der Genesungszeit nach Krankheiten und Operationen;
- Verbesserung der Herzleistung und Durchblutung des Herzmuskels, aber auch herzferner Körpergebiete, schonende Normalisierung erhöhter und zu niedriger Blutdruckwerte, Abbau erhöhter Cholesterinspiegel und Verzögerung der Arterienverkalkung;
- Zunahme des Körpergewichts bei bestehender Unterernährung, aber nicht bei Normal- oder Übergewicht;
- Senkung erhöhter Blutzuckerwerte bei Diabetikern;
- Normalisierung von Körperfunktionen, die durch Streß oder psychosomatische Störungen verändert wurden, einschließlich seelischer Störungen, wie Angst, Depressionen, sexuelle Störungen oder das weite Symptomenfeld der Nervosität;

- verbessertes Hör- und Sehvermögen vor allem bei älteren Menschen;
- teilweiser Schutz vor den Schäden durch Umweltverschmutzung;
- Vorbeugung oder ergänzende Behandlung von Krebs, insbesondere Verbesserung der Wirksamkeit und Verträglichkeit von Bestrahlungen und tumorhemmenden chemischen Arzneimitteln.

Die Wirkung setzt zwar oft erstaunlich schnell ein, trotzdem sollte Eleutherokokkus kurmäßig mindestens 30 Tage lang nach Gebrauchsanweisung eingenommen werden, damit sich der Therapieerfolg stabilisiert. Bei Bedarf kann man die Kur nach 2wöchiger Pause wiederholen.

Nicht angezeigt ist Eleutherokokkus bei akuten fieberhaften Infektionskrankheiten, nach akutem Herzinfarkt, bei Herzrhythmusstörungen und einigen seltenen Formen des Bluthochdrucks. Beim Verdacht auf solche Krankheiten wird vorher immer der behandelnde Fachmann befragt.

Nebenwirkungen sind nur selten und in harmloser Form zu erwarten. Wegen der anregenden Wirkung kann es zu Einschlafstörungen kommen, und zwar meist bei jenen Menschen, die schon vorher schlecht schliefen. Sie verschwinden, wenn man abends auf Eleutherokokkus verzichtet. Trägheit und Schläfrigkeit nach der Einnahme erklären sich aus der blutzuckersenkenden Wirkung. Sie werden vermieden, wenn man Eleutherokokkus nach den Mahlzeiten oder mit gezuckertem Tee einnimmt.

Eleutherokokkus, seit einiger Zeit in Apotheken und Reformhäusern auch im deutschsprachigen Raum erhältlich, bietet im Vergleich zu Ginseng neben der zum Teil noch besseren Wirkung vor allem den Vorteil, daß er als wildwachsender Strauch in großen Mengen ohne aufwendige Anbaumethoden vorkommt und deshalb auch preiswerter angeboten werden kann.

Enzian
(Gentiana lutea)

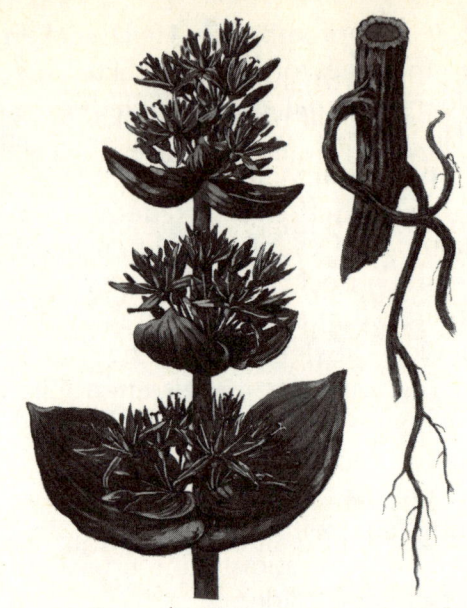

In allen südeuropäischen Gebirgen ist diese unter Naturschutz stehende Pflanze heimisch. Sieben Jahre lang sieht man über der Erde nur eine Blattrosette, erst dann bildet sich der kräftige Stengel mit eiförmigen Blättern, die unten auf kurzen Stielen sitzen, nach oben zu immer kleiner werden und ohne Stiel direkt am Stengel angewachsen sind. In den Achseln der Blätter sitzen 3–10 als Quirl angeordnete gelbe Blüten, die Krone wird von 5–6 kreisförmig angeordneten Blüten gebildet. Der Enzian erreicht eine Höhe von 1–1,5 m, die kräftige Wurzel reicht bis zu 1 m unter die Erde und kann Jahrzehnte überdauern. Enzian blüht im Juli und August, die offizinelle Wurzel, die sich bei längerer Lagerung rotbraun verfärbt (Fermentierungsprozesse) wird von April bis Oktober gesammelt.

Enzian enthält die Bitterglykoside Gentisin und Gentiopikrin, den Zucker Gentianose, Öl und Mineralsalze.

Hauptsächlich wird er – oft auch als Kräuterlikör – bei Appetitlosigkeit, Magen-Darm-Beschwerden, Leber- und Gallenblasenleiden, Übelkeit und allgemeiner Schwäche angewendet; auch bei Rheuma, Gicht und Blutarmut lohnt sich ein Versuch mit der Droge. Verboten ist Enzian bei nervöser Reizbarkeit, Neigung zu Kopfschmerzen und schweren Magenkrankheiten.

Die geschützte Pflanze wird als Tinktur, Pulver oder Tee immer in der Apotheke oder Drogerie gekauft. Zum Kaltauszug läßt man 1 Teelöffel fertigen Tee auf 1/4 l Wasser 2–3 Stunden ziehen, davon trinkt man schluckweise über den Tag verteilt 2 Tassen. Zum Aufguß werden 2 g fertiger Tee auf 1 Tasse Wasser 4 Minuten lang aufgekocht, als Tagesdosis gibt man diese Menge, eßlöffelweise über den Tag verteilt. Pulver wird zum Tee mit 1 g je Tasse zweimal täglich oder messerspitzenweise (2 g täglich) verabreicht, Tinktur wendet man nach Gebrauchsanweisung an.

Erdbeere
(Fragaria vesca)

Von Mai bis Juli blüht die bekannte kleine Staude aus der Familie der Rosengewächse mit kleinen weißen Blüten. Auf sonnigen Waldhängen und Lichtungen ist die Walderdbeere fast überall in Europa heimisch; im Nutzgarten kultiviert man eine ertragreichere Sorte aus Amerika. Das Kraut sammelt man während der Blütezeit, die Beeren nach Reife im Sommer.

Erdbeeren enthalten reichlich Vitamin C, Eisen, Kalium, Kalzium und andere wichtige Spurenelemente und beugen dadurch dem heute so häufigen Mangel an Vitalstoffen vor. Die wohlschmeckende Beere kann roh, als Saft oder als Creme und Götterspeise zubereitet werden. Bei unreiner Haut empfiehlt sich eine Gesichtspackung mit Erdbeeren und Honig; zur Blutreinigung ißt man einige Zeit täglich 1 Pfund Erdbeeren roh.

Außerdem sind die Beeren bei Kreislaufstörungen, Nieren- und Blasenleiden angezeigt.

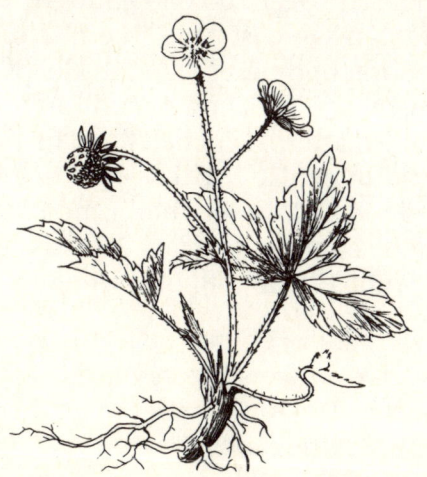

Der Blättertee mit 1 Teelöffel Erdbeerblätter auf 1 Tasse kochendes Wasser wirkt blutreinigend und harntreibend und wird bei Rheuma, Gicht, Nieren- und Blasenleiden, Gelbsucht und Durchfall verordnet. Das Kraut enthält Schleim- und Gerbstoffe, Zucker und Säuren. 2–3 Tassen des Blättertees sind täglich erlaubt.

Eukalyptus
(Eucalyptus globulus)
volkstümlich: Fieberbaum

Der mächtige Fieberbaum aus der Familie der Myrtengewächse erreicht in seiner australischen Heimat Höhen bis zu 150 m. Er wird bevorzugt in sumpfigem Gelände angepflanzt, weil er dem Boden sehr viel Feuchtigkeit entzieht. Heute ist der Eukalyptusbaum auch im Mittelmeerraum, am Schwarzen Meer, in Afrika, Süd- und Mittelamerika und im südlichen Frankreich verbreitet.

Die langen, schmalen offizinellen Blätter enthalten das ätherische, gleichfalls offizinelle Eukalyptusöl, Gerb- und Bitterstoffe. In vielen Teemischungen werden die Blätter gegen Erkrankungen der Atemwege verwendet. Außerdem stellt man aus den Eukalyptusblättern Räucherstäbchen gegen Bronchialasthma und Bronchitis her. Durch seinen Mentholgehalt wirkt das Eukalyptusöl desinfizierend, kühlend, juckreizstillend und schleimhautabschwellend bei Husten, Schnupfen, Erkältungskrankheiten und Neuralgien. Auch für Inhalationen bei Katarrhen der Atemwege wird Eukalyptusöl angewendet.

Viele Hustenbonbons und Mundwässer enthalten Eukalyptuszubereitungen; für den

Hausgebrauch kauft man fertige Spezialitäten aus der Apotheke und wendet nach Gebrauchsanweisung an.

Faulbaum
(Rhamnus frangula)

Der in Europa und Westasien heimische, baumartige Strauch aus der Familie der Kreuzdorngewächse wird 3–5 m hoch. Er bevorzugt feuchte Wald- und Moorböden. Seine Blätter sind elliptisch, vorne zugespitzt und glatt; in ihren Achseln sitzen im Mai und Juni die fliederähnlichen, grünlichweißen Blüten, aus denen anfangs rote, später schwarze, erbsengroße Steinfrüchte hervorgehen.

Nach den Vorschriften des Deutschen Arzneibuches muß die offizinelle Rinde, die während der Blütezeit gesammelt wird, ein Jahr lang lagern, weil sie in frischem Zustand Brechreiz hervorruft. Die mild abführenden Anthrachinonderivate – vor allem das Glucofrangulin –, welche die Wirkung der Faulbaumrinde

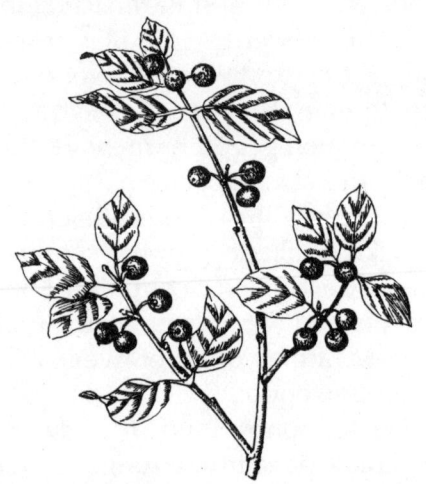

ausmachen, bilden sich erst während der Lagerung.

Faulbaumrinde gilt als unschädliches Abführmittel, das im Einzelfall auch längere Zeit angewendet werden kann, wenn der Stuhlgang anders nicht zu regulieren ist. Weitere Heilanzeigen sind Hämorrhoiden, Leber- und Gallenblasenleiden. Schwangere sollten Faulbaumrinde trotz der guten Verträglichkeit erst nach ärztlicher Erlaubnis anwenden.

Zum Kaltauszug setzt man 1 Teelöffel Droge auf 1 Tasse Wasser für 12 Stunden an. Davon trinkt man abends 1 Tasse, bei Bedarf eine weitere Tasse am nächsten Morgen. Zur Abkochung setzt man über Nacht 5–15 g Rinde mit 1/4 l Wasser kalt an und kocht am Morgen 5 Minuten auf. Diese Tagesdosis wird schluckweise über den Tag verteilt getrunken.

Die Tageshöchstmenge von 15 g Faulbaumrinde darf nicht überschritten werden; sonst kommt es zu Vergiftungserscheinungen mit blutigem Durchfall, Nierenentzündung, bei Schwangeren sogar zu Fehlgeburten.

Empfehlenswert ist eine Teemischung aus abführenden und beruhigenden Heilpflanzen, zum Beispiel zu gleichen Teilen Faulbaumrinde, Sennesblättern, Fenchel, Kamille, Kümmel und Pfefferminzblättern; davon 3 Teelöffel mit 1/4 l siedendem Wasser überbrühen, 1/4 Stunde ziehen lassen und täglich 2 Tassen trinken, bis die Stuhlverstopfung überwunden ist.

Fenchel
(Foeniculum vulgare)

Das 1–2 m hohe Doldengewächs stammt aus dem Mittelmeerraum, ist heute aber in ganz Europa verbreitet. Im 1. Jahr entwickeln sich nur Wurzeln und schmale, gefiederte Blätter, deren zwiebelähnlich verdickte Blattscheiden als Gemüse verwendet werden. Im Juli und August des 2. Jahres blüht die Pflanze dann mit hellgelben Dolden.

Fenchel bevorzugt warme, sonnige Stellen auf Wiesen und Hügeln und wird als Gemüse- und Gewürzpflanze häufig kultiviert. Von August bis September sammelt man die reifen Früchte.

Fenchel enthält krampf- und schleimlösende ätherische Öle, Zucker, Stärke und Mineralstoffe. Innerlich gibt man den Tee bei Blähungen und Krämpfen des Verdauungssystems, Appetitmangel, Erkältung, Bronchitis und Verschleimung der Atemwege, äußerlich wird er zu Augenbädern empfohlen. Kleinkinder beruhigt man mit Fencheltee. In Kräuterlikören, Magen-, Darm- und Hustenarzneimitteln wird Fenchel häufig mitverarbeitet.

Zum Aufguß überbrüht man 1 Eßlöffel Früchte mit 1/4 l heißem Wasser (nicht mehr kochend), läßt 5 Minuten ziehen und trinkt täglich 3 Tassen. Kindern verabreicht man 1 Teelöffel Fenchel, 6–8 Minuten mit 1 Tasse Milch gekocht und mit Honig gesüßt, dreimal täglich. Gegen Verdauungsbeschwerden wird der Tee nach jeder Mahlzeit eingenommen. Zum Augenbad überbrüht man 1/2 Eßlöffel Früchte mit 1/4 l Wasser, seiht ab und wendet lauwarm an.

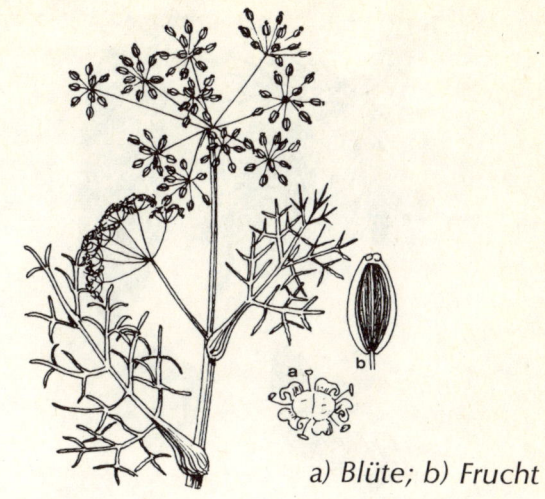

a) Blüte; b) Frucht

Kombinationen von Fenchel und Schafgarbe (je 1 Teil) lindern Leber- und Gallenblasenleiden. Je 1 Teil Fenchel, Kümmel und Anis oder Fenchel, Kamille, Kümmel und Pfefferminze, als Aufguß mit 1 Teelöffel auf 1 Tasse siedendes Wasser zubereitet (10–20 Minuten ziehen lassen), wirken als *Windtee* blähungswidrig.

Fichte
(Picea abies)
volkstümlich: Rotfichte

Die kegelförmig gewachsene Fichte unterscheidet sich von der Tanne vor allem dadurch, daß ihre Zapfen im Gipfel hängen, während Tannenzapfen aufrecht stehen. Ihre vierkantigen Nadeln sitzen dicht an den Zweigen. Der bis 60 m hohe Baum, der ein Alter von 600 Jahren erreichen kann, ist über die ganze nördliche Erdhalbkugel bis in 2000 m Höhe verbreitet. Fichten blühen im Mai; im April und

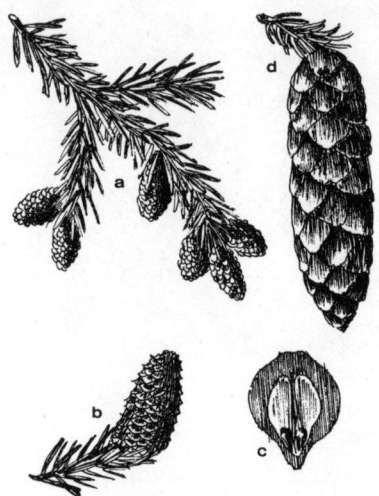

*a) Zweig mit Staubblüten; b) Zweigspitze
mit Stempelblüten; c) Zapfenschuppe
mit 2 Samen; d) Zapfen*

Mai sammelt man Nadeln, Zapfen und junge Triebe.

Gereinigte Fichtenholzkohle wird als „Carbo vegetabilis" zu Heilzwecken verwendet. Nadeln und Zapfen enthalten ätherische Öle (Bromylazetat, Limonen, Pinen), welche hautreizend, durchblutungsfördernd, krampflösend, schweiß- und harntreibend wirken.

In Inhalationslösungen, Salben und Badezusätzen wird dieses Öl gegen Katarrhe der Atemwege, Krampfhusten, Bronchialasthma, Rheumatismus und Nervosität verwendet. Aus dem Harz gewinnt man Terpentinöl, das wegen seiner Nebenwirkungen (Erbrechen, Nierenschädigung mit Blutharnen, in seltenen Fällen tödlich) nur vom Arzt gegen Rheuma, Bronchitis (Inhalation) und Blähungen verordnet werden darf. Fichtenholzkohle wirkt desinfi-

zierend und absorbierend (aufsaugend) bei manchen Vergiftungen, Magen-Darm-Katarrhen, Wunden und Geschwüren.

Zum Tee, der sich gegen Entzündungen der Atemwege bewährt hat, weicht man über Nacht 10 g Nadeln auf 1 Tasse Wasser ein, kocht ab und läßt 10 Minuten ziehen; davon trinkt man täglich 2 Tassen, am besten mit Honig gesüßt. Fichtennadeltee soll nicht länger als 7 Tage ununterbrochen eingenommen werden, danach empfiehlt sich eine Pause von 1 Woche. Als Badezusatz (zweimal wöchentlich) verwendet man 2–3 Eßlöffel Fichtennadelöl aus der Apotheke oder die Abkochung mit 1 kg Nadeln und Zapfen. Salben, Öle oder Inhalationslösungen kauft man ebenso wie Fichtennadelholzkohle in der Apotheke und wendet nach Gebrauchsanweisung an.

Bei empfindlichen Menschen und nach Überdosierung verursacht der intensive Geruch oft Kopfschmerzen.

Fingerhut (Farbtafel 4)
(Digitalis)

Die giftige Pflanze aus der Familie der Rachenblütler ist mit mehreren Arten in Mitteleuropa und Westasien heimisch. Zu Heilzwecken verwendet man vorwiegend den Roten Fingerhut (Digitalis purpurea) und den Wolligen Fingerhut (Digitalis lanata). Im 1. Jahr entwickelt sich am Boden nur eine große Blattrosette, im Jahr danach wächst der behaarte Stengel 60–120 cm empor. Er trägt runzlige, an der Unterseite graufilzige, lanzettförmige Blätter. Von Juni bis September erscheint die Blütentraube mit den fingerhutähnlichen Blüten.

Farbtafel 3: Bibernelle (oben), Große Brennessel (unten).

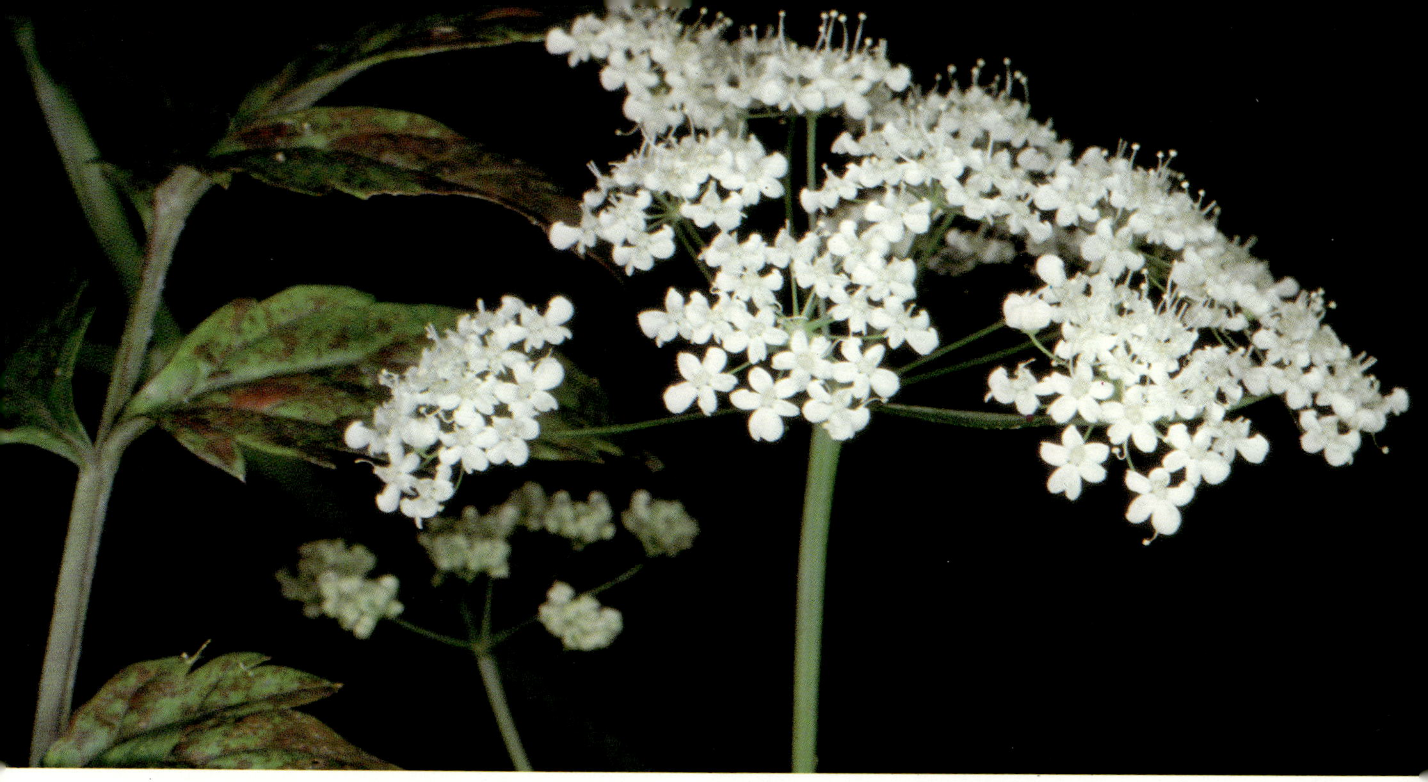

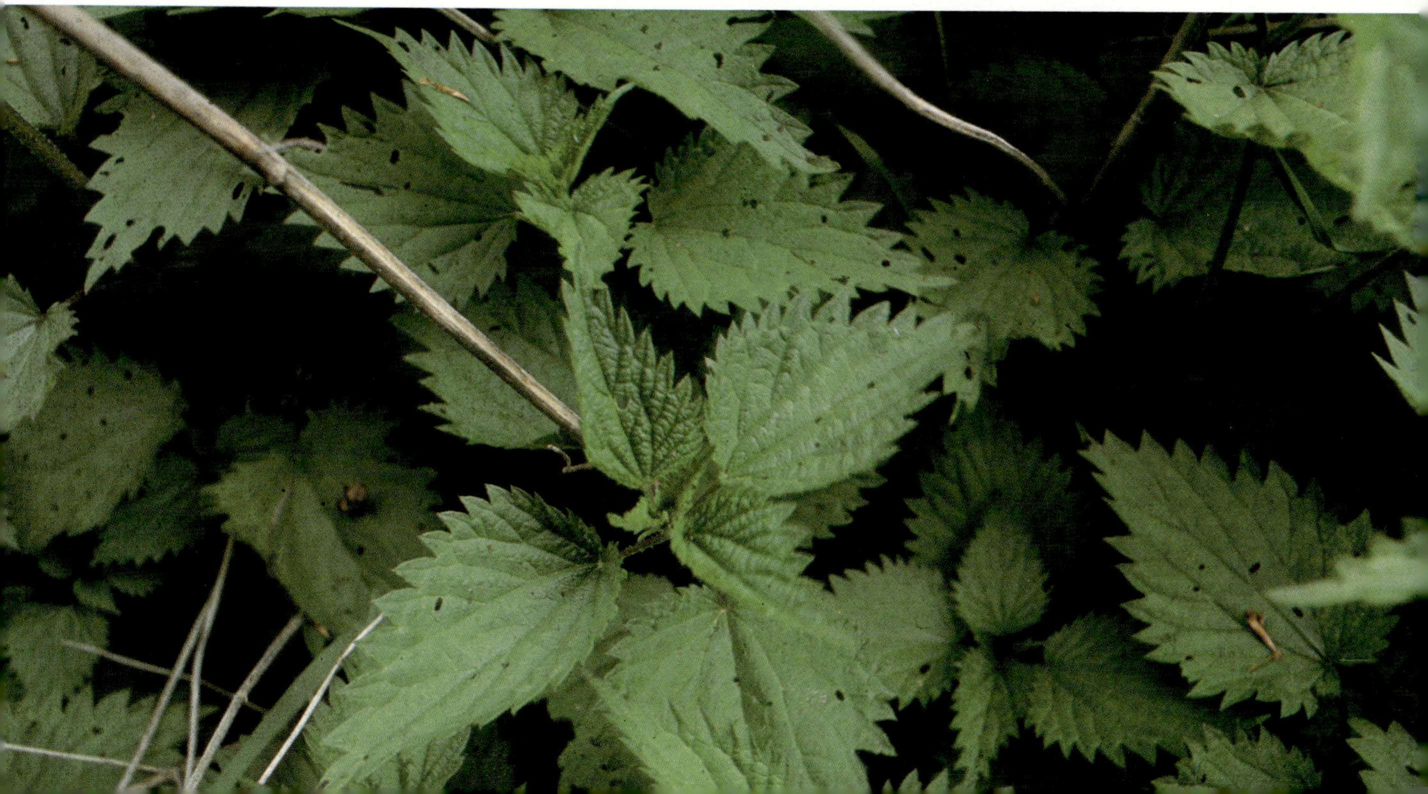

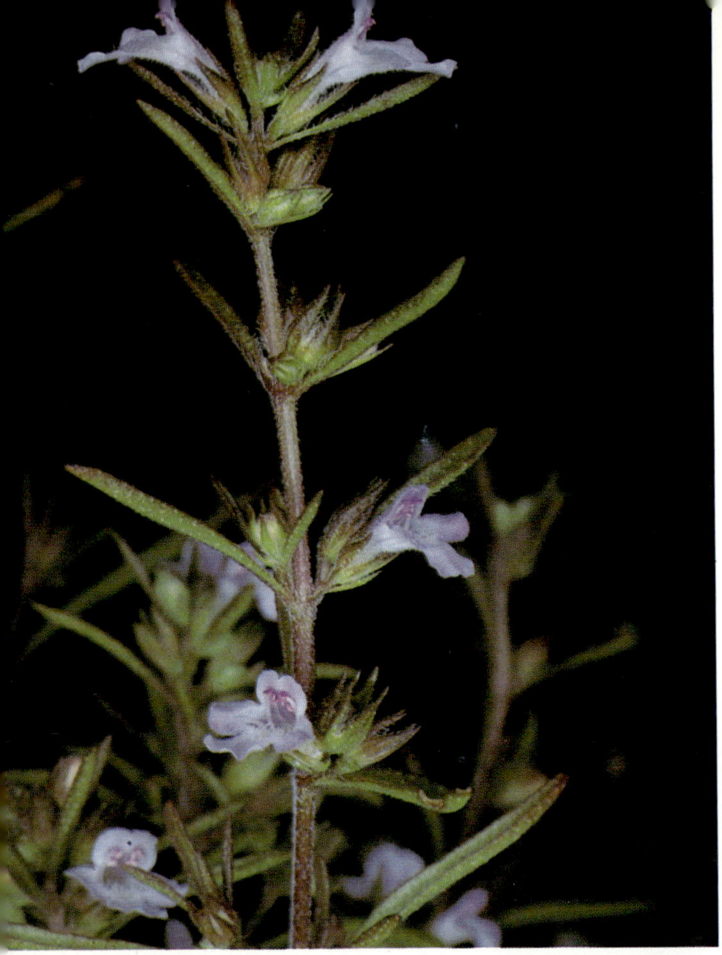

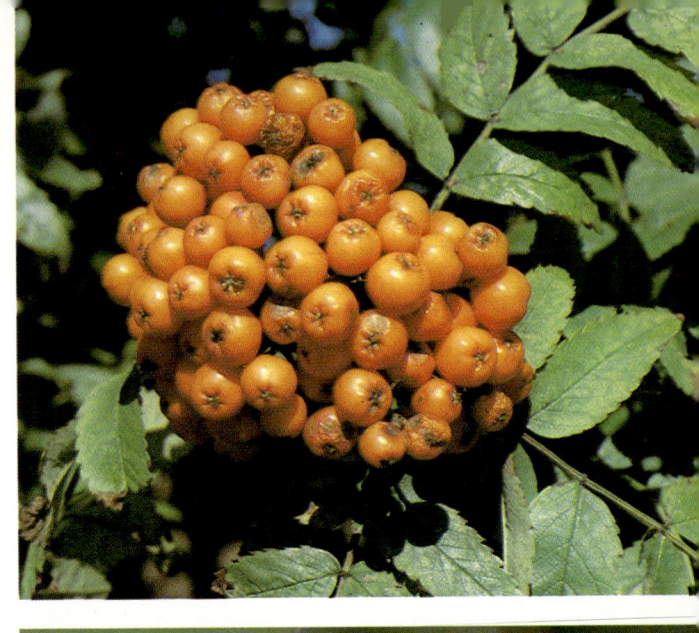

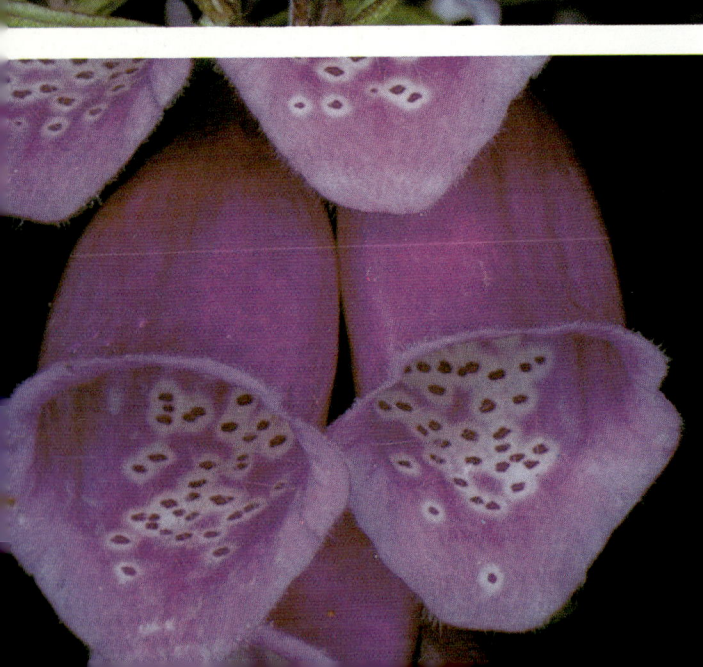

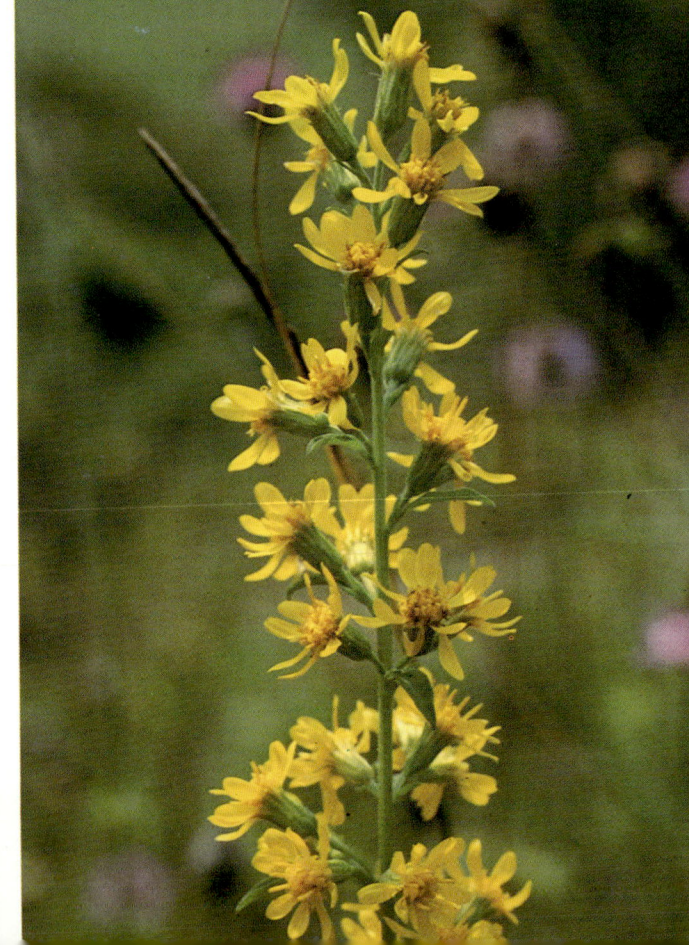

Fingerhut wird zu Heilzwecken angebaut, in den Ziergärten gedeiht eine weniger giftige Sorte als Zierpflanze. Der wildwachsende Fingerhut bevorzugt sonnige Standorte. Im Juli und August werden die offizinellen Blätter gesammelt.

Digitaliszubereitungen sind aus der Behandlung vieler Herzkrankheiten nicht mehr wegzudenken. Aber erst um die Mitte des 18. Jahrhunderts wurde der Fingerhut von dem schottischen Arzt Withering in die Therapie eingeführt, nachdem die Volksheilkunde die Droge schon lange Zeit verwendet hatte. Fingerhutblätter enthalten die herzwirksamen Glykosi-

de Digoxin, Digitoxin, Digilamid und Lanatosid, die den Herzmuskel anregen, seine Funktionen unterstützen und die Harnausscheidung verstärken.

Verwendet werden nur standardisierte Fingerhutspezialitäten, da nur sie eine genaue Dosierung zulassen. Nach dem Deutschen Arzneibuch muß 1 g Digitalisblätter 1500–2000 Froschdosen Digitalis enthalten. Eine Froschdosis entspricht der Glykosidmenge, die umgerechnet auf 1 g Froschgewicht binnen 24 Stunden für das Tier tödlich wirkt.

Digitalisvergiftungen sind selten, vor allem für Kinder enden sie aber oft tödlich. Symptomatisch sind Sehstörungen (Kornblumenphänomen, wobei die Patienten ohne äußere Reize blaue Farben wahrnehmen) und Erbrechen. Der Arzt muß sofort gerufen werden; bis zu seinem Eintreffen gibt man Abführmittel, starken Schwarztee und reizt zum Erbrechen.

Zubereitung und Verordnung von Digitalisspezialitäten bleiben dem Fachmann vorbehalten.

Gänseblümchen
(Bellis perennis)
volkstümlich: Maßliebchen, Tausendschön

Aus einer Blattrosette mit ovalen Blättern erhebt sich die Pflanze mit 10–15 cm hohem, blattlosem Stengel, der gelbe Blütenscheiben trägt, umkränzt von weißen oder rosa Blütenblättchen. Die Blüten folgen dem Tageslauf der Sonne, am Abend schließen sie sich wieder.

Das bekannte Korbblütlergewächs ist in ganz Europa heimisch. Von März bis September werden die Blüten gesammelt, das Gänse-

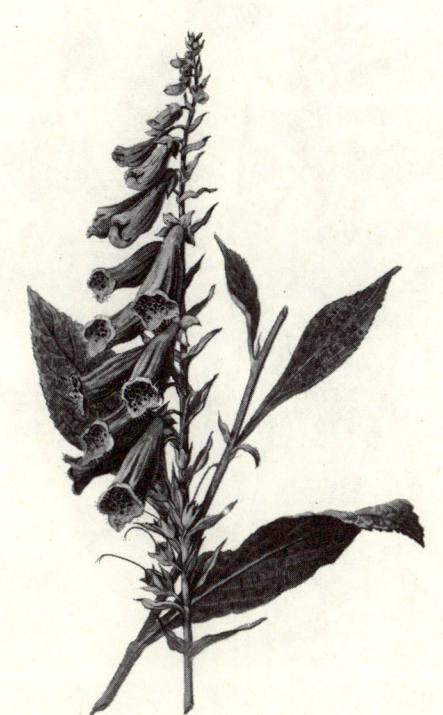

Farbtafel 4: Bohnenkraut (oben links), Eberesche (oben rechts), Roter Fingerhut (unten links), Goldrute (unten rechts).

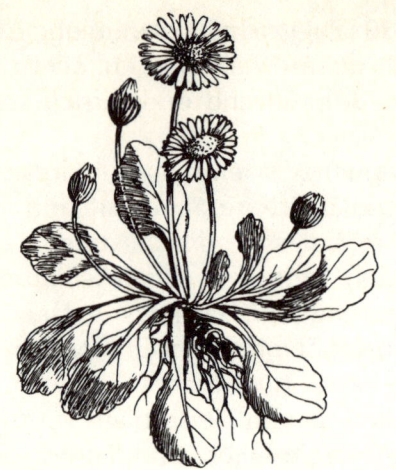

Gänsefingerkraut
(Potentilla anserina)

Das ausdauernde Unkraut aus der Familie der Rosengewächse bevorzugt als Standort feuchte Wiesen, Äcker, Gräben und Uferböschungen. Aus den gefiederten, an der Unterseite weißlichen, behaarten Blättern, die in Büschel angeordnet sind, erheben sich 15–25 cm hohe, blattlose Stengel. Sie tragen von Mai bis August große gelbe Blüten. Die Ausläufer der Wurzel bilden in der Umgebung neue Pflanzen. Kraut und Wurzeln werden von Mai bis Juli gesammelt.

Gänsefingerkraut enthält krampflösende,

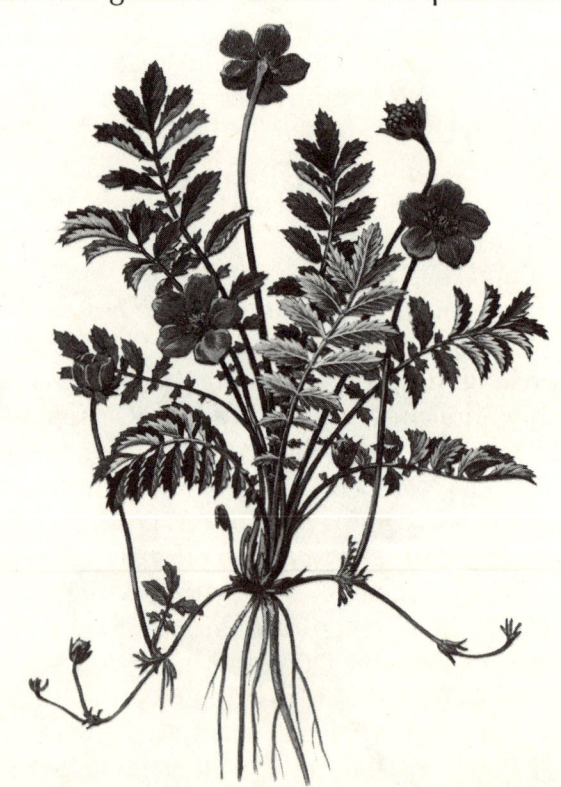

blümchen blüht aber oft bis in den November hinein.

Die Pflanze enthält Gerb- und Bitterstoffe, ätherische Öle, Säuren, Saponine, Schleimstoffe und Zucker.

Der Aufguß ist zur entschlackenden Frühjahrskur geeignet; weitere Heilanzeigen sind Verschleimung und Entzündung der Atemwege, Stoffwechselstörungen und Leberleiden. Äußerlich wird das Gänseblümchen gegen Hautentzündungen empfohlen.

Zum Aufguß gibt man 3 Teelöffel Blüten auf 1 Tasse siedendes Wasser und trinkt diese Tagesmenge schluckweise über den Tag verteilt. Frischpreßsaft kann man selbst herstellen, man gibt davon täglich 3 Teelöffel.

herzwirksame und gerbende Substanzen, außerdem Schleim und Zucker.

Gegen Blähungen, Koliken, Magen-Darm-Entzündungen, Unterleibskrämpfe, Menstruationsstörungen und Asthma wird der Aufguß mit 2–4 g Droge auf 1 Tasse Wasser empfohlen. Äußerlich verwendet man die Pflanze zu Umschlägen bei Hautentzündungen und als Gurgelwasser gegen Mund- und Rachenkatarrhe.

Man trinkt täglich 2–3 Tassen Aufguß, Umschläge mit Gänsefingerkraut werden mehrmals gewechselt.

Ginseng
(Panax ginseng)

Ginseng wird heute in China, Japan, Rußland und den USA angebaut, Urheimat des strauchartigen, bis 40 cm hohen Efeugewächses ist aber Korea. Die Heilpflanze, die lange Zeit mit Gold aufgewogen wurde, blüht mit weißen Rosen und trägt knallrote Früchte. Ihre offizinelle Wurzel reicht tief in die Erde, nach 30–60 cm verzweigt sie sich in Seitenwurzeln, die in feinen langen Enden auslaufen. Wegen des menschenähnlichen Aussehens der Ginsengwurzel wird sie auch als „Menschenwurzel" bezeichnet.

Heute wird Ginseng meist in großen Plantagen angebaut. Die Kulturen erfordern sehr viel Arbeit, die Pflanze bevorzugt sonnige, aber nicht zu heiße Standorte und natürliche Düngung; chemische Düngemittel lassen sie unweigerlich eingehen. Bis zur Ernte, die im September und Oktober stattfindet, vergehen 6–7 Jahre, der Boden wird so stark ausgelaugt,

daß 15–20 Jahre nichts mehr angebaut werden kann. Aus der aufwendigen Kultur und der begrenzten Anbaufläche erklärt sich der hohe Preis für Ginseng in Europa.

Ginsengwurzeln enthalten ätherisches Öl, Gerb- und Bitterstoffe, Saponine und verschiedene Glykoside mit hormon- und vitaminartiger Wirkung. Wissenschaftliche Untersuchungen haben gezeigt, daß Ginseng das Körpergewicht um 4%, die Lungenkapazität um 8%, die Zahl der roten Blutkörperchen um 15% und die Muskelkraft um 27% steigert. Der Kohlenhydratstoffwechsel wird gefördert, die Abwehrkraft erhöht, Bluthochdruck kehrt zur Norm zurück, die Ausdauer des Herzmuskels erhöht sich, die Verdauung wird deutlich verbessert, Reizbarkeit, Schlafstörungen, Gedächtnis- und Konzentrationsschwäche verringern sich spürbar. Außerdem wirkt Ginseng Abnutzungserscheinungen entgegen, fördert die Funktionen der Keimdrüsen und verbessert auffallend die im Alter stets verzögerte Wundheilung.

Ginseng eignet sich also zur allgemeinen Anregung und Leistungssteigerung, beugt Alterserscheinungen vor, erhöht die seelische Widerstandskraft gegen Belastungen aller Art, wie Sorgen, Streß und ihre Folgen, und beschleunigt die Rekonvaleszenz.

Unter den im Handel befindlichen Tees, Tabletten, Extrakten und Weinen hat sich besonders Extrakt aus der koreanischen Ginsengwurzel bewährt. Sorten aus anderen Anbaugebieten sind weniger wertvoll. Die Kur dauert 30 Tage, Erwachsene nehmen täglich 1 g, Kinder 1/2 g.

Goldrute   (Farbtafel 4)
(Solidago virgaurea)

Dieses auch bei uns heimische Heilkraut wird besonders in der Homöopathie geschätzt. Sein bis 100 cm hoher Stengel trägt breite, lanzettförmige Blätter; von Juli bis September erscheinen goldgelbe Korbblüten, die in einer Ähre angeordnet sind. Während der Blütezeit sammelt man den oberen Teil der Pflanze mit der Blütenähre.

Die Goldrute enthält Saponine und wirkt vor allem ausscheidungsfördernd. Deshalb wird sie zur Blutreinigung ebenso wie bei Nierenentzündungen und Nieren- oder Blasensteinen verordnet. Weitere Heilanzeigen sind Hautausschläge, Hautverletzungen und Hals-Rachen-Entzündungen (Gurgeln).

Zum Aufguß überbrüht man 2–4 g Droge mit 1 Tasse kochendem Wasser; zur Abkochung erhitzt man die gleiche Menge bis zum Aufkochen und läßt einige Minuten ziehen. Davon trinkt man täglich 2 Tassen oder verwendet es zum Gurgeln und zu Umschlägen. Tinktur kauft man fertig in der Apotheke und wendet nach Gebrauchsanweisung an.

Hafer   (Farbtafel 5)
(Avena sativa)

Seit dem Altertum wird dieses aus Wiesengras gezüchtete Getreide angebaut. Im Gegensatz zu anderen Getreidearten trägt der Hafer keine Ähre, sondern eine Rispe mit kleinen gelben Ährchen. Geerntet wird das Getreide im August und September. Zu Heilzwecken verwendet man auch Haferstroh.

Im Haferstroh wurde das Hautschutzvitamin A nachgewiesen; die Körner enthalten reichlich Vitamin B in besonders beständiger Form, viel Eiweiß, Spurenelemente, wie Eisen und Kalzium, und Kohlenhydrate. Bei der Verdauung entsteht eine hormonartige Substanz, die nachweislich körperlich und geistig leistungssteigernd, konzentrationsfördernd und stimmungsaufhellend wirkt, die Ausdauer erhöht, Ermüdung verzögert und das Schlafbedürfnis reduziert. Nach dreimonatiger Gabe von Hafer nahm die geistige Leistungsfähigkeit minderbegabter Kinder deutlich zu. Die Fasern fördern die Verdauung und regulieren Stuhlverstopfung, durch Schleimstoffe werden gereizte Schleimhäute beruhigt, Durchfälle kommen zum Stehen. Eisen und Kalzium beeinflussen die Blutbildung und den Knochenbau, schließlich werden erhöhte Blutfettwerte, eine der Hauptursachen der Arteriosklerose, und die Blutzuckerwerte beim Diabetiker verringert. Nicht zu vergessen ist die hemmende Wirkung des Hafers bei der Zahnkaries.

Hafer gibt man am besten kurmäßig roh mit Zucker, Honig oder Obst oder als Bircher-Müsli (siehe Diät). Zum Haferstrohbad kocht man 1 Büschel Haferstroh 1/2 Stunde lang ab und gibt den Absud ins Badewasser.

Hauhechel
(Ononis spinosa)

Der dornige, bis 60 cm hohe Strauch aus der Familie der Schmetterlingsblütler ist in Europa auf unfruchtbaren, steinigen Böden heimisch. Seine keilförmigen, behaarten Blätter sind vorne gesägt. Von Juni bis September trägt der

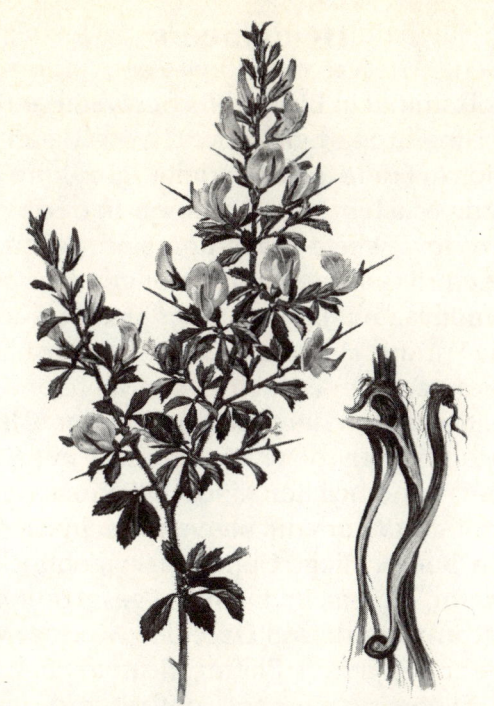

Hauswurz
(Sempervivum tectorum)
volkstümlich: Hauslauch, Wilder Rhabarber

Aus einer Blattrosette erhebt sich der bis 50 cm hohe Stengel, der im Juli und August kurzstielige rosa Blüten trägt. Das geschützte, in Mittel- und Südeuropa heimische Dickblattgewächs gedeiht bevorzugt auf steinigen Böden, Dächern und Mauern. Im Juni und Juli sammelt man die Blätter.

In der Homöopathie schätzt man die Droge bei Menstruationsbeschwerden. Wegen ihres Gerb- und Schleimstoffgehalts wird Hauswurz auch bei Durchfall, Erbrechen, Magenbeschwerden, äußerlich gegen Entzündungen, Verbrennungen, Warzen, Hühneraugen, Insektenstiche und Sommersprossen empfohlen.

Innerlich gibt man vom Aufguß mit 2–4 g Blättern auf 1 Tasse siedendes Wasser täglich 3–4 Tassen; äußerlich wendet man Umschläge mit zerquetschten oder auf einer Seite abgezogenen Blättern mehrmals täglich an.

Strauch große weiße oder rosarote Blüten. Gesammelt wird die tiefreichende Wurzel im März, April und Oktober.

Hauhechel enthält ätherische Öle, Gerbstoffe, Glykoside, Zucker und Harze. Wegen der blutreinigenden, harntreibenden Wirkung wird die Droge bei Nieren- und Blasenleiden, Wassersucht, Rheuma, Gicht und Hautleiden empfohlen.

Zum Aufguß überbrüht man 2–4 g Wurzel mit 1 Tasse kochendem Wasser, zur Abkochung setzt man 2 Teelöffel Wurzel mit 1 Tasse Wasser 8 Stunden lang an und kocht dann kurz auf. Nach viertägiger Gabe von je 2 Tassen Tee pro Tag wird eine Pause von jeweils 1 Woche eingelegt.

Heckenrose
(Rosa canina)
volkstümlich: Hagebutte, Hundsrose

Der bis 2 m hohe Strauch der Hundsrose trägt gesägte, gefiederte Blätter. Die duftenden weißen oder hellroten Blüten des in Europa heimischen Rosenblütlers erscheinen im Juni; im Herbst trägt die Pflanze die leuchtendroten Hagebutten, aus deren Samen man den Hagebuttentee zubereitet. Von September bis Oktober sammelt man die Früchte mit den Samen.

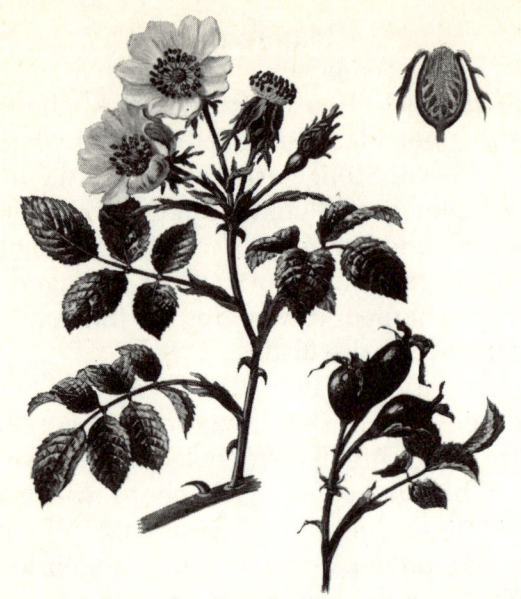

Hagebutten enthalten sehr viel Vitamin C in einer beständigen Form, außerdem Vitamin A, B und H, Gerbstoffe und ätherisches Öl. Der Tee eignet sich sehr gut zur Vorbeugung von Infektionskrankheiten, wie Erkältung und Grippe. Wegen seiner harntreibenden Wirkung wird er auch bei Nieren- und Blasenleiden, Rheuma und Gicht empfohlen, durch den Gerbstoffgehalt eignet sich die Pflanze bei Darmkatarrh und Durchfall.

Zum Tee kocht man 2–5 g Früchte oder Samen mit 1 Tasse Wasser 5 Minuten lang und läßt noch 1 Stunde ziehen. Davon trinkt man 3 Tassen täglich auch über lange Zeit zur Zufuhr von Vitaminen und Nierensteinvorbeugung. Hagebuttenmarmelade und -sirup werden in der haushaltsüblichen Weise hergestellt.

Heidelbeere
(Vaccinium myrtillus)

volkstümlich: Blaubeere, Schwarzbeere

Der in Europa heimische Zwergstrauch mit 15–40 cm Höhe trägt eiförmige, gezähnte Blätter. Von Mai bis Juni erscheinen an den Unterseiten der Zweige blaßgrüne Blüten, von Juni bis August sammelt man die erbsengroßen, schwarzblauen Beeren. Das Heidekrautgewächs ist auf Heiden, Mooren und im Wald verbreitet.

Heidelbeeren sind reich an Vitamin A, B und C und enthalten roh viel Fruchtsäure mit abführender Wirkung. Bei Kindern kann man die Beeren zur Wurmkur verwenden. In getrockneten Beeren liegt Gerbstoff in gebundener Form vor, der erst im Darm freigesetzt und gegen Darmkatarrh und Durchfall wirksam wird.

Die immergrünen Blätter, die man im August und September sammelt, enthalten das harntreibende Hydrochinon, das blutzuckersen-

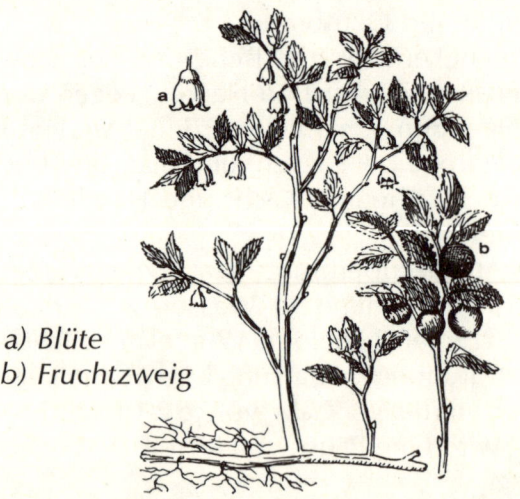

a) Blüte
b) Fruchtzweig

kende Myrtillin und Gerbstoffe. Innerlich wendet man den Blättertee bei Wassersucht, Nierenleiden und Rheuma an, äußerlich zur Spülung von Mund, Rachen und Nase bei Schleimhautentzündungen oder zu Auflagen und Waschungen gegen Hautleiden.

Kompott und Saft werden in haushaltsüblicher Weise hergestellt. Zum Beerenaufguß überbrüht man 2 Teelöffel getrockneter Beeren mit 1 Tasse Wasser, zum Kaltauszug läßt man 10 g Trockenbeeren auf 1/4 l Wasser 12 Stunden lang ziehen. Blätter bereitet man mit 10 g auf 1/4 l Wasser als Abkochung zu. Täglich sind 2 Tassen Tee erlaubt. Heidelbeerwein aus der Apotheke, dessen antibakterielle Wirkung bei Darminfektionen geschätzt wird, trinkt man dreimal täglich je 1 Likörglas; vom Saft nimmt man 2 Eßlöffel täglich ein.

Herbstzeitlose
(Colchicum autumnale)

Im Gegensatz zu anderen Pflanzen erscheint bei der Herbstzeitlosen im September und Oktober zunächst die rosarote Blüte, erst im nächsten Frühjahr bilden sich Früchte, Samen und die drei breiten, lanzettförmigen Blätter. Das in Europa und im Orient heimische Liliengewächs bevorzugt feuchte Wiesen. Nach dem Deutschen Arzneibuch werden die zur Heuernte gesammelten braunschwarzen Samen zu Heilzwecken verwendet.

Wirkstoff der Herbstzeitlose ist das sehr giftige Colchicin, außerdem enthält sie Chelidonsäure und einige dem Colchicin ähnliche Giftstoffe. Colchicin hemmt den Zellstoffwechsel und die Zellteilung und wird deshalb auch zur

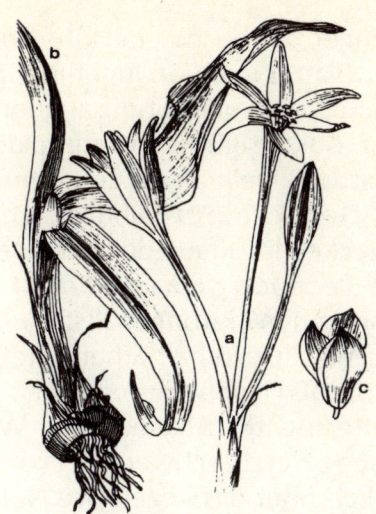

a) blühende Herbstzeitlose; b) fruchttragende Frühlingspflanze; c) Fruchtkapsel

Krebsbehandlung eingesetzt. Hauptsächlich eignet die Herbstzeitlose sich aber zur Gichttherapie, weil sich die Harnsäurebildung vermindert, die Harnsäureausscheidung erhöht und die Blutkapillaren erweitert werden. Zur Dauerbehandlung ist das Gift ungeeignet.

Vergiftungen, die nicht selten zum Tode führen, äußern sich in Übelkeit, Erbrechen, Kratzen im Hals und Durst. Sofortige ärztliche Hilfe ist bei Vergiftungen notwendig.

Zubereitung und Verordnung der Herbstzeitlosen bleiben dem Fachmann vorbehalten.

Herzgespann
(Leonurus cardiaca)

Das in Europa und Asien verbreitete Heilkraut wird von der Volksheilkunde seit langem als Nervenberuhigungsmittel auch gegen nervöse Herzbeschwerden verordnet. Sein kantiger Stengel, der bis zu 1 m Höhe erreicht, trägt gesägte Blätter und von Juni bis September in den Blattachseln quirlförmig angeordnete weiße oder rötliche Blüten. Während der Blütezeit wird das offizinelle Kraut gesammelt.

Das Deutsche Arzneibuch empfiehlt für Heilzwecke das Kraut des Wolligen Herzgespanns (*Leonurus cardiaca villosus*) wegen seines höheren Wirkstoffgehalts.

Herzgespann enthält ätherische Öle, Gerbstoffe und als Hauptwirkstoff ein noch nicht genau untersuchtes Alkaloid. Die Wirkung bei nervösen Herzbeschwerden kommt wahrscheinlich über das vegetative Nervensystem zustande. Herzgespann wird auch bei Nervosität, nervösen Magenbeschwerden und psychisch bedingten Menstruationsstörungen empfohlen.

Zur kurmäßigen Anwendung trinkt man täglich 2 Tassen Aufguß mit je 2 Teelöffeln Droge auf 1 Tasse siedendes Wasser. Empfehlenswert ist die Kombination mit Baldrian, Hopfen oder Melisse. Vom Pulver (aus der Apotheke) gibt man täglich bis zu 3 g.

Holunder, Schwarzer

(*Sambucus nigra*)   (Farbtafel 5)
volkstümlich: Flieder

Der in Mittel- wie auch Nordeuropa heimische Strauch aus der Familie der Geißblattgewächse wird 3–8 m hoch. Seine holzigen Zweige tragen gefiederte, eirunde, rötlich angehauchte Blätter; im Juni und Juli erscheinen die gelblichweißen Blütenschirmchen, aus denen schwarzblaue Beerentrauben hervorgehen.

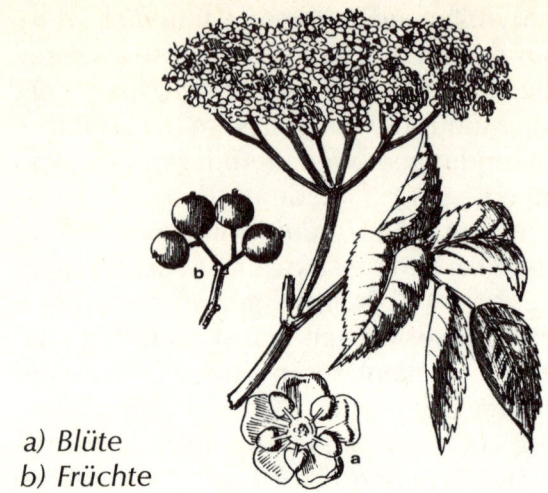

a) Blüte
b) Früchte

Blätter sammelt man von April bis Oktober, Blüten im Juni und Juli, Beeren, Rinde und Wurzeln im September und Oktober. Holunderblüten enthalten ätherische Öle, schweißtreibende Glykoside, Flavone, die vitaminähnlichen Stoffe Cholin und Rutin, Schleim- und Gerbstoffe.

Als *Fliedertee* wendet man die Blüten innerlich bei Grippe, Erkältung, Husten und Schnupfen an, als Gurgelwasser gegen Hals- und Mandelentzündungen. Die harntreibenden Blätter eignen sich zur Therapie von Nierenleiden, Gicht, Rheuma, Wassersucht und zur Blutreinigung; zum gleichen Zweck wird auch die stark harntreibende und abführende Wurzel angewendet. Blätter und frische Rinde helfen bei Verbrennungen; innerlich verabreicht ruft grüne Rinde aber ebenso wie Überdosierung von Früchten Brechreiz hervor. Trockenbeeren wirken harn- und schweißtreibend, blutreinigend und abführend, sind also bei Nierenleiden, Infektionskrankheiten, Rheuma und Stuhlverstopfung angezeigt. Frische Beeren werden als Saft und Marmelade bei Verdauungsstörungen, Nervenschmerzen, Erkältungen und anderen Infektionskrankheiten verabreicht.

Zum Blütenaufguß überbrüht man 1 Teelöffel Droge mit 1 Tasse kochendem Wasser und trinkt täglich 3–5 Tassen. Blätter, Rinde und Wurzeln werden als Abkochung mit 1 Teelöffel Droge auf 1 Tasse Wasser zubereitet; davon zweimal täglich 1 Tasse. Zum Beerentee weicht man 1 Teelöffel Beeren über Nacht in 1 Tasse Wasser ein und kocht am Morgen kurz auf; 3 Tassen davon sind täglich erlaubt. Saft und Mus stellt man in der haushaltsüblichen Weise her.

Wurzeldroge sollte immer in der Apotheke besorgt werden, damit man beim Sammeln nicht die ganze Pflanze zerstört.

Hopfen
(Humulus lupulus)

Als Brauereipflanze wird der Hopfen vor allem in Bayern und Österreich angebaut, das Heilkraut ist aber in ganz Europa heimisch. Seine bis 6 m langen Ranken finden mit ihren steifen Borsten an Hopfenstangen, Hecken und Zäunen Halt. Die dreiteiligen, gezähnten Blätter sind handförmig; von Juni bis September erscheinen die würzig duftenden, gelblichgrünen Blüten, wobei männliche und weibliche Blüten auf verschiedene Pflanzen verteilt sind. Aus den reifen Fruchtknoten entwickeln sich die Hopfenzapfen. Im September werden die

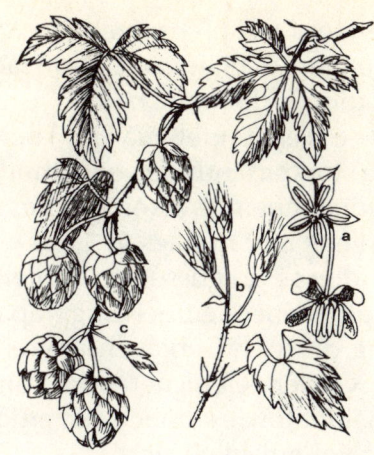

a) Zweig mit Staubblüten; b) Zweig mit Stempelblüten; c) Fruchtzweig

Drüsenschuppen der Zapfen und die weiblichen Blüten gesammelt.

In der Bierbrauerei wird Hopfen zur Konservierung und Geschmacksverbesserung verwendet. Die im Frühjahr aus dem Wurzelstock kommenden Sprossen, die wie Spargel zubereitet werden können, sind medizinisch ohne Bedeutung. Die weiblichen Blüten und die Drüsenschuppen enthalten beruhigende Bittersäuren, Fettsäuren, Gerbstoffe und Cholin, außerdem wurden östrogenähnliche Wirkstoffe nachgewiesen.

Hopfen eignet sich in erster Linie zur Beruhigung und zur Therapie von Schlafstörungen. Sein antibakterieller Wirkstoff Lupulin kann bei der Behandlung von Wunden und Geschwüren von Nutzen sein. Schließlich empfiehlt man bestimmte Hopfenpräparate wegen ihres Östrogengehalts bei Beschwerden während der Wechseljahre.

Frische Hopfenzapfen erzeugen Menstruationsstörungen, Schläfrigkeit und Hautreizungen (Hopfenpflückerkrankheit).

Zum Tee verwendet man 1 Teelöffel getrocknete Hopfenschuppen und überbrüht mit 1 Tasse kochendem Wasser. Am besten trinkt man morgens und mittags je 1 Tasse, abends 2 Tassen dieses Aufgusses. In Tabletten- und Salbenform stehen gute Fertigpräparate zur Verfügung, die nach Gebrauchsanweisung verabreicht werden. Geeignet sind Kombinationen mit Baldrian, wie sie auch als Fertigpräparate im Handel erhältlich sind.

Huflattich
(Tussilago farfara)

volkstümlich: Eselsfuß, Roßhuf, Sandblume
Das in Europa, Asien und Nordafrika heimische Unkraut aus der Familie der Korbblütler bevorzugt als Standorte feuchte, kalkreiche Lehmböden auf Äckern, Wiesen und an We-

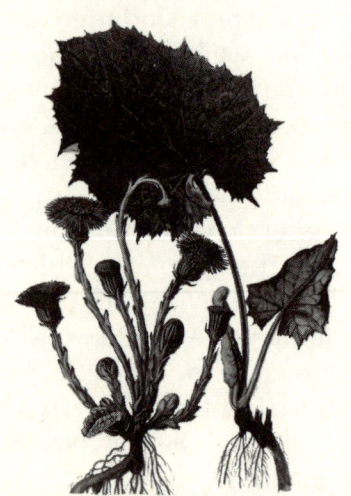

gen. Von März bis April trägt der filzige Stengel, der bis zu 30 cm hoch wird, goldgelbe Blütenkörbchen, erst danach erscheinen die langgestielten, herzförmigen, an der Unterseite weißlichen Blätter, die einem Hufeisen ähneln (daher der Name). Im März und April sammelt man die Blüten, von Juli bis August die Blätter.

Die schleim- und gerbstoffhaltige Droge wird, wie schon ihr lateinischer Name andeutet (tussis = Husten), hauptsächlich zur Behandlung von Husten und anderen Erkrankungen der Atemwege verwendet. Huflattichblätter sind Bestandteil des Brusttees nach dem Deutschen Arzneibuch (siehe Eibisch).

Äußerlich wendet man die Pflanze bei Mund-, Hals- und Rachenentzündungen als Gurgelwasser an; zerquetschte Blätter können bei Geschwüren und Venenentzündung aufgelegt werden.

Zum Tee kocht man 1 Eßlöffel Droge auf 1 Tasse Wasser kurz auf und trinkt morgens und abends je 1 Tasse, am besten mit Honig gesüßt. Als Gurgelwasser und für Umschläge verwendet man den Aufguß mit 1 Teelöffel Droge auf 1 Tasse kochendes Wasser (10 Minuten ziehen lassen). Umschläge werden lauwarm mehrmals täglich je 15 Minuten lang aufgelegt.

Huflattichblätter kann man wie Tabak schneiden, trocknen und zu gleichen Teilen mit Pfeifen- oder Zigarettentabak mischen. Durch die Schleimstoffe werden die Schleimhäute beim Rauchen geschützt, man beugt wirksam einer Raucherbronchitis vor. Mit ärztlicher Erlaubnis darf dieses Kraut auch von Asthmatikern geraucht werden.

Isländisch Moos
(Cetraria islandica)

In den Ebenen und Gebirgen Nordeuropas, Nordasiens und Nordamerikas ist diese bis 15 cm hohe Flechte heimisch. Die dornigen Ränder ihrer Lappen tragen braune Früchte, die Lappenunterseite unterscheidet sich von der olivgrünbräunlichen Oberseite durch eine hellbraune Färbung. Von April bis September wird die ganze Flechte gesammelt.

Isländisch Moos enthält Bittersäuren, das Kohlenhydrat Lichenin und Vitamin A. Die Droge wird hauptsächlich bei Husten, Bronchitis, Keuchhusten und therapiestützend bei Lungentuberkulose verabreicht. Außerdem regt sie den Appetit und den Stoffwechsel an. Wegen des Gehalts an Vitamin A kann die Flechte auch bei Akne versucht werden, zur Langzeittherapie eignet sie sich jedoch nicht.

Zum Aufguß überbrüht man 1 Eßlöffel Flechte mit 1 Tasse siedendem Wasser und läßt einige Zeit stehen. Täglich sind 2 Tassen Tee erlaubt. In der Apotheke kauft man Tinktur und gibt bis zu 80 Tropfen täglich.

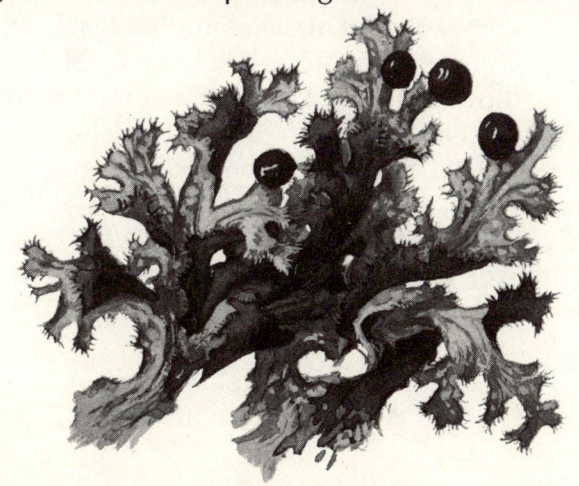

Johanniskraut
(Hypericum perforatum)

volkstümlich: Johannisblut, Liebfrauengras

Viele Legenden erzählen von dieser in der Volksheilkunde zu Recht sehr geschätzten Pflanze, die noch heute in manchen Gegenden nach dem Segen des Pfarrers gegen Krankheit und Not in den Wohnstuben aufgehängt wird.

Die in ganz Europa heimische Pflanze aus der Familie der Hartheugewächse erreicht eine Höhe von 50 cm. Sie bevorzugt sonnige Wiesen, Äcker, Hügel und Waldränder. An kurzen Zweigen sitzen die ovalen, durchlöcherten Blätter, die nach der Sage der Teufel selbst durchstochen hat. Von Juli bis September erscheinen die gelben Blüten, deren rötliches Harz beim Zerreiben austritt. Von Juli bis August sammelt man das blühende Kraut.

Johanniskraut wird vor allem gegen depressive Verstimmungen und neurotische Störungen als Ersatz für Tranquilizer (wie Valium oder Librium) empfohlen. Im Gegensatz zu diesen Psychopharmaka, die bei unsachgemäßer Anwendung zur suchtähnlichen Abhängigkeit und Stumpfheit führen können, sind beim Johanniskraut keine Nebenwirkungen zu befürchten.

Schon 10–12 Tage nach dem Beginn der kurmäßigen Einnahme werden die Patienten ruhiger und gelassener, schlafen besser, ihre Stimmungslage wird optimistisch und lebensbejahend. Weitere Heilanzeigen sind Kopfschmerzen, Stoffwechselstörungen, Durchfall, Leberleiden und Menstruationsbeschwerden. Äußerlich verwendet man das Öl als Einreibung bei Wunden, Verbrennungen, Sonnenbrand,

Schwellungen, Gelenkschmerzen, Verrenkungen, Hexenschuß und Gicht. Während der Behandlung muß Sonnenbestrahlung gemieden werden, weil Johanniskraut lichtüberempfindlich macht.

Johanniskrautöl kann man selbst wie folgt herstellen: Auf 3/4 l Oliven- oder Weizenkeimöl setzt man 1 Handvoll zerquetschter Blüten 6–8 Wochen an sonniger Stelle an, seiht dann ab und kann das Öl verwenden. Die Flasche wird nicht luftdicht, sondern mit einem Leinenlappen verschlossen. Von diesem Öl, das fertig auch in der Apotheke erhältlich ist, nimmt man zweimal täglich 5 Tropfen auf Zucker.

Zum Aufguß überbrüht man 1 Teelöffel Kraut mit 1 Tasse kochendem Wasser, zur Abkochung gibt man 1 Eßlöffel Kraut auf 1 Tasse Wasser und kocht kurz auf. Vom Tee trinkt man 2 Tassen täglich. Äußerlich verwendet man Öl zur Einreibung drei- bis viermal täglich.

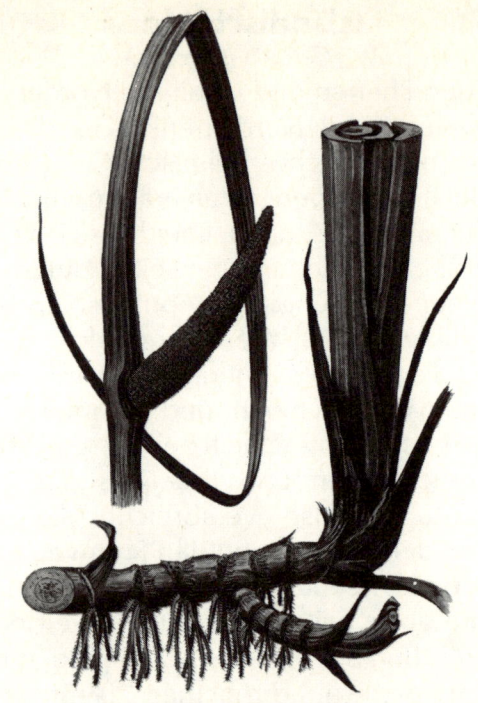

Kalmus (Farbtafel 5)
(Acorus calamus)

volkstümlich: Deutscher Ingwer, Magenwurz

In Sümpfen, Teichen, Bächen und Gräben wächst dieses schilfartige Aronstabgewächs in Europa, Rußland, Nordamerika und Ostasien. Seine breiten Blätter, die bis 125 cm lang werden, ragen aus dem Wasser heraus. An der Seite des Stengels bildet sich ein im Juni und Juli grünlich blühender, etwa 5 cm langer, gekrümmter Kolben. Den offizinellen Wurzelstock sammelt man im März, April, September/Oktober.

Die Kalmuswurzel enthält das Bitterglykosid Acorin, ätherisches Öl, Schleim, Harz und Stärke, beim Trocknen entsteht Gerbstoff.

Innerlich wendet man Kalmus bei Magengeschwüren, Übersäuerung des Magens, Blähungen, Appetitlosigkeit, Darmfäulnis und Wassersucht an. Heilanzeigen der äußerlichen Anwendung sind Zahnfleischentzündungen und -blutungen. Als Badezusatz erzielt man gute Erfolge bei Frostbeulen. Die Industrie verwendet Kalmusöl zu Bitterschnäpsen, Kräuterlikören, Seifen, Parfüm und zur Parfümierung von Tabaken.

Vom Aufguß mit 1 Eßlöffel Wurzel auf 1 Tasse siedendes Wasser trinkt man täglich 2 Tas-

sen. Als Badezusatz verwendet man die Abkochung mit 4 Eßlöffel Wurzel auf 1/2 l Wasser.
Pulver aus der Apotheke wird dreimal täglich
mit je 2 g verabreicht, von Tinkturen und Extrakten gibt man gewöhnlich dreimal 10 Tropfen täglich, wenn die Gebrauchsanweisung
nichts anderes vorschreibt.

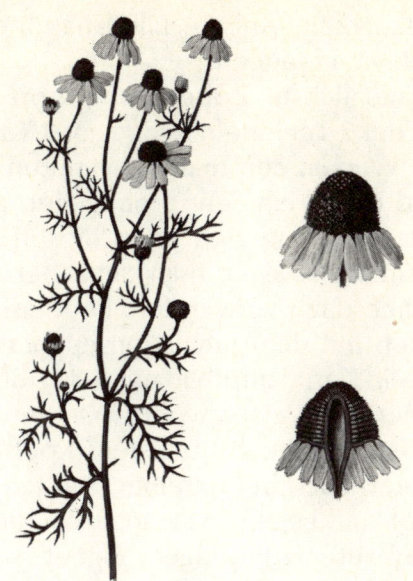

Kamille *(Farbtafel 5)*
(Chamomilla recutita)

Mit mehreren Arten ist diese bekannte, von
Ärzten und Volksheilkunde gleichermaßen ge-
schätzte Heilpflanze in Europa und Asien heimisch. Zu medizinischen Zwecken verwendet
man nur die Echte Kamille, die am typischen
Geruch und dem hohlen Blütenboden sofort
zu erkennen ist. Der verästelte Stengel der Kamille, der 15–35 cm hoch wird, trägt fiedrige
Blätter, die sich kammähnlich von der Mittel-
rippe entfernen. Von Mai bis August erscheinen goldgelbe, von weißen Blütenblättern um-
standene Blütenscheiben. Die Blütenköpfchen
der Echten Kamille sammelt man von Juni bis
August.

Die Kamille enthält Bitterstoffe und ätherische Öle; Hauptwirkstoff ist der entzündungshemmende Kohlenwasserstoff Azulen, der in
der inaktiven Vorstufe Proazulen C vorliegt
und erst beim Überbrühen in das wirksame
Cham-Azulen umgewandelt wird.

Die vielseitige Heilpflanze wird innerlich bei
Magengeschwüren, Magen-, Darm- und Blasenkatarrhen, Blähungen und Durchfall verabreicht. Gegen Hals- und Mandelentzündungen
gurgelt man mit Kamillentee; Inhalationen mit
Kamillendampf haben sich bei Schnupfen und
Nebenhöhlenentzündungen sehr bewährt.
Auflagen mit Kamillenaufguß werden bei
Wundinfektionen, Geschwüren und Hautentzündungen angewendet, da die Kamille selbst
in hoher Verdünnung noch gegen Bakterien
und deren Gifte wirksam ist, ohne daß sich eine Bakterienresistenz wie bei Antibiotikathe-
rapie entwickeln könnte. Sitzbäder mit Kamil-
lenzusätzen werden bei Hämorrhoiden, Un-
terleibskrämpfen und Menstruationsbeschwerden angewendet.

Kamillen sind zwar sehr gut verträglich,
kaum bekannt ist aber, daß sie in Überdosen
unangenehme Nebenwirkungen, wie Kopf-
und Nervenschmerzen, Heiserkeit, Husten,
Schnupfen, Bindehautentzündungen, verstärkte und schmerzhafte Menstruation, schlechte
Wundheilung, ja sogar psychische Störungen

mit Reizbarkeit, Angst, Halluzinationen und Wahnideen, erzeugen.

Gebräuchlichste Zubereitungsform ist der Aufguß mit 2 Teelöffeln Droge auf 1 Tasse siedendes Wasser, den man 10 Minuten ziehen läßt und durch ein sehr grobes Sieb abseiht. Zur Nasenspülung zieht man diesen Aufguß einfach in die Nase auf, man kann aber auch eine Undine dazu verwenden. Bequem ist das Inhalieren mit dem Inhalationsapparat, einfacher ist ein Kopfdampfbad mit 1/4 l Aufguß auf 1 l kochendes Wasser, wobei man den Dampf mit einem Handtuch über dem Kopf ins Gesicht leitet (auch bei unreiner Haut geeignet). Zur Rollkur gegen Magengeschwüre und -schleimhautentzündungen eignet sich der Aufguß oder fertig gekaufte Azulenlösung.

Gegen Blähungen mischt man zu gleichen Teilen Anis, Fenchel, Kamille oder Pfefferminze und bereitet mit 1 Teelöffel dieser Mischung auf 1 Tasse Wasser als Aufguß zu. Bei Gallenkoliken gibt man auf 1 Tasse Kamillentee 30 Tropfen Wermuttinktur. Bei Menstruationsbeschwerden und im Klimakterium wird der Tee aus Kamille und Melisse zu gleichen Teilen empfohlen. Eine Mischung von Kamillentee mit einigen Tropfen Eukalyptus- oder Thymianöl verbessert den Erfolg der Inhalation. Gewöhnlich trinkt man täglich 3 Tassen Kamillentee.

Kartoffel
(Solanum tuberosum)

Die unterirdische, stärkereiche Knolle des in Südamerika heimischen Nachtschattengewächses ist eines unserer wichtigsten Nahrungsmittel. Bis in den tiefen Winter hinein liefert sie uns viel Vitamin C, erst im Frühjahr bei der Keimung geht der Vitamin-C-Gehalt deutlich zurück. Das Eiweiß der Kartoffel gehört zu den biologisch hochwertigsten Eiweißen überhaupt, an Mineralstoffen ist der hohe Kaliumwert bei gleichzeitig geringem Natriumgehalt hervorzuheben, worauf die stark entwässernde Wirkung der Kartoffel zurückgeführt wird.

In der Diät haben Kartoffeln seit langem als Schalenkartoffeln und Kartoffelbrei ihren festen Platz. Der Vitamin-Gehalt bleibt am besten beim Dämpfen in der Schale erhalten. Die Kartoffelschalen können mitgegessen werden, da sie das wichtige Spurenelement Fluor enthalten, das den Zahnschmelz widerstandsfähiger gegen Karies macht.

Kartoffelsaft ist neben Kohlsaft ein zuverlässiges, vielen chemischen Arzneimitteln deutlich überlegenes Mittel gegen Magen- und Zwölffingerdarmgeschwüre. Der rohe Saft – und nur dieser ist wirksam – wird frisch gepreßt teelöffelweise vor den Mahlzeiten eingenommen, Überdosierungen führen durch den Gehalt an Solanin zu Vergiftungserscheinungen mit Schlucklähmung.

Kartoffelkochwasser wird als Morgentrank empfohlen; es enthält reichlich Vitamine, Säfte und Salze der Kartoffeln. Wegen seiner harnsäurewidrigen Wirkung kann es zur Vorbeugung und Behandlung der Gicht genutzt werden. Am besten vermischt man das Kochwasser mit gehackten Zwiebeln und Zitronen- oder Orangensaft. Bei Darmträgheit kann man Kartoffelkochwasser über Nacht mit 2 Eßlöffeln Leinsamen und Weizenkleie ansetzen.

Auf Pfarrer Kneipp geht der *Kartoffelbreisack* zurück. Dazu füllt man in der Schale gekochte Kartoffeln in ein Säckchen oder Tuch und zerquetscht sie, so daß keine Knollen mehr fühlbar sind. Man verwendet diese Auflage warm (40–42 Grad) bei Gicht, Rheuma, Hexenschuß, Ischias, Verrenkung, Magen-Darm-Krämpfen, entzündlichen Schwellungen, Ergüssen und Katarrhen der Atemwege.

Käsepappel
(Malva)
volkstümlich: Malve, Roßpappel
Die über die ganze Erde verbreitete Malve kommt bei uns mit den Arten Wilde Malve (*Malva silvestris*) und Wegmalve (*Malva neglecta*) vor. Beide Arten tragen lappige Blätter und blühen von Juni bis September rosarot. Der Stengel der Wilden Malve, der 1 m Höhe erreicht, ist behaart, der kriechende Stengel der Wegmalve wird 20–40 cm lang. Während der Blütezeit sammelt man Blätter und Blüten.

Malve enthält den Farbstoff Malvin, Schleim, Gerbstoffe und Stärke. Seit altersher gibt man Malventee gegen Entzündungen und Verschleimungen der Atemwege. Außerdem wird er zur Rollkur beim Magengeschwür empfohlen, am besten im Wechsel mit Kamille; bei Magen-Darm-Katarrhen und Durchfall erreicht man ebenfalls schöne Therapieerfolge. Äußerlich wendet man den Absud als Gurgelwasser bei Mund-, Hals- und Rachenentzündungen, zur Wundbehandlung als Auflage und als Umschlag gegen Hämorrhoiden an.

Zum Malvenaufguß gibt man 1 Eßlöffel Droge auf 1 Tasse siedendes Wasser und trinkt davon täglich 3 Tassen. Zu Waschungen, Spülungen und Auflagen oder als Gurgelwasser kocht man 4 Eßlöffel Droge auf 1/4 l Wasser ab. Diese Abkochung dient auch als Magen-Rollkur.

Klette
(Arctium lappa)
Die Staude aus der Familie der Korbblütler, die in allen Erdteilen an Wegen, Hecken und auf Schuttplätzen verbreitet ist, erreicht eine Höhe von 1–1,50 m. Der aufrechte Stengel trägt filzige, herzförmige Blätter, im Juli und August erscheinen die violetten Blüten. Mit hakenförmigen Schuppen krallen die Blütenköpfchen sich an Tierfellen und Kleidung fest und werden auf diese Weise verbreitet. Im April und September sammelt man die bis 50 cm lange Wurzel.

Klettenwurzel enthält Schleim, Gerbstoffe, ätherische Öle, Mineralstoffe und Harze. Seit altersher wird sie als Haarwuchsmittel, gegen

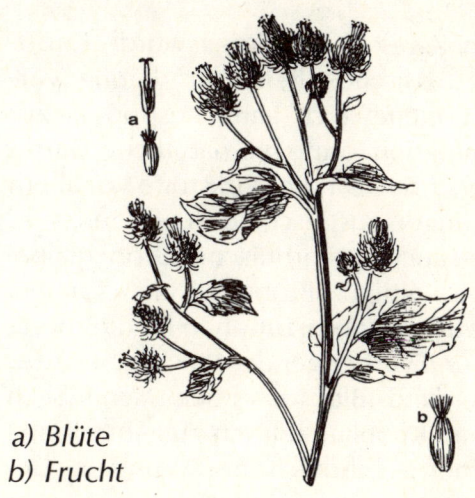

a) Blüte
b) Frucht

Kopfgrind, Flechten, Hautausschläge, Entzündungen und Geschwüre äußerlich angewendet. Zur innerlichen Anwendung eignet sich die harn- und schweißtreibende Wurzel zur Blutreinigungskur, bei Rheuma, Gicht und Hautleiden.

Täglich trinkt man 2 Tassen Tee mit 1 Teelöffel Wurzel auf 1 Tasse Wasser, 5 Stunden lang kalt angesetzt und kurz aufgekocht. Fertige Tinkturen und Öle aus der Apotheke wendet man tropfenweise nach Gebrauchsanweisung an.

Knoblauch
(Allium sativum)

Das aus Vorder- und Südasien stammende Liliengewächs wird auch in Europa, Nordafrika und Mexiko angebaut. Die von Juli bis August blühende Gewürz- und Heilpflanze erreicht bis zu 70 cm Höhe. Im September und Oktober sammelt man die Zwiebel, deren ätherische Öle den typischen Knoblauchgeruch ausmachen.

Noch im Zweiten Weltkrieg wurde Knoblauch als „russisches Penicillin" häufig verwendet. Er eignet sich ganz besonders zur Darmdesinfektion, ohne die natürliche Darmflora zu zerstören. Da die Wirkstoffe vor allem über die Lungen ausgeschieden werden, sind gute Erfolge auch bei chronischen Bronchialkatarrhen und eitriger Bronchitis zu erzielen. Ganz besonders hervorzuheben ist die therapeutische und vorbeugende Wirkung bei Arteriosklerose und Bluthochdruck. Schließlich wendet man Knoblauch noch zur Abtreibung von Würmern, äußerlich bei Wunden, Geschwüren und zur Hautreizung bei Rheuma an.

Der Gehalt an Enzymen, Vitamin A, B und C, dem jodähnlichen Rhodan und Stoffen mit hormonartiger Wirkung erklärt, daß Knoblauch allgemein kräftigend, verdauungsfördernd und appetitanregend wirkt. Es ist kein Zufall, daß Menschen, die von Jugend an regelmäßig Knoblauch essen, nachweislich häufiger als vergleichbare Gruppen ein hohes Lebensalter in erstaunlicher Frische erreichen.

Als Gewürz wendet man Knoblauch nach Belieben an. Frischpreßsaft, den man portionsweise selbst herstellt oder fertig in der Apotheke oder Drogerie kauft, wird mit 3 Teelöffeln täglich verabreicht. Zum Kaltauszug setzt man einige zerdrückte Knoblauchzehen 8 Stunden lang mit 1/8 l Wasser an und trinkt täglich bis zu 1/4 l, portionsweise über den Tag verteilt.

Auf dem Markt sind zahlreiche Fertigpräparate in Drageeform mit zufriedenstellender Wirkung erhältlich. Sehr empfehlenswert ist eine Zubereitung von Knoblauch, Petersilie und Quark zum Frühstück.

Kohl
(Brassica oleracea)

Kohl enthält Vitamin B_1 und B_2, C und P, die Spurenelemente Eisen, Kalium, Magnesium, Phosphor, Schwefel und Zink, ferner Stärke und Harz.

Medizinisch von Bedeutung ist unter den Kohlsorten nur der *Wirsingkohl*, dessen Blätter seit über zwei Jahrtausenden schon gegen Geschwüre, Entzündungen, Furunkel, Akne, Blutergüsse und Frostbeulen verwendet werden.

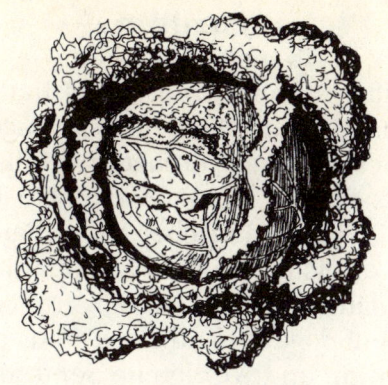

Erst seit kurzem ist bekannt, daß Kohlsaft sich ausgezeichnet zur Ausheilung von Magengeschwüren eignet. Zur 4 Wochen dauernden Kur wird roher Kohlsaft aus dem Reformhaus verwendet, gekochte Zubereitungen sind unwirksam. Gleichzeitig gibt man Windtee (siehe Fenchel) gegen die drohenden Blähungen.

Äußerlich legt man gewaschene, zerquetschte Kohlblätter vorgewärmt mit einem Verband auf. Diese Umschläge werden viermal täglich gewechselt.

Königskerze *(Farbtafel 6)*
(Verbascum densiflorum)

Die bis zu 2 m hohe, in ganz Europa heimische Blume aus der Familie der Rachenblütler trägt von unten nach oben immer kleiner werdende filzige Blätter, wodurch die Pflanze pyramidenförmige Gestalt erhält.

Von Juli bis September erscheinen im oberen Teil die gelben Blüten, die zu Heilzwecken gesammelt werden.

Die Droge enthält Saponine, Bitter- und Schleimstoffe, ätherisches Öl, Zucker und den gelben Farbstoff Xantophyll, der beim Vitamin-A- und Hormonaufbau eine Rolle spielt.

Königskerze ist angezeigt bei Entzündungen und Verschleimungen der Atemwege, Krämpfen des Verdauungssystems, Durchfall, Leber- und Gallenblasenleiden. Die Farbstoffe beeinflussen die Blutbildung. Äußerlich wendet man die Droge zu Umschlägen bei Geschwüren, Flechten und Hämorrhoiden an; das Pulver gilt als Mittel gegen Insekten.

Zum Tee kocht man 1 Eßlöffel Blüten mit 1/4 l Wasser ab und läßt ziehen, bis der Aufguß sich gelblich färbt. Davon trinkt man täglich 3 Tassen. Fertige Tinkturen und Pulver wendet man nach Gebrauchsanweisung an.

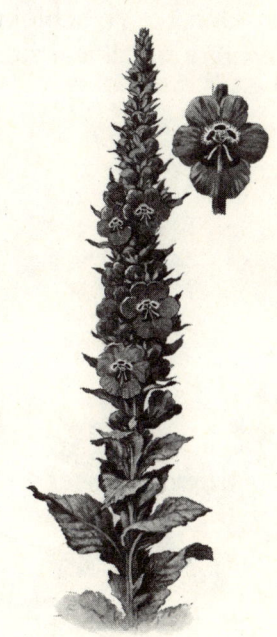

Kreuzblume
(Polygala amara)

Die auf feuchten, moorigen Böden und in Sümpfen heimische Pflanze ist in ganz Europa verbreitet. Aus der Rosette eiförmiger Blätter erhebt sich ein 10–15 cm hoher Stengel mit kleineren eirunden bis länglich-schmalen Blättern, der von Mai bis Juni eine weiße, rötliche, meist aber dunkelblaue Blütenähre trägt. Während der Blütezeit wird das Kraut gesammelt, das ätherische Öle, Bitter-, Gerbstoffe, Saponine, Mineralstoffe, Zucker und Eiweiß enthält.

Aufguß mit 1–2 Teelöffeln Kraut auf 1 Tasse kochendes Wasser (2 Tassen täglich) oder fertige Tinkturen (nach Gebrauchsanweisung) wendet man bei Appetitlosigkeit, Magen-Darm-Beschwerden, Verschleimung der Atemwege und Bronchialkatarrhen an.

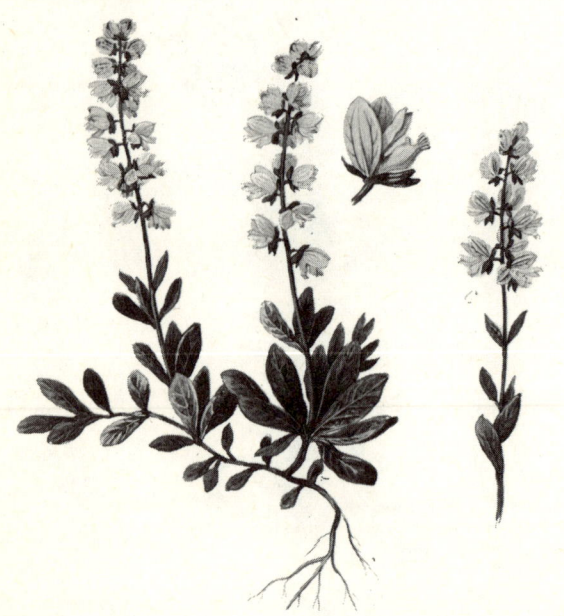

Kreuzdorn
(Rhamnus catharticus)

Der giftige, bis 3 m hohe Dornstrauch, dessen Dornen häufig kreuzförmig angeordnet sind (daher der Name Kreuzdorn), trägt rundliche, glatte Blätter. Im Mai und Juni erscheinen kleine grüne Blütenbüschel. Die giftigen Steinfrüchte erreichen Erbsengröße und sind schwarzglänzend.

Beeren und Blätter enthalten mild abführende Glykoside und werden im September und Oktober gesammelt. Rinde erzeugt im frischen Zustand Erbrechen, wie Faulbaumrinde muß sie vor der Anwendung 1 Jahr lang lagern. Als Tagesdosis sind dreimal 2 g Beeren erlaubt; Sirup und Rinde aus der Apotheke wendet man nach Gebrauchsanweisung an.

Es gibt wirksamere, ungiftigere Abführmittel, deshalb kann man auf diese Droge verzichten.

Kümmel
(Carum carvi)

Das in Europa, Asien und Nordamerika meist angebaute Doldengewächs ist vor allem als Gewürz sehr beliebt. Seine schmalen, gefiederten Blätter sind quirlförmig angeordnet. Von Mai bis Juni erscheinen die weißen Blütendolden. Nach der Blütezeit sammelt man die offizinellen Früchte, die ätherisches Öl, Gerbstoff und einige nicht näher bekannte Substanzen enthalten.

Kümmel wird als Gewürz zu fetten Braten, Kohl, Kraut und Suppen verwendet. Er wirkt blähungswidrig, regt die Sekretion von Verdauungssäften an und löst Krämpfe des Verdauungssystems und der Gebärmutter. Bei stil-

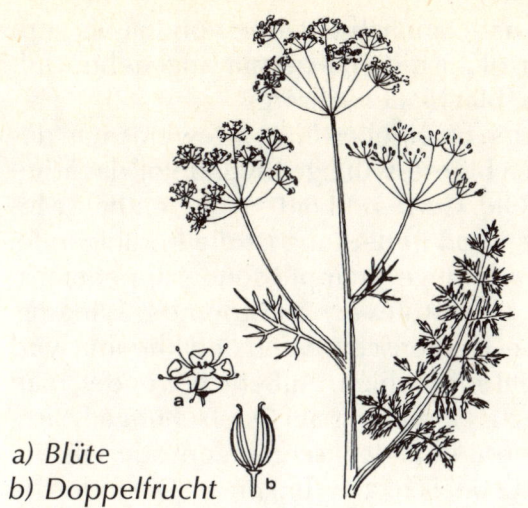

a) Blüte
b) Doppelfrucht

lenden Müttern wird die Milchsekretion angeregt. Viele Kräuterliköre enthalten Zusätze von Kümmel.

Zum Aufguß überbrüht man 3 Teelöffel gestoßene Früchte mit 1 Tasse Wasser, zur Abkochung setzt man 3 g Kümmel in 1 Tasse Milch an, kocht kurz auf und läßt 10 Minuten ziehen. Am besten trinkt man nach jeder Mahlzeit 1 Tasse Kümmeltee. Rezepte für Windtee mit Kümmel finden Sie beim Fenchel.

Kürbis
(Cucurbita pepo)
Die kriechenden oder kletternden Kürbisgewächse, zu denen auch die Gurken zählen, stammen aus Amerika, werden aber auch bei uns im Garten als Zier- und Nutzpflanze kultiviert. Von Juni bis August erscheinen die gelben, trichterförmigen Blüten, aus denen fleischige, vielsamige, oft zentnerschwere Früchte

hervorgehen, die als Gemüse und Schweinefutter Verwendung finden. Zu Heilzwecken nimmt man am besten in der Apotheke gekaufte Kürbiskerne, da nicht alle Samenkörner gleich gut wirken.

Kürbissamen enthalten 45% fettes Öl, Vitamine, Enzyme, Zucker, Eiweiß, Harz, Salizylsäure und einige andere Stoffe, deren Bedeutung noch nicht ganz geklärt ist. Seit altersher werden Kürbissamen zur Wurmkur vor allem gegen Bandwürmer verwendet (siehe Wurmleiden). Mit ärztlicher Erlaubnis kann man Kürbiskerne auch bei Harnentleerungsstörungen durch Prostatavergrößerung anwenden. Zwar geht die Vergrößerung der Drüse dabei nicht zurück, die Folgen werden aber gemildert, und die Gefahr von Komplikationen verringert sich. Die Dosierung wird der Arzt bestimmen, gewöhnlich gibt man täglich 3–4 Teelöffel Kürbissamen.

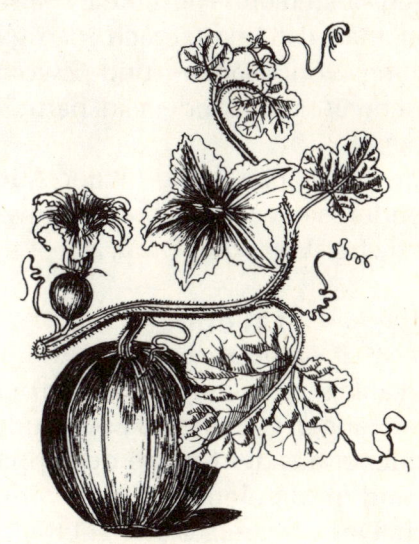

Lakritzenwurzel
(Glycyrrhiza glabra)
auch: Süßholz

Das in Südeuropa heimische Gewächs wird in Deutschland und Rußland angebaut. Der Schmetterlingsblütler, der bis 1,5 m hoch wird, trägt unten klebrige Blätter, im Juli erscheinen seine blauen bis violetten Blütentrauben. Aus der gelben, holzigen Wurzel gewinnt man durch Eindampfen und Auskochen den Lakritzensaft, der zu harten, süßen, schwarzen Lakritzenstangen verarbeitet wird. Man sammelt die Wurzel im April, September und Oktober.

Hauptbestandteil ist das saponinähnliche Glycyrrhizin, außerdem wurde eine krampflösende Substanz nachgewiesen. Die Wirkung ähnelt der von Cortison (Nebennierenhormon) und muß bei längerer Einnahme vom Arzt überwacht werden.

Bekannt ist Lakritze als Zusatz zu Arzneimitteln gegen Husten und Heiserkeit. Erst seit kurzem weiß man, daß Lakritze sich vorzüglich zur Behandlung von Magen- und Zwölffingerdarmgeschwüren besonders in hartnäckigen Fällen eignet.

Lakritze kauft man fertig in der Apotheke und wendet sie nach Gebrauchsanweisung oder ärztlicher Verordnung an.

Lavendel
(Lavandula angustifolia)

In Parkanlagen, Gärten und an trockenen, sonnigen Hängen gedeihen diese Stauden und Halbsträucher aus der Familie der Lippenblütler. Sie sind in Mitteleuropa und Vorderasien heimisch. Der verzweigte Stengel trägt graue, filzige, nadelähnliche Blätter; von Juli bis September blüht die Pflanze mit angenehm duftenden, blaßblauen Ähren.

Aus den offizinellen Blüten gewinnt man das schwach bittere, würzige Lavendelöl, das ätherische Öle, Gerb- und Bitterstoffe enthält. Medizinisch von Bedeutung ist die beruhigende, blähungswidrige, krampflösende, appetitanregende und stoffwechselfördernde Wirkung. Auch bei Nervenschmerzen und Rheuma wird Lavendel empfohlen. Äußerlich wendet man das Öl zur Einreibung bei Quetschungen, Blutergüssen und Gelenkschmerzen oder als Badezusatz bei Schlafstörungen an. Die Industrie verwendet Lavendelöl in Parfüms, Seifen und Riechmitteln.

Zum Aufguß überbrüht man 1 Teelöffel Blüten mit 1 Tasse siedendem Wasser und trinkt davon täglich 2 Tassen. Als Badezusatz verwendet man die Abkochung mit 100 g Blüten auf 1 l Wasser oder Lavendelöl aus der Apotheke nach Gebrauchsanweisung.

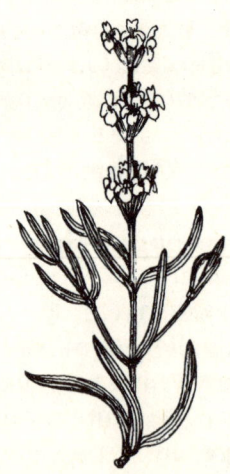

Lein
(Linum usitatissimum)
volkstümlich: Flachs

Die seit dem Altertum bekannte Kulturpflanze, die bis zu 1 m Höhe erreicht, trägt schmale Blätter, aus deren Achseln von Juni bis August die blauen Blüten sprießen. Von August bis September sammelt man die flachen, rötlich-braunen Leinsamen, die zu je 10 Stück in der etwas über erbsengroßen, runden Samenkapsel enthalten sind. Die aus dem Mittelmeerraum stammende Heilpflanze wird in Europa vor allem als Faserlein, in Amerika, Kanada und Asien bevorzugt als Öllein angebaut.

Aus Leinsamen gewinnt man das gelbgrüne, klare *Leinöl,* das vor allem lebenswichtige ungesättigte Fettsäuren enthält. Sie beugen den Cholesterinablagerungen in den Blutgefäßen (Arteriosklerose) vor und inaktivieren – zusammen mit Vitamin E – Umweltgifte, regen die Körperabwehr an und verringern nachweislich das Krebsrisiko. Diätmargarinen und Leinöl sollten in keinem Haushalt fehlen.

Getrocknete ganze Körner wendet man zusammen mit Sauermilch, Quark oder Honig zur Beseitigung der Stuhlverstopfung an. Als Tee mit 1 Eßlöffel Samen auf 1 Tasse Wasser (kurz aufkochen) wird Leinsamen bei Verdauungsstörungen, Magen-Darm-Katarrhen, Leberleiden, zur Schleimlösung bei Bronchialkatarrhen und als Gurgelwasser bei Mund- und Rachenentzündungen verabreicht. Zu diesen Zwecken kann man die Samenkörner auch über Nacht in warmem Wasser einweichen.

Äußerlich ist ein sämiger Brei aus Leinsamen und Wasser, auf einen Lappen aufgetragen,

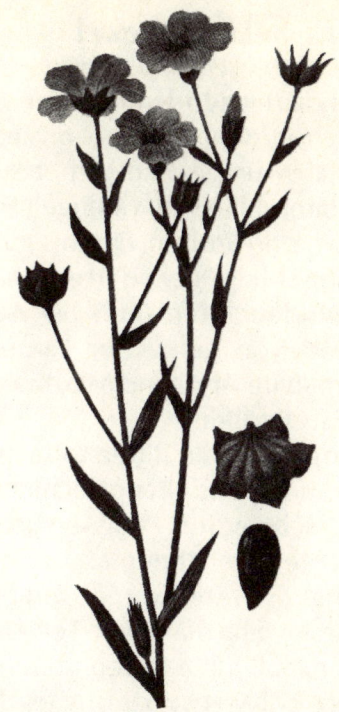

oder Leinkuchen (Rückstand beim Auspressen) aus der Ölmühle bei Geschwüren und Entzündungen der Haut angezeigt. Gegen Brandwunden wird Leinölliniment mit je 1 Teil Kalkwasser und Leinöl empfohlen.

Von den Körnern gibt man 1 Woche lang jeweils 2 Eßlöffel zu jeder Mahlzeit, danach noch 6–8 Wochen lang je 1 Eßlöffel zu jeder Mahlzeit oder morgens 2 Eßlöffel mit Quark und Honig als Frühstück. Tee wird mit 1 Tasse täglich verabreicht, Leinöl aus der Apotheke mit täglich 3 Eßlöffeln zu den Mahlzeiten, kurmäßig 6–8 Wochen lang, am besten mehrmals jährlich. Breiauflagen, Leinkuchen und Leinölliniment wendet man mehrmals täglich an.

Liebstöckel
(Levisticum officinale)

Das würzig riechende Kraut der in Südeuropa heimischen, aber auch bei uns angebauten Heil- und Gewürzpflanze eignet sich als Gewürz zu Hammelfleisch, Geflügel, Fischgerichten, Suppen und Brühen. Der bis zu 2 m hohe, hohle Stengel trägt gefiederte, gezähnte Blätter, die Doldenblüten (Juni bis August) und Samen sind von gelblicher Farbe. Wurzeln sammelt man im April und Mai, Kraut von September bis Oktober.

Die Droge enthält Bitterstoffe und ätherische Öle und wird hauptsächlich bei Verdauungsbeschwerden, Wassersucht, Nieren- und Blasenleiden, Rheuma, Gicht und Verschleimung der Atemwege verabreicht. Als Gurgelwasser gibt man den Tee bei Halsentzündungen, äußerlich gegen unreine Haut, als Badezusatz bei Menstruationsbeschwerden.

Am einfachsten ist die Anwendung als Gewürz oder Pulver aus der Apotheke. Zum Aufguß überbrüht man 1 Teelöffel Droge mit 1 Tasse Wasser; zur Abkochung setzt man die gleiche Menge kalt an und kocht kurz auf. Badezusatz wird mit 100 g Kraut auf 5 l Wasser als Abkochung hergestellt. Vom Tee sind täglich 2 Tassen erlaubt.

Linde
(Tilia)

Im Mischwald, an Straßen und Plätzen wächst in ganz Europa der 18–22 m hohe Lindenbaum mit den Arten *Tilia platyphyllos*, der großblättrigen Sommerlinde, und *Tilia cordata*, der kleinblättrigen Winterlinde, die zwei Wo-

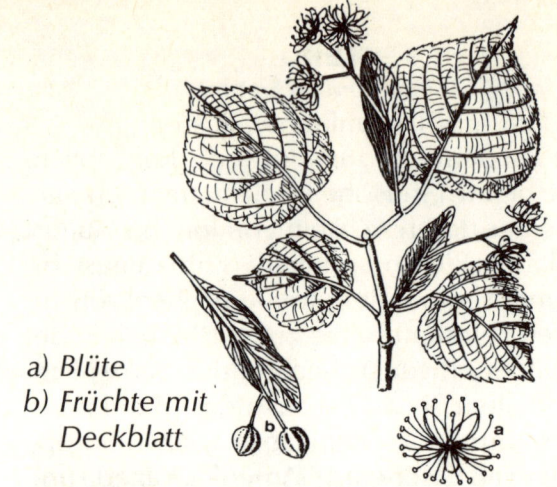

a) *Blüte*
b) *Früchte mit Deckblatt*

chen nach der Sommerlinde blüht. Die Unterseiten der herzförmigen Blätter sind blaugrün, Ende Juni bis Mitte Juli erscheinen die gelblichgrünen Blütendolden.

Lindenblüten enthalten Schleim- und Gerbstoffe, ätherische Öle, Glykoside und gelbe Farbstoffe. Schleimstoffe und die noch nicht aufgeklärte, aber nachgewiesene schweißtreibende Wirkung erklären die guten Erfolge des Lindenblütentees bei Erkältung, Husten und Verschleimung der Atemwege. Weitere Heilanzeigen sind Krämpfe, Nieren- und Blasenleiden. Lindenholzkohle gibt man bei Darminfektionen, Vergiftungen und Blähungen.

Zum Tee, den man mit Honig gesüßt dreimal täglich trinkt, überbrüht man 1 Teelöffel Droge mit 1 Tasse siedendem Wasser und läßt 10 Minuten ziehen. Bei Erkältungen empfiehlt sich eine Kombination von Holunder, Kamille und Lindenblüten (je 1 Teil) im Aufguß, davon dreimal täglich 1 Tasse. Lindenholzkohle wird fertig gekauft und nach Gebrauchsanweisung verabreicht.

Löwenzahn (Farbtafel 6)
(Taraxacum officinale)
volkstümlich: Kuhblume, Pusteblume

Das Unkraut mit seinen unregelmäßig und tief eingeschnittenen, manchmal aber auch ungeteilten Blättern ist auf Wiesen, Feldern und in Gärten auf der ganzen nördlichen Erdhalbkugel verbreitet. Von April bis Oktober trägt der bis zu 30 cm hohe Stengel goldgelbe Korbblüten, aus denen die bekannten weißlichen Kugeln gefiederter Samen hervorgehen, die der Wind verbreitet. Alle Pflanzenteile enthalten einen bitteren, milchigen Saft. Von März bis Mai sammelt man die Blätter, im April, September und Oktober die Wurzeln.

Löwenzahn enthält Saponine, Bitter- und Schleimstoffe, Vitamine, Enzyme, Spurenelemente, ätherische Öle, Cholin, Stärke und Fett.

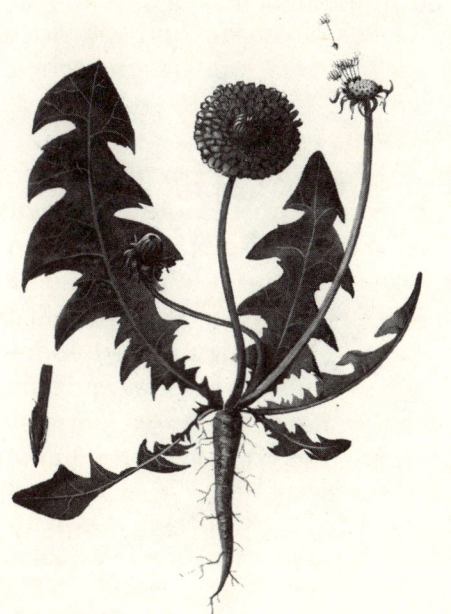

Als blutreinigendes Mittel sollte der Löwenzahn in keiner Frühjahrskur fehlen. Die harntreibende Wirkung nutzt man auch bei Nierensteinen, außerdem ist die Droge bei unreiner Haut, Leber- und Gallenblasenschwäche zu empfehlen, kurmäßige Anwendung hat sich beim Rheuma bewährt. Den wohlschmeckenden Salat verwendet man zur Frühjahrskur nach Belieben.

Zum Tee überbrüht man 1 Teelöffel Droge mit 1 Tasse kochendem Wasser und trinkt täglich 2 Tassen. Mit ärztlicher Erlaubnis kann man bei Nierensteinen versuchen, die Steine durch täglich 6 Tassen Tee am Morgen abzutreiben. Vorbeugend trinkt man zweimal im Monat je 1 Tag die gleiche Menge Tee. Preßsaft aus der Apotheke wird in etwas Milch oder Wasser zweimal täglich verabreicht. Tee oder Saft sollte bei Rheuma mindestens 4 Wochen lang täglich eingenommen werden.

Lungenkraut
(Pulmonaria officinalis)

Das in ganz Europa heimische Rauhhaargewächs trägt am behaarten Stengel eiförmige, gleichfalls behaarte, oft weißgefleckte Blätter. Es bevorzugt lichte Wälder und Gebüsche, wächst aber auch in Gärten. Von März bis Mai erscheinen die zunächst hellroten, beim Verblühen blauen Blüten, die denen der Schlüsselblume ähneln. Das Kraut wird von April bis Juni gesammelt.

Lungenkraut enthält Schleim- und Gerbstoffe, Saponine, Kieselsäure, Mineralstoffe, Fett, Zucker und Harz. Wie der Name schon andeutet, wendet man die Droge hauptsächlich bei

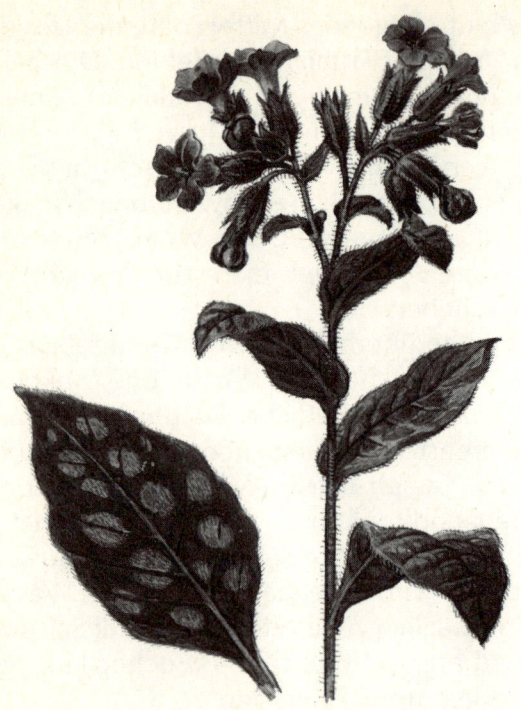

Majoran
(Origanum majorana)

Die auch bei uns angebaute Gewürzpflanze stammt aus dem Mittelmeerraum. Das Gewächs aus der Familie der Lippenblütler trägt fein behaarte, eiförmige, mattgrüne Blätter und blüht im Juli und August mit weißen Blütenähren. Während der Blütezeit wird das Kraut gesammelt.

Majoran enthält ätherische Öle, Gerbstoff und kampferähnliche Substanzen. Als Gewürz verwendet man die Pflanze zu Braten, Soßen und Wurst, die Droge wird bei Blähungen, Krämpfen des Verdauungstrakts, Verschleimung der Atemwege, Asthma und Schwindelanfällen empfohlen.

Zum Aufguß läßt man 1 Eßlöffel Droge, mit siedendem Wasser überbrüht, 15 Minuten ziehen und trinkt täglich 2 Tassen.

Erkrankungen der Atemwege, wie Husten, Heiserkeit, Bronchialkatarrh und Hals-Rachen-Entzündungen, an; die Verwendung bei Lungentuberkulose muß dem Arzt vorbehalten bleiben. Äußerlich wird Lungenkraut bei Hautentzündungen empfohlen.

Zum Aufguß überbrüht man 2 Teelöffel Droge mit 1 Tasse siedendem Wasser und trinkt täglich 3 Tassen schluckweise warm, am besten mit Honig gesüßt. Äußerlich verwendet man die Abkochung mit 1 Eßlöffel Lungenkraut auf 1 Tasse Wasser.

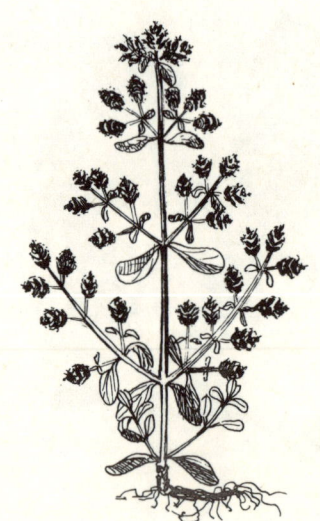

Farbtafel 5: Kamille (oben links), Hafer (oben rechts), Kalmus (unten links), Schwarzer Holunder (unten rechts).

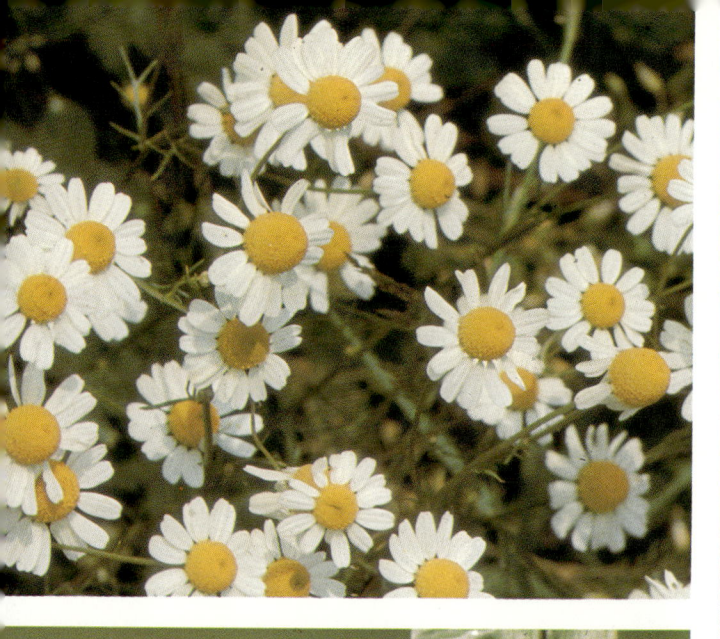
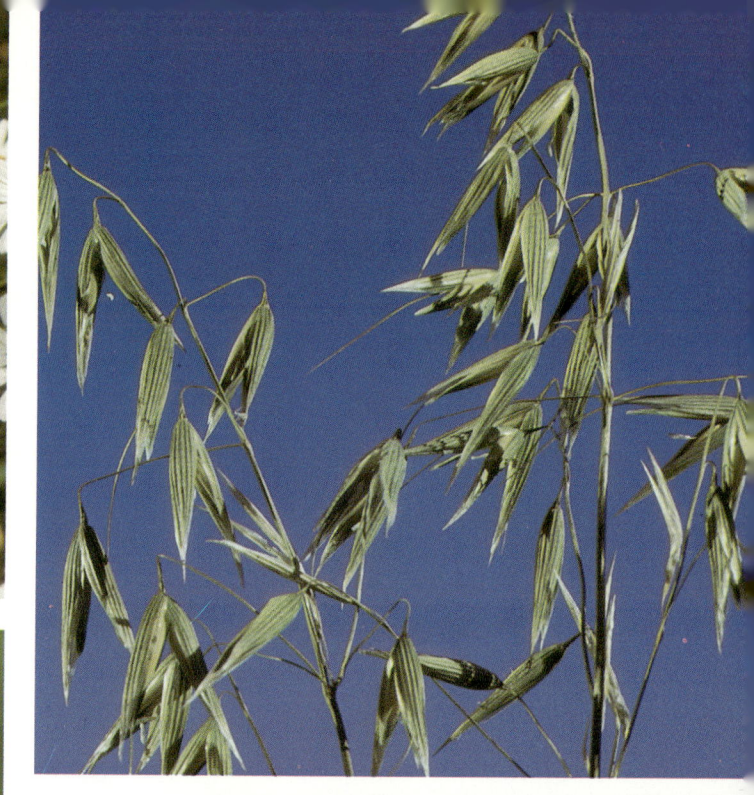
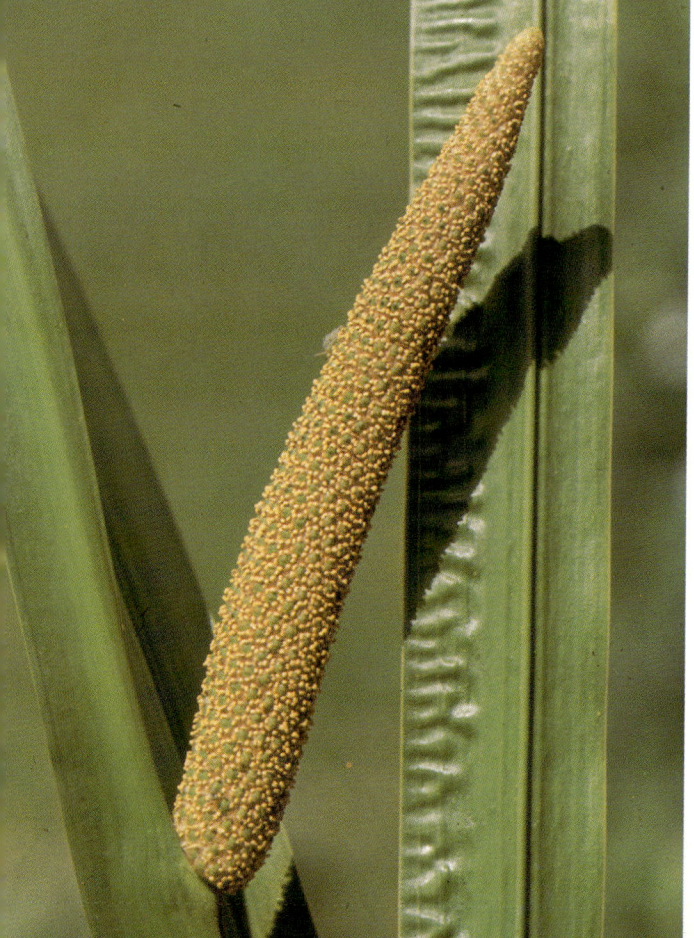
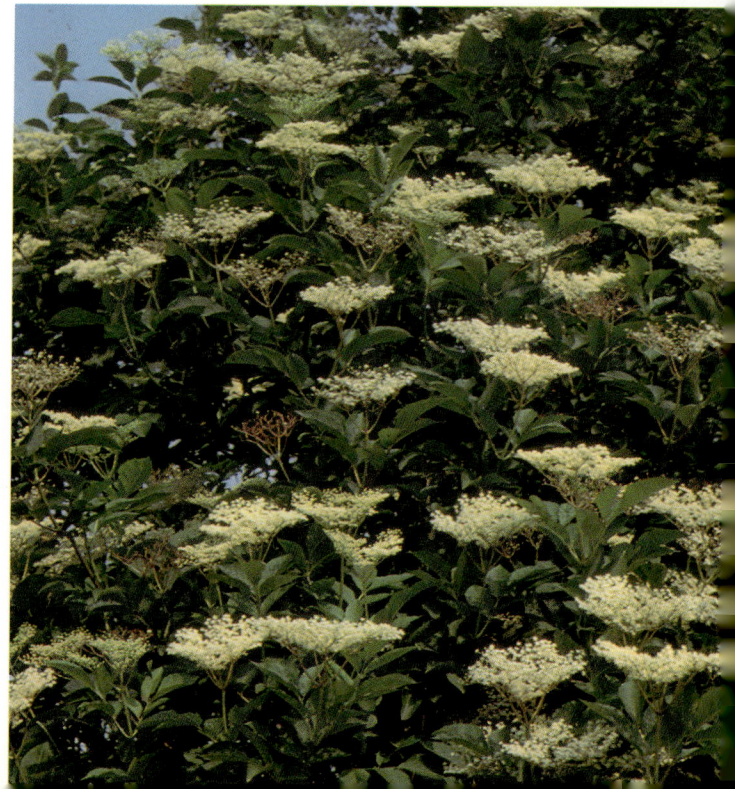

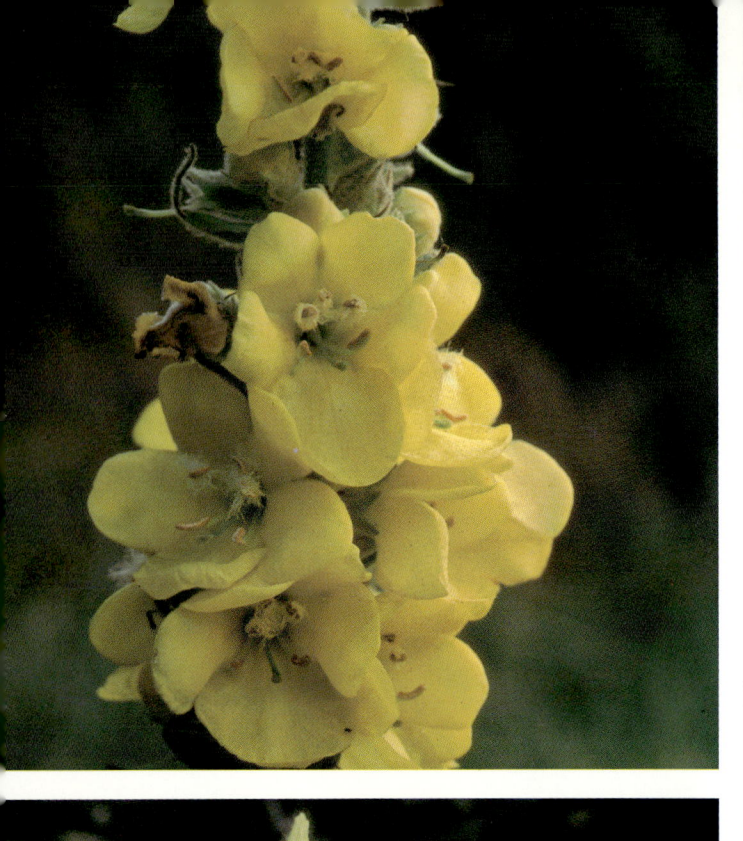
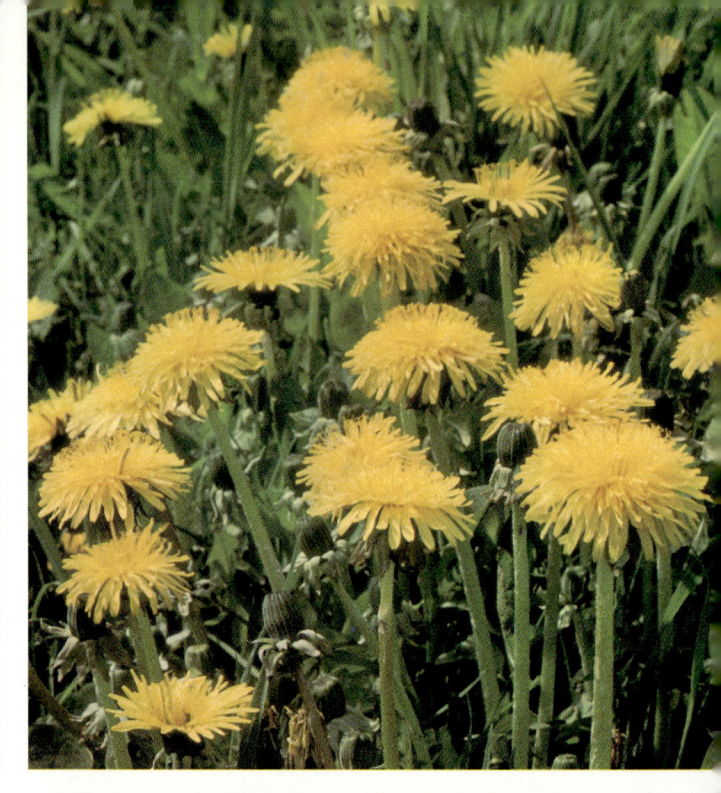
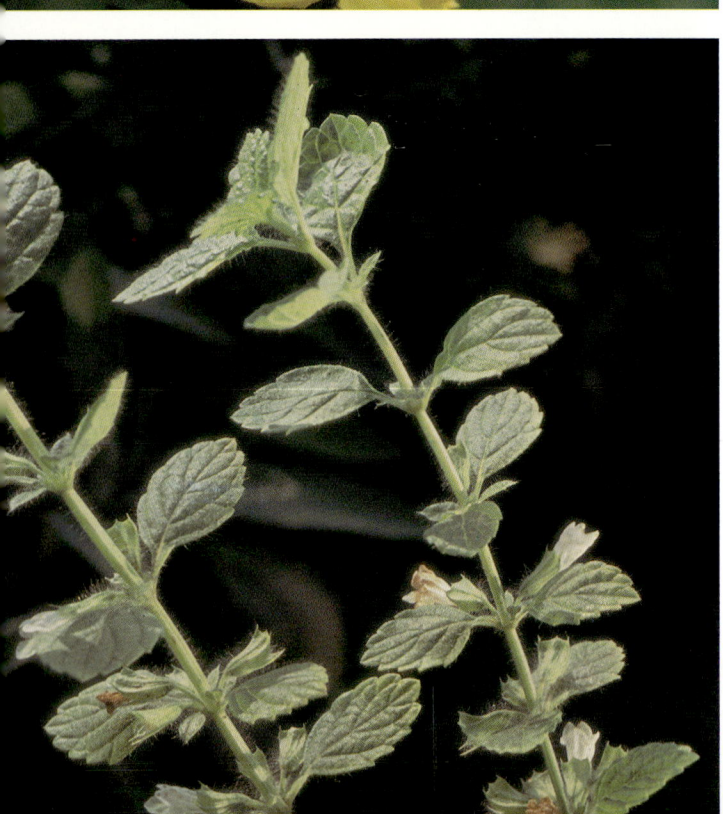
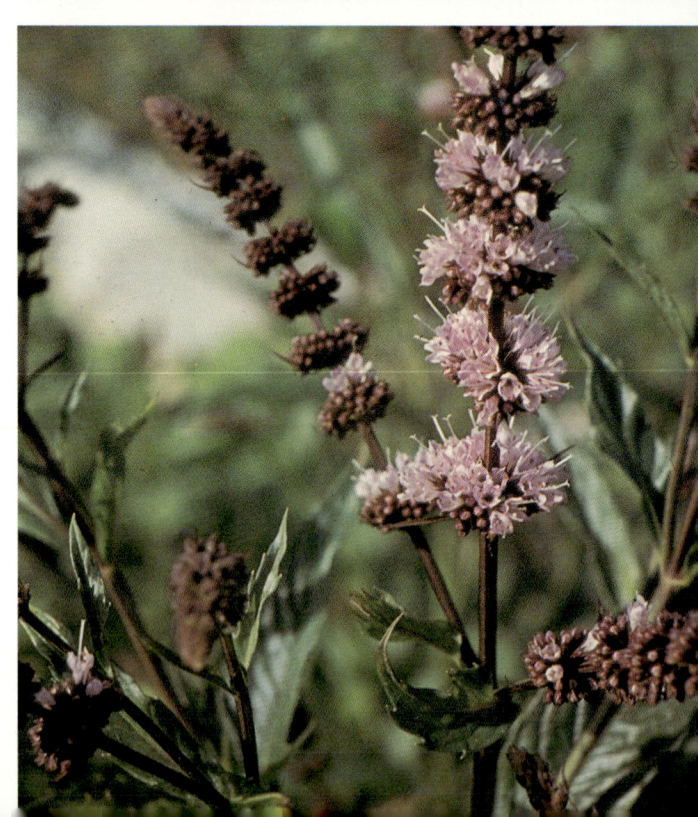

Meerrettich
(Armoracia rusticana)
volkstümlich: Kren

Die in Europa heimische, bekannte Gewürz- und Heilpflanze hat gekerbte, gewellte Blätter, die bis zu 1 m hoch werden. Von Mai bis Juli trägt der Stengel angenehm riechende weiße Blütentrauben. Gesammelt wird die fleischige, tiefreichende Wurzel, die zu Fleisch- und Fischgerichten, zum Einlegen von Gurken und in Form von Soßen als Gewürz Verwendung findet. Man sammelt die Wurzel nach der Blütezeit im Hoch- und Spätsommer.

Durch Lockung der Magensäfte regt Meerrettich Appetit und Verdauung an. Im Vordergrund steht aber die Hautreizung durch die stechend riechenden, brennend scharf schmeckenden ätherischen Öle der Wurzel bei Rheuma, Ischias, Brustfellentzündung und Nervenschmerzen.

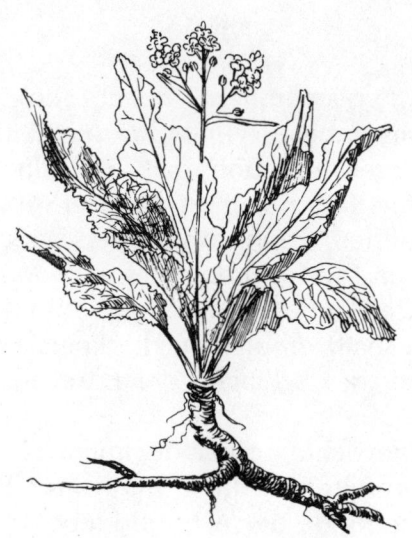

Zu Auflagen verwendet man frisch geriebene Wurzel oder fertig gekauften Meerrettichessig. Innerlich gibt man täglich 3 Messerspitzen geriebenen Meerrettich, am besten mit Honig vermischt und mit Brot verzehrt, oder 3 Teelöffel Essig auf 1/2 Tasse Wasser mit Honig.

Meerrettich darf nicht überdosiert werden, sonst entstehen Nierenreizungen. Nierenkranke sollen vor der Verwendung ihren Arzt fragen.

Meisterwurz
(Peucedanum ostruthium)

Das in Europa auf Wiesen, im Gebirge und angebaut im Garten verbreitete Gewächs erreicht eine Höhe von 1 m. Im Juli und August trägt es weiße oder rötliche Blütendolden. Im März, April und September wird die bräunliche, angenehm riechende Wurzel gesammelt, deren ätherische Öle vor allem bei Appetitlosigkeit und Verdauungsstörungen wirksam sind. Wegen der schweiß- und harntreibenden Wirkung kann die Meisterwurz auch bei Erkältungskrankheiten und Rheuma verwendet werden.

Zum Aufguß überbrüht man 1 Teelöffel Wurzel mit 1 Tasse siedendem Wasser, läßt 1/4 Stunde ziehen und trinkt davon 2 Tassen täglich. Pulver aus der Apotheke wird mit zweimal 1 g pro Tag verabreicht.

Farbtafel 6: Königskerze (oben links), Löwenzahn (oben rechts), Melisse (unten links), Pfefferminze (unten rechts).

Melisse (Farbtafel 6)
(Melissa officinalis)

volkstümlich: Mutterkraut, Zitronenmelisse

Der in ganz Europa heimische Lippenblütler wird häufig angebaut. Am schwachbehaarten Stengel trägt die Heil- und Gewürzpflanze gekerbt-gesägte, zitronenähnlich riechende Blätter, im Juli und August erscheinen die in Scheinquirlen angeordneten weißen oder rötlichen Blüten. Die offizinellen Blätter sammelt man vor und nach der Blütezeit im Mai, Juni, September und Oktober.

Melisse enthält zitronenähnlich riechendes ätherisches Öl und Gerbstoffe. Der beruhigende, krampflösende und blähungswidrige Tee wird bei Schlafstörungen, nervösen Herzbeschwerden, Erregungszuständen, Spannungskopfschmerzen, Übelkeit, Magen-Darm-Krämpfen und Menstruationsbeschwerden empfohlen. Gut geeignet ist eine Mischung

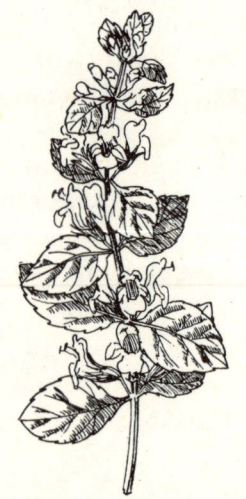

von Muskatnuß-, Gewürznelken-, Zimt- und Melissenöl in 40%igem Branntwein; die ätherischen Öle zu dieser Mischung erhält man in der Apotheke.

Äußerlich verwendet man Melissenspiritus gegen Rheuma, Neuralgie, Quetschungen, Blutergüsse. Der bekannte Melissengeist wird nicht aus Melisse, sondern mit Zitronellgras hergestellt.

Fertige Spezialitäten aus der Apotheke wendet man nach Gebrauchsanweisung an. Zum Aufguß überbrüht man 1 Teelöffel Droge mit 1 Tasse siedendem Wasser, zum Kaltauszug läßt man 2 Eßlöffel auf 1/4 l Wasser 8 Stunden lang ziehen. Täglich werden 3 Tassen Tee verabreicht. Fertige Zubereitungen mit Alkohol (Melissenspiritus) wendet man äußerlich mehrmals täglich an, innerlich gibt man morgens und mittags je 1 Eßlöffel, abends 2 Eßlöffel.

Mistel
(Viscum album)

volkstümlich: Hexenbesen

Der Hexenbesen genoß bei den Kelten göttliche Verehrung und galt als Allheilmittel. Schon die Kelten wußten von der stimmungsaufhellenden, euphorisierenden Wirkung der Mistel und erkannten, daß ihre Wirkstoffe durch die Haut oft besser aufgenommen werden. Deshalb empfahlen die keltischen Priester auch das Schlagen der Haut mit Mistelzweigen.

Der Laubschmarotzer, der im nördlichen Europa verbreitet ist, dringt mit seinen Wurzeln unter die Rinde der Äste und lebt vom Säfte-

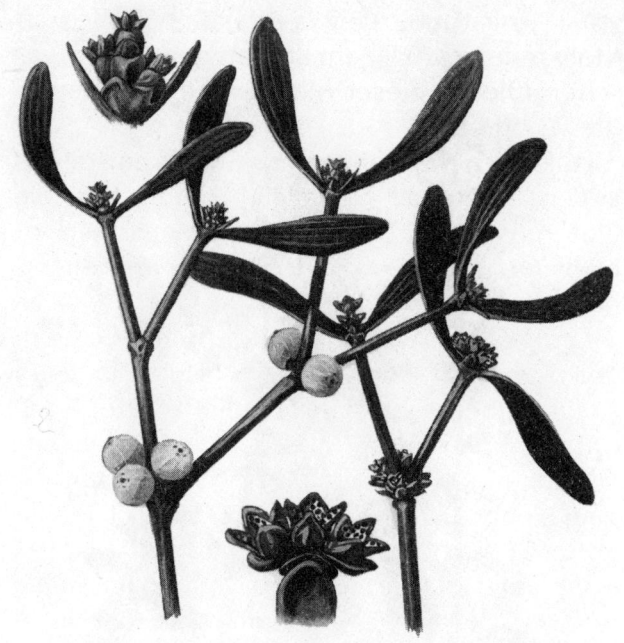

gusreizstoff, der auch für den Fettstoffwechsel und die Leberfunktionen von Bedeutung ist, den gelben Farbstoff Xanthophyll, Viscotoxin, Saponin, Bitterstoffe, Alkaloide, Stärke, Öle und Harze.

Im 19. Jahrhundert geriet die Mistel wie so viele andere wertvolle Heilpflanzen in Vergessenheit; erst seit einiger Zeit besinnt sich die Schulmedizin wieder auf ihre vielfältigen Heilwirkungen.

Im Laienschrifttum wird meist nur auf die Anwendung der Mistel in Form von Tabletten und Tees bei Bluthochdruck und Arteriosklerose hingewiesen. Wesentlich bessere Erfolge erzielt der Fachmann aber durch Mistelinjektionen unter die Haut oder in die Venen. Hervorzuheben ist die rasche Wirkung weniger Mistelinjektionen bei vegetativer Dystonie (siehe Nervosität) und ihren organischen Folgen. Außerdem wird sie mit gutem Erfolg bei Rheuma, chronischer Gelenkdegeneration und Neuralgien injiziert.

Zusammen mit dem Gift der Lachesisschlange kann Mistel in homöopathischer Verdünnung zur Therapie von Krampfadern und Venenentzündungen verwendet werden, die oft mit vielen untypischen Beschwerden an anderen Körperzonen einhergehen.

Schließlich darf die zellteilungshemmende Wirkung der Mistel bei verschiedenen Krebsgeschwülsten (vor allem Hautkrebs) nicht vergessen werden, wobei vor allem die meist zuverlässige Schmerzlinderung, allgemeine Anregung und Stimmungsaufhellung bei den oft durch ihre Krankheit stark deprimierten Patienten hervorzuheben ist.

strom in den Wirtsbäumen. Die Zweige tragen ovale Blätter, von denen sich stets zwei gegenüberstehen. Von Februar bis April blüht das Gewächs gelbgrün, im Winter um die Weihnachtszeit bilden sich die fleischigen, weißen Früchte. Vor allem in England fehlt die Mistel in keinem weihnachtlich geschmückten Zimmer. Die Samen der Mistel werden durch die Misteldrossel mit dem Kot verbreitet.

Im März und April sammelt man das offizinelle Kraut. Es enthält Azetylcholin, eine Überträgersubstanz des vegetativen Nervensystems mit blutdrucksenkender, pupillenverengender Wirkung, die auch den Herzschlag vermindert und die Speichelsekretion anregt, ihre chemische Vorstufe Cholin, gleichfalls ein Va-

Injektionen bleiben dem Fachmann vorbehalten, der Laie wird sich auf Tee und andere fertige Zubereitungen aus der Apotheke beschränken, die „per os" (durch den Mund) verabreicht werden können.

Zum Aufguß überbrüht man 2 Eßlöffel Droge mit 1 Tasse siedendem Wasser oder setzt die gleiche Menge über Nacht kalt an und kocht vor der Anwendung kurz auf. Davon trinkt man täglich 3 Tassen. Fertige Zubereitungen wendet man nach Gebrauchsanweisung an. Gegen Arteriosklerose hat sich eine Mischung von 3 Teilen Mistel mit je 2 Teilen Ackerschachtelhalm und Weißdorn bewährt, von der man täglich 3 Tassen als Aufguß mit je 1 Teelöffel auf 1 Tasse Wasser auch vorbeugend trinken kann.

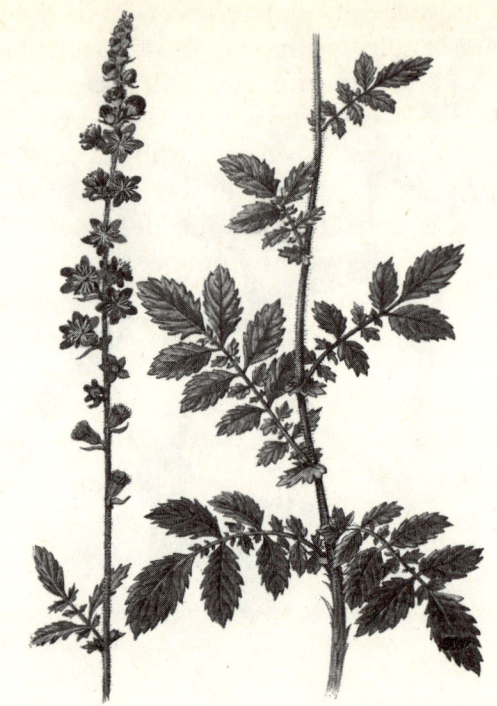

Odermennig
(Agrimonia eupatoria)

Die in Mittel- und Nordeuropa auf Feldern, in lichten Wäldern, an Hecken, Gebüschen und Wegen heimische Pflanze erreicht eine Höhe von 80–100 cm. Der haarige Stengel des Rosengewächses trägt graugrüne, gezähnte Blätter und von Juni bis September gelbe Blüten, ähnlich wie bei der Königskerze angeordnet. Von Mai bis August sammelt man das Kraut.

Odermennig enthält Gerb- und Bitterstoffe, Kieselsäure, ätherische Öle und Vitamin B. Man gibt die Droge innerlich bei Gicht, Rheuma, Nierenleiden, Leber- und Gallenblasenstörungen, äußerlich als Gurgelwasser bei Rachenentzündungen und als Auflage bei Wunden, Geschwüren und Hautkrankheiten.

Vom Aufguß, den man mit 1 Eßlöffel Droge auf 1 Tasse siedendes Wasser zubereitet (kurz aufkochen, 10 Minuten ziehen lassen), trinkt man täglich 2 Tassen.

Pappel
(Populus)

In Parkanlagen, an Alleen und in Wäldern in ganz Mittel- und Südeuropa wächst die 18 bis 35 m hohe Pappel aus der Familie der Weidengewächse. Eine Sonderform, die Ontariopappel, ist in Kanada heimisch. Bei uns treffen wir am häufigsten auf die Schwarzpappel (Populus nigra), die ähnliche Silberpappel (Populus alba) mit an der Unterseite weißfilzigen Blättern und die Zitterpappel oder Espe (*Populus tremula*) mit rundlichen, grobgezähnten Blättern. Die in der Poebene heimische, schlanke, hochgewachsene Pyramidenpappel wurde von Napoleon I. in Deutschland eingeführt.

Von März bis April blüht die Pappel mit hängenden Blütenkätzchen. Für Heilzwecke verwendet man meist die Knospen der Schwarzpappel und Pappelholzkohle.

Pappelholzkohle aus der Apotheke gibt man in etwas Wasser nach Gebrauchsanweisung gegen Durchfall, Magen-Darm-Störungen und Sodbrennen. Die Knospen enthalten ätherische Öle, Eisen, Kalzium, Säuren, Harz und Wachs. Man stellt daraus eine Salbe gegen die Gicht her, die sich aber auch bei Verbrennungen und Hämorrhoiden eignet. Pappelgeist und -tinktur wird bei Blasenkrankheiten, Bettnässen und Erkrankungen der Atemwege empfohlen.

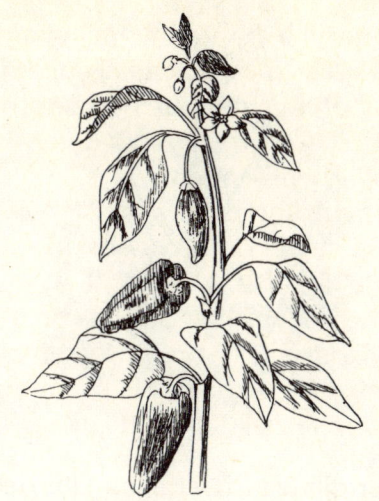

Paprika
(Capsicum annuum)
volkstümlich: Rosenpaprika, Roter Pfeffer, Spanischer Pfeffer

Die auch bei uns beliebte Gewürzpflanze aus der Familie der Nachtschattengewächse ist im tropischen Amerika heimisch, wird aber auch in Italien, Spanien, Südfrankreich, Ungarn und in der Türkei angebaut. Der 50–70 cm hohe Stengel trägt dunkelgrüne Blätter, aus deren Achseln von April bis Mai weiße Blüten erscheinen. Daraus gehen die kugeligen oder spindelförmigen roten, gelben, schwarzen oder violetten Früchte hervor. Getrocknet verwendet man die reifen Früchte als Gewürz,

zum Gemüse und Salat eignen sich die unreifen gelben, grünen und roten Schoten.

Die reifen, scharf und beißend schmeckenden Früchte enthalten viel Vitamin A und C, ätherische Öle, Farbstoffe und die Hauptwirkstoffe Capsacutin, Capsaizin und Capsikol, die den Geschmack ausmachen. Tinktur und Pulver werden innerlich bei Blähungen, Appetitlosigkeit, Verdauungsschwäche und zur Anregung der Speichelsekretion verwendet, die hautreizende Wirkung nützt man bei äußerlicher Anwendung gegen Rheuma und Brustfellentzündung. Außerdem ist die Tinktur zum Gurgeln geeignet.

Petersilie
(Petroselinum crispum)
Das am Mittelmeer heimische Doldengewächs wird heute in ganz Europa als Gewürz- und Gemüsepflanze angebaut. Aus einer möhrenähnlichen Wurzel entsteht im 1. Jahr zu-

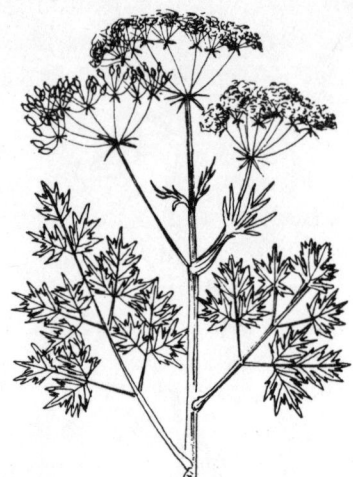

Pfefferminze (Farbtafel 6)
(Mentha piperita)

In Europa, Japan und den USA ist diese ausdauernde Heilpflanze aus der Familie der Lippenblütler an sonnigen, feuchten Standorten verbreitet. Der 70–110 cm hohe Stengel trägt schwach behaarte, längliche Blätter und kegelförmige, hellviolette Blüten, die von Juni bis August erscheinen. Von Mai bis August sammelt man die offizinellen Blätter, die Gerb- und Bitterstoffe und ätherisches Öl mit Menthol und Menthon enthalten.

Die Droge wirkt desinfizierend, muskelentspannend und leicht anästhesierend, außerdem blähungswidrig, krampflösend bei Unter-

nächst nur die Blattrosette, im Jahr danach erscheint der Stengel mit glatten oder krausen, gefiederten Blättern. Von Juni bis August blüht die Petersilie mit grüngelben Blütendolden.

Das Kraut sammelt man im April und Mai, die Wurzel von Juni bis Oktober, den Samen im September. Petersilie enthält harntreibende und verdauungsfördernde ätherische Öle und ist hauptsächlich bei Nierensteinen, Rheuma und Verdauungsstörungen angezeigt. Auch Leberleiden und Gelbsucht werden günstig beeinflußt. Überdosierung soll allerdings die Leber schädigen. Als Gewürz gibt man die vitaminreiche (A, B, C) Petersilie roh erst kurz vor dem Essen zu Salaten, Suppen und Rohkostplatten.

Zum Aufguß nimmt man 1 Eßlöffel Kraut auf 1 Tasse Wasser, zur Abkochung die gleiche Menge Kraut und Wurzeln. Samen werden als Abkochung mit 1 Teelöffel der Droge auf 1 Tasse Wasser zubereitet. Die Tagesmenge von 2 Tassen Tee muß wegen der Gefahren der Überdosierung genau eingehalten werden.

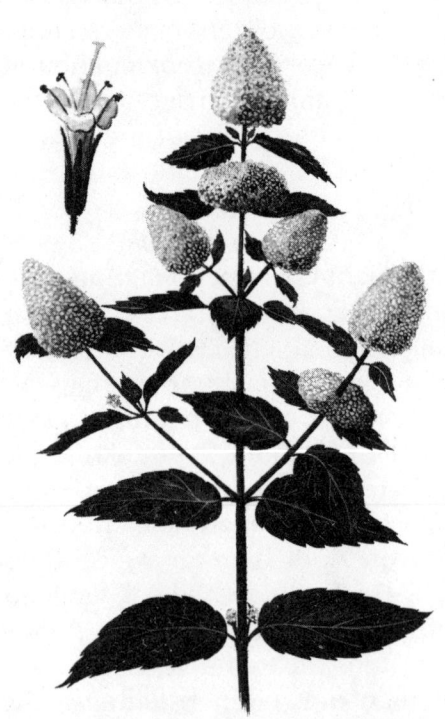

leibskrämpfen und Menstruationsbeschwerden, regt Galle und Stoffwechsel an und reinigt verschleimte Atemwege. Schließlich wird Pfefferminztee noch bei Magen-Darm-Katarrhen, das farblose bis blaßgelbe Pfefferminzöl zu Einreibungen bei Kopfschmerz, Rheumatismus, Neuralgie und Quetschungen empfohlen.

Längere Anwendung reizt die Schleimhäute und soll den Augen schaden. Deshalb wird man nach jeweils 2–3 Wochen eine Pause von je 2 Wochen einlegen, ehe man die Droge wieder verabreicht.

Zum Tee überbrüht man 5 g Blätter mit 1/4 l Wasser und trinkt täglich bis zu 3 Tassen. Pfefferminzöl aus der Apotheke wird nach Gebrauchsanweisung angewendet. Gegen Rheuma und Nervenschmerzen eignet sich besonders das japanische Pfefferminzöl.

Langdauernder Gebrauch von Pfefferminztee vermindert erhöhte Magensäurewerte, darf aber nur mit ärztlicher Erlaubnis durchgeführt werden.

Raute
(Ruta graveolens)

Die auch bei uns heimische Raute wächst bevorzugt auf Bergen, in Weingärten, aber auch angebaut im Garten. Der 40–60 cm hohe Strauch trägt gefiederte Blätter und blüht von Juni bis August in grünlichgelben Rispen. Während der Blütezeit sammelt man das Kraut.

Allergiker und schwangere Frauen müssen die Droge meiden. Rautentee wird bei Rheuma, Gicht, Ischias, Durchfall, Appetitlosigkeit, Erkältungskrankheiten, Nervosität und Kopfschmerzen empfohlen. Äußerlich wendet man

Umschläge mit Raute bei Wunden, Geschwüren, Verrenkungen und Verstauchungen an.

Zum Aufguß überbrüht man 2 Teelöffel Kraut mit 1 Tasse siedendem Wasser, zum Kaltauszug setzt man 1 Teelöffel Kraut mit 1 Tasse Wasser 10 Stunden lang an. Täglich werden 2 Tassen Tee schluckweise verteilt getrunken.

Rettich
(Raphanus sativus)

Die auch bei uns häufig angebaute Pflanze wird bis zu 1 m hoch und blüht von Mai bis Juli mit traubenförmig angeordneten, weißen oder lila Blüten. Von Juni bis September wird die rübenähnliche Wurzel geerntet.

Rettich enthält die scharfen ätherischen Senföle. Er kann als rohes Wurzelgemüse gerieben verabreicht werden, Rettichsaft ist zu Heilzwecken aber vorzuziehen. Fachleute vertreten die Ansicht, daß die auffallend geringe Zahl von Gallenblasenleiden in Süddeutschland auf den hier häufigeren Gebrauch von Rettich zurückzuführen ist. Außerdem eignet sich der Rettich bei Leberkrankheiten, Husten, Entzündung und Verschleimung der Atemwege, Blähungen und Kopfschmerzen.

Rettichsaft kann man fertig kaufen oder wie folgt selbst herstellen: Ein großer Rettich wird in Scheiben geschnitten, mit Honig oder Kandiszucker 4 Stunden lang angesetzt, der dabei entstehende Saft wird verwendet. Täglich sind 500 g Rettich, gerieben und mit Zucker oder Honig gesüßt oder 1/4 l Rettichsaft erlaubt.

Viele Leute kennen Rettich nur mit Salz zubereitet. Die Erfahrung der Volksheilkunde zeigt aber, daß das Heilmittel Rettich seine volle Wirkung erst gesüßt entfaltet. Außerdem versteht die Naturheilkunde das Kochsalz als Genußmittel, weil der tägliche Bedarf von 2–3 g normalerweise allein durch den Salzgehalt der Lebensmittel gedeckt wird. Durch das heute übliche Salzen der Nahrung leiden die meisten Menschen an Kochsalzüberschuß.

Zur Rettichkur gegen Gallenblasenleiden trinkt man zweimal jährlich jeweils 3 Wochen lang morgens nüchtern 1 Glas Rettichsaft. Bei akuten Gallenblasenbeschwerden gibt man – mit ärztlicher Erlaubnis – morgens nüchtern zunächst 6 Eßlöffel lauwarmes Olivenöl mit Zitronensaft, nach der Darmentleerung gegen 10 Uhr 125 g Rettichsaft, um 12 und 18 Uhr nochmals je 6 Eßlöffel Olivenöl. Dabei gehen Gallenschlamm und Gallengrieß schmerzlos mit dem Stuhl ab.

Rhabarber
(Rheum palmatum)

Auch bei uns wird dieses alte chinesische Kulturgewächs aus der Familie der Knöterichgewächse häufig angebaut. Grünrote Stiele tragen die großen breiten Blätter, im Juni und Juli blüht die Pflanze. Im Mai und Juni erntet man die Stengel, im September/Oktober die Wurzeln.

Der säuerliche Geschmack des Rhabarbers ist auf den hohen Gehalt an Oxalsäure zurückzuführen, die in den Blättern so hoch konzentriert vorkommt, daß diese gesundheitsschädlich werden können, während die Blattstiele noch ohne Gefahr genossen werden. Die Stiele verwendet man zu Kompott. Oxalsäure erzeugt die bekannte abführende Wirkung; we-

niger bekannt ist, daß der Gerbstoffgehalt die Verwendung von Rhabarber auch bei Durchfällen zuläßt. Die Wurzel regt Appetit und Verdauung an.

Kompott wird wenig gesüßt nach Belieben gegessen, vom Pulver aus der Apotheke gibt man täglich 3 Teelöffel.

Ringelblume *(Farbtafel 7)*
(Calendula officinalis)
volkstümlich: Ringelrose, Wucherblume

Auch bei uns wird diese aus dem Mittelmeerraum stammende Heilpflanze aus der Familie der Korbblütler angebaut. Der 30–50 cm

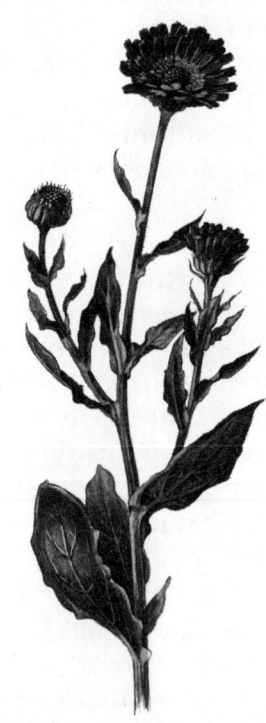

hohe, behaarte Stengel trägt gleichfalls behaarte längliche Blätter und von Juni bis September große gelbe Blütenkörbe. Während der Blütezeit werden Kraut und Blüten zu Heilzwecken gesammelt.

Die Droge enthält Vitamin-A-Vorstufen, ätherische Öle, Bitter- und Schleimstoffe. Der Tee wird bei Leberleiden, Gelbsucht, Magengeschwüren, Hämorrhoiden, Kopfschmerz, Schwindel und Nervosität empfohlen. Äußerlich wendet man die Ringelblume bei Wunden, Geschwüren, Quetschungen und Warzen an.

Zum Aufguß, den man mit 2 Tassen über den Tag verteilt trinkt, überbrüht man 1 Teelöffel Droge mit 1 Tasse siedendem Wasser. Salbe und Tinktur aus der Apotheke wendet man nach Gebrauchsanweisung an.

Rizinus
(Ricinus communis)

In den USA, Südamerika, Indien und Afrika ist dieses baumartige Gewächs aus der Familie der Wolfsmilchgewächse als Kulturpflanze heimisch, in unseren Breiten kennt man eine Abart, den rasch wachsenden „Wunderbaum", als Garten- und Topfzierpflanze. Aus den Samen gewinnt man das unangenehm riechende fette Rizinusöl mit dem Wirkstoff Rizinolsäure, welche die Darmbewegungen anregt. Anwendungsgebiet des schonend, aber rasch wirkenden Mittels ist die Stuhlverstopfung.

Vom Rizinusöl aus der Apotheke nimmt man auf nüchternen Magen 1–2 Eßlöffel voll ein. Im Dünndarm wird das Öl enzymatisch in die abführende Rizinolseife umgewandelt.

Rosmarin
(Rosmarinus officinalis)

Der in Europa heimische Lippenblütler trägt dunkelgrüne, an der Unterseite weißliche, nadelförmige Blätter. Während das bis zu 1,5 m hohe Gewächs bei uns überwiegend angebaut wird, kommt es am Mittelmeer auch wildwachsend vor. Von April bis Juni erscheinen die nach Kampfer duftenden hellblauen Blüten, von Juni bis August sammelt man die Blätter.

Rosmarin enthält ätherische Öle mit kampferähnlichen Substanzen, Gerb- und Bitterstoffe. Den Tee gibt man sowohl beim Bluthochdruck als auch bei zu niedrigem Blutdruck, gegen Blähungen, Appetitlosigkeit, zur Anregung des Stoffwechsels und zur allgemeinen Belebung. Aus den Blättern extrahiertes Rosmarinöl, daß zu Salben und Badezusätzen verarbeitet wird, wendet man bei Rheumatismus und

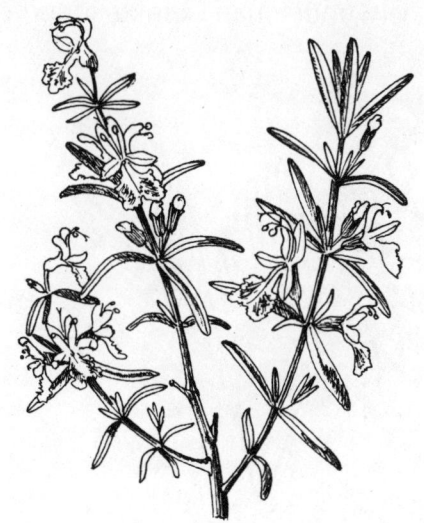

Hautausschlägen an, das Bad regt den Kreislauf an.

Öle und Salben verabreicht man nach Gebrauchsanweisung, vom Aufguß mit 1 Teelöffel Droge auf 1 Tasse siedendes Wasser trinkt man über den Tag verteilt 2 Tassen.

Roßkastanie (Farbtafel 7)
(Aesculus hippocastanum)

Der bis zu 25 m hohe Baum stammt aus dem Mittelmeerraum, ist heute aber in ganz Europa heimisch. Seine Blätter sind handförmig. Im Mai erscheinen die pyramidenförmigen, rosa oder weißen Blütenrispen. Der bekannte Samen, die Kastanie, wird bis zur Reife von einer stacheligen grünen Schale umgeben. Rinde sammelt man im März, April und September, Blüten im Mai und Juni, Samen nach der Reife im Herbst.

Das Balsamgewächs enthält das Saponin Aescin, Glykoside, Bitter- und Gerbstoffe. Seit langem verwendet man Extrakte innerlich und

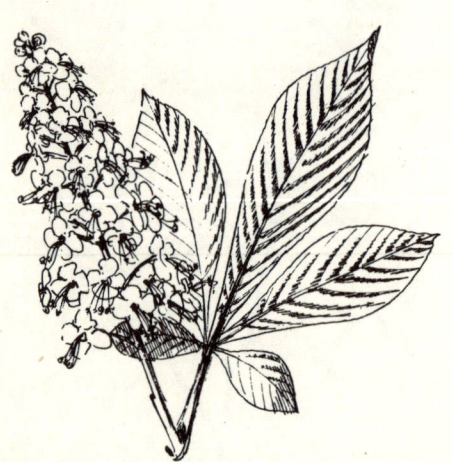

äußerlich bei Krampfadern, Venenentzündungen, Durchblutungsstörungen, Quetschungen, Prellungen, Blutergüssen und Hirnschwellungen nach Schlaganfällen. Rindenabkochungen sind bei Katarrhen der Atemwege und des Darms, Durchfall und Durchblutungsstörungen angezeigt, geröstete Kastanien zur Blutreinigung.

Zum Rindentee überbrüht man 1 Teelöffel Droge mit 1 Tasse siedendem Wasser, als Badezusatz verwendet man eine Abkochung von Rinde und Früchten. Vom Tee sind täglich 2 Tassen, schluckweise über den Tag verteilt, erlaubt. Zu anderen Zwecken sollten fertige Spezialitäten aus der Apotheke verabreicht werden.

Salbei (Farbtafel 7)
(Salvia officinalis)

Die ausdauernde, immergrüne Heil- und Gewürzpflanze tritt häufig als Unkraut auf kalkhaltigen Böden auf, wird aber auch angebaut. Sie ist in ganz Europa heimisch. Der 50–100 cm hohe Stengel trägt lanzettförmige Blätter, im Juli und August erscheinen weiße, hellblaue oder hellviolette Blütenstände. Vor der Blütezeit im Mai und Juni sammelt man die Blätter.

Salbeiblätter enthalten Gerb- und Bitterstoffe und ein ätherisches Öl. Man gibt die Droge bei Erkältung, Grippe, Atemwegs- und Magen-Darm-Katarrhen, Leberleiden, Beschwerden im Unterleib und nervösem Schwitzen. Äußerlich wird die Droge als Gurgelwasser bei Mund-, Hals-, Rachen-, Mandelentzündungen und Zahnfleischbluten empfohlen.

Als Tee und Gurgelwasser bereitet man einen Aufguß mit 2 Teelöffeln Droge auf 1 Tasse Wasser zu, Tinktur kauft man fertig in der Apotheke. Täglich werden 2 Tassen Tee getrunken.

Schafgarbe *(Farbtafel 7)*
(Achillea millefolium)

Die bekannte Heilpflanze aus der Familie der Korbblütler ist in den gemäßigten Zonen der Erde heimisch. An 25–70 cm hohem Stengel trägt sie gefiederte, hellgrüne Blätter und von Juni bis September in Doldentrauben angeordnete weiße oder rosarote Blüten. Das Kraut wird von Mai bis Oktober gesammelt.

Die Droge enthält ätherische Öle mit entzündungshemmendem Azulen (wie auch in der Kamille), Gerbstoffe, Kieselsäure, Kalium, Schwefel, Asparagin und den Bitterstoff Achillein. Schafgarbe regt Appetit, Leber, Gallenblase und den ganzen Stoffwechsel an, löst Krämpfe des Verdauungssystems und im Unterleib. Außerdem werden Magenschleimhautentzündungen, Blasen-, Nierenleiden und Menstruationsbeschwerden gelindert. Äußerlich empfohlen bei Rheuma, Gicht und Nervenschmerzen.

Schafgarbe darf innerlich nicht dauernd verabreicht werden. Zum Aufguß zur inneren Anwendung gibt man 2 Teelöffel Droge auf 1 Tasse siedendes Wasser, zur äußeren Anwendung 2 Eßlöffel. Man trinkt täglich 2 Tassen Tee. Im Handel sind auch gute Fertigpräparate in Form von Tropfen und Saft erhältlich, die man nach Gebrauchsanweisung dosiert.

Schlüsselblume
(Primula veris)
volkstümlich: Himmelsschlüssel, Primel

Auf Wiesen und in lichten Wäldern wächst in ganz Mitteleuropa die bis 20 cm hohe Schlüsselblume. Aus einer Rosette etwa 10 cm hoher, an den Unterseiten behaarter Blätter erhebt sich der kahle Stiel, der von März bis Mai die gelben Blütendolden trägt. Während der Blütezeit sammelt man Blätter und Blüten, die Wurzel steht unter Naturschutz und darf nur vom Fachmann mit besonderer Erlaubnis ausgegraben werden.

Die Primel enthält reichlich Saponine und ätherische Öle. Ihre schleimlösende, auswurffördernde und harntreibende Wirkung ist seit langem bekannt. Hauptsächlich verwendet man die Droge bei Erkältungen und Husten; weitere Heilanzeigen sind Rheuma, Gicht und Wassersucht.

Tinkturen sollte man immer fertig kaufen und nach Gebrauchsanweisung verwenden,

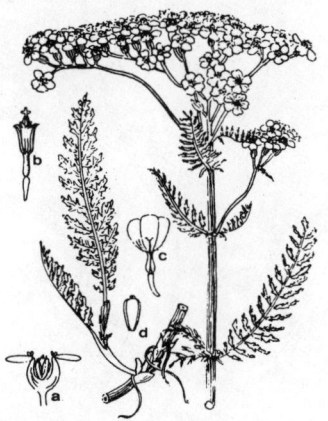

a) Blütenköpfchen im Durchschnitt;
b) Scheibenblüte; c) Strahlblüte; d) Frucht

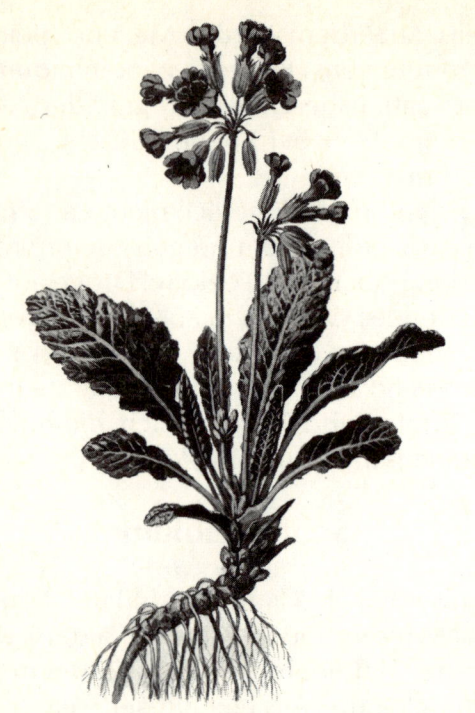

gelbe Blüten, aus denen die langen, stehenden Schoten hervorgehen. Das Kraut enthält einen orangegelben Milchsaft. Von April bis Juni wird die ganze Pflanze gesammelt.

Wirkstoffe sind verschiedene Alkaloide, ätherische Öle und Spurenelemente. Die Droge wirkt ähnlich wie Morphium über das Zentralnervensystem beruhigend und krampflösend und wird deshalb bei Reiz- und Krampfhusten angewendet. Gute Erfolge erzielt man auch bei manchen Leber- und Gallenblasenleiden; äußerlich trägt man Frischpreßsaft kurmäßig auf Warzen auf.

Fertige Zubereitungen wie Tinktur und Saft dürfen nur vom Arzt verordnet werden.

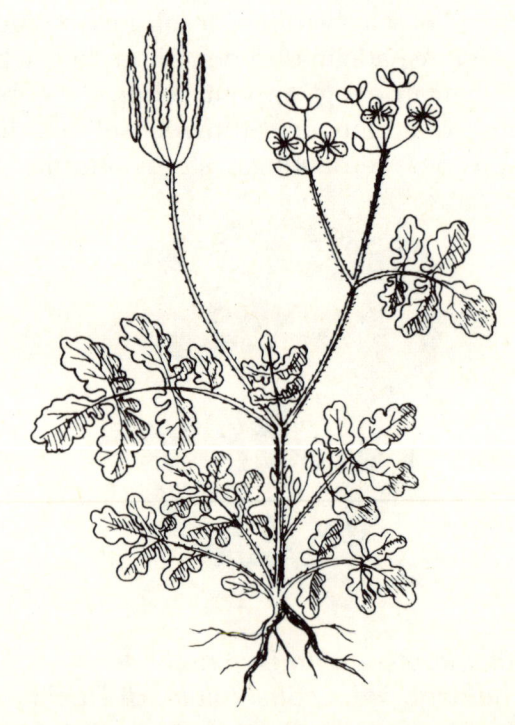

zum Tee überbrüht man 2 Teelöffel Droge mit 1 Tasse kochendem Wasser oder kocht 1 Eßlöffel mit 1 Tasse Wasser ab. Davon verabreicht man täglich 3 Tassen, am besten mit Honig gesüßt.

Schöllkraut
(Chelidonium majus)

Die giftige, überall heimische Staude aus der Familie der Mohngewächse darf nur mit ärztlicher Erlaubnis verabreicht werden. Bald nach Neujahr schon erscheinen die ersten der rundlichen Blätter und bilden eine Rosette, aus der sich ein verzweigter Stengel erhebt. Von Mai bis August sprießen aus den Blattachseln gold-

Schwertlilie
(Iris germanica)

Als Zierpflanze im Garten – seltener wildwachsend – ist die Deutsche Iris auf der nördlichen Halbkugel der Erde heimisch. Ihr kräftiger Stengel wird von langen, schwertähnlichen Blättern umgeben, im Mai und Juni erscheint die große, violette Blüte. Die Wurzel wird von März bis April und im September und Oktober gesammelt.

Iriswurzel, wegen ihres veilchenähnlichen Geruchs zu Unrecht auch als Veilchenwurzel bezeichnet, enthält Gerbsäure, Stärke, Schleim, Glykoside, Fett und Harz. Man verwendet sie in Teemischungen oder allein zur Lösung von Verschleimungen der Atemwege und bei Gallenblasenleiden. Äußerlich wird sie zahnenden Kindern seit altersher zum Kauen gegeben.

Am besten wendet man die Iris im Brusttee (Rezept siehe Eibisch) an. Zum Tee mit Iris allein kocht man 1 Teelöffel Droge mit 1 Tasse Wasser ab und trinkt täglich bis zu 3 Tassen.

Seifenkraut
(Saponaria officinalis)

Das Nelkengewächs wächst an Wegen, Ufern, Hecken und auf Wiesen in ganz Europa. Zu Beginn des 19. Jahrhunderts wurden im Seifenkraut erstmals die seifenähnlich schäumenden organischen Saponine nachgewiesen, die auch Bestandteil vieler anderer Heilpflanzen sind. Der Stengel des Krauts trägt schmale, lanzettförmige Blätter, von Juli bis September erscheinen die weißen oder hellvioletten Blüten. Die offizinelle Wurzel mit den schleimlösenden, auswurffördernden Saponinen wird von Mai bis Juli gesammelt.

Das Seifenkraut eignet sich zur Therapie von Katarrhen der Atemwege, Husten und Bronchitis. Die Wirkung bei Magen-, Darm- und Nierenleiden ist fraglich.

Zur Abkochung setzt man 1 Teelöffel Wurzel auf 1 Tasse Wasser 8 Stunden lang an und kocht dann 5 Minuten auf; zum Aufguß überbrüht man 2 Teelöffel der Droge mit 1 Tasse siedendem Wasser. Täglich sind 2 Tassen Tee erlaubt.

Sellerie
(Apium graveolens)

Die bekannte Gartenpflanze ist in Europa, Asien und Afrika heimisch. Das Gewächs aus der Familie der Doldenblütler wird 60–100 cm hoch und trägt gefiederte Blätter; von Juli bis Oktober erscheinen die grünlichweißen Blü

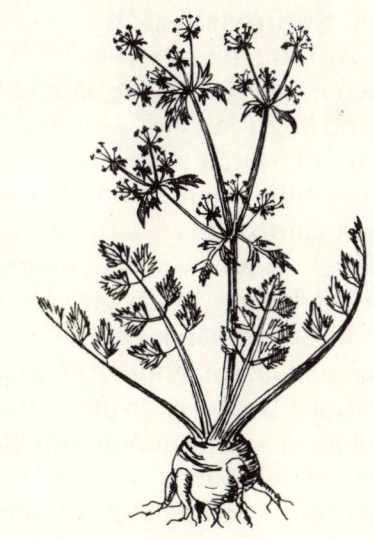

ten. Gesammelt wird der Wurzelknollen im Oktober, das Kraut erntet man von Mai bis Oktober.

Sellerie enthält ätherische Öle, Spurenelemente, Kieselsäure, Kochsalz, in den Blättern Glykoside, in der Wurzel Aminosäuren. Die harntreibende Heilpflanze eignet sich vor allem bei Nieren- und Blasenleiden, Rheuma, Gicht und zur Blutreinigung, außerdem regt sie den Appetit an. Die Volksheilkunde empfiehlt Sellerie noch bei Potenzschwäche, die Wirkung ist umstritten.

Salat aus der Wurzelknolle wird als Beilage zum Essen nach Belieben verzehrt, die Blätter können zerrieben als Gewürz in der Suppe und zum Salat verwendet werden. Zur Abkochung gibt man 1 Eßlöffel Blätter auf 1 Tasse Wasser, kocht auf und trinkt täglich 2 Tassen. Vom Preßsaft aus der Apotheke gibt man täglich 3 Eßlöffel.

Sennesstrauch
(Cassia acutifolia/angustifolia)

Der Strauch ist mit der Art *Cassia acutifolia* in Westafrika und im Sudan, als *Cassia angustifolia* in Arabien und Ostindien heimisch. Seit langem schon exportiert man die offizinellen Blätter auch nach Europa.

Sennesblätter enthalten darmanregende Anthrachinonglykoside und ein Harz, das Krämpfe verursachen kann. Deshalb verwendet man nur entharzte Senneszubereitungen aus der Apotheke. Die meisten der fertigen Abführtees enthalten Sennesblätter, zum Beispiel als Mischung mit Faulbaumrinde und Fenchelfrüchten (je 1 Teil). Auch zur Blutreinigung werden Sennesblätter mit anderen Drogen empfohlen.

Zum Aufguß überbrüht man 1 Teelöffel Droge mit 1 Tasse siedendem Wasser, läßt erkalten und trinkt bei Bedarf – nie dauernd – bis zu 2 Tassen täglich.

Als Senna-Latwerge ist eine breiförmige Zubereitung mit Sennesblättern, Tamarindenmus und Zuckersirup in der Apotheke als Abführmittel erhältlich.

Sonnenhut
(Echinacea)

In den Prärien Nordamerikas ist diese Staude aus der Familie der Korbblütler heimisch, aber auch in Mitteleuropa wird sie zu Heilzwecken angebaut. Das 70–130 cm hohe Gewächs mit seinen bodenständigen Blattrosetten trägt auf langen Stielen rötlichviolette Blüten. Gesammelt wird die ganze Pflanze.

Die Droge enthält ätherische Öle, Phenolcarbonsäure, Echinacosid, Phytomelan, Phytosterin und Harz. Pflanzenextrakte steigern die körpereigene Abwehr sehr stark, sind also besonders vorbeugend bei Neigung zu Erkältungen und Grippe zu empfehlen, aber auch therapiestützend bei Keuchhusten, Tuberkulose, Hautinfektionen und Rheuma. Nach Verabreichung der Droge kommt es als Zeichen des Wirkungseintritts oft zu einem kurzfristigen Anstieg der Körpertemperatur.

Zu Heilzwecken kommen nur fertige Zubereitungen aus der Apotheke, wie Salben, Tropfen und Injektionslösungen, in Frage, die man nach Gebrauchsanweisung anwendet.

Sonnentau
(Drosera rotundifolia)

Das ausdauernde Gewächs ist mit mehreren Arten, die sich vor allem durch die Form ihrer Blätter unterscheiden, auf Torf-, Moor- und Sumpfböden in Europa, Asien und Nordamerika heimisch. Alle Arten stehen unter Naturschutz.

Der Sonnentau hat nur schwach ausgebildete Wurzeln und ernährt sich deshalb von Insekten. Seine langstieligen Blätter tragen Drüsen, die ein klebriges Sekret absondern. Daran bleiben die Tierchen hängen und können von der Pflanze enzymatisch verdaut werden. Die kleinen weißen Blütensterne, die im Juli und August an langen Stielen aus der Blattrosette emporsteigen, öffnen sich nur über die Mittagszeit. Zu Heilzwecken wird das Kraut im Juni und Juli mit Genehmigung der Behörden gesammelt.

Sonnentau enthält Harz, Gerbstoffe, Säuren, ätherische Öle und ein eiweißverdauendes Enzym. Seit altersher empfiehlt man die Droge bei Hustenkrämpfen. Auch gegen Schwangerschaftserbrechen soll der Sonnentau wirksam sein (Arzt fragen!).

Zum Aufguß überbrüht man 1/2 g Droge mit 1 Tasse kochendem Wasser und gibt täglich nicht mehr als 2 Tassen. Statt dessen kann man aber auch fertige Zubereitungen mit Sonnentau gegen Keuchhusten und Reizhusten aus der Apotheke nach Gebrauchsanweisung verabreichen.

Spitzwegerich
(Plantago lanceolata)

volkstümlich: Wegtritt, Wundwegerich

Die altbewährte Heilpflanze ist auf der ganzen Erde verbreitet. Ihr bis zu 50 cm hoher

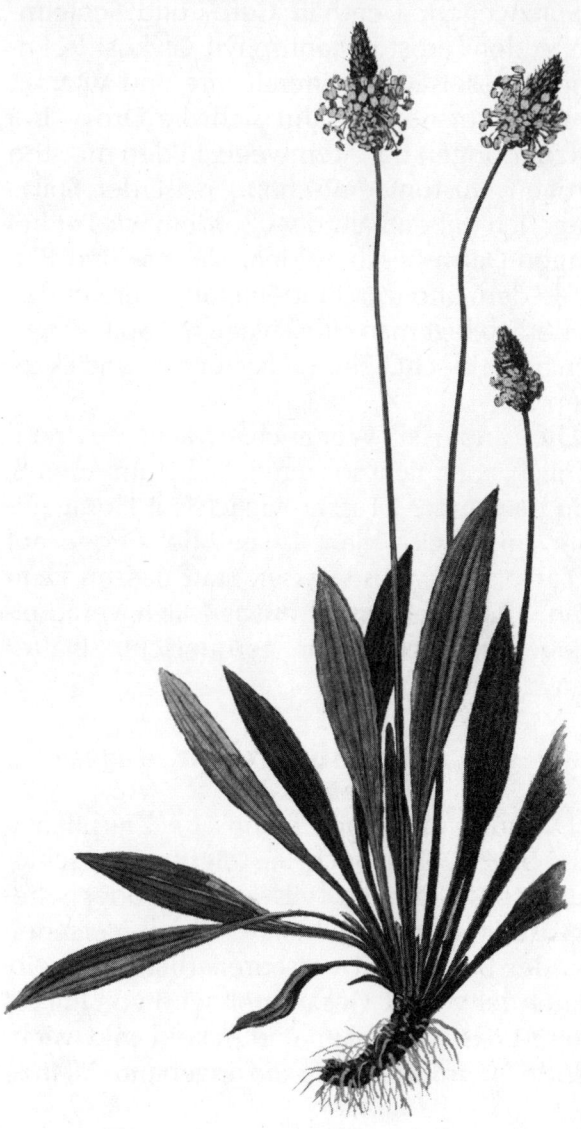

Stengel erhebt sich aus einer bodenständigen Rosette lanzettförmiger Blätter und trägt von Mai bis September gelblichweiße Blütenähren. Von April bis Juni werden die Blätter gesammelt.

Spitzwegerich enthält Gerb- und Schleimstoffe, den Farbstoff Xantophyll, Glykoside, Enzyme, Kieselsäure, Mineralstoffe und Vitamin C. Seit altersher bewährt sich die Droge bei Entzündungen der Atemwege. In den meisten fertigen Hustenteemischungen ist der Spitzwegerich mit enthalten. Außerdem wird er bei Magen-Darm-Beschwerden, Nieren- und Blasenleiden und zur Blutreinigung verwendet. Äußerlich legt man Umschläge mit Spitzwegerich bei schlecht heilenden Wunden und Ekzemen auf.

Die anderen Wegerichgewächse wirken ähnlich, aber nicht so zuverlässig. Zum Aufguß, von dem man 3 Tassen täglich mit Honig gesüßt trinkt, gibt man 1 Teelöffel Droge auf 1 Tasse siedendes Wasser. Statt dessen kann man 3 Eßlöffel Saft in etwas Milch verabreichen. Äußerlich frische zerquetschte Blätter verwenden.

Stiefmütterchen (Farbtafel 8)
(Viola tricolor)

Die in ganz Europa heimische Zierpflanze wird bis zu 25 cm hoch. Sie trägt sehr verschiedene, teils eiförmige, teils längliche oder gefiederte Blätter; die von Mai bis Oktober erscheinenden Blüten sind meist dreifarbig weiß, gelb, blau oder violett. Gesammelt wird von Juli bis August das auf Wiesen und Äckern wild wachsende Stiefmütterchen; die angebaute Pflanze

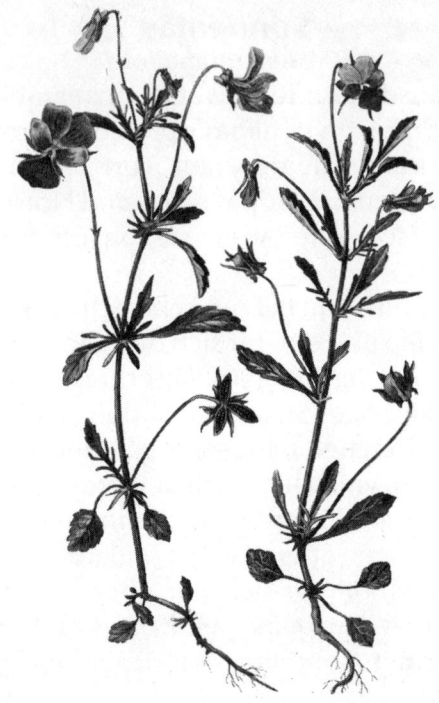

eignet sich kaum zu Heilzwecken. Man verwendet das blühende Kraut, das Gerb- und Schleimstoffe, Saponine, Salizylsäureverbindungen und Flavone enthält.

Wegen der schleimlösenden, auswurffördernden und harntreibenden Wirkung ist die Droge bei Husten, Erkältungen, Grippe, Gicht, Rheuma und zur Blutreinigung angezeigt. Äußerlich verwendet man sie zu Umschlägen gegen Hautausschläge, Geschwüre und Ekzeme.

Zum Aufguß gibt man 1 Eßlöffel Kraut auf 1 Tasse siedendes Wasser und trinkt täglich 2 Tassen; Überdosierung führt zum Erbrechen.

Am besten verwendet man Teemischungen, die auch Stiefmütterchen enthalten und fertig in der Apotheke erhältlich sind. Äußerlich legt man Umschläge aus frischem zerquetschtem Kraut auf.

Taubnessel
(Lamium album)

Die Unkrautpflanze unterscheidet sich von der Brennessel vor allem durch das Fehlen von Brennhaaren. Das Gewächs aus der Familie der Lippenblütler, das in ganz Europa heimisch ist, wird 30–60 cm hoch. Es trägt herzförmige, gesägte, behaarte Blätter; seine in den Blattachseln stehenden weißen Blüten und blühendes Kraut sammelt man von Mai bis August.

Die Droge enthält ätherische Öle, Saponine, Gerb- und Schleimstoffe. Sie wird hauptsächlich zur Blutreinigung und zur Förderung des Auswurfs bei Katarrhen der Atemwege verabreicht. Äußerlich wendet man die Taubnessel bei Krampfadern und Lymphknotenschwellung an.

Zum Aufguß überbrüht man 1 Teelöffel Droge mit 1 Tasse siedendem Wasser und trinkt täglich 2 Tassen.

(Farbtafel 8)

Tausendgüldenkraut
(Centaurium erythraea)
volkstümlich: Erdgalle, Magenkraut

Das in Europa, Asien und Afrika heimische Enziangewächs wird 20–40 cm hoch. Seine bodennahen Blätter sind eiförmig, nach oben zu werden sie länglicher. Von Juni bis Oktober trägt das auf feuchten Lehm- und Sandböden wachsende Heilkraut hellrote, rispenförmige Blüten. Gesammelt wird das blühende Kraut.

Tausendgüldenkraut enthält das Bitterglyko-

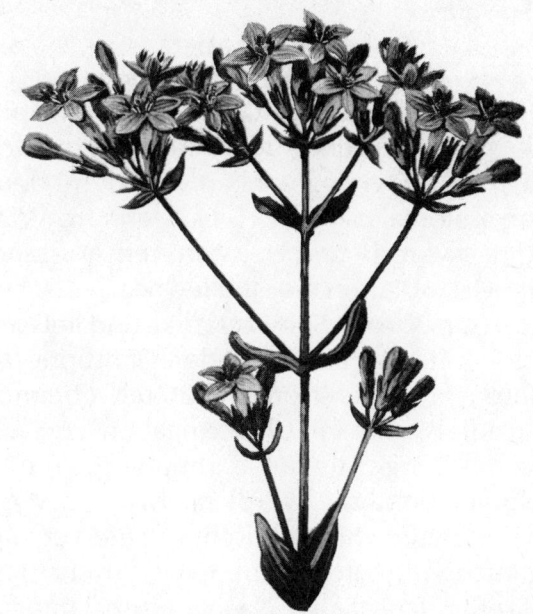

sid Erytaurin, Schleim, ätherische Öle, Mineralsalze, Zucker und Harz. Die Droge ist Bestandteil der „Tinctura amara" nach dem Deutschen Arzneibuch, die gegen Verdauungsstörungen verabreicht wird. Man kauft diese Zubereitung fertig in der Apotheke.

Außerdem ist das Tausendgüldenkraut bei Appetitlosigkeit, Sodbrennen, Gastritis, Leber- und Gallenblasenleiden, Rheuma, Blutarmut und zur Blutreinigung angezeigt. Äußerlich wendet man die Droge bei Wunden, Geschwüren und Hautleiden an.

Zum Aufguß gibt man 1 Teelöffel Kraut auf 1 Tasse siedendes Wasser, zum Kaltauszug setzt man 1 Teelöffel Droge 8–10 Stunden lang mit 1 Tasse Wasser an. Vom Tee trinkt man täglich 2 Tassen über den Tag verteilt in kleinen Schlucken. Pulver und Tinktur aus der Apotheke werden nach Anweisung angewendet.

Teufelskralle
(Harpagophytum procumbens)

Die erste Kunde von dieser in der afrikanischen Volksheilkunde seit Jahrhunderten geschätzten Droge verdanken wir dem deutschen Kolonialsoldaten H. G. Mehnert. Während des Herero- und Hottentotten-Aufstands (1904–1906) kam er als Mitglied der deutschen Schutztruppe nach Südwestafrika und ließ sich später dort als Farmer nieder. Bantupriester weihten ihn in das streng gehütete Geheimnis der Teufelskralle ein. Ihre Angaben zur Wirkung der Droge, die auf jahrhundertealten Erfahrungen beruhten, wurde nach dem 2. Weltkrieg in zahlreichen klinischen Untersuchungen auch von europäischen Wissenschaftlern weitgehend bestätigt. Nach diesen Untersuchungen ist die Teufelskralle eine der am stärksten ausleitenden (s. Ausleitung, S. 352) Drogen, die wir kennen.

Der merkwürdige Name erklärt sich aus einer handtellergroßen, krallenartigen Rosette mit gebogenen Dornen, in der die Samen verborgen sind. Sobald der Samen reif ist, trocknet sie zu einem zähen, harten Gebilde ein, das sich an die Hufe von Kühen und Schafen heftet und von diesen dann in den Boden getrampelt wird. So verbreitet sich die Pflanze.

Die Teufelskralle ist in der wegen ihrer langen Trockenperioden berüchtigten südwestafrikanischen Kalahristeppe heimisch. Sie hat sich den ungünstigen Umweltbedingungen optimal angepaßt. Ihre bis zu 1/2 cm dicken Wurzeln reichen unterschiedlich tief in den Boden und speichern in Knollen an den Enden soviel Wasser wie möglich, um die 6–10 Monate dauernde Trockenperiode zu überstehen. Über der Erde sieht man die langen, gurkenartigen Ranken mit saftigen Blättern und von März bis April, wenn die Halbwüste nach mehr oder weniger ergiebigen Regenfällen in Blüte steht, die windenähnlichen, trompetenförmigen, leuchtenddunkelvioletten Blüten.

Zu Heilzwecken eignen sich nur die aus 1–1,5 m Tiefe ausgegrabenen sekundären Speicherwurzeln. Sie werden zu Tee, Kapseln und Tonikum verarbeitet. Diese Spezialitäten sind rezeptfrei in der Apotheke erhältlich. Der Therapeut kann Teufelskralle auch injizieren. Nebenwirkungen sind nicht bekannt und nach einem Gutachten der Universität Graz aus dem Jahre 1969 auch nicht zu erwarten.

Folgende Heilanzeigen gelten heute als gesichert:

- Erkrankungen des rheumatischen Formenkreises einschließlich der Gicht, die dank der stark ausschwemmenden, blutreinigenden Wirkung der Droge oft erstaunlich schnell und gut gebessert werden.
- Blutreinigende Frühjahrskur zur Entgiftung und Entschlackung des ganzen Körpers, die durch Teufelskralle gründlicher als durch jede andere blutreinigende Droge gelingt.
- Erkrankungen der Harnorgane, vor allem Blasen- und Prostataentzündungen, sowie zur Nachbehandlung von Nierensteinen; noch nicht sicher bekannt ist, ob Teufelskralle bestimmte Nierensteine auch auflösen kann, ein Versuch lohnt sich.
- Magen-Darm-Störungen, insbesondere chronischer Reizmagen, Magensäuremangel, Magendrücken, Darmkatarrhe, Appetitman-

gel, Blähungen, Aufstoßen, Völlegefühl, Sodbrennen und Verdauungsschwäche. Ungewiß bleibt der Erfolg (wie auch der anderer Heilmittel) bei Magen-Darm-Beschwerden aus seelischer Ursache.

- Leber-Gallenblasen-Erkrankungen, und zwar chronische Störungen der Gallenblasenfunktionen, Gallenkoliken, leichtere Leberfunktionsstörungen, Druck im rechten Oberbauch, Fettunverträglichkeit, Nachbehandlung akuter Leberentzündungen und nach Gallenblasenoperationen. Unsicher ist auch hier, ob Gallensteine durch Teufelskralle aufgeweicht werden können, ein Versuch lohnt sich aber bestimmt.

Zusammenfassend kann man die Wirkungen also als harntreibend, entschlackend, mild abführend, entzündungshemmend, blähungstreibend und appetitanregend beschreiben. Praktische Erfahrungen ergaben, daß zusätzliche Einnahme von Vitamin C (etwa 2 Grapefruits täglich) während der Teufelskrallekur diese Wirkungen noch verbessert.

Teufelskrallekapseln und -tonika in fertiger Zubereitung nimmt man nach Gebrauchsanweisung gewöhnlich 3mal täglich kurz vor den Mahlzeiten ein, am besten (je nach Wirkungseintritt) 3–9 Wochen lang. Zur Vorbeugung oder zur Frühjahrskur gibt man die Droge etwa 4 Wochen lang, am besten im Frühjahr und Herbst.

Tee wird ebenso lange angewendet und wie folgt zubereitet: Abends 1/2 l Wasser zum Kochen bringen, noch siedend vom Herd nehmen und 1 Teelöffel Teufelskralle hinzufügen; über Nacht stehenlassen, morgens abseihen, auf 3 Portionen verteilen und diese jeweils kurz vor den Mahlzeiten kalt oder lauwarm trinken. Der Tee schmeckt etwas bitter, darf aber nie gesüßt werden. Überdosierung verbessert die Wirkung nicht, führt aber fast immer zu unerwünschten Durchfällen.

Thymian
(Thymus serpyllum, Th. vulgaris)

Die kleinen Halbsträucher aus der Familie der Lippenblütler sind in Europa, USA und Afrika heimisch. Ihre 10–15 cm hohen Äste tragen eiförmige Blätter und von Mai bis September rosarote, duftende Blüten. Thymian wächst an Wegen, auf Wiesen und Feldern, wird aber häufig auch angebaut. Von April bis September sammelt man das Kraut.

Thymian enthält Gerb-, Bitterstoffe und ätherische Öle, dessen Hauptbestandteil Thymolum in Form von Kristallen als Desinfektionsmittel zu Mundwässern und Salben oder als Pulver gegen Wurmkrankheiten verwendet wird. Abkochungen eignen sich bei Erfrierungen und Frostbeulen; den Aufguß gibt man bei Verschleimung der Atemwege und Magenschleimhautentzündungen oder Magenkrämpfen. Thymianöl wird als Zusatz zum Gesichtsdampf (Inhalation) mit Kamille gegen Schnupfen empfohlen. Als Badezusatz eignet sich Thymian bei Nervosität und Erkältungen.

Zum Aufguß überbrüht man 1 Teelöffel Droge mit 1 Tasse siedendem Wasser und trinkt täglich 2 Tassen. Abkochung zu Auflagen bereitet man mit 5 g Droge auf 1 Tasse Wasser zu, als Badezusatz verwendet man die Abkochung von 100 g Kraut auf 1 l Wasser. Öl und Tinktur aus der Apotheke werden nach Gebrauchsanweisung verabreicht.

Tormentill (Farbtafel 8)
(Potentilla erecta)
volkstümlich: Blutwurz, Ruhrwurz

Auf feuchten, moorigen Böden wächst das 15–30 cm hohe Rosengewächs in Mittel-, Osteuropa und Asien. Der schwarzbraune, walzenförmige Wurzelstock trägt gesägte, drei- bis fünffingerige Blätter und von Mai bis August kleine gelbe Blüten. Während der Blütezeit sammelt man den offizinellen Wurzelstock.

Tormentill enthält viel Gerbsäure, ätherische Öle, Harz, Stärke und einen roten Farbstoff im sternförmigen rötlichen Mark der Wurzel. Als stopfendes Mittel bei chronischem Darmkatarrh mit Durchfall wird die Droge häufig verwendet; außerdem hilft sie bei Katarrhen des Magens und bei Magen-Darm-Blutungen. Äußerlich wendet man sie bei Mund-, Rachen- und Zahnfleischentzündungen an, auch Wunden, Blutergüsse und Ekzeme werden positiv beeinflußt.

Zur Abkochung, von der man schluckweise 2 Tassen am Tag trinkt, kocht man 2 Teelöffel Droge auf 1 Tasse Wasser ab. Tinktur aus der Apotheke wird nach Gebrauchsanweisung verabreicht.

Veilchen
(Viola odorata)

Die in Europa verbreiteten zierlichen Stauden entspringen einem kriechenden Wurzelstock und tragen an langen Stielen herzförmige Blätter. Von März bis April erscheinen die gespornten dunkelblauen oder violetten, selten weißen Blüten. Während der Blütezeit sammelt man Wurzeln, Blätter, Kraut oder Blüten.

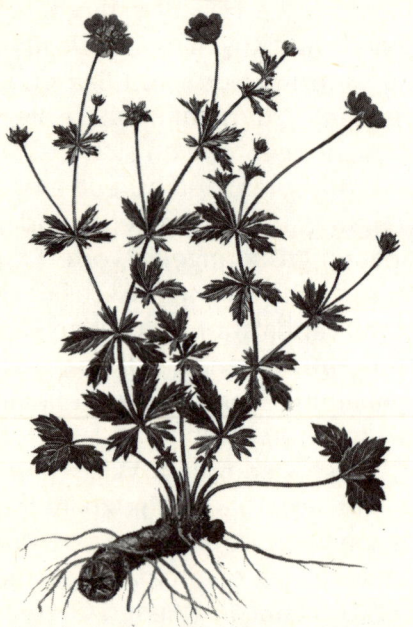

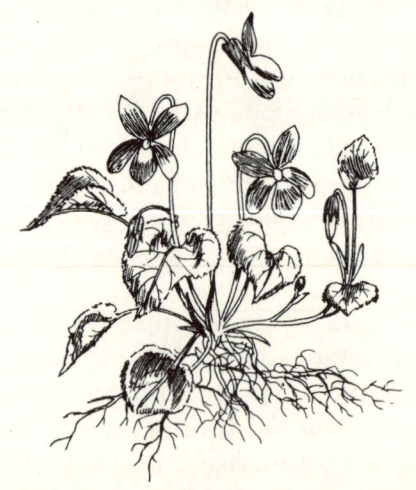

Die Droge enthält Schleimstoffe, Saponine, ätherische Öle und Salizylsäure. Sie eignet sich bei Husten, Verschleimung und Entzündungen der Atemwege. Wurzeltee ruft Brechreiz hervor, Blütentee wirkt harntreibend. Äußerlich verwendet man das Veilchen zum Gurgeln bei Mund-, Hals- und Rachenentzündungen und als Umschlag oder für Waschungen bei Verrenkungen, Quetschungen und rheumatischen oder gichtigen Gelenkbeschwerden.

Von der Abkochung mit 1 Teelöffel Droge auf 1 Tasse Wasser trinkt man täglich 3 Tassen, mit Honig gesüßt, schluckweise über den Tag verteilt. Äußerlich wendet man die Abkochung mit 5 g Droge auf 1/4 l Wasser mehrmals täglich an.

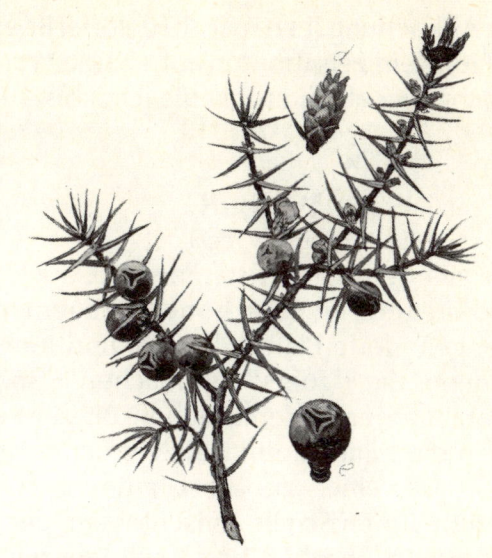

Wacholder
(Juniperus communis)

Das in Europa heimische, strauch- oder baumartige, geschützte Zypressengewächs wird bis zu 12 m hoch. Es wächst bevorzugt auf sandigem Boden in Heiden, Mooren und Nadelwäldern. Die spitzen Nadeln stehen immer zu dritt quirlförmig um die Zweige. Die von April bis Juni auftretenden Blüten sind grünlichgelb; die weiblichen Blüten verwachsen am oberen Ende fleischig zu den zunächst grünen, im Jahr darauf blauschwarzen Wacholderbeeren. Von September bis November sammelt man Beeren und Holz.

Wacholder enthält Gerb- und Bitterstoffe, ätherische Öle, Kalium, Kalzium, Mangan und Harz. Bereits seit altersher wird die Droge bei Blasen- und Nierenleiden, Wassersucht, Rheuma, Appetitlosigkeit, Blähungen, Sodbrennen, Verdauungs- und Leberfunktionsstörungen verabreicht. Die harn- und schweißtreibende Pflanze ist schließlich noch bei Übelkeit und zur Blutreinigungskur angezeigt. Äußerlich wendet man Wacholder bei Geschwüren, Gicht und Rheuma an.

Wacholder reizt die Nieren und darf von Gesunden nie länger als 4–6 Wochen verwendet werden; für Nierenkranke ist das Heilkraut grundsätzlich verboten. Am einfachsten kaut man täglich einige Wacholderbeeren. Pfarrer Kneipp empfiehlt zur Wacholderkur am ersten Tag 4, an jedem der folgenden 11 Tage je eine Beere mehr, vom 13. Tag an täglich wieder eine Beere weniger, bis man schließlich am 23. Tag wieder bei 4 Beeren angelangt ist. Wacholderöl und -saft aus der Apotheke verabreicht man nach Gebrauchsanweisung.

Zur Abkochung setzt man 1 Teelöffel Beeren oder Holz fein zerschnitten auf 1 Tasse Wasser an, kocht kurz ab und trinkt täglich 3 bis 4 Tassen.

Walnuß
(Juglans regia)

Der aus dem Orient stammende, auch bei uns verbreitete, bis 25 m hohe Nußbaum trägt große, gefiederte Blätter. Im Mai und Juni erscheinen die zuerst grünlichen, später schwarzbraunen Blütenkätzchen. Bis zur Reife werden die hellbraunen Schalenfrüchte (Walnüsse) von einer zunächst grünen, später schwarzbraunen Schale umschlossen, die mit der Reifung aufbricht. Gesammelt werden die Blätter im Juni, später je nach Reife auch die grünen Schalen und die Walnüsse selbst.

Walnußblätter enthalten ätherische Öle und Gerbstoffe, die grünen Schalen Gerbsäure, Zitronen- und Apfelsäure, die Nüsse ungesättigte Fettsäuren und Eiweiß. Tees aus Blättern und

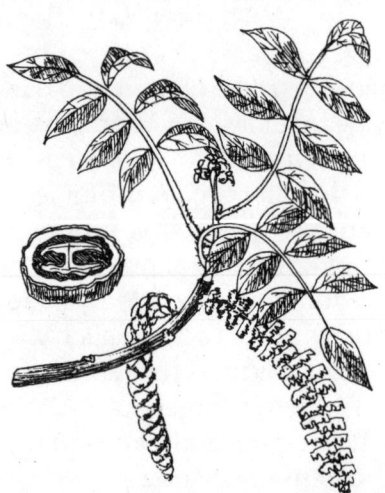

Schalen werden bei Magen-Darm-Katarrhen empfohlen, die Blätter außerdem noch bei Durchfall, zur Blutreinigung und äußerlich gegen Flechten. Nüsse verringern zusammen mit Vitamin E das Arterioskleroserisiko und die Gefahren der Umweltverschmutzung und verbessern die Zellatmung. Nußöl wirkt magenstärkend und soll Bandwürmer abtreiben.

Zum Tee kocht man 1 Teelöffel Blätter und Schalen mit 1 Tasse Wasser ab und trinkt täglich bis zu 3 Tassen; Nüsse gibt man am besten zum Bircher-Müsli roh, aber nicht mehr als 1 Teelöffel täglich. Nußöl aus der Apotheke wird nach Gebrauchsanweisung angewendet.

Wegwarte *(Farbtafel 8)*
(Cichorium intybus)
volkstümlich: Wilde Zichorie

Die Wurzel der in Europa und Asien heimischen Wilden Zichorie ist vor allem als Kaffee-Ersatz bekannt. Aus einer Blattrosette geht der rauhhaarige, bis 50 cm hohe Stengel des Korbblütlers hervor. Er trägt wenige lanzettförmige, teils tief eingeschnittene Blätter. Im Juli und August entfalten sich täglich mit dem Aufgang der Sonne neue blaue Blüten, die bis zum Sonnenuntergang schon wieder verwelkt sind. Während der Blütezeit sammelt man Wurzeln, Blätter und Blüten.

Wegwarte enthält Bitterstoffe, Glykoside, Spurenelemente, Stärke und Fett. Die Droge wird vor allem bei Appetitlosigkeit, Verdauungsbeschwerden, Leber-, Gallenblasenleiden und zur Blutreinigung empfohlen; äußerlich ist sie bei Entzündungen angezeigt.

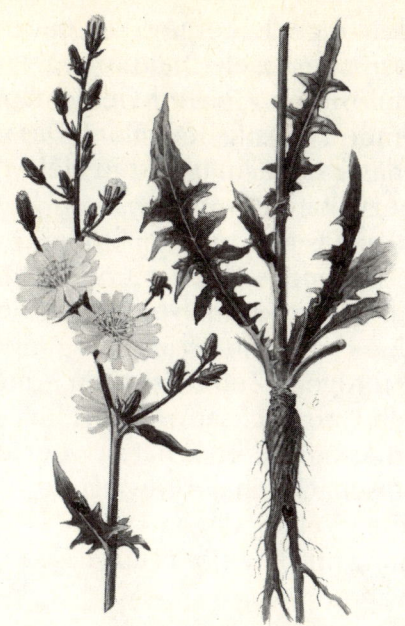

Die Droge enthält Gerbstoffe und Salizin, das im Körper in die schmerzlindernde Salizylsäure umgebaut wird. Die Weide lindert Rheuma- und Gichtbeschwerden, senkt das Fieber, kürzt den Verlauf von Erkältung und Grippe und wird schließlich noch gegen Harnblasenentzündungen empfohlen. Äußerlich verwendet man den Rindenabsud gegen übermäßigen Hand- und Fußschweiß; bei Verhornungsanomalien (Hühneraugen, Schwielen) empfehlen sich Fertigpräparate.

Meist verabreicht man Rindentee als Aufguß mit 5 g Droge, die 10 Minuten lang gekocht wird, oder als Abkochung, zu der man die Droge 6 Stunden lang ansetzt und dann kurz abkocht. Täglich sind 3–4 Tassen Tee angezeigt.

Zur Abkochung gibt man 1 Teelöffel Droge auf 1 Tasse Wasser und trinkt täglich 2 Tassen, vom Frischpreßsaft aus der Apotheke verabreicht man 2–3 Teelöffel in Wasser oder Milch.

Weide
(Salix alba)
volkstümlich: Korbweide, Silberweide
Die Bäume oder Sträucher sind in ganz Europa an Gewässern und auf feuchten Wiesen heimisch. Ihre langen, lanzettförmigen Blätter sind gesägt und oft behaart, die Blütenkätzchen erscheinen im März und April, getrennt nach männlich und weiblich auf verschiedenen Bäumen. Von April bis August sammelt man Blätter und Rinde.

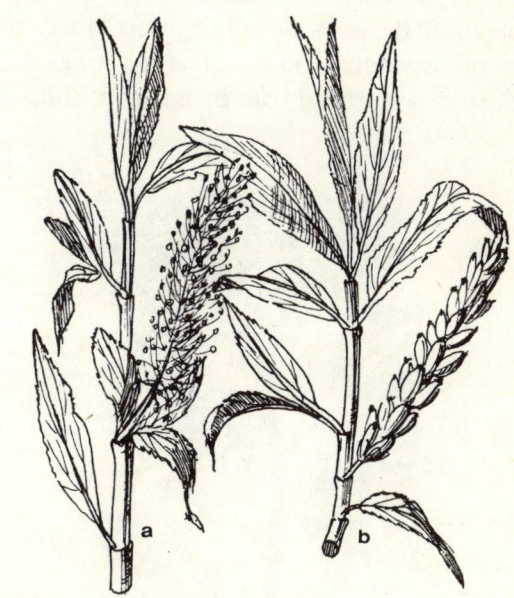

a) Zweig mit Staubblüten;
b) Zweig mit Stempelblüten

Weißdorn
(Crataegus laevigata)
volkstümlich: Hagedorn, Mehlbeere

Der in Europa verbreitete Baum oder Strauch erreicht bis 3 m Höhe. Er trägt dornige Zweige mit gelappten Blättern und wird oft als Zierstrauch angebaut. Im Mai und Juni erscheinen seine unangenehm riechenden weißen oder rosaroten Doldenblüten. Die Beeren sind länglich und gelb, rot oder schwarz. Das Rosengewächs bevorzugt mäßig warme Standorte an Büschen und Waldrändern mit lehmigem Boden. Von Mai bis August sammelt man Blüten, Blätter und Beeren.

Die Droge enthält herzwirksame und gefäßaktive Flavone, Cratägussäure, Pektin, ätherische Öle, Gerbstoff und Zucker. Weißdorn ist hauptsächlich zur Behandlung von Herz- und Kreislaufstörungen, Bluthochdruck und Arteriosklerose angezeigt; die brüchigen Blutgefä-ße werden abgedichtet und die mit der Arteriosklerose vergesellschafteten Symptome, wie Schlaflosigkeit, Gereiztheit, Herzschwäche und Atemnot, günstig beeinflußt. Das wertvolle, zuverlässige Heilmittel ist in vielen Arzneimittelspezialitäten enthalten.

Zum Aufguß gibt man 1 Eßlöffel Droge auf 1 Tasse siedendes Wasser und trinkt täglich 3 Tassen. Erfolge werden allerdings nur durch kurmäßige Einnahme erzielt. Die empfehlenswerten fertigen Zubereitungen verabreicht man nach Gebrauchsanweisung.

Gegen Arteriosklerose hat sich der Mischtee mit Ackerschachtelhalm, Mistel und Weißdorn zu gleichen Teilen, davon täglich 3 Tassen als Abkochung mit 1 Teelöffel auf 1 Tasse Wasser, gut bewährt.

Wermut
(Artemisia absinthium)
Der bis zu 1,50 m hohe Halbstrauch aus der Familie der Korbblütler ist in Europa, Asien, Afrika und Nordamerika heimisch. Die Heilpflanze trägt längliche, gefiederte, filzige, grauweiße bis silbrige Blätter und runde gelbe Blüten, in Rispen angeordnet, die von Juni bis September erscheinen. Von Mai bis Juli sammelt man das Kraut.

Wermut enthält ätherische Öle mit den Bitterglykosiden Absinthin, Absinthiin und Anabsinthin, Azulen (siehe Kamille) und Vitamine.

Farbtafel 7: Ringelblume (oben links), Roßkastanien (oben rechts), Salbei (unten links), Schafgarbe (unten rechts).

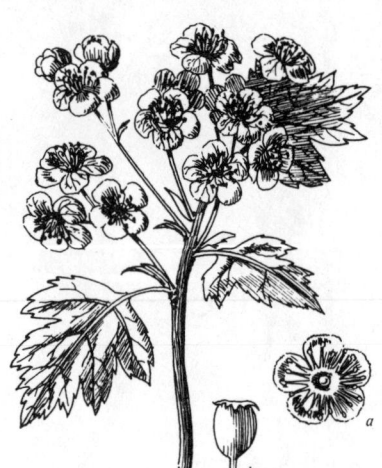

a) Blüte; b) Frucht

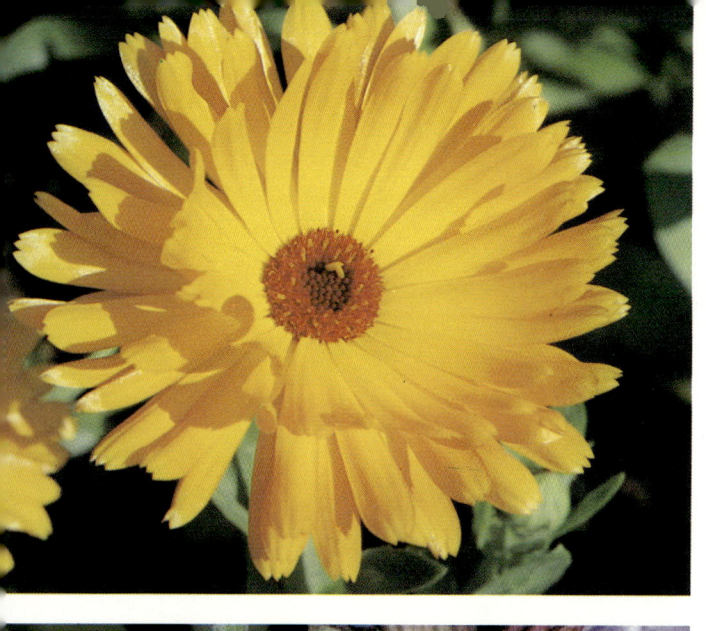
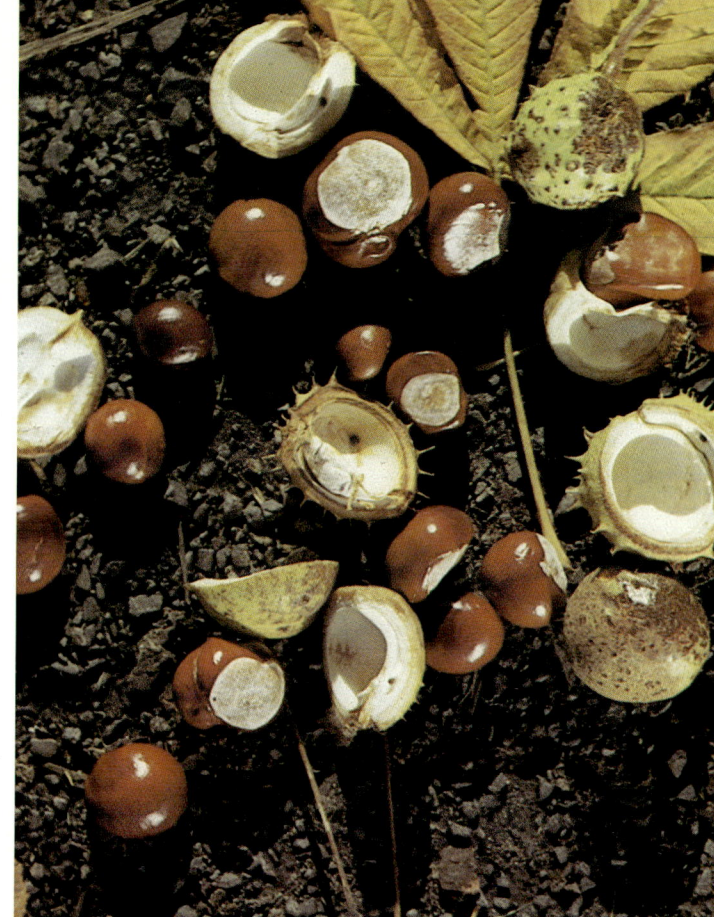
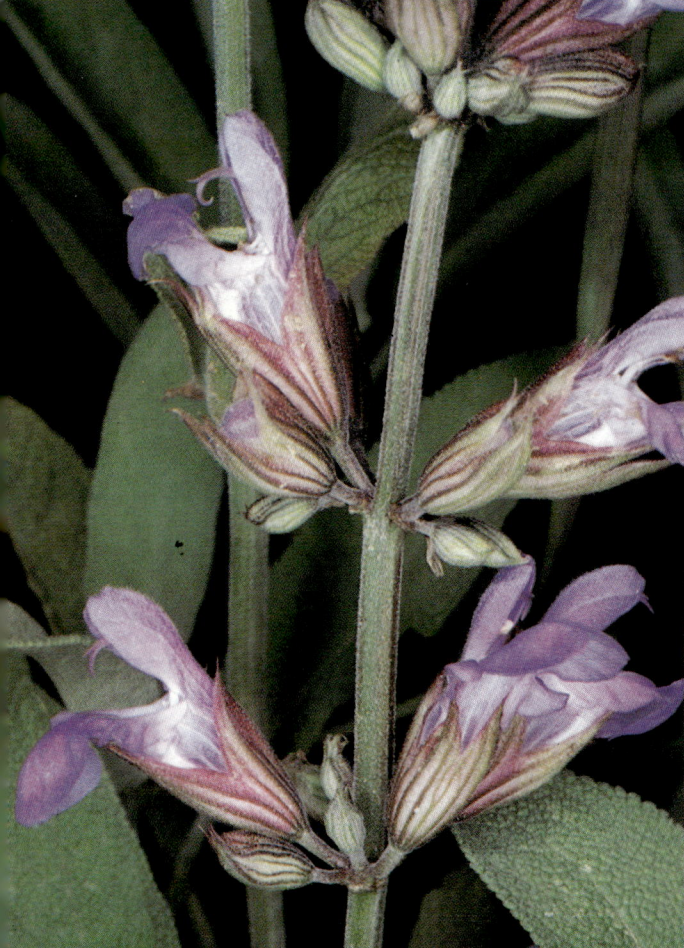
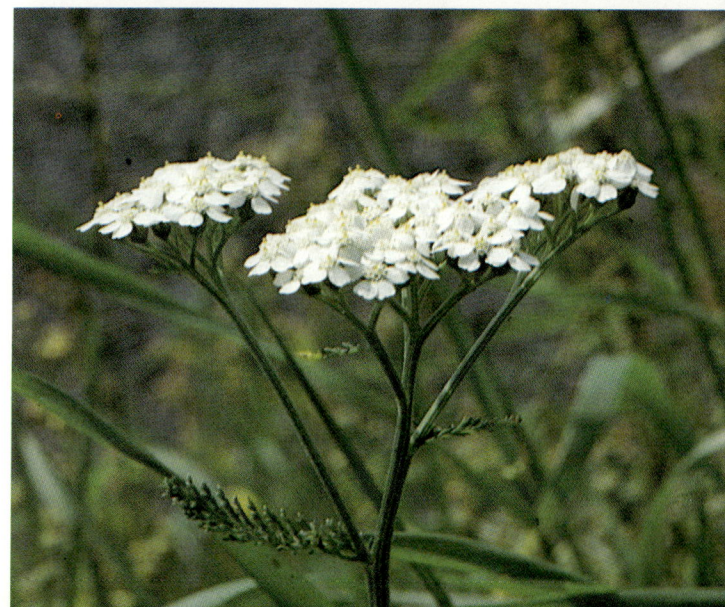

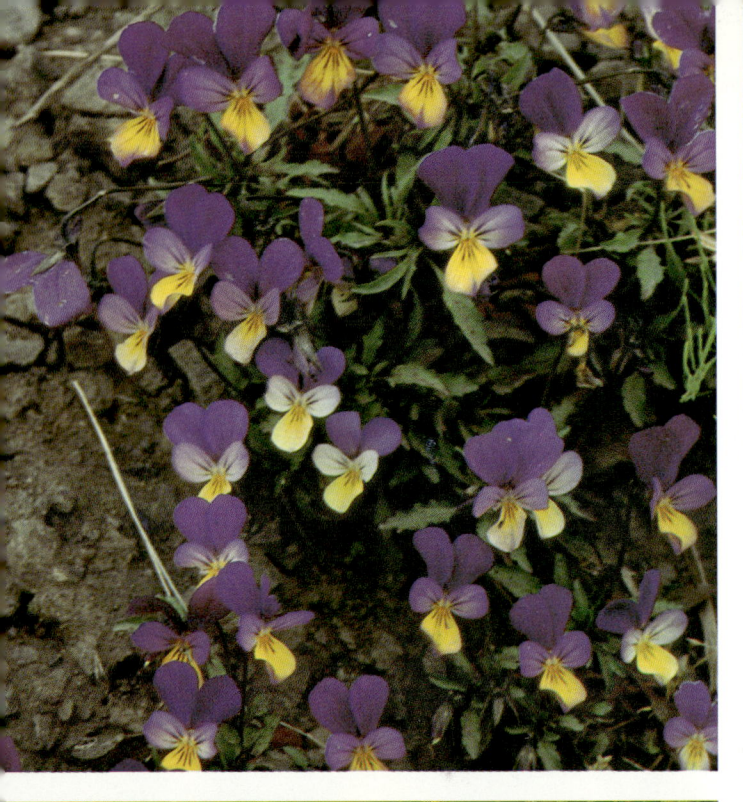

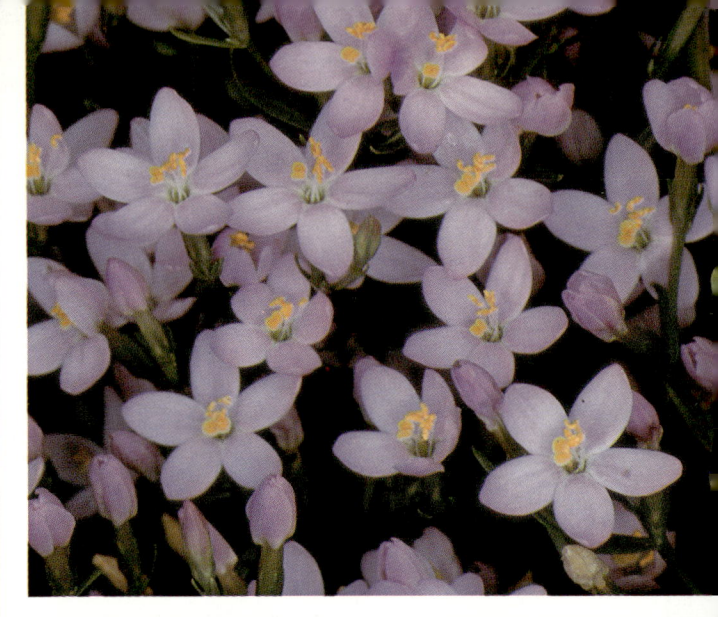

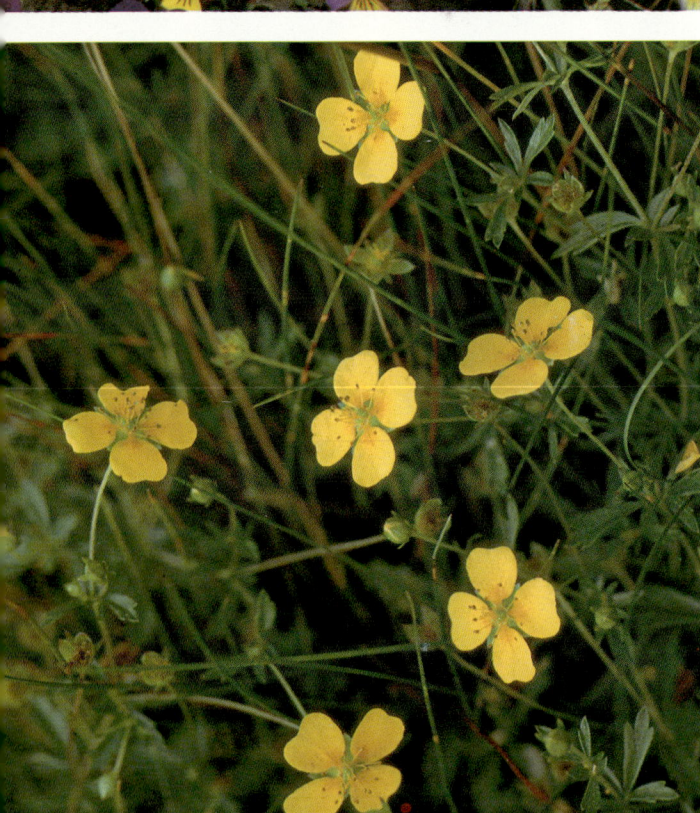

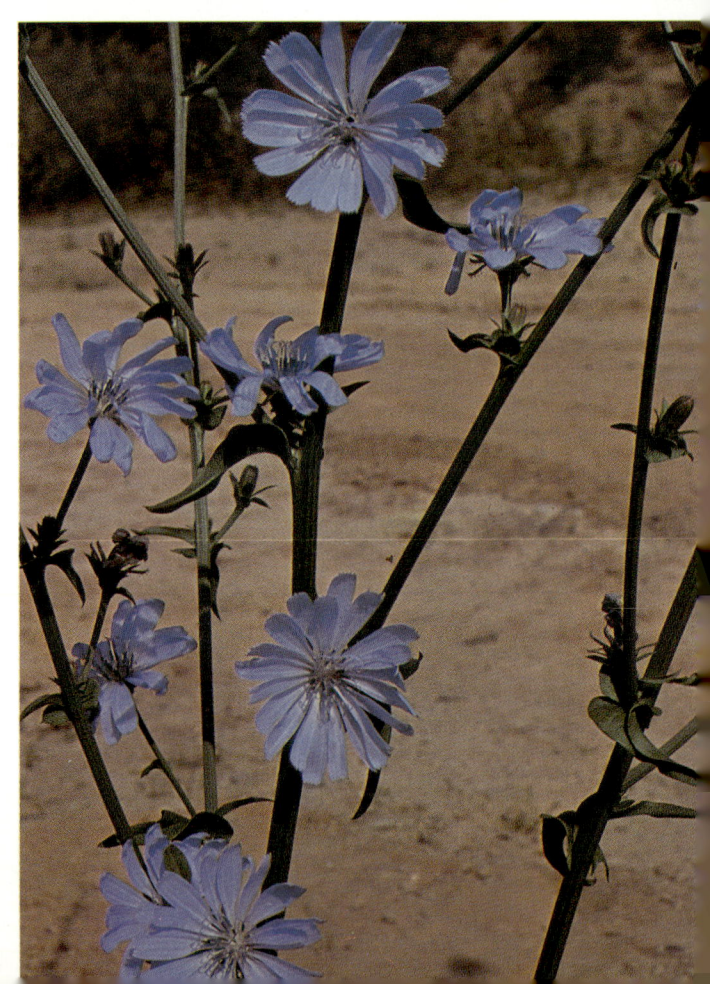

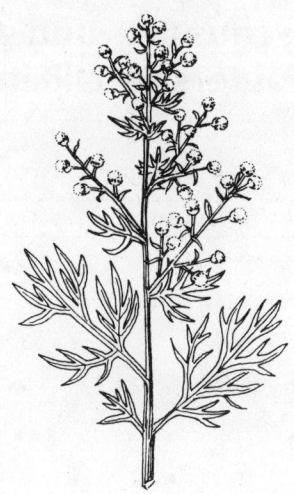

Die Droge wird vor allem bei Appetitlosigkeit, Verdauungsschwäche, Blähungen, Sodbrennen, Leber- und Gallenblasenleiden empfohlen; außerdem fördert sie die zu schwache Menstruation. Äußerlich wird die lokale Hautdurchblutung durch Hautreizung angeregt.

Zum Tee überbrüht man 1 Teelöffel Droge mit 1 Tasse siedendem Wasser und gibt davon täglich 1 Tasse schluckweise. Wein, Extrakt und Tinktur aus der Apotheke wendet man nach Gebrauchsanweisung an. Wegen der Vergiftungsgefahr wurde der Wermutschnaps (Absinth) in Deutschland verboten. Überdosierung ruft Krämpfe hervor und reizt die Nieren, deshalb sind die Angaben zur Dosierung genau zu beachten.

Farbtafel 8: Stiefmütterchen (oben links), Tausendgüldenkraut (oben rechts), Tormentill (unten links), Wegwarte (unten rechts).

Zwiebel
(Allium cepa)

Das bekannte, im Haushalt häufig gebrauchte Liliengewächs ist mit vielen Arten in Europa, Asien, Afrika und Amerika heimisch. Aus der rotbraunen, mehrschaligen Zwiebel erhebt sich der 60–120 cm hohe Stengel, der 3–6 runde Blätter trägt. Zwiebeln blühen von Juni bis August, im August und September erntet man die Zwiebel.

Die Zwiebel enthält scharf riechende und schmeckende ätherische Öle mit Säuren und Vitaminen. Die Droge wirkt schleimlösend und auswurffördernd bei Husten und Bronchitis, regt Appetit und Verdauung an, treibt Blähungen ab und reguliert durch ihre bakterienfeindlichen Wirkstoffe die Darmflora. Erhöhte Blutdruck- und Blutzuckerwerte werden gesenkt; allerdings kann die Zwiebel Insulin natürlich nicht vollständig ersetzen. Äußerlich verwendet man die Zwiebel zu Auflagen bei Erfrierungen, Frostbeulen, Verbrennungen, Insektenstichen und Halsschmerzen.

Zur Abkochung setzt man 1 zerschnittene Zwiebel mit 1/4 l Wasser an und kocht auf 1/8 l Flüssigkeit ein; davon trinkt man täglich 3–4 Eßlöffel, mindestens 1 Woche lang. Vom Kaltauszug, den man mit der gleichen Menge 24 Stunden lang ansetzt, trinkt man täglich 1/8 l. Tinkturen und Säfte aus der Apotheke verabreicht man nach Gebrauchsanweisung. Gebratene Zwiebeln werden als Halsumschläge und Gelenkpackungen empfohlen.

Bewährte fertige Kräuterzubereitungen

Die meisten Heilkräuter sind in fertiger Zubereitung rezeptfrei in Apotheken erhältlich, also auch zur Selbstbehandlung einfacher Gesundheitsstörungen oder zur ergänzenden Therapie neben den vom Fachmann verordneten Maßnahmen geeignet. Einige gut bewährte Kräuterspezialitäten sollen hier vorgestellt werden. Wenn ein handelsübliches Pflanzenheilmittel in den folgenden Tabellen nicht genannt wird, spricht das nicht gegen seine Wirksamkeit. Es gibt so viele Kräuterspezialitäten, daß eine Auswahl getroffen werden mußte, die sich an eigenen therapeutischen Erfahrungen orientierte.

In unklaren Fällen sollte die Einnahme von Pflanzenheilmitteln immer mit dem Therapeuten besprochen werden.

Zusammensetzung, Wirkungsweise und Anwendung der folgenden Kräuterheilmittel ergeben sich jeweils aus den Beipackzetteln.

Teemischungen und andere Kräuterspezialitäten

Abwehrschwäche

Arzneimittel	Wirkung
Alterans Hey Tee/Tropfen	Stärkung der körpereigenen Abwehr, Stoffwechselstörungen
Druosan Tabletten	Lymphdrüsenerkrankungen, Impfschäden
Echinactrum Tropfen	innerlich: Abwehrsteigerung; äußerlich: Gurgeln bei Halsentzündung, schlecht heilende Wunden und andere Hautschäden
Resplant Kapseln	Abwehrsteigerung zur Vorbeugung und Therapie akuter oder chronischer Infektionskrankheiten
toxi-loges Tabletten/ Tropfen	Abwehrsteigerung bei Infektionen, vor allem grippalen Infekten mit Fieber

Allergische Krankheiten

Arzneimittel	Wirkung
Allergosan Tabletten	allergischer Formenkreis (s. a. Pyrogenium)
Proaller Tropfen	allergische Erkrankungen, vor allem mit Juckreiz, Tränen der Augen, Katarrhen und Schwellungen

Pyrogenium Tropfen	siehe Allergosan (zusammen damit einnehmen)

Altersbeschwerden *(Geriatrika)*

Arzneimittel	Wirkung
Alcorsan Tropfen	allgemeine Altersbeschwerden, Arterienverkalkung, allgemeine Überlastung
Alzym Dragees	Vorbeugung und Therapie von Altersbeschwerden, Abwehrsteigerung, Blutreinigung, Bronchialpflege, verdauungsfördernd
Cardo Ginsan Mixtur	allgemeine Altersbeschwerden, vor allem mit Herzbeschwerden
Famitra Ginseng Nerven-nahrung Tabletten	Altersbeschwerden, wie Nerven-, Stoffwechselstörungen, Erschöpfung, nachlassende Spannkraft, Abwehrschwäche, Depressionen
Hevert-Nerv Dragees	nachlassende körperliche, geistige und seelische Spannkraft (nicht nur im Alter)
Orinigal Koreanischer Ginseng Dr. Heberer Extrakt, Pulver, Tee, Wurzel	verminderte körperliche, geistige und seelische Spannkraft und Leistungsfähigkeit vor allem im Alter, Vorbeugung von Altersbeschwerden
Schweden-trunk mit Ginseng-Wurzeln liquidum	altersbedingt nachlassende körperlich-geistig-seelische Spannkraft, vor allem bei gleichzeitigen Verdauungsstörungen
Tonikum 15 flüssig	Vorbeugung und Therapie von Alterserscheinungen
Vitasana Lebens-tropfen	Altersbeschwerden, vor allem Schwächezustände, Verdauungsstörungen, Herz-Kreislauf-Beschwerden, Nervenschwäche

Atemwegserkrankungen
1. Bronchialasthma
(siehe auch Husten, Bronchitis)

Arzneimittel	Wirkung
Famitra Kräuterkur 2 Komplex Lunge Tee	Asthma, schwere Bronchitis, ergänzend bei anderen Bronchial-Lungen-Leiden
Florgosan 7 Mixtur	Asthma, schwerer Husten, Keuchhusten
Kneipp Asthma-Tee	Linderung der Krampfbereitschaft bei Asthmatikern
Realvan Tabletten	ergänzend bei Asthma, andere Bronchialkrankheiten
Roth's Ropulmin Tropfen	Bronchialasthma, Bronchitis, Husten

2. Bronchitis *(siehe auch Asthma, Husten)*

Arzneimittel	Wirkung
Bronchial-Tabletten Hanosan	Bronchitis, Reiz-, Raucher-, Keuchhusten, Heiserkeit
Bronchial-Tropfen	Bronchitis, Husten, Kehlkopf-, Rachenkatarrh
Equisil-Saft	Bronchitis, Reiz-, Raucher- und Krampfhusten
Famitra-Kräuterkur 7 Komplex Bronchien Tee	Bronchitis, Husten, Katarrhe der oberen Luftwege
Pulmonaria Spezial Nestmann Tropfen	Bronchitis, Husten, Heiserkeit, ergänzend bei Asthma und anderen Bronchial- und Lungenleiden

3. Husten *(siehe auch Asthma, Bronchitis)*

Arzneimittel	Wirkung
apo-Tuss Bronchialtee	Husten, Bronchialkatarrh, Verschleimung
Aspecton Tropfen	Husten, Bronchialkatarrh, Bronchitis, Katarrhe der oberen Atemwege
Bikapect Sirup	Husten, Bronchitis
bronchitussin Tabletten	Husten, Heiserkeit, Verschleimung, Raucherkatarrh, unterstützend bei Asthma

Broncholind Tee	Husten, Stärkung der Abwehr bei drohender Erkältung
Cefedrin Sirup/Tropfen	Husten, Bronchitis, Asthma
Droserapect Tropfen	Husten, Bronchitis, Kehlkopf- und Rachenkatarrh
Fagusal Liquidum	Husten, Bronchitis, Asthma, Raucherhusten
Floradix Spitzwegerichsaft	Husten, Heiserkeit, Verschleimung
Hanopect Saft	Husten, Keuchhusten
H & S Hustentee	Husten, Bronchitis, Katarrhe der oberen Atemwege
Hustentee Bronchiflux	Husten, Bronchitis
Junisana Liquidum	Husten, Bronchitis, Keuchhusten, Asthma
Kneipp Bronchipressan-Tee	Husten, vor allem bei Erkältungen
Kneipp Huflattich-Pflanzensaft	Husten, vor allem bei Erkältungen, Bronchitis
Kneipp Hustentee	Husten, Verschleimung
Kneipp Spitzwegerich-Dragees/Saft	vorbeugender Schutz der Atemwege, Erkältungshusten

Kneipp Tannolsaft	Husten, Bronchitis, Katarrhe der oberen Atemwege
Kneipp Thymiansaft	Husten, Bronchitis
Kneipp Zinnkrautsaft	Husten, vorbeugender Schutz der Atmungsorgane
Oeratin Saft/Tropfen	Husten, Keuch-, Reizhusten, Bronchitis
Prospan Tropfen	Husten, Keuch-, Reizhusten, Bronchitis
Solubifix Bronchialtee	Husten, Raucherhusten, Bronchitis, Katarrhe der oberen Luftwege
Tussiverlan Dragees/ Tropfen	Husten, Raucher-, Reizhusten, Bronchitis, Katarrhe der oberen Atemwege

4. Mund-, Kehlkopf- und Rachenkatarrhe
(siehe auch Husten)

Arzneimittel	Wirkung
China- Minzöl- Tropfen	Erkältungskrankheiten, unterstützend bei Husten, Bronchialkatarrh, vorbeugend für Sänger, Redner und bei erhöhter Infektionsgefahr
Isla-Moos- Pastillen	Heiserkeit, Rachenkatarrh, Husten, Bronchitis, vorbeugend bei erhöhter Infektionsgefahr und starker Beanspruchung der Stimme

Nino-Fluid Liquidum	Rachen-, Kehlkopf-, Luftröhrenkatarrh, Bronchitis, Schnupfen
S Pastillen	Mund-, Rachen-, Mandelentzündungen

Frauenleiden – Wechseljahre

Arzneimittel	Wirkung
Cefakliman Tropfen	Wechseljahre, vor allem bei vegetativen Störungen
Cysto- Kapseln Fink	Reizblase der Frau
Famitra Kräuterkur 25 R Komplex Urogenital Tee	Menstruationsbeschwerden, Störungen während der Wechseljahre, Stärkung der weiblichen Unterleibsorgane
Femisana/ -forte Liquidum	Menstruationsbeschwerden, insbesondere mit seelisch-nervösen Störungen, allgemeines Anregungsmittel für Frauen
Presselin Olin 3 Tropfen	Menstruationsstörungen, Wechseljahre
Remifemin liquidum/ Tabletten	Menstruations- und Wechseljahresbeschwerden, vor allem mit seelisch-nervösen Symptomen
Teuma-Tyr liquid (jodhaltig)	Drüsenstörungen, Wechseljahre

Arzneimittel	Wirkung
Uxorin Hey Tropfen	Menstruationsstörungen, zur Erleichterung der Schwangerschaft und Geburt

Harnwegserkrankungen
1. Harnblasen- und Nierenleiden
(siehe auch harntreibende Mittel)

Arzneimittel	Wirkung
Akutur Tee	Blasen-, Nierenleiden, Reizblase
antinephrolith Schuck Tabletten	Vorbeugung und Austreibung von Nierensteinen
Blasen-Nieren-Tee uroflux	Harnblasen-, Harnwegs- und Nierenbeckenentzündungen
Cystinol liquidum	Blasen-, Nierenbeckenentzündung
Cysto-Kapseln Fink	Normalisierung und Stärkung der Harnorgane, Reizblase
Enuroplant Tropfen	Blasenkatarrh, Harnentleerungsstörungen, Reizblase, Bettnässen
Folindor Tee	Blasen-, Nierenentzündungen, Reizblase, Wassersucht
Gerner Urologicum Tee	Nierenkrankheiten
Grafobren	Blasen-, Nierenbeckenentzündung, Reizblase, Vorbeugung von Nierensteinen
H & S Blasen-Nierentee	Blasen-, Harnwegs-, Nierenbeckenentzündung
Hevert-Blasen-Nieren-Tee	Blasen-, Harnwegs- und Nierenbeckenentzündungen mit oder ohne krampfartige Beschwerden, Nierensteine
Ikabo Kräutertee Nr. 1	Blasen-, Nierenleiden
Dr. Kleinschrod's Wörishofener Nieren-Blasenmittel Tabletten	Störungen beim Harnlassen, Blasen-, Nierenleiden, Nierensteine, Wassersucht
Nephronorm Dragees/Tee	Blasen-, Nierenleiden, Nierengrieß, -steine, Wassersucht
Nephroselect liquidum	Nieren-, Harnwegs-, Blasenentzündung, Harnentleerungsstörungen, Bluthochdruck durch Nierenleiden
Osparen Dragees	Nieren-, Nierenbeckenerkrankungen, Funktionsstörungen der Nieren, Nieren-, Blasensteine
Presselin K 3 Tabletten	Erkrankungen der Nieren, Harnwege und Blase
Solidago Spezial Nestmann Tropfen	Harnwegs-, Blasen-, Nierenentzündung, gestörte Harnausscheidung, unterstützend bei Prostataerkrankungen

Solubitrat Tee	Harnwegs-, Blasen-, Nierenbeckenerkrankungen, Nierensteine
Uro-K Blasen-Nierentee	Entzündungen und Krämpfe der Harnwege, Nierenbeckenentzündung, Nierensteine
Urologicum Fink Nieren-Blasen-Tee	Nieren-Blasen-Leiden, Vorbeugung von Nierensteinen

2. Harntreibende Mittel – Wassersucht
(siehe auch Harnblasen- und Nierenleiden)

Arzneimittel	Wirkung
Antinephrin Tropfen	Blasen-, Nierenleiden, Nierensteine
Echtronephrin Tropfen	vermehrte Harnausscheidung, Nierenentzündung, Wassersucht
Famitra Kräuterkur 29 Diureticum Tee	Wassersucht, zur Entwässerung bei Übergewicht
H & S Blasen-Nieren-Tee	Entwässerung, Blutreinigung
Hevert-Entwässerungs-Tee	Wassersucht, Übergewicht, zu hohe Harnsäurewerte
Junisane Liquidum	vermehrte Harnausscheidung, Wassersucht, Blutreinigung, Blasenleiden
Kneipp-Birkenblättersaft	Entwässerung, Blutreinigung
Kneipp Diupressan-Tee	Entwässerung, Vorbeugung von Harnwegserkrankungen
Kneipp-Nieren-Blasen-Tee	Entwässerung, Entzündungen der ableitenden Harnwege
Kneipp-Petersiliensaft	Entwässerung
Kneipp-Pflanzendragees Birke	Entwässerung
Kneipp-Pflanzendragees Wacholder	Entwässerung, Blutreinigung
Kneipp Sellerie-Pflanzensaft	Entwässerung, Anregung der Nierenfunktionen
Kneipp Wassertreibender Tee	Wassersucht
Pulvhydrops Kapseln	Wassersucht
Teufelskralle-Extrakt Kapseln	Entwässerung, Entgiftung, bei Rheuma, Magen-, Leber-, Gallen-, Nierenleiden
Wacholderölkapseln „Dronania"	Entwässerung, Entschlackung

3. Prostataerkrankungen
(siehe auch Harnblasen- u. Nierenleiden)

Arzneimittel	Wirkung
Api-Prostat Kapseln	Prostatavergrößerung, Harnentleerungsstörungen, Reizblase
Cefasabal Tabletten/ Tropfen	Prostatavergrößerung, -entzündung, Harnentleerungsstörungen
Fidesabal Dragees	Prostatavergrößerung, -entzündung, Harnentleerungsstörungen, Blasenpolypen, ergänzend bei Blasenkrebs
Hewesabal Tropfen	Prostatavergrößerung, -entzündung, Harnentleerungsstörungen, Reizblase (auch bei Frauen), Bettnässen
Prostagutt Kapseln/ Tropfen	Prostatavergrößerung, -entzündung, Reizblase (auch bei Frauen)
Prosta-Kapseln/-Liquidum Fink	Prostatavergrößerung, Harnentleerungsstörungen, nächtlicher Harndrang
Prostamed Tabletten	Prostatavergrößerung, Harnentleerungsstörungen, Reizblase (auch bei Frauen)
Saburgen Tropfen	Prostataerkrankungen

Hautleiden *(siehe auch Kräuter zum äußeren Gebrauch)*

Arzneimittel	Wirkung
Dercut Tropfen	Ausschlag, Ekzem, Nesselsucht, Akne, Entzündungen, Wundsein, Eiterungen, Insektenstiche
Elixier Herbale	Hautleiden verschiedener Ursache, vor allem auch Schuppenflechte, Ekzeme und jukkende Hauterkrankungen
Haut-Blut-reinigungs-Tee OP Infirmarius-Rovit	Hautunreinheiten, ergänzend bei allen Hautleiden
Kytta Nagel-kur Tabletten Salbe	Störungen des Nagelwachstums, Erkrankungen der Nägel
Sarsapsor Bürger Tabletten	Schuppenflechte
Sirmia Sarsaparilla Haut-Kur	Hautpflege von innen, vor allem bei Ekzemen
Verintex Tropfen	Warzen

Herz-, Kreislauf- und Gefäßkrankheiten
1. Arterienverkalkung
(siehe auch Altersbeschwerden)

Arzneimittel	Wirkung
Antisklerosin Dragees	Arterienverkalkung, erhöhte Cholesterinwerte, Blutdruckstörungen, verborgene Herzschwäche, allgemeine Altersbeschwerden
Arterio-Tee	Arterienverkalkung, Bluthochdruck
Arte Rutin Dragees/ Tropfen	Arterienverkalkung, leichter Hochdruck, Altersherz
Dr. Kleinschrod's Wörishofener Knoblin Kräuter-Knoblauch-Tabletten	Arterienverkalkung, allgemeine Altersbeschwerden
Solavin Tropfen	Arterienverkalkung, Hochdruck, Kreislaufstörungen, allgemeine Altersbeschwerden
Viscysat Bürger Tropfen	Arterienverkalkung, Hochdruck verschiedener Ursachen

2. Bluthochdruck
(siehe auch Arterienverkalkung)

Arzneimittel	Wirkung
antihypertonicum Schuck Dragees	Hochdruck, Arterienverkalkung, Vorbeugung von Schlaganfällen
Dreluso 33 Dragees/ Tropfen	Hochdruck verschiedener Ursachen
Hanoartin Mixtur	Hochdruck, Arterienverkalkung, Altersbeschwerden
Presselin Cpl. 35 Tropfen	Hochdruck verschiedener Ursachen, Kreislauf- und vegetative Störungen, Störungen der Hirndurchblutung
Solidago Dr. Klein Tropfen	Hochdruck bei Nierenleiden
Viscum Resaplex	Hochdruck, Arterienverkalkung, Vorbeugung von Schlaganfällen

3. Blutunterdruck

Arzneimittel	Wirkung
Angioton Tropfen	Blutunterdruck, Herz-Kreislauf-Schwäche
hypo-loges Dragees	Blutunterdruck, Herz-Kreislauf-Schwäche, Durchblutungsstörungen
Schwöroton Tropfen	Blutunterdruck, Kreislaufschwäche, Wetterfühligkeit

tonus-dragees Schuck	Blutunterdruck, Kollapsneigung, Wetterfühligkeit, Leistungsschwäche, Depressionen

Venacton Tropfen	Durchblutungsstörungen, Venenerkrankungen und -stauungen, Hämorrhoiden

4. Durchblutungsstörungen, Hämorrhoiden und Krampfadern

Arzneimittel	Wirkung
Aesculus Spezial Nestmann	Durchblutungsstörungen, Venenstauungen, Krampfaderbildung
Aescuven Dragees	Durchblutungsstörungen, Hämorrhoiden, Venenerkrankungen
Dyscornut Tropfen	Durchblutungsstörungen
Fagorutin Buchweizen Tee/Tabletten	Durchblutungsstörungen, Krampfadern, Ödeme, brüchige Gefäße
H & S Herz-Kreislauf-Tee	Kreislauf-, Durchblutungsstörungen, Arterienverkalkung
Salus-Venen-Dragees	Durchblutungsstörungen, Kräftigung der Blutgefäße
Sklerovenol Liquidum	Durchblutungsstörungen, Venenerkrankungen und -stauungen, Nachbehandlung nach Krampfadernoperation
Schwöroven Tropfen	Durchblutungsstörungen, Venenstauungen und andere -erkrankungen, Hämorrhoiden, Schwellungen

5. Herzmittel

Arzneimittel	Wirkung
Adenylocrat Liquidum	Herzerkrankungen, vor allem Durchblutungsstörungen, Angina pectoris, Herzschwäche, Altersherz
Arnitaegus Dragees/ Tropfen	Herzschwäche, Altersherz, nervöse Herzbeschwerden, Herzrhythmusstörungen, Kreislaufstörungen
Cardalgan Tropfen	Herzschwäche-, -rhythmusstörungen, Altersherz, funktionelle Herzbeschwerden
Cardofridol Tropfen	Herz-Kreislauf-Störungen, Herzrhythmusstörungen, leichte Herzschwäche, funktionelle Herzbeschwerden
Convastabil Tropfen	beginnende, leichte und mittelschwere Herzschwäche
Cordial-Tee	Herzschwäche, nervöse Herzbeschwerden
Crataegutt Dragees/ Tropfen	Herzschwäche, -rhythmusstörungen, Altersherz
H & S Herz-Kreislauf-Tee	Herz-Kreislauf-Stärkung, nervöse Herzbeschwerden

Herz-Dragees forte	Stärkung des Herzmuskels, leichte bis mittlere Herzschwäche
Herz-Tee Hanosan	Herz-Kreislauf-Anregung, nervöse Herzbeschwerden
Khellicor-Tropfen	verborgene oder beginnende Herzschwäche, Altersherz, Angina pectoris
Dr. Kleinschrod's Cor Insuffin Tropfen	Herz-Kreislauf-Störungen, Herzrhythmusstörungen, Angina pectoris, nervöse Herzbeschwerden, Wassersucht
Dr. Kleinschrod's Wörishofener Herzstärker Medizinischer Wein	Stärkung von Herz, Kreislauf und Nerven, nervöses Herzklopfen, Herzfunktionsstörungen
Oxacant Dragees	Altersherz, Herzrhythmusstörungen
Oxacant/-forte Tropfen	Altersherz, leichte Herzschwäche, Herzmuskel-Stoffwechselstörungen
Oxacant-Khella-Tropfen	Angina pectoris, Durchblutungsstörungen des Herzmuskels
Oxacant-Sedativ-Tropfen	nervöse Herzfunktionsstörungen
Spartiol Tropfen	Herzrhythmusstörungen, Kreislaufschwäche, Blutunterdruck

Tonoplantin Mistel-Weißdorn-Extrakt	funktionelle Herzbeschwerden, Herzdurchblutungsstörungen, Altersherz
Viscosal Tropfen	Altersherz, funktionelle herz-Kreislauf-Störungen, Arterienverkalkung, leichter Bluthochdruck

Leber-Gallenblasen-Erkrankungen
1. Gallenleiden

Arzneimittel	Wirkung
Chelicurman Dragees	Gallenkoliken und -entzündungen
Choanol Tropfen	Gallen- und Leberentzündungen
Cholagogum Apia Dragees	Gallenblasenentzündung, Blähungen, Verdauungsbeschwerden (vor allem im Alter)
Claim-Tropfen	Gallenentzündungen und -steine, Blähungen, Völlegefühl
Elero-Gal	Gallen-, Leberentzündungen, chronische Verstopfung, Magenschleimhautentzündung
Gallexier flüssig	stärkt Leber, Gallenblase und Magen
Gallosan-Tee	Erkrankungen und Funktionsstörungen von Leber und Galle
H & S Gallen-Leber-Tee	Galle-Leber-Erkrankungen

Knufinke Leber-Gallen-Tee Hepa-K	unterstützt Leber-Gallen-Funktionen
Marianon Dr. Klein Tropfen	Gallenentzündungen und -steine, Fehlfunktionen der Gallenwege, Funktionsstörungen der Verdauung als Folgen
Neurochol Dragees/ Tropfen	Fehlfunktionen und Krämpfe im Leber-, Gallen-, Magenbereich, chronische Gallenblasenleiden, Zustände nach Gallenblasenoperation, Darmkrämpfe bei Kindern
Solu-Hepar-Arzneitee	Erkrankungen der Gallenblase, Leberschutz
Zettagall Lacktabletten	chronische Gallenblasenerkrankungen, Fehlfunktionen der Leber und Gallenwege

2. Leberleiden

Arzneimittel	Wirkung
Cheiranthol Tropfen	Leberentzündung und andere Erkrankungen, Leberzirrhose
Cynarzym Dragees	Funktionsschwäche von Leber und Bauchspeicheldrüse mit Verdauungsbeschwerden
H & S Gallen-Leber-Tee	Galle-Leber-Erkrankungen

Hepaduran Dragees	Erkrankungen der Leber und Galle, wie Leberentzündung, -verfettung, -zirrhose, Leber-Gallen-Funktionsschwäche, ungenügende Gallenproduktion, Leberschutz
Jecur Dragees	Leber-Gallen-Leiden, Koliken, Gelbsucht, Verdauungsschwäche
Multichol Dragees	Leber-Gallen-Leiden, Verdauungsbeschwerden, Entwöhnung von Abführmitteln

Magen-Darm-Erkrankungen und Stuhlverstopfung

Arzneimittel	Wirkung
Agrimonas Tonikum	Magen-, Galle-, Lebertonikum zur besseren Verdauung, gegen Blähungen, Völlegefühl
Astheniton	Magen-Darm-Katarrh, Magenschmerz, -geschwür, Zwölffingerdarmgeschwür, Appetitmangel, Erbrechen
Brioni-Tee	Stuhlverstopfung
Estoma-Tee	Magenbeschwerden, -übersäuerung, Appetitmangel, Verdauungsschwäche
Flatus-Pillen	Blähungen, Verdauungsschwäche
Floradix Multipretten	Magenbeschwerden, Blähungen, Völlegefühl, Verdauungsschwäche

Floralax Lacktabletten	Stuhlverstopfung
Gastritol Dr. Klein Tropfen	Magenschleimhautentzündung, -geschwür, Zwölffingerdarmgeschwür, Magenschmerzen, Reizmagen, Blähungen, Magen-Darm-Krämpfe
H & S Abführtee	Darmträgheit, Verstopfung
H & S Magen-Darm-Tee	Verdauungsschwäche, Blähungen, Appetitmangel
Hanolax Tabletten	Stuhlverstopfung, Übergewicht, Stoffwechselstörungen
Jerusalemer Balsam	Magen-, Verdauungsbeschwerden, Blähungen, Appetitmangel, Stuhlverstopfung
Magen-Darm-Tabletten Resana	nervöse Magen-Darm-Beschwerden mit Krämpfen, Blähungen, Völlegefühl, Verdauungsschwäche, Magen-, Zwölffingerdarmgeschwür
Magen-Darm-Tee Resana	Blähungen, Darmstörungen
Magentabletten Lohmann	Magen-Darm-Schleimhautentzündungen, Magenübersäuerung, Sodbrennen, Blähungen, Völlegefühl
Mariazeller Magentropfen	Magen-Darm-Beschwerden, Völlegefühl, Blähungen, Übelkeit, Brechreiz
Pankreaplex Dragees/ Liquidum	Magen-Darm-Beschwerden, Verdauungsschwäche, Appetitmangel, Blähungen, ungenügende Enzymproduktion, ergänzend bei Zuckerkrankheit
Salus-Magen-Tabletten	Verdauungsschwäche, Appetitmangel, Blähungen, Völlegefühl, Magendrücken, Gärungsprozesse im Darm
Salufrangol flüssig	Anregung und Stärkung der Darmfunktionen, Verdauungsschwäche, Verstopfung, Beruhigung gereizter Schleimhäute
Salus-Abführkapseln/Tee	Stuhlverstopfung
Sedovent Tropfen/ -Forte Liquidum	Funktionsstörungen von Magen und Darm, Appetitmangel, Blähungen, Völlegefühl, Enzymschwäche, Magensäurestörungen
Schwedentrunk der Echte	Erkrankungen des Darms, Blähungen, Stuhlverstopfung
Solubilax Arzneitee	Stuhlverstopfung
Tarinde Dragees/Paste	Stuhlverstopfung
Teufelskralle-Kapseln	Magen-, Darm-, Leber-, Gallebeschwerden, Rheuma, Entgiftung

ventri-loges Tropfen	Magen-, Darm-, Leber- und Bauchspeicheldrüsen-Funktionsschwäche, Magenschmerzen, Völlegefühl, Blähungen

Nerven- und seelische Störungen
1. Beruhigungs- und Schlafmittel

Arzneimittel	Wirkung
Avena sativa Spezial Nestmann	Nervosität, Schlafstörungen, Unruhe, Beklemmung, nervöses Schwitzen, nervöse Erschöpfung, nervöse Funktionsstörungen innerer Organe, vegetative Dystonie
Baldrian-Dispert Dragees	Nervosität, Schlafstörungen, Unruhe, innere Spannungen, nervöse Erschöpfung
Baldrian-Kapseln	Nervosität, Schlafstörungen, Unruhe
H & S Nerven-Schlaftee	Nervosität, Schlafstörungen, Unruhe, Spannungen
Heliosan-Tee	Nervosität, Schlafstörungen, vegetative Dystonie
Hopfen-Baldrian-Kapseln	Nervosität, Schlafstörungen, Unruhe, Spannungen
Knufinke Beruhigungstee Nervenruh	Nervosität, Schlafstörungen, Unruhe, Spannungen, nervöse Funktionsstörungen innerer Organe

Nervenruh forte Dragees	dto.
Nervobaldon Dragees/ Tropfen	Nervosität, Schlafstörungen, Unruhe, Streß, Angst, vegetative Dystonie
Passiflora Schlafmittel OP Infirmarius-Rovit	Schlafstörungen, nervöse Spannungen, Unruhe, Erregtheit
Requiesan Tropfen	Schlafstörungen
Salus-Nerven-Schlaf-Tee	Nervosität, Schlafstörungen, Unruhe, Erregtheit, nervöse Funktionsstörungen innerer Organe

2. Psychopharmaka

Arzneimittel	Wirkung
Hyperforat Dragees/ Tropfen	Nervosität, Depressionen, Angst, nervöse Unruhe, Erschöpfung, Wetterfühligkeit, Bettnässen, kindliche Neurosen, Überforderung, Streß, Ergänzung der Psychotherapie
Neuro-Presselin	vegetative Störungen, nervöse Erschöpfung, Schlafstörungen, psychosomatische Erkrankungen
Neuronika	Antriebsarmut, Angst, innere Spannungen, Alkoholentwöhnung
Reorganin	Angst- und Spannungszustände

Sensinerv Perlen	psychosomatische leichtere Erkrankungen, vegetative Störungen, nervöse Kopfschmerzen, Streß

Rheumatische Erkrankungen und Gicht

Arzneimittel	Wirkung
apo-Rheum-Tee	rheumatische Erkrankungen
Arthrisan Tabletten	Arthritis, Gicht, Rheuma
Corona-Rheuma-Tee	Gicht, Ischias, Rheuma, Stoffwechselerkrankungen
Dodelith Pulver	Umstimmung und Entgiftung bei Harnsäureeinlagerungen und deren Folgen, wie Gicht, Rheuma, Ischias, Nervenschmerzen, Nierensteine
Gerner Rheumaticum Tee	rheumatische Erkrankungen, Entgiftung
Polygonum Spezial Nestmann	rheumatische Erkrankungen, chronische Gelenkabnutzung, Wirbelsäulenbeschwerden, Harnsäureeinlagerungen
Rheuma-Gicht-Tee OP Infirmarius Rovit	alle rheumatischen Beschwerden, Gicht, Harnsäureablagerungen
Rheuma-Tee Hanosan	rheumatische Erkrankungen, Hexenschuß, Harnsäureeinlagerungen

Salus-Rheuma-Stoffwechsel-Funktionstee	rheumatische Erkrankungen, Entgiftung, Entschlackung, Stoffwechselnormalisierung
Salus-Teufelskralle-Tabletten	rheumatische Erkrankungen, Entgiftung, Entschlackung, Harnsäureeinlagerungen

Stoffwechselstörungen *(siehe auch rheumatische Erkrankungen)*
1. Übergewicht

Arzneimittel	Wirkung
Api-Slender forte Dragee (nie dauernd)	appetithemmend, mild stuhlregulierend
Aranikelp Tabletten	Übergewicht, Stoffwechselanregung
Crocicrowen Dragees	Übergewicht, Stoffwechselanregung, Entschlackung, Entgiftung
Decorpa Granulat	unterstützend bei Schlankheitskuren
Helianthus tuberosus Tropfen	Übergewicht, Blähungen, Verstopfung, ergänzend bei Zuckerkrankheit
Schlankheitskapseln „Dronania"	Stoffwechselanregung, Entschlackung, Entwässerung, Entlastung von Herz und Kreislauf

2. Zuckerkrankheit

Arzneimittel	Wirkung
Antidiabeticum Hanosan Tabletten	ergänzend bei Zuckerkrankheit und damit verbundenen Leber- und Bauchspeicheldrüsenbeschwerden
Diabetiker-Tee Nr. 10 „Dr. Greither"	Stoffwechselerkrankung, unterstützend bei Zuckerkrankheit
Glucorect-Tee	unterstützend bei Zuckerkrankheit
Sucontral-Tropfen	unterstützend bei Zuckerkrankheit, vor allem Altersdiabetes, zugleich Schutz vor Gefäßschäden, blutdruckregulierend

Sonstige Heilmittel
1. Krampflösende Medikamente

Arzneimittel	Wirkung
Apia-Spasmolyt-Tropfen	Verkrampfungen und Koliken jeder Art, zum Beispiel Asthma, Herz-, Gefäßkrämpfe, Gallenkolik, Kopfschmerz, Menstruationsbeschwerden
apo-Spast-Tropfen	krampfhafte Zustände jeder Art
Dr. Kleinschrod's Spasmi-Tropfen	Magen-Darm-Krämpfe, Gallen-, Nieren-, Blasenkolik, Menstruationsbeschwerden, Migräne, Krämpfe in der Brust

Arzneimittel	Wirkung
Spasmolytikum flüssig Milan	nervöse Verkrampfungen vor allem der Verdauungsorgane, äußerlich auch zu Einreibungen

2. Krebstherapie

Arzneimittel	Wirkung
Petrasch-Anthozym-Lösung	ergänzende Therapie von Krebs, vor allem bei Bestrahlungen und Behandlung mit zellwachstumshemmenden Arzneimitteln

3. Schmerzmittel

Arzneimittel	Wirkung
Kloster Mariazeller Hinfong-Essenz	Kopf-, Gliederschmerzen, Übelkeit, Erschöpfungszustände
Petaforce Kapseln	Kopfschmerz, Migräne, Nakken-, Rückenschmerzen, Bandscheibenbeschwerden, Verkrampfungen
Sanalgutt Tropfen	Schmerzen verschiedener Ursachen, wie Rheuma, Nervenschmerzen, Menstruationsbeschwerden, Erkältung, Grippe, Verkrampfungen

4. Stärkungsmittel

Arzneimittel	Wirkung
Coriosta Vitaltonikum	Stärkungsmittel, Stoffwechselanregung, Abwehrsteigerung, Entschlackung

Floradix Kräuterblut-Saft	allgemeine Kräftigung, Leistungssteigerung, Eisenmangelzustände
Gerner Tonicum F (Frau) M (Mann)	Stärkungsmittel für Mann und Frau, Harmonisierung vegetativer Funktionen, Stoffwechselanregung, Anregung der Hormondrüsen und anderer Organe
Ginsana Kapseln/ Tonikum	Leistungssteigerung, Nervosität, Schwäche- und Erschöpfungszustände, Konzentrationsstörungen, in der Genesungszeit, für Herz und Kreislauf, Vorbeugung von Streßschäden
Ginseng verstärkt Kapseln	dto.
Ginseng mit Gelee Royale Kapseln	dto.
Radjosan Kräuter-Tonikum	Leistungssteigerung, Aktivierung von Kreislauf, Stoffwechsel und Verdauung, Entschlackung, Herz-Nerven-Stärkung
Taiga-Wurzel Extrakt (Eleutherokokkus fluid.) Dr. Heberer	allgemeine Stärkung und Anregung, bei Schwäche, Erschöpfung, Abwehrschwäche, Überanstrengung, Streß, Zuckerkrankheit, psychosomatischen Störungen, unterstützende Krebstherapie
Wörishofener Johanniskrautölkapseln	Stärkung von Herz, Nerven, Leber, Magen und Darm, bei vegetativer Dystonie

Badezusätze mit Heilpflanzen

Badezusatz	Wirkung
Cedrapin Bad	Abwehrsteigerung, Erkältung, Nerven-, Muskelschmerzen, Rheuma, Ischias, Durchblutungsstörungen
Famitra Kräuter-Bade-Extrakt	Nervenstärkung, allgemeine Belebung, Erkältung, Nervenschmerzen, Rheuma
Dr. Hotz Vollbad	Hautleiden, vor allem Akne, Entzündungen, Ekzeme, Juckreiz, Allergien, Schuppen, Kopfhauterkrankungen
Imker Berndt's Nervenbad	Nervenschwäche, Nervosität, Erregungszustände, Unruhe, Gereiztheit, nervöse Erschöpfung, Schlafstörungen, Wechseljahre, Nervenschmerzen
Imker Berndt's Regenerationsbad	Leistungssteigerung, Durchblutungsstörungen, erfrischend und belebend
Imker Berndt's Rheumabad	Erkrankungen des rheumatischen Formenkreises

Kamillen-Bad „Ritsert"	Hautleiden, vor allem Entzündungen, Abszesse, Juckreiz, empfindliche Haut
Macoel Latschen-kieferöl (auch zum Inhalieren und Einreiben)	Erkältung, Erkrankungen der Atemwege, Nervenschmerzen, Rheuma, erfrischend und belebend
Pernionin Teil-/Vollbad	Rheuma, Muskel-, Nervenschmerzen, Durchblutungsstörungen, Verletzungen, Knochenbrüche (Nachbehandlung), Durchblutungsstörungen der Kopfhaut
Salus-Erkältungs- und Asthma-Bad	Erkältung, Grippe, Bronchitis, Asthma
Salus Kreislaufbad	Herz-Kreislauf-Stärkung, Blutunterdruck, Durchblutungsstörungen, nervöse Funktionsstörungen innerer Organe, Erschöpfung
Salus Nerven-Bad	Nervosität, Nervenschwäche, Erschöpfung, Schlafstörungen, Streß
Salus Rheuma-Bad	Erkrankungen des rheumatischen Formenkreises
Salus Venen-Bad	Venenstauungen, Durchblutungsstörungen
Trisept Badekonzentrat (Schaumbad)	Erkältungskrankheiten, Hautpflege, Durchblutungsstörungen

Kräuterzubereitungen zum äußeren Gebrauch

1. Einreibe- und Inhalationsmittel für die Atemwege

Arzneimittel	Wirkung
A + B Balsam Mickan	Erkältung, grippale Infekte, Bronchitis, Husten, Schnupfen, Asthma
apo-Pulm Brustbalsam	Erkältung, Infekte der oberen Atemwege
Babix-Inhalat	Erkältung, Bronchitis, Keuchhusten
bronchitussin-fluid	Erkältung, Bronchitis, Verschleimung, Asthma
Cedrapin Nasentropfen	Schnupfen, Infektionen der oberen Atemwege
Cedrapin Salbe	Erkältung, Husten, Rheuma, Kopfschmerzen, Erschöpfung, nervöse Herzbeschwerden, Frostbeulen, Durchblutungsstörungen
Denosol Medicinal Raumspray	Vorbeugung und Therapie von Erkältungskrankheiten
Hongkong-Balsam OP Infirmarius-Rovit	Erkältung, Husten, Schnupfen, Bronchitis, Rheuma, schmerzhafte Verkrampfungen
Makatussin-Balsam	Erkältung, Husten, Schnupfen, Bronchitis

Mentha-Öl Resana	Hals-, Nasen-, Racheninfektionen, Asthma
Pertussin-Balsam fest/flüssig	Erkrankungen der oberen Atemwege

2. Hautmittel

Arzneimittel	Wirkung
Akne-Gesichtsdampfbad/ -Gesichtsmaske/ -Wasser	Akne, Mitesser, Haarbalgentzündung, übermäßige Talgproduktion
Atemaron R 30	Furunkel, Karbunkel, ferner Muskelkater, Prellungen, Verstauchungen, Rheuma, Ischias, Nervenschmerzen, Bandscheibenschäden
Cilauphen Abszeß-Salbe	Entzündungen, Abszeß, Furunkel, Karbunkel, Umlauf, Sehnenscheidenentzündung
Ekzevowen-Salbe	Ekzeme, Juckreiz
Famitra-Kräuter-Lanolin-Salbe	Entzündungen, Eiterungen, Wunden, Geschwüre, Hämorrhoiden
Malven-Salbe Pharmafrid	Entzündungen, Schrunden, Risse, Schürfungen, Ekzeme, Wunden, Geschwüre, Sonnenbrand, Krampfadern

Matmille Lösung	Entzündungen, Abszesse, Wunden (auch zum Gurgeln)
Phönix Kalophön-Salbe	Hautpflege, Wundsein, Wunden, Verbrennungen, Geschwüre, Ekzeme, Entzündungen, Hämorrhoiden, Gicht
Pyodermin-Abszeß-Salbe	Abszesse, Furunkel, Karbunkel, Umlauf, Entzündungen, Eiterungen, Geschwüre, Lymphentzündungen
Usneaderm Pinselung	Eiterungen, Entzündungen, Umlauf, Pilzinfektionen
Vulnangin	Geschwüre, Wunden, Flechten, Hautentzündungen, Hämorrhoiden (auch zum Gurgeln)

3. Rheumamittel

Arzneimittel	Wirkung
Ammodyn Percutan	Rheuma, Nervenschmerzen, Hexenschuß, Sehnenscheidenentzündung, Durchblutungsstörungen der Haut, Verstauchung, Prellung, Muskelkater
Arthrosenex Salbe	Gelenk- und Muskelrheuma, Arthrose
Cymethylsalbe	Rheuma, Nervenschmerzen, Ischias, Hexenschuß, Durchblutungsstörungen der Glieder
Dismigon Liquidum/ Salbe	Rheuma, Bandscheiben-, Wirbelsäulenschäden, Ischias

Heilit flüssig/ Gel/Rheuma-bad	Muskelkater, -rheuma, Gelenkrheuma
Heilo-Einreibung	rheumatische Erkrankungen
Mediment Emulsion	Rheuma, Ischias, Hexenschuß, Muskel-, Gliederschmerzen, Nervenschmerzen, Sehnenscheidenentzündung
Oerelin Liquidum/ Salbe	Muskel-, Gelenkrheuma, Nervenschmerzen, Ischias, Hexenschuß, Muskelkater, Gliederschmerzen, Zerrungen, Schleimbeutelentzündung, Sehnenscheidenentzündung
Rheuma-Salbe Milan	Rheuma, Muskel-, Gelenk-, Gliederschmerzen, Muskelkater, Verstauchung, Prellung, Zerrung, Ischias
Ruleran-Salbe (Teufelskralle)	Rheuma, Arthrose, Prellung, Verstauchung, Zerrung
Salus Rheuma-Einreibung	Rheuma, Hexenschuß, Gliederschmerzen, Durchblutungsstörungen
Syviman Spezialsalbe	chronische Gelenkentzündungen, Arthrosen
Thermazet Spezialwatte	Rheuma, Ischias, Nervenschmerzen

Die Kräuter-Hausapotheke

Folgende Kräuter zur Behandlung häufiger leichter Gesundheitsstörungen sollte man in Form fertiger Teespezialitäten oder anderer haltbarer fertiger Zubereitungen immer im Haus vorrätig halten. Was innerhalb eines Jahres nicht verbraucht wird, sollte – wenn auf der Packung kein anderes Verfalldatum angegeben wird – ausgesondert und durch neue Kräuterspezialitäten ersetzt werden.

Heilpflanze	Anwendung bei	Zubereitung	Tagesdosis
Baldrian	Nervosität, Schlafstörungen, Erregungszustände, nervöse Kopfschmerzen, Blähungen, Krämpfe, Durchfall	fertige Tinktur oder Tee als Kaltauszug mit 2 TL aus 1/4 l Wasser 12-24 Stunden ziehen lassen; Aufguß 1 TL auf 1 Tasse Wasser	Tinktur 2mal 2 TL, Kinder etwa die Hälfte; Kaltauszug morgens und abends je 1 Tasse, Aufguß morgens 1, abends 2 Tassen
Eibisch	Husten, Heiserkeit, Mund-, Hals-, Rachenentzündung, Bronchitis, Magen-, Darm-, Blasenkatarrh	Kaltauszug mit 1 EL 4-5 Stunden ziehen lassen; Gurgelwasser als Abkochung mit 2 EL auf 1/4 l Wasser	Gurgeln 4-5mal täglich; Tee jede Stunde 1-2 TL mit Honig; bei Magen-, Darm-, Blasenkatarrh 3 Tassen ungesüßt
Holunder	Husten, Schnupfen, Hals-, Rachenentzündung, Erkältung, Grippe; Blätter zur Blutreinigung, bei Gicht und Rheuma; frische Beeren bei Infektionen; Trockenbeeren bei Stuhlverstopfung	Blüten 1 TL pro Tasse als Aufguß; Blätter mit 1 TL pro Tasse als Abkochung; Beerentee als Abkochung mit 1 TL pro Tasse	Blütentee 3-5 Tassen; Blättertee 2-3 Tassen; Beerentee 3 Tassen; frische Beeren 3mal 2 g
Kamille	Magen-Darm-Katarrh, Blähungen, Durchfall, Hals-, Rachen-, Mandelentzündung, Schnupfen, Geschwüre, Wunden, Entzündungen	Aufguß mit 2 TL auf 1 Tasse; Inhalation 1/4 l Aufguß auf 1 l Wasser; Rollkur 1/4 l Aufguß	Tee 3 Tassen; Inhalation mehrmals täglich; Rollkur 1-2mal täglich 4-6 Wochen
Lindenblüten	Husten, Verschleimung, Erkältung, Blähungen, Krämpfe, Magen-, Darm-, Blasenkatarrh	Aufguß mit 1 TL auf 1 Tasse Wasser, mit Honig gesüßt	3 Tassen

Heilpflanze	Anwendung bei	Zubereitung	Tagesdosis
Pfefferminze	Husten, Verschleimung, Blähungen, Verkrampfungen, Magen-Darm-Katarrh, Nervenschmerzen, Rheuma, Kopfschmerz, Quetschungen	Öl zur Einreibung in fertiger Zubereitung; Aufguß 4-5 g pro Tasse	Öl nach Gebrauchsanweisung; Tee 2-3 Tassen, nie länger als 2-3 Wochen
Spitzwegerich	Husten, Asthma, Nieren-, Blasenleiden, Magen-Darm-Katarrh, Wunden, Ekzeme	zerquetschte Blätter für Auflagen, innerlich Aufguß mit 1 TL auf 1 Tasse	Auflagen mehrmals täglich erneuern; Tee 3 Tassen mit Honig
Tausendgüldenkraut	Verdauungsstörungen, Appetitlosigkeit, Magen-, Darm-, Leber-, Gallenblasenleiden, Wunden, Geschwüre, Hautleiden, zur Blutreinigung	Aufguß mit 1 TL pro Tasse, Kaltauszug mit der gleichen Dosis über Nacht ansetzen	Aufguß zimmerwarm, Kaltauszug kalt, täglich 2 Tassen
Wermut	Verdauungsschwäche, Appetitlosigkeit, Sodbrennen, Blähungen, Leber-, Gallenleiden	Aufguß mit 1 TL pro Tasse, Wermutwein 15-20 g auf 0,7 l Südwein ansetzen	1 Tasse, schluckweise über den Tag verteilt; Wermutwein 1 Likörglas vor dem Essen

– Die Heilkraft des Wassers –

Die Behandlung des ganzen Körpers oder einzelner Körperzonen mit Wasser verschiedener Temperatur, die „Hydrotherapie", ist ein sehr altes Heilverfahren. Schon in den Schriften des griechischen Arztes Hippokrates (um 460 bis um 370 v. Chr.), der als einer der Begründer der wissenschaftlichen Heilkunde gilt und dessen ethische Grundsätze („Eid des Hippokrates") noch heute für den Arzt verbindlich sind, finden wir Hinweise auf die Wasserbehandlung.

Unter dem Einfluß des griechisch-römischen Mediziners Galen (129 bis 199 n. Chr.), der Leibarzt von Kaiser Mark Aurel war und bis ins 16. Jahrhundert als medizinische Autorität galt, verlor die Hydrotherapie immer mehr an Bedeutung. Im Mittelalter galt Wasser gar als unfein und wurde kaum zur Körperreinigung, geschweige denn zu Heilzwecken verwendet.

Erst mit Dr. Johann Siegmund Hahn (23. November 1664 – 6. Oktober 1742) und dessen Sohn gewann die Wasserheilkunde in der Me-

dizin wieder an Gewicht. Allerdings konnten sie sich noch nicht durchsetzen.

Begründer der modernen Wasserheilkunde

Auf der Basis der Arbeiten von Hahn entwickelte der verschlossene, grobe Sonderling Vinzenz Prießnitz in seiner 1826 in Gräfenberg (Österreich-Schlesien) gegründeten Wasserheilanstalt eine ziemlich rabiate Kaltwasserkur mit Schwitzpackungen und grober Mischkost.

143

Prießnitz nahm auf die körperliche Verfassung seiner Patienten keine Rücksicht. Seiner Kur fehlte noch die Möglichkeit der individuellen Abstimmung auf den Patienten. Deshalb geriet er lange Zeit ins Kreuzfeuer der Kritik.

Im Gegensatz zu Prießnitz arbeitete Kneipp nicht mehr mit kalten Bädern. Außer Voll- und Teilbädern wendet die Kneippkur vor allem Güsse, Wickel und Packungen warm und kalt an. Durch Bewegung, Heilkräuter und gesunde Vollkost ergänzte Kneipp die Wasseranwendungen. Ihm verdanken wir die Möglichkeit moderner Wasserheilkunde, die Anwendungen individuell nach Konstitution, Alter, Krankheit zu dosieren – aus der „Roßkur" von Prießnitz machte Kneipp ein anpassungsfähiges Behandlungsmittel.

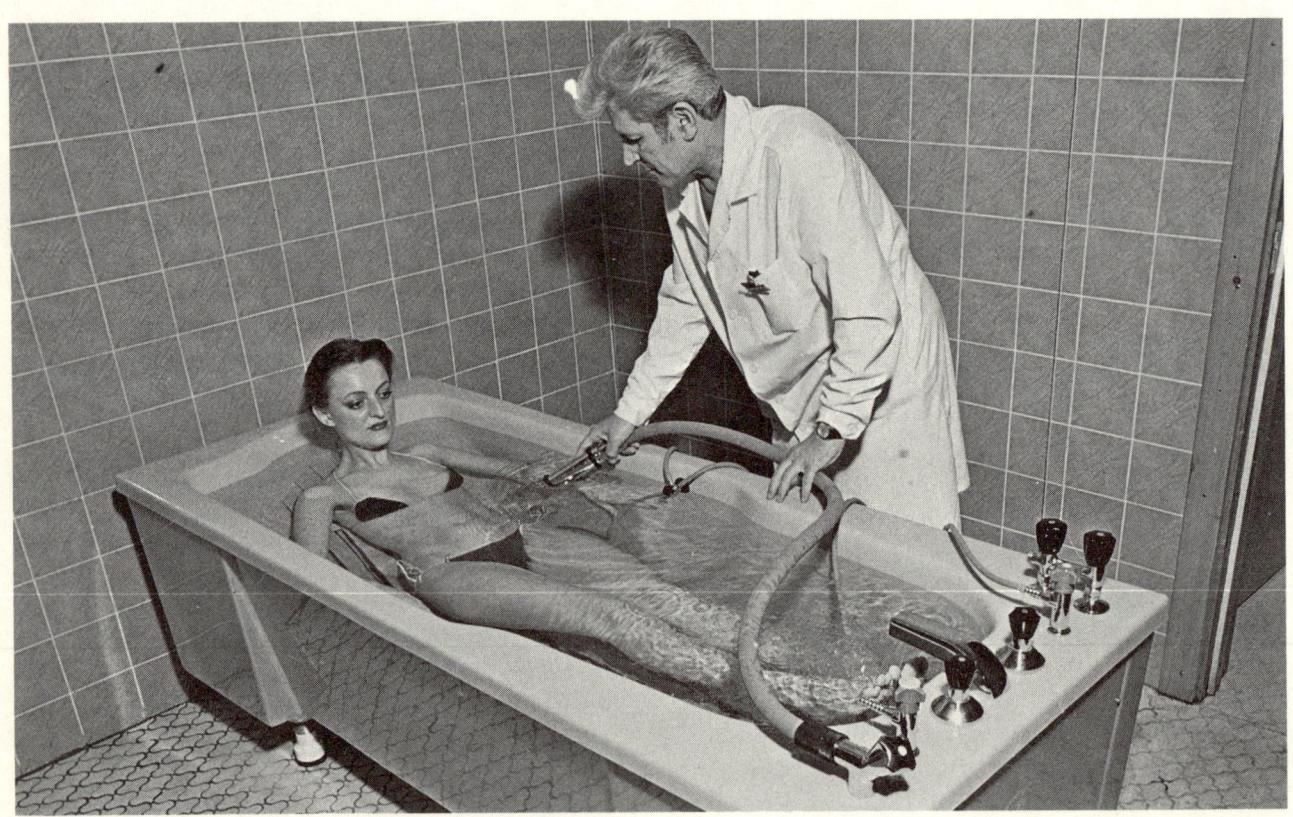

Unfallnachbehandlung in einem Rehabilitationszentrum.

Grundsätze der Wasseranwendung

Vom Wasser selbst haben wir kaum therapeutische Wirkungen zu erwarten; wirksam ist der Temperaturunterschied zwischen Körper und Wasser, der Druck des Wassers auf den Körper, der Badezusatz, der warmen Bädern häufig zugefügt wird, bei manchen Erkrankungen schließlich noch der Auftrieb des Wassers. Wassertemperaturen zwischen 35 und 37 Grad sind praktisch wirkungslos, da sie der Körpertemperatur entsprechen.

Wasseranwendungen provozieren eine Reaktion von Kreislauf, Stoffwechsel und Nervensystem. So gut wie jede Krankheit kann über eines dieser Systeme beeinflußt werden. Daraus ergeben sich die umfassenden Heilanzeigen der verschiedenen Anwendungen.

Kalte Anwendungen regen den Stoffwechsel an und bewirken aktive Produktion von Wärme. Häufig wird die therapeutische Wirkung der Kälte zugeschrieben; Kälte schadet aber immer, erst die Reaktion auf den Kältereiz und die dadurch eintretende Erwärmung ist nützlich. Deshalb müssen Kaltanwendungen immer am gut durchwärmten Körper ausgeführt werden, die Räume dürfen nicht zu kühl sein. Durch den Reiz der Kälte verengen sich die Blutgefäße, der Blutdruck steigt. Zu lange Einwirkung der Kälte läßt die Blutgefäße erschlaffen, der Patient fröstelt. Kaltanwendungen sind sofort zu unterbrechen, wenn der Patient friert oder sich sonst unwohl dabei fühlt.

Am kalten Körper oder bei schwächlichen Patienten wird Wärme zunächst passiv durch *warme Anwendungen* erzeugt. Dabei erschlaffen die Blutgefäße, der Blutdruck sinkt, der Patient entspannt sich und wird müde. Alle warmen Anwendungen müssen mit einer kurzen kalten Anwendung beendet werden.

Nach der Wasserbehandlung trocknet man Haare und Gesicht ab, vom restlichen Körper wird das Wasser nur mit der Hand abgestrichen. Dann dünstet man einige Zeit unter der Bettdecke nach. Wenn Bettruhe nicht möglich ist, soll der Körper bewegt werden, damit er unter der Kleidung rasch abtrocknet.

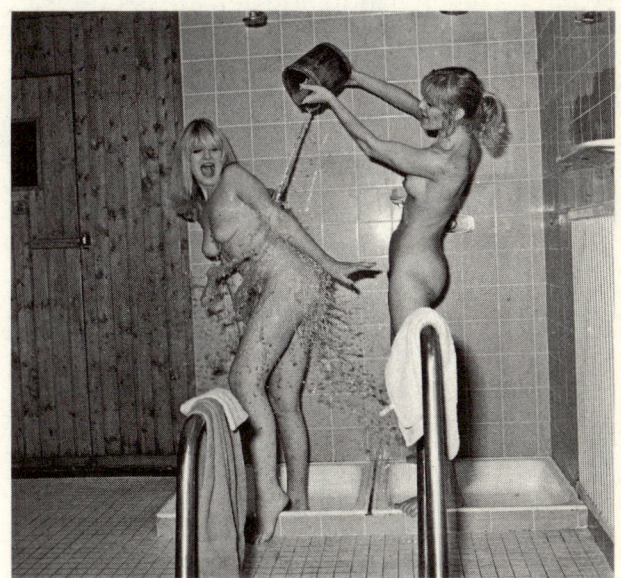

Kalte Güsse regen den Stoffwechsel an.

– Wasseranwendungen –
im einzelnen

Abreibungen – Abwaschungen

Abreibungen und Abwaschungen sind zwei verwandte Methoden mit ähnlicher Wirkung und Technik.

Zur *Abreibung* wird der Körper oder ein Körperteil faltenlos in ein naßkaltes, ausgewrungenes Tuch eingehüllt. Essigwasser mit 1 Teil Essig auf 3 Teile Wasser verstärkt die Wirkung. Während der Behandelnde den Körper des Patienten mit beiden Händen kräftig abreibt, soll das nasse Tuch fest auf der Haut liegen.

Die Ganzabreibung wird in folgender Reihenfolge durchgeführt: rechter Handrücken, Armaußenseite, Schulter, Arm- und Brustinnenseite, Rücken, links in gleicher Reihenfolge, danach rechter Fuß, Bein außen und innen, Fußsohle, links in gleicher Reihenfolge, abschließend Gesäß und Rumpf. Für einzelne Körperteile gilt diese Reihenfolge sinngemäß.

Die Anwendung soll in 5 Minuten beendet sein. Danach wird das feuchte Tuch, das man zur Ganzabreibung ähnlich wie zum Spanischen Mantel anlegt, entfernt; man frottiert mit einem trockenen Tuch nach und läßt den Patienten zum Abschluß 1/2–1 Stunde warm eingepackt im Bett nachdünsten.

Abreibungen wirken durch den Kältereiz und die mechanische Einwirkung beim Reiben anregend auf den Stoffwechsel, kräftigend für Kreislauf und Atmung und abhärtend. Abreibungen werden mehrmals täglich, mit ärztlicher Erlaubnis in manchen Fällen sogar jede halbe Stunde durchgeführt.

Abwaschungen wirken im Prinzip wie die Abreibungen. Auch hier kann Essigwasser den therapeutischen Effekt verstärken. Nach der Abwaschung dürfen die Patienten sich nicht abtrocknen; sie sollen im Bett nachdünsten oder sich mit der Kleidung bewegen, damit der Körper schnell abtrocknet.

Ganzwaschungen betreffen den gesamten Körper, ausgenommen den Kopf. Der Patient soll dazu möglichst das Bett verlassen. Bei Bettlägrigen wird zuerst bei bedecktem Unterkörper eine Oberkörperwaschung, dann bei bedecktem Oberkörper die Unterkörperwaschung durchgeführt.

Die Ganzwaschung erfolgt in dieser Reihenfolge: rechter Handrücken, Arm außen, Schulter, innen zurück, Handinnenseite, Arm innen, Achselhöhle; jetzt wird das Tuch frisch durchnäßt, dann wäscht man den Hals, von der rechten Schulter abwärts den Rücken bis zum Fuß, um dann entlang der Innenseite des Beins bis zur Brust zu behandeln; nachdem man das Tuch gewendet und erneut frisch angefeuchtet hat, wird in der gleichen Reihenfolge links behandelt, abschließend wäscht man die Fußsohlen.

Die Oberkörperwaschung umfaßt beide Arme und den Oberkörper bis zur Hüfte. Man behandelt in folgender Reihenfolge: rechte Hand

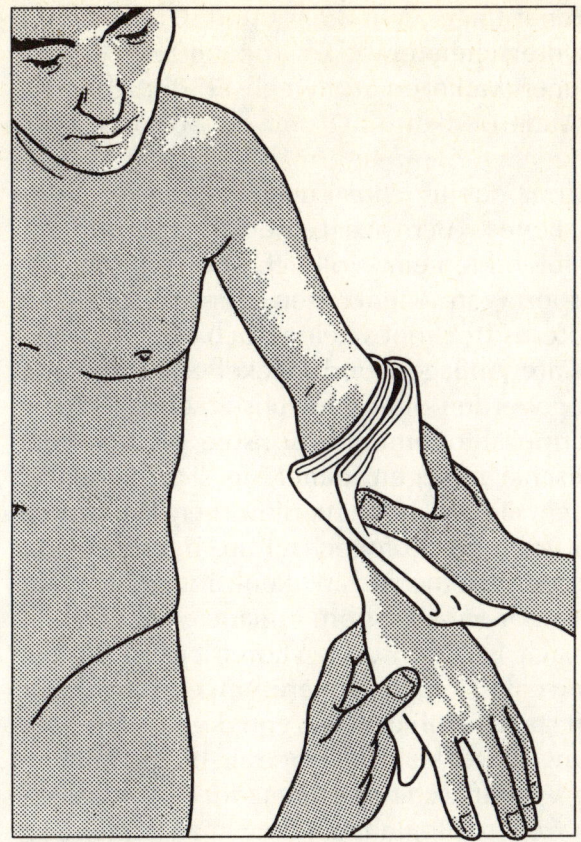

außen, Arm außen, Schulter, innen zurück, Hand und Arm innen zur Achselhöhle, Hals, Brust, dann wendet man das Tuch und behandelt mit der Rückseite Leib und Rumpfseiten von oben nach unten, abschließend den linken Arm und den Rücken. Der Unterkörper muß dabei bedeckt bleiben.

Unterkörperwaschungen betreffen das Gesäß und beide Beine bis zur Hüfte. Man beginnt am rechten Fuß außen, behandelt entlang der Außenseite des Beins bis zur Hüfte empor und kehrt innen am Bein zum Fuß zurück, dann wird die Rückseite des Beins und die Fußsohle abgewaschen. Das abgewaschene Bein bedeckt man, feuchtet das Tuch erneut an und behandelt sinngemäß die linke Seite. Bei dieser Anwendung muß der Oberkörper bedeckt bleiben.

Anwendungsgebiete der Abreibung und Abwaschung: allgemeine Abhärtung, vor allem bei blutarmen, labilen, nervösen und schwächlichen Menschen und nervösen Kindern; nervöse Schlafstörungen, Kreislaufstörungen, alle fieberhaften Erkrankungen.

Abreibung

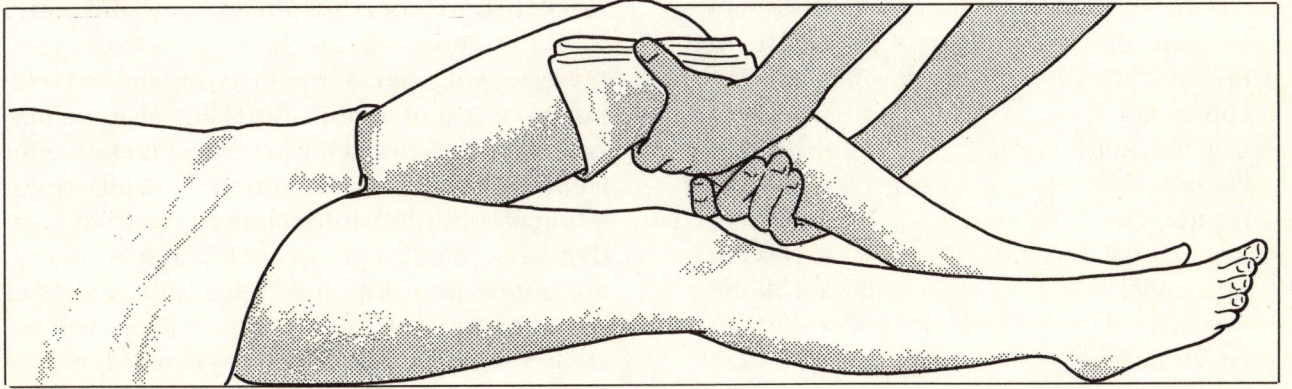

Auflagen – Wickel

Auflagen (Aufschläger, Kompressen) und Wickel (Packungen, Umschläge) bestehen aus einem inneren, einfachen oder zwei- bis sechsfach zusammengefalteten Leintuch, das in kaltes oder heißes Wasser getaucht und gut ausgewrungen aufgelegt wird. Beim Wickel wird dieses Tuch um den Körper oder die zu behandelnde Körperzone herum gewickelt, bei der Auflage legt man das feuchte Tuch nur auf die zu behandelnde Körperregion auf. Für heiße Auflagen wird das Tuch einige Minuten lang in kochendem Wasser erhitzt und vor der Anwendung von oben nach unten mit den durch ein Handtuch oder Handschuhe geschützten Händen kräftig ausgedrückt.

Als Zusätze zum Wasser eignen sich Essig, Heilkräuter, Salz, Lehm oder Quark.

Es gibt spezielle Wickeltücher; praktisch kann man aber auch jedes andere Leinentuch verwenden, das in etwa folgende Maße hat:

Armwickel	60 x 90 cm
Aufschläger	80 x 180 cm
Beinwickel	80 X 130 cm
Brustwickel	80 X 180 cm
Fußwickel	80 X 80 cm
Ganzwickel	190 x 210 cm
Halswickel	20 x 60 cm
Handwickel	60 x 60 cm
Kopfwickel	80 x 80 cm
Kreuzwickel	80 x 180 cm
Kurzwickel	160 x 180 cm
Lendenwickel	80 x 180 cm
Schal	150 x 150 cm
Unterschenkelwickel	80 x 80 cm
Unterwickel	190 x 210 cm
Wadenwickel	80 x 80 cm

Über das feuchte Tuch wird ein größeres trockenes Tuch aus Leinen gelegt, den Abschluß bilden ein Wolltuch oder – wenn dem Körper Wärme entzogen werden soll – ein weiteres trockenes Leinentuch.

Kalte Auflagen und Wickel zur Fiebersenkung werden öfter gewechselt, ehe sie zuviel Wärme aufnehmen; ansonsten bleiben kalte Umschläge liegen, damit sie sich allmählich durchwärmen können. Sie regen Hautdurchblutung und Stoffwechsel an, beruhigen das Nervensystem und wirken über die Hautreflexzonen auf innere Organe.

Nach 1 1/2–2 Stunden kommt es zu starkem Schweißausbruch, längere Anwendungen wirken stark beruhigend. Wenn die Körpererwärmung als Reaktion zu lange ausbleibt, muß mit der Wärmflasche oder Heizdecke nachgeholfen werden. Beginnt der Patient zu frösteln, unterbricht man die Anwendung sofort, reibt ihn trocken und erwärmt ihn im Bett mit einer Wärmflasche.

Heiße Auflagen, deren Wirkung durch Heizkissen (Vorsicht, nur ausdrücklich als feuchtigkeitssicher gekennzeichnete Heizdecken oder Heizkissen verwenden, andere sind lebensgefährlich!) oder Wärmflaschen unterstützt werden kann, dienen in erster Linie der Schmerzlinderung und Krampflösung, können aber auch anfangs bei schwächlichen Patienten anstelle kalter Anwendungen angezeigt sein. Das

Zimmer, in dem die Behandlung stattfindet, muß ebenso wie der Körper des Patienten gut durchwärmt sein. Das feuchte Tuch soll faltenlos und fest auf der Haut aufliegen.

Nach beendeter Anwendung muß der Patient im Bett nachdünsten; zumindest ist aber zum Abschluß ein kurzer kalter Guß notwendig. Größere Anwendungen, wie Ganz- oder Unterwickel, dürfen nur vormittags und nur unter dauernder Aufsicht durchgeführt werden.

Armwickel

Techniken der einzelnen Wickel und Auflagen

Armwickel
Beim Armwickel wird der Handwickel (siehe dort) über das Handgelenk hinaus bis zur Schulter fortgesetzt. Die Tücher müssen oben etwas schräg nach außen umgeschlagen und dann so angelegt werden, daß die längere Seite außen am Arm zur Schulter reicht, während die kürzere Innenseite an der Achselhöhle endet.

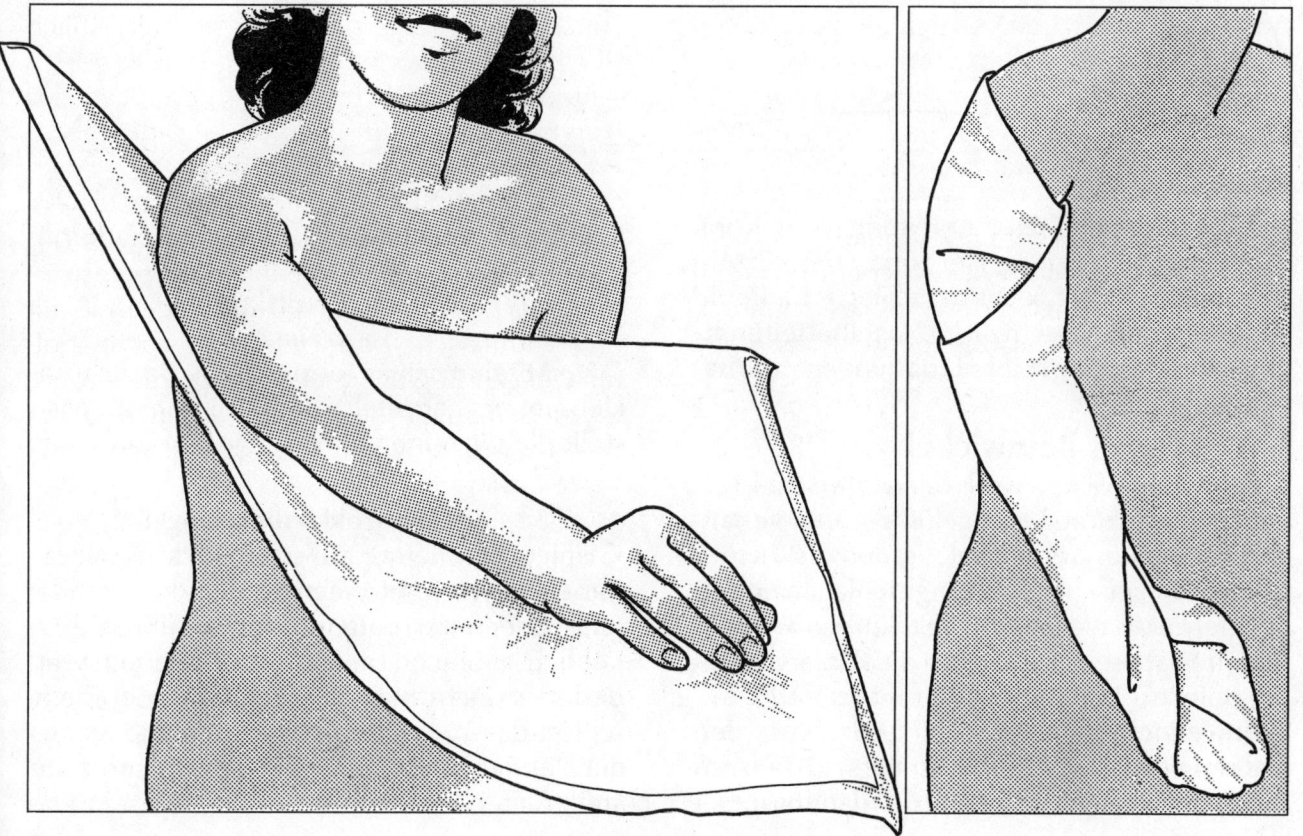

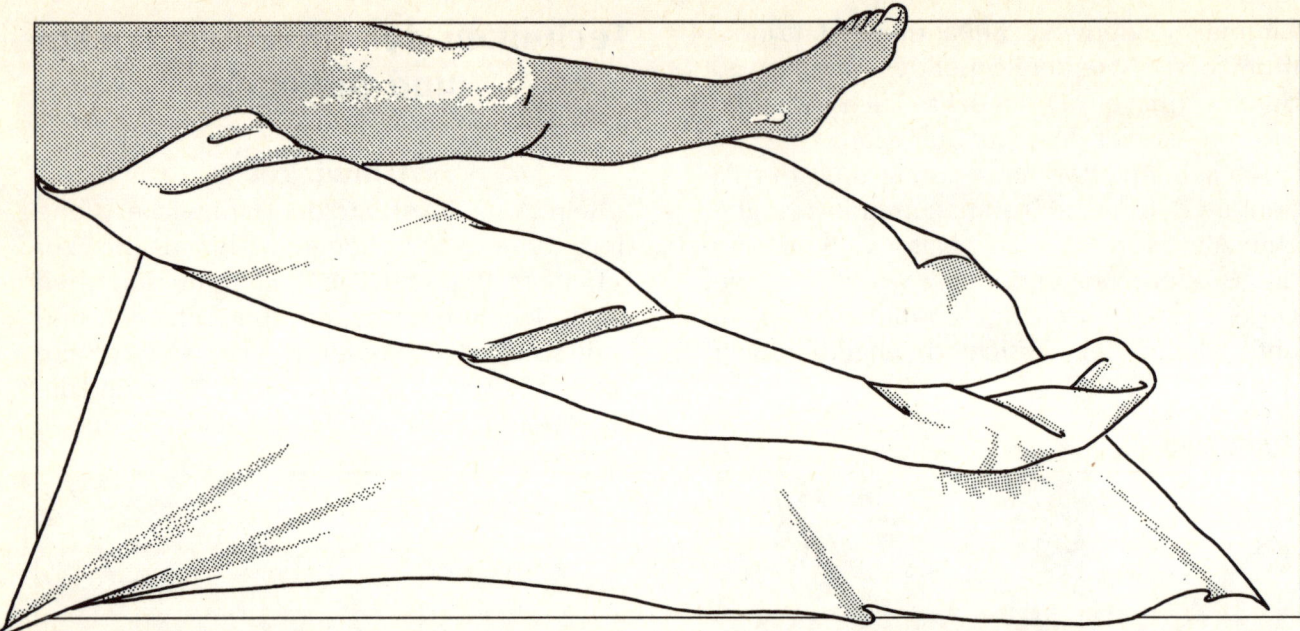

Beinwickel

Anwendungsgebiete: Ableitung vom Kopf, Anregung von Atmung, Herz und Kreislauf, Aktivierung des Stoffwechsels, schlecht heilende Wunden und Geschwüre, Nagelbetteiterungen und Lymphgefäßentzündungen im Behandlungsgebiet.

Beinwickel

Beim Beinwickel wird der Unterschenkelwickel (siehe dort) bis zur Hüfte empor verlängert. Wie beim Armwickel werden die Tücher oben schräg nach außen umgeschlagen und so angelegt, daß die längere Seite außen am Bein bis zur Hüfte reicht, während die kürzere innen am Bein zur Leistenbeuge emporzieht.

Anwendungsgebiete: Ableitung aus den oberen Körpergebieten, Störungen im Bereich der Harn-, Geschlechts- und Verdauungsorga-ne, rheumatische Erkrankungen der Hüft-, Knie- und Fußgelenke, Ischias, Krampfadern.

Breiumschlag
(Kataplasma)

Der Breiumschlag besteht aus Bockshornkleesamen, Kartoffeln oder Leinsamen. Man stellt die einzelnen Umschläge wie folgt her:

Bockshornkleeumschlag

Einige Eßlöffel gestoßener Bockshornkleesamen werden mit Wasser zu einem Brei verrührt und unter dauerndem Umrühren zum Kochen gebracht, bis ein zäher Brei entsteht; diesen streicht man fingerdick auf ein Tuch, schlägt das Tuch oben zusammen und legt es mit der aus einer Lage gebildeten Unterseite auf.

Kartoffelbreisack

Man füllt in der Schale gekochte ganze Kartoffeln in ein Leinensäckchen und zerquetscht sie so, daß keine größeren Teile mehr fühlbar sind. Diesen Sack legt man warm (40–42 Grad) auf die zu behandelnde Körperzone.

Leinsamenumschlag

Dazu kocht man zerstoßenen Leinsamen entweder zu einem dicken Brei, den man wie Bockshornkleesamen anwendet, oder man füllt den Leinsamen in einen Leinensack und kocht ihn kurz auf, ehe man ihn im Leinensack auf die Körperzone auflegt.

Über den Breisack oder die Breiauflage gibt man jeweils das Trocken- oder Wolltuch. Sack oder Packung müssen fest und faltenfrei auf dem Körper liegen.

Anwendungsgebiete der Breiumschläge: Breiumschläge dienen vor allem der Behandlung von Entzündungen; sie lösen Krämpfe und erhöhen die lokale Durchblutung. Bockshornkleesamenumschläge sind gut zur Therapie von Geschwüren geeignet, Kartoffelbreisäcke werden zur Krampflösung des Verdauungs- und Atmungssystems, bei Rippenfell-, Muskel-, Sehnenscheiden-, Gelenkentzündungen, Gicht und Hautleiden empfohlen. Leinsamen eignet sich bei allen oberflächlichen Entzündungen.

Die Umschläge werden nach dem Erkalten gewechselt.

Brustwickel

Zum Brustwickel legt man die Wickeltücher so ins Bett, daß der Patient sich mit dem bloßen Oberkörper auf das oberste feuchte Tuch niederlassen kann. In mittlerer Atemstellung werden die Tücher dann so um den Brustkorb gelegt, daß der Wickel von der Achselhöhle bis zum Rippenbogen reicht.

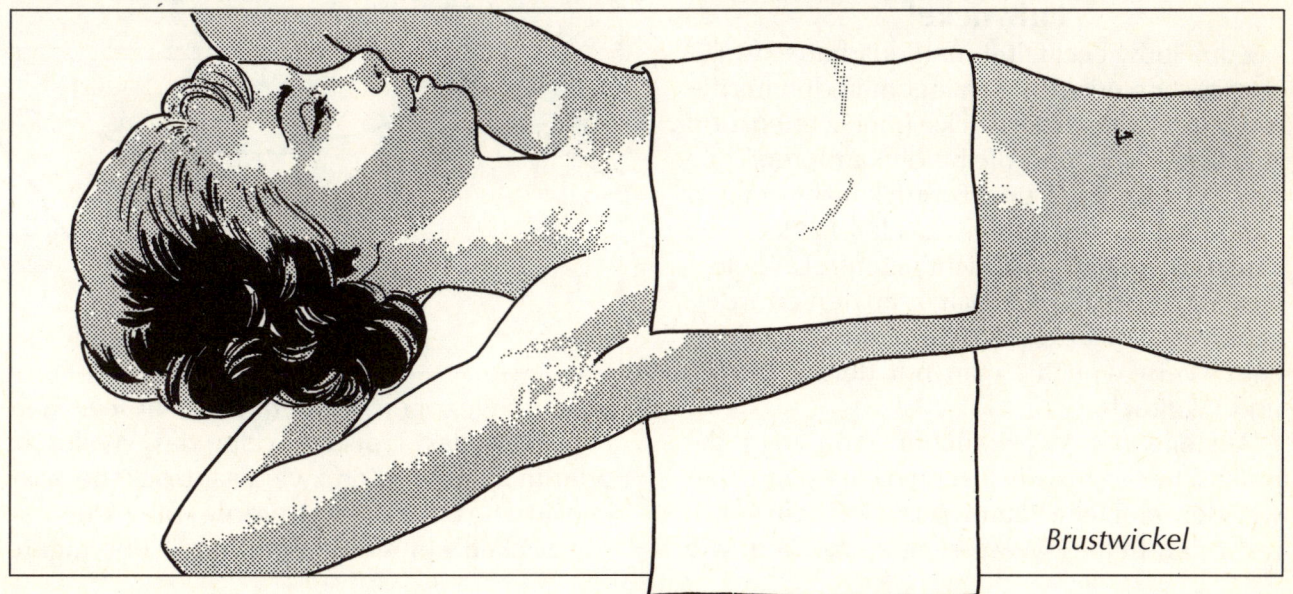

Brustwickel

151

Anwendungsgebiete: Erkrankungen der Brustorgane, vor allem der Atemwege, wie Luftröhren-, Bronchialkatarrh, Lungen-, Rippenfellentzündung, Bronchialasthma, Lungenerweiterung (-emphysem).

Dampfkompressen

Zur Dampfkompresse faltet man das Innentuch zur notwendigen Größe zusammen und legt es für mehrere Minuten ins kochende Wasser. Mit geschützter Hand wird es von oben nach unten kräftig ausgepreßt. Dann schlägt man diese Kompresse in ein Flanelltuch, legt sie faltenlos auf den zu behandelnden Körperteil und umwickelt mit dem üblichen Trocken- und Wolltuch.

Anwendungsgebiet: Dampfkompressen wirken schmerzlindernd und krampflösend. Durch eine Wärmflasche oder Heizdecke kann der Wärmeeffekt verstärkt werden.

Fußwickel

Zum Fußwickel faltet man quadratische Tücher zu Dreiecken. Dann legt man den mittleren Zipfel dieses Dreiecks über Zehen und Fußrücken und führt die beiden anderen Teile straff um Knöchel und Fußrücken herum, so daß der Fuß fest eingewickelt ist. Natürlich kann das Tuch am Fuß nicht faltenfrei angelegt werden, deshalb wird man es an den erforderlichen Stellen sorgfältig fälteln müssen. In gleicher Weise verfährt man mit dem Trocken- und Wolltuch.

Anstelle der Wickeltücher kann man die praktischeren nassen Socken nach Kneipp verwenden, einfache Baumwollsocken, die in kaltes oder heißes Wasser getaucht und wie

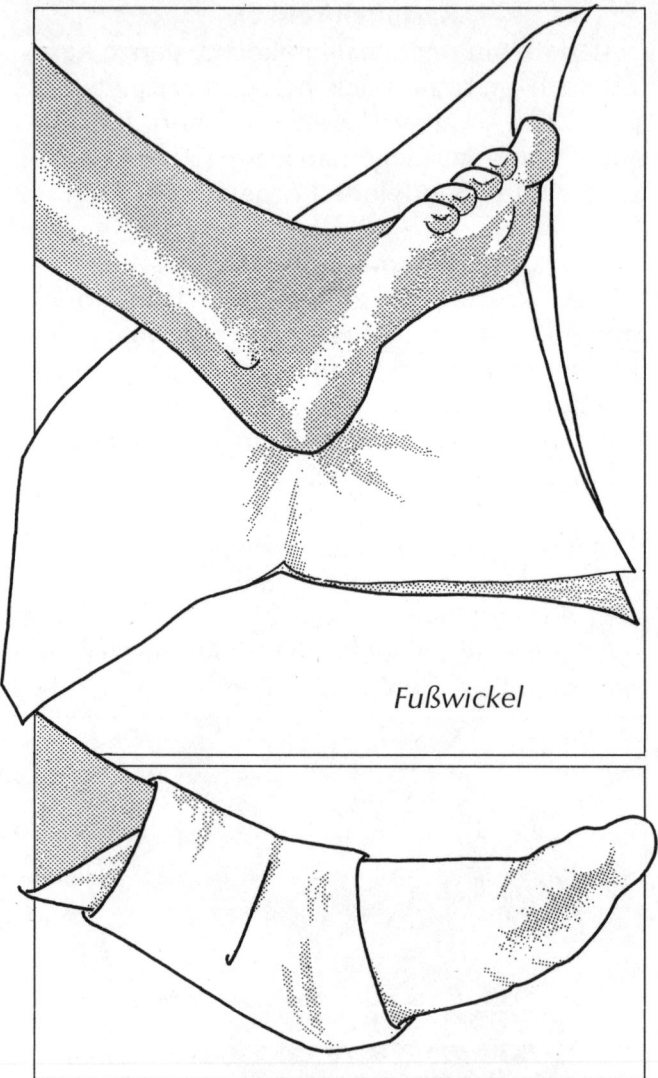

Fußwickel

üblich angezogen werden. Darüber legt man entweder das Trocken- oder das Wolltuch, oder man zieht noch zwei Paar trockene Socken an. Die trockenen Strümpfe sollen die nassen Socken um einige Zentimeter überragen.

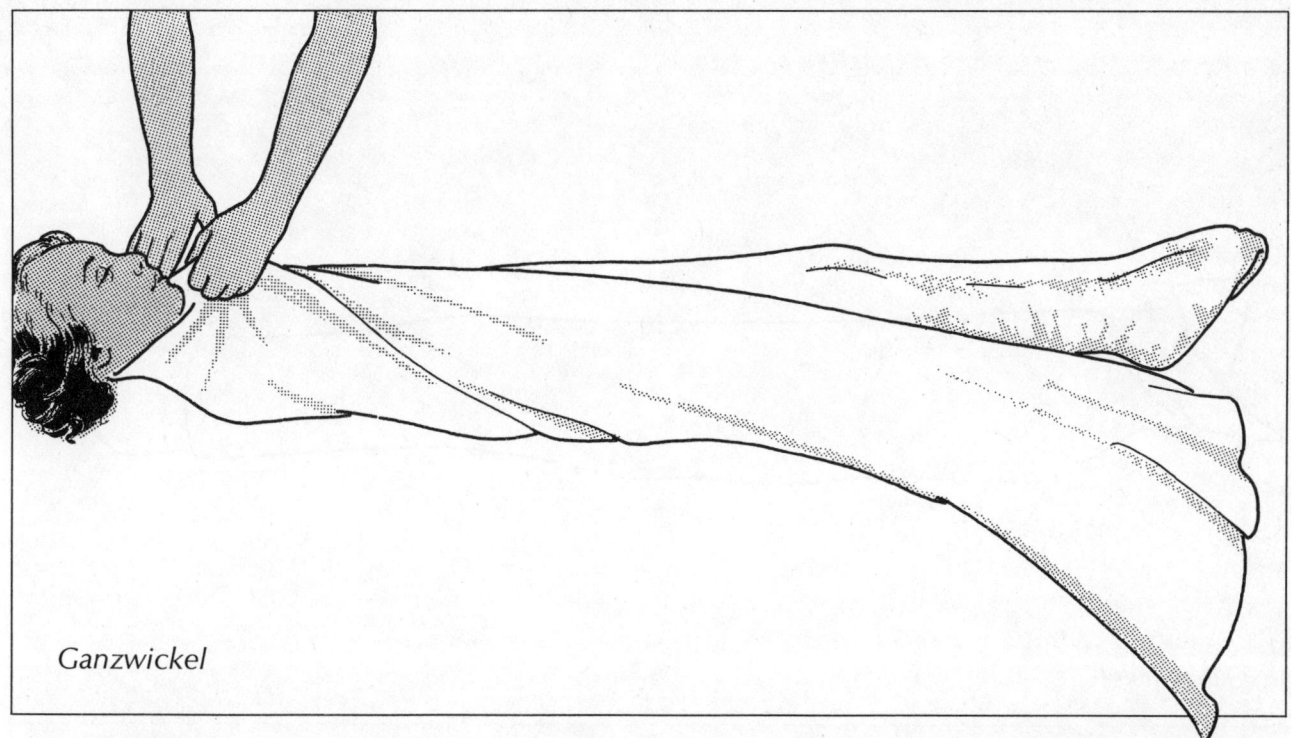

Ganzwickel

Anwendungsgebiete: Ableitung aus den oberen Körpergebieten, allgemeine milde Abhärtung, chronisch kalte und Schweißfüße, Schlafstörungen, bei fieberhaften Erkrankungen anstelle des Wadenwickels.

Ganzwickel

Die Ganzpackung reicht vom Hals bis zu den Füßen. Dazu legt man ein Wolltuch der Länge und ein Wolltuch der Breite nach aufs Bett, darauf ein Trockentuch aus Leinen und obendrauf das nasse Wickeltuch. Am oberen Ende schlägt man die Tücher, die bis zur Kopfmitte reichen sollen, handbreit ein, sonst schließen sie am Hals nicht fest ab.

Auf diesen vorbereiteten Wickel legt sich der Patient und erhält auf die Brust zusätzlich ein feuchtes Tuch, das zwischen Rumpf und Armen festgesteckt wird. Das große feuchte Innentuch legt man am Hals sorgfältig und dicht an, dann schlägt man es über die Schultern und steckt es ein. Nun packt man Rumpf und Beine vollständig in das nasse Tuch ein, wickelt das Trockentuch um den Körper und legt schließlich die Wolldecken an, die längsliegende um die Beine, die querliegende um den Oberkörper.

Zum heißen Ganzwickel, der bei manchen Patienten das Schlenzbad ersetzt, legt man 2 Wolldecken der Breite nach übers Bett, dar-

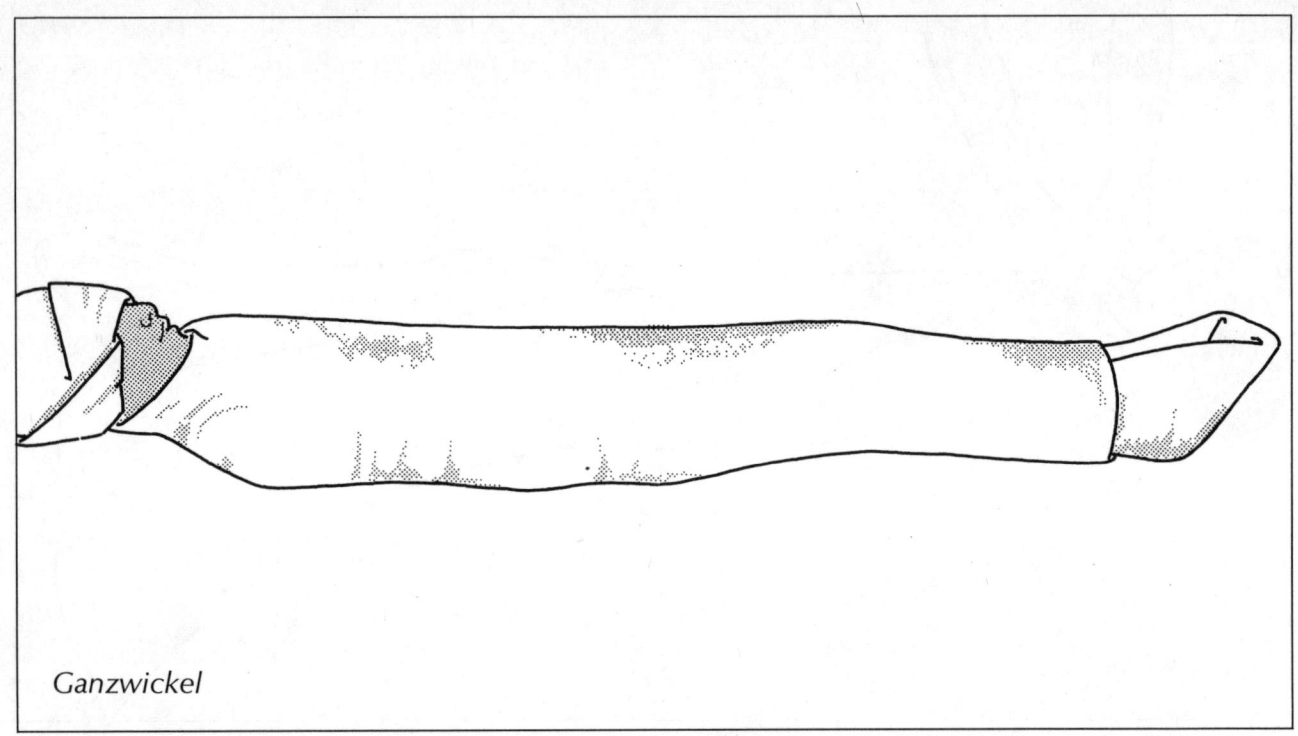

Ganzwickel

auf ein Baumwolltuch, schlägt beide um mehrere Wärmflaschen, damit sie gut durchwärmt werden, und bereitet während dieser Zeit das feuchtheiße Innentuch vor, das in 60 Grad heißes Wasser getaucht wird.

Die eine Hälfte des feuchten Tuches legt man auf die Decken im Bett, der Patient läßt sich darauf nieder, dann wird die 2. Hälfte des nassen Tuches um seinen Körper gelegt, damit er ganz eingehüllt ist. Nachdem auch die trockenen Außentücher angelegt wurden, legt man auf den Patienten noch 3 Wolldecken oder das Federbett. Der Fußwickel bei dieser Anwendung wird am besten in Form von nassen Socken (siehe Fußwickel) hergestellt.

Den Kopf des Patienten hüllt man so in ein nasses Baumwolltuch, daß nur noch Mund und Nase heraussehen, darüber legt man in gleicher Weise zwei größere Wolltücher an.

Während der zweistündigen Anwendung werden die äußeren Hüllen etwa alle 30–45 Minuten geöffnet, damit das nasse Tuch erneut angefeuchtet werden kann. Nach Abnahme der Packung hüllt man den Patienten in ein warmes Tuch und läßt darin 1 Stunde im Bett nachdünsten, abschließend soll für einige Stunden Bettruhe eingehalten werden.

Anwendungsgebiete: Die anstrengende Anwendung sollte nur unter erfahrener Aufsicht am besten morgens nach Verordnung des The-

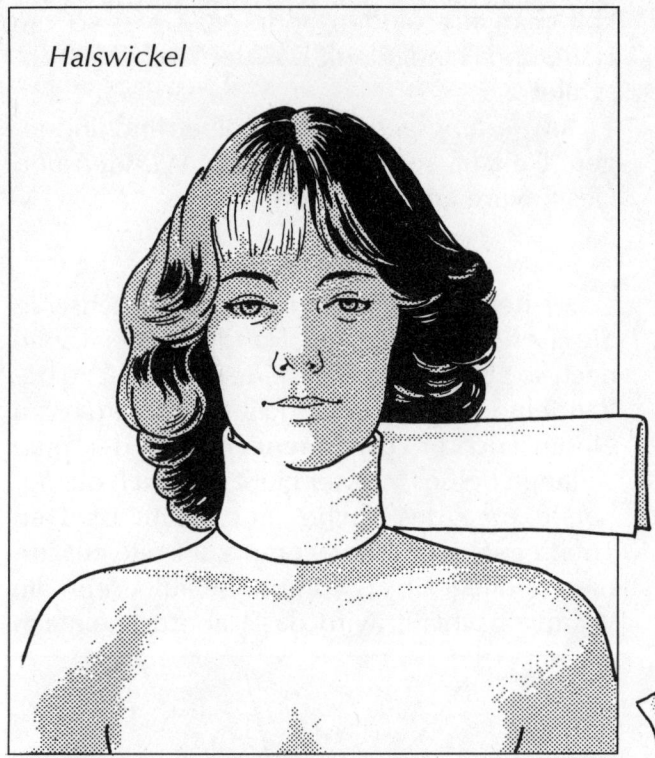

Halswickel

man während der Nacht liegen läßt. Als Wickelzusätze eignen sich vor allem Lehm und Quark.

Anwendungsgebiete: Katarrhe in Hals, Rachen und Kehlkopf, entzündliche Stauungen und Lymphknotenschwellungen im Halsbereich.

Handwickel

Zum Handwickel benötigt man wieder quadratische, einzeln zu Dreiecken gefaltete Tücher. Der mittlere Zipfel des Tuches wird jeweils über den Handrücken gelegt, dann wik-

rapeuten durchgeführt werden; Herz-Kreislauf-stabile, robuste Menschen können kalte Ganzwickel auch selbst zur Abhärtung, warme zur Schwitzpackung bei den ersten Symptomen einer Erkältung anwenden.

Halswickel

Das der Länge nach einmal zusammengelegte Tuch wird zweimal um den Hals gelegt, darüber kommen in gleicher Weise Trocken- und Wolltuch. Bei akuten Entzündungen im Hals muß der Wickel öfter gewechselt werden, ehe er sich zu stark erwärmt. Weniger akute Katarrhe werden durch Halswickel behandelt, die

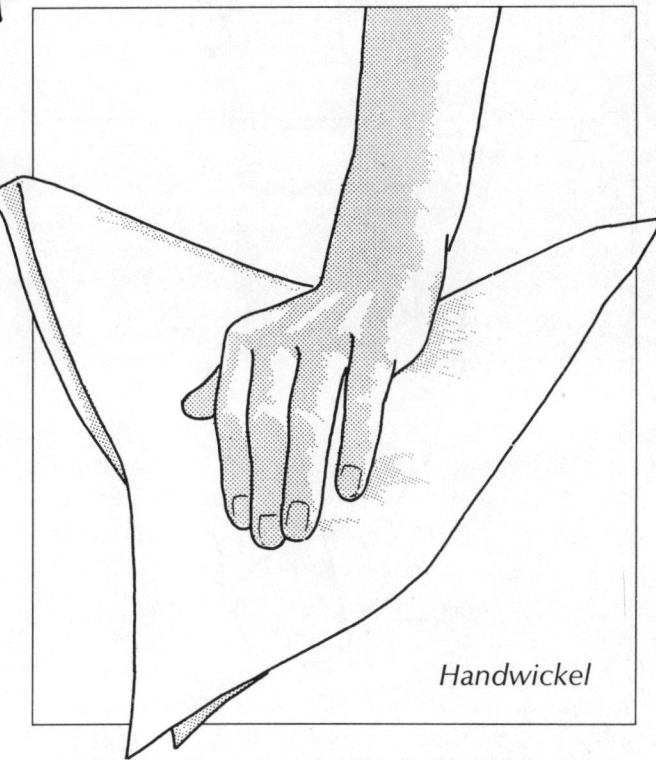

Handwickel

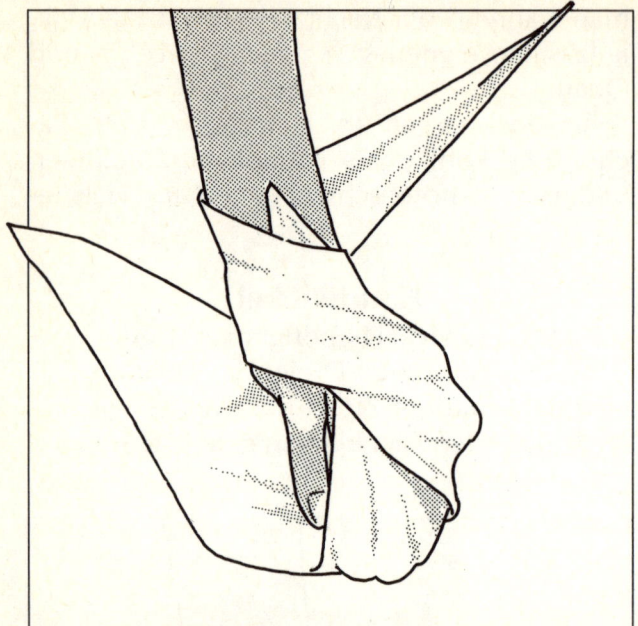

kelt man die beiden anderen Zipfel so um Hand und Handgelenk, daß der Wickel fest abschließt.

Anwendungsgebiete: Nagelbettentzündungen, Umlauf, schlecht heilende Wunden und Geschwüre an der Hand.

Heiße Rolle

Die heiße Rolle wirkt besonders intensiv in die Tiefe. Man legt ein Handtuch der Länge nach so zusammen, daß seine Breite der zu behandelnden Stelle entspricht. Dann wird es zu einem Trichter zusammengerollt, in den man so lange heißes Wasser gießt, bis auch die äußerste Lage des Tuches gut feucht ist. Den Trichter schiebt man wieder zur Rolle zusammen und legt sie als Kompresse auf. Wenn die Wärme nachläßt, wird das Handtuch einfach

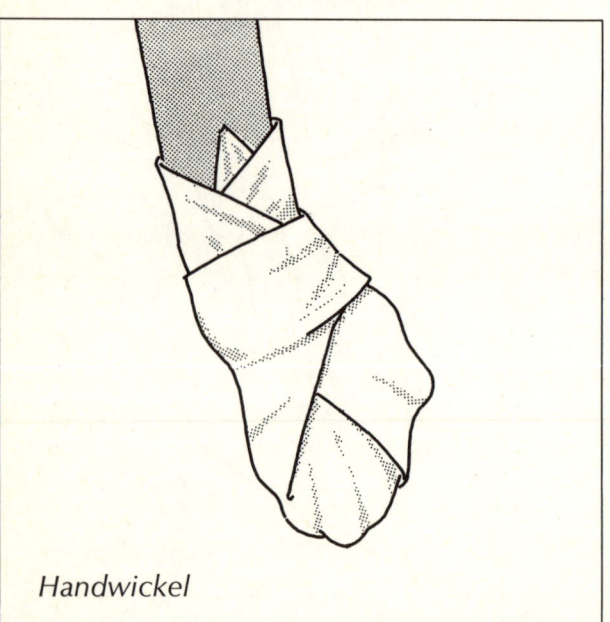

Handwickel

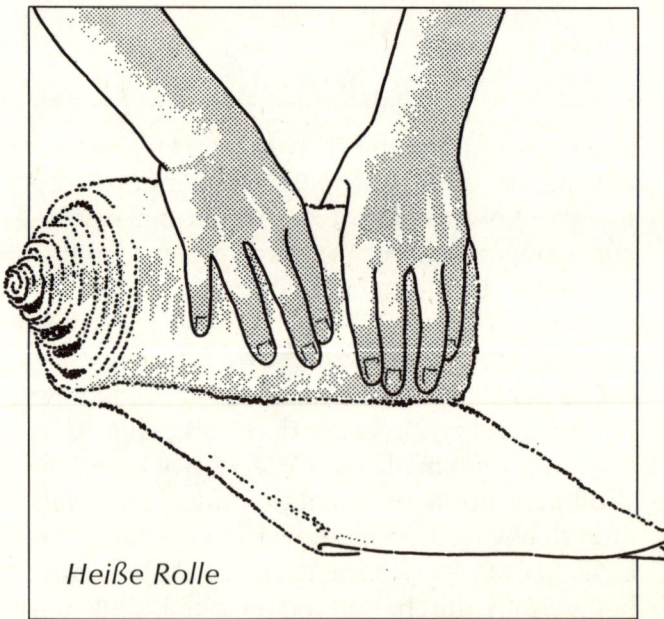

Heiße Rolle

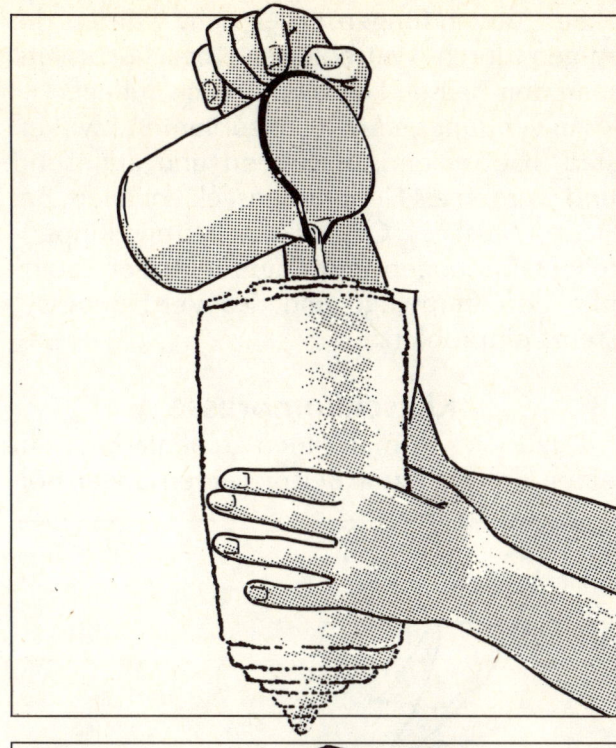

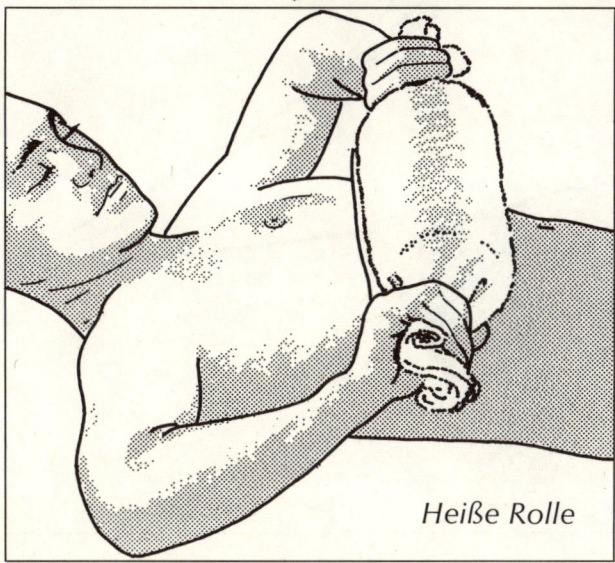

Heiße Rolle

etwas aufgerollt, bis man wieder eine heiße Stelle auflegen kann.

Anwendungsgebiete: Wegen der intensiveren Tiefenwirkung besonders bei Gallenkoliken und zur Nachbehandlung von Leberleiden geeignet; grundsätzlich bei allen Schmerzzuständen und Verkrampfungen im Körperinnern.

Hemd

Zum Hemd nach Kneipp wird als inneres feuchtes Tuch ein langärmeliges, bis zu den Knöcheln reichendes Leinenhemd verwendet; Kopf, Hände und Füße werden nicht eingewickelt. Der Patient legt sich mit dem nassen Hemd in die wie beim Ganzwickel auf dem Bett liegenden Trocken- und Wolltücher. An den Innenseiten der Beine wird das Hemd eingesteckt, dann hüllt man den Körper in die beiden äußeren Tücher ein.

Hemden eignen sich besonders zur Behandlung von Haut-, Stoffwechsel- und Infektionskrankheiten. Häufig gibt man Zusätze, wie Essig, Salz (20 g je 1 l Wasser), Lehm (flüssige Lehmbrühe) oder heißen Heublumenabsud, ins Wickelwasser.

Anwendungsgebiete: Hauterkrankungen, auch Allergien, vor allem bei Juckreiz, Stoffwechselstörungen (insbesondere Gicht), Bronchialasthma, Rachitis und fieberhafte Infektions-(auch Kinder-)krankheiten.

Heublumensack

Ein Leinensack, der etwa der Größe der zu behandelnden Zone entspricht, wird zu zwei Dritteln mit Heublumen gefüllt, zugeschnürt

157

und in einem Topf mit siedendem Wasser überbrüht oder auf einen Rost in den Dampfkochtopf gestellt. Nach 15–20 Minuten, die der Heublumensack im bedeckten Topf bleiben muß, legt man ihn zwischen zwei Bretter und preßt ihn kräftig aus. Beim Auflegen soll der Sack noch etwa 38–42 Grad warm sein. Er wird straff aufgelegt und mit dem üblichen Trocken- und Wolltuch bedeckt.

Wenn der Heublumensack nach 1–1 1/2 Stunden abgenommen wird, muß der Patient noch 1 Stunde im Bett nachdünsten, ehe man die Behandlung durch eine kalte Ganzwaschung beendet.

Bei Anwendungen im Gesicht werden die Augen durch Wattebäusche geschützt, ehe man den heißen Heublumensack auflegt.

Anwendungsgebiete: Heublumen wirken stark hautreizend, ausleitend und auflösend und werden als Heublumensack vor allem bei Haut-, Muskel-, Gelenkkrankheiten, Rippenfellentzündungen und Krämpfen oder Katarrhen der Atemwege und des Verdauungssystems empfohlen.

Klatschkompresse

Dazu wickelt man einen Leinenlappen um einen Holzstab, zum Beispiel einen langen höl-

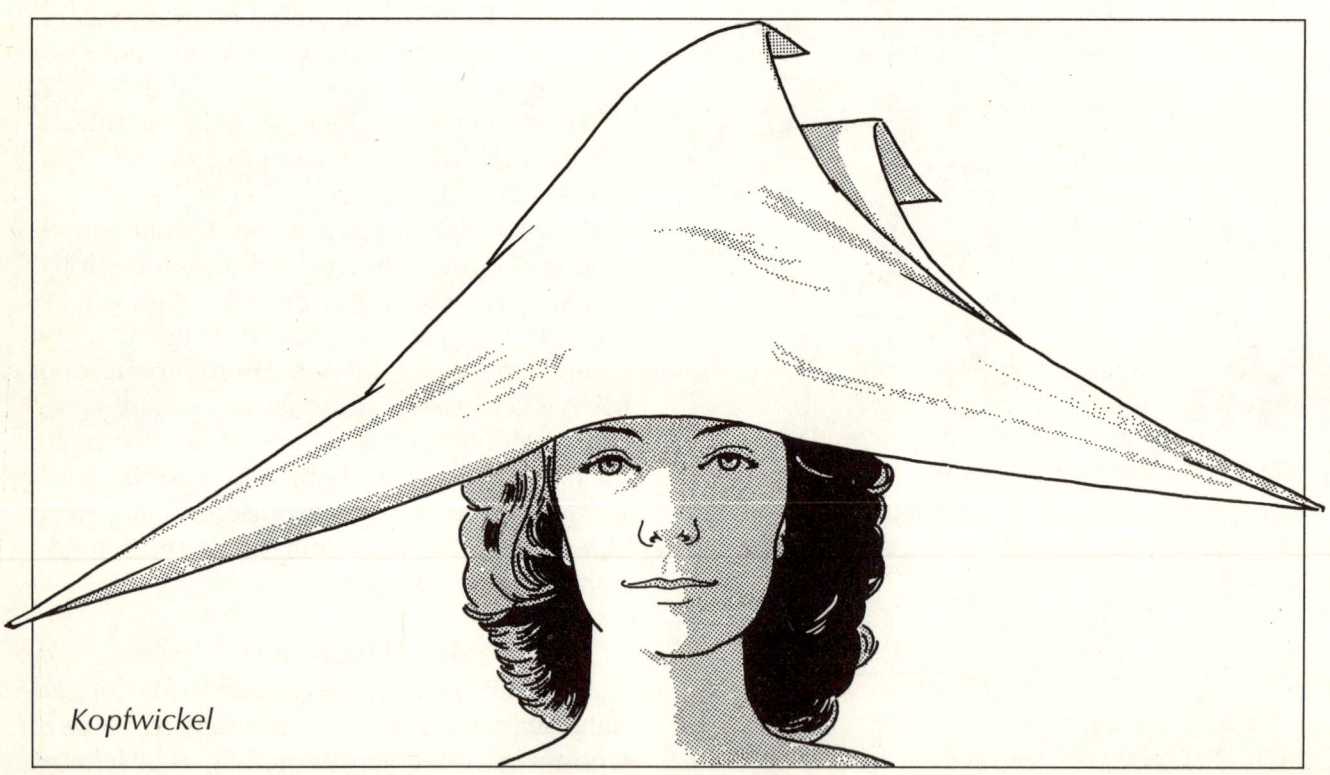

Kopfwickel

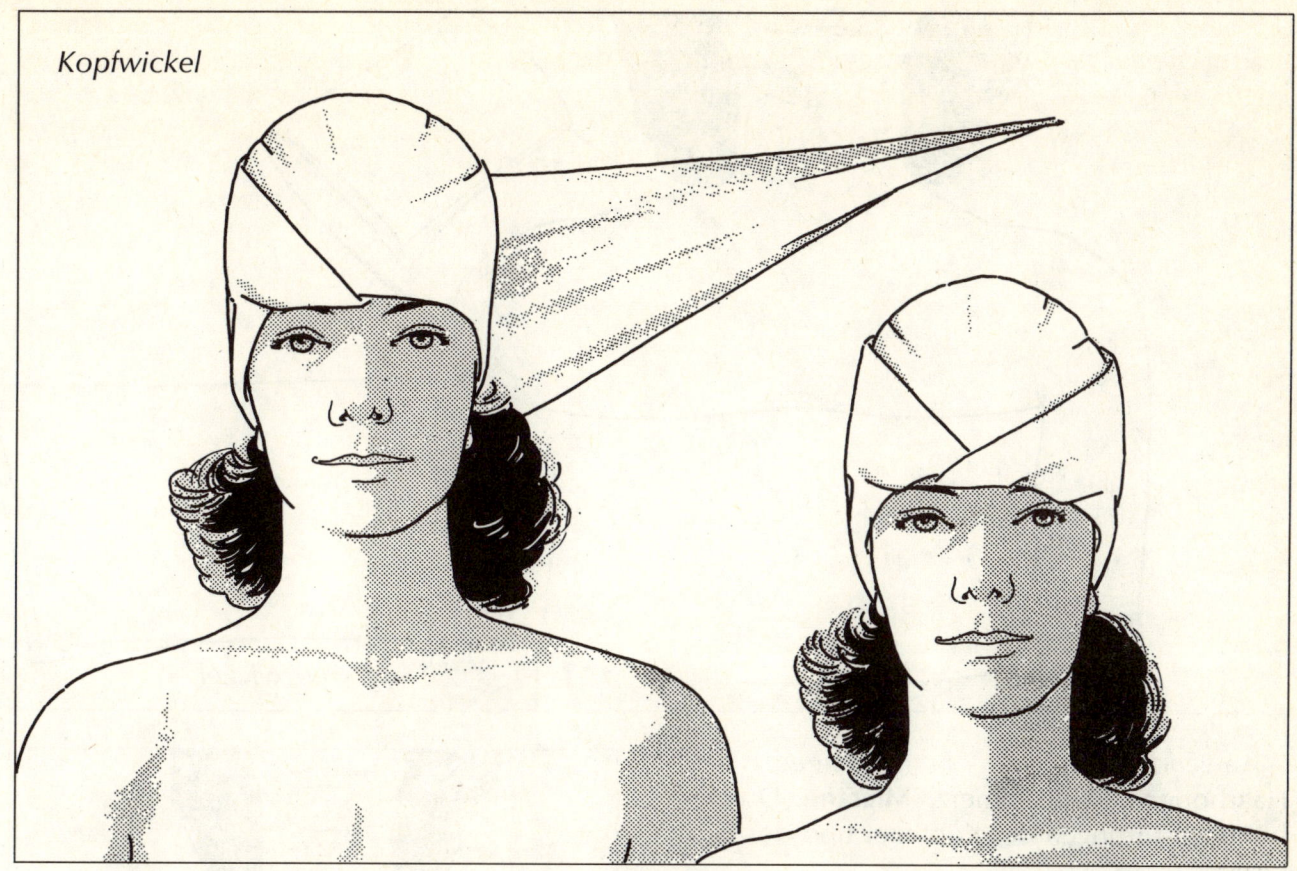

Kopfwickel

zernen Kochlöffel, taucht ihn ins kochende Wasser und preßt ihn kurz auf die Haut, bis sich die zu behandelnde Zone deutlich rötet.

Anwendungsgebiete: Die Klatschkompresse ist vor allem bei Neuralgien und Erkrankungen der Bronchien angezeigt.

Kopfwickel

Kopfwickel umfassen den Schädel ohne Gesicht und Nacken. Dazu werden quadratische Tücher einzeln zu Dreiecken gefaltet, oberhalb der Augenbrauen angesetzt und so angelegt, daß der mittlere Zipfel über dem Kopf liegt, während die Seitenteile sich hinten am Kopf überkreuzen und wieder nach vorn geführt werden, wo man sie einsteckt. Anstelle des feuchten inneren Tuches kann man auch einfach die Haare anfeuchten und darüber nur ein Trocken- und ein Wolltuch anlegen. Nach Entfernung des Wickels müssen die Haare stets gut abgetrocknet werden.

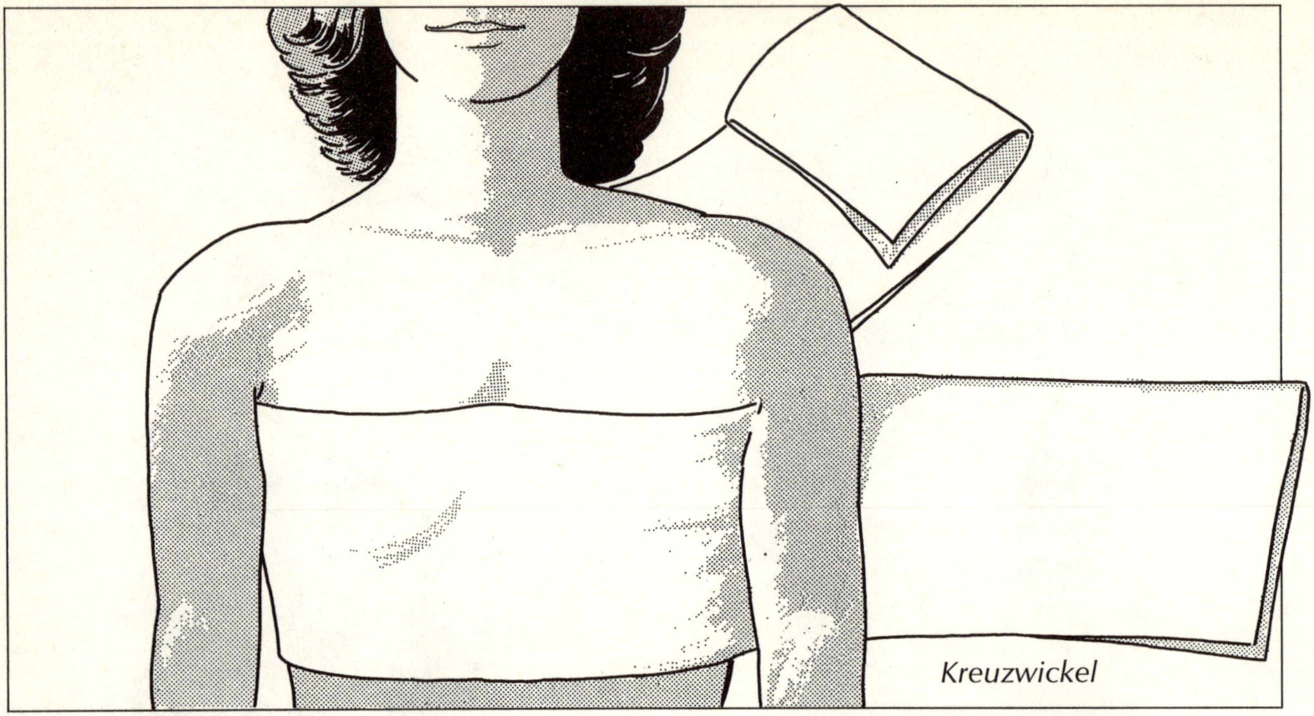

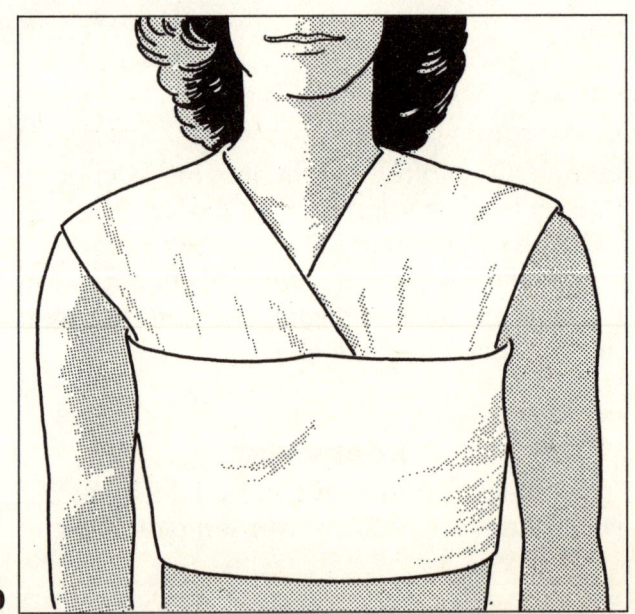

Kreuzwickel

Anwendungsgebiete: Erkrankungen des Haarbodens, Kopfschmerz, Migräne, Durchblutungsstörungen der Kopfhaut und des Gehirns.

Kreuzwickel

Beim Kreuzwickel legt man das innere nasse Wickeltuch so auf die Brust, daß rechts und links zwei je etwa 80 cm lange Hälften überstehen. Die rechte Hälfte wird unter dem rechten Arm hindurch zur linken Schulter und nach vorn zurückgeführt, links legt man die andere Hälfte sinngemäß an. In gleicher Weise werden die beiden trockenen Tücher verwendet.

160

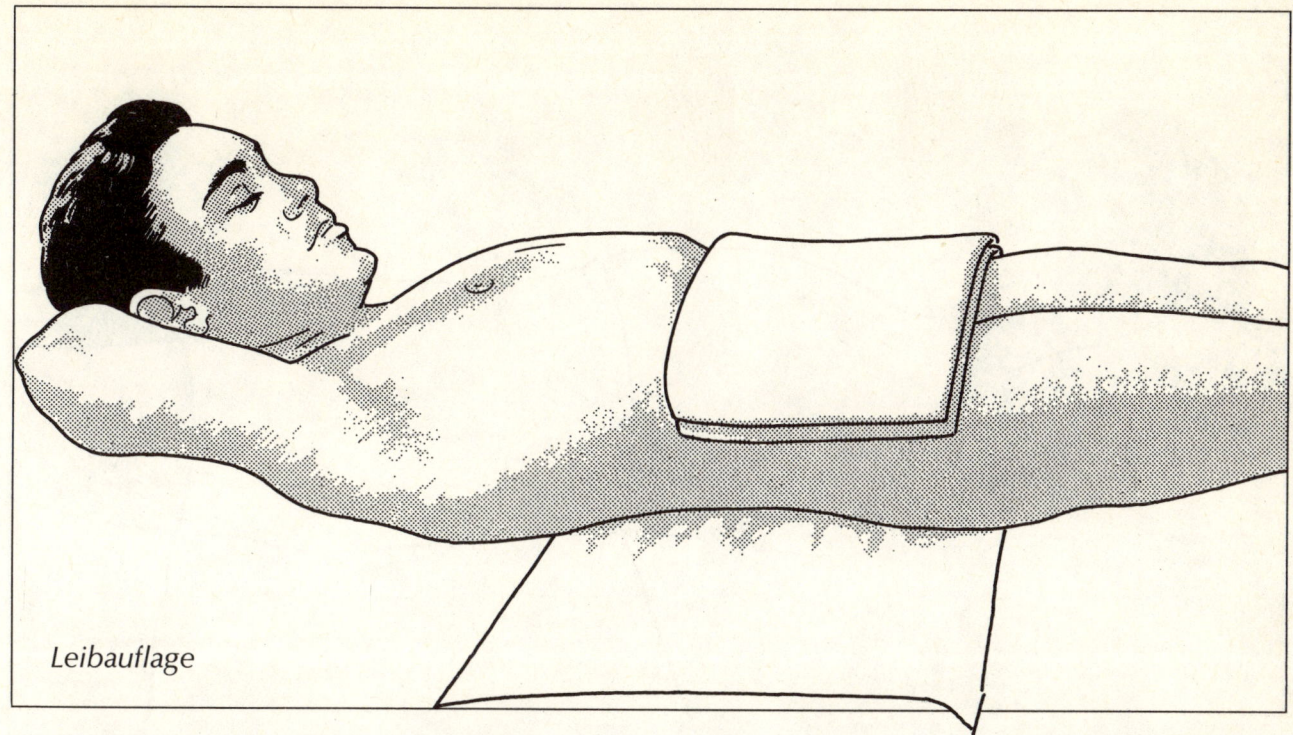

Leibauflage

Anstelle eines langen Tuches kann man 3 kürzere Tücher als Brust- und Schulterwickel entsprechend anlegen.

Anwendungsgebiete: wie beim Brustwickel.

Kurzwickel

Kurz- oder Halbwickel werden zur Ableitung auf die Haut angelegt. Dazu legt der Patient sich wie üblich auf die im Bett vorbereiteten Tücher, so daß der Wickel von der Achselhöhle bis hinunter zu den Knien reicht. Oben und unten müssen die Tücher gut abschließen.

Anwendungsgebiete: Ableitung aus anderen Körpergebieten auf die Haut, fieberhafte Erkrankungen vor allem der Verdauungs- und

Unterleibsorgane, Senkung der Bauchorgane, Magen-Darm-Erschlaffung, Stuhlverstopfung, Hämorrhoiden, Blähungen, Prostatavergrößerung, Fettleibigkeit, Leberstauungen, Blutungen der Bauchorgane.

Leibauflage

Leibauflagen reichen vom Rippenbogen bis zu den Oberschenkeln. Sie bestehen aus einem doppelt bis sechsfach zusammengefalteten Leinentuch, über das wie beim Wickel das Zwischen- und Wolltuch gelegt wird.

Anwendungsgebiete: Warme Leibauflagen sind angezeigt bei Krämpfen in Bauch und Unterleib, Blasenkatarrhen sowie bei Magen-

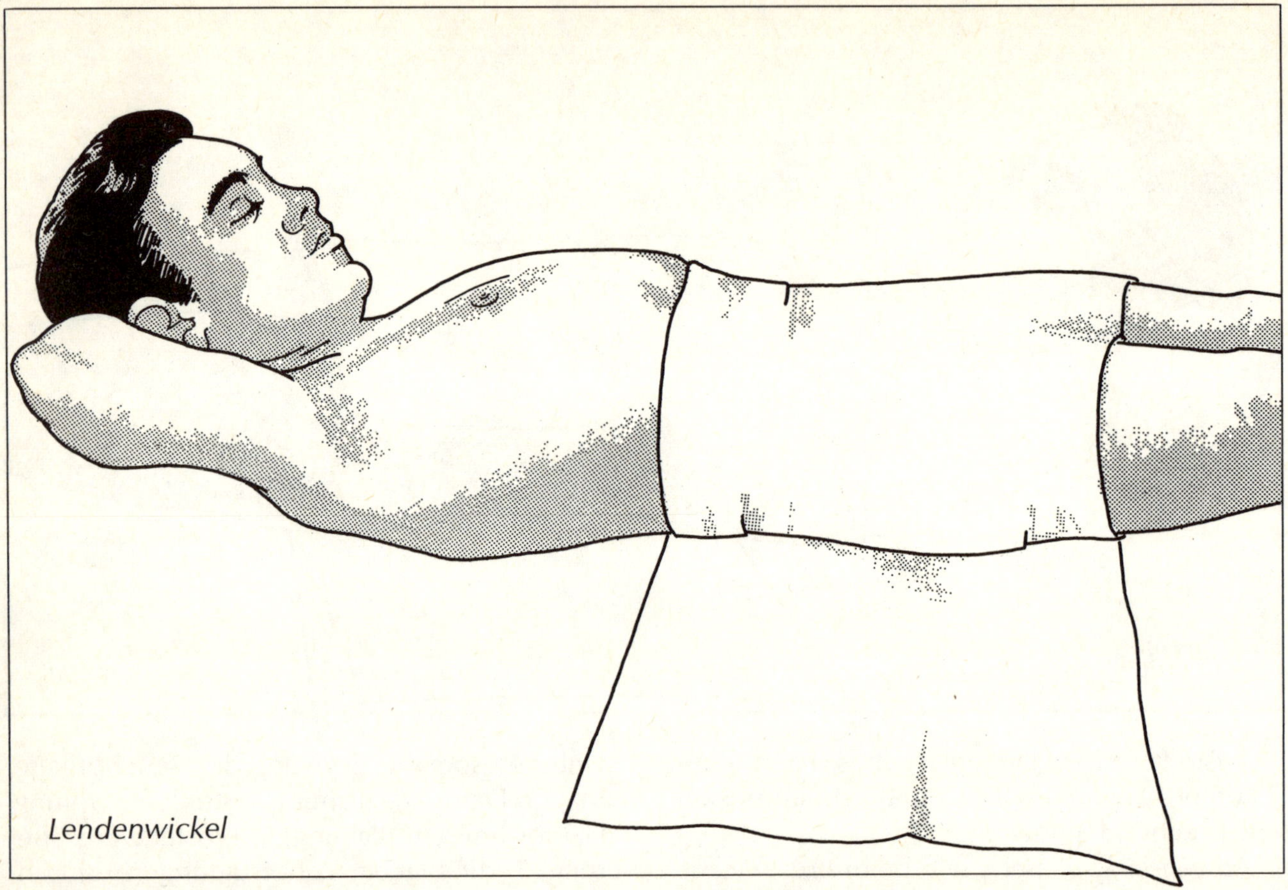

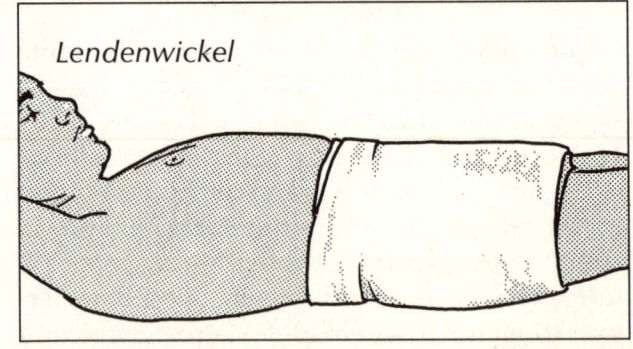

Lendenwickel

geschwüren, kalte werden zur Ableitung vom Kopf verwendet.

Lendenwickel

Der Lenden- oder Unterleibswickel reicht vom unteren Rippenbogen bis zur Mitte der Oberschenkel. Er muß glatt anliegen, deshalb werden in Höhe der Gürtellinie ausgleichende Falten gesetzt. Oberschenkel und Beine blei-

Lendenwickel

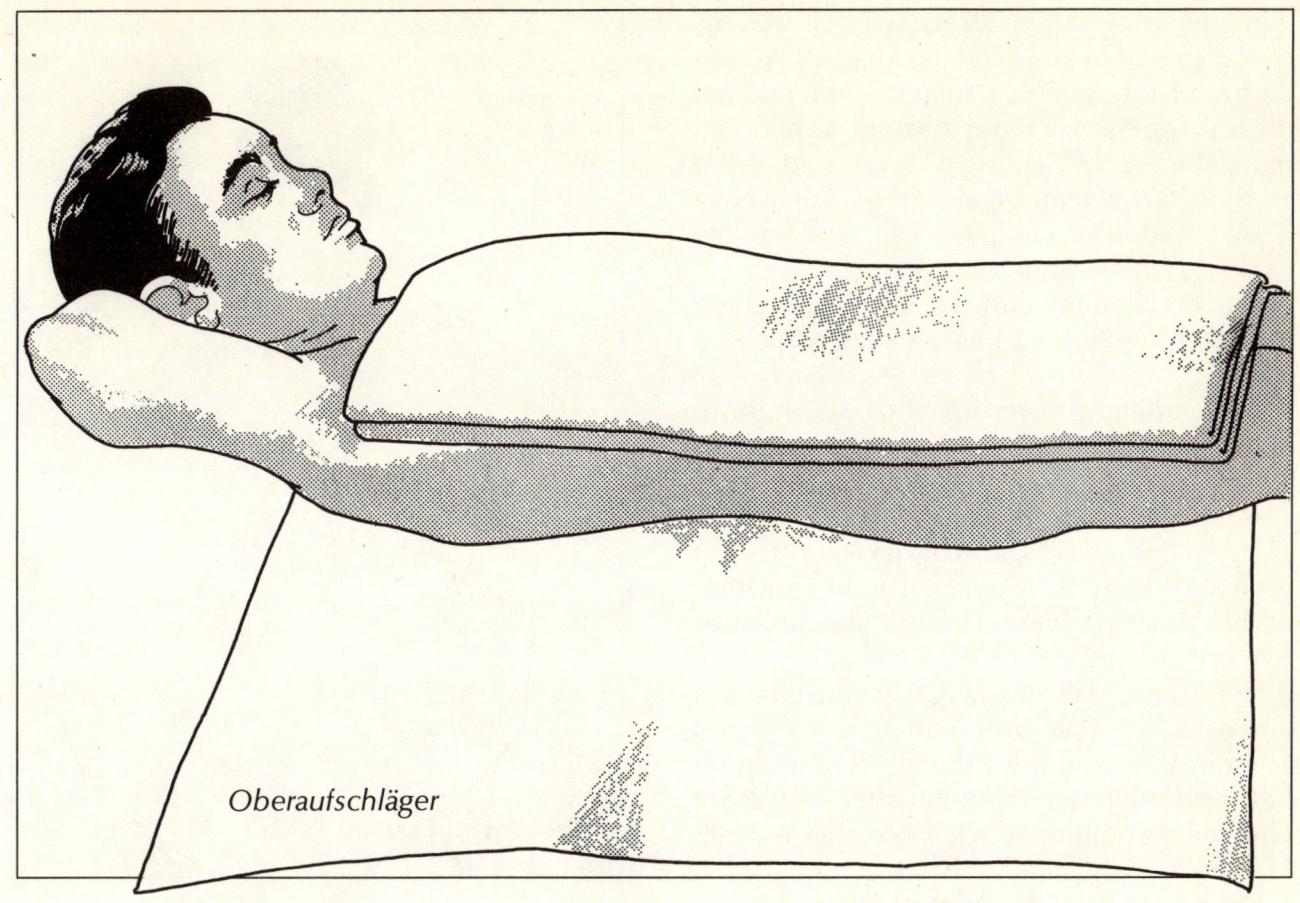

Oberaufschläger

ben fest geschlossen, damit der Wickel straff angelegt werden kann.

Anwendungsgebiete: wie beim Kurzwickel, aber mildere Wirkung.

Oberaufschläger

Der Oberaufschläger reicht wie der Kurzwickel von der Achselhöhle bis zu den Knien. Die zwei- bis vierfache Auflage auf Brust und Bauch

wirkt etwas milder als der kurze Wickel. Mit Trockentuch und Wolldecke hüllt man den Patienten wie beim Kurzwickel gut ein.

Anwendungsgebiete: wie beim Kurzwickel, aber mildere Wirkung.

Sauerteigpackung

Die Sauerteigpackung ist therapiestützend bei Katarrhen der Atemwege und Lungenentzündungen angezeigt. Dazu wird Sauerteig, den man sich beim Bäcker besorgt, etwa 1 cm dick auf ein Leinentuch aufgestrichen und auf die Brust gelegt. Für eine Anwendung benötigt man etwa 2 kg Sauerteig. Brust und Arme werden mit einem angewärmten Tuch etwa 1 1/2 Stunden lang eingewickelt, ehe man die Packung wieder entfernt.

Die Anwendung darf nur einmal durchgeführt werden, vorher sollte man den Arzt befragen.

Anwendungsgebiete: Bronchialkatarrh, Bronchitis, Rippenfell- und Lungenentzündung.

Schal

Der Schal soll Hals, Brust, Rücken und Arme umhüllen. Dazu faltet man ein großes, quadratisches Tuch zu einem Dreieck, durchnäßt es wie üblich und legt es dem Patienten so auf den Rücken, daß die lange Grundseite des Dreiecks um Hals und Schultern zu liegen kommt. Während der Patient sich auf die im Bett vorbereiteten Trockentücher legt, zieht ein Helfer so an dem Schaltuch, daß es dem Rücken fest und faltenfrei anliegt.

Dann legt er auf die Brust des Patienten ein feuchtes Handtuch, das zwischen den Innenseiten der Arme und den Seiten der Brust festgesteckt wird. Abschließend zieht der Helfer den Schal fest über Arme und Brust und steckt den einen Zipfel auf der anderen Seite zwischen Arm und Rumpf ein, während der zweite freie Zipfel des Schaltuchs über den Arm gezogen und festgesteckt wird.

Trocken- und Wolltuch legt man so an, daß sie am Hals fest abschließen.

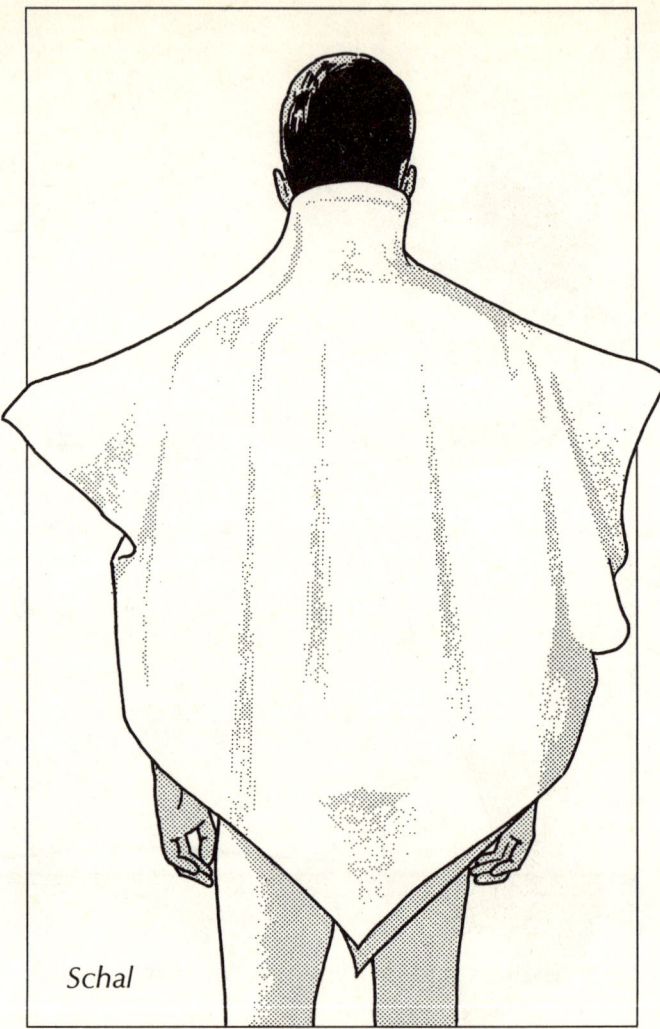

Schal

Anwendungsgebiete: Der warme Schal eignet sich zur Behandlung von Asthma, Keuchhusten und Herzbeschwerden, der kalte Schal wird bei Lungen-, Rippenfell- und Bronchialentzündungen therapiestützend angelegt.

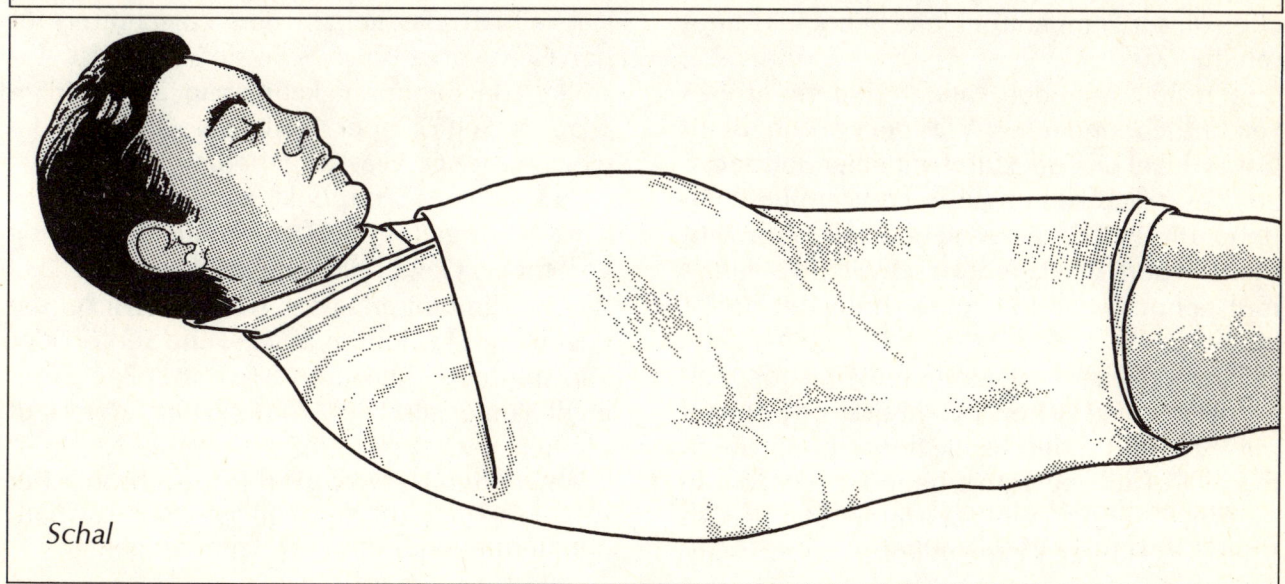

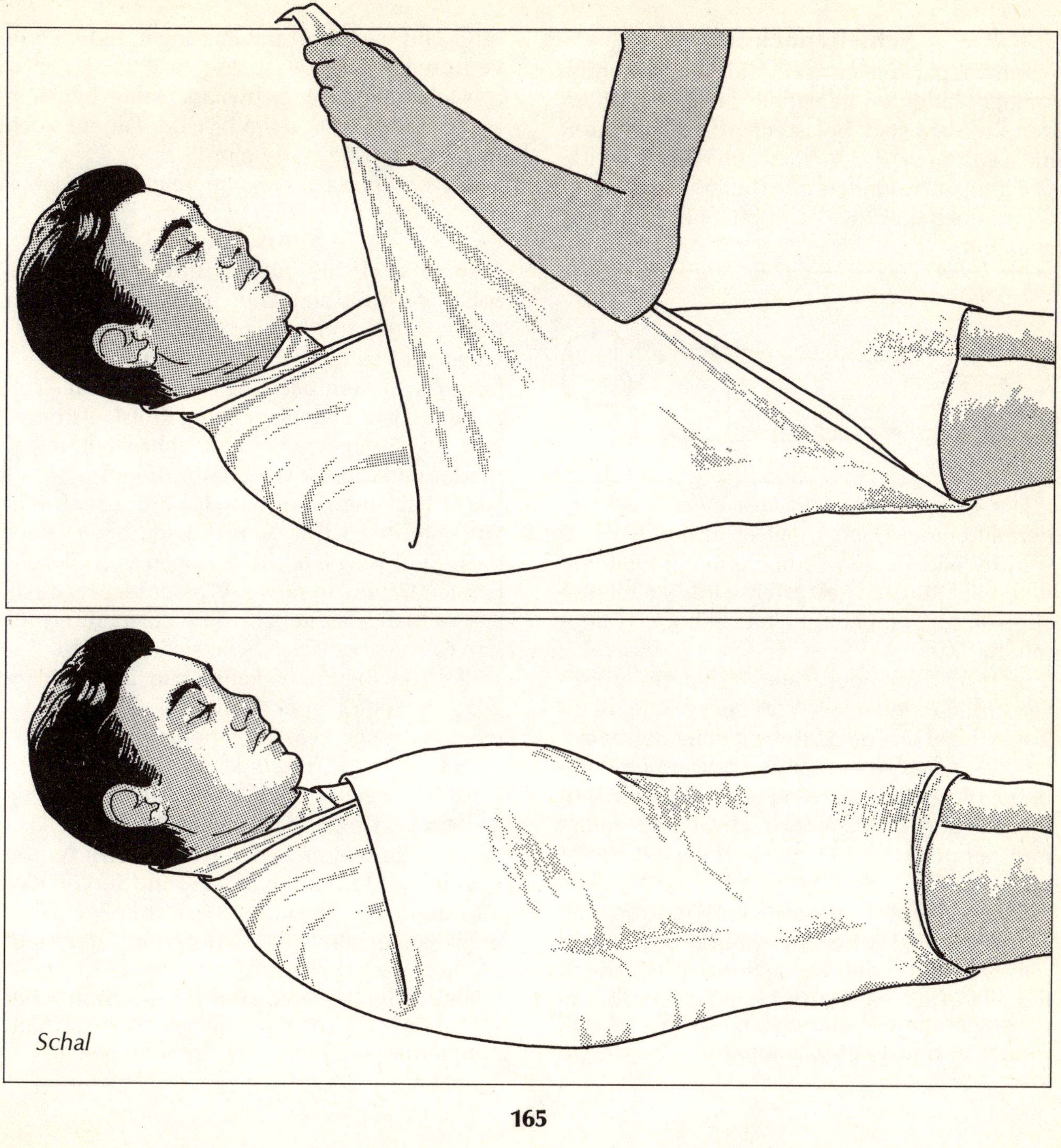

Schal

Schwitzpackung

Schwitzpackungen sind nur für gesunde, kräftige Patienten geeignet, da sie vor allem den Kreislauf stark belasten; andere Patienten müssen zuvor den Arzt fragen. Die Schwitzpackung ist besonders zur Therapie von Infektionskrankheiten, wie Grippe und Erkältung, geeignet.

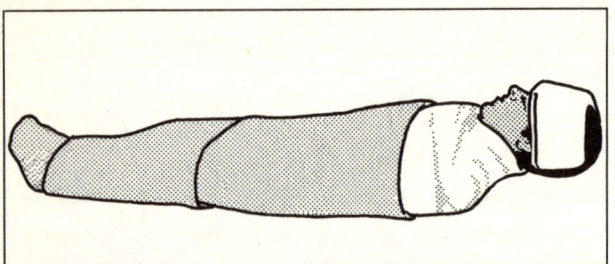

Der Patient trinkt zunächst eine Tasse Lindenblütentee. Dann steigt er in ein 37 Grad warmes Bad, dessen Temperatur binnen 5 Minuten auf 40 Grad gesteigert wird. Nach Erreichen dieser Temperatur bleibt er noch 3 Minuten im Wasser.

Jetzt hüllt man den Patienten in ein großes Leinentuch und eine Wolldecke wie beim Ganzwickel und deckt ihn mit einer Bettdecke zu. Zusätzlich kann man noch Wärmflaschen unter die Bettdecke schieben. Ab dem Moment, in dem der Patient zu schwitzen beginnt, muß er noch etwa 30 Minuten unter der Decke bleiben.

Fühlt er sich schon vorher unwohl, oder zeigen sich gar Zeichen der Kreislaufstörungen mit Atemnot oder bläulichen Lippen, dann muß die Packung sofort beendet werden. In diesem Fall gibt man zur Unterstützung des Kreislaufs starken Kaffee. Alkohol ist vor, während und nach der Anwendung in jeder Form verboten.

Nach beendeter Schwitzpackung folgt ein kurzer kalter Guß, dann hält der Patient noch 1–2 Stunden Bettruhe ein.

Anwendungsgebiete: wie beim Ganzwickel.

Senfwickel

Senfwickel, die stark hautreizend wirken, sollen nur mit ärztlicher Erlaubnis vor allem therapiestützend bei Entzündungen der Luftwege und Lungen angewendet werden. Verboten ist die Senfpackung gewöhnlich bei Neigung zu Hautausschlägen und Kreislaufstörungen. Die Senfpackung wirkt sehr stark, etwas milder wirksam ist der Senfbrustwickel.

Zur Packung rührt man 30–150 g Senfmehl so lange in 1,5 l heißem Wasser, bis es stark nach Senf riecht und die Augen von diesem Geruch tränen. In dieses Wasser legt man das Wickeltuch, das gemäß den Vorschriften für den Ganz- oder Brustwickel anzulegen ist. Anstelle von Senfmehl kann man auch einige Tropfen Senföl oder 1/4 l Senfspiritus in die gleiche Menge Wasser geben.

Der richtige Zeitpunkt zur Abnahme des Wickels ist gekommen, wenn die Haut kräftig gerötet ist. Gewöhnlich bleibt der Brustwickel 20–25 Minuten angelegt, der Ganzwickel dagegen nur 15 Minuten. Wickel und Senföl oder Senfspiritus wirken intensiver und sollen daher nicht länger als 5–10 Minuten auf der Haut bleiben.

Anwendungsgebiete: Bronchitis, chronischer schwerer Bronchialkatarrh, Lungen-, Rippenfellentzündung.

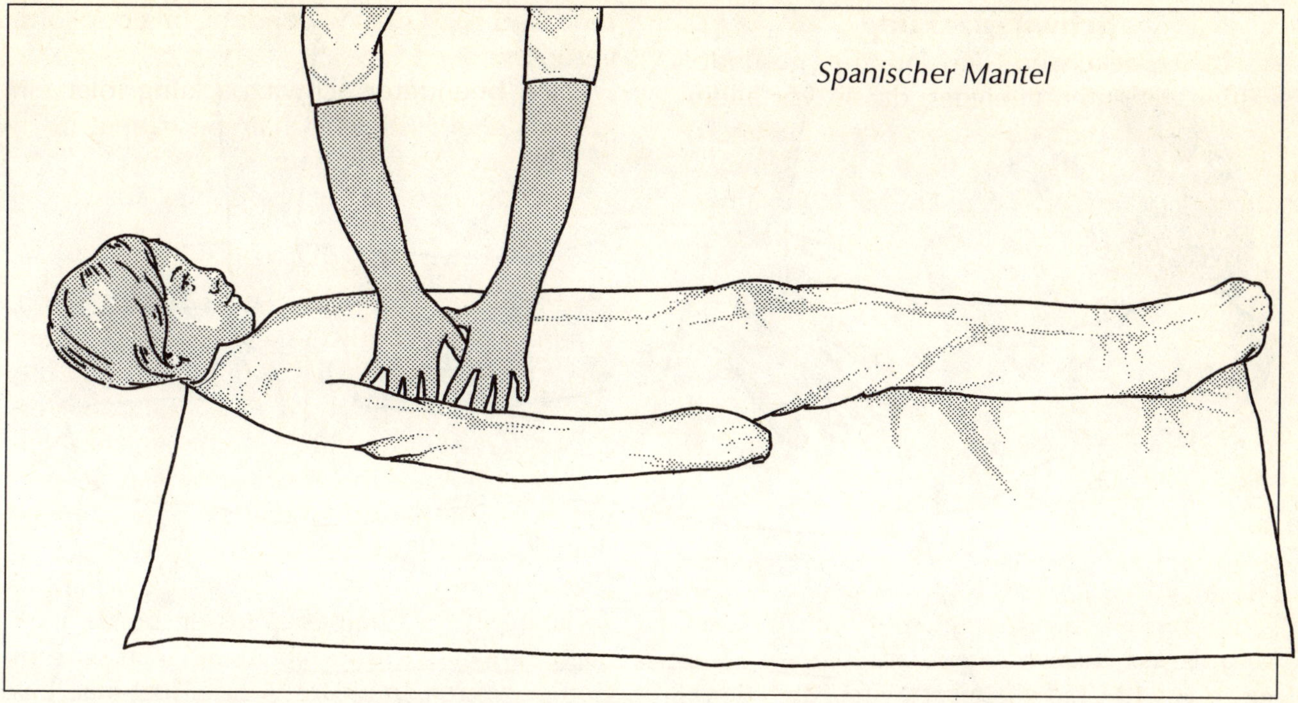

Spanischer Mantel

Spanischer Mantel

Zu diesem Ganzwickel verwendet man ein besonderes Leinentuch, das wie ein Mantel zugeschnitten ist, als nasses Innentuch. Es reicht vom Hals bis über die Füße und bedeckt die Fingerspitzen noch vollständig. Der Patient zieht diesen nassen Mantel an und legt sich auf die im Bett vorbereiteten beiden Trockentücher. Ein Helfer muß den Mantel so glattstreichen, daß er faltenlos anliegt, dann wird der Patient wie beim Ganzwickel in die Trockentücher eingehüllt.

Anwendungsgebiete: wie beim Ganzwickel; als Ersatz für Vollbäder und -güsse mit milderer Wirkung.

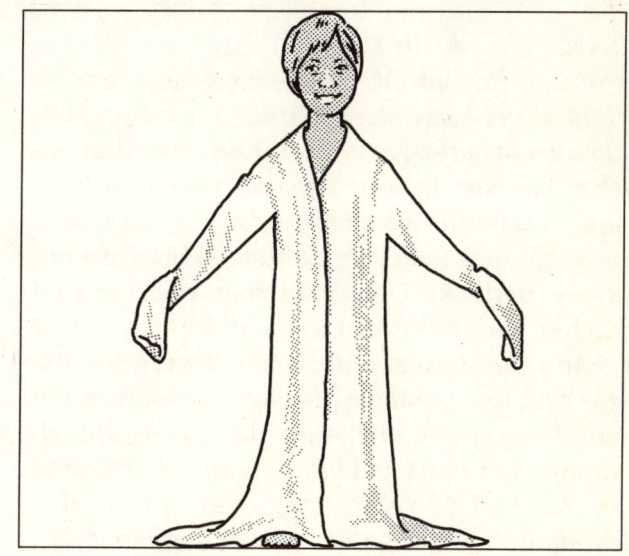

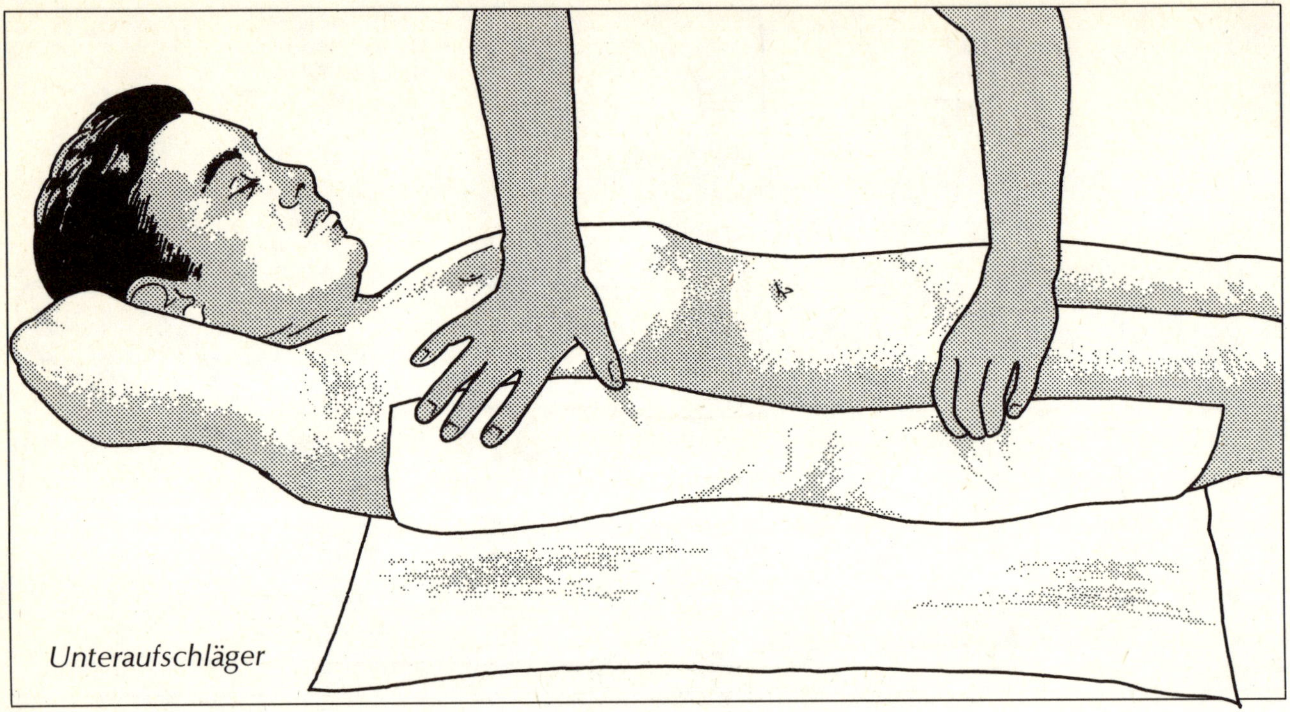

Unteraufschläger

Unteraufschläger

Während der Oberaufschläger auf den Patienten gelegt wird, muß dieser sich beim Unteraufschläger so auf die im Bett über den beiden Trockentüchern liegende nasse Auflage legen, daß sie die gesamte Körperunterseite vom oberen Rand der Schultern bis zur Kniekehle bedeckt. Dann legt man die Trockentücher wie üblich um den Patienten.

Anwendungsgebiete: Heiße Unteraufschläger sind bei Asthma, Husten, Hexenschuß, Entzündungen des Rückenmarks und Kinderlähmung, kalte bei Entzündungen des Rückenmarks, Rückgratverkrümmungen und zur allgemeinen Kräftigung der Nerven angezeigt.

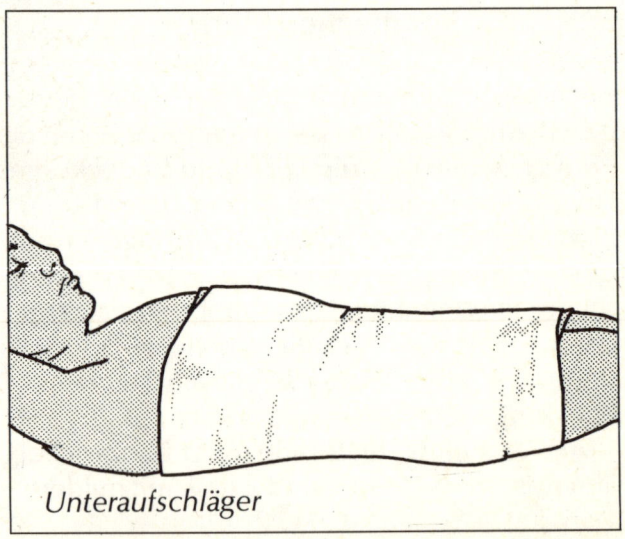

Unteraufschläger

Farbtafel 9: Mineralthermalbad Bad Liebenzell.

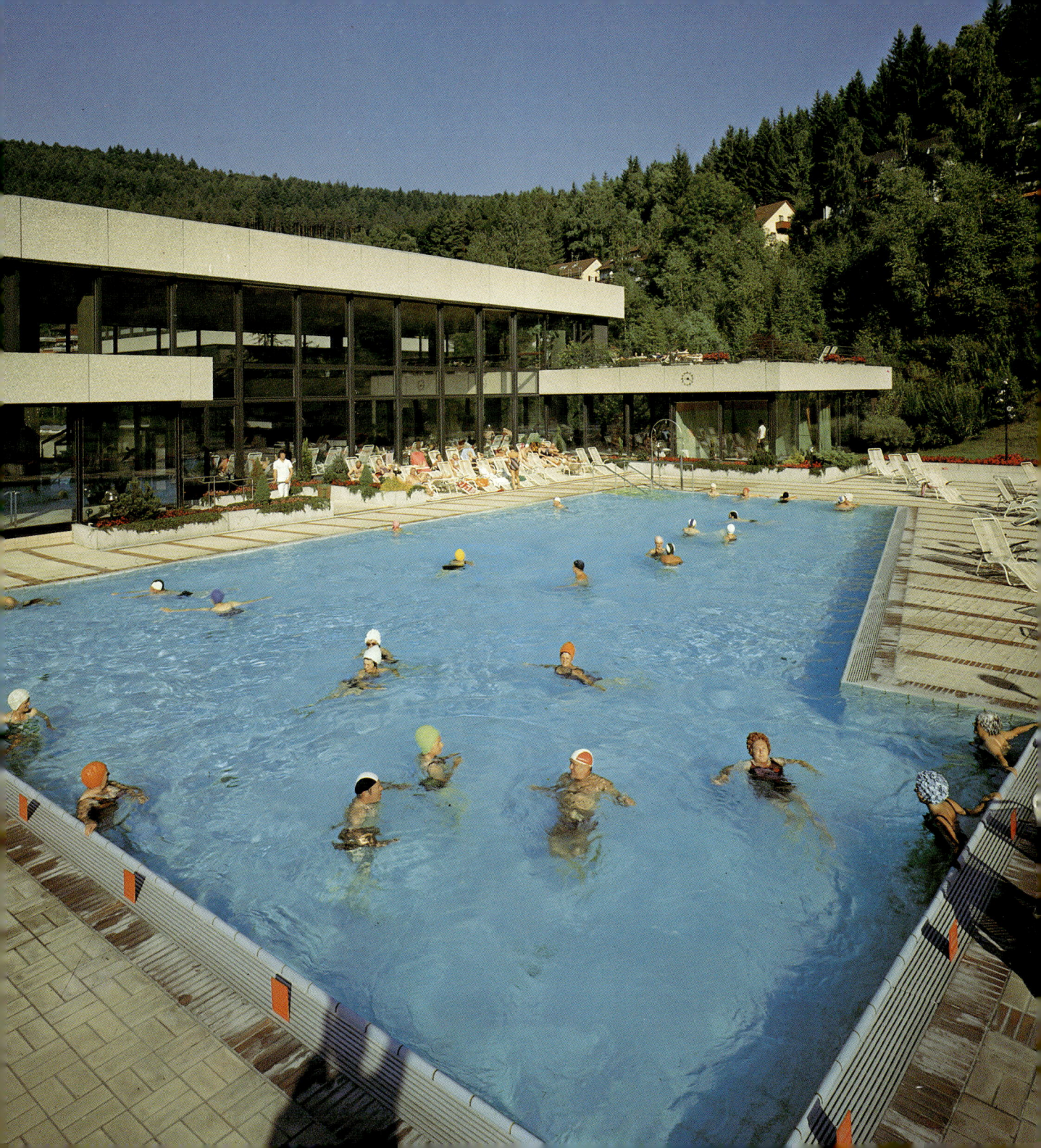

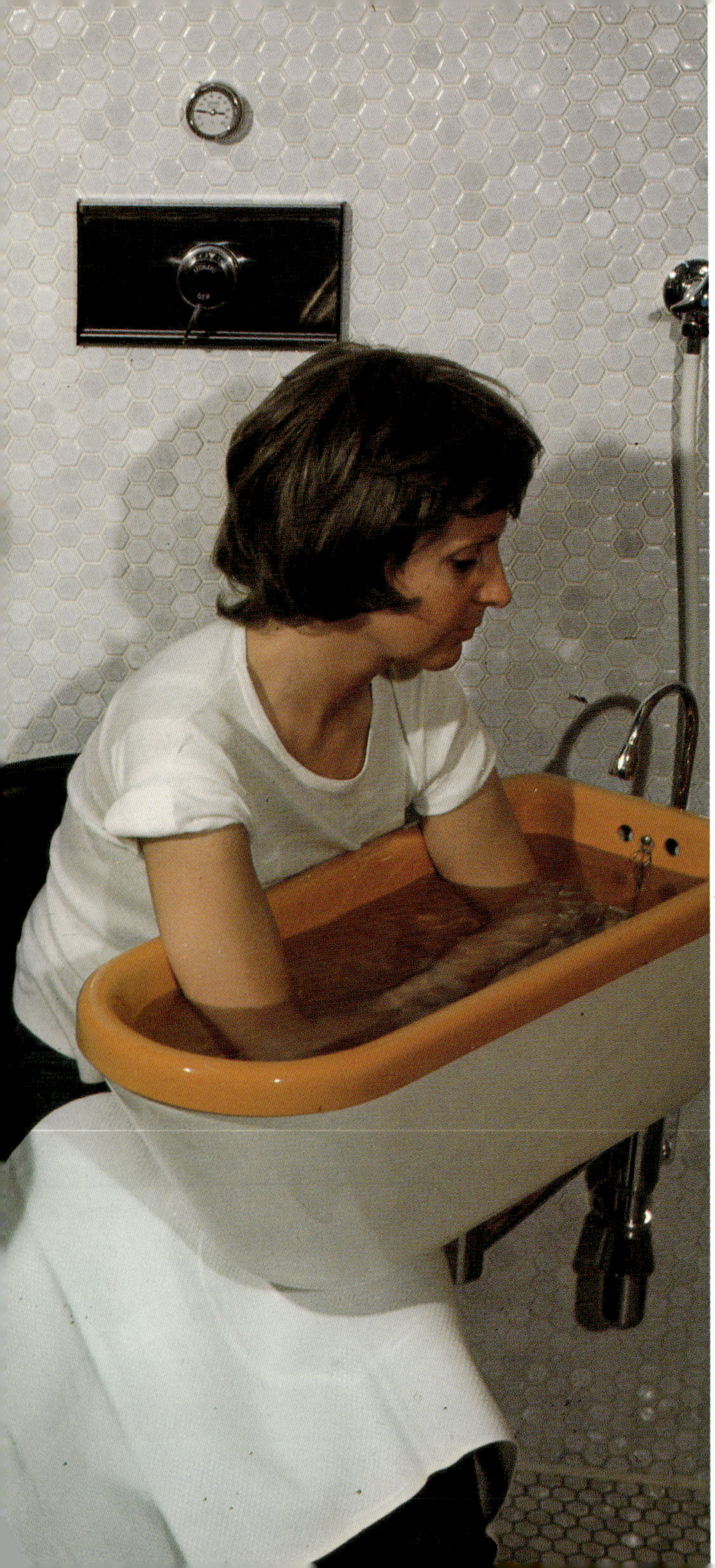
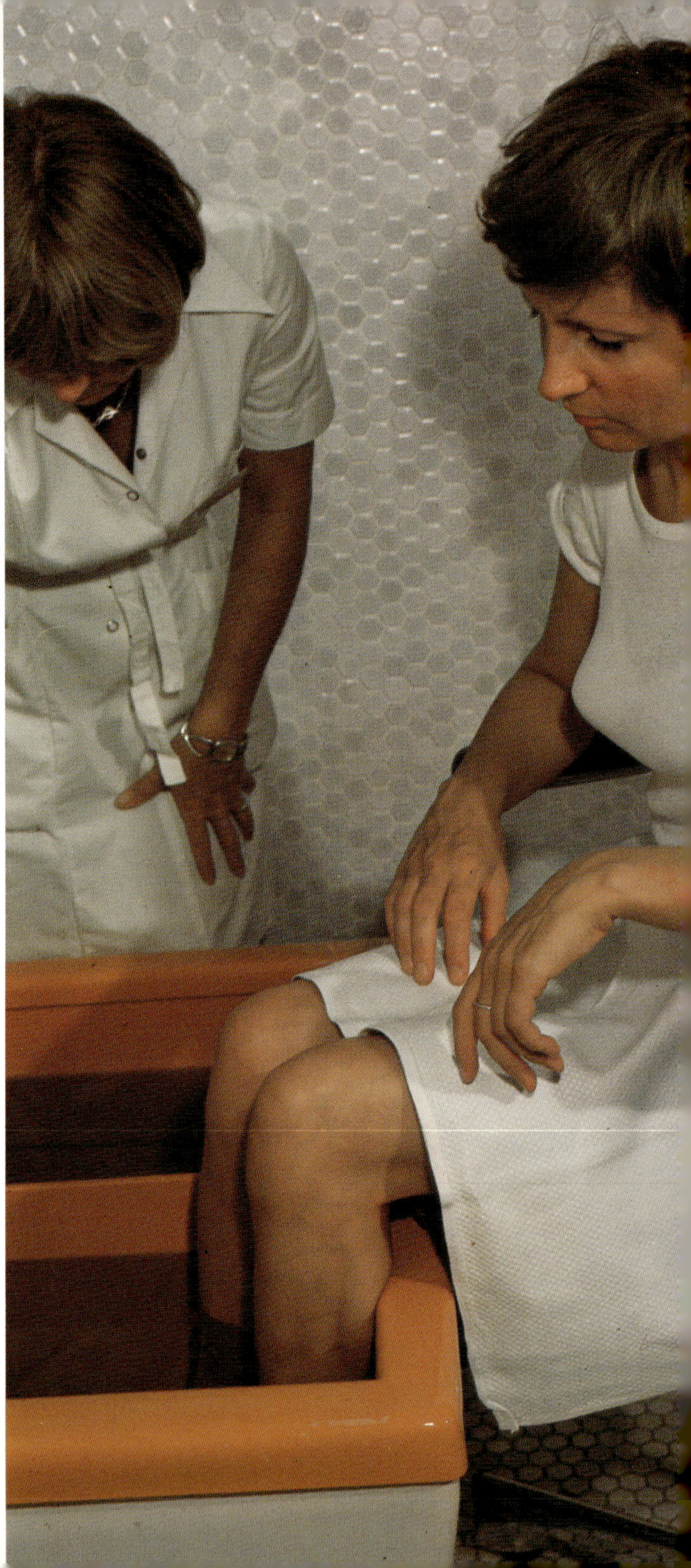

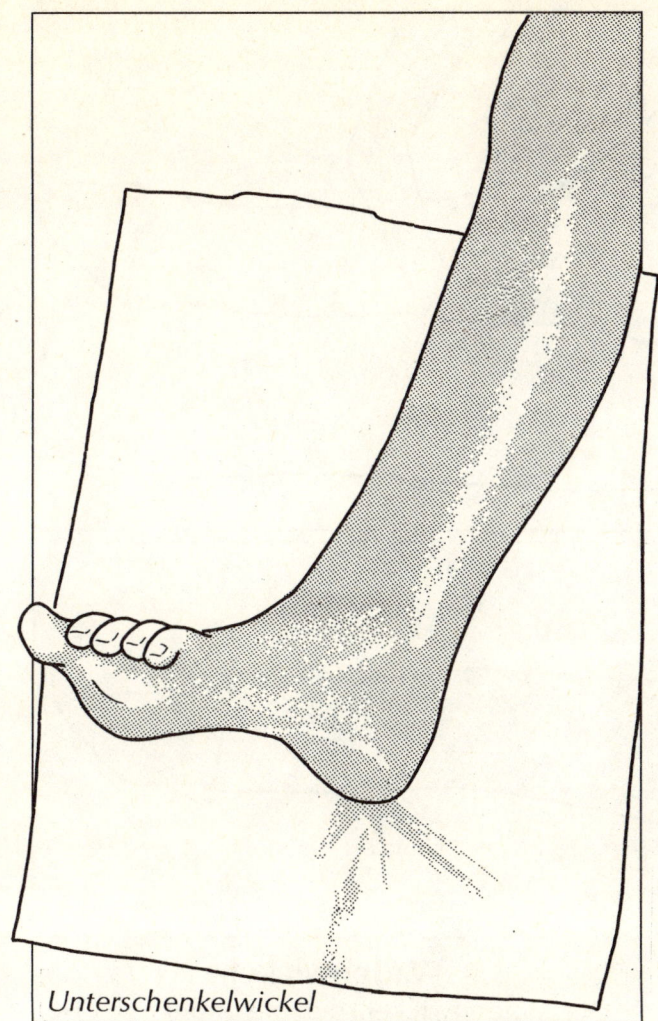

Unterschenkelwickel

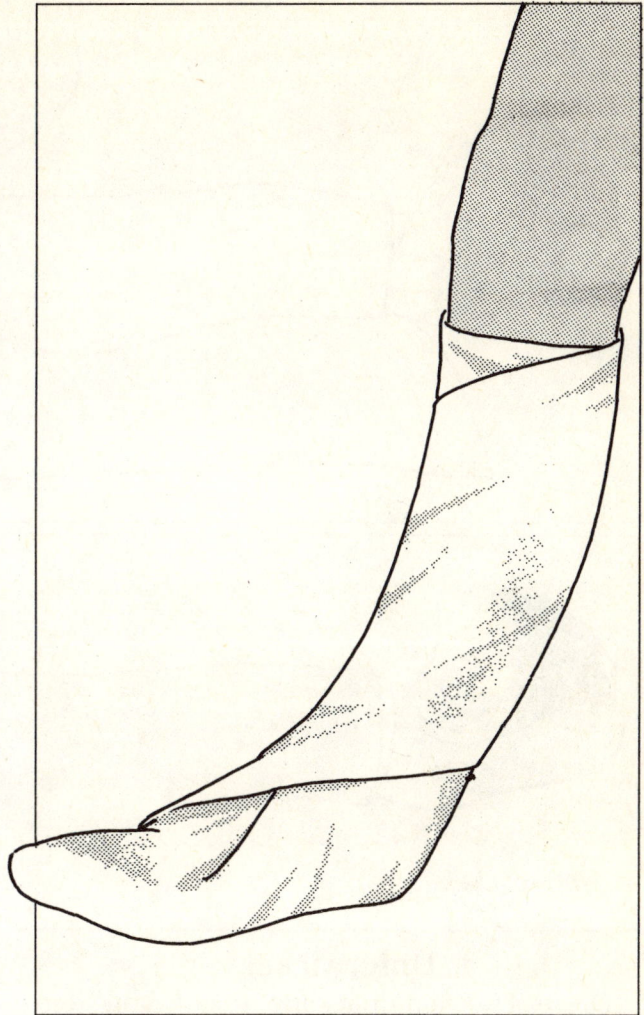

Unterschenkelwickel

Beim Unterschenkelwickel wird ein kombinierter Fuß-Waden-Wickel angelegt. Den Fuß umhüllt man in gleicher Weise wie beim Fußwickel, ohne die Wickeltücher allerdings zu einem Dreieck zu legen. Dann bildet man mit dem Tuchrest den Wadenwickel, der bis unter das Knie reicht.

Anwendungsgebiete: Fiebersenkung, Schlafstörungen, Geschwüre, Wunden und Krampfadern im Behandlungsgebiet.

169

Farbtafel 10: Armbad, Fußbad.

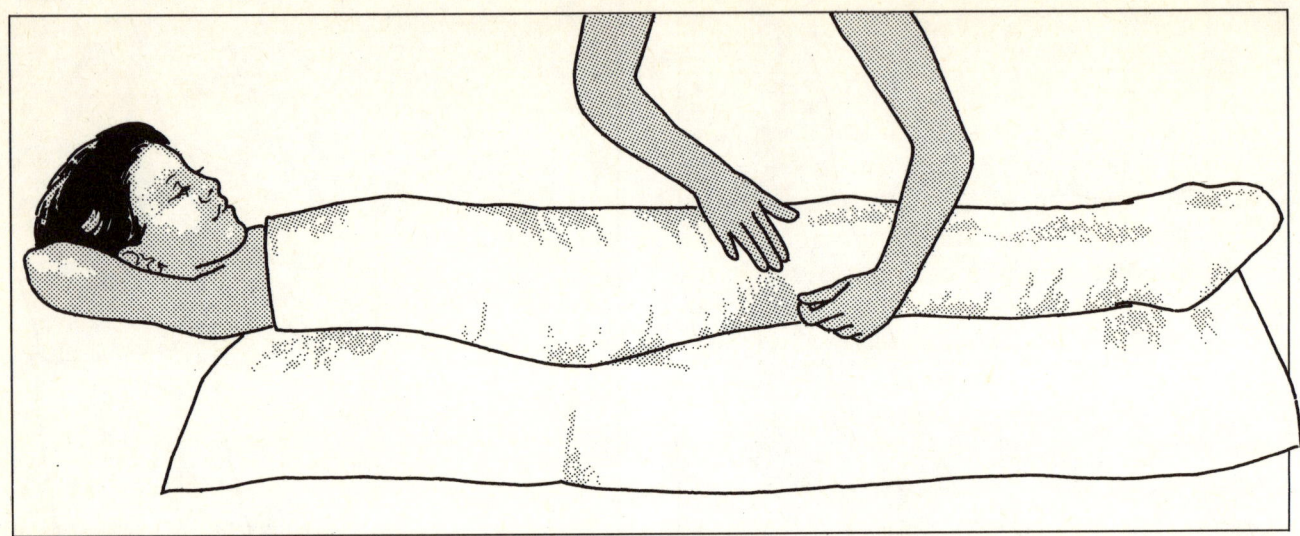

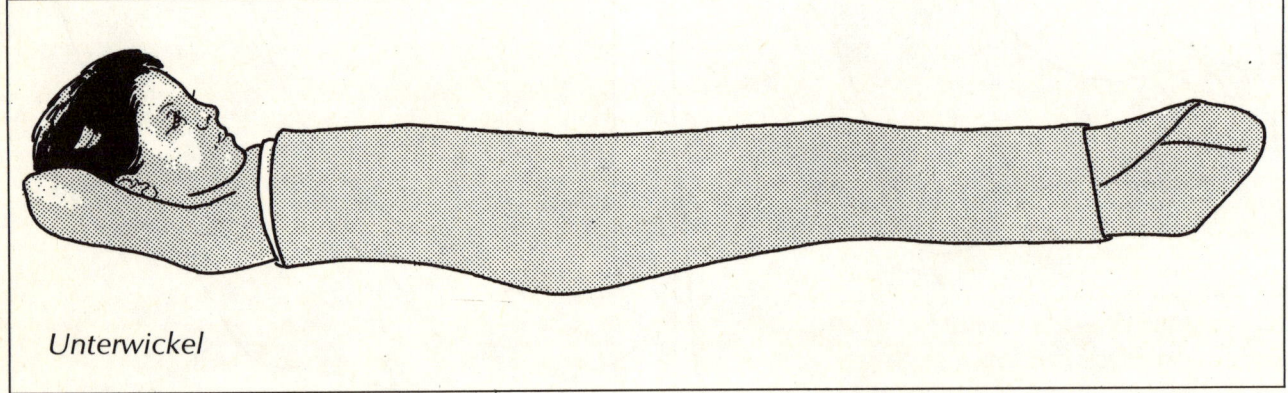

Unterwickel

Unterwickel

Diese Dreiviertelpackung reicht von der Achselhöhle bis zu den Füßen. Die Arme bleiben frei, die Füße müssen gut eingehüllt werden. Das nasse Tuch wird auch zwischen den Beinen eingesteckt. Im übrigen legt man den Unterwickel wie den Ganzwickel an.

Anwendungsgebiete: wie beim Ganzwickel, aber mildere Wirkung.

Wadenwickel

Der Wadenwickel, der besonders zur Fiebersenkung geeignet ist, reicht von den Fußknöcheln bis zur Kniekehle. Man kann dazu ein Handtuch verwenden, das wie üblich mit Trocken- und Wolltuch umhüllt werden muß.

Anwendungsgebiete: Ableitung aus den oberen Körpergebieten, vor allem zur Fiebersenkung.

Güsse

Güsse mit kaltem Wasser hat der „Gießkannenpfarrer" Sebastian Kneipp in die Therapie eingeführt. Der Körper des Patienten muß ebenso wie der Behandlungsraum gut durchgewärmt sein. Kneipp ließ seine Patienten vor der Behandlung das Wasser selbst heraufpumpen, damit sich der Körper durch die Anstrengung erwärmt, heute ist etwas Gymnastik vor der Begießung angezeigt. Nach den Mahlzeiten darf nicht behandelt werden.

Sobald sich eine Rötung der behandelten Körperzonen als Reaktion bemerkbar macht, wird der Guß beendet. Die Reihenfolge der verschiedenen Begießungen ist genau vorgeschrieben und muß präzise beachtet werden.

Der Wasserdruck stimmt, wenn das kalte Wasser aus dem senkrecht gehaltenen Schlauch eine Handbreit hoch herausprudelt. Zur Behandlung hält man die Schlauchöffnung 5–10 cm vom Körper entfernt immer nach unten. Beim Guß ist vor allem der breite, geschlossene Wassermantel auf dem behandelten Körperabschnitt wichtig, unter dem es zur Reaktion der Haut kommt.

Nach beendeter Anwendung kleidet sich der Patient unabgetrocknet rasch an und sorgt durch Bewegung für das Abtrocknen unter der Kleidung.

Der Blitzguß wirkt durch den Kaltwasserreiz und den mechanischen Druck des Wasserstrahls, der mit 2–3 bar Druck aus der Schlauchöffnung austreten soll. Zum Blitzguß verwendet man einen Schlauch mit einem 10 cm lan-

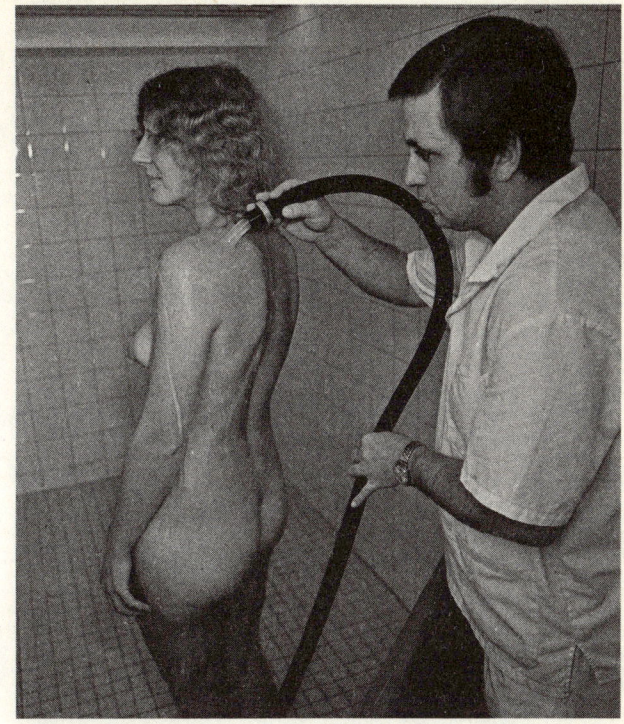

Kneippguß

gen Stahlrohrende, das 0,5 cm Durchmesser haben soll. Dieses Rohr nimmt der Helfer so in die Hand, daß er mit dem Zeigefinger den Wasserstrahl abschwächen oder versprühen kann. Gegossen wird beim Blitzguß aus etwa 4 m Entfernung.

Nach dem Blitzguß verhält sich der Patient wie nach dem gewöhnlichen Guß.

Anwendungsgebiete: Blitzgüsse sind vor allem zur Umstimmung und Anregung von Stoffwechsel und Kreislauf angezeigt.

Techniken der einzelnen Güsse

Armguß

Der Armguß beginnt auf der rechten Hand und folgt dem Arm aufwärts bis zur Schulter. Hier wartet man 10 Sekunden lang, damit ein breiter Wassermantel auf dem Arm entsteht, ehe man zur Hand zurückkehrt und links in der gleichen Weise behandelt.

Am besten beugt sich der Patient zur Behandlung nach vorn über ein Gestell oder eine Bank, um die Arme aufzustützen. Nachdem die Armaußenseiten zweimal rechts und links in der beschriebenen Weise behandelt wurden, dreht der Patient sich so, daß die Innenseiten der Arme behandelt werden können.

Anwendungsgebiete: Armgüsse regen Atmung, Kreislauf, Stoffwechsel, Muskel- und Herzdurchblutung an und leiten vom Kopf ab.

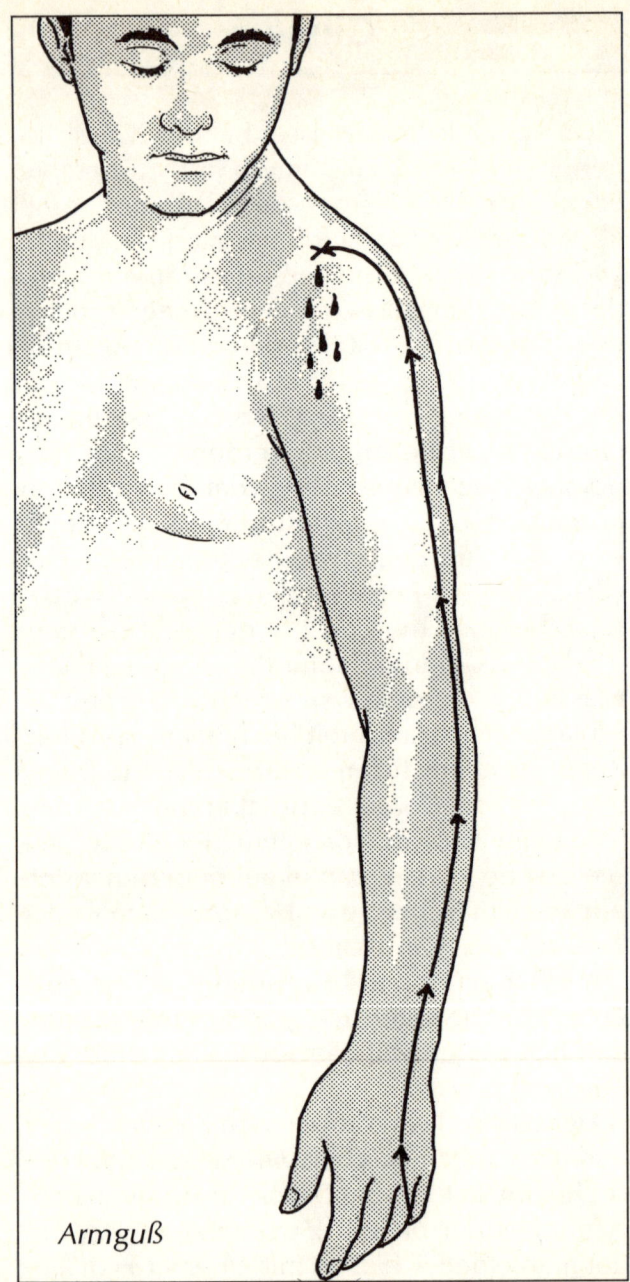

Armguß

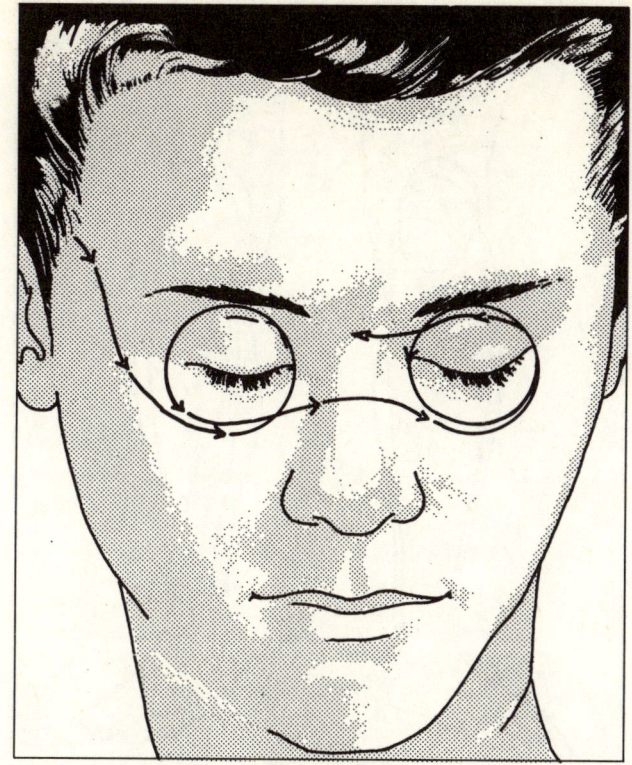

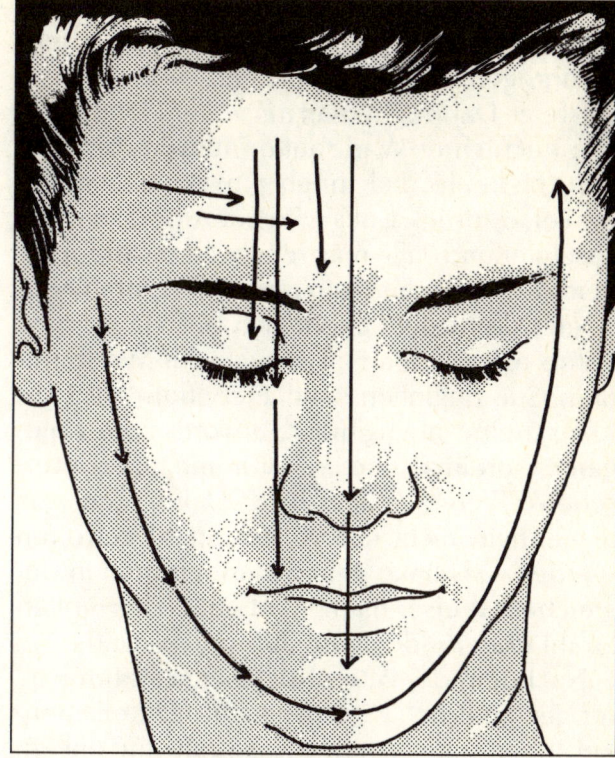

Augenguß

Mit dem Augenguß beginnt man rechts an der Schläfe, umkreist das Auge dreimal von außen nach innen und geht dann zum linken Auge über. Insgesamt wechselt man viermal von rechts nach links. Der Gußstrahl muß mit dem Finger so abgeschwächt werden, daß er mehr sprühend auf die Augenpartien trifft. Die Augen werden während der Behandlung geschlossen.

Anwendungsgebiete: Stärkung der Sehkraft, Augenmuskelschwäche, Überanstrengung der Augen, Erkrankung in der Umgebung der Augen.

Gesichtsguß

Der Guß beginnt rechts unterhalb der Schläfe. Man führt den Strahl langsam nach unten zum Kinn und an der linken Seite wieder aufwärts bis zur Stirn. Dann begießt man die Stirn quer von rechts nach links und das Gesicht von der Stirn zum Kinn in mehreren Längsstrichen. Der Guß wird durch eine ovale Begießung des Gesichts beendet.

Anwendungsgebiete: Gesichtsgüsse regen die Durchblutung der Gesichtshaut stark an und sind bei unreiner Haut, Gesichtsneuralgie, Kopfschmerz, Migräne und Zahnschmerzen angezeigt.

Knieblitz – Knieguß

Den *Knieblitz* beginnt der Helfer mit einem Sprühregen, der von den Füßen zur Kniekehle aufsteigt. Dann geht man mit vollem Strahl entlang der rechten Wade außen aufwärts bis über die Kniekehle und innen am Unterschenkel zur Ferse zurück. Links wird ebenso behandelt, abschließend läßt man den vollen Strahl an beiden Unterschenkeln auf- und abstreichen.

Jetzt dreht der Patient sich um, damit man vorne am rechten Fuß seitlich der Wade mit dem Guß beginnen kann. Der Strahl wird zur Kniescheibe hochgeführt, umkreist das Kniegelenk dreimal und kehrt innen am Unterschenkel zum Fuß zurück. Dabei darf das Schienbein nicht mit vollem Strahl getroffen werden. Das linke Bein behandelt man in der gleichen Weise, dann führt man den vollen Strahl über beide Beine auf- und abwärts.

Nachdem der Patient sich seitlich zum Helfer gewandt hat, wird der rechte Unterschenkel außen seitlich mit vollem Strahl und der linke innen mit abgeschwächtem Strahl behandelt. Dann blitzt man in gleicher Weise am linken Unterschenkel außen und am rechten innen. Zum Schluß werden die Fußsohlen geblitzt. Während der Patient sich langsam im Kreis dreht, beendet der Helfer mit einem leichten Sprühregen vom Fuß zur Kniekehle die Anwendung.

Den *Knieguß* beginnt man am rechten Fuß, wo dreimal von den Zehen zum Fußrücken aufwärts und zurück behandelt wird. Dann wandert der Strahl langsam außen an der Wade aufwärts, um in der Kniekehle 10 Sekunden zu verharren und dann am Unterschenkel in-

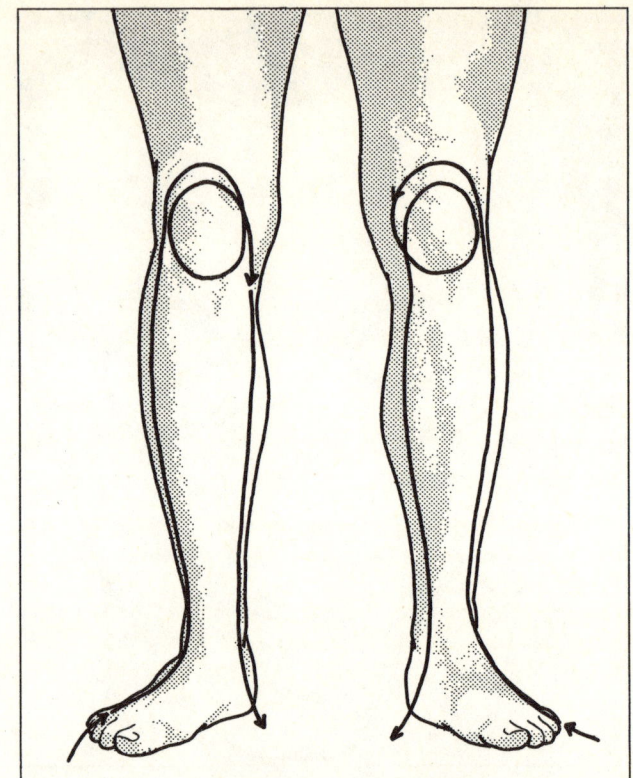

Knieblitz

nen zum Fuß zurückzukehren. Am linken Fuß behandelt man in gleicher Weise, wechselt von der linken Kniekehle aber nach 10 Sekunden zur rechten über und gießt, bis die Hautreaktion eintritt. Dann kehrt man links an der Unterschenkelinnenseite zur Ferse zurück. Vorn am Bein wird der Guß innen neben dem Schienbein zur Kniescheibe aufwärts geführt und kehrt außen zum Fuß zurück. Das Schienbein selbst soll niemals direkt begossen werden.

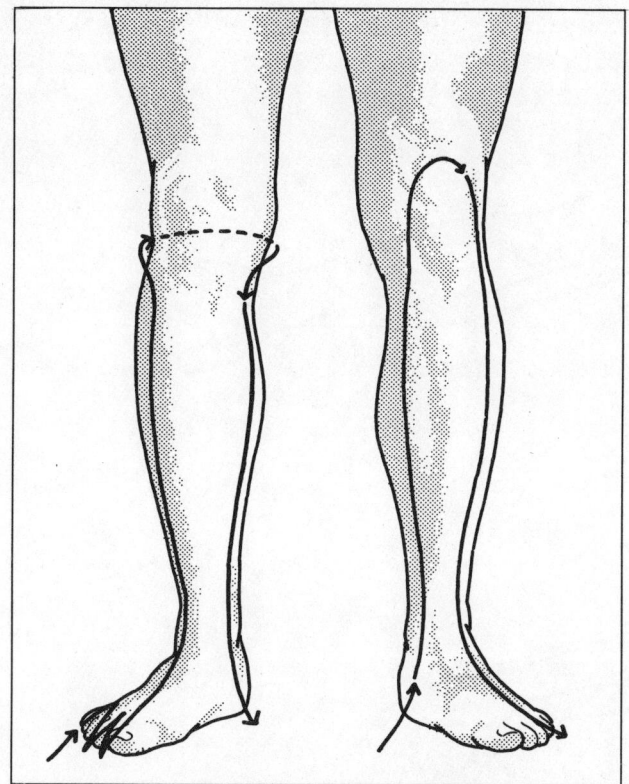

Knieguß

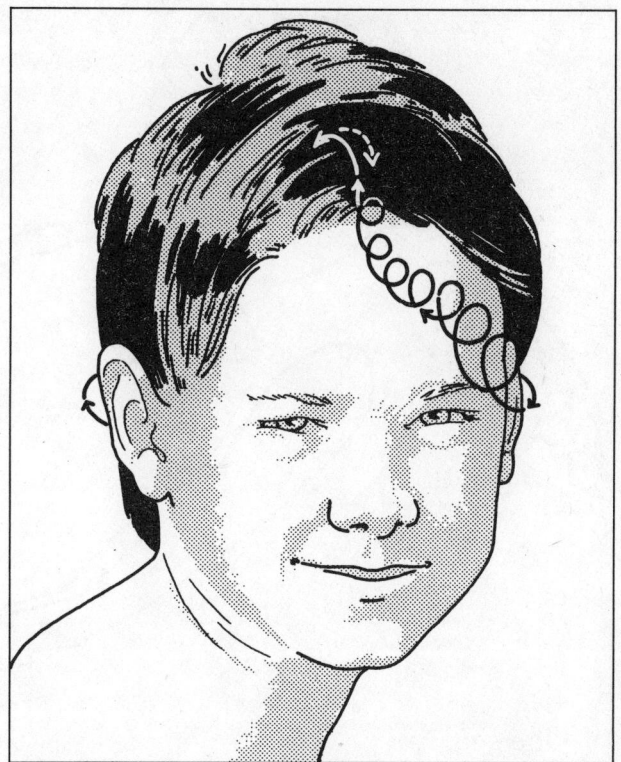

Kopfguß

Anwendungsgebiete: Abhärtung, Ableitung aus Kopf, Brust und Bauch, Anregung der örtlichen Durchblutung, Erkrankungen der Harn-, Geschlechtsorgane, des Dickdarms, Magens oder der Leber, reflektorische Wirkung auch bei Krankheiten im Kopf-, Hals- und Brustbereich; der Knieblitz wirkt stärker als der Knieguß.

Kopfguß

Der Guß beginnt hinter dem rechten Ohr und führt über das linke Ohr und die Stirn in immer kleiner werdenden Kreisen zum Scheitel. Auf dem Scheitel verharrt man etwa 5 Sekunden lang, dann geht man den gleichen Weg zurück. Der Guß soll insgesamt nicht länger als 30 Sekunden dauern. Gesicht und Haare müssen nach beendeter Anwendung gut abgetrocknet werden.

Anwendungsgebiete: Kopfhauterkrankungen, Haarausfall, Mittelohrentzündungen, Hör- und Sehstörungen verschiedener Ursachen.

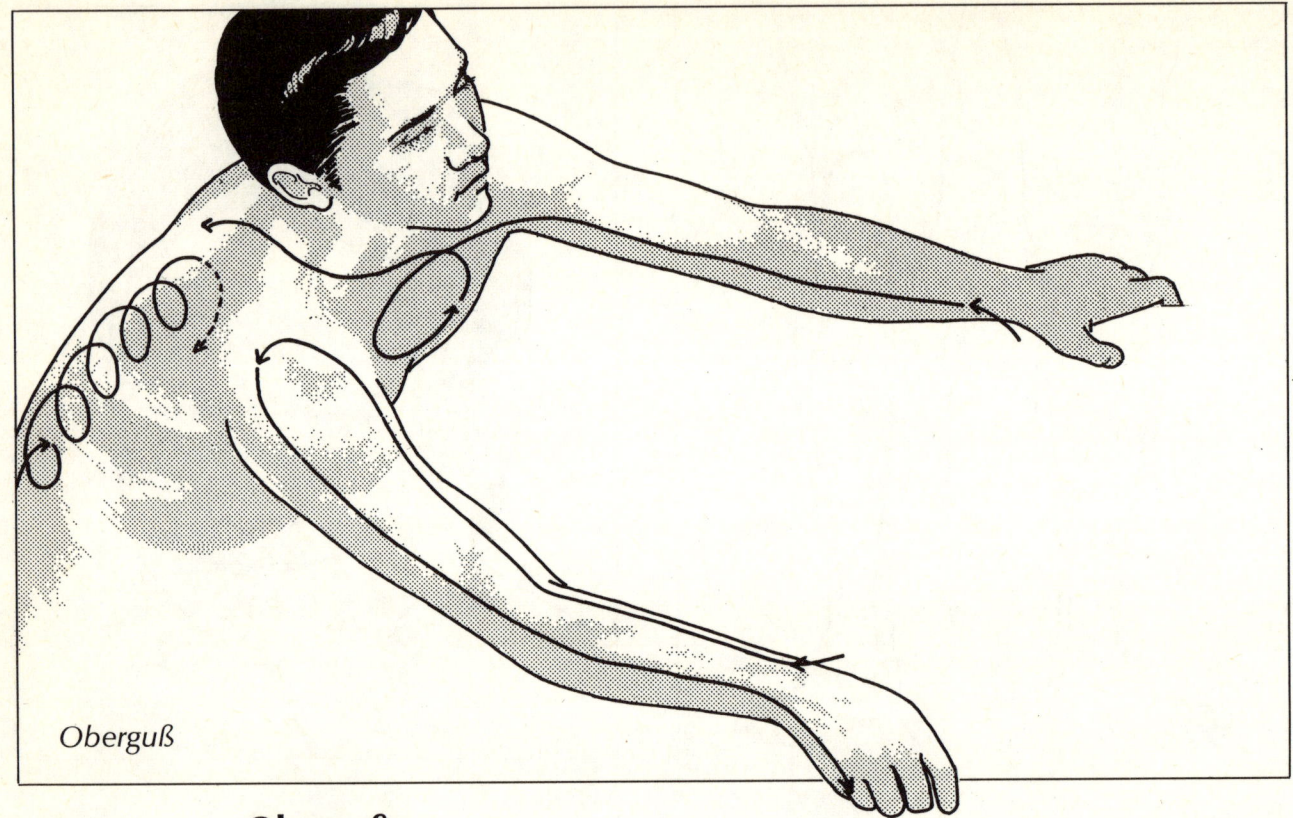

Oberguß

Oberguß

Der Patient beugt sich mit dem Oberkörper über ein Gestell, auf das er sich mit den Armen aufstützt.

Der Guß beginnt am rechten Arm innen, wird zur Schulter emporgeführt und kehrt außen am Arm zur Hand zurück. Dann leitet man den Strahl zum linken Arm innen und aufwärts bis zur Schulter. Aus der linken Achselhöhle führt man ihn in einem Kreis, bei Frauen in Achtertouren, über die Brust. Von der rechten Brustseite wird der Guß allmählich auf den Rücken geleitet, wo er einen breiten Wasser-

mantel bildet. Dabei muß der Patient tief atmen.

Anschließend begießt man den Rücken langsam von unten nach oben rechts und links in Kreisen. Nach Eintritt der Reaktion führt man den Strahl nach unten weg.

Anwendungsgebiete: Der Oberguß wirkt stark auf die Atmungsorgane, Herz und Kreislauf. Er ist vor allem zur Ableitung vom Kopf, bei Stauungen im Bauch und in den Beinen, gegen Lungenerkrankungen, Atemwegskatarrhe und Rippenfellentzündung angezeigt.

Ohrguß

Beim Ohrguß stützt der Patient sich nach vorn auf ein Gestell und dreht die zu behandelnde Seite des Kopfes leicht seitlich. Man beginnt mit einem abgeschwächten Strahl hinter dem Ohr und umkreist mehrmals die Ohrmuschel. Vor der Anwendung wird das Ohr mit Watte verschlossen.

Anwendungsgebiete: bei Durchblutungsstörungen des Ohrs, Mittel-, Innenohrentzündungen und Schwerhörigkeit.

Rückenguß

Der Guß beginnt am rechten Fuß; der Strahl wird außen am Körper zur Hüfte emporgeführt, kehrt innen am Bein zur Ferse zurück und wechselt dann zum linken Fuß.

Links begießt man in gleicher Weise bis zur Hüfte und führt den Strahl dann quer über die Oberschenkel nach rechts zur Hand. Am Arm entlang wandert der Guß bis zum rechten Schulterblatt, wo man einige Sekunden verweilt. Dann geht man den Rücken abwärts und über die Oberschenkelmitte zum linken Arm, der auf gleiche Art bis zum Schulterblatt behandelt wird.

Abschließend begießt man zweimal jede Rückenhälfte, wobei man jeweils unter dem Gesäß von rechts nach links wechselt. Während der Begießung soll der Patient tief atmen. Brust und Rücken werden vor der Kaltanwendung durch Bespritzen mit ein wenig kaltem Wasser vorbereitet. Die Wirbelsäule darf nie direkt begossen werden.

Wenn der Rücken fertig begossen ist, führt man den Strahl an der linken Seite nach unten

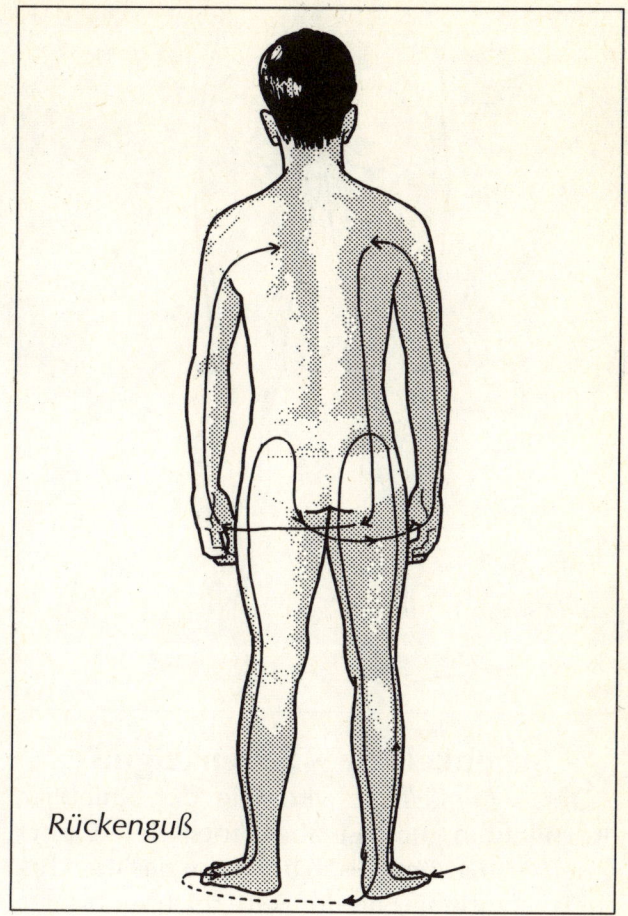

Rückenguß

weg, Rückengüsse werden meist nicht gut vertragen und sollten nur ausnahmsweise auf ärztliche Anordnung angewendet werden.

Anwendungsgebiete: Rückenschmerzen, Erkrankungen des Rückenmarks und der Wirbelsäule, Bronchialasthma, andere Lungenerkrankungen, Blutarmut, Fettsucht; nicht bei Herz-Kreislauf-Beschwerden und allgemeinen Schwächezuständen.

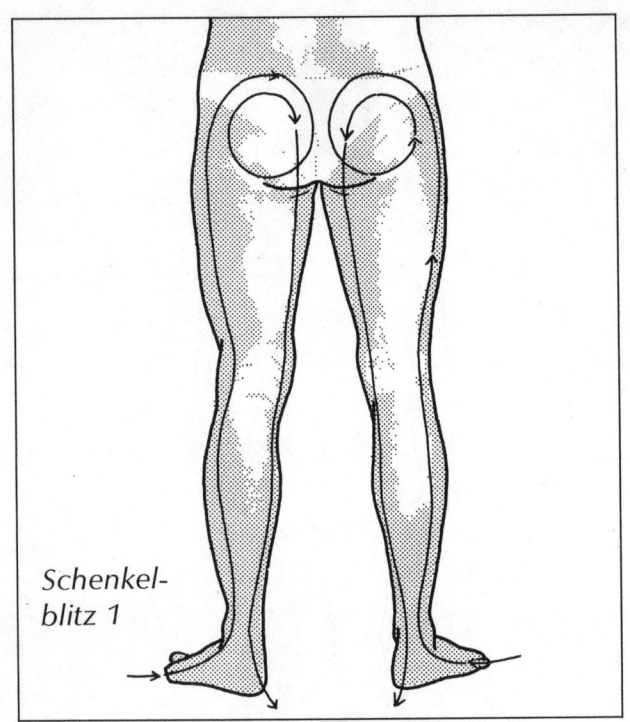

*Schenkel-
blitz 1*

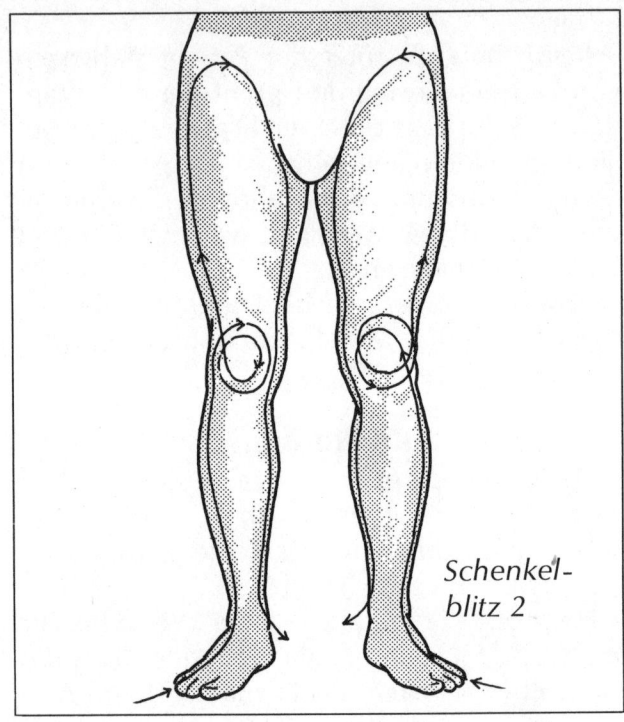

*Schenkel-
blitz 2*

Schenkelblitz – Schenkelguß

Der *Schenkelblitz* wird wie der Knieblitz durchgeführt, umfaßt aber noch den Oberschenkel bis zum Gesäß und vorn das Bein bis zur Leistenbeuge; an der Seite reicht er bis zur Hüfthöhe. Nachdem der Guß bis zum Gesäß aufwärts geführt wurde, wird er dort in 3 Kreistouren geführt, dann steigt man an der Innenseite des Beins zur Ferse ab und behandelt links entsprechend.

An der Vorderseite des Beins führt man den Strahl nach dreimaliger Umkreisung des Kniegelenks weiter zur Leistenbeuge und kehrt innen am Oberschenkel zum Fuß zurück. An der Beinseite leitet man den Strahl wie beim Knie-

blitz, aber über das Kniegelenk hinaus bis zur Hüfte. Zum Abschluß behandelt man die Fußsohlen. Dann dreht der Patient sich langsam im Kreis, damit die Beine bis zur Hüfte abgesprüht werden können.

Den *Schenkelguß* beginnt man am rechten Fuß hinten und steigt bis zur Hüfte außen empor, wo man den Strahl 10 Sekunden lang beläßt. Dann gießt man innen bis zur Ferse zurück. Links verfährt man in gleicher Weise aufwärts, wechselt hier aber nach Eintritt der Reaktion unter dem Gesäß zur Gegenseite über, um erst nach Reaktion innen am linken Bein zur Ferse zurückzukehren. Vorn am Bein

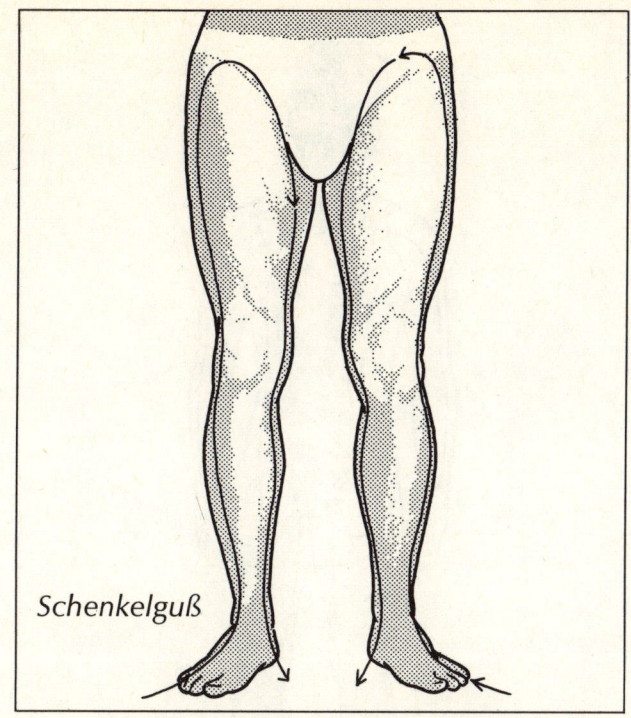

Schenkelguß

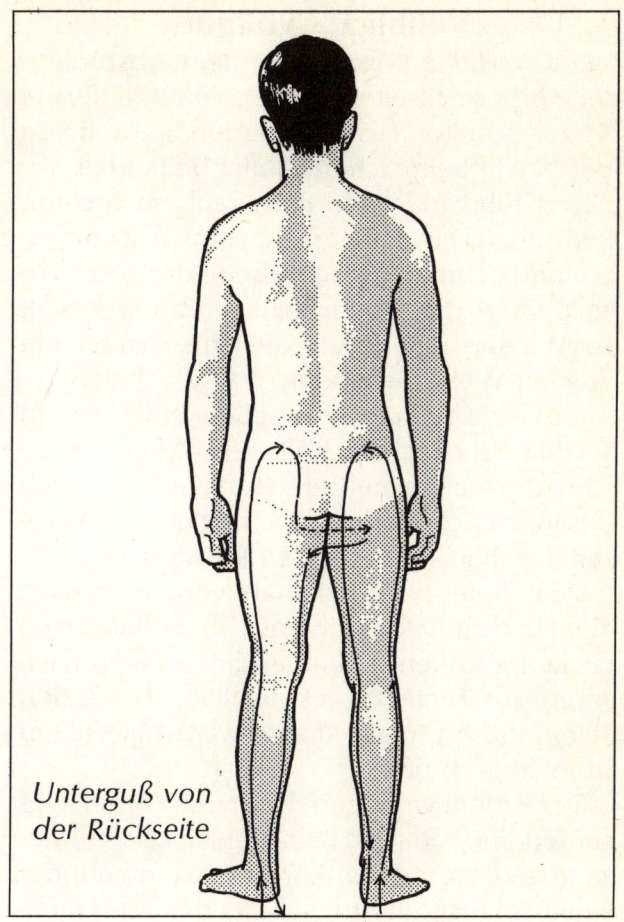

*Unterguß von
der Rückseite*

wird die Behandlung gleichfalls wie beim Knieguß durchgeführt, aber bis zur Leistenbeuge
verlängert. Blase und Unterleib dürfen dabei
nicht begossen werden.

Nach Eintritt der Reaktion wechselt man auf
der Oberschenkelmitte zur anderen Seite und
führt dann den Guß wie beim Knieguß nach
unten.

Anwendungsgebiete: Ableitung aus Kopf
und Brust, allgemeine Abhärtung, Rheuma,
Ischias, Hexenschuß, Krampfadern, Lähmungen der Beine; der Schenkelblitz wirkt bei den
gleichen Heilanzeigen stärker als der Guß; bei
Nierenleiden ist die Anwendung grundsätzlich
nicht angezeigt.

Unterguß

Der Unterguß entspricht in der Strahlführung
dem oben beschriebenen Schenkelguß, reicht
aber bis über Gesäß und Hüften und vorn bis
unter den Rippenbogen. Wichtig ist der breite
Wassermantel, der Leib und Beine überziehen
soll.

Anwendungsgebiete: Durch diese Anwendung werden alle Bauchorgane beeinflußt.

Vollblitz – Vollguß

Der *Vollblitz* beginnt mit dem Absprühen der Körperrückseite von den Füßen aufwärts bis zur Schulter. Danach werden beide Beine hinten wie beim Schenkelblitz behandelt.

Jetzt führt man den Blitzstrahl am rechten Arm außen zum Schulterblatt, umkreist es dreimal und kehrt an der Innenseite des Arms zurück. Über die Oberschenkelmitte wechselt der Wasserstrahl zum linken Arm, den man in gleicher Weise behandelt.

Wieder über die Oberschenkelmitte wird der Blitz zur rechten Hälfte des Rückens geführt, die man in mehreren Längsstrichen vom Gesäß zur Schulter abblitzt. In gleicher Weise verfährt man auf der linken Rückenhälfte.

Dann leitet man den Strahl von unten nach oben und zurück im Zickzack über den ganzen Rücken und kehrt dann am linken Bein nach unten zur Ferse zurück. Schließlich werden Beine und Arme auf- und abwärts mit vollem Strahl abgesprüht.

Der Patient wendet sich mit der Vorderseite zum Helfer, damit die Beine bis zur Leistenbeuge abgeblitzt werden können. Dann geht der Strahl am rechten Arm außen empor zur rechten Brustseite, wo man dreimal in Kreistouren behandelt. Am rechten Arm innen wird der Blitz nach unten geleitet, über den Oberschenkel zum linken Arm und dort in gleicher Weise auf die linke Brustseite und zurück zum Leib. Diesen behandelt man durch kreisförmigen Strahl im Uhrzeigersinn, dazu wird der Wasserdruck mit dem Finger abgeschwächt. Über das linke Bein führt man den Blitz nach unten weg.

Zum Abschluß dreht der Patient dem Be-

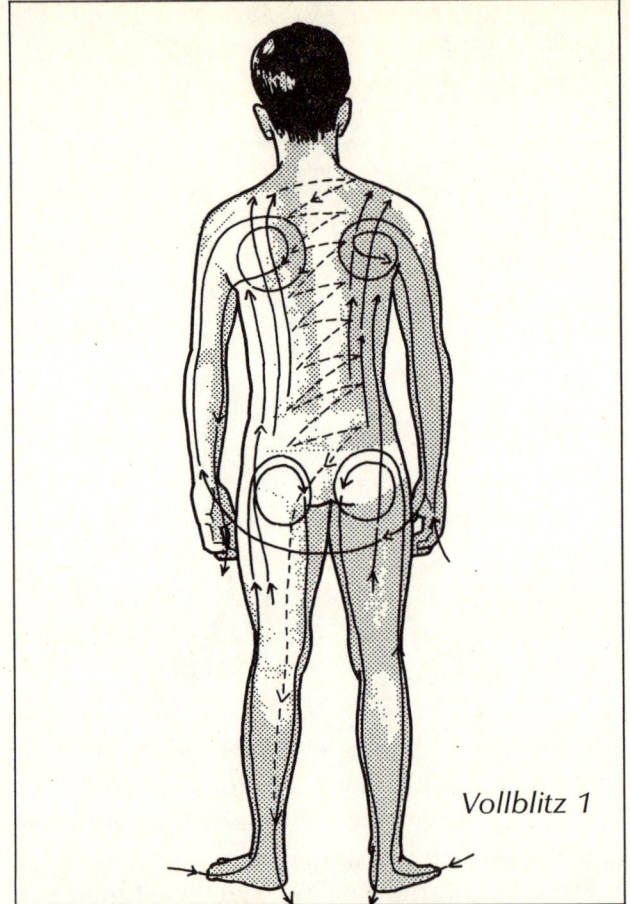

Vollblitz 1

handler die Seite zu, die Beine in Schrittstellung, die Arme hochgehalten, damit von den Füßen bis zur Achselhöhle abgeblitzt werden kann. Nachdem auch die Fußsohlen behandelt wurden, beendet man den Vollblitz mit einem Sprühregen über den ganzen Körper.

Anwendungsgebiete: Der Vollblitz regt den Stoffwechsel stark an und belastet den Kreislauf, er muß also mit Vorsicht angewendet werden.

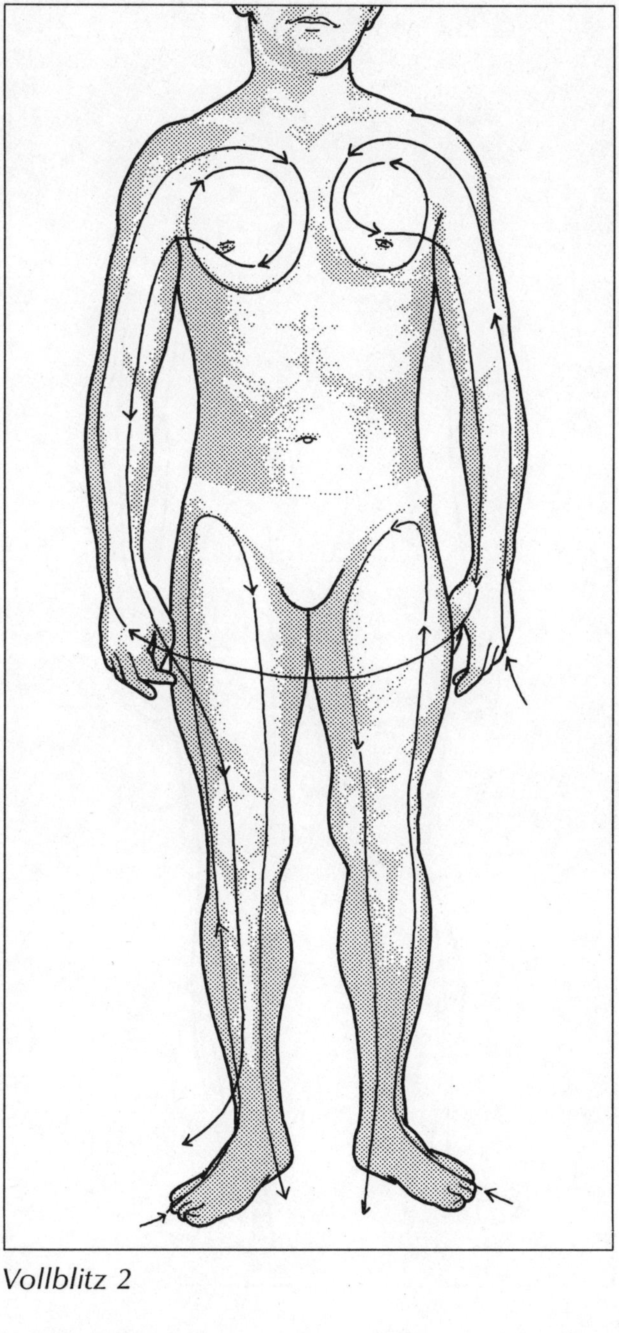

Vollblitz 2

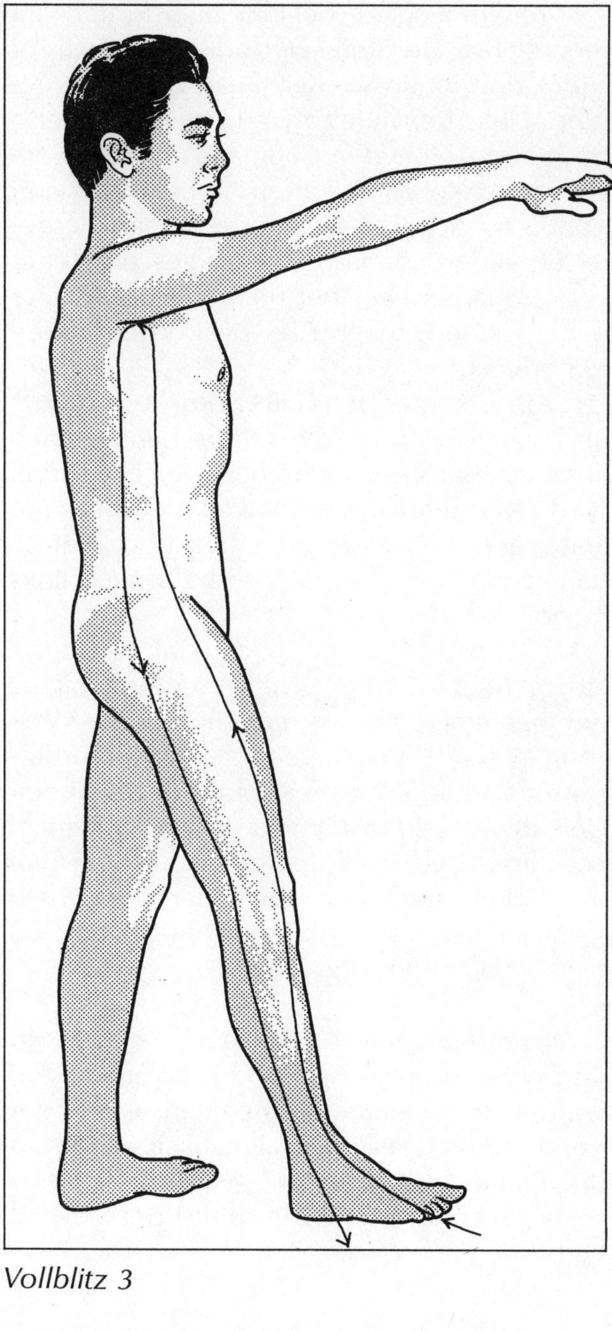

Vollblitz 3

Mit dem *Vollguß* beginnt man hinten am rechten Fuß. Der Strahl wird außen am Bein zur Hüfte und innen wieder hinab zur Ferse geführt. Links behandelt man in gleicher Weise nach oben, leitet den Guß dann aber über die Oberschenkel zum rechten Arm und hier empor bis zur Schulter. Dort verweilt man mehrere Sekunden so, daß sich ein geschlossener Wassermantel über der rechten Körperhälfte bildet, dessen größerer Teil die Körperrückseite bedeckt.

Dann führt man den Guß am Rücken abwärts und wechselt über die Oberschenkel nach links, wo man in gleicher Weise begießt. Dabei wird über den Nacken hinweg mehrmals die Seite gewechselt, bis die Reaktion eintritt, dann führt man den Wasserstrahl nach links hinab.

Nach Seitenwechsel läßt man ihn nochmals am rechten Arm zur Schulter emporsteigen, wo man einige Zeit so verweilt, daß der Wassermantel jetzt vorwiegend die Körpervorderseite umspült. Vorn am Rumpf leitet man den Guß abwärts, wechselt über die Oberschenkel nach links, behandelt dort ebenso, wobei man die Seiten mehrmals über dem Brustbein wechselt. Zum Abschluß führt man den Guß nach links unten weg.

Anwendungsgebiete: Vollgüsse härten ab und regen Stoffwechsel und Kreislauf an. Sie werden meist dann durchgeführt, wenn der Körper durch Teilgüsse allmählich schon an die Behandlung gewöhnt wurde. Bei Herzschwäche und Arteriosklerose ist der Vollguß verboten.

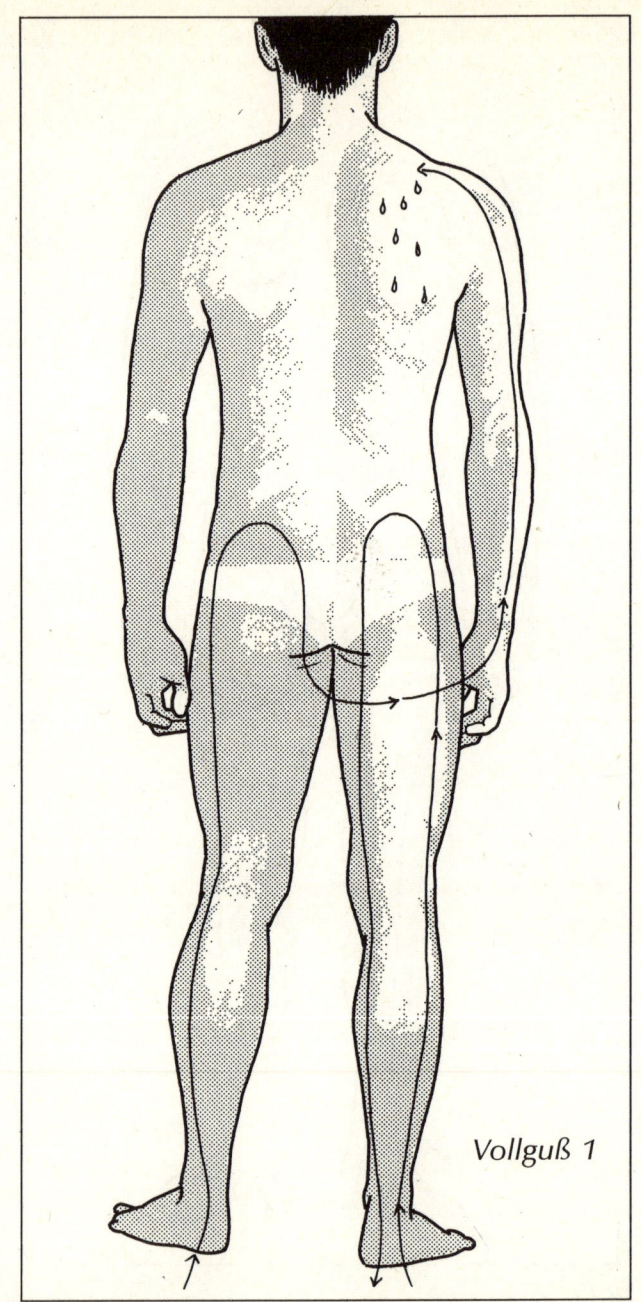

Vollguß 1

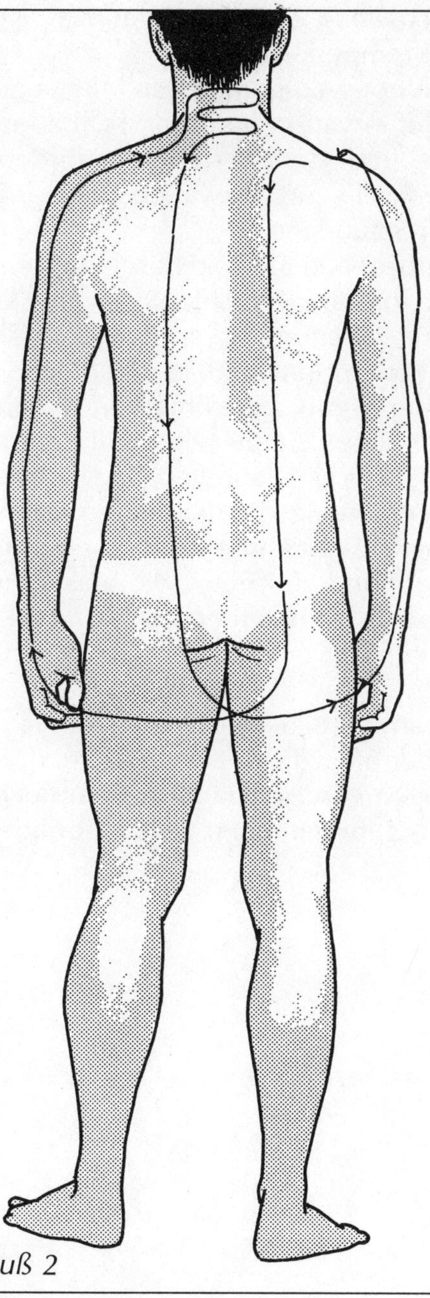

Vollguß 2

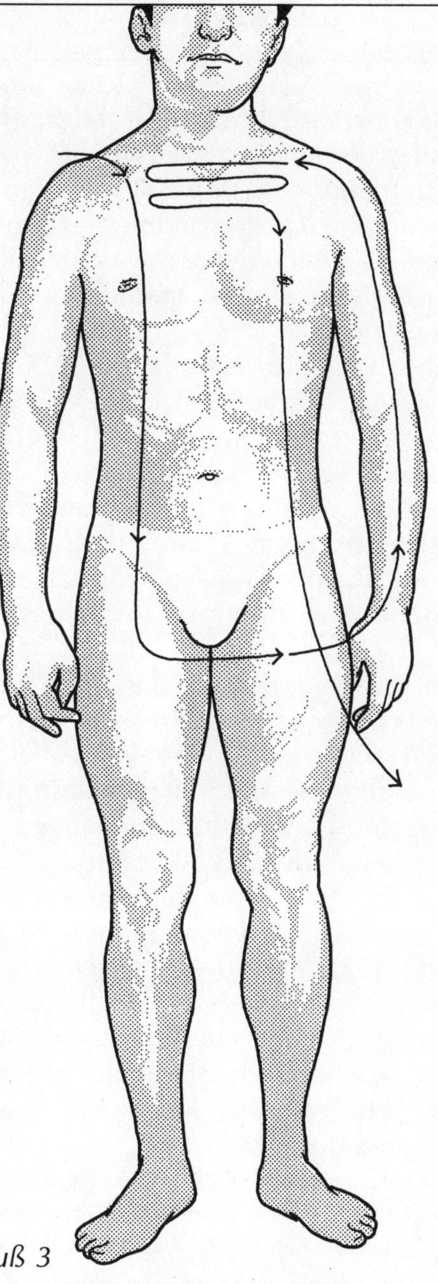

Vollguß 3

Bäder

Das *Reinigungsbad* als Teil der Körperpflege sollten Erwachsene ein- bis zweimal wöchentlich durchführen. Dazu wählt man eine Wassertemperatur um den Indifferenzpunkt von 35 Grad, das Bad wird dann weder als heiß noch als kalt empfunden (indifferent = unentschieden, neutral).

Solche Badewassertemperaturen üben kaum einen Reiz auf den Körper aus, in der Therapie werden sie nur bei der Unterwasserbehandlung verwendet. Therapeutisch nutzbar sind Temperaturen über und unter dem Indifferenzpunkt, also Warm- oder Kaltbäder, wobei im Warmbad noch ein pflanzlicher oder chemischer Badezusatz zur Wirkung kommen kann.

Nicht jeder verträgt das Bad ohne weiteres, selbst ein einfaches Reinigungsbad kann schon eine sehr starke Belastung sein. Deshalb sollte vorher immer der Arzt befragt werden. Die für die einzelnen Anwendungen gültigen Regeln müssen genau beachtet werden.

Kaltbäder mit Temperaturen unter 15 Grad, gegebenenfalls mit etwas Schnee als Zusatz, dauernd 5–25 Sekunden, je nach Eintritt der Reaktion. Das angenehme Gefühl der Wärme des ganzen Körpers, bei manchen Patienten zunächst auch nur ein schneidendes Schmerzgefühl, dem Wärme folgt, ist das Signal zur Beendigung der Anwendung.

Das Kaltbad soll so kurz wie möglich dauern. Am besten wird es unmittelbar nach dem Aufstehen angewendet, solange der Körper noch gut durchwärmt ist. Der Baderaum muß gleichfalls gut temperiert sein.

Wenn nötig, sorgt man durch Bewegung für einen gut erwärmten Körper. Kaltbäder regen Nerven- und Gefäßsystem an, fördern den Stoffwechsel und bewirken den Rückfluß venöser Stauungen.

Warmbäder ab 33 Grad beruhigen, entspannen und fördern den Schlaf. Sie eignen sich vor allem für Patienten, deren Reaktionsfähigkeit zu schwach für ein Kaltbad ist, so daß Wärme von außen passiv zugeführt werden muß. Außerdem wirken sie ausleitend, indem sie die Hautausscheidung anregen. Je nach körperlicher Verfassung des Badenden dauert das Warmbad 15–20 Minuten, ausgenommen bestimmte Sonderformen, wie das Überwärmungsbad. Man beendet das Warmbad mit einem kalten Guß oder kurzem Eintauchen in ein Kaltbad.

Zu warmen Bädern gibt man häufig chemische oder pflanzliche Badezusätze, meist Abkochungen von Heilkräutern, aber auch alkoholische Zubereitungen, Salz, Moor oder Heilerden.

Tabelle der gebräuchlichsten Badezusätze

Badezusatz	Anwendung	Dosierung (1 Bad)
Ameisenspiritus	zur Förderung der Hautdurch-blutung; bei Rheumatismus, Nervosität	125-200 g
Baldrian	Nervosität	250 ml Tinktur oder 100 g Wurzel auf 1 l Wasser als Aufguß
Eichenrinde	bei Ekzemen, chronischen Haut-leiden, übermäßigem Hand- und Fußschweiß	1 kg Rinde auf 2 l Wasser als Abkochung
Fichtennadeln	bei Nervosität, Schlafstörungen, Rheuma, Neuralgie	2-3 Eßlöffel Öl oder 1 kg Nadeln und Zapfen als Abkochung
Haferstroh	bei chronischen Hautleiden, Rheuma, Gicht	1 großes Büschel Stroh in 1 Kessel Wasser 1/2 Stunde abkochen
Harnstoff	bei Hautleiden	nur nach Verordnung
Heublumen	bei Hexenschuß, Rheuma, Gelenk-leiden; zur Anregung des Stoff-wechsels	500 g Heublumen auf 5 l Wasser abkochen oder Extrakt nach Gebrauchsanweisung
Kalmus	bei Erschöpfung, Nervosität, Blut-armut; zur Anregung des Stoff-wechsels	4 Eßlöffel Wurzel als Abkochung in 1 l Wasser oder Extrakt nach Gebrauchsanweisung
Kamille	bei Hautleiden, Hämorrhoiden	100 g Blüten als Aufguß
Kleie	bei Juckreiz, empfindlicher Haut	1 kg in einem Säckchen in 5 l Wasser kochen, Absud ins Badewasser
Lavendel	bei Nervosität; zur Anregung und Beruhigung	Abkochung aus 100 g Blüten auf 1 l Wasser oder Extrakt
Lehm	zur Wärmestauung und allgemeinen Anregung	2-3 kg Lehm, besser Felkebad

Badezusatz	Anwendung	Dosierung (1 Bad)
Meersalz	zur allgemeinen Anregung, stoffwechselfördernd; bei Hautleiden, Rheuma, Blutarmut, Allergie	2-3% Salz je Vollbad
Melisse	bei Nervosität und Herzbeschwerden auf nervöser Grundlage	100 g Blätter im Aufguß oder Extrakt
Moor	bei Hautleiden, Menstruationsbeschwerden, Rheuma	1/2 l in wäßriger Lösung
Rosmarin	bei Herzbeschwerden, zu niedrigem Blutdruck, Rheuma, Verstauchungen	nie abends! 50 g Blätter auf 1/2 l Wasser als Aufguß
Salz	zur allgemeinen Anregung; bei Rheuma, Atemwegserkrankungen	nach ärztlicher Verordnung, gewöhnlich 5 kg Viehsalz
Seife	bei Hautleiden	nach ärztlicher Verordnung, gewöhnlich 250-500 g Schmierseife
Thymian	bei Atemwegserkrankungen und Krämpfen	100 g Droge als Aufguß oder Extrakt nach Gebrauchsanweisung
Wacholder	bei Rheuma, Ischias, Hautleiden; zur allgemeinen Anregung	100 Beeren in 1 l Wasser als Abkochung – nie bei Nierenleiden
Zinnkraut (Ackerschachtelhalm)	bei Rheuma, Gicht, chronischen Hautleiden	150 g Droge in 5 l Wasser als Aufguß

Techniken der einzelnen Bäder

Ansteigendes Bad

Ansteigende Bäder beginnen mit einer indifferenten Wassertemperatur um 35 Grad. Allmählich läßt man vorsichtig heißes Wasser nachfließen, bis gleichmäßig 39–41 Grad erreicht werden. Sobald es zum Schweißausbruch kommt, beendet man die Anwendung.

Anschließend kann man sofort eine Trockenpackung anlegen, um das Schwitzen zu fördern. In jedem Fall beendet man die Behandlung mit einer kühlen Waschung.

Anwendungsgebiete: Ansteigende Bäder werden als Voll- oder Teilbäder verabreicht. Sie regen den Kreislauf an, lösen Krämpfe und beseitigen lokale Stauungen.

Armbad

Das Armbad umfaßt beide Arme gleichzeitig bis kurz unter die Schultern. Bettlägerige können jeden Arm einzeln baden. Das *warme Armbad* bei 36–38 Grad dauert 10–20 Minuten. Es wird mit einer kurzen Kaltanwendung (Guß, Bad) beendet.

Ansteigende Armbäder werden von 35 Grad allmählich auf 40–41 Grad gesteigert. Man beendet sie, sobald der Schweiß ausbricht.

Kalte Armbäder von 12–15 Grad dauern höchstens 30 Sekunden. Mit den Händen beginnend taucht man den Arm langsam ins kalte

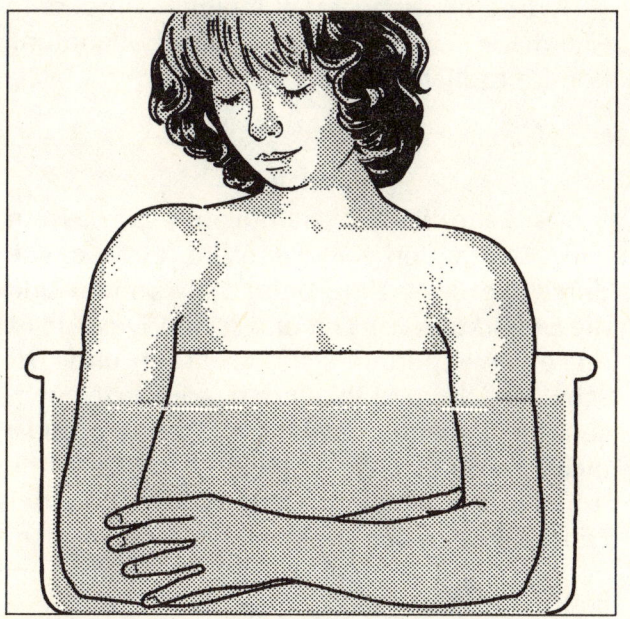

Wasser. Durch Trockenbürsten oder Schwingen der Arme wird die Kaltanwendung beendet.

Anwendungsgebiete: warme Armbäder zur Entlastung von Herz und Kreislauf, bei Angina pectoris, Verkrampfungen (etwa Schreibkrampf), Rheuma, Lymphgefäßentzündungen und schlecht heilenden Wunden oder Geschwüren im Behandlungsgebiet, Nagelbettentzündungen, Umlauf; kalte Armbäder zur Kreislaufanregung, bei nervösen Herzbeschwerden, Entzündungen im Behandlungsgebiet, zur Ableitung aus Kopf und Brust.

Augenbad – Gesichtsbad

Mit geschlossenen Augen taucht man das Gesicht bis über die Augen in eine Schüssel mit Wasser. Dann werden die Augen unter Wasser mehrmals geöffnet und wieder geschlossen. Während der Behandlung muß zwei- bis dreimal zum Atemholen aufgetaucht werden.

Als Badezusatz eignen sich durch ein feines Tuch abgeseihte Abkochungen von Ackerschachtelhalm, Augentrost oder Fenchel.

Anwendungsgebiete: Warme Augenbäder sind bei akuten Entzündungen mehrmals täglich angezeigt, kalte Augenbäder wendet man drei- bis viermal wöchentlich bei chronischen Lidentzündungen, Bindehautkatarrhen und zur Kräftigung der Augen an.

Bürstenbad

Der Patient sitzt dabei im warmen Halbbad (35 Grad). Während des Badens wird – beginnend bei den Fußsohlen – die Haut kräftig mit einer weichen Bürste oder einem groben

Schwamm gebürstet. Dabei muß immer herzwärts behandelt werden, also vom Kopf und von den Fingern Richtung Brust, von den Zehen aufwärts.

Anwendungsgebiete: allgemeine Abhärtung, Durchblutungsstörungen, Kreislaufschwäche, Lymph- und Stoffwechselanregung, Ausleitung auf die Haut.

Elektrische Bäder

Beim hydroelektrischen Bad wird die Wirkung des Wassers kombiniert mit dem therapeutischen Effekt schwacher galvanischer (Gleichstrom) oder faradischer (Wechselstrom) elektrischer Ströme. Der Patient sitzt dazu im Vollbad in einer nicht leitenden Wanne aus Kunststoff, Ton oder Porzellan, in deren Wänden Metallplatten zum Anschluß an die Stromquelle eingebaut sind. Da Wasser Elektrizität bekanntlich gut leitet, gelangt sie von den Metallplatten auf den Körper. Die Wassertemperatur soll etwa 36 Grad betragen.

Anwendungsgebiete: Hydroelektrische Bäder wirken beruhigend. Sie sind vor allem angezeigt bei Nervenschmerzen und -lähmungen, Muskelrheuma und Erkrankungen des Rückenmarks. Akute Schmerzzustände dürfen durch elektrische Bäder nicht behandelt werden.

Das hydroelektrische Vollbad mit Temperaturen um 39 Grad mit Zusatz von Algen oder Gerbstoff wird nach seinem Erfinder, dem Ulmer Gerbermeister Stanger, als *Stangerbad* bezeichnet.

Anwendungsgebiete: Dieses Gleichstrombad ist angezeigt bei Muskel- und Gelenkrheuma, Nervenschmerzen, Lähmungen, Nervenentzündungen, Stuhlverstopfung und chronischen Unterleibserkrankungen der Frau.

Als Teilanwendung kommt vor allem das *Vierzellenbad* in Frage. Dazu werden Hände und Füße in 4 mit Wasser gefüllte, nicht leitende Kunststoff- und Porzellanwannen getaucht. Dann leitet man Strom durch das Wasser. Die Wassertemperatur soll zwischen 32 und 39 Grad betragen. Durch besondere Schaltungen können verschiedene Wirkungen erzielt werden.

Anwendungsgebiete: Gleichstrom-Vierzellenbäder sind bei Arteriosklerose, Bluthochdruck und Erregungszuständen angezeigt, Wechselstrom-Vierzellenbäder bei Nervenstörungen, Lähmungen und Herzbeschwerden.

Hydroelektrische Bäder bleiben immer dem Fachmann vorbehalten. Selbstbehandlung könnte tödlich sein.

Freibad

Das kalte Bad in natürlichen Gewässern wirkt durch den Kaltwasserreiz ebenso wie durch die Bewegung beim Schwimmen und die Einwirkung von Luft und Sonne. Deshalb ist diese Anwendung stark wirksam und bei schwächlichen, kränkelnden oder erst genesenden Patienten und Herzkranken meist nicht geeignet (Arzt fragen!). Auch Gesunde müssen sich allmählich erst an den Reiz des Freibades gewöhnen. Wer ein Freibad nicht verträgt, wird sich auf das mildere Luftbad im Freien beschränken müssen.

Der Badende soll sich nicht zu lange ununterbrochen im Wasser aufhalten. Jedesmal nach Verlassen des Wassers muß der Körper durch Abfrottieren, Bewegung und – wenn möglich – Sonnenbaden gut durchgewärmt werden.

Baden mit vollem Magen oder in erhitztem Zustand ohne vorherige Abkühlung kann schlimmstenfalls zum tödlichen Kreislaufversagen führen.

Fußbad

Das Fuß- oder Unterschenkelbad reicht etwa bis zur Wadenmitte, die Bezeichnung Fußbad ist also etwas irreführend.

Warme Fußbäder mit 35–39 Grad dauern 1/4 Stunde. Man setzt ihnen häufig Ackerschachtelhalm, Heublumen oder Kamille zu.

Ansteigende Fußbäder beginnen mit 37 Grad und werden allmählich auf 41 Grad gesteigert. Nach Schweißausbruch beendet man das Bad mit einer Trockenpackung am besten im Bett. Etwa 1 Stunde später werden die Beine mit einer kurzen kalten Anwendung (Guß) zum Abschluß behandelt.

Kalte Fußbäder sollen nur wenige Sekunden dauern, bis Wärmeempfindung oder schneidender Schmerz die Reaktion ankündigt. Bei empfindlichen Patienten geht dem kalten ein warmes Fußbad voraus.

Wechselfußbäder beginnen stets warm, nach etwa 3 Minuten wechselt der Badende rasch für einige Sekunden ins kalte Fußbad über. Nach dreimaligem Wechsel beendet man die Anwendung kalt.

Anwendungsgebiete: ansteigende Fußbäder bei Arterienverkalkung, Erkrankungen der Atmungsorgane, Nierenleiden, Gicht und Rheuma im Behandlungsgebiet, zur Ausleitung mit dem Fußschweiß; warme Fußbäder bei chronisch kalten und Schweißfüßen und zur Vorbeugung von Erkältungskrankheiten; kalte Fußbäder zur Abhärtung und zur Ableitung aus den oberen Körpergebieten bei Schlafstörungen; Wechselfußbäder zur Abhärtung, Ableitung aus den oberen Körpergebieten, bei Blasen-, Nierenerkrankungen, Krankheiten der Unterleibsorgane, Durchblutungsstörungen der Beine, Senk- und Spreizfuß.

Hefebad – Trubbad

Zum einfachen Hefebad füllt man die Wanne mit 40 Grad heißem Wasser und rührt 4 kg Melasse (Rückstand aus der Rübenzuckerdestillation) oder 1,5 kg Zucker und 3/4 kg Bäcker-(Preß-)Hefe oder 8 l frische Bierhefe ein. Wenn das Bad nach etwa 45 Minuten gärt, reguliert man die Temperatur auf 35 Grad und badet etwa 20 Minuten lang. Abkühlung des Badewassers unter 30 Grad muß vermieden werden, sonst wird die Gärung gehemmt.

Als „Trub" bezeichnet man die Stoffe, die in der Kälte von Bierhefe ausgeschieden werden. Für ein warmes Vollbad benötigt man 30 kg Trub, außerdem setzt man 5 l frische Bierhefe zu. Das Bad beginnt, sobald die Gärung in Gang gekommen ist, und dauert ebenfalls etwa 20 Minuten.

Anwendungsgebiete: Furunkulose und andere (vor allem chronische) Hautleiden, zur Anregung des Stoffwechsels, bei Rheuma,

Ischias, für Herzkranke anstelle des Kohlensäurebads, wenn dieses schlecht vertragen wird.

Trubbäder wirken bei gleichen Heilanzeigen stärker als das einfache Hefebad.

Hypotonische Bäder

Als Osmose bezeichnet man den Stoffaustausch zwischen zwei verschieden stark gesättigten Lösungen, die durch eine halbdurchlässige Membran getrennt sind. Befindet sich auf der einen Seite der Membran eine schwach gesättigte, auf der anderen eine stark gesättigte Lösung, zum Beispiel reines Wasser und Salzwasser, dann strebt die schwache Lösung zur Verdünnung der stark gesättigten durch die Membran. Dabei entsteht der vom Konzentrationsunterschied (osmotisches Gefälle) abhängige osmotische Druck.

Auch reines Wasser ist niemals ganz frei von mineralischen und organischen Verunreinigungen. Praktisch frei von solchen Zusätzen sind nur Regen-, Schnee- und Kondenswasser. Da sie ein geringeres osmotisches Gefälle als die Körperflüssigkeiten aufweisen, werden sie als hypotonische Wässer bezeichnet.

Aus Erfahrung wissen wir, daß hypotonische Wässer im Vergleich zu normalem Wasser einige ungewöhnliche Eigenschaften besitzen: Sie reizen die Haut stärker und fördern die Ausscheidung mehr, die Wirkung der Bäder wird gesteigert. Entzündungsherde und rheumatische Erscheinungen flammen durch hypotonische Wässer wieder auf (Erstverschlimmerung), um bei fortdauernder Behandlung schließlich auszuheilen.

Hypotonische Bäder werden mit 36–40 Grad als Ganz- oder Teilbäder angewendet.

Anwendungsgebiete: Ausleitung über die Haut, chronische Erkrankungen des rheumatischen Formenkreises, andere chronische Entzündungen.

Kohlensäurebad

Kohlensäure kann dem Badewasser aus einer Stahlflasche direkt zugeführt werden. Sie wird aber auch freigesetzt, wenn man im Wasser Natriumcarbonat löst und dann Ameisen- oder Weinsäure hinzufügt. Quellen mit natürlichem Kohlensäuregehalt finden wir zum Beispiel in Bad Nauheim und Bad Orb.

In Wasser gelöste Kohlensäure wirkt hautreizend, was sich als Prickeln bemerkbar macht. Wenn die Kohlensäure durch die Haut tritt, werden die Blutkapillaren erweitert, die Haut rötet sich kräftig. Mit der Kapillarerweiterung wird das Herz entlastet, der Puls verlangsamt sich, der Blutdruck sinkt, die Herzarbeit wird ökonomisiert.

Kohlensäurebäder führt man bei Temperaturen von 28–32 Grad durch, die als angenehm warm empfunden werden, eine Folge der maximalen Kapillarerweiterung. Das Bad dauert 15–20 Minuten.

Anwendungsgebiete: Herzerkrankungen, Kreislauf- und Durchblutungsstörungen.

Luftperlbad

Beim Luftperlbad wird anstelle von Kohlensäure oder Sauerstoff komprimierte Luft aus der Stahlflasche im Badewasser verteilt. Die

Heilanzeigen entsprechen denen des Kohlensäure- und Sauerstoffbades, die Wirkung ist jedoch milder. Da der Reiz der Kohlensäure auf die Haut fehlt, sollte die Wassertemperatur etwa 37 Grad betragen. Das Bad dauert 15–20 Minuten.

Durch Zusatz von pflanzlichen Saponinen erhält man ein feinperliges natürliches Schaumbad.

Mundbad

Das reinigende und kühlende Mundbad wird bei Entzündungen im Mund-Rachen-Raum angewendet. Zitronensaft, den man dem 15–20 Grad warmen Wasser zufügt, verbessert die therapeutischen Wirkungen. Das Mundbad wird nach Bedarf zwei- bis achtmal täglich durchgeführt.

Der Patient nimmt einen Schluck Wasser in den Mund, neigt den Kopf zurück und läßt das Waser so weit wie möglich ohne zu gurgeln nach hinten laufen. Bei geschlossenem Mund wird es kräftig durch die Zähne gepreßt. Dann spuckt man das Spülwasser wieder aus und nimmt erneut einen Schluck, insgesamt pro Anwendung etwa 3/4 l.

Anwendungsgebiete: Entzündungen der Mundschleimhaut, des Zahnfleischs, der Zunge und/oder des Rachens.

Reibesitzbad

Das Reibesitzbad wird in der Sitzbadewanne vorgenommen und dauert zwischen 10 Minuten und 1 Stunde. Die Anwendung im Freien, die auf 1/4 Stunde begrenzt bleibt, erfolgt im handbreit hohen Wasser, in dem der Patient mit angezogenen, gespreizten Beinen sitzt. Mit den Händen spritzt er Wasser gegen den Unterleib und reibt sich den ganzen Bauch damit ab. Nach beendeter Anwendung wird die behandelte Körperzone mit den Händen kräftig gerieben. Abschließend wird durch Bewegung, Trockenpackung oder Sonnenbad für Erwärmung gesorgt.

Beim Reibesitzbad im geschlossenen Raum setzt der Patient sich auf eine in der Badewanne stehende Bank, bis zu deren Sitz das Wasser reicht. Mit einem groben Tuch reibt er vorsichtig die Genitalgegend ab. Die Wassertemperatur soll 10–15 Grad betragen.

Anwendungsgebiete: Das Reibesitzbad wirkt auf das vegetative Nervensystem, regt allgemein an, beseitigt Stuhlverstopfungen und verbessert die Funktionen von Genitalien und Harnblase.

Sauerstoffbad

Das Sauerstoffbad hat ähnliche Heilanzeigen wie das Kohlensäure- oder Luftbad, allerdings wird die intensive Rötung und Wärmung wie beim Kohlensäurebad nicht erreicht. Deshalb muß die Wassertemperatur mit 36–37 Grad auch höher liegen.

Die Badedauer beträgt 15–20 Minuten. Die genaue Wirkungsweise des Sauerstoffbades ist noch nicht genügend geklärt.

Sauerstoff kann dem Badewasser aus der Stahlflasche zugeführt werden. Auch durch Zusatz von Natriumperborat oder Wasserstoffsuperoxyd wird durch chemische Reaktion bei gleichzeitiger Anwesenheit von Braunstein Sauerstoff freigesetzt.

Schlenzbad

Das Schlenzbad, so benannt nach der Laientherapeutin Maria Schlenz, die es in die Therapie einführte, ist ein Vollbad mit einer Wassertemperatur von 40–43 Grad. Häufig werden Heublumen oder Heilkräuter als Badezusatz zum Schlenzbad verwendet. Das Bad dauert 1 Stunde.

Der Patient taucht so tief ins Wasser ein, daß nur Mund und Nase zur Atmung über dem Wasserspiegel bleiben. Dazu lagert man seinen Kopf am besten auf ein enstprechendes Gestell in der Badewanne.

Nach beendetem Bad bleibt der Patient noch 1 Stunde lang im Wasser, dessen Temperatur auf 37 Grad verringert wurde, oder er dünstet in der Trockenpackung nach. Abschließend ist 1 Stunde Bettruhe angezeigt.

Schwächliche Patienten werden anstelle des Schlenzbads eine Ganzpackung durchführen, der am nächsten Tag eine lauwarme Anwendung in Form eines Vollbades folgt.

Schlenzbäder werden ein- bis zweimal wöchentlich durchgeführt.

Anwendungsgebiete: Die Heilanzeigen entsprechen denen des Überwärmungsbades. Wie dieses darf auch das Schlenzbad nur unter erfahrener Anleitung und Aufsicht verabreicht werden.

Seebad

Der Badeaufenthalt an der See hat sich vor allem bei Erkrankungen der Atemwege bewährt. Dabei wirkt der Salzgehalt des Meerwassers ebenso wie der Reiz, den Wellen, Sonne und Seeklima ausüben. Seebäder sind sehr wirksam und anstrengend, kommen also für schwächliche Patienten kaum in Frage. Auch Gesunde sollten vor dem Aufenthalt an der See ihren Arzt befragen.

Mildes Seeklima herrscht an der Ostsee, starke Reizwirkung geht vom Klima an der Nordsee und am Atlantik aus.

Sitzbad

Beim Sitzbad taucht der Körper etwa bis zur Höhe der Nieren so ins Wasser ein, daß auch die Oberschenkel bis etwa zur Mitte bedeckt sind. Es gibt spezielle Sitzbadewannen, aber auch jede andere passende Wanne darf benutzt werden.

Warme Sitzbäder mit 37–39 Grad dauern etwa 1/4 Stunde. Der Badende stellt die Füße, die gut erwärmt sein müssen, dabei auf einen Schemel vor der Wanne. Dann wird er samt Badewanne so in Decken eingehüllt, daß keine Wärme entweichen kann. Mit einem kurzen Kaltbad oder Unterguß wird die Anwendung beendet, danach ist Bettruhe einzuhalten.

Beim *kalten Sitzbad* bleibt der Oberkörper bekleidet, der Patient setzt sich für 5–20 Sekunden in die Wanne. Durch Bewegung wird danach für gute Erwärmung gesorgt, ehe der Badende sich zum Nachdünsten ins Bett begibt.

Das *ansteigende Sitzbad* wird von 37 auf 40 Grad allmählich gesteigert. Nach Ausbruch des Schweißes muß im Bett nachgedünstet werden. Beendet wird die Anwendung mit einem kalten Unterguß.

Anwendungsgebiete: warme Sitzbäder bei Krämpfen und Koliken der Harn-, Verdauungs-

Farbtafel 11: Sauna.

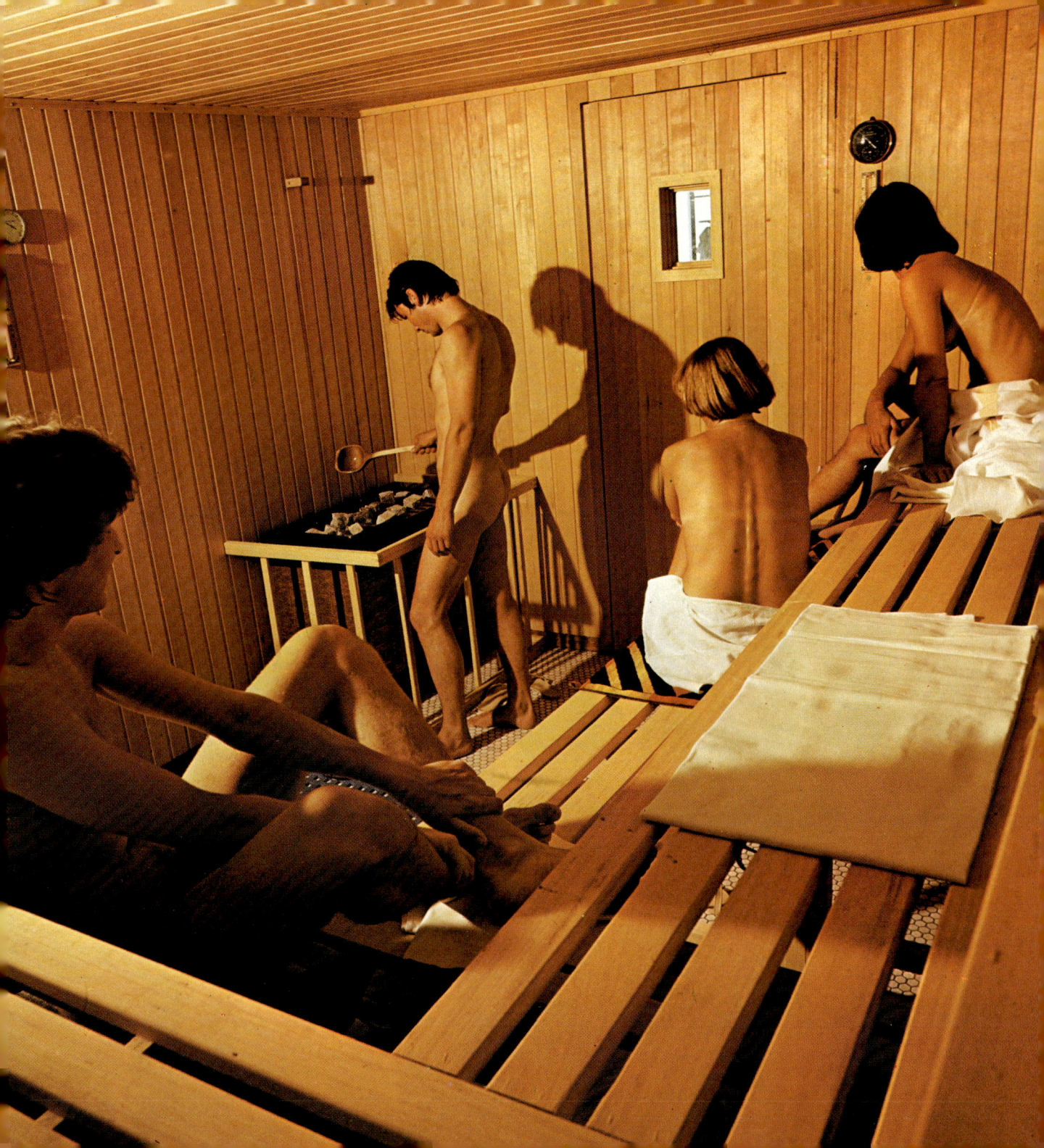

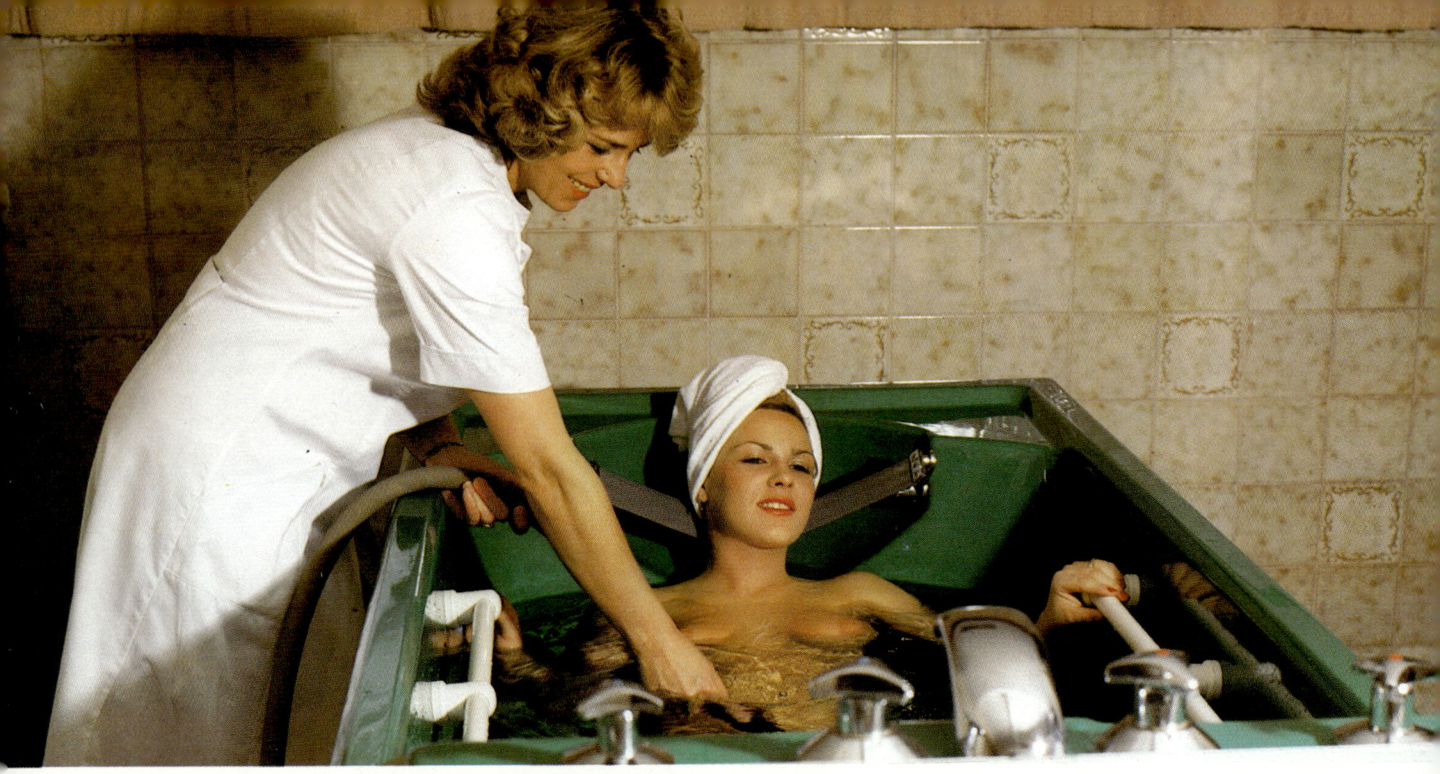

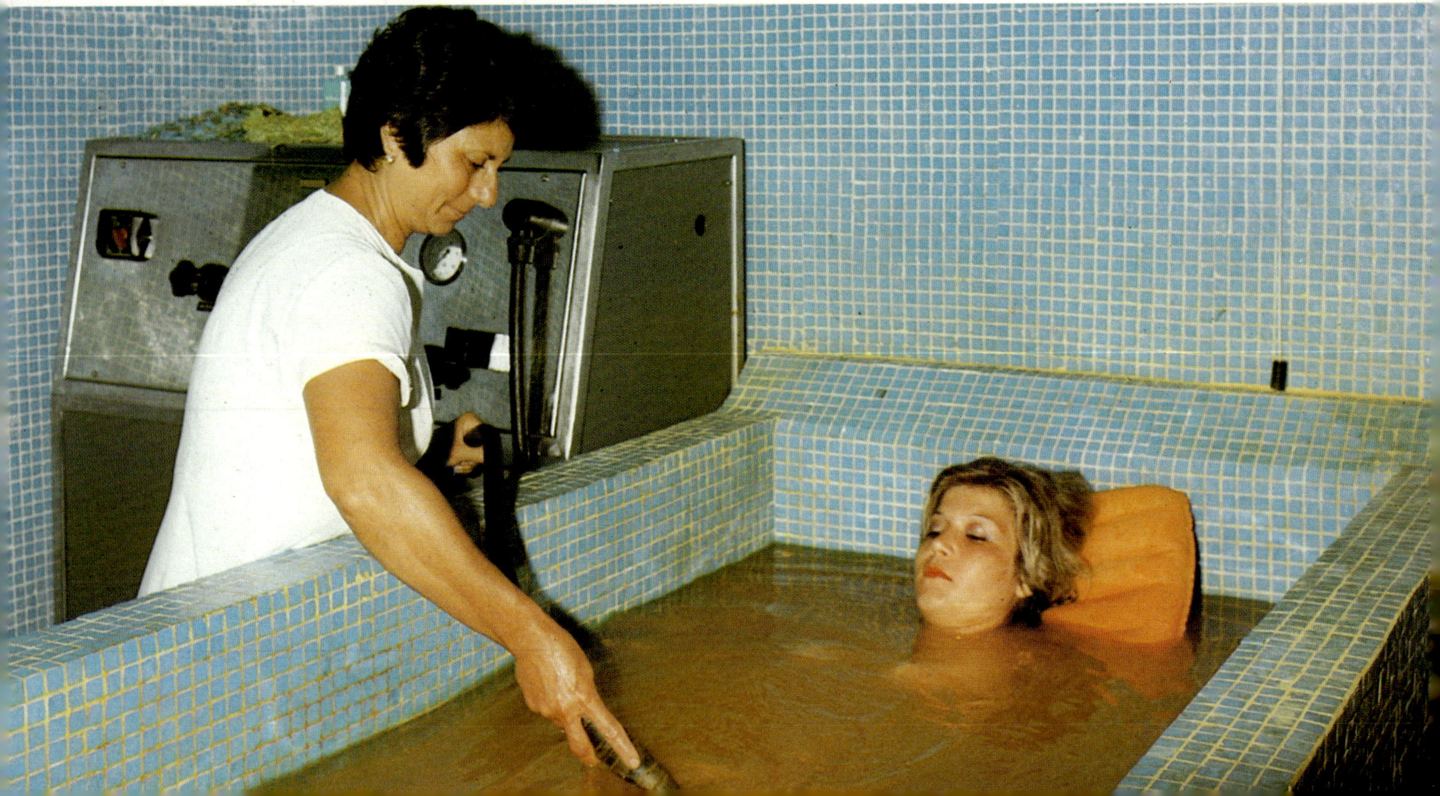

und Unterleibsorgane, Blasen-, Nierenentzündung, zur Kräftigung des Beckenbodens bei Senkungen und in der Schwangerschaft;

ansteigende Sitzbäder bei den gleichen Heilanzeigen, aber mit stärkerer Wirkung;

kalte Sitzbäder zur besseren Durchblutung der Bauch- und Beckenorgane, bei Hämorrhoiden, Stuhlverstopfung, Blähungen, Magen-Darm-Erkrankungen und Keimdrüsenschwäche.

Thermalbad

Schon im antiken Rom schätzte man die wohltuende Wirkung natürlicher warmer Quellen (Thermen), die mit Temperaturen über 20 Grad, oft sogar bis zu 40 Grad, aus den Tiefen emporsteigen.

Solche Heilquellen, wie sie in Deutschland unter anderem in Badenweiler, Bad Krozingen, Bad Liebenzell und Wildbad angewendet werden, enthalten meist noch mineralische Stoffe, zum Beispiel Eisen, Schwefel, Jod, Salz, Kohlensäure oder radioaktive Substanzen. Daraus ergeben sich dann die speziellen Heilanzeigen der einzelnen Thermen.

Thermalbäder werden nach Absprache mit dem Arzt entsprechend der allgemeinen Baderegeln in Kurorten angewendet.

Überwärmungsbad

Fieberbäder, zu denen auch das Schlenzbad gehört, wirken durch Anregung der Schweißbildung stark ausleitend und fördern den gesamten Stoffwechsel.

Das Überwärmungsbad beginnt mit 36 Grad und wird allmählich auf 40–45 Grad je nach Heilaufgabe gesteigert. Zusätze von Heilkräutern oder Mineralstoffen (z. B. Solebad) sind in manchen Fällen angezeigt. Dabei entsteht künstliches Fieber bis über 42 Grad. Das Bad dauert 1–3, zur Behandlung von Geschwülsten unter Umständen bis zu 10 Stunden. Der Patient taucht dabei völlig im Wasser unter, nur Nase und Mund bleiben zur Atmung oberhalb des Wasserspiegels.

Wenn beim Baden Herzbeschwerden auftreten, wird die Wassertemperatur vorübergehend auf 38–39 Grad gesenkt und die Herzgegend durch eine kalte Dusche aus dem Wasserschlauch abgekühlt.

Dem Bad folgt eine einstündige Trockenpackung. Beendet wird die Anwendung durch einen kalten Guß oder eine kalte Waschung. Anschließend muß der Patient mindestens 1 Stunde Bettruhe einhalten.

Wenn während der Trockenpackung Herzbeschwerden eintreten, legt man eine kühle Herzkompresse auf.

Nach der Reaktion im Fieberbad unterscheidet Professor Lampert zwei Grundtypen von Patienten:

Der A-Typ mit asthenischem Körperbau und labilem vegetativem Nervensystem verhält sich im Fieberbad ruhig und verträgt auch hohe Temperaturen gut, ab 41 Grad neigt er zum Einschlafen oder zum Kreislaufkollaps. Seine Körpertemperatur steigt gleichmäßig mit der Wassertemperatur an.

Der B-Typ mit pyknischem Körperbau dagegen wird rasch ungeduldig und will das Bad schon bei 40 Grad verlassen; Kollapsgefahr besteht bei diesem Typ nicht.

Farbtafel 12: Wasseranwendungen.

Anwendungsgebiete: starke Entgiftung und Entschlackung, Stoffwechselschwäche und -erkrankungen, Erkrankungen des rheumatischen Formenkreises an Gelenken und Muskeln, Fettsucht, unterstützend bei Krebs, chronischer Bronchitis, Bronchialasthma.

Fieberbäder müssen in jedem Fall vom Fachmann durchgeführt werden. Inzwischen behandelt man auch mit körpergroßen Heizdecken und kann so den Patienten in Vollnarkose versetzen, was vor allem bei der langdauernden Krebs-Hyperthermie (Überwärmung) von Vorteil ist.

Wechselbäder

Wechselbäder beginnen stets warm und enden immer kalt. Dazwischen wechselt man ein- bis zweimal von warmem auf kaltes Wasser. Die einzelne Warmanwendung dauert etwa 5 Minuten, das Kaltbad jeweils 10–20 Sekunden.

Grundsätzlich kann jedes Bad auch als Wechselbad durchgeführt werden, am häufigsten wendet man Wechselbäder aber als Arm-, Fuß- oder Sitzbäder an.

Anwendungsgebiete: Das Wechselbad wirkt stärker als das Warmbad und strengt entsprechend mehr an. Es ist vor allem bei den Patienten angezeigt, die auf kalte Bäder nur ungenügend reagieren und sehr kälteempfindlich sind.

Duschen

Bei der Dusche, deren Vorläufer wir im Mittelalter schon bei den Arabern finden, trifft der Wasserstrahl aus größerer Höhe oder mit stärkerem Druck als beim einfachen Guß auf den Körper; Temperaturreiz und mechanische Wirkung ergänzen sich und verstärken den therapeutischen Effekt. Der Blitzguß dagegen ist als eine stark wirkende Form der Dusche zu verstehen.

Gegenüber dem Vollbad hat die Dusche den Vorteil, daß die Gefäße stärker angeregt werden, während der Säureschutzmantel der Haut nur wenig angegriffen wird. Kreislauflabile Patienten sollten der Dusche stets den Vorzug

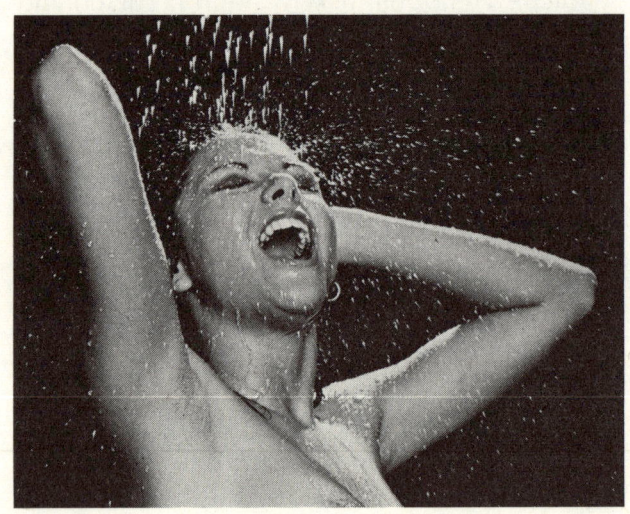

vor dem heißen Vollbad geben, Kleinkinder, schwächliche, nervöse Schulkinder und labile Erwachsene dagegen werden die Dusche in der Regel meiden müssen. Duschen regen Haut und Stoffwechsel kräftig an.

Die *warme Dusche* mit Temperaturen zwischen 37 und 41 Grad dauert 5–10 Minuten. Sie soll mit einer kurzen kalten Dusche beendet werden. Danach legt der Patient sich für mindestens 1 Stunde ins Bett.

Wechselduschen regen die Haut stärker an. Man beginnt heiß mit etwa 40 Grad, wechselt dazwischen mehrmals für je 10 Sekunden auf kalt und beendet die Behandlung in der Regel nach der letzten Kaltanwendung, nur in Ausnahmefällen kann auch einmal als Abschluß die warme Anwendung angezeigt sein (Arzt fragen!). Wichtig ist, daß man nicht allmählich, sondern plötzlich von warm auf kalt umstellt.

Ansteigende Duschen beginnen mit 35 Grad und werden allmählich auf 45 Grad gesteigert. Man beendet sie mit einer kurzen kalten Dusche.

Kalte Duschen werden nur am gut erwärmten Körper durchgeführt. Sie eignen sich als Abschluß von Warmwasseranwendungen, zur Abhärtung und zur Anregung der Durchblutung. Die kalte Dusche dauert bis zum Eintritt der Hautrötung als Reaktion, im Durchschnitt 20–30 Sekunden.

Teilduschen werden wie Teilgüsse durchgeführt, sie wirken etwa gleich.

Anwendungsgebiete: wie die verschiedenen Teil- und Vollgüsse, aber mit stärkerer Wirkung vor allem auf Haut und Stoffwechsel; weniger anstrengend als Teil- und Vollbäder.

Duschbäder sind Dauerduschen, die nur unter erfahrener Aufsicht erfolgen dürfen. In einer aus vielen Einzelduschen bestehenden Anlage wird der Körper so auf einem Holzrost gelagert, daß er mit heißem Wasser berieselt wird, ausgenommen der Kopf. Das Duschbad dauert bis zu 8 Stunden. Nach 1 Stunde bei 43–45 Grad hat sich die Körpererwärmung zum Fieber gesteigert.

Anwendungsgebiete: Die Heilanzeigen entsprechen denen beim Überwärmungsbad. Durch einzelne Duschen können beim Duschbad verschiedene Körperabschnitte gesondert behandelt werden.

Dampfanwendungen

Die Anwendung von Wasserdampf dient der passiven Erwärmung, Gefäßerweiterung, Kreislauf- und Stoffwechselanregung und der Ausleitung. Dämpfe wirken erschlaffend und dürfen deshalb nicht zu häufig angewendet werden.

Dampfanwendungen dauern meist 10–30 Minuten, nach einiger Zeit kommt es zum starken Schweißausbruch.

Nach beendeter Anwendung dünstet der Patient im Bett nach, bis der Schweißausbruch nachläßt; dann wird mit einer kurzen Kaltanwendung abgeschlossen.

Teilanwendungen kann man durch Kräuterzusätze, wie Fichtennadeln, Heublumen oder Kamillen, verstärken.

Wie für alle Anwendungen gilt auch hier: Sobald der Patient sich unwohl fühlt, Schwindelanfälle oder Herzbeschwerden auftreten, muß die Behandlung sofort unterbrochen werden.

Techniken der einzelnen Dampfanwendungen

Dampfbad

Das auch als „russisches", „türkisches" oder „römisch-irisches" Bad bezeichnete Dampfbad findet in mit Wasserdampf gesättigter Luft statt. Dabei werden Temperaturen bis zu 50 Grad erreicht. Im Verlauf des Dampfbades steigt die Körpertemperatur um 1–2 Grad an, der Schweißausbruch wird gefördert und der Stoffwechsel vor allem der Haut kräftig angeregt. Gewöhnlich wärmt man den Körper erst in einem Heißluftraum vor, ehe man sich in den eigentlichen Dampfbaderaum begibt.

Schwächliche Menschen sollten Teildämpfen oder dem Volldampfbad nach Kneipp den Vorzug geben. Bei Herz- und Kreislaufstörungen, nach Mahlzeiten, körperlichen Anstrengungen und bei hohem Fieber sind Dampfbäder in der Regel verboten.

Anfangs hält man sich etwa 10 Minuten im Dampfbaderaum auf, später kann man die Dauer der Anwendung auf 20 Minuten steigern. Dampfbäder werden durch kalte Duschen oder Vollbäder mit 28–32 Grad beendet.

Weniger anstrengend ist das Dampfkastenbad, bei dem der Kopf dem Dampf nicht ausgesetzt wird.

Anwendungsgebiete: Die stark schweißtreibenden, ausleitenden Dampfbäder sind bei Stoffwechselleiden, Rheuma, Fettsucht und Hautkrankheiten angezeigt und sollen nur mit ärztlicher Erlaubnis durchgeführt werden.

Sauna

Die Sauna ist kein Dampfbad im eigentlichen Sinne mehr, vielmehr wird hier die Heißluft wirksam. Schon vor dem Zweiten Weltkrieg kam die Sauna aus Finnland zu uns. Heute gibt es in allen größeren Städten die Möglichkeit zum Besuch der Sauna.

Ursprünglich wurden in der Badestube über offenem Holzfeuer Feldsteine erhitzt. Von Zeit zu Zeit erzeugte man durch Übergießen der Steine mit kaltem Wasser einen Dampfstoß. In der modernen Sauna erhitzt man die Steine gewöhnlich über einem elektrischen Ofen, ansonsten hat sich wenig geändert.

Im Baderaum, der völlig mit Holz verkleidet ist, und an dessen Wänden hölzerne Liegebänke treppenförmig angeordnet sind, entstehen Temperaturen bis 100 Grad, die dank der geringen Luftfeuchtigkeit von 5–15% erträglich bleiben.

Anwendungsgebiete: Die Sauna soll erst nach Rücksprache mit dem Arzt angewendet werden. Sie führt zur maximalen Erweiterung der Hautgefäße mit Rötung und Schweißausbruch. Die Anwendung eignet sich gut zur Abhärtung und Ausscheidung von Schlacken, Erkältungen können oft im Keim erstickt werden. Außerdem ist die Sauna bei Stoffwechselstörungen, Hautleiden und Rheuma geeignet.

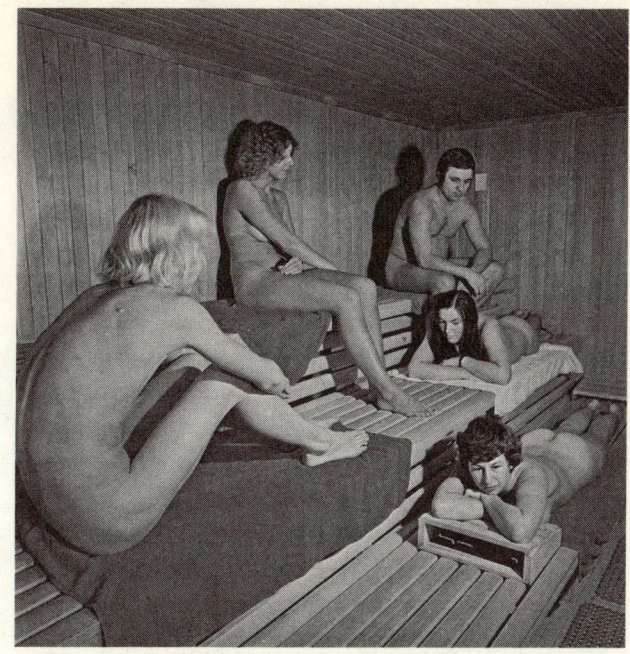

Die Gewichtsabnahme um 800–1000 g ist trügerisch; sie kommt durch verstärkte Flüssigkeitsausscheidung zustande und wird gewöhnlich bald wieder ausgeglichen. Bei Fettsucht ist die Sauna also nur im Sinne einer Stoffwechselanregung wirksam.

Gegenanzeigen: Herz-, Kreislauf- und Gefäßkranke (Arteriosklerose), Patienten mit Thrombosen oder Lungentuberkulose müssen die Sauna gewöhnlich meiden.

Die Sauna ist nicht nur durch den Heißluftreiz wirksam, sondern durch den Wechsel vom heißen Raum an die kalte Außenluft (Gras-, Schneetreten) oder ins kalte Bad. Dadurch werden die Blutgefäße sehr gut trainiert. In der Regel begibt man sich nach 10 Minuten Heißluft kurz an die kalte Außenluft oder ins kalte Tauchbad, dann kehrt man wieder in die Heißluft zurück. Insgesamt wechselt man so zwei- bis dreimal von heiß zu kalt. Beendet wird immer mit einer kalten Anwendung. Danach soll mindestens noch 1/2 Stunde geruht werden.

Günstigste Zeit für die Sauna ist der frühe Abend. Es empfiehlt sich, zuvor den Darm zu entleeren und nie mit vollem Magen in die Sauna zu gehen. Sobald Unwohlsein auftritt, muß die Sauna verlassen werden.

Der Heimwerker kann sich in einem geeigneten Raum selbst eine Sauna einrichten. Zahlreiche Firmen und Versandhäuser bieten fertige Bausätze zur Selbstmontage an oder übernehmen auch noch den Einbau. Für die kleinere Wohnung eignet sich die preiswerte, zusammenrollbare Sauna-Einzelkabine, die den Körper – ausgenommen den Kopf – rundum umgibt. Nach der Heimsauna empfiehlt sich sofortige Bettruhe.

Während der Sauna sollte immer eine Person zur Aufsicht in der Nähe bleiben.

Fußdampf

Der Fußdampf ist vor allem bei chronisch kalten Füßen, zur Ausleitung und bei starkem oder zu geringem Fußschweiß angezeigt. In seiner Wirkung entspricht er etwa dem warmen Fußbad.

Der Patient entkleidet den Unterkörper und setzt sich auf einen Stuhl, auf dessen Sitzfläche eine Wolldecke und darauf ein Leinentuch liegen. Die Tücher müssen nach vorn gut auf den Boden reichen, sonst könnte Dampf entweichen. Vor den Patienten stellt man den noch verschlossenen Topf mit dampfendem Wasser.

Topf, Füße und Unterschenkel werden mit den Tüchern locker umgeben, um Oberschenkel und Leib legt man die Umhüllung straff an. Dann lüftet der Helfer unter den Tüchern den Topfdeckel vorsichtig, legt einen Lattenrost über den Topf, auf den der Patient die Füße stellt, und dichtet die Umhüllung wieder ab. Die Bedampfung soll bis zu den Knien reichen.

Wenn die Dampfentwicklung nachläßt, legt man vorsichtig einen heißen Ziegelstein ins Wasser. Das gilt auch für alle anderen Dampfanwendungen.

Die Anwendung endet mit einer kalten Waschung.

Anwendungsgebiete: Ableitung aus den oberen Körpergebieten, chronisch kalte und Schweißfüße, zu geringer Fußschweiß.

Gesichtsdampf – Kopfdampf

Gesichts- und Kopfdampf werden in annähernd gleicher Weise wie Fußdampf durchgeführt. In beiden Fällen stellt man den noch geschlossenen Topf auf einen Stuhl, der Patient beugt sich darüber. Zum Kopfdampf entkleidet dieser vorher den Oberkörper.

Ein Tuch wird so über Kopf und Dampftopf gelegt, daß kein Dampf entweichen kann. Dann öffnet man langsam den Topf, damit der Dampf auf den Körper strömt. Während der Anwendung wird kräftig durch Mund und Nase geatmet.

Anwendungsgebiete: Beide Dämpfe sind angezeigt zur Förderung der Gesichtsdurchblutung, bei Geschwüren und Ekzemen im behandelten Körperabschnitt, bei Augenentzündungen sowie Entzündungen der Nase, Nebenhöhlen und Atemwege.

Die Anwendung endet mit einer kalten Waschung.

Halbdampf

Zum Halbdampf setzt der Patient sich auf einen dampfdurchlässigen Rohrstuhl, der vom Boden bis zur Lehne wie beim Volldampf mit Tüchern verkleidet wird, so daß kein Dampf entweichen kann. Der Unterkörper des Patienten ist entkleidet, die Umhüllung reicht bis zur Hüfte, der Oberkörper bleibt bekleidet.

Unter dem Stuhl steht ein größerer Dampftopf, die Füße ruhen wie beim Fußdampf auf einem Lattenrost über einem zweiten Topf.

Anwendungsgebiete: Ableitung aus den oberen Körpergebieten, Erkrankungen der Bauch- und Unterleibsorgane, vor allem Magen-, Leberleiden und Frauenkrankheiten; Darm- und Nierenkoliken.

Ohrdampf

Der Ohrdampf ist nur in wenigen Fällen mit ärztlicher Erlaubnis angezeigt. Dazu erhitzt man in einem Gefäß mit enger Ausgußöffnung – etwa in einer Kaffeekanne – Wasser bis zur Dampfentwicklung, verbindet dann durch einen Trichter oder ein ähnliches Verbindungsstück mit dem Ohr, so daß der Dampf ins Ohr ziehen kann. Während der Behandlung wird durch die elektrische Heizplatte für fortgesetzte Dampfentwicklung gesorgt. Dabei darf das Wasser nicht zu hoch im Dampfgefäß stehen, sonst kann kochendes Wasser ins Ohr gelangen und schwere Verbrennungen hervorrufen. Je nach Heilaufgabe sind Kräuterzusätze (wie Kamille) angezeigt.

Anwendungsgebiete: nur ausnahmsweise nach Verordnung bei Erkrankungen der Ohren.

Unterleibsdampf

Der Patient setzt sich zur Behandlung auf einen dampfdurchlässigen Rohrstuhl. Dann wird er mitsamt dem Stuhl von der Hüfte bis zum Boden fest in 2 Tücher eingehüllt, so daß kein Dampf mehr entweichen kann. Der Dampftopf steht unter dem Stuhl, die Füße werden gut durchwärmt auf den Boden gestellt, während sie beim Halbdampf auf einem zweiten Dampftopf ruhen.

Anwendungsgebiete: Unterleibsdämpfe sind angezeigt bei Entzündungen der Unterleibsorgane, besonders der Blase und Prostata, ferner bei Menstruationsbeschwerden, Blasen-, Nieren-, Darmkoliken, Leberstauungen und allgemein zur Ableitung.

Volldampf

Beim Volldampf stellt man den größeren zweier Dampftöpfe, zum Beispiel einen Eimer mit Deckel, wie beim Unterleibsdampf unter einen Rohrstuhl. Sobald der Patient sich auf den Stuhl gesetzt hat, wird er mit dem Stuhl vom Hals bis zum Boden dicht in 2 Tücher eingehüllt. Dann schiebt man den kleineren Dampftopf unter einen Lattenrost, öffnet beide Gefäße vorsichtig und läßt den Patienten die Füße auf den Lattenrost stellen.

Anwendungsgebiete: Der Volldampf eignet sich in den gleichen Fällen wie das Dampfbad, an dessen Stelle er bei schwächlicheren Patienten angewendet werden kann. Er sollte nicht länger als 10 Minuten dauern, dann muß im Bett nachgedünstet werden. Zum Abschluß ist der kalte Vollguß oder ein kaltes Bad angezeigt.

Inhalation

Inhalation mit Wasserdampf, dem Salz, ätherische Öle oder Kräuter hinzugefügt werden können, wird seit altersher gegen Entzündungen der Atemwege empfohlen. Am einfachsten inhaliert man über einem Topf mit kochendem Wasser, das auf dem Elektrokocher

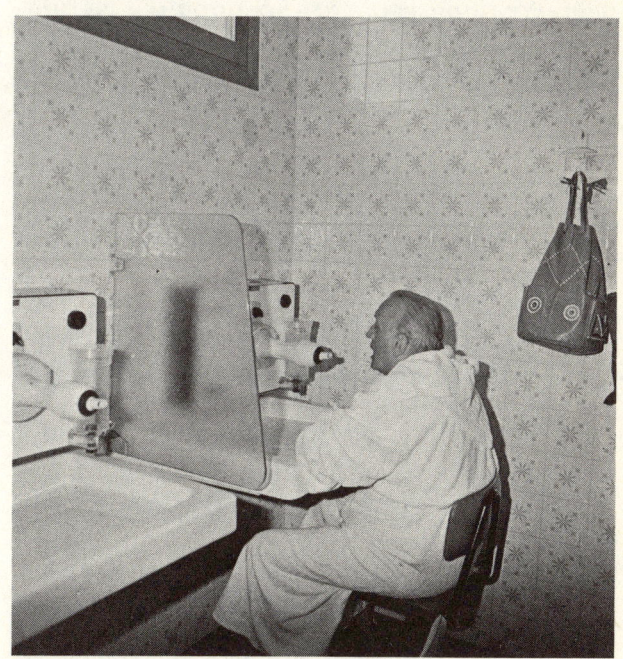

leicht am Sieden gehalten wird. Durch ein Tuch über Kopf und Dampftopf leitet man die Dämpfe ins Gesicht.

Zusätze, wie Kamille, Thymianöl oder Kochsalz, dürfen nicht zu hoch dosiert werden, sonst tränen die Augen, und die Nasenatmung wird behindert. Im allgemeinen inhaliert man 10 Minuten lang.

Bequemer sind Inhalationsgeräte wie der Dampfinhalator oder der Bronchitiskessel; dabei streicht der Dampf über den Arzneistoff und reißt ihn mit.

Modernste Form der Inhalation ist die Zerstäuber-Inhalation (Aerosol); dabei wird Wasserdampf über den im Zerstäuber befindlichen Wirkstoff geleitet, der sehr fein vernebelt wird und so bis in die feinsten Bronchien gelangt.

Anwendungsgebiete: Schnupfen, Nebenhöhlenentzündung, Bronchialkatarrh, Bronchitis, Bronchialasthma, andere Katarrhe der oberen Atemwege.

Spülungen – Einläufe

Darmeinlauf (Klistier)

Darmeinläufe sind meist zur Erweichung von Kotmassen bei Stuhlverstopfung oder zur Darmentleerung vor therapeutischen oder diagnostischen Maßnahmen angezeigt. Dazu wird mit dem Irrigator, der höher gehalten werden muß als der Patient liegt, durch Falldruck oder mit der Klistierspritze durch den Druck der Spritze Flüssigkeit in den Enddarm eingebracht.

Gewöhnlich verabreicht man handwarmes, seltener kaltes Wasser. Zur besseren Wirkung kann man Seife (bis das Wasser milchig-trüb wird), Glycerin, Pflanzenöle oder Kräuterzubereitungen beifügen. In der Regel genügen 1/2–1 l Flüssigkeit, in hartnäckigen Fällen werden bis zu 3 l in den Darm gespült. Klistiere solcher Art sollen mäßig angewendet werden, sonst drohen Schädigungen der Darmflora und der Darmschleimhaut.

Nähr-(Bleibe-)Klistiere bringen Arzneimittel oder Nährlösungen (Traubenzucker, physiologische Kochsalzlösung bei Blutverlusten) in den Darm, die auf andere Weise nicht zugeführt werden können. Bei solchen Klistieren wird oft ein Tropfenregler zwischengeschaltet, der die Lösung kontinuierlich tropfenweise zuführt; so wird der Stuhldrang als Reaktion auf den Einlauf vermieden. Nährklistiere bleiben ärztlicher Verordnung vorbehalten.

Der Patient legt sich zum Darmeinlauf mit leicht angezogenen Knien auf die Seite, dann wird das eingefettete Einlaufrohr behutsam von hinten unten nach vorn oben in den Enddarm eingeführt und an die Spritze oder den Irrigator angeschlossen.

Darmbad

Zum Darmbad, das den Darm gründlich reinigt und reflektorisch auch die Nieren anregt, benötigt man eine spezielle Vorrichtung; deshalb wird es gewöhnlich auch dem Fachmann vorbehalten bleiben. Darmbäder wirken ableitend, beseitigen chronische Stuhlverstopfung und entfernen bei längeren Fastenkuren Giftstoffe aus dem Darm, die gewöhnlich mit dem

Stuhl ausgeschieden werden. Schließlich kann das Darmbad bei Darm- und Stoffwechselleiden angewendet werden.

Beim *einfachen Darmbad* nach dem Gymnakolonsystem (Trockendarmbad) liegt der Patient in geeigneter Stellung auf einem Untersuchungsstuhl. Die Einlaufröhre wird in den Darm eingeführt und nach dem Einspülen automatisch verschlossen. Durch Bauchpressen wie beim gewöhnlichen Stuhlgang wird der Darminhalt in die den After fest umschließende Abstromröhre gepreßt.

Beim *subaqualen Darmbad* (Su-Da-Bad) liegt der Patient in einem warmen Wannenbad, das entspannt und Verkrampfungen löst, die der Darmentleerung hinderlich sind.

Nasenspülung

Zur Nasenspülung gibt es spezielle Nasengießer und Nasenduschen; am einfachsten führt man diese Spülung aber mit einem Kännchen mit Schnauze oder mit einem Teelöffel durch. Als Zusätze eignen sich beispielsweise Kamille oder Kochsalz (1/2 Teelöffel auf 3/4 l Wasser).

Der Patient legt den Kopf zurück, läßt die Spülflüssigkeit in die Nase fließen, bis sie in den Mund gelangt, dann spuckt er sie wieder aus.

Anwendungsgebiete: Schnupfen, Katarrhe des oberen Rachenraums.

Magenspülung – Rollkur

Die *Magenspülung* durch den etwa fingerdicken Magenschlauch bleibt dem Arzt vorbehalten, der sie bei akuten Vergiftungen anwendet, um die noch im Magen verbliebene Giftmenge auszuspülen. Gewöhnlich genügt der normale Brechreiz, um die Spülflüssigkeit mit den Giftstoffen wieder aus dem Magen zu entfernen. Deshalb sind Spülungen bei Verätzungen verboten, da beim Erbrechen der ätzenden Flüssigkeit erneut die Schleimhäute geschädigt würden. Bei Ohnmächtigen wird zur Ableitung der Spülflüssigkeit eine Doppelsonde eingelegt.

Dagegen ist die *Magenrollkur* – auch eine Form der Spülung der Magenschleimhaut – seit langem als wirksames Mittel gegen Magenschleimhautentzündungen und -geschwüre in der Volksheilkunde bekannt. Zur Rollkur trinkt der Patient entweder Kamillentee oder eine fertige Spezialität aus der Apotheke (Azulon, Targesin). Die Rollkur beruhigt die entzündeten Schleimhäute, durch gerbende, zusammenziehende Zusätze (Targesin) wird die Magenschleimhaut gleichzeitig widerstandsfähiger.

Am besten führt man die Rollkur morgens nüchtern durch, bei Bedarf kann sie jeweils abends vor dem Einschlafen wiederholt werden. Insgesamt trinkt der Patient etwa 1/4 l Kamillentee oder die fertige Lösung nach Gebrauchsanweisung. Es ist zweckmäßig, nicht die ganze Lösung auf einmal zu trinken, sondern zu Anfang nur die Hälfte und dann vor jedem Lagewechsel einen weiteren Schluck. Die Reihenfolge, beginnend mit 5 Minuten Rückenlage, dann jeweils 5 Minuten linke Seite, Bauch und zum Schluß rechte Seite, muß genau eingehalten werden, damit die Magenschleimhaut auch überall benetzt wird.

Gurgeln

Gurgeln als Spülung der hinteren Teile der Mundhöhle erfaßt nur das Gebiet bis zu den Gaumenmandeln. Rachen und Kehlkopf werden von der Flüssigkeit nicht mehr benetzt. Demnach besteht die Hauptwirkung auch in der Massage des Rachenrings durch Gurgeln mit der in der Mundhöhle gesammelten Spülflüssigkeit.

Zur Behandlung der tieferen Abschnitte sind Pinselungen oder Inhalationen angezeigt. Dem lauwarmen Gurgelwasser werden gewöhnlich Kamille, Salbei und Heilerde zugesetzt, außerdem gibt es desinfizierende und adstringierende (zusammenziehende) chemische Zusätze.

Anwendungsgebiete: Entzündungen der Mundschleimhaut, des Zahnfleischs, der Zunge, des Gaumens und der Mandeln; reflektorische Wirkung auch bei Rachen- und Kehlkopfkatarrhen.

Andere Wasseranwendungen

Wasser- und Tautreten

Wassertreten wird von Pfarrer Kneipp zur Abhärtung und Ableitung auf die Füße empfohlen. Am besten ist natürlich das Wassertreten im fließenden Wasser eines Baches, man kann diese Anwendung aber auch in der Badewanne durchführen. Das Wasser soll etwa bis zur Mitte der Waden reichen.

Ein Versuch mit Wassertreten lohnt sich übrigens auch bei Schlaflosigkeit.

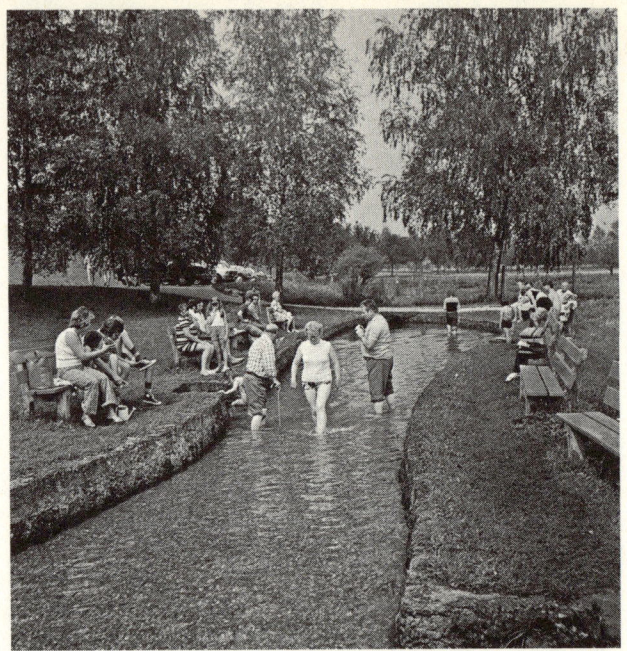

Wassertreten dauert etwa 2 Minuten, bis als Reaktion ein schneidendes Gefühl oder eine gute Durchwärmung der Füße eintritt. In gleicher Weise kann man auch barfuß über taufeuchtes oder auch trockenes Gras laufen, bis zum Eintritt der Reaktion vergehen dann allerdings 3–4 Minuten. Im Winter kann man barfuß im Schnee laufen.

Anwendungsgebiete: allgemeine Abhärtung, Schlafstörungen, Ableitung von den oberen Körpergebieten, chronisch kalte und Schweißfüße.

Eisbeutel – Eisblase – Eiskrawatte

Mit Eis gefüllte Gummi- oder Plastikbehälter werden heute nur noch selten angewendet, in der Regel sind kühle Kompressen vorzuziehen. Die Auflage von Eisbeuteln erfolgt vor allem zur Stillung innerer Blutungen, manchmal auch gegen Kopfschmerzen oder bestimmte Entzündungen. Die Eiskrawatte wird als Halsumschlag verwendet, der zum Beispiel gegen Blutungen nach Mandelentfernung angelegt wird.

Eisbehälter dürfen nie direkt auf die Haut gelegt werden, man schlägt sie immer in ein Tuch ein.

Anwendungsgebiete: Halsschmerzen, innere Blutungen, verschiedene Entzündungen (nur ausnahmsweise anwenden).

Meerwassertrinkkuren

Das Meerwasser ist in vieler Hinsicht ähnlich wie das menschliche Blutserum zusammengesetzt. Es enthält in großer Zahl wertvolle Spurenelemente und Ergänzungsstoffe, wie Eisen, Fluor oder Jod.

Bei Katarrhen der Atemwege sind Inhalationen mit Meerwasser angezeigt. Die Tätigkeit der Magendrüsen wird angeregt, bei entsprechender Dosierung (Arzt fragen!) kann aber auch die Produktion der Magensäure durch Meerwasser eingeschränkt werden. Außerdem wirkt Meerwasser mild abführend. Allergien sprechen auf Meerwassertrinkkuren oft gut an (Arzt fragen!). Schließlich darf die allgemeine positive Wirkung solcher Kuren, die man nur mit ärztlicher Erlaubnis durchführt, nicht übersehen werden.

Mit Meersalz stellt man 3- bis 4%ige Lösungen her, die dem Meerwasser ähneln. Patienten mit Herz- und Kreislauferkrankungen, Schilddrüsenüberfunktionen (Basedowsche Krankheit) und Geschwulstleiden dürfen Meerwasser und Meersalz gewöhnlich nicht verwenden.

Die Dosierung, die der Arzt im Einzelfall bestimmen wird, beträgt gewöhnlich dreimal täglich 2–4 Eßlöffel (Kinder die gleiche Anzahl in Teelöffeln) Meerwasser oder Meersalzlösung auf je 1/2 Glas Wasser.

Anwendungsgebiete: zur allgemeinen Anregung und Kräftigung, bei Störungen der Magensäureproduktion, Darmträgheit, Allergien (je nach Verordnung des Therapeuten verwenden).

Unterwassermassage

Die Unterwassermassage nutzt die allgemeine Entspannung im 37–38 Grad warmen Badewasser in Zusammenhang mit der mechanischen Massagewirkung eines Wasserstrahls von 1,5–3 bar und 55–60 Grad Wassertemperatur. Dieser Wasserstrahl massiert unter Wasser kräftig die zu behandelnde Körperzone. Dabei wird eine intensive Wirkung auch auf tiefere Muskelschichten erzielt.

Die Unterwassermassage wird gewöhnlich vom Fachmann in einer großen Wanne oder im Becken durchgeführt. Sie kann mit Bewegungsübungen (auch bei Gelähmten) kombiniert werden. Die Anwendung dauert bis zu 3 Stunden.

Anwendungsgebiete: Unterwassermassage ist außer bei Lähmungen auch bei Muskel- und Gelenkerkrankungen, Rheuma, Gicht, Nervenentzündungen, Erschöpfungszuständen und Migräne angezeigt.

– Heilende Erden –
und Moore

Beeinflußt durch Kneipp, Lahmann und andere Naturheilkundige entwickelte Pastor *Emanuel Leopold Felke* (7. Februar 1856 – 16. August 1926) ein System natürlicher Heilmethoden, in dessen Vordergrund die Lehmanwendungen stehen.

Felke, der in Berlin neben Theologie auch einige Semester Medizin studiert hatte, legte schließlich sein Pfarramt nieder und wandte sich ganz der Heilkunde zu. Er war ein Meister der noch heute umstrittenen Iris-(Augen-)Diagnostik.

Die Lehmanwendungen nach Felke werden heute besonders im Felkebad Diez an der Lahn gepflegt und weiterentwickelt.

– Lehmanwendungen –

Lehm ist eine seit altersher bewährte Heilerde mit hohem Gehalt an Kieselsäure. Für therapeutische Zwecke ist nur der Lehm aus größerer Tiefe geeignet, niemals der oberflächlich gegrabene. Naturlehm muß vor Gebrauch sterilisiert werden; dazu breitet man kleine Lehmklumpen auf der Herdplatte aus und erhitzt sie über längere Zeit auf über 100 Grad, wobei zu beachten ist, daß auch in den Lehmklumpen über 100 Grad erreicht werden müssen. Nach dem Trocknen siebt man den Lehm fein durch. Am besten kauft man Lehm fertig in der Apotheke oder Drogerie.

Lehm kann innerlich in Wasser aufgeschwemmt verabreicht werden, äußerlich pudert man ihn auf oder verrührt ihn mit Wasser zu einem streichfähigen Brei für Pflaster und Auflagen.

Zunächst entzieht Lehm dem Körper viel Wärme. Mit beginnender Trocknung wirkt er stark aufsaugend, ableitend und entfettend.

Anwendungsgebiete: Lehmanwendungen sind vor allem bei eiternden Wunden, lokalen Entzündungen, Furunkeln, Karbunkeln, Verrenkung, Verstauchung, Gelenkrheuma, Quetschungen, innerlichen Fäulnis- und Gärungsprozessen im Magen-Darm-Kanal, Entzündungen der Verdauungswege und Funktionsstörungen oder Vergiftungen angezeigt. Bei Halsentzündungen kann Lehmwasser zum Gurgeln benutzt werden.

Lehm-(Felke-)Bad

Das Lehmbad wird möglichst im Freien in einer Lehmgrube von 120 cm Länge, 70 cm Breite und 60 cm Tiefe verabreicht. Beste Badezeit ist der frühe Vormittag.

Diese Lehmgrube füllt man etwa 40 cm hoch mit Lehm, den man mit kaltem Wasser zu einem schlammigen Brei verrührt. Der Patient setzt sich so in diese Grube, daß der Lehmbrei bis über seinen Nabel reicht. Der Lehm kann nach beendetem Bad am Körper bleiben, wenn die Außentemperaturen nicht zu gering sind, und wird dann erst nach dem Trocknen unter der kalten Dusche abgespült.

Anwendungsgebiete: Lehmbäder dieser Art sind bei Haut-, Stoffwechselleiden und Erkrankungen des Unterleibs angezeigt. Für den Hausgebrauch zieht man meist Packungen mit Lehm vor.

Lehmwickel

Das übliche feuchte Tuch des Wickels wird beim Lehmwickel durch einen kalten Lehmbrei ersetzt, den man fingerdick auf die zu behandelnde Körperzone aufträgt. Darüber wickelt man wie gewöhnlich ein Zwischen- und ein wollenes Obertuch. In der Regel bleibt der Lehmwickel so lange angelegt, bis er getrocknet ist und bröckelt (etwa 1–2 Stunden). Abschließend wird kurz mit lauwarmem, besser mit kaltem Wasser nachgewaschen.

Anwendungsgebiete: Lehmwickel sind vor allem bei Wundeiterungen, Verbrennungen, Gelenkbeschwerden, Knochenbrüchen, Furunkeln, Karbunkeln, Venenentzündungen und Entzündungen eines Lymphgefäßes (volkstümlich als „Blutvergiftung" bezeichnet) angezeigt, mit Essig angerührte Lehmauflagen eignen sich besonders bei Insektenstichen.

Das *Lehmhemd* wird in stark verdünnten Lehmbrei (Lehmwasser) getaucht und dann wie üblich (siehe Wickel) angelegt.

Moor- und Schlammanwendungen

Als Schlamm bezeichnet man Ablagerungen in stehenden oder langsam fließenden Gewässern, Schlick nennt man den Schlamm der Meeresküsten. Flußschlamm besteht aus anorganischen Salzen und in Zersetzung übergegangenen organischen Bestandteilen, der stärker quellende Schlick enthält weniger organische Bestandteile. Durch Fäulnisprozesse kann Schlamm auch therapeutisch nutzbare Mengen an Schwefel enthalten, gewöhnlich verwendet man Schlamm aber nur zur Wärmepackung.

Anwendungsgebiete: Der mineralische Schlamm aus vulkanischen Gebieten, wie der Fangoschlamm aus der Eifelgegend oder aus Norditalien, ist vor allem zur heißen Packung bei Rheuma und Stoffwechselerkrankungen angezeigt. Man kauft den Schlamm getrocknet beim Fachmann und wendet ihn – am besten nach Rücksprache mit dem Arzt – nach Gebrauchsanweisung an.

Moor besteht aus feuchter Erde mit pflanzlichen Verwesungsprodukten. Es enthält Salze, Säuren, Schwefel, Bitumen und östrogenähnliche Pflanzenhormone.

Anwendungsgebiete: Mooranwendungen sollten nur mit ärztlicher Erlaubnis und unter ständiger Kontrolle erfolgen, da sie stark kreislaufwirksam sind. Fertige Moorspezialitäten aus der Apotheke oder Drogerie eignen sich als Moorbäder zur allgemeinen Kräftigung, Förderung der Durchblutung und zur Therapie von Rheuma und Frauenleiden.

Innerlich wird Heilmoor in entsprechender fertiger Zubereitung bei Störungen der Magensäureproduktion, geschädigter Darmflora, Stuhlverstopfung, Durchfall, Magen-, Darm- und chronischer Dickdarmentzündung, Magen-, Zwölffingerdarmgeschwüren und chronischen Gallenblasenerkrankungen mit gutem Erfolg verabreicht.

Sandbäder

Sandbäder zur Voll- oder Teilanwendung sind wegen ihrer stark schweißtreibenden Wirkung bei Neuralgien, Rheuma und Stoffwechselstörungen angezeigt. Der Patient legt sich dazu in einen Sandbadekasten, dessen Sand von der Sonne oder durch künstliche Bestrahlung auf 45–50 Grad erhitzt wurde.

Sandbäder können zum Beispiel am Strand durchgeführt werden. Die Anwendung dauert 30–60 Minuten und wird durch ein warmes Wannenbad beendet.

—Fertige Spezialitäten— für den Hausgebrauch

Moor- und Heilerdezubereitungen können auch zum Hausgebrauch sehr empfohlen werden. Es gibt eine Reihe bewährter Spezialitäten zum inneren und äußeren Gebrauch. Sie können hier nicht alle aufgeführt werden. Die folgende Auswahl beruht auf eigenen Erfahrungen in der Praxis. Wenn hier eine Spezialität nicht angegeben wird, spricht das nicht gegen ihre Wirksamkeit.

Zubereitung und Anwendung der fertigen Spezialitäten ergeben sich aus den Beipackzetteln.

Arzneimittel	Wirkung
Eifelfango/ Eifelfango Spezial mit Azulen	rheumatische Erkrankungen, Verletzungen mit Symptomen an Muskeln und Gelenken, Ischias, Nervenschmerzen, Frauenkrankheiten, Narbenschmerzen, Nachbehandlung von Knochenbrüchen, Erkältungskrankheiten
Fangopress Kompresse	Rheuma, Ischias, Hexenschuß, Nervenschmerzen, Durchblutungsstörungen, Wirbelsäulenerkrankungen, Frauenleiden, Koliken aller Art, Leber-, Gallen-, Nieren-, Blasen-, Darm-

Arzneimittel	Wirkung
	erkrankungen, Narbenschmerzen, Nachbehandlung von Verletzungen
Fangotherm Kompress Kompresse	rheumatische und Bandscheibenerkrankungen, Nervenschmerzen, Ischias, Leber-, Magen-, Gallenleiden, Frauenkrankheiten, Erkältung, Nachbehandlung von Sportverletzungen und Unfälle
fangyol-Stress-Bad	rheumatische und Bandscheibenerkrankungen, Ischias, Schleimbeutelentzündung, Muskelschmerzen, Durchblutungsstörungen, Geschwüre, Magen-Darm-Störungen
Kieselerde Twardy (auch mit Kalzium in Kapselform)	Aufbaustoff für Haut, Haare, Nägel, Knochen, Gewebe und Zähne
Luvos Heilerde Nr. 1, 2 + Ultra	äußerlich: Hautleiden, Gelenk- und Muskelbeschwerden (Nr. 2); innerlich: Magen-Darm-Katarrh, Durchfall, Sodbrennen, Blähungen, Verdauungsstörungen (Nr. 1 + Ultra)
Meer-Löß-Moor ISO	Magen-Darm-Entzündungen, Durchfall, Sodbrennen, Blähungen, Nesselsucht, Ekzeme, Heuschnupfen, Mund-Rachen-Katarrh, Angina

Arzneimittel	Wirkung
Mikro-mooran	rheumatische Erkrankungen, Gicht, Arthrosen, Nervenschmerzen, Ischias, Bandscheibenleiden, Frauenleiden, Hautkrankheiten, Krampfadern, Entzündungen der Harnwege und Nieren (unterstützend)
Moorhumin-Moorbäder	rheumatische Erkrankungen, Ischias, Hexenschuß, Gicht, Nervenschmerzen, Bandscheibenschäden, Frauenleiden, Durchblutungsstörungen, Gallen- und Harnwegsentzündungen, Verletzungsfolgen, Hautleiden, Stoffwechselstörungen

Arzneimittel	Wirkung
Palsaneu	Magen-Darm-Katarrhe, Dickdarmentzündung, Magen-, Zwölffingerdarmgeschwüre, Durchfall, Verstopfung, gestörte Säureverhältnisse im Magen, Gallenblasenleiden
Turbatherm Moor-packung	rheumatische Erkrankungen, Ischias, Hexenschuß, Muskel- und Nervenschmerzen, Bandscheibenleiden, Frauenleiden, chronische Magen-Darm-Entzündungen, Gallenblasenleiden, Prostatavergrößerung

Licht, Luft, Wärme und Elektrizität

Sonne und Licht als Lebensspender

Nicht nur für die Photosynthese der Pflanzen, auch für höhere Lebewesen ist Licht unentbehrlich. Langwellige und infrarote Strahlung erzeugt vorwiegend Wärme. Die kurzwelligen und ultravioletten Strahlen dagegen provozieren lichtchemische Reaktionen. Unter ihrem Einfluß geht der Aufbau von Eiweißen, Fetten und Vitaminen (Vitamin D aus der Vorstufe Ergosterin) vor sich, die Hautdurchblutung wird gesteigert, der Aufbau von Blutfarbstoffen nimmt zu. Gleichzeitig werden in den obersten Hautgefäßen aber Blutkörper-

chen zerstört, woraus sich der starke Reiz auf Stoffwechsel und Abwehrsystem erklärt.

Die Naturheilkunde verwendet vorwiegend natürliches Licht. Lichtbäder mit künstlichen Lichtquellen (Quarz-, Solluxlampe, Lichtkästen), die zum Teil zur Wärmebehandlung eingesetzt werden, sind nur dann angezeigt, wenn das Lichtbad wegen der Witterung nicht mit natürlichen Lichtquellen möglich ist.

Vor Anwendung von natürlichem oder künstlichem Licht sollte immer der Arzt befragt werden.

Sonnenbaden mit Vernunft

Die Behandlung mit Sonnenlicht (Heliotherapie) wurde im vorigen Jahrhundert von dem Schweizer Fabrikanten Rikli (1823–1906) wie-

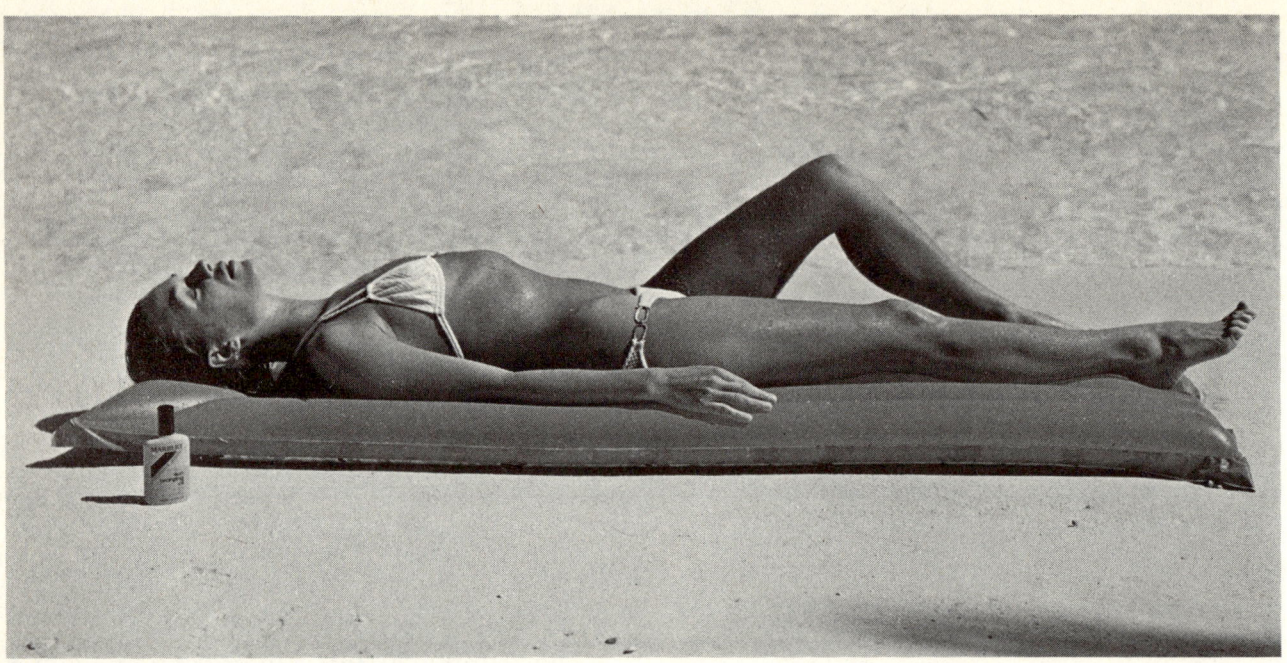

der in die Therapie eingeführt, nachdem sie lange Zeit in Vergessenheit geraten war. Die Schweizer Ärzte Bernhard und Rollier bauten die Heliotherapie zu einem echten, auch in der Schulmedizin anerkannten Heilmittel aus. In Deutschland hat sich vor allem Professor Bier um die Heliotherapie verdient gemacht.

Sonnenbäder können als Teil- oder Ganzanwendung durchgeführt werden. Zur Vermeidung von Sonnenstich oder Hitzschlag müssen Kopf und Nacken durch Hut und Tuch geschützt werden, zum Schutz der Augen wird eine gute Sonnenbrille (Optiker) getragen. Bei Teilanwendungen deckt man die nicht zu behandelnden Körperpartien mit Tüchern ab.

Sonnenbäder müssen je nach individueller Verträglichkeit allmählich gesteigert werden. Wärme in der Sonne sollte mit kühlem Schatten, Ruhe mit Bewegung abwechseln. Die Dauer des Sonnenbads richtet sich nach dem Eintritt der Hautreaktion und kann durch Gewöhnung ausgedehnt werden. Jedes Übermaß an Sonnenbestrahlung führt zu mehr oder weniger ausgedehnten Schäden am Körper.

Sonnenbäder werden an windgeschützten Stellen vor der größten Hitze verabreicht, im Sommer immer vormittags. Besonders intensiv wirkt die Sonne im Hochgebirge, am Wasser, über Schnee und Eis. Auch die schwächere Frühlingssonne kann bei unsachgemäßer Anwendung schon schlimme Verbrennungen erzeugen.

Nach Dr. Rollier empfiehlt es sich, die Sonnenanwendung wie folgt zu dosieren:

1. Tag: je 5 Minuten lang Vorder- und Rückseite der Füße und Unterschenkel.
2. Tag: je 5–10 Minuten lang Vorder- und Rückseite der Füße, Unter- und Oberschenkel.
3. Tag: jeweils 10 Minuten lang Vorder- und Rückseite der Beine und Leib.
4. Tag: wie am 3. Tag, zusätzlich 10 Minuten lang Bestrahlung des Rückens.
5. Tag: jeweils 15 Minuten lang Vorder- und Rückseite des ganzen Körpers.

Die Ganzkörperbestrahlung wird allmählich bis zu 1 Stunde gesteigert.

Höhensonnen sollten nur in der sonnenarmen Jahreszeit verwendet werden. Gewöhnlich kann man auch im Winter auf Balkon oder Terrasse das natürliche Sonnenlicht ausnützen, der abgehärtete Körper verträgt auch Temperaturen unter 0 Grad im Freiluftbad (siehe Freiluftbäder). Wer im Winter die Sonne im Zimmer zum Sonnenbad ausnützen will, sollte sich vom Fachmann UV-durchlässige Scheiben einsetzen lassen, gewöhnliches Fensterglas hält den größten Teil der UV-Strahlen zurück.

Heilend wirken Sonnenlicht und Höhensonne bei Haut-, Knochen- und Gelenktuberkulose, Rachitis (Folge von Vitamin-D-Mangel), manchen Hautleiden (Akne-Formen, Arzt fragen!), Keuchhusten, Erkältungen und manchen Formen nervöser Erregbarkeit. Die Bestrahlungen regen Stoffwechsel, vegetatives Nervensystem und die Körperabwehr an.

Kaltes Blaulicht – wärmendes Rotlicht

Das „kalte" Blaulicht erzeugt man durch ein Blaufilter vor einer starken Glühlampe. Blaulicht wurde früher häufiger als heute vor allem gegen akute Entzündungen angewendet, bei denen Rotlicht nicht angezeigt ist, beispielsweise bei akuten Entzündungen der Nase und Nebenhöhlen. Blaulicht wirkt zwar nicht in die Tiefe, durch gezielte Anwendung über den Headschen Hautzonen werden aber dennoch reflektorische Wirkungen auch im Körperinnern erzeugt.

Rotlicht entsteht durch Glühlampen mit rotem Glas, Rotfilter oder mit der Solluxlampe (infrarot). Die langwelligen Wärmestrahlen sind besonders zur Schmerzlinderung an Nerven und Muskeln geeignet (siehe Wärmebehandlung).

Heilmittel Luft

Abhärtende Luftbäder

Das Freiluftbad gehört zu den wichtigsten Abhärtungs- und Reizmethoden der Naturheilkunde. Es regt Körperabwehr, Durchblutung, Stoffwechsel und die Funktionen der Hormondrüsen an, das vegetative Nervensystem wird positiv beeinflußt.

Im Gegensatz zum Sonnenbad, mit dem man das Luftbad im täglichen Wechsel kombinieren kann, soll das Luftbad stets an schattigem Ort durchgeführt werden, Zugluft ist zu meiden. Während der Anwendung kann man im Liegestuhl ruhen oder sich bewegen (Spiel, Sport, Grastreten).

Der Anfänger wird bei kühler Witterung im beheizten Zimmer mit dem Luftbad beginnen, wobei er sich mit unbekleidetem Körper der Zimmerluft aussetzt. Die Anwendung wird zweimal täglich jeweils 15–30 Minuten lang durchgeführt. Nach Gewöhnung steigert man die Wirkung, indem man im unbeheizten Zimmer das Luftbad einnimmt. Sobald man sich auch daran gewöhnt hat, öffnet man zusätzlich die Fenster des ungeheizten Zimmers. Schließlich geht man zum Luftbad im Freien über. Dem Geübten ist auch ein Freiluftbad bei Außentemperaturen unter 0 Grad ohne Gesundheitsschäden möglich.

Klimakuren

Klimakuren werden nach Absprache mit dem Arzt je nach Heilaufgaben an heilklimatischen Kurorten mit milderem oder stärkerem Reizklima durchgeführt. Das Heilklima wird durch die Zahl der jährlichen Sonnentage, ebenso durch die durchschnittlichen Luftdruck-, Luftfeuchtigkeitswerte und Jahresdurchschnittstemperaturen mitbestimmt. Gewisse Mindestwerte müssen garantiert sein, ehe ein Ort als heilklimatischer Kurort anerkannt wird.

Mildes Heilklima herrscht im Mittelgebirge (bis 1000 m Höhe) und an der Ostsee, stärkeres Reizklima treffen wir an der Nordsee und im Hochgebirge an.

Ozon – mehr Sauerstoff für „hungrige" Zellen

Der menschliche Organismus braucht Sauerstoff, um leben zu können. Das beginnt schon im Mutterleib und endet mit dem Tod. Nur wenige Minuten kommen wir ohne Luft aus.

Mit der Luft atmen wir zweiwertigen Sauerstoff (O_2) und Spuren des dreiwertigen Sauerstoffs Ozon (O_3) ein. Dieses wenig stabile Gas, das leicht zerfällt und ab einer bestimmten Konzentration hochgiftig wird, kommt vor allem in den oberen Schichten der Erdatmosphäre (Maximum um 35 km Höhe) vor. Es bildet eine Art Schutzschild, der aus dem Sonnenlicht bestimmte lebensfeindliche UV-Strahlen herausfiltert. Ohne ihn gäbe es heute wohl kein menschliches Leben mehr auf der Erde.

Wenn er sich einmal abschwächt, also mehr schädliche UV-Strahlen zur Erdoberfläche gelangen, dann droht uns eine verheerende Zunahme der Hautkrebskrankheiten. Und diese Gefahr besteht nach Ansicht führender Fachleute heute bereits, weil wir in den letzten Jahrzehnten immer mehr Sprays mit einem Treibmittel verwendet haben, das den Ozonschirm allmählich abzubauen scheint. Noch ist es aber nicht zu spät, dem gegenzusteuern und andere, unschädliche Treibmittel zu verwenden. Erste Schritte in diese Richtung wurden bereits getan.

Ozon schützt uns aber nicht nur vor schädlicher Höhenstrahlung. Die Ozonspuren in unserer Atemluft, die wir überhaupt nicht wahrnehmen, tragen mit zu unserem Wohlbefinden und unserer Leistungsfähigkeit bei. Wenn der geringe Ozongehalt bei bestimmten Wetterlagen (etwa Föhn) sinkt oder als Folge der Umweltverschmutzung über Großstädten und industriellen Ballungszentren auf Dauer vermindert wird, dann wirkt sich das je nach individueller Empfindlichkeit mehr oder minder deutlich aus. Unsere Leistungsfähigkeit verschlechtert sich, Störungen des vegetativen Nervensystems, wie Gereiztheit, Unruhe, abnorme Ermüdung und allgemeine Schwäche, treten auf, häufig auch Angstzustände und Depressionen.

Dem kann man vorbeugen, indem man sich einen *Ozonisator* für die Wohnung kauft. Diese Geräte arbeiten mit gewöhnlichem Wechselstrom, der auf 2500 Volt hochgespannt wird. Durch elektrische Entladungen zwischen zwei Spezialfolien erzeugen sie aus dem gewöhnlichen Sauerstoff der Luft Ozon. Die Konzentration sollte individuell je nach Verträglichkeit zwischen 0,015 und 0,035 p.p.m (part per million) eingestellt und im Tagesverlauf – entsprechend dem natürlichen Wechsel des Ozongehalts der Luft – mehrmals verändert werden. Als Grenze zwischen angenehm und giftig kann die Riechbarkeit des Gases gelten, das heißt, man sollte den charakteristischen Geruch, der zwischen Chlor und Schwefelsäure

steht, nicht bewußt wahrnehmen. Empfindliche Menschen vertragen weniger Ozon, andere auch höhere (riechbare) Mengen.

Seit einiger Zeit gewinnt Ozon auch in der Medizin als Heilmittel zunehmend an Bedeutung. Zwar gilt die *Ozontherapie* noch als Außenseiterverfahren, inzwischen gibt es aber so viele sicher nachweisbare Erfolge, daß man die Wirksamkeit nicht mehr bestreiten kann. Die ablehnende Haltung eines Teils der Schulmedizin erklärt sich vorwiegend aus Vorurteilen und mangelndem Verständnis für diese Heilmethode, die bei sachgerechter Anwendung durch den erfahrenen Therapeuten nicht „gefährlicher" als viele andere Heilverfahren ist.

Gelegentliche Nebenwirkungen lassen sich oft auf mangelnde Erfahrung des Therapeuten zurückführen, denn auch unter den Ozontherapeuten gibt es leider manchen Geschäftstüchtigen, der ungenügend (wenn überhaupt) ausgebildet versucht, aus dem Vertrauen kranker Menschen Kapital zu schlagen. Dem kann der Patient selbst vorbeugen, indem er sich nur einem seriösen Fachmann anvertraut. Adressen dazu kann die Ärztliche Gesellschaft für Ozontherapie – Prof. Dr. Siegfried Rilling –, Klagenfurter Str. 4, D - 7000 Stuttgart 30, auf Anfrage benennen.

Mit den wichtigsten medizinischen Anwendungsgebieten der Ozontherapie wollen wir uns nun genauer beschäftigen.

Vegetative Dystonie

Fehlsteuerungen von Körperfunktionen durch das vegetative Nervensystem sind heute sehr weit verbreitet. Gemeinhin sagt man den

Betroffenen Gereiztheit, Überempfindlichkeit, mangelnde Belastbarkeit und Leistungsschwäche nach. Sie leiden unter zahlreichen Funktionsstörungen innerer Organe, Schlafstörungen, chronischer Abgespanntheit und Unruhe. Organisch lassen sich keine Ursachen nachweisen.

Oft erklärt man das bunte Symptomenbild der vegetativen Dystonie aus seelischen Ursachen. Das trifft zum Teil sicher sehr oft zu, psychische Faktoren sind aber nur selten die einzigen Ursachen. Häufig besteht vielmehr ein chronischer Sauerstoffmangelzustand des gesamten Körpers. Die Zellen „hungern" förmlich nach Sauerstoff, ihre normalen Funktionen sind mehr oder minder deutlich verändert.

Ozontherapie kann dem in erstaunlich kurzer Zeit abhelfen – meist viel besser als alle Arzneimittel, mit denen die Patienten vorher oft jahrelang ohne nennenswerte Besserung vollgestopft wurden.

Durchblutungsstörungen und Gefäßkrankheiten

Auch diese heute weit verbreiteten Erkrankungen werden durch Ozon gut beeinflußt, in vielen Fällen selbst dann noch, wenn die Schulmedizin nur noch zur Amputation eines mangeldurchbluteten Glieds (vor allem des „Raucherbeins") raten kann.

Folgende Erkrankungen des Herz-Kreislauf-Systems sprechen auf Ozontherapie gut an:
- allgemeine Kreislaufschwäche verschiedener Ursachen;
- ungenügende Durchblutung des Herzmus-

kels, Herzmuskelschwäche, Vorbeugung und Nachbehandlung des Herzinfarkts;
- ungenügende Durchblutung innerer Organe mit entsprechenden Funktionsstörungen oder Organschäden;
- ungenügende Durchblutung der Gliedmaßen, zum Beispiel chronisch kalte Hände und Füße oder Wadenschmerzen beim Gehen;
- krankhafte Veränderungen an Arterien und Venen, vor allem Arterienverkalkung, Entzündungen der Gefäßwände, Krampfadern und Vorbeugung oder Behandlung von Geschwüren als Folge mangelhafter Durchblutung (vor allem Krampfadergeschwüre).

In allen diesen Fällen kann die Ozontherapie die wichtigste Ursache der Erkrankung – den Sauerstoffmangel – beseitigen.

Stoffwechselstörungen und Erkrankungen der Verdauungsorgane

Besonders bei verschiedenen Stoffwechselstörungen kann Ozon sehr hilfreich sein, da die Stoffwechselprozesse nur bei ausreichender Sauerstoffversorgung korrekt ablaufen können. Ob das Gas allein zur Behandlung genügt oder durch Heilmittel anderer Art ergänzt werden muß, entscheidet je nach Einzelfall immer der Therapeut.

Auch die Leber, das „Zentrallabor" unseres Körpers, spricht auf vermehrte Sauerstoffversorgung gut an und kann dank Ozon ihre zahlreichen Aufgaben wieder besser bewältigen.

Schließlich können auch noch verschiedene

Magen-Darm-Erkrankungen durch Ozon sehr gut beeinflußt werden.

Zu den wichtigsten Heilanzeigen in diesem Bereich gehören:

- Störungen des Fettstoffwechsels, die unter anderem mit zur Arterienverkalkung beitragen;
- Zuckerkrankheit (ergänzende Behandlung) und andere Erkrankungen der Bauchspeicheldrüse;
- Funktionsschwäche, Entzündungen und degenerative Veränderungen an der Leber;
- Geschwüre am Magen, Zwölffingerdarm und Dickdarm;
- Entzündungen und Koliken an Magen und Darm einschließlich Verschluß des Magenausgangs durch seelisch verursachte Verkrampfungen oder chronische Stuhlverstopfung als Ergebnis seelisch-nervöser (spastische Obstipation) Faktoren.

Erkrankungen der Harnorgane und Genitalien

Ozontherapie kann eine Reihe von Krankheiten dieses Organsystems zufriedenstellend bessern und heilen, insbesondere auch chronische Leiden. Unter anderem bessert die vermehrte Sauerstoffzufuhr Funktionsstörungen der Nieren, die mit ungenügender Durchblutung in Zusammenhang stehen können, und die ungewöhnlich schmerzhafte Monatsblutung der Frau.

Bei Infektionen der Scheide, Harnleiter oder Blase bewährt es sich oft, Ozon durch Insufflation (Einblasung) direkt an den Ort der Erkrankung heranzubringen, wo das Gas dann auch unmittelbar keimtötend wirken kann.

Hauterkrankungen

Auch hier wirkt Ozon vor allem bei örtlicher Anwendung sehr zufriedenstellend selbst bei chronischen Leiden. Zum Teil macht sich dabei die keimtötende Wirkung wieder positiv bemerkbar. Das gilt vor allem bei Infektionen und Entzündungen der Haut durch Bakterien, Viren und Hautpilze.

Weitere Anwendungsgebiete sind schlecht heilende Wunden und Geschwüre. Schließlich lohnt sich ein Versuch auch noch bei chronischen nässenden Ekzemen.

Andere allgemeinmedizinische Anwendungsgebiete

Naturgemäß kann Ozon bei allen Sauerstoffmangelzuständen im Körper gleich welcher Ursachen empfohlen werden. Bei Blutarmut ergänzt das Gas die in der Regel erforderlichen anderen Arzneimittel sinnvoll, kann aber auch die Folgen der Blutarmut selbst dann noch mildern, wenn keine andere Therapie richtig anschlägt.

Gute Ergebnisse erzielt man schließlich noch bei anfallsweiser Atemnot (Bronchialasthma), wobei Ozon in erster Linie dem Sauerstoffmangel begegnet. Ergänzend wird man bei Asthma in der Regel andere Heilmittel verabreichen müssen.

Zahnmedizin

In der Zahnheilkunde wird Ozon – häufig in Sprayform – mit gutem Erfolg vor allem beim

Zahnfleischschwund verabreicht. Die Wirkung erklärt sich dabei vor allem aus der verbesserten Sauerstoffversorgung des Zahnfleischs.

Weitere Anwendungsgebiete sind Entzündungen des Zahnfleischs oder Zahnmarks und vereiterte Taschen im Zahnfleisch. Schließlich kann der Therapeut Ozon im Einzelfall noch bei Prothesenträgern und in der Füllungstherapie von Zahndefekten ergänzend anwenden.

Durchführung der Therapie

Die praktische Anwendung der Ozontherapie richtet sich vor allem nach den Anwendungsgebieten. Der Therapeut erzeugt das Gas in einem Spezialgerät (Ozonisator) aus normalem Sauerstoff. Dieser wird dem Gerät aus einer Sauerstoffbombe zugeführt und durch elektrische Entladungen teilweise in Ozon umgewandelt. Die Geräte erlauben unterschiedliche Konzentrationen und verschiedene Anwendungsmöglichkeiten. Gebräuchlich sind je nach Einzelfall folgende Verabreichungsformen:

- Örtliche Anwendung durch Beutelbegasung der Haut, wobei das zu behandelnde Körperteil in einen luftdichten Plastikbeutel gehüllt wird, damit kein in höherer Konzentration giftiges Ozon in die Lungen gelangen kann. Diese Anwendungsform eignet sich vor allem bei verschiedenen Hautkrankheiten, Geschwüren und schlecht heilenden Wunden.
- Insufflationen, also Einblasung von Ozon durch Körperöffnungen, wobei das Gas zum Teil örtlich wirkt, von den behandelten Hohlorganen aber auch teilweise aufge-

nommen wird, also in den Körper gelangt. Diese Verabreichungsform ist bei Erkrankungen der Harnwege und -blase, der Scheide und des Darms sowie bei allgemeinen Sauerstoffmangelzuständen und Blutarmut angezeigt.

- Ozonspray zur örtlichen Anwendung in der Zahnheilkunde.
- Ozoninjektionen direkt in Abszeßhöhlen, Fisteln, Wundtaschen und andere Krankheitsherde zur örtlichen gezielten Therapie.
- Ozoninjektionen unter die Haut, in den Gesäßmuskel, in Arterien oder Venen, die bei allen anderen Anwendungsgebieten angezeigt sind.
- *Hämatogene Oxydationstherapie* (HOT) nach Professor Wehrli, eine Sonderform der Ozontherapie, die sich in der Wirkung kaum von der klassischen Form unterscheidet, im Einzelfall aber vorzuziehen sein kann. Dazu entnimmt der Therapeut dem Patienten Blut, mischt es mit einer gerinnungshemmenden Substanz und „schäumt" es dann mit normalem Sauerstoff auf. Anschließend wird der Blutschaum mit einem UV-Kaltbrenner bestrahlt, einem Spezialgerät, das jene UV-Strahlen nicht aussendet, die das Bluteiweiß schädigen. Bei dieser Bestrahlung verwandelt sich ein Teil des Sauerstoffs in Ozon. Das nun sehr sauerstoffreiche Blut wird mit der Spritze in den Muskel oder die Vene injiziert und wirkt dann weiter im gesamten Organismus.

Ozontherapie und HOT-Behandlung gehören zu den modernen biomedizinischen Heilverfahren, von denen wir in der Zukunft noch viel erwarten können. Sie wirken zwar keine Wunder und sind auch keine Allheilmittel, zeichnen sich aber durch ihr breites Wirkungsspektrum aus, das vor allem auch jene Gesundheitsstörungen erfaßt, unter denen der moderne Mensch als Folge zivilisatorischer Einflüsse und falscher Lebens- und Ernährungsgewohnheiten besonders häufig leidet.

Heilsame Wärme

Die Thermotherapie regt die Heilungsprozesse im Körper an, indem sie Stoffwechsel und Durchblutung fördert. Überwärmungsbäder als Mittel der Thermotherapie haben wir bereits kennengelernt. Die heilungsfördernde Wirkung der Wärme kann aber auch durch Heizkissen, Bestrahlungen oder Heilfieber genutzt werden.

Diathermie (Durchwärmung)

Durchwärmung des Körpers zu therapeutischen Zwecken wird mit Rotlicht, Infrarotstrahlen (Solluxlampe), Kurz- und Langwellen, gelegentlich auch mit Ultraschall erzielt. Durch Einwirkung dieser Wellen verschiedener Länge werden Grenzflächen des Körpers – zum Beispiel die Fett-Muskel-Grenze – elektrisch

aufgeladen und erwärmt. Die Durchwärmung entsteht also im Körper selbst und kann beliebig dosiert werden, intensivere Tiefenwirkung ist möglich.

Bei unsachgemäßer Anwendung der Geräte kommt es nicht selten unbemerkt zu Verbrennungen innerer Organe, da der Temperatursinn nur an der Körperoberfläche sitzt, im Körperinnern also keine warnende Hitzeempfindung auftritt. Deshalb müssen die Anweisungen der Gerätehersteller oder des Arztes zur Höchstdauer der einzelnen Anwendungen genau beachtet werden.

Diathermie ist ein bewährtes Verfahren zur Linderung von Schmerzen und Verkrampfungen sowie zur Behandlung von Gewebsentzündungen. Manche Entzündungen dürfen in einem bestimmten Stadium aber nicht mit Wärme behandelt werden, deshalb ist bei entzündlichen akuten Prozessen vor der Anwendung immer der Arzt zu befragen.

Heizkissen

Das flache, elektrisch beheizte Polster dient der lokalen Erwärmung mit trockener Hitze. Aus der Vielzahl angebotener Heizkissen sollte man nur feuchtigkeitssichere Geräte mit Überhitzungsschutz (Thermostat) und zwei, besser drei Wärmestufen auswählen. Vor allem auf Feuchtigkeitsschutz ist großer Wert zu legen, da bei nicht gesicherten Kissen schon der Schweiß zum lebensgefährlichen elektrischen Unfall führen kann.

Wenn man ein Heizkissen zur Warmhaltung feuchter Kompressen verwendet, legt man – auch wenn es sich um ein feuchtigkeitsgesichertes Heizkissen handelt – über Kompresse und Trockentuch noch eine feuchtigkeitshemmende Schicht aus Nylon, ehe das Kissen aufgelegt wird.

Heizkissen wendet man nie bei akuten entzündlichen Prozessen an; ein Heizkissen auf dem rechten Oberbauch kann bei akuter Blinddarmentzündung unter Umständen tödliche Komplikationen hervorrufen.

Das Heizkissen wird eingesetzt bei allen degenerativen, schmerzhaften Gelenkleiden, Rheumatismus, Schmerzen und Verkrampfungen der Muskulatur und an Organen.

Heilfieber, Wärme aus dem Körper

Die meisten Laien und leider auch noch zu viele Ärzte betrachten Fieber in erster Linie als zu behandelndes Krankheitssymptom. Versuche bewiesen aber, daß dies – zumindest so pauschal – bestimmt nicht zutrifft. Gewiß, es gibt Fieberzustände, die müssen energisch bekämpft werden, in vielen Fällen ist das Fieber aber als Abwehrreaktion sogar erwünscht. Das gilt zum Beispiel bei Virusinfektionen, gegen die uns bisher noch keine speziellen Arzneimittel zur Verfügung stehen.

Fieber aktiviert die gesamte Körperabwehr, vor allem die Freßzellen (Phagozyten) im Blut und die Bildung spezifischer Antikörper. Viele Erreger werden bei Körpertemperaturen um 40–42 Grad in ihrer Vermehrung stark gehemmt, für Arzneimittel empfindlicher gemacht oder gar abgetötet.

Schon lange bekannt ist das Heilfieber durch Überwärmungsbäder, wie es in neuerer Zeit durch Professor von Ardenne und Professor Lampert weiterentwickelt wurde.

Die moderne Heilfiebertherapie, die den Körper selbst zur Fiebererzeugung provoziert, geht auf den Wiener Arzt und Psychiater Julius Ritter Wagner von Jauregg (7. März 1857 – 27. September 1940) zurück, der für seine Fieberbehandlung der bis dahin stets tödlich verlaufenden progressiven Paralyse (als Spätfolge der Syphilis auftretende Gehirnerkrankung) 1927 mit dem Nobelpreis ausgezeichnet wurde. Wagner-Jauregg verabreichte seinen Patienten zunächst Typhusbazillen, später Malariaerreger, um Fieber zu provozieren.

Heilfieber wird aber auch durch Schwefel und abgetötete Kolibakterien erzeugt. Erst vor kurzem gelang es, die Substanz der Bakterien zu isolieren, die bei Infektionen Fieber hervorruft, eine als „Lipoid A" bezeichnete, fettähnliche Substanz. In Zukunft wird man davon Gebrauch machen können, wenn Fieber zur Heilung von Krankheiten angezeigt ist.

Die Heilfiebertherapie wird in der Regel stationär durchgeführt. Nicht nur bei Infektionskrankheiten hat sich das Heilfieber bewährt, auch bei chronischen Krankheitsherden, Nervenentzündungen, Gelenkrheuma, Bluthochdruck und Durchblutungsstörungen ist Heilfieber angezeigt, nicht zu vergessen die Krebs-Hyperthermie durch Überwärmungsbäder nach Ardenne/Lampert (siehe auch Geschwulstleiden), von der wir vielleicht noch einiges zu erwarten haben.

Elektrotherapie, ein modernes Naturheilverfahren

Im weitesten Sinne umfaßt die Elektrotherapie alle Anwendungen des elektrischen Stroms zu Heilzwecken, zum Beispiel die Verwendung von Elektrizität in der Chirurgie oder zu den schon beschriebenen elektrischen Bädern. Hier interessiert nur die Verwendung von Schwach- und Hochfrequenzströmen durch Elektroden direkt am Körper zur Haut- und Nervenreizung sowie die Anwendung von Ultraschall, der durch elektrischen Strom erzeugt wird.

Faradisieren – Galvanisieren

Die Behandlung mit niederfrequentem Wechselstrom von 40–60 Volt erfolgt meist mit Bürsten-, Pinsel oder Rollenelektroden zur Hautreizung. Heilanzeigen sind bei Bewegungs- und Empfindungsstörungen, wie sie vorübergehend nach Nervenentzündungen, Bandscheibenschäden und Neuralgien auftreten, gegeben. Diese Art der Elektrotherapie wird als Faradisieren bezeichnet.

Beim Galvanisieren verwendet man in ähnlicher Weise Gleichstrom von 40–60 Volt. Dadurch werden die Empfindungsnerven beruhigt und Schmerzen gelindert, vor allem aber Nerven- und Muskellähmungen behandelt.

Hochfrequenzbehandlung

Zur lokalen Anregung der Durchblutung, bei Schlaflosigkeit, Kopfschmerzen und Veränderungen der Halswirbelsäule eignet sich die Behandlung mit elektrischem Strom hoher Schwingungszahl (über 100 000 Hertz) und hoher Spannung (Volt) bei sehr geringer Stromstärke (Watt).

Die Elektroden können fest auf die Haut gelegt oder in kurzem Abstand so gehalten werden, daß Funken übersprühen. Bei Kopfschmerzen und Erkrankungen der Halswirbelsäule, die oft mit Kopfschmerzen einhergehen, bestreicht man mit der Elektrode die Nacken- und Hinterkopfregion.

Ultraschall

Ultraschallwellen liegen mit ihrer hohen Schwingungszahl (Frequenz von über 20000 Hertz jenseits der menschlichen Hörfähigkeit. Manche Tiere dagegen (Hunde, Fledermäuse) nehmen Ultraschallwellen bis zu bestimmten Frequenzen noch wahr. Durch Magnetschwinger oder Hochfrequenzverstärker mit Quarzkristallen wird der Ultraschall erzeugt.

Bestimmte Frequenzbereiche regen Teile des Körpers – zum Beispiel die Muskel-Knochen-Grenze – zum Mitschwingen (Resonanz) an. Ähnlich wie bei der Diathermie wird der Körper dabei lokal erwärmt und besser durchblutet. Daraus ergeben sich Heilerfolge bei Neuralgie, Ischias, Gelenkentzündungen, Magen-Darm-Geschwüren und manchmal auch bei bestimmten Geschwülsten. Tiefenmassage ist mit Ultraschall ebenso möglich wie ein operativer Schnitt oder die Keimtötung.

Gewöhnlich wird Ultraschall in der Therapie durch Wasser oder Öl geleitet. Durch besondere Schaltungen erreicht man, daß die Schallwellen in kurzen Impulsen auf den Körper auftreffen; so können Wärmestauungen verhindert werden.

Unsachgemäße Anwendung führt zu Gewebezerstörungen, Verbrennungen, Taubheit, Hirn- und Lungenschädigung. Wegen dieser Nebenwirkungen wird Ultraschall leider auch zu militärischen Zwecken mißbraucht.

In der Diagnostik wird Ultraschall immer häufiger als Ersatz oder Ergänzung zu anderen Untersuchungsmethoden (vor allem Röntgenstrahlen) verwendet. Insbesondere zur Suchdiagnose (zum Beispiel nach Krebs) und bei Schwangeren wird Ultraschall häufig genutzt.

Die Methode gilt nach heutigem Wissen grundsätzlich als ungefährlich (im Gegensatz zu Röntgenstrahlen) und spart darüber hinaus auch Kosten. Das setzt allerdings voraus, daß der Therapeut über genügend Erfahrung verfügt und die Geräte technisch in Ordnung sind. Letzteres ist – wie eine Untersuchung des TÜV Rheinland vor kurzem ergab – bei medizintechnischen Geräten leider keineswegs selbstverständlich.

In letzter Zeit häufen sich die Bedenken gegen den kritiklosen Einsatz der Ultraschalldiagnostik bei Schwangeren. Die Europäische Ultraschallgesellschaft vertritt zwar die Auffassung, daß Ultraschalldiagnosen keine Schäden an Geweben, am heranwachsenden Kind im Mutterleib oder gar an den Erbanlagen hervorrufen. Nach den Untersuchungen einer New Yorker Forschungsgruppe sollen aber Veränderungen an den Erbanlagen in den menschlichen Lymphzellen möglich sein. Bisher kann der Streit zwischen den Fachleuten noch nicht eindeutig entschieden werden. Als Konsequenz empfiehlt es sich aber, Ultraschalluntersuchungen bei Schwangeren nicht routinemäßig oder aus banalem Anlaß, sondern nur bei offensichtlichen Risikoschwangerschaften durchzuführen, bis die Frage nach möglichen Nebenwirkungen sicher geklärt ist.

In anderen Bereichen medizinischer Diagnostik ist Ultraschall aber in jedem Fall den Röntgenuntersuchungen vorzuziehen, sofern das möglich ist.

Gesundheit und Lebensfreude durch Bewegung

Bewegungsmangel gefährdet die Gesundheit

Mangelnde körperliche Bewegung ist zu einem medizinischen Problem erster Ordnung geworden. Immer mehr Menschen der Industriezivilisation leiden infolge ihrer passiven Lebensweise an Schonungsschäden und anderen ersten Gesundheitsstörungen. Nie zuvor hatten wir so viel Freizeit wie heute, nie zuvor so viele Möglichkeiten, uns körperlich zu betätigen.

Statt dessen sind die meisten von uns träge Stubenhocker geworden, die sich allenfalls noch auf vier Rädern über abgasverpestete Straßen fortbewegen und am Ziel ihres Ausflugs den Spaziergang auf die Strecke zwischen Parkplatz und Ausflugslokal beschränken.

Wer täglich bei jedem Wetter mindestens 1 Stunde Bewegung im Freien hat und regelmäßig noch etwas Sport betreibt, bleibt mit Sicherheit von vielen Zivilisationskrankheiten verschont und fühlt sich bald merklich wohler. Wenn der Mensch nach seinem Körperbau auch kein reines „Lauftier" wie etwa der Hund oder die flüchtige Gazelle ist, ein gewisses Mindestmaß an Bewegung ist auch zu seiner Gesunderhaltung unbedingt notwendig.

Bewegung als Heilmittel erfordert immer fachmännische Anleitung und Überwachung des Heilerfolgs. Die Bewegungstherapie besteht gewöhnlich aus zwei Phasen:

In der *passiven* ersten Aktivierungsphase wird Bewegung in den Organismus gebracht, zum Beispiel durch die schon beschriebenen Wasseranwendungen oder durch Massage.

Die *aktive* zweite Phase erfordert vom Patienten selbst Bewegung in Form von Gymnastik, Sport oder Schwimmen.

Gymnastik zur täglichen Gesundheitspflege

Vernünftige sportliche Betätigung, die der körperlichen Verfassung, dem Alter und der Leistungsfähigkeit angepaßt ist, dient der Gesunderhaltung von Leib und Seele. Leider nehmen in unserer Leistungsgesellschaft Übertreibungen immer mehr überhand, die den Körper überfordern und das Gegenteil bewirken: Krankheiten oder Funktionsstörungen an Herz, Kreislauf, Nervensystem und Organen. Sport als bewußte Leistung mit dem Ziel, Rekorde zu erringen, hat mit Gesundheitspflege nichts mehr zu tun.

Ohne Vorbehalte zu empfehlen sind Wandern, Schwimmen, Gymnastik und leichtathletische Übungen, wie sie zum Beispiel in den Trimm-Programmen vorgestellt werden. Bei diesen Trimmübungen, zu denen Anregungen kostenlos beim Deutschen Sportbund, Postfach, 6000 Frankfurt am Main 71 erhältlich sind (Porto beifügen), wirkt nicht nur die körperliche Bewegung, sondern auch das Gemeinschaftserlebnis, der heute so häufig fehlende Kontakt zum Mitmenschen auf ganz privater Ebene.

Gymnastik, Schwimmen und Wandern sind Formen der körperlichen Bewegung, die sich auch für schwächliche Kinder und Greise eignen, wenn nicht gerade ein organisches Leiden dem entgegensteht. Sport sollte stets als Mittel der Gesundheitspflege verstanden werden, nie als Anreiz, besondere Leistungen zu erzielen.

Wesentlicher Bestandteil der täglichen Körperpflege sollte die Ausgleichsgymnastik am Morgen werden, die berufliche einseitige Belastungen (z. B. Schreibtischtätigkeit) ausgleicht und die Leistungsfähigkeit bis ins hohe Alter hinein erhält.

Als Heilmittel bleibt die Gymnastik dem Krankengymnasten mit spezieller Ausbildung vorbehalten, der in der Klinik, beim Facharzt oder in eigener Praxis aktiv in die Behandlung vieler Krankheiten eingreifen und gleichzeitig den Bewegungsverlust während der Erkrankung ausgleichen kann. Frühzeitige Krankengymnastik kürzt den Verlauf von Krankheiten ab, vermindert das Risiko von Komplikationen und dient damit der raschen Rehabilitation.

Säuglingsgymnastik

Der gesunde Säugling hat, jede Mutter kann es bestätigen, einen ausgeprägten Bewegungsdrang: er strampelt, reckt sich, streckt sich, greift nach Gegenständen und spielt mit seinen Fingern. Wenn dieser natürliche Trieb zur Bewegung auffällig verringert ist, wenn der Säugling also still und brav in seinem Bettchen liegt, dann hat die Mutter kein besonders artiges, sondern in den meisten Fällen ein krankes Kind und sollte umgehend den Kinderarzt aufsuchen.

Gewöhnlich genügt es als Säuglingsgymnastik, wenn die Mutter beim Wickeln, Waschen, Baden und Füttern spielerisch Strampel-, Greif- und andere Übungen regelmäßig mit dem Baby durchführt. Bei entwicklungsgestörten oder kranken Säuglingen dagegen kann Säuglingsturnen nach der Methode Neumann-Neurode notwendig sein, um den Säugling zu kräftigen.

Man beginnt dabei mit passiven Bewegungen, wie Kreisen der Arme oder Beugen und Strecken der Beine, durch die Mutter, dann geht man zur aktiven Gymnastik von Rumpf und Gliedern über. Dazu gehören Strampel- und Greifübungen, freies Hängen an den Beinen mit dem Kopf nach unten, Schweben in Bauchlage, „Radfahren" mit den Beinchen, Drehen und Aufrichten des Rumpfes aus der Rückenlage oder Strecken und Drehen des Rückens aus der Bauchlage.

Es empfiehlt sich, zumindest eine ausführliche Anleitung der Säuglingsgymnastik nach Neumann-Neurode im Buchhandel zu kaufen; besser ist natürlich das Erlernen der Methode

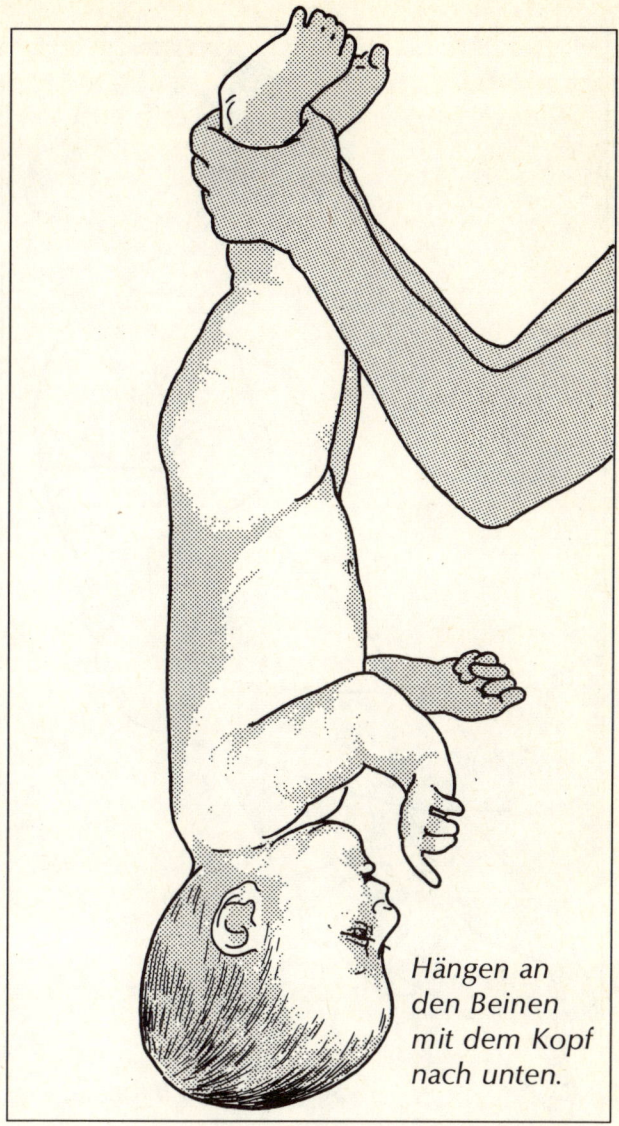

Hängen an den Beinen mit dem Kopf nach unten.

bei einer Kinder-Krankengymnastin. Auch der Kinderarzt wird im Rahmen der Vorsorgeuntersuchungen bei Bedarf Ratschläge erteilen.

Bei rachitischen Kindern muß mit dem Tur-

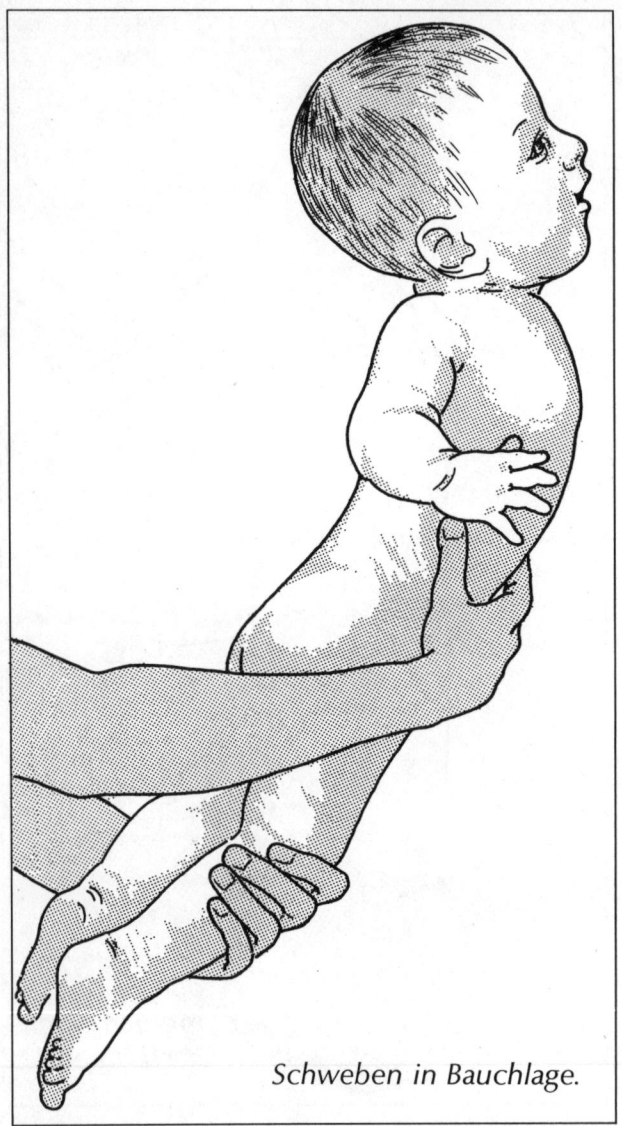

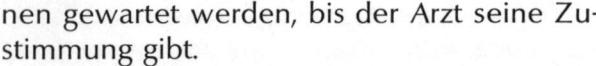

Schweben in Bauchlage.

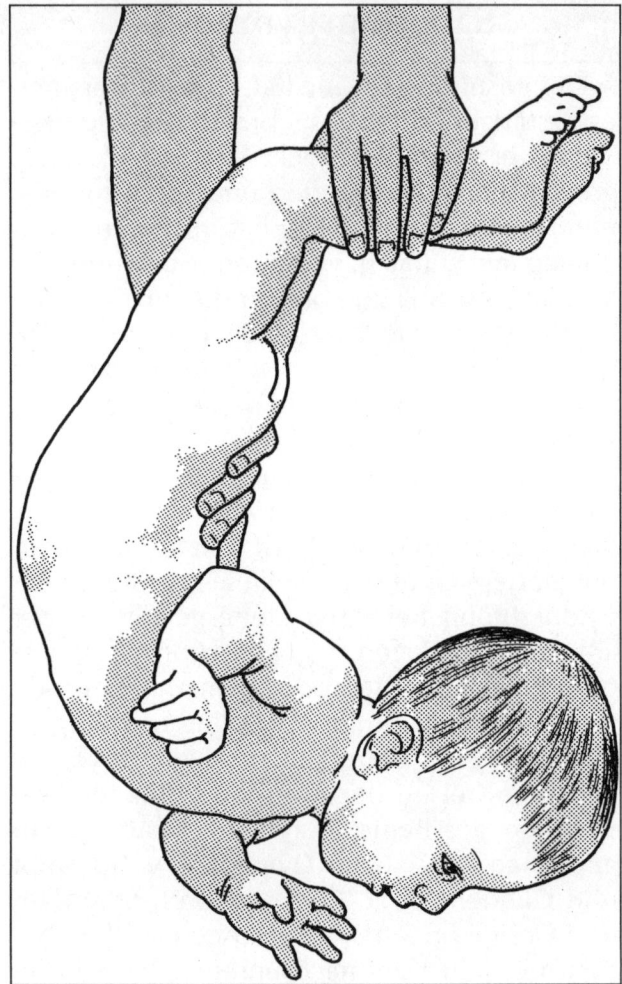

Strecken und Drehen des Rückens.

nen gewartet werden, bis der Arzt seine Zustimmung gibt.

Kleinkinder sollten nicht zu früh oder zu lange stehen und gehen und sich nicht zu häufig

aufrichten. Es ist ein falscher, scheinbar nicht auszurottender Ehrgeiz mancher Eltern, ihr Kind so früh wie möglich zum Sitzen und Stehen zu animieren. Die dabei auftretenden Be-

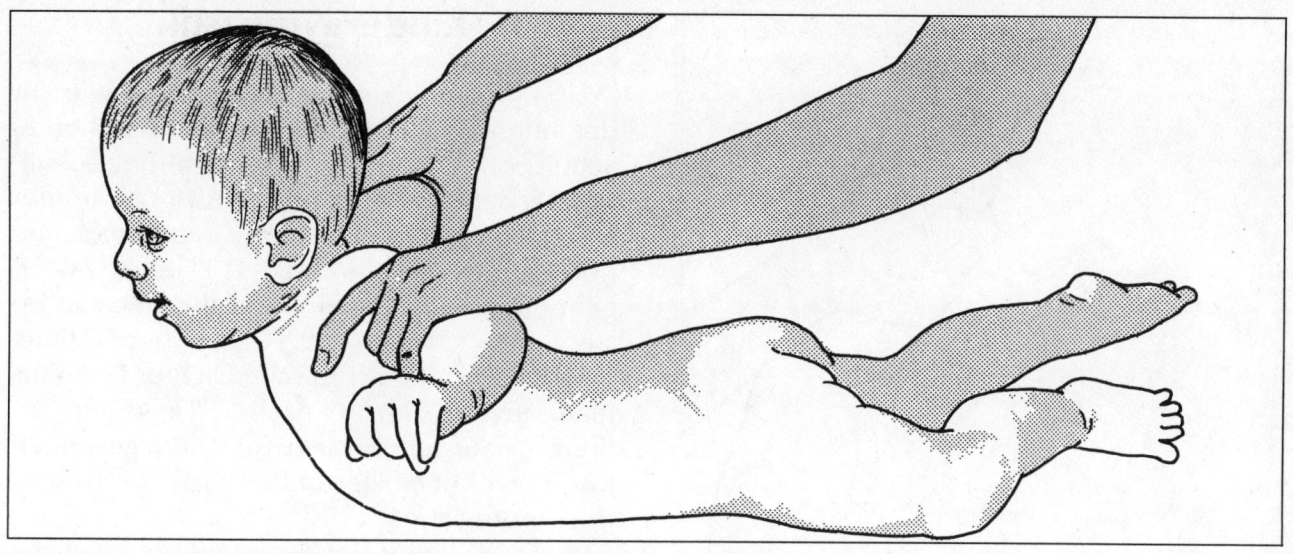

Drehen und Strecken des Rückens in Bauchlage.

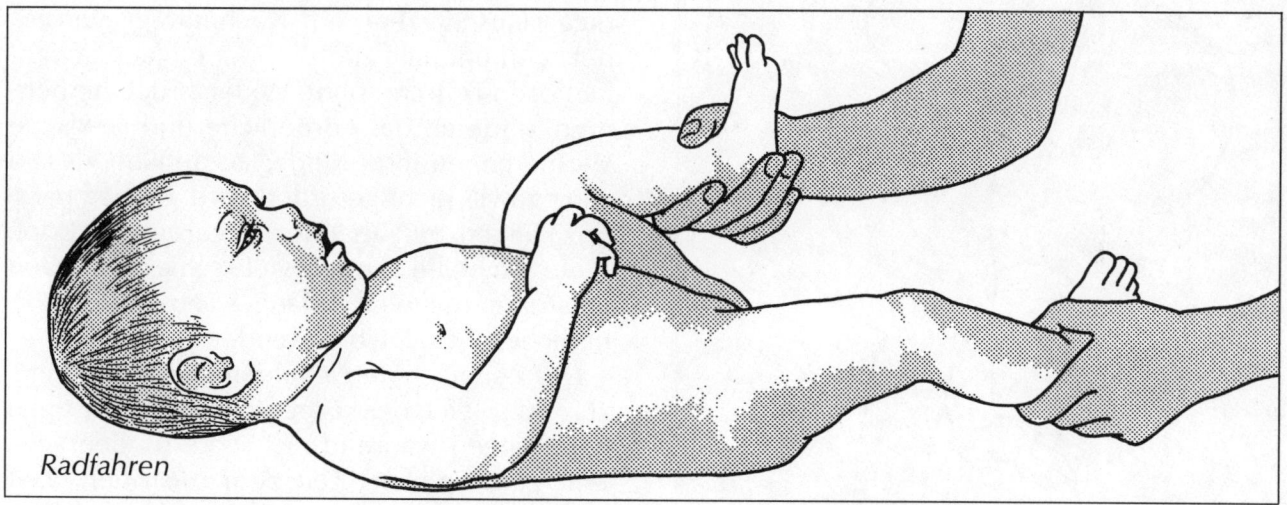

Radfahren

lastungen von Wirbelsäule, Beinen und Füßen hinterlassen schlimmstenfalls lebenslange Schäden an Knochen, Muskeln und Wirbelsäule.

Dem Kleinkind entspricht vor allem ein Training mit Kriech- und Krabbelübungen, die ohne schädliche Belastungen die Muskulatur des Rückens trainieren.

Kindergymnastik

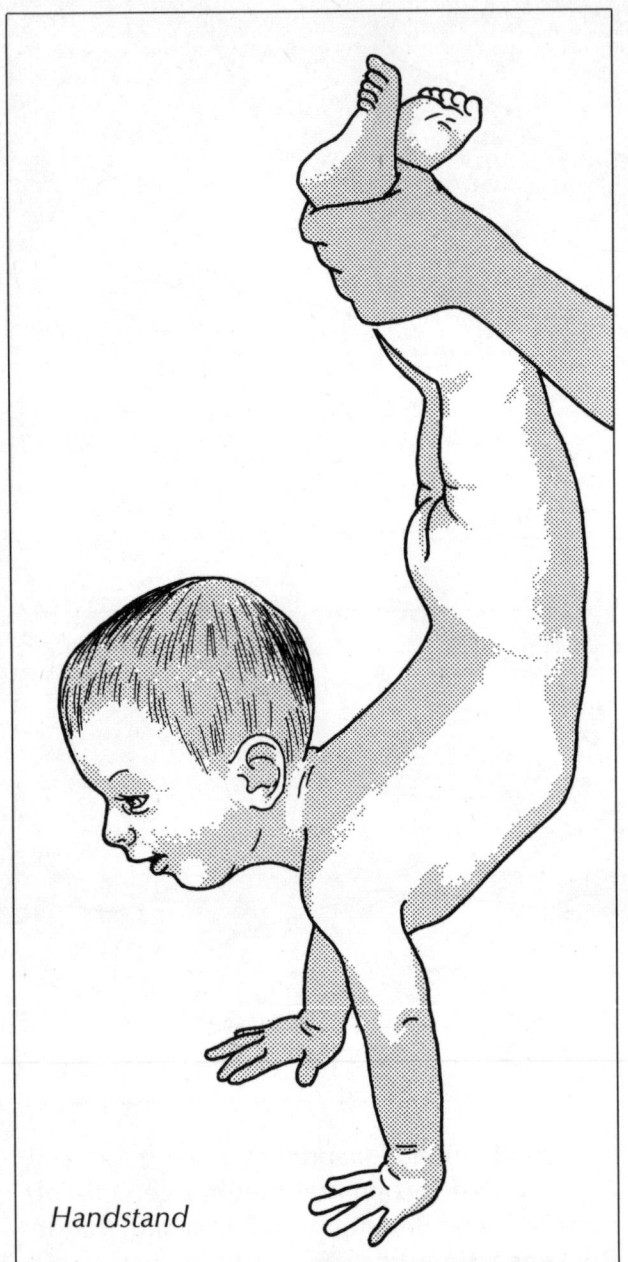

Handstand

Ein Problem vieler Schulen ist nach wie vor der unregelmäßige oder nicht ausreichende Schulsport. Unsere leistungsorientierte schulische Erziehung betrachtet Sport noch immer als zweitrangig, er rangiert mit dem Musischen noch immer auf den letzten Plätzen. Zu oft geht die geistige Entwicklung also noch zu Lasten der körperlichen Gesundheit. Dabei machte schon der römische Dichter Decimus Junius Juvenal (um 60 – nach 127) in seinen „Satiren" darauf aufmerksam: „In einem gesunden Körper wohnt ein gesunder Geist!" (Mens sana in corpore sano.)

Nicht schuldlos am Bewegungsmangel der Schulkinder sind auch die Eltern, die mehrstündige Hausaufgaben am Nachmittag, „verordnet" von unqualifizierten oder einfach gedankenlosen Lehrern, ohne Widerspruch hinnehmen, ohne an das körperliche und seelische Wohlergehen ihrer Kinder zu denken, das so ganz gewiß nicht gefördert wird. Es mag paradox klingen, trifft aber den Nagel auf den Kopf: Viele Nachhilfestunden, viele schlechte Noten entstehen nur, weil zu langes Lernen den körperlichen Ausgleich verhindert!

Die Zeit nach der Schule muß in erster Linie zum Ausgleich der körperlichen und geistigen Belastungen während der Schulstunden sein, Zeit zum Spielen, Zeit zum Austoben, Zeit zum sozialen Kontakt mit Gleichaltrigen außerhalb der Klassenzimmer, in denen schon ein krasses Konkurrenzdenken gezüchtet wird, in denen Kinder einander nicht mehr als Kameraden, sondern als Rivalen um die besten Noten betrachten. Nach stundenlangem Sitzen in den oft nicht nur unbequemen, sondern zu allem Überfluß auch noch gesundheitsschädigenden Schulbänken muß das Schulkind „Auslauf" haben.

Wenn die Schule diese Forderung nach körperlichem Ausgleich nicht erfüllen kann oder will, müssen die Eltern sie eben durchsetzen. Wir haben in Deutschland zwar ein recht fortschrittliches Tierschutzgesetz, das die artgerechte Haltung und Behandlung von Haustieren garantieren soll, unseren Kindern dagegen garantiert kein Gesetz „artgerechte" Behandlung in den Schulen.

Reizbarkeit, Konzentrations-, Lernschwäche und Appetitlosigkeit bis hin zur verzögerten allgemeinen Entwicklung sind nicht selten die Folgen einer in der Schule erworbenen Haltungsschwäche. Sobald eine gezielte Bewegungstherapie bei solchen Kindern eingeleitet wird, bessern sich fast regelmäßig auch ihre schulischen Leistungen.

Arzt oder Krankengymnast werden Art und Dauer der Übungen bestimmen, die richtige Durchführung der Heilgymnastik überwachen und den Erfolg kontrollieren. Die im folgenden beschriebenen Übungen genügen in manchen Fällen schon, um Erfolge zu erzielen.

Übungen zur Stärkung der Fuß- und Beinmuskulatur

Bei leichter Schwäche der Fußmuskulatur mit *Knick-Senk-Fuß* sollten die Eltern sich nicht mit korrigierenden Einlagen begnügen, da diese die geschwächte Muskulatur nicht genügend kräftigen können. Greifübungen mit den

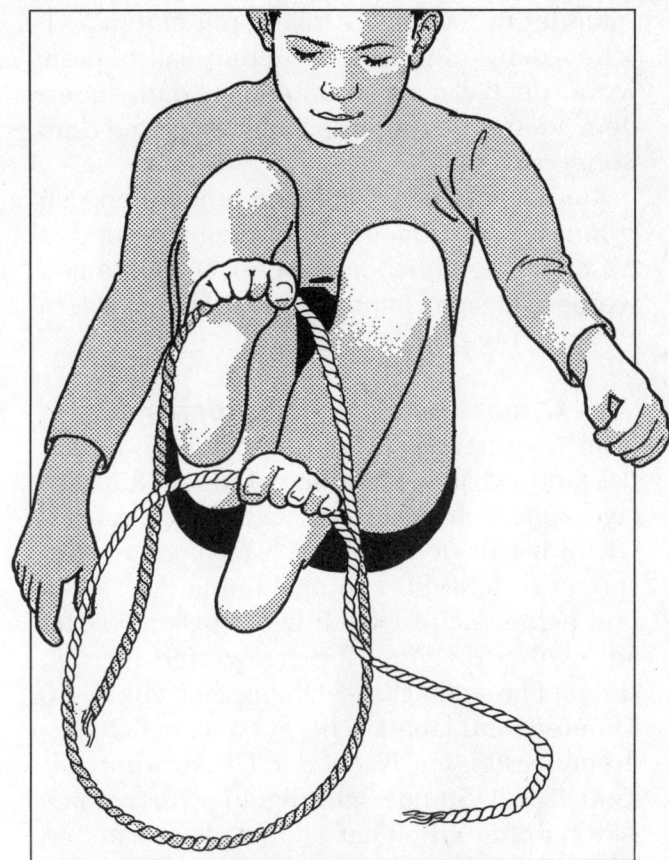

Greifübung mit den Zehen.

Zehen nach auf dem Boden liegenden Gegenständen haben sich hier gut bewährt. Anfangs wird mit jedem Fuß einzeln trainiert, später greift das Kind gleichzeitig mit den Zehen beider Füße, um beispielsweise ein Stück Papier aufzunehmen und zwischen den Zehen zu zerreißen. Gute Erfolge erzielt man auch durch das Festkrallen eines kleinen Balls mit den Zehen, der beim Gehen und Hüpfen nicht verlorengehen darf.

Kinder mit *X-Beinen* sollten mit einem zwischen den Knien festgehaltenen Ball hüpfen, wobei der Ball nicht herunterfallen darf. Außerdem sollten sie nur im Schneidersitz auf dem Boden sitzen.

Zur allgemeinen Kräftigung empfehlen sich gymnastische Übungen, wie sie im folgenden Abschnitt beschrieben werden. Die Übungen werden täglich, mindestens aber an jedem zweiten Tag durchgeführt.

Gymnastisches Übungsprogramm

Im 1. Monat des Trainingsprogramms richtet das Kind sich fünf- bis zehnmal aus der Rückenlage zum Stehen auf und legt sich so schnell wie möglich wieder nieder. Nach kurzer Pause springt es fünf- bis zehnmal tief in die Hocke und richtet sich so rasch wie möglich wieder auf, wobei die Arme hochgeworfen werden sollen. Die anfängliche Übungszeit von 5–10 Minuten wird langsam bis auf maximal 20 Minuten gesteigert. Nach der Übung ruht das Kind 1/2–1 Stunde, gleichgültig, ob es sich schon früher erholt hat und wieder aufstehen will.

Wenn nach etwa 4 Wochen diese Übungen problemlos bewältigt werden, geht man zur Widerstandsgymnastik über, die mehr Muskelkraft erfordert. Dazu gehören Übungen wie langsames Hochheben der gestreckten Beine in Rückenlage oder langsames Aufrichten vom Liegen zum Sitzen mit im Nacken verschränkten Händen, wobei die Füße von einem Helfer fest auf dem Boden gehalten werden. Zur Durchführung dieser Übungen gelten die gleichen Regeln wie bei den ersten Übungsteilen.

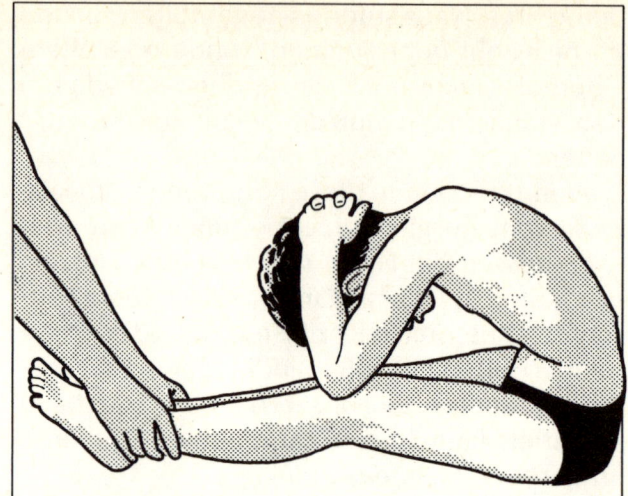

Aufrichten vom Liegen zum Sitzen mit im Nacken verschränkten Händen, wobei die Füße von einem Helfer fest auf dem Boden gehalten werden.

Nach einem Monat geht man schließlich zu weniger anstrengenden, mehr das Durchhaltevermögen fördernden Übungen, wie „Radfahren" in Rückenlage, abwechselndes Gehen und Laufen, Spiele und ähnlichem, über. Diese Übungen dauern in der Regel 1 Stunde, können aber auch auf 2 Stunden ausgedehnt werden.

Wenn das Übungsprogramm nach etwa 3 Monaten beendet ist, soll das Kind weiterhin täglich gymnastische Übungen durchführen und sich bei jedem Wetter mindestens 1 Stunde lang im Freien bewegen. Ein gut ernährtes, vernünftig gekleidetes Kind wird auch bei naßkalter Witterung das Spiel an der frischen Luft ohne Gesundheitsschäden überstehen.

Jugendgymnastik

Jugendliche kommen wegen der Ansprüche der höheren Schule oder der beruflichen Ausbildung oft kaum noch zur körperlichen Belastung, obwohl gerade in diesem schwierigen Alter der sportliche Ausgleich ungemein wichtig ist. 10 Minuten zur täglichen Gymnastik, 2 oder 3 Stunden in der Woche zum Schwimmen, für das Training im Sportverein oder ganz einfach für „Trimm-Trab" mit Freunden – vielleicht Mitschülern oder anderen Auszubildenden – auf dem dazu angelegten Trimmpfad im Walde sollte gerade der schulisch und beruflich überforderte junge Mensch sich immer freihalten. Auch gegen Judo oder Karate gibt es keine Einwände, diese Sportarten dienen nicht nur der körperlichen Ertüchtigung, sondern beeinflussen auch die Persönlichkeitsentwicklung (Selbstbeherrschung, Selbstbewußtsein) des Heranwachsenden.

Zur sinnvollen, erholsamen Gestaltung der Ferien bieten sich Ferienlager mit Gleichaltrigen und einem geschulten Lagerleiter an. Auch ein Urlaub auf dem Lande kann erholsam sein und bringt neue Erfahrungen, besonders wenn man dem Bauern bei der Ernte helfen kann.

Wer den Urlaub daheim verlebt, kann ihn durch ausgedehnte Wanderungen in die nähere Umgebung oft erlebnisreicher gestalten als jene, die sich an überfüllten Badestränden in den Touristenzentren des Südens aufhalten und danach erst recht urlaubsreif sind.

Wen es trotz kleinen Geldbeutels in die Ferne zieht, der kann sich zum Beispiel an der Pflege von Kriegsgräberfeldern im Ausland beteiligen, wo sich alljährlich Tausende junger Menschen aus aller Herren Länder treffen. Auskünfte geben Jugendorganisationen und die örtlichen Stellen der Kriegsgräberfürsorge. Sehr attraktiv ist der Aufenthalt im israelischen Kibbuz für Jugendliche, die körperliche Arbeit nicht scheuen, eine seltene Gelegenheit, dieses Land ohne große Kosten kennenzulernen.

Wer sich die Mühe macht, in städtischen Jugendämtern, bei Jugendorganisationen und in Reisebüros nachzufragen, dem winkt ein erlebnisreicher, erholsamer Urlaub, wie er ihn später vielleicht niemals mehr wird durchführen können.

Eltern und Erzieher sollten darauf achten, daß der natürliche Drang zur sportlichen Betätigung nicht zur Rekordsucht ausartet und der heranwachsende Organismus nicht durch falschen Leistungswillen geschädigt wird.

Erwachsenengymnastik

Bei den meisten Erwachsenen wird die körperliche Beanspruchung im Laufe des Lebens immer mehr auf das Mindestmaß reduziert, das Beruf, Haushalt und Alltag erfordern. Aber auch der körperlich schwer arbeitende Mensch – dazu kann durchaus auch die Hausfrau gehören – darf auf Gymnastik nicht verzichten. Muskeln und Gelenke müssen vielseitig beansprucht werden, der Alltag beansprucht zu einseitig.

Ohne Ausgleichsgymnastik treten schmerzhafte Verspannungen, Durchblutungsstörungen, Stauungen, Kopfschmerzen und andere Symptome auf, die man auf den ersten Blick mit Bewegungsmangel überhaupt nicht in Verbindung bringt.

Einseitige Belastungen beeinträchtigen vor allem Rücken, Beine, Füße und Gelenke. Gegen solche Störungen richten sich die folgenden Übungen.

Vorab ein wichtiger Hinweis:

Wer mit verspannten Muskeln und „eingerosteten" Gelenken gleich am 1. Tag ein volles Übungsprogramm absolvieren will, der schadet mit Sicherheit seiner Gesundheit. Der Körper muß zunächst durch leichte Übungen und passive Bewegung mit den Händen, Massage und ähnliches vorbereitet werden. Erst wenn die Übungen schmerzlos und locker durchgeführt werden können, darf man das Training allmählich steigern. Am günstigsten ist es, in einem Turnverein unter fachmännischer Anleitung systematisch zu trainieren.

Es ist nie zu spät, mit Gymnastik zu beginnen, auch der ältere Mensch, der noch nie im Leben Gymnastik betrieben hat, kann und sollte damit anfangen.

Zunächst wird man sich auf 5 Minuten täglich beschränken, mit zunehmender Gelenkigkeit können die Übungszeiten nach Belieben ausgedehnt werden, solange man sich dabei nicht überanstrengt. Ein Muskelkater ist kein Zeichen des Erfolgs, sondern Warnzeichen der Überforderung.

Es ist nicht tragisch, wenn die Übungen beim ersten Mal nicht korrekt ausgeführt werden können. Muskeln und Gelenke müssen erst

wieder geschmeidig werden, dann kann man alle Übungen problemlos absolvieren.

Es empfiehlt sich, aus jeder der folgenden Übungsgruppen je 1 Übung auszuwählen, damit der ganze Körper trainiert wird. Die einzelnen Übungen können beliebig kombiniert werden.

Gelenkübungen

Übung 1:

Der Übende legt sich auf den Boden und streckt die Arme seitlich aus, die Beine liegen gestreckt nebeneinander auf dem Boden. Jetzt wird ein Bein gestreckt und senkrecht so weit wie möglich hochgehoben. Dann senkt man es über das andere Bein, bis der Fuß auf dem Boden außen neben diesem Bein steht. Auf dem gleichen Weg führt man das Bein wieder in die Ausgangslage zurück.

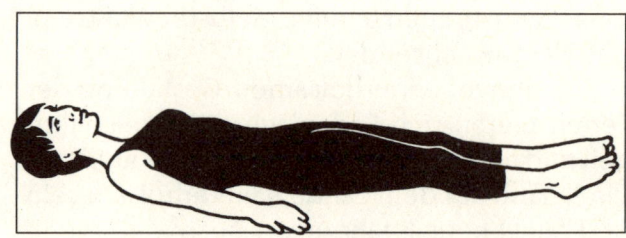

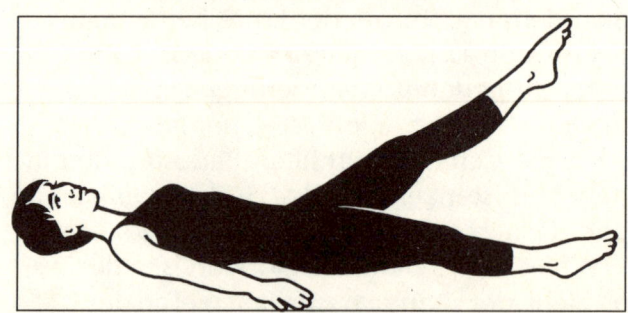

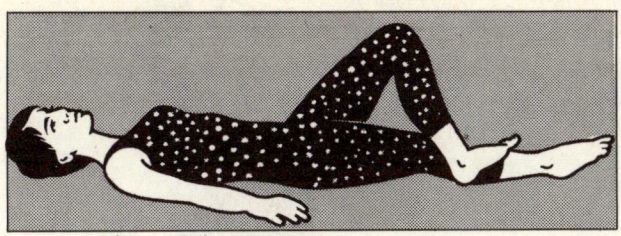

Die Übung wird mit jedem Bein 5–10mal vorgenommen.

Übung 2:

Der Übende sitzt mit gestreckten Beinen auf dem Boden. Ein Bein wird so weit gebeugt, daß die Hand der gleichen Seite den Fuß fassen kann. Dann wird dieses Bein, von der Hand gehalten, schräg nach vorn ausgestreckt. Mit der

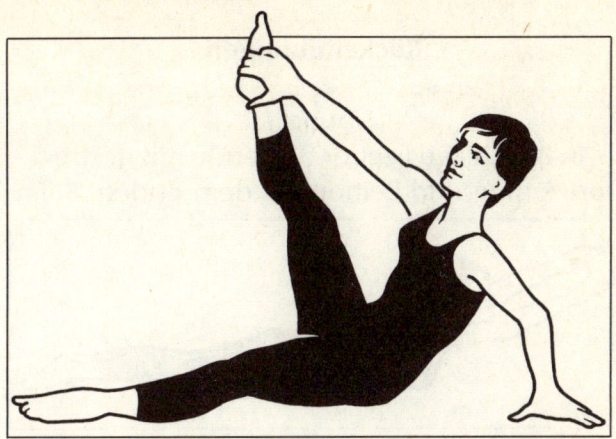

freien Hand stützt man sich hinten am Boden ab.

Die Übung wird 5mal mit jedem Bein durchgeführt.

Übung 3:

Der Übende sitzt mit gestreckten Beinen auf dem Boden und beugt den Rumpf so weit wie möglich nach vorn, so daß die Hände mindestens die Fußspitzen erreichen.

Diese Übung wird 5mal durchgeführt. Die Knie bleiben dabei ganz durchgestreckt.

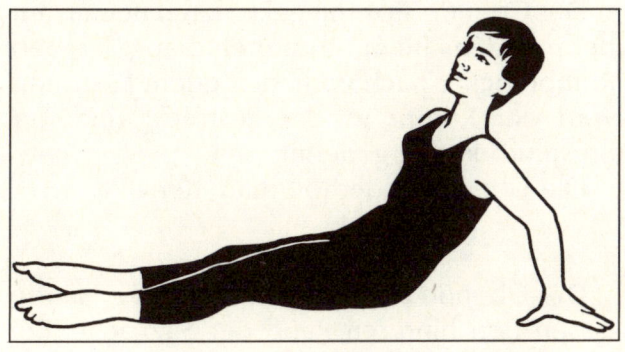

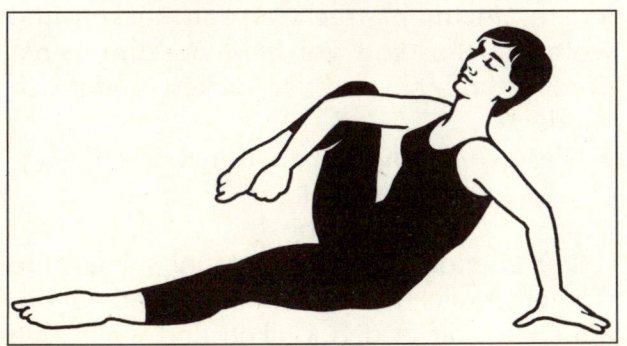

Übung 4:

Der Übende sitzt auf einem Stuhl, die leicht gespreizten Beine stehen fest auf dem Boden. Jetzt wird der Rumpf so tief wie möglich nach vorn gebeugt, damit die Handflächen, besser noch die Unterarme, auf dem Boden liegen.

In dieser Stellung verharrt man einige Sekunden, dann richtet man den Oberkörper wieder auf.

Diese Übung soll 5mal durchgeführt werden.

Rückenübungen

Übung 1:
In Bauchlage liegt der Übende mit gestreckten Armen und Beinen auf dem Boden. Beim

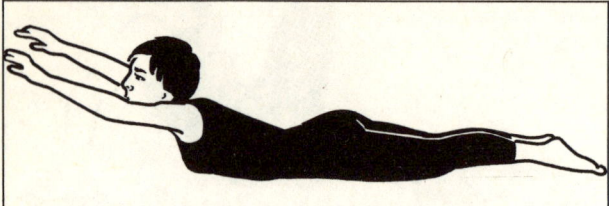

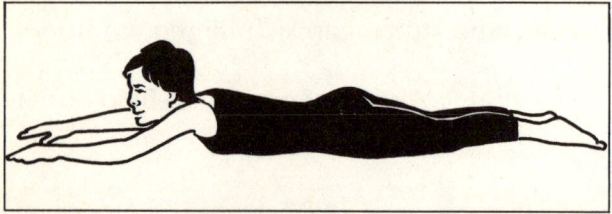

Einatmen werden Kopf, Brustkorb und Arme vom Boden abgehoben, beim Ausatmen sinken sie wieder in die Ausgangsstellung zurück. Insgesamt übt man das 10mal.

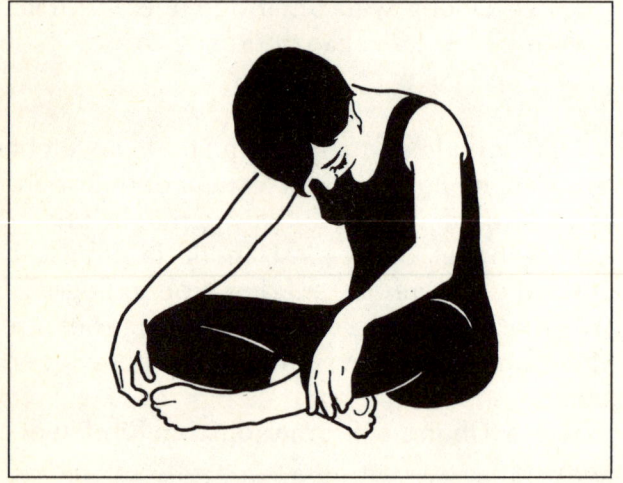

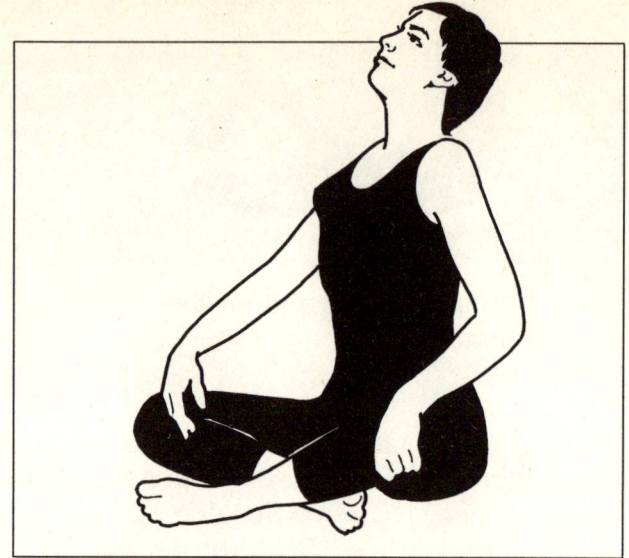

Übung 2:
Der Übende sitzt mit gekreuzten Beinen auf dem Boden. Beim Ausatmen beugt er den Rumpf locker nach vorn, bei jedem Einatmen wird der Rumpf wieder gestreckt und der Brustkorb kräftig gedehnt.
Die Übung wiederholt man 10mal.

Übung 3:
Der Übende sitzt auf dem Stuhl, die Hände fassen den hinteren Rand der Sitzfläche. Bei jedem Einatmen streckt er den Rücken und wölbt den Brustkorb vor, beim Ausatmen sinkt der Brustkorb ein und der Rücken rundet sich wieder.
Diese Übung führt man 10mal durch.

Übung 4:
Der Übende sitzt auf dem Stuhl, seine Arme hängen seitlich locker herab. Mit jedem Einatmen streckt er den Rücken und wölbt den

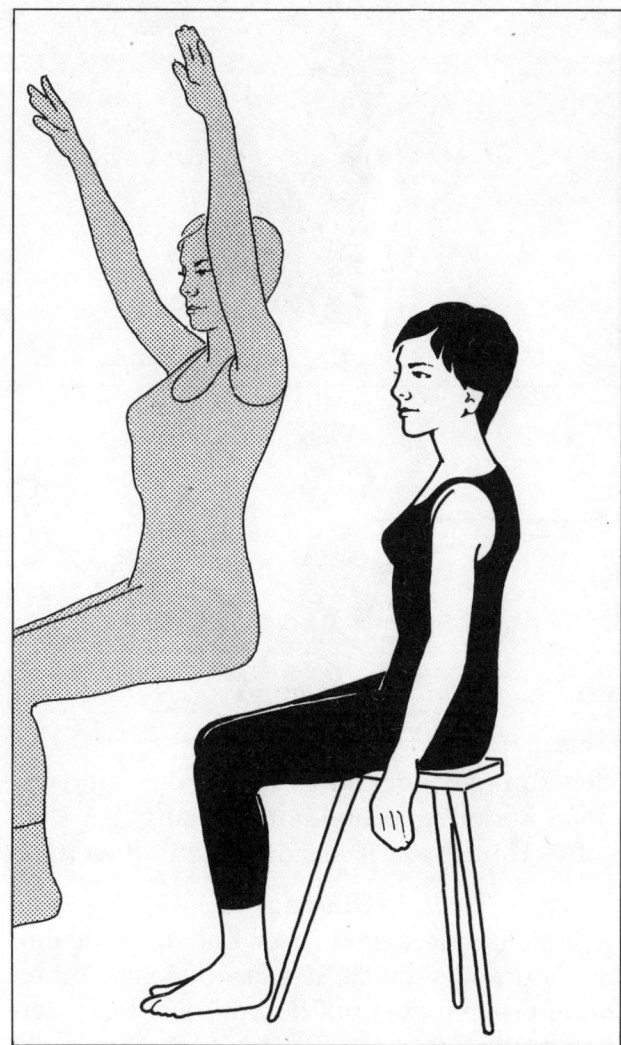

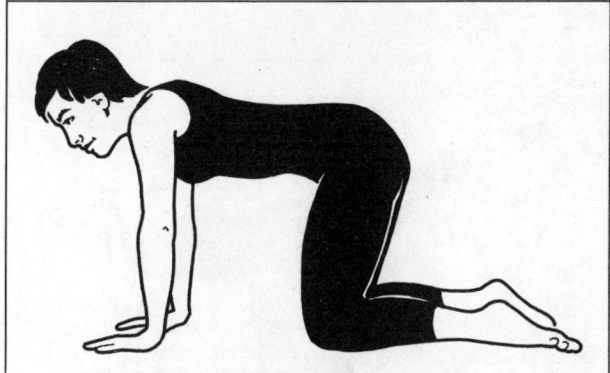

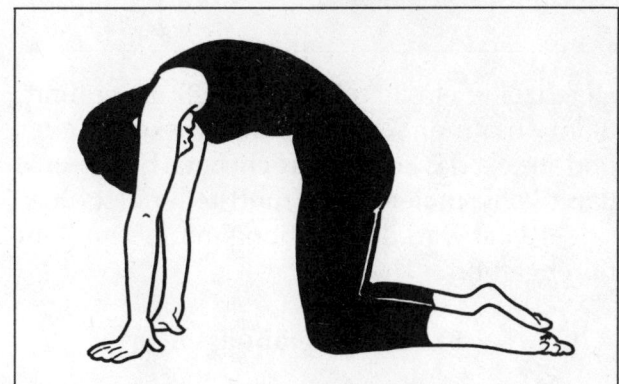

Übung 5:

Der Übende läßt sich mit Knien und Handflächen auf dem Boden nieder, der Rücken hängt locker durch. Während des Einatmens wird der Rücken allmählich gewölbt, beim Ausatmen sinkt er langsam in die Ausgangsstellung zurück.

Die Übung wird 10mal wiederholt.

Brustkorb vor, gleichzeitig hebt er die Arme senkrecht nach oben. Sobald die Ausatmung beginnt, schwingen die Arme locker zurück, der Brustkorb sinkt ein, der Rumpf beugt sich mit rundem Rücken etwas nach vorn.

Man absolviert diese Übung 10mal.

Übung 6:

Wie bei Übung 5 läßt der Übende sich auf Knie und Handflächen nieder, der Rücken hängt locker durch. Während des Einatmens wird nicht nur der Rücken gewölbt, sondern

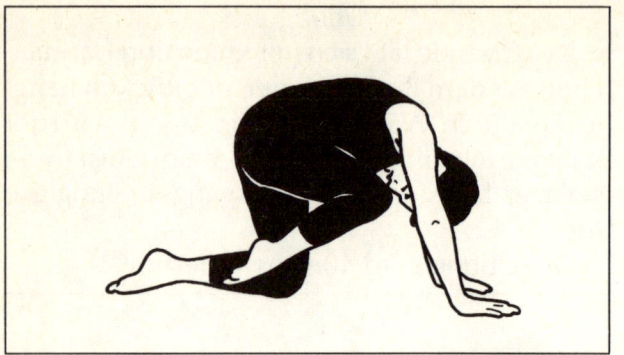

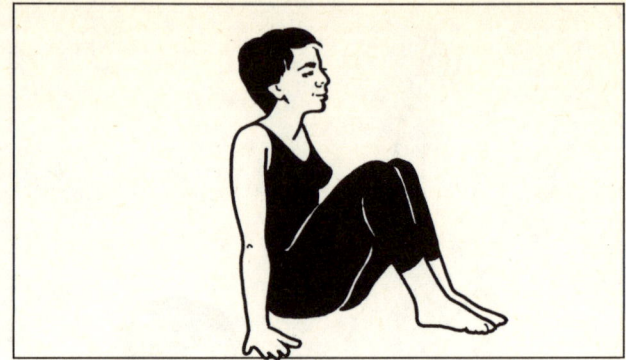

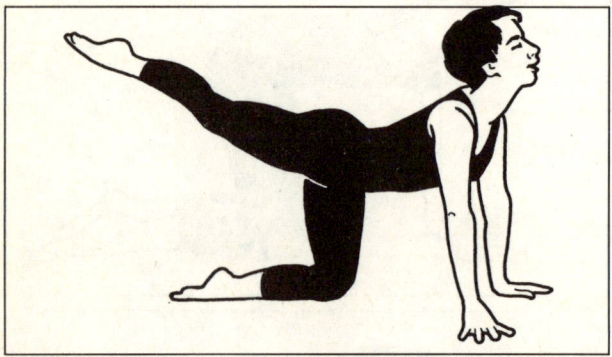

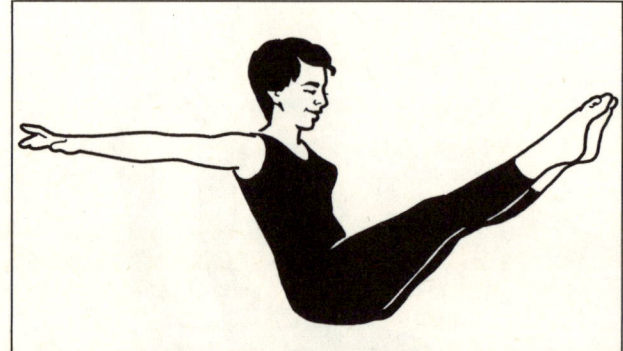

gleichzeitig ein Bein bis vor die Brust geführt. Beim Ausatmen senkt man den Rücken wieder und streckt das Bein senkrecht nach hinten aus, dann kehrt man in die Grundstellung zurück.

5–10mal wird diese Übung mit jedem Bein durchgeführt.

Bauchmuskelübungen

Übung 1:

Der Übende sitzt auf dem Boden, die Beine angewinkelt, die Fußsohlen fest auf dem Boden. Beim Einatmen wird der Rumpf weit nach vorn gebeugt, die Arme holen wie beim Rudern kräftig aus. Beim Ausatmen richtet man

den Rumpf wieder auf und führt die Arme wie beim Rudern an den Rumpf heran.

Die Übung soll 10mal durchgeführt werden.

Übung 2:

Der Übende sitzt auf dem Boden, beide Beine sind angewinkelt, die Handflächen ruhen neben dem Gesäß auf dem Boden. Jetzt werden beide Beine gleichzeitig nach vorn in die Höhe gestreckt und wieder eingezogen, insgesamt 10mal.

Wichtig ist dabei, daß man sich nicht mit den Händen auf dem Boden abstützt, sonst werden die Bauchmuskeln nicht genügend beansprucht.

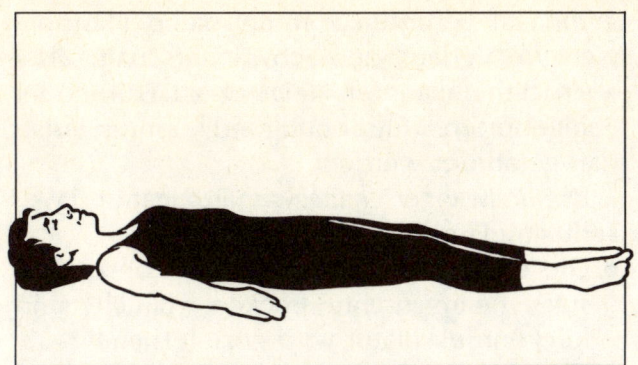

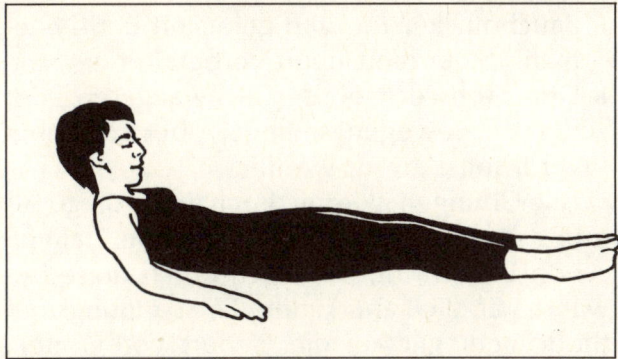

schenkel des anderen gelegt, so daß eine Hand den Unterschenkel oberhalb des Fußgelenks fassen kann, während die 2. Hand von der Fußsohle her die Zehen umfaßt. Mit den Händen wird der Fuß passiv etwa 20mal auf und ab bewegt, dann setzt man ihn wieder auf den Boden und behandelt in gleicher Weise den 2. Fuß.

Übung 3:

Der Übende liegt in Rückenlage mit ausgestreckten Beinen auf dem Boden, die Arme ruhen seitlich vom Rumpf. Während des Einatmens wird der Bauch vorgewölbt, beim Ausatmen zieht man die Bauchmuskulatur zusammen und hebt den Oberkörper ein wenig vom Boden ab.

Diese Übung wird 5mal wiederholt.

Fußgymnastik

Der Übende sitzt auf dem Stuhl, den Unterschenkel des einen Beins über den Ober-

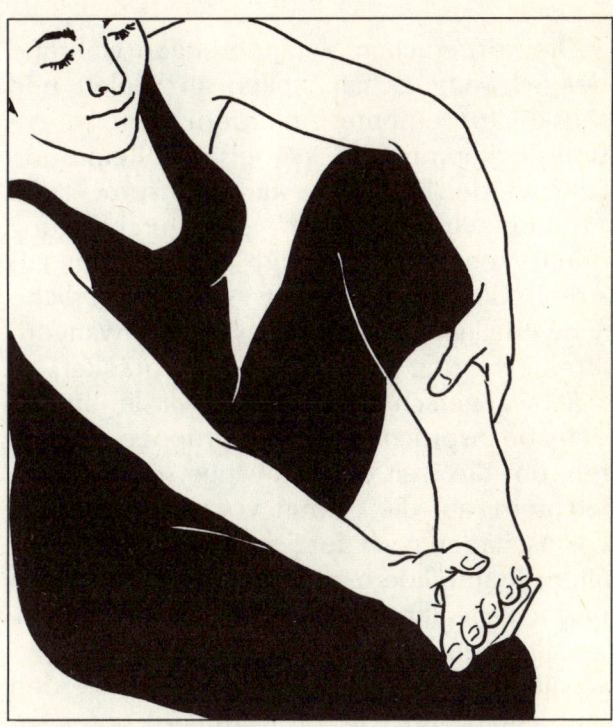

Anschließend tippt man abwechselnd mit Fersen und Zehenspitzen auf den Boden, wobei die Zehen entweder so hoch wie möglich nach oben oder so senkrecht wie möglich nach unten gehalten werden.

Auch diese Übung wird mit jedem Fuß etwa 20mal wiederholt.

Schwangerschafts- und Wöchnerinnen- gymnastik

Die körperlichen Veränderungen während der Schwangerschaft stellen an Skelett und Muskulatur erhöhte Anforderungen. Bauch- und Rückenmuskeln, Wirbelsäule, Beine und Füße werden besonders stark beansprucht, die Atmung wird behindert, die Durchblutung durch Venenstauungen im Beckenraum gestört. Gleichzeitig führt die körperliche Schwerfälligkeit dazu, daß viele Schwangere ihre Bewegung immer mehr einschränken.

Schwangerschaftsgymnastik will die besonders beanspruchten Muskelgruppen trainieren, um die Zeit der Schwangerschaft zu erleichtern, auf die Geburt vorzubereiten und Folgeschäden nach der Schwangerschaft – vor allem Krampfadern, Schwangerschaftsstreifen und schlaffe Bauchmuskulatur – zu verhindern.

Es versteht sich von selbst, daß Schwangerschaftsgymnastik vom Arzt erlaubt werden muß. Am besten wird die Gymnastik unter Anleitung einer Hebamme oder Krankengymnastin durchgeführt. Dazu wurden schon an vielen Kliniken die Voraussetzungen geschaffen. Wer keine Gelegenheit hat, an solchen Kursen teilzunehmen, kann sich, wenn der Arzt es erlaubt, mit den folgenden Übungen behelfen. Ohne ärztliche Erlaubnis ist Schwangerschafts-

gymnastik verboten, zum Beispiel bei kompliziertem Verlauf der Schwangerschaft, aber auch bei bekannter Neigung zu Früh- oder Fehlgeburten. Mutter und Kind könnten ernsthaft gefährdet werden.

Die *Schwangerschaftsgymnastik* hat drei wesentliche Funktionen:

- Die durch die Schwangerschaft besonders stark beanspruchte Becken-, Bauch- und Rückenmuskulatur wird gezielt trainiert.
- Die bei der Geburt wichtige Becken- und Bauchmuskulatur wird gelockert und systematisch auf die Geburt vorbereitet.
- Der Stoffwechsel der Schwangeren, der durch Bewegungsmangel beeinträchtigt wird, soll aktiviert werden.

Alle Übungen werden durch tiefe, ruhige Atmung unterstützt. Wer das autogene Training schon beherrscht, kann sich durch diese bewährte, ärztlich anerkannte Entspannungsmethode sehr gut auf die Geburt vorbereiten. Schwangere, die das autogene Training noch nicht kennen, sollten die Schwangerschaft zum Anlaß nehmen, es unter fachmännischer Anleitung zu erlernen.

Als Grundsatz aller Übungen gilt: Die Gymnastik darf nicht anstrengen, Schmerzen oder Spannungen dürfen nicht auftreten, sonst muß sofort unterbrochen und der Arzt aufgesucht werden.

Übung 1:
Mit leicht gespreizten Beinen sitzt die Schwangere auf dem Stuhl, die Hände ruhen auf den Oberschenkeln. Nun richtet sie sich so auf, daß der Rücken ein Hohlkreuz bildet und

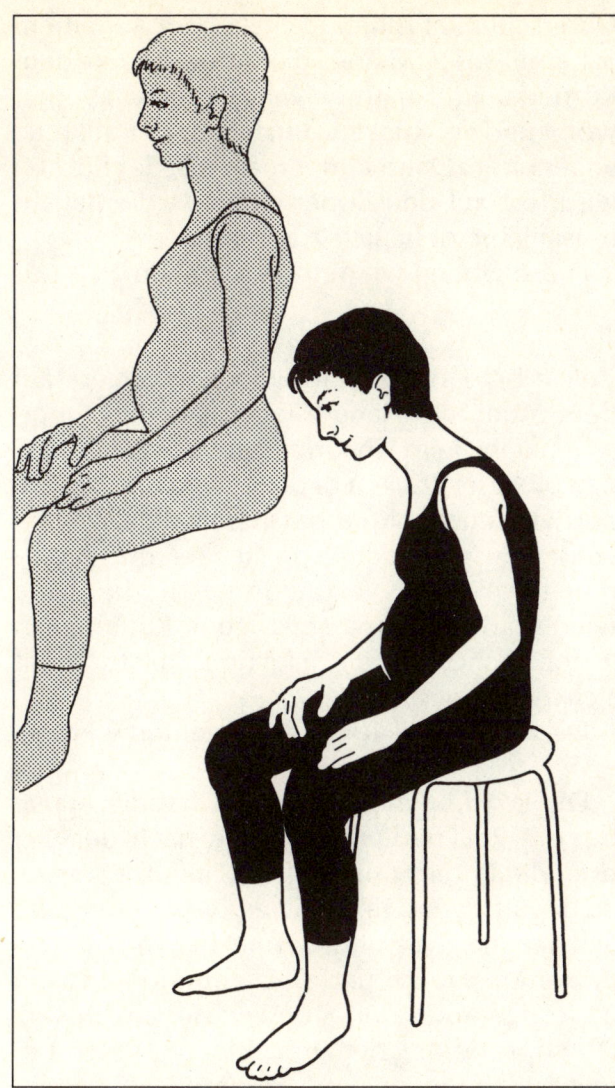

Übung 2:

Die Schwangere kniet auf dem Boden, die übereinandergelegten Unterarme liegen ebenfalls auf einer Unterlage, der Rücken hängt locker durch. Beim Einatmen wölbt man den Rücken leicht empor, beim Ausatmen sinkt er wieder in die lockere Ausgangsstellung zurück.

In dieser Weise wird 10mal geübt.

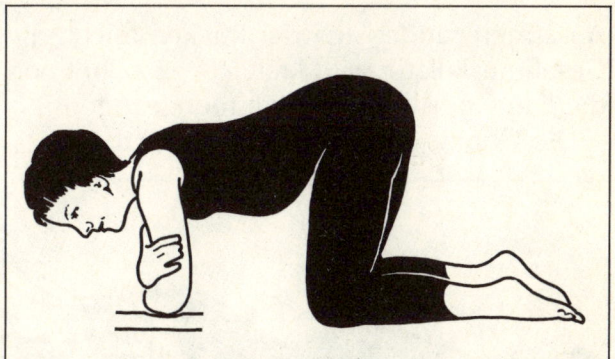

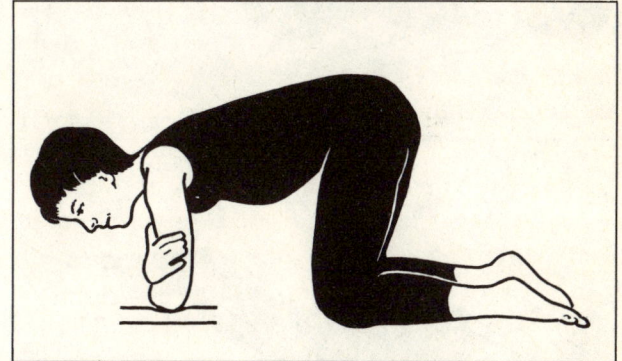

das Becken gekippt wird. Dann sinkt der Rumpf leicht vor zum Rundrücken, das Becken wird wieder aufgerichtet.

Diese Übung kann etwa 20mal wiederholt werden.

Übung 3:

Mit leicht angezogenen Knien liegt die Schwangere in Seitenlage auf dem Boden. Beim Einatmen wird der Rücken zum Hohlkreuz gewölbt und der Bauch gehoben, beim

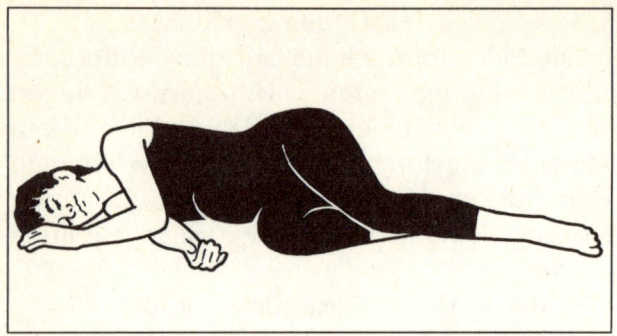

Ausatmen rundet sich der Rücken leicht, die Gesäßmuskulatur wird kräftig angespannt und die Bauchmuskulatur zusammengezogen.

Die Übung wird 5mal durchgeführt.

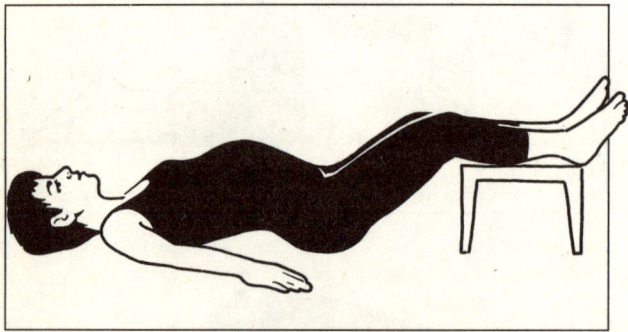

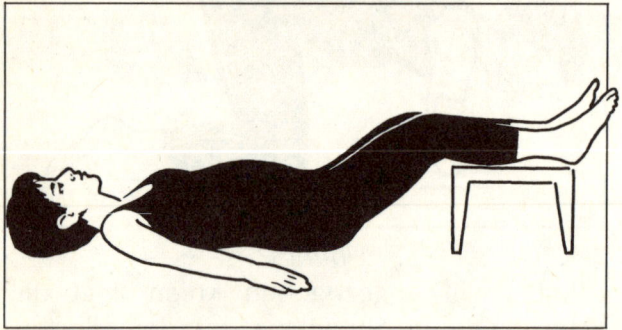

Übung 4:
Die Schwangere liegt auf dem Boden, die

Unterschenkel ruhen leicht erhöht auf einem Schemel oder Kissen, die Arme neben dem Körper. Beim Einatmen wird der Bauch vorgewölbt und der Rücken zum leichten Hohlkreuz angehoben. Dann atmet man aus, der Rücken wird fest auf den Boden gepreßt, die Bauchmuskulatur zieht sich zusammen.

Diese Übung wiederholt man 10mal.

Übung 5:

Wie bei Übung 1 sitzt die Schwangere auf dem Stuhl, die Hände liegen auf den Oberschenkeln. Beim Einatmen wird der Bauch vorgewölbt, der Rücken bildet ein Hohlkreuz. Dabei werden die Knie passiv mit den Händen weiter auseinandergespreizt. Bei der Ausatmung schließen die Hände passiv die Beine wieder, der Rumpf sinkt zum Rundrücken leicht nach vorn, die Bauchmuskulatur zieht sich zusammen.

Die Übung soll 10mal durchgeführt werden.

Die *Wöchnerinnengymnastik* hat die Aufgabe, die Rückbildungsvorgänge nach der Geburt, die unter hormonellem Einfluß erfolgen, zu begünstigen. Dabei gilt es, die während der Schwangerschaft und Geburt besonders strapazierten Bauch- und Beckenbodenmuskeln zu festigen und den Stoffwechsel anzuregen. Durch Förderung der Durchblutung sollen Venenentzündungen und Thrombosen verhindert werden.

In den meisten Entbindungskliniken besteht die Möglichkeit zur Wöchnerinnengymnastik unter Anleitung der Hebamme oder Krankengymnastin. Wer dazu keine Möglichkeit hat,

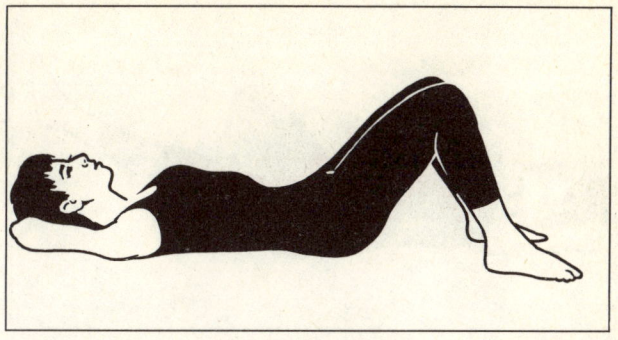

kann mit ärztlicher Erlaubnis selbst Wöchnerinnengymnastik betreiben. Die folgenden Übungen sind dazu geeignet. Es gibt aber auch Bücher, die ein ganzes Trainingsprogramm detailliert erklären.

Übung 1:

Die Wöchnerin liegt mit gestreckten Beinen auf dem Boden, die Hände sind hinter dem Kopf verschränkt. Unter leichtem Vorwölben des Bauchs und Anhebung des Rückens zum Hohlkreuz wird eingeatmet, beim Ausatmen zieht sich die Bauch-, Beckenboden- und Gesäßmuskulatur zusammen, der Rücken wird auf den Boden gepreßt.

Man wiederholt diese Übung 5mal.

Übung 2:

Die Wöchnerin liegt mit hinter dem Kopf verschränkten Händen in Rückenlage auf dem Boden, die Beine sind angewinkelt. Mit Hohlkreuz und leichtem Vorwölben des Bauchs wird eingeatmet, beim Ausatmen wird das Gesäß leicht angehoben, die Bauch-, Beckenboden- und Gesäßmuskulatur zieht sich zusam-

men. Vor dem nächsten Einatmen wird das Gesäß wieder auf den Boden gesetzt.

Diese Übung führt man 5mal durch.

Übung 3:

Die Wöchnerin liegt in Rückenlage auf dem Boden, die Hände sind hinter dem Kopf verschränkt, ein Bein ist ausgestreckt, das andere angewinkelt. Beim Einatmen wird der Bauch

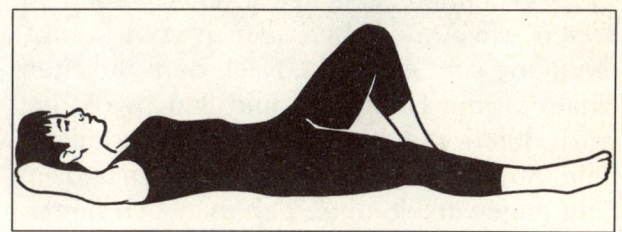

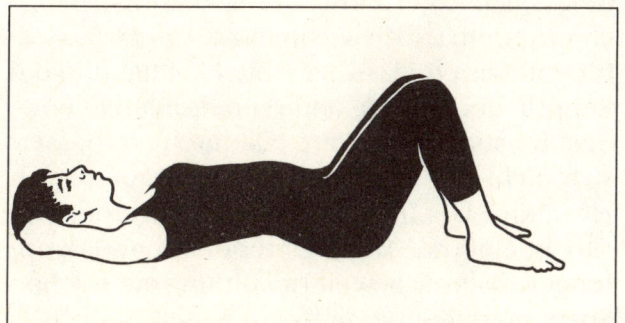

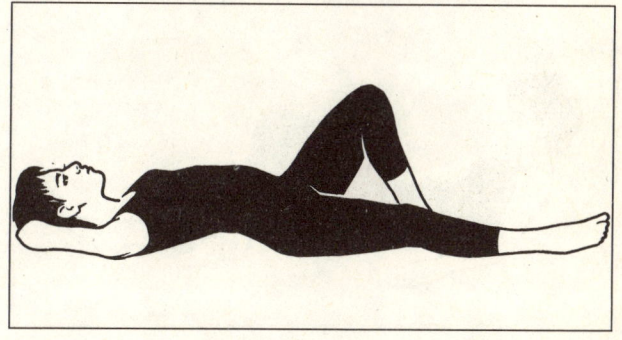

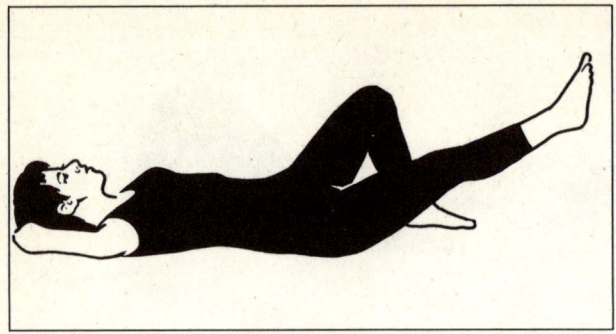

mit den Händen abstützt. Zum Einatmen sinken Rumpf und Beine wieder in die Ausgangsstellung.

Mit jedem Bein übt man so 5mal.

Diese gezielte Gymnastik für Wöchnerinnen soll 6–8 Wochen dauern. Dann geht man allmählich zu allgemeinen gymnastischen Übungen über, vor allem zu Bauch- und Rückengymnastik, wie im Kapitel „Erwachsenengymnastik" beschrieben.

vorgewölbt und ein Hohlkreuz gebildet, beim Ausatmen zieht man Bauch- und Beckenbodenmuskulatur fest zusammen und hebt das gestreckte Bein vom Boden ab. Beim Einatmen wird das Bein auf den Boden zurückgelegt.

Mit jedem Bein übt man so 5mal.

Übung 4:

Die Wöchnerin liegt in Rückenlage auf dem Boden, die Arme ruhen seitlich vom Rumpf, die Beine sind gestreckt. Nach dem üblichen Einatmen mit Hohlkreuz und Bauchwölbung wird durch die Kraft der Bauchmuskulatur beim Ausatmen der Rumpf angehoben und ein Bein angewinkelt, ohne daß man sich hinten

Atemgymnastik

Weit über die Hälfte aller Bewohner industriezivilisierter Länder leidet an behandlungsbedürftigen Atemfehlhaltungen. Nicht zuletzt ist dies eine Folge nervlicher Belastungen, Reizüberflutung und der Hektik des Alltags, die vegetative Fehlsteuerungen und Verkrampfungen mit gehetzter Kurzatmung provozieren.

Atemgymnastik als Methode der Atemschulung will eine gesunde, sinnvolle Atmung erreichen, indem sie die verspannte Atemmuskulatur entkrampft, das Zwerchfell kräftigt und die Kapseln der Rippen- und Wirbelsäulengelenke des Brustkorbs lockert. Dadurch verbessert sich nicht nur die Sauerstoffversorgung, auch Herz, Kreislauf und Nervensystem werden positiv beeinflußt. Angst, Unruhe und Verkrampfungen lösen sich, weil Tiefatmung mit solchen Spannungen unvereinbar ist.

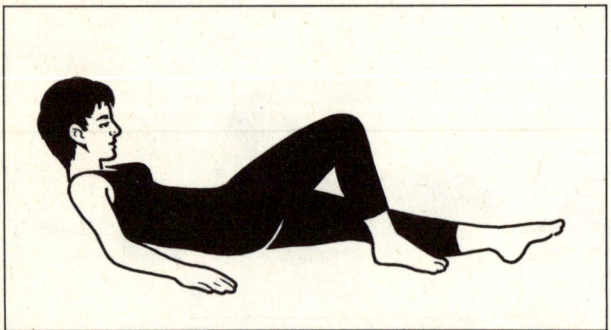

Tafel 13: Gymnastik

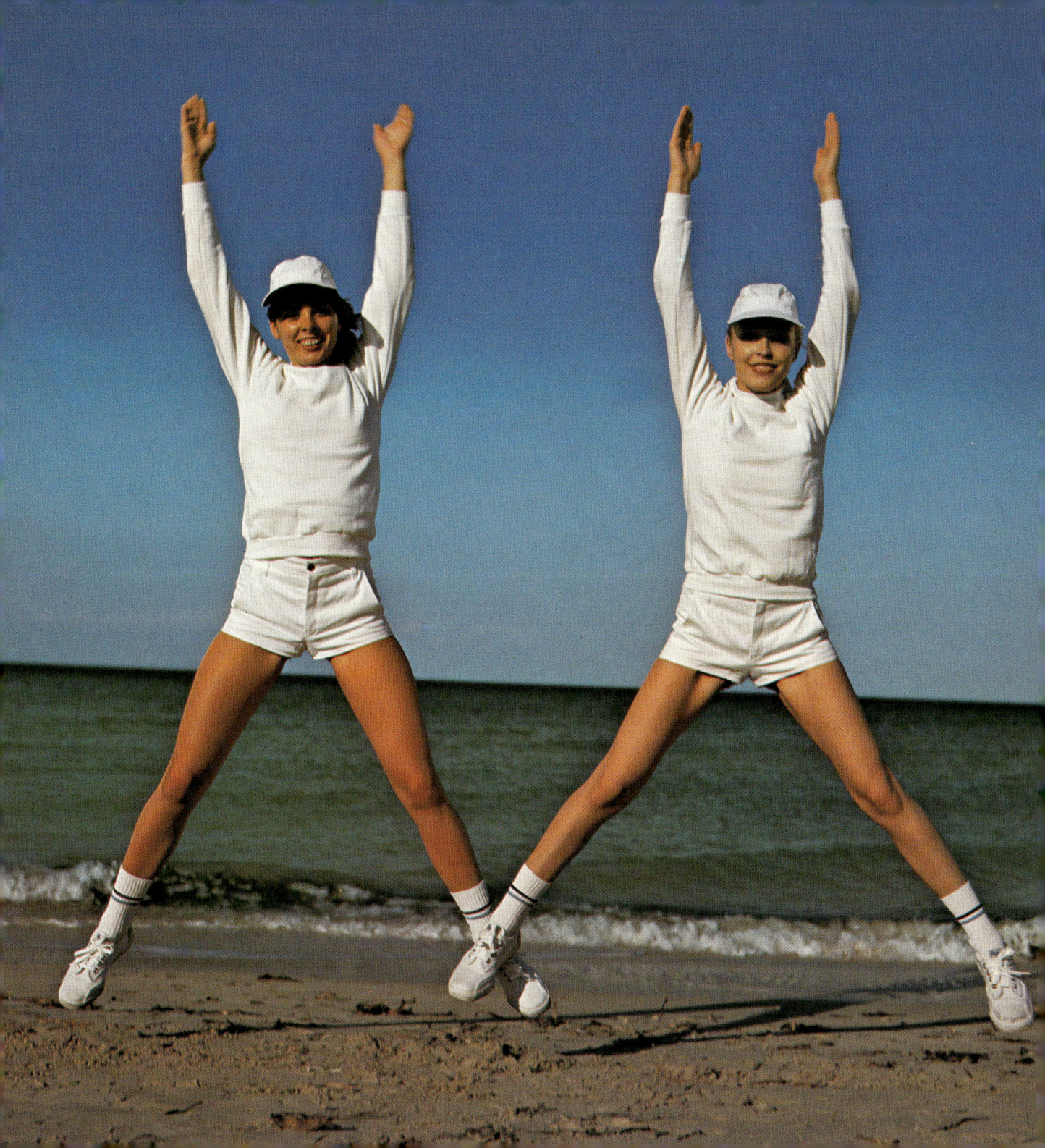

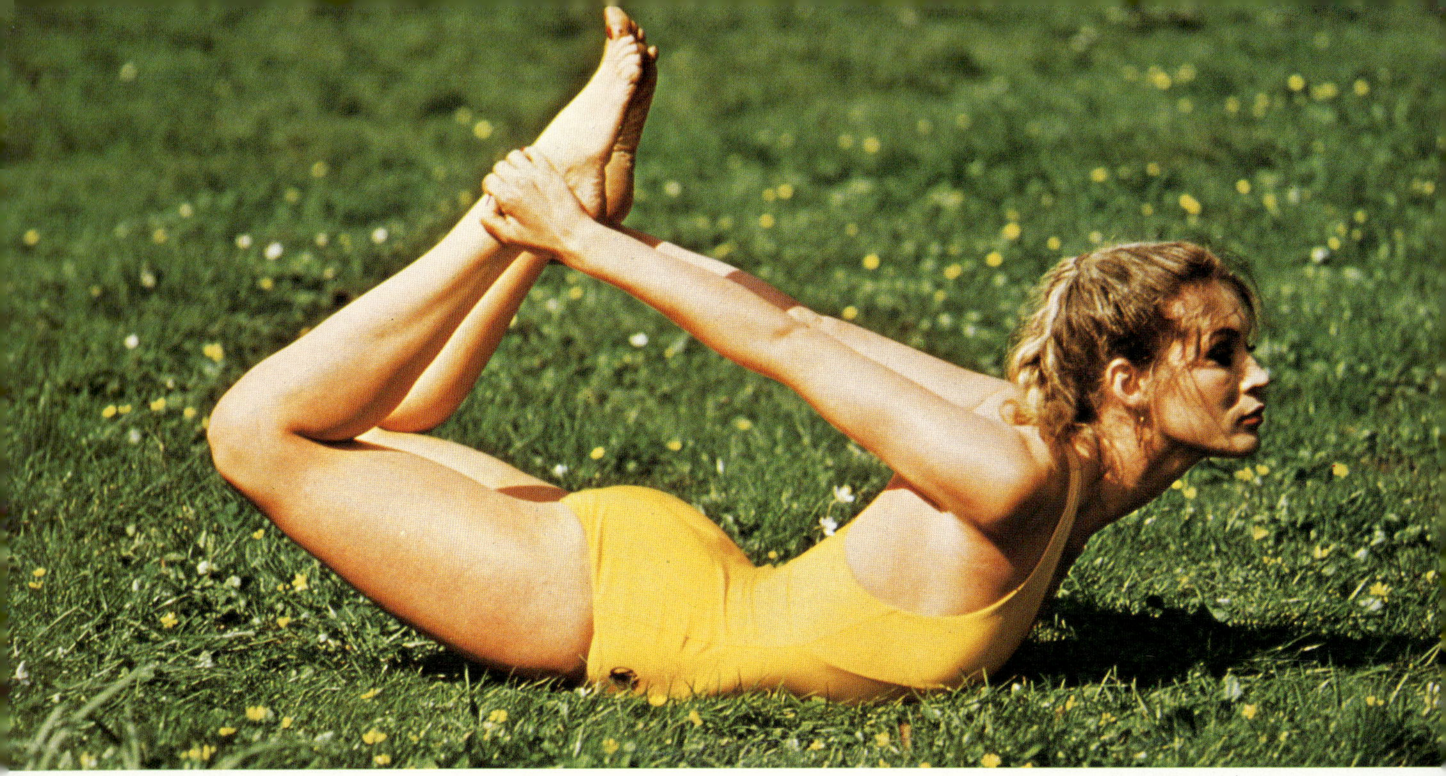

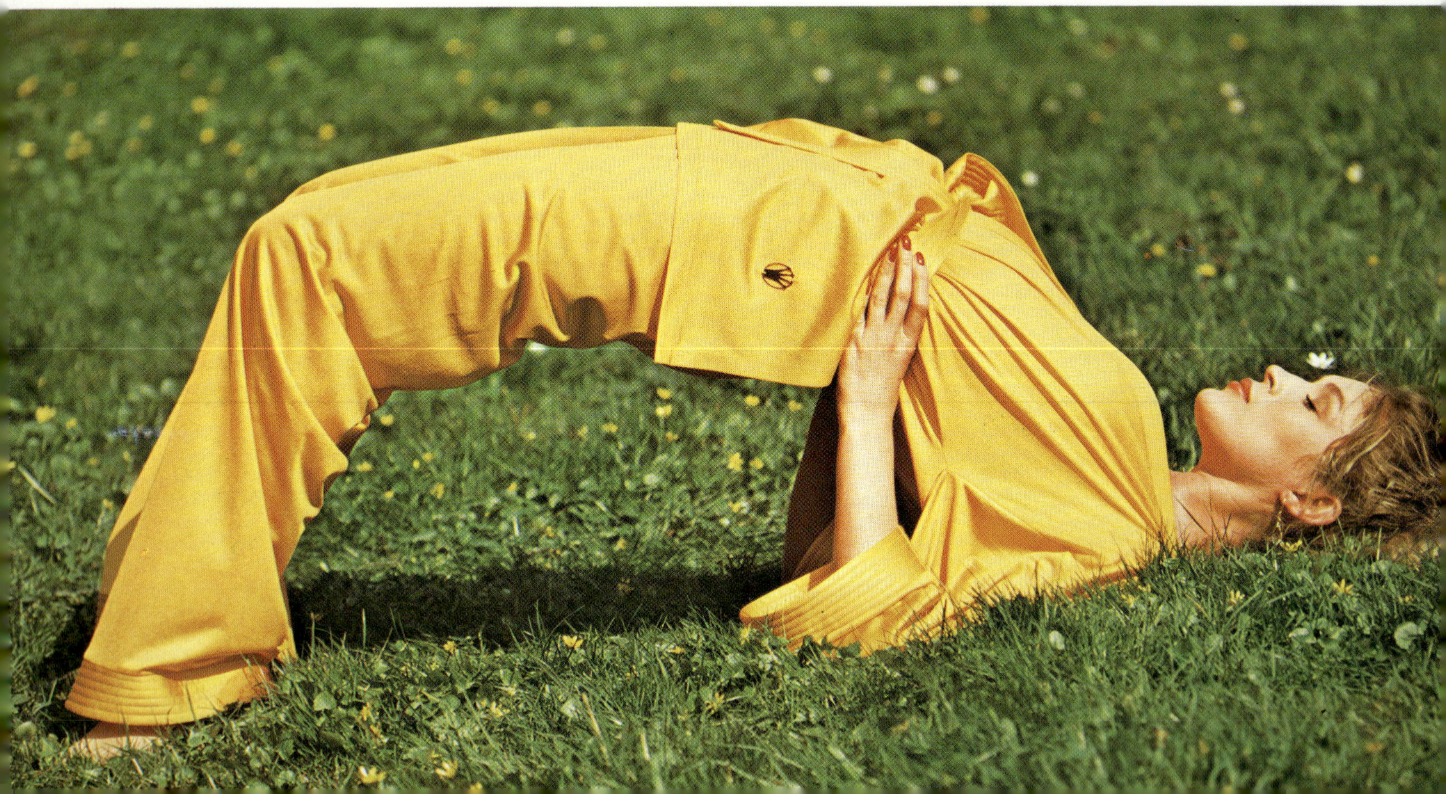

Zur Normalisierung der Atmung sind auch Entspannungsübungen wie Yoga und autogenes Training sehr zu empfehlen.

Organisch Herz- und Lungenkranke dürfen Atemübungen – wenn überhaupt – nur unter fachmännischer Anleitung durchführen. Atemgymnastik als Therapie erfordert in der Regel gleichfalls ärztliche Überwachung. Ziel der hier beschriebenen Übung ist vor allem, eine natürliche Atmung zu erlernen und durch ständiges Training so im Unterbewußtsein zu verankern, daß sie in allen Lagen unbewußt beibehalten wird.

Am besten übt man im Liegen; Atemgymnastik im Sitzen oder Stehen führt oft zu noch stärkerer Verkrampfung.

Zunächst atmet man so tief wie möglich aus, Brust und Bauch sinken zusammen. Dann wird langsam und tief in den Bauch eingeatmet, bis dieser sich sichtbar vorwölbt. Diese *Bauchatmung* kann man verstärken, wenn man einen Sandsack oder ein schweres Buch auf den Bauch legt und gegen diesen Widerstand atmet. Die Bauchatmung kräftigt Zwerchfell und Bauchmuskulatur, die Durchblutung der Bauchorgane wird angeregt, oft kann dadurch Stuhlverstopfung beseitigt werden.

Erst wer die Bauchatmung beherrscht, übt die *Brustatmung,* zu der bei tiefer Einatmung auch automatisch die Atemhilfsmuskulatur des Halses benutzt wird. Auch der Brustkorb muß sich bei intensiver Brustatmung deutlich heben. Ein Helfer kann mit den Händen den Brustkorb umfassen, so daß gegen diesen Widerstand eingeatmet werden muß. Die Brustatmung beeinflußt vor allem das Herz.

Wenn auch die Brustatmung beherrscht wird, kombiniert man beide Möglichkeiten. Zuerst wird der Bauch zur Einatmung vorgewölbt, dann zieht man ihn mit der tiefen Brustatmung etwas ein. Bei der Ausatmung wird zuerst aus dem Bauch ausgeatmet, danach sinkt der Brustkorb zusammen.

Das Verhältnis Einatmung : Ausatmung : Atempause soll in Ruhe 1 : 2 : 3 betragen.

Eingeatmet wird mit geschlossenem Mund durch die Nase, zur Ausatmung durch den Mund hält man die Lippen leicht geschlossen und atmet gegen ihren Widerstand aus, eventuell mit summendem Ton.

—— Liegen —— auf der schiefen Ebene

Die Lagerung auf einem schräg gelegten Brett ist vor allem bei Stauungen und Schwellungen der Beine und im Beckenraum, bei Krampfadern, schmerzhaften Muskelverspannungen, Hexenschuß, Ischias, Bandscheibenschäden, zur Anregung der Kopfdurchblutung, bei Stuhlverstopfung oder ganz einfach zur besseren Entspannung angezeigt.

Patienten mit Krampfadern sollten ohnehin ihr Bett am Fußende um etwa 30 cm mit Holzkistchen erhöhen. Dies ist das beste, billigste und unschädlichste Mittel zur Linderung ihrer Beschwerden.

Tafel 14: Gymnastik

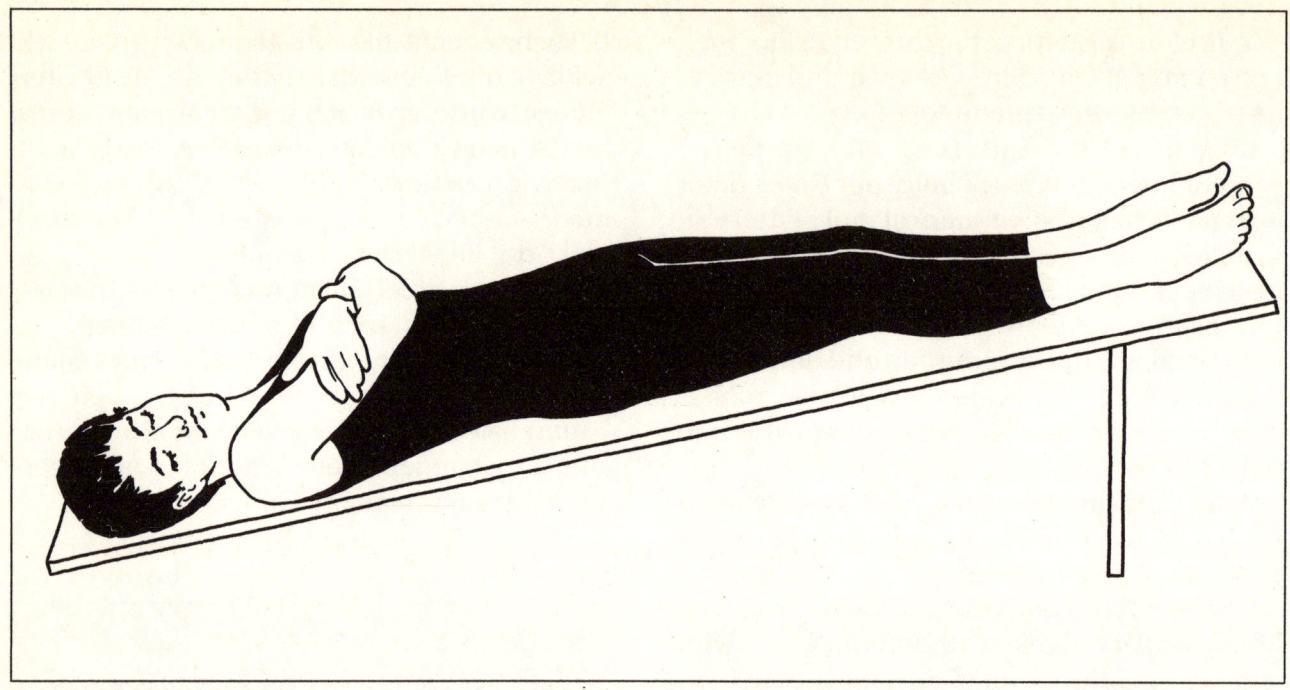

Die schiefe Ebene kann man mit einem etwa 60 cm breiten und etwa 200 cm langen Bügelbrett oder einem anderen stabilen Brett herstellen. Durch Bücher, einen Schemel oder eine Holzkiste erhöht man dieses Brett am Fußende anfangs um 20 cm; allmählich steigert man bis auf 40 cm Höhe, am besten jeden Tag um 3–4 cm. So gewöhnt sich der Organismus allmählich an diese Lage. Der Blutandrang zum Kopf läßt gewöhnlich nach 2–3 Minuten nach.

Nach 5–8 Minuten rutscht man seitlich vom Brett herunter und bleibt noch etwa 5 Minuten flach auf dem Boden liegen. Der Geübte, bei dem kein Blutandrang zum Kopf mehr erfolgt, kann, wenn nötig, auch sofort aufstehen, wenn ihm nicht schwindlig wird.

Mit zunehmender Gewöhnung dehnt man die Übung bis zu 20 Minuten aus. Am besten übt man abends vor dem Schlafengehen, weil die schiefe Ebene den Schlaf fördert.

Besonders günstig ist die Kombination der schrägen Ebene mit Atemgymnastik, auch autogenes Training kann man während der Schräglagerung versuchen.

Viele Patienten klammern sich anfangs krampfartig am Brett fest, weil sie fürchten, sie rutschten nach unten; dieses Gefühl verschwindet rasch, wenn man konsequent weiterübt. Das Festklammern am Holz ist falsch, führt es doch zu Verkrampfungen, die mit der schrägen Ebene ja behandelt werden sollen. Die Arme ruhen entspannt auf dem Brett neben dem Körper oder werden über der Brust gekreuzt.

──Spaß beim Sport──

Mehr Bewegung dient zwar der Gesundheit und beugt vielen Zivilisationskrankheiten vor, trotzdem sollte man nicht verbissen nur um der Gesundheit willen jeden Tag sein Training absolvieren. Und erst recht sollte man nicht mit der Absicht trainieren, sportliche Höchstleistungen zu erbringen. Jede Überanstrengung und jede Verbissenheit beim Körpertraining schaden. Natürlich kann man sich selbst Leistungsziele setzen, aber sie müssen sich im vernünftigen Rahmen halten, also der individuellen Leistungsfähigkeit entsprechen, und dürfen nur langsam entsprechend dem Trainingsfortschritt gesteigert werden. Und wenn man das Ziel einmal nicht in der vorgesehenen Zeit erreicht, ist das auch nicht weiter schlimm, dann trainiert man eben konsequent weiter.

Beim Sport, den man immer als gesundheitsfördernde Form der Freizeitgestaltung verstehen sollte, geht es vor allem um das Training der Ausdauer. Dazu müssen mindestens 1/7, besser 1/5 aller Skelettmuskeln beim Gesunden beansprucht werden. Das erzielt man zum Beispiel durch Lauftraining, Radfahren oder Schwimmen. (Die wichtigsten Sportarten, die dieser Forderung genügen, lernen wir später noch ausführlich kennen.)

Die Anstrengung soll groß genug sein, daß man kräftig ins Schwitzen kommt. Wer es genauer wissen will, fühlt zwischendurch den Puls oder kauft sich im Sanitätsfachgeschäft einen elektronischen Pulszähler und trainiert danach so lange, bis sein Herzschlag 170–180 Schläge minus Lebensalter beträgt. Ein 30jähriger sollte also etwa 150 Pulsschläge pro Minute erreichen. Wenn dieser Wert erreicht ist, trainiert man noch mindestens 5, besser 10 Minuten weiter.

Es empfiehlt sich, zusätzlich zur täglichen Gymnastik mindestens 3mal wöchentlich noch Sport zu treiben. Das gilt auch für kranke Menschen, denn es gibt kaum eine Erkrankung, die auf Dauer jede sportliche Betätigung verbieten würde. Allerdings müssen sie ihr Trainingsprogramm mit dem Therapeuten besprechen, das gilt besonders bei Herz-Kreislauf-Krankheiten. Auch ungeübte Anfänger über 30 und alte Menschen sollten sich vorher mit ihrem Therapeuten beraten und eine gründliche Untersuchung durchführen lassen.

Es ist nie zu spät, mit Sport wieder zu beginnen, auch wenn man sich seit dem Ende der Schulzeit körperlich kaum mehr richtig gefordert hat. Nur muß der verweichlichte, erschlaffte Körper ausreichend Zeit erhalten, um sich wieder daran zu gewöhnen.

Mit einigen Möglichkeiten körperlicher Bewegung wollen wir uns im Folgenden ausführlicher befassen. Grundsätzlich gilt aber: Jede Sportart, die einem persönlich gefällt, dem körperlichen Leistungsvermögen entspricht, die Ausdauer trainiert und vielleicht auch noch soziale Kontakte herstellen hilft, ist erlaubt. Als Hobby soll Sport auch Spaß machen, entspannen und einen Ausgleich zu den geistig-seelischen Belastungen des Alltags schaffen, also den Menschen als Ganzheit in seiner Gesundheit fördern.

Jogging –
der Krankheit davonlaufen

Vor einigen Jahren waren Jogger in unseren Straßen noch selten. Man drehte sich um nach ihnen, belächelte sie vielleicht auch mitleidig, weil sie keuchend und schwitzend im Dauerlauf vorbeizogen, oder hielt sie gar für verkappte Masochisten, die sich selbst quälten. Heute kümmert sich kaum noch jemand um sie. Die Joggingwelle, in Amerika entstanden, ist auch bei uns selbstverständlich geworden.

Entscheidenden Anteil daran hatte der bekannte deutsche Sportarzt Dr. van Aaken. Er setzte Jogging auch als einer der ersten therapeutisch ein und erzielte unter anderem bei schweren Depressionen, Schizophrenie und sogar bei Krebs überraschende Erfolge. Zum Teil erklären sie sich aus der besseren Durchblutung und Sauerstoffversorgung des Körpers beim Jogging. Bei seelischen Krankheiten kommt das positive Erlebnis der eigenen Leistungsfähigkeit und nicht zuletzt das bewußte Erleben des Körpers hinzu.

Jogging kann grundsätzlich jedem Gesunden in jedem Alter empfohlen werden. Auch viele Kranke – selbst Rheumatiker – sind dazu in der Lage und können bei regelmäßigem, vernünftigem Training ihrer Krankheit oft im wahrsten Sinn des Wortes davonlaufen. Allerdings gilt auch hier wieder, daß vorher der Therapeut dem Trainingsprogramm zustimmen sollte.

Ganz ungefährlich ist Jogging nicht, wenn man die folgenden 3 Grundregeln nicht gebührend beachtet:

1. Langsame Steigerung der Laufstrecke entsprechend dem durch regelmäßiges Training allmählich wachsenden Leistungsvermögen (s. a. Trainingsplan für Jogger).
2. Richtige Lauftechnik, die Anfänger am besten von einem erfahrenen Jogger oder Sporttrainer erlernen. Grundsätzlich gilt: Den Fuß weich mit der ganzen Sohle aufsetzen und nach vorne abrollen; wer nur mit Ferse oder Ballen auftritt, riskiert bald Schäden am Fuß und den Gelenken.
3. Gutes Schuhwerk (unentbehrlich sind 2 Paar Laufschuhe), das man am besten nach individueller Beratung im Sportfachgeschäft kauft.

Werden diese Voraussetzungen nicht erfüllt, führt Jogging häufig zu Schäden am Bewegungsapparat, vor allem zum inzwischen schon berüchtigten Joggerknie.

Trainingsplan für Jogger

Der folgende Trainingsplan für Anfänger erstreckt sich über 1 Jahr. Er ist systematisch aufgebaut und sollte deshalb möglichst genau eingehalten werden. Trainiert wird mindestens an 3 Tagen der Woche, allmählich kann man auch auf fast täglichen Dauerlauf übergehen, am besten nach etwa 1/2 Jahr.

Grundbegriffe beim Joggen:
Anwärmen der Muskulatur – 5–10 Minuten Gehen und leichter Trab vor jedem Training.

Entmüden der Muskulatur – 5–10 Minuten leichter Trab und Gehen nach jedem Training.

Wechsellauf – je 100 oder 200 m Laufen, 100 m Gehen, 100 oder 200 m Laufen und so fort.

Dauerlauf – Laufen mit mäßigem Tempo (man soll sich dabei noch unterhalten können) über die angegebenen Strecken.

„Sauerstofflauf" (nach Dr. van Aaken) – Dauerlauf in extrem langsamem Tempo (kaum schneller als beim Marschieren) mit bewußt tiefer Atmung.

Sprint – bewußt schneller, kurzer Lauf (nicht überanstrengen).

Plan

1. Woche
Anwärmen (gilt zukünftig immer vor jedem Training, auch wenn nicht besonders erwähnt); 6mal 300 m laufen in jeweils etwa 3 Minuten, dazwischen je eine Pause, in der man 100 m geht; Entmüden (gilt zukünftig immer nach jedem Training, auch wenn nicht besonders erwähnt).

2. Woche
1./3. Trainingstag: wie in der 1. Woche, aber 8mal 300 m.

2. Trainingstag: 20 Minuten Wechsellauf (100 m laufen).

3. Woche
1./3. Trainingstag: 20 Minuten leichter Dauerlauf, nach jeweils 5–10 Minuten 1 Minute gehen.

2. Trainingstag: wie in der 1. Woche, aber 10mal 300 m.

4. Woche
Wie in der 1. Woche, aber 5mal 600 m laufen in jeweils etwa 5 Minuten, dazwischen jeweils 1 1/2 Minuten gehen.

5. Woche
1. Trainingstag: 6mal 300 m laufen in jeweils etwa 2 1/2 Minuten, dazwischen je 1 Minute gehen; 10 Minuten Pause; 10 Minuten leichter Dauerlauf.

2. Trainingstag: 20 Minuten Dauerlauf, nach 10 Minuten 1 Minute gehen.

3. Trainingstag: 2mal 1000 m Laufen in jeweils 8–9 Minuten, dazwischen 3 Minuten gehen.

6. Woche
1. Trainingstag: 2mal 10 Minuten Dauerlauf, dazwischen 2 Minuten gehen.

2. Trainingstag: 30 Minuten Dauerlauf, nach jeweils 10 Minuten 2 Minuten gehen.

3. Trainingstag: 2000 m Dauerlauf in etwa 16 Minuten ohne Pause, am besten auf der Bahn.

7. Woche
1. Trainingstag: 10 Minuten leichter Dauerlauf.

2. Trainingstag: 30 Minuten Wechsellauf (100 m laufen).

3. Trainingstag: 30 Minuten Dauerlauf mit 1 Minute Pause nach 15 Minuten.

8. Woche

1. Trainingstag: 3mal 600 m Dauerlauf in jeweils etwa 5 Minuten, dazwischen je 2 Minuten gehen.

2. Trainingstag: 25 Minuten Dauerlauf, nach der Hälfte 1 Minute gehen.

3. Trainingstag: 30 Minuten Wechsellauf (200 m laufen).

9. Woche

1./3. Trainingstag: 30 Minuten Dauerlauf mit 1 Minute Pause nach 15 Minuten.

2. Trainingstag: 2mal 1000 m laufen, jeweils in etwa 7 Minuten, dazwischen 3 Minuten gehen.

10. Woche

1. Trainingstag: 5mal 100 m Sprint mit je 1/2 Minute gehen dazwischen; danach 10 Minuten Dauerlauf.

2./3. Trainingstag: 30 Minuten Dauerlauf, nach 15 Minuten 1 Minute Pause.

11. Woche

1. Trainingstag: 3mal 1000 m laufen in jeweils etwa 7 Minuten, dazwischen je 3 Minuten gehen.

2. Trainingstag: 10mal 300 m laufen in jeweils 2–2 1/2 Minuten, dazwischen je 1 Minute gehen.

3. Trainingstag: 30 Minuten Dauerlauf mit 1 Minute gehen nach 15 Minuten.

12. Woche

1. Trainingstag: 30 Minuten Dauerlauf, danach 5mal 100 m Sprint mit je 1/2 Minute Pause dazwischen.

2. Trainingstag: 30 Minuten Dauerlauf mit 1 Minute gehen nach 15 Minuten.

3. Trainingstag: 3000 m Dauerlauf in 20–22 Minuten auf der Bahn oder in ebenem Gelände.

13. Woche

1./2. Trainingstag: 30 Minuten Dauerlauf mit je 1 Minute gehen nach der 10./20. Minute.

3. Trainingstag: 20 Minuten Dauerlauf, 2 Minuten gehen, danach 1000 m in etwa 6 1/2 Minuten.

14. Woche

1. Trainingstag: 45 Minuten „Sauerstofflauf".

2. Trainingstag: 30 Minuten Dauerlauf, dazwischen gehen nach Bedarf.

3. Trainingstag: 40 Minuten Wechsellauf (100 m laufen).

15. Woche

1. Trainingstag: 20 Minuten möglichst ununterbrochener Dauerlauf.

2. Trainingstag: 30 Minuten Dauerlauf mit 1 Minute gehen nach 15 Minuten.

3. Trainingstag: 30 Minuten Wechsellauf (200 m laufen).

16. Woche

1. Trainingstag: 3mal 1000 m laufen in jeweils 6–6 1/2 Minuten, dazwischen je 5 Minuten gehen.

2. Trainingstag: 60 Minuten „Sauerstofflauf".

3. Trainingstag: 30 Minuten möglichst ununterbrochener Dauerlauf.

17. Woche

Eine Woche zum Ausruhen mit dem Trainingsprogramm der 8. Woche.

18. Woche

1. Trainingstag: 15 Minuten Dauerlauf auf einfachem Gelände (Wege), danach 10 Minuten Dauerlauf auf schwierigem Gelände (querfeldein, Sandboden, durch den Wald usw.).

2. Trainingstag: 45 Minuten „Sauerstofflauf".

3. Trainingstag: 30 Minuten ununterbrochener Dauerlauf.

19. Woche

Wie in der 15. Woche.

20. Woche

1. Trainingstag: 10mal 300 m Dauerlauf in jeweils 1 1/2–2 Minuten, dazwischen je 2 Minuten gehen.

2. Trainingstag: 60 Minuten „Sauerstofflauf".

3. Trainingstag: 3mal 1000 m laufen in jeweils 6 Minuten, dazwischen je 3 Minuten gehen.

21. Woche

1. Trainingstag: 30 Minuten Dauerlauf auf der Bahn, wobei man langsam beginnt und das Tempo mit jeder Runde etwas steigert.

2. Trainingstag: 2mal 2000 m laufen in jeweils etwa 12 Minuten mit 4–5 Minuten gehen dazwischen.

3. Trainingstag: 40 Minuten Dauerlauf, nach etwa der Hälfte der Zeit 2–4 Minuten gehen.

22. Woche

1. Trainingstag: 5mal 1000 m laufen in jeweils 6 Minuten, dazwischen je 4–5 Minuten Pause.

2. Trainingstag: 40 Minuten leichter Dauerlauf, nach 20 Minuten 2–4 Minuten gehen.

3. Trainingstag: 60 Minuten „Sauerstofflauf".

23. Woche

1. Trainingstag: 5mal 1000 m Dauerlauf in jeweils 5–5 1/2 Minuten, dazwischen je 4–5 Minuten gehen.

2. Trainingstag: 40 Minuten leichter Dauerlauf mit Pause nach etwa 20 Minuten.

3. Trainingstag: 30 Minuten Dauerlauf, 3 Minuten gehen, danach 2mal 500 m zügiger Lauf in jeweils 2 1/2 Minuten mit je einer Pause von 1 Minute.

24. Woche

1. Trainingstag: 2mal 1000 m Dauerlauf in jeweils 6 Minuten, dazwischen 2 Minuten gehen.

2. Trainingstag: 40 Minuten „Sauerstofflauf".

3. Trainingstag: 5000 m Dauerlauf in 30 Minuten ohne Unterbrechung.

25. Woche

1. Trainingstag: 25 Minuten leichter Dauerlauf ohne Pause.

2. Trainingstag: 30 Minuten zügiger Dauerlauf möglichst ohne Pause.

3. Trainingstag: 25 Minuten Dauerlauf ohne Pause, 2 Minuten gehen, danach 1000 m laufen in 5 Minuten.

Zusätzlich zum 3-Tage-Trainingsprogramm kann man jetzt noch an 1–3 Tagen der Woche je 20–30 Minuten lang leichten Dauerlauf durchführen.

26. Woche

1. Trainingstag: 45 Minuten „Sauerstofflauf".

2. Trainingstag: 30 Minuten zügiger Dauerlauf.

3. Trainingstag: 1mal 2000 m Dauerlauf in etwa 10 Minuten.

27. Woche

1. Trainingstag: 20 Minuten leichter Dauerlauf.

2. Trainingstag: 30 Minuten Dauerlauf, nach 15 Minuten 1 Minute gehen.

3. Trainingstag: 10mal 50 m Sprint, bei jedem kurzen Sprint das Tempo etwas steigern; nach jeweils 50 m je 1 Minute gehen.

28. Woche

1. Trainingstag: 5mal 600 m Dauerlauf in jeweils 3 1/2 Minuten, dazwischen je 3 Minuten gehen.

2. Trainingstag: 45 Minuten Dauerlauf, nach jeweils 15 Minuten 2 Minuten gehen.

3. Trainingstag: 30 Minuten „Sauerstofflauf", danach 1mal 1000 m laufen in etwa 4 1/2 Minuten.

29. Woche

1. Trainingstag: 15 Minuten leichter Dauerlauf auf einfachem Gelände, danach 15 Minuten auf schwierigerem Gelände (s. a. 18. Woche).

2. Trainingstag: 45 Minuten „Sauerstofflauf".

3. Trainingstag: 30 Minuten Dauerlauf möglichst ohne Pause.

30. Woche

1./2. Trainingstag: 40 Minuten Dauerlauf möglichst ohne Pause.

3. Trainingstag: 20 Minuten Dauerlauf, 5 Minuten gehen, danach 45 Minuten „Sauerstofflauf".

31. Woche

1. Trainingstag: 40 Minuten Dauerlauf, nach 20 Minuten 2–3 Minuten gehen.

2. Trainingstag: 3mal 1000 m Dauerlauf in jeweils 5 Minuten, dazwischen je 4 Minuten Pause.

3. Trainingstag: 40 Minuten Dauerlauf möglichst ohne Pause.

32. Woche

1. Trainingstag: 60 Minuten „Sauerstofflauf".

2./3. Trainingstag: 40 Minuten leichter Dauerlauf, nach 30 Minuten 1 Minute gehen.

33. Woche

1. Trainingstag: 5mal 1000 m in jeweils 5 Minuten, dazwischen je 3–4 Minuten gehen.

2. Trainingstag: 45 Minuten leichter Dauerlauf, nach jeweils etwa 9 Minuten leichter

Sprint über 50 m mit folgendem Gehen für 1–2 Minuten.

3. Trainingstag: 30 Minuten leichter Dauerlauf ohne Pause.

34. Woche

1. Trainingstag: 60 Minuten „Sauerstofflauf".

2./3. Trainingstag: 30 Minuten leichter Dauerlauf, danach 2mal 600 m laufen in jeweils 3 1/2 Minuten mit je 1 Minute gehen.

35. Woche

1. Trainingstag: 5mal 1000 m Dauerlauf in jeweils 5 Minuten, dazwischen je 4 Minuten gehen.

2. Trainingstag: 10mal 300 m in jeweils 1 1/2–2 Minuten, dazwischen je 1 Minute gehen.

3. Trainingstag: 40 Minuten leichter Dauerlauf, Pause bei Bedarf nach 25–30 Minuten für 1–2 Minuten.

36. Woche

1. Trainingstag: 2mal 1000 m laufen in jeweils 4 1/2 Minuten, dazwischen 4 Minuten gehen.

2. Trainingstag: 40 Minuten leichter Dauerlauf.

3. Trainingstag: 5000 m Dauerlauf in 25 Minuten auf der Bahn.

37. Woche

1. Trainingstag: 40 Minuten leichter Dauerlauf.

2. Trainingstag: 30 Minuten zügiger Dauerlauf.

3. Trainingstag: 40 Minuten leichter Dauerlauf, 3 Minuten gehen, danach 1mal 1000 m Laufen in etwa 4 1/2 Minuten.

38. Woche

1. Trainingstag: 60 Minuten „Sauerstofflauf".

2. Trainingstag: 45 Minuten zügiger Dauerlauf.

3. Trainingstag: 30 Minuten leichter Dauerlauf, 2–3 Minuten gehen, danach 2mal 2000 m laufen in jeweils 10 Minuten mit einer Pause von 5 Minuten dazwischen.

39. Woche

1. Trainingstag: 60 Minuten leichter Dauerlauf, nach jeweils 20 Minuten 2–4 Minuten zügiger Trab, danach 2–3 Minuten gehen.

2. Trainingstag: 30 Minuten Dauerlauf.

3. Trainingstag: 45 Minuten leichter Dauerlauf.

40. Woche

1. Trainingstag: 45 Minuten Dauerlauf mit kurzen Temposteigerungen dazwischen.

2. Trainingstag: 45 Minuten leichter Dauerlauf.

3. Trainingstag: 60 Minuten leichter Dauerlauf, nach jeweils 20 Minuten 2–4 Minuten zügiger Trab, danach 2–3 Minuten gehen.

41. Woche

1. Trainingstag: 20 Minuten leichter Dauerlauf.

2. Trainingstag: 45 Minuten zügiger Dauerlauf.

3. Trainingstag: 20 Minuten Dauerlauf, danach 3mal 2000 m laufen in jeweils 10 Minuten, dazwischen je 5 Minuten gehen.

42. Woche

Wie in der 36. Woche, der 5000-m-Dauerlauf jetzt aber in möglichst 22–23 Minuten.

43. Woche

1./3. Trainingstag: 40 Minuten leichter Dauerlauf.

2. Trainingstag: 45 Minuten leichter Dauerlauf, nach jeweils 15 Minuten je 2–4 Minuten lang zügiger Trab mit 2–3 Minuten gehen danach.

44. Woche

1. Trainingstag: 50 Minuten leichter Dauerlauf ohne Pause.

2. Trainingstag: 60 Minuten leichter Dauerlauf, dazwischen 3- bis 4mal je 2–4 Minuten zügiger Trab und danach 2–3 Minuten gehen.

3. Trainingstag: 60 Minuten leichter Dauerlauf mit 2 Minuten gehen nach 30 Minuten.

45. Woche

1. Trainingstag: 45 Minuten zügiger Dauerlauf ohne Pause.

2. Trainingstag: 10mal 400 m laufen in jeweils 1 3/4 Minuten, dazwischen je 2 Minuten gehen.

3. Trainingstag: 30 Minuten Dauerlauf, 2–3 Minuten gehen, danach 5mal 100 m Sprint mit je 1 Minute gehen dazwischen.

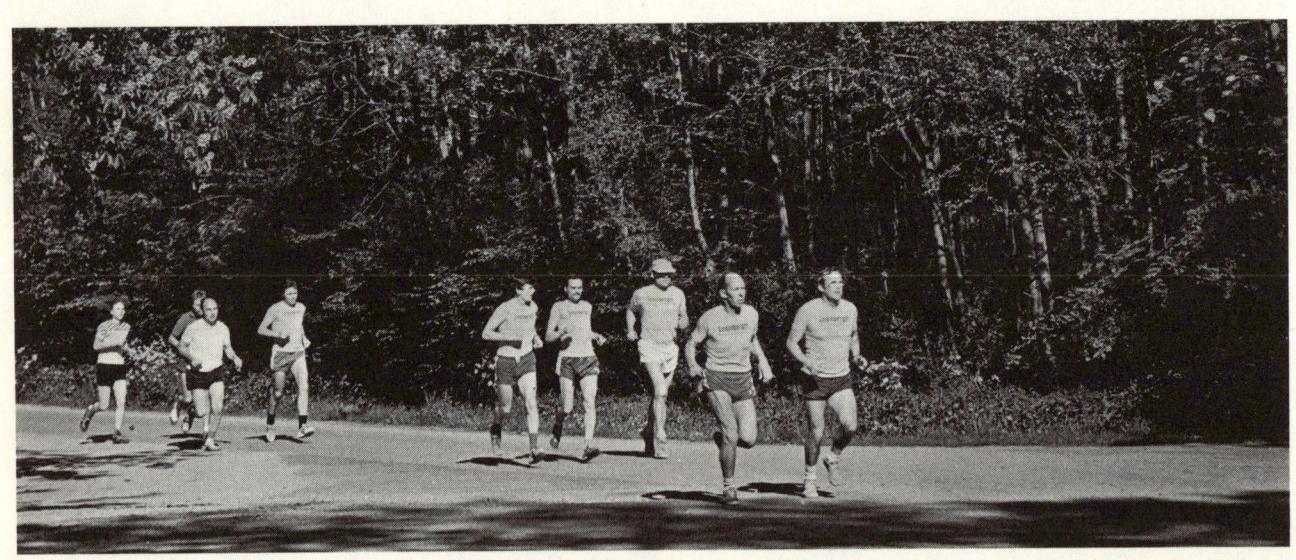

46. Woche

1. Trainingstag: 30 Minuten Dauerlauf auf der Bahn, 2 Minuten gehen, danach 100 m Sprint so schnell wie möglich.

2. Trainingstag: 45 Minuten leichter Dauerlauf ohne Pause.

3. Trainingstag: 60 Minuten „Sauerstofflauf".

47. Woche

1. Trainingstag: 60 Minuten leichter Dauerlauf ohne Pause.

2. Trainingstag: 30 Minuten leichter Dauerlauf, 3–4 Minuten gehen, danach 2mal 3000 m in jeweils 15 Minuten mit 5 Minuten gehen dazwischen.

3. Trainingstag: 50 Minuten Dauerlauf ohne Pause (zügig).

48. Woche

1. Trainingstag: 45 Minuten zügiger Dauerlauf ohne Pause.

2. Trainingstag: 60 Minuten leichter Dauerlauf ohne Pause.

3. Trainingstag: 20 Minuten leichter Dauerlauf, danach 4mal 2000 m laufen in jeweils 10 Minuten mit je 5 Minuten gehen dazwischen.

49. Woche

1. Trainingstag: 15 Minuten Dauerlauf, danach 10mal 300 m in jeweils 70 Sekunden mit je 1 1/2 Minuten Pause dazwischen.

2. Trainingstag: 60 Minuten zügiger Dauerlauf ohne Pause.

3. Trainingstag: 60 Minuten leichter Dauerlauf, dazwischen 3- bis 4mal je 2–4 Minuten lang gesteigertes Tempo mit anschließend 2–3 Minuten gehen.

50. Woche

1. Trainingstag: 60 Minuten „Sauerstofflauf".

2. Trainingstag: 45 Minuten leichter Dauerlauf ohne Pausen.

3. Trainingstag: 90 Minuten leichter Dauerlauf, dazwischen 5mal für je 2–4 Minuten das Tempo steigern und anschließend 2–3 Minuten gehen.

51. Woche

1. Trainingstag: 60 Minuten „Sauerstofflauf".

2. Trainingstag: 30 Minuten zügiger Dauerlauf.

3. Trainingstag: 15 Minuten leichter Dauerlauf, danach 10 000 m Dauerlauf auf der Bahn in 50 Minuten.

52. Woche

1. Trainingstag: 45 Minuten leichter Dauerlauf ohne Pause.

2. Trainingstag: 90 Minuten leichter Dauerlauf, dazwischen 5mal je 2–4 Minuten lang das Tempo steigern und anschließend jeweils 2–3 Minuten gehen.

3. Trainingstag: 50 Minuten Dauerlauf ohne Pause.

Damit ist das einjährige Grundtraining für Jogger beendet. Man kann sich mit dem Ergebnis begnügen und regelmäßig entsprechend diesem Leistungsstand weiter trainieren, vielleicht aber auch aus Spaß am Laufen noch höhere Ziele anstreben.

Schwimmen auch für Wasserscheue

Schwimmen gehört zu den Sportarten, die grundsätzlich jedem sehr zu empfehlen sind. Dabei bewegen wir den ganzen Körper gleichmäßig und nutzen den Auftrieb des Wassers ebenso wie seinen Druck und Widerstand zum Training der Muskulatur. Vor allem Herz und Kreislauf werden durch regelmäßiges Schwimmen (2- bis 3mal in der Woche) sehr gut trainiert. Für die großen Gelenke (Schulter, Ellbogen, Hüfte, Knie) eignet sich zum Training besonders das Brustschwimmen. Menschen mit Haltungsschwäche oder Erkrankungen der Wirbelsäule sollten besser kraulen oder auf dem Rücken schwimmen, um die beim Brustschwimmen ungünstige Hohlstellung des Rückens zu vermeiden.

Abgesehen von diesen speziellen Auswirkungen trainiert man beim Schwimmen sehr gut die Ausdauer, gewinnt allmählich mehr Muskelkraft und übt die Koordination der Bewegungsabläufe.

Wasserscheue Nichtschwimmer sollten (unabhängig vom Alter) in kleinen Gruppen unter erfahrener, verständnisvoller Anleitung ohne Zuschauer Schwimmen erlernen. Die Angst vor dem Wasser, oft eine Folge negativer Erfahrungen in der Kindheit, läßt sich in einer ruhigen, gelösten Atmosphäre allmählich auch wieder verlernen. Am besten ist es allerdings, wenn Eltern ihre Kinder schon früh spielerisch mit dem Wasser vertraut machen, dann können solche Ängste überhaupt nicht entstehen.

Die Dauer des Schwimmens richtet sich nach dem individuellen Leistungsvermögen. Man beginnt im allgemeinen mit 2- bis 3mal je 3 Minuten pro Woche und steigert dann innerhalb von etwa 8 Wochen auf 3mal wöchentlich 500 m Schwimmstrecke. Durch dieses Mindestmaß wird genug für die Gesundheit getan, obwohl man als Geübter natürlich auch häufiger und länger schwimmen darf.

Wenn man in einer Gruppe zum Schwimmen geht, kann man den Sport mit Wasserspielen verbinden, die vor allem auch den sozialen Kontakt und die Lebensfreude fördern. Sehr gut geeignet sind auch gymnastische Übungen im warmen (28–32 Grad), etwa schulterhohen Wasser. Sie werden 15–20 Minuten lang mindestens 3mal wöchentlich durchgeführt und sind auch für Nichtschwimmer geeignet.

Dazu noch einige Beispiele:

Grundstellung I – Mit dem Rücken zur Beckenwand, Arme seitwärts ausgestreckt, Hände umfassen die Haltestange.

Übung 1 – Abwechselnd auf einem Bein stehen und mit dem anderen Kreise durch das Wasser ziehen.

Übung 2 – Beide Beine vom Boden lösen und im Wasser „Radfahren".

Übung 3 – Beide Beine anziehen, den Körper in Rückenlage bringen und beide Beine kräftig nach vorne strecken.

Grundstellung II – Mit dem Gesicht zur Beckenwand, Arme nach vorne gestreckt, die Hände umfassen die Haltestange.

Übung 1 – Abwechselnd auf einem Bein stehen und das andere bis zur Brust anziehen und wieder nach unten strecken, zuerst langsam, dann kräftiger.

Übung 2 – Körper im Wasser in Bauchlage bringen, durch Beugen der Arme zur Wand ziehen und wieder abstoßen, mindestens 15mal hintereinander.

Übung 3 – Beine in Schrittstellung bringen und abwechselnd von einem Bein aufs andere springen, wobei der Oberkörper nicht zu weit aus dem Wasser auftauchen sollte.

Grundstellung III – Frei im Wasser stehend.

Übung 1 – Das Wasser mit den hohlen Handflächen abwechselnd rechts und links vom Körper wegschieben.

Übung 2 – Arme vorstrecken und im Wasser am Körper vorbei nach hinten schwingen, dann die Arme drehen und wieder nach vorne schwingen.

Übung 3 – Federnd abwechselnd von einem Bein aufs andere hüpfen, wobei man sich fest vom Boden abstößt und jedesmal den Körper halb im Wasser umdreht.

Sport für jedes Alter

Es ist nie zu spät, wieder mit Sport anzufangen, wenn man dabei jede Überforderung vermeidet und die Belastung allmählich dem verbesserten Leistungsvermögen anpaßt. Dabei sollte man unbedingt folgende Grundsätze beachten:

● Das Training soll 50–70% der individuellen Leistungsfähigkeit beanspruchen, erkennbar an der Pulsfrequenz (Formel für Gesunde: 180/170 minus Lebensalter = richtige Pulsfrequenz pro Minute beim Training). Dies gilt nicht für Kranke und jene Menschen, die Arzneimittel mit Wirkung auf die Puls-(Herz-)frequenz einnehmen, bei ihnen muß der Therapeut individuell das Trainingsziel festlegen.

● Das Training soll einen möglichst großen Anteil der Muskulatur beanspruchen, mindestens 1/7, besser mehr; die Muskulatur eines Beins entspricht zum Beispiel rund 1/6 der Körpermuskulatur.

● Die Bewegungsabläufe sollen dynamisch erfolgen, also ohne abrupte Kraftentfaltung im ständigen, harmonischen Wechsel von Anstrengung und Entspannung.

● Die Trainingsdauer wird langsam gesteigert; dazu kommt es entscheidend auf regelmäßiges Training 3- bis 5mal die Woche an.

● Nie mit vollem Magen trainieren und Vorsicht (vor allem bei Herz-Kreislauf-Beschwerden) bei Außentemperaturen über 25 Grad und/oder mehr als 75% relativer Luftfeuchtigkeit.

● Nach beendetem Training nicht einfach stehenbleiben oder hinsetzen, sondern noch einige Minuten gehen (s. Entmüden beim Jogging, S. 245) und weder zu heiß noch zu kalt duschen.

Unter diesen Voraussetzungen kann praktisch jeder Gesunde gefahrlos Sport treiben. Neben Gymnastik, Jogging und Schwimmen, die wir bereits ausführlich beschrieben haben, eignen sich noch besonders Radfahren, Ski-

wandern, Gehen und Laufen auf der Stelle. Zum Radfahren oder Rudern kann man auch die später noch beschriebenen Heimtrainer (Zimmerfahrrad, Rudergerät) verwenden.

Einfachste Formen körperlicher Bewegung sind Gehen und Laufen auf der Stelle. Dazu wollen wir nun tabellarisch das Trainingsprogramm der ersten 10 Wochen zusammenfassen.

Gehen
Trainingsprogramm für 10 Wochen

Woche	Anfänger Wegstrecke (km)	Gehzeit (min.)	Fortgeschrittene Wegstrecke (km)	Gehzeit (min.)
1	1,5	16,5	3	24
2	2,5	20,5	4	32
3	3	25	4,5	36
4	3,5	29	5	40
5	4	33,5	5,5	44
6	4,5	37,5	6	48
7	5	41,5	6,5	52
8	5,5	45,5	7	56
9	6	50	7,5	60
10	6,5	54	8	64

Gehen eignet sich praktisch für jedermann. Natürlich sollte man sich nicht gerade eine stark befahrene Straße dazu aussuchen, sondern durch Wald und Feld auf nicht zu anstrengenden Wegen gehen.

Laufen auf der Stelle
Wer glaubt, keine Zeit zum Training in der freien Natur zu finden, kann zuhause (möglichst unter offenem Fenster) barfuß auf einer dicken Schaumgummimatte (-matratze) auf der Stelle laufen. Die Belastung dabei richtet sich nach Alter, Übung und Körpergewicht. Die

Angaben der folgenden Tabelle gelten für ein Körpergewicht von 70 kg. Für je 1 kg Gewichtsunterschied dazu beträgt die Schrittzahl in der Minute 1 mehr (bei Körpergewicht unter 70 kg) oder 1 weniger (bei Körpergewicht über 70 kg).

Die Schrittzahl wird in Doppelschritten pro Minute angegeben, man zählt also immer nur, wenn der gleiche (zum Beispiel nur der rechte oder nur der linke) Fuß auftritt. Die Füße sollen etwa 10 cm gehoben werden.

Alter	Anfänger Laufzeit (min.)	Schrittzahl (pro min.)	Geübte Laufzeit (min.)	Schrittzahl (pro min.)	Fortgeschrittene Laufzeit (min.)	Schrittzahl (pro min.)
20 – 29	4,5	60	6	70	6	90
30 – 39	4	60	6	60	6	80
40 – 49	3,5	60	5,25	60	6	70
50 – 59	3	50	4,5	60	6	60

Skiwandern

Der Skilanglauf findet seit einiger Zeit bei uns immer mehr Freunde. Grundsätzlich kann er jedem empfohlen werden. Verletzungen oder gesundheitliche Störungen treten dabei nicht auf, wenn man sich vorher ausreichend lange durch Gymnastik vorbereitet hat.

Wie beim Jogging empfiehlt es sich, die Lauftechnik am Vorbild eines erfahrenen Langläufers zu erlernen. Gute Skier, Schuhe und Kleidung erhält man im Fachgeschäft. Nach Möglichkeit sollte man einem Skiclub beitreten, wo erfahrene Skiläufer den Anfänger beraten und unterstützen und darüber hinaus auch die Kontakte noch gepflegt werden.

Zum Training der Ausdauer eignen sich gespurte Loipen am besten. Wer die unberührte Natur vorzieht, also seine Strecke selbst im Neuschnee spurt, wird erheblich stärker belastet und sollte sich vor Überanstrengungen hüten.

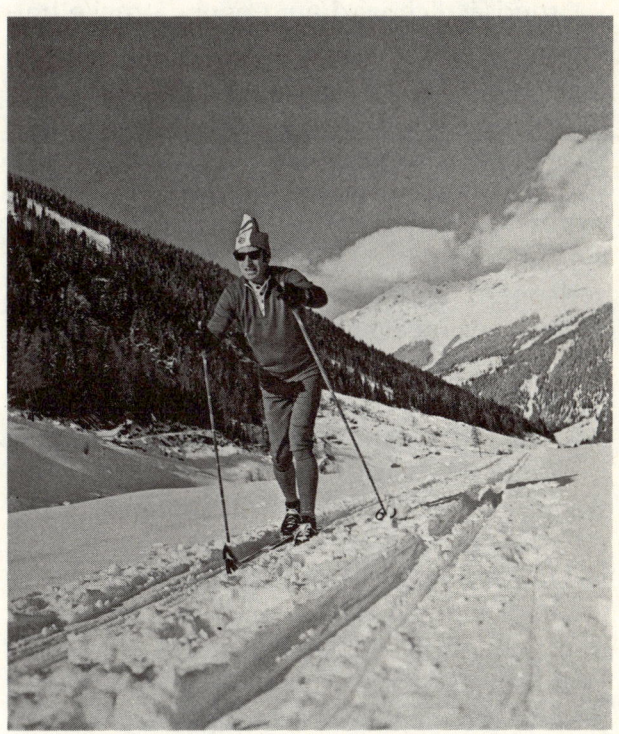

Der Ungeübte beginnt mit 2- bis 3mal 2 km pro Woche auf gespurter Loipe. Die Strecke sollte in etwa 20 Minuten zurückgelegt werden. Danach kann man jede Woche um 1 km steigern und auch die Zeit für die Laufstrecke verkürzen. Vernünftiges Ziel für Gesunde sind nach 5 Wochen 6 km Langlauf auf gespurter Loipe in 50–55 Minuten.

Radfahren

Im Vergleich zu allen anderen Sportarten bietet es den Vorteil der Gelenkentlastung. Regelmäßiges Radfahren kann also vor allem Übergewichtigen und Menschen mit Gelenkschäden empfohlen werden.

Grundsätzlich wird auf ebener Strecke trainiert. Zumindest für Anfänger bildet Bergauffahren eine zu starke, möglicherweise gesundheitsschädliche Belastung. Der Ungeübte trainiert etwa 3mal wöchentlich mit einer Strecke von 2–4 km, die in 8–18 Minuten zurückgelegt werden sollte. Nach Ablauf von 3 Wochen beginnt man, die Strecke jede Woche um 2 km zu verlängern und die Zeit abzukürzen. Nach 10 Wochen regelmäßigen Trainings schafft der Gesunde etwa 20 km in rund 90 Minuten. Dabei kann man es zum Dauertraining belassen oder die Strecke noch weiter ausdehnen.

Grundsätzlich gilt für jede Sportart: Wenn während oder nach dem Training unklare Beschwerden gleich welcher Art auftreten, wird so bald wie möglich der Therapeut aufgesucht, damit die Ursachen erkannt und beseitigt werden können. Erst danach darf das Training – vielleicht nach den Anweisungen des Therapeuten geändert – wieder fortgesetzt werden.

Sportgeräte für Zuhause

Baligerät – Expander

Die balinesischen Tempeltänzerinnen wurden nicht nur durch ihre Tanzkunst, sondern auch wegen ihrer Schönheit weltberühmt. Allgemein gelten die Balinesen als körperlich wohlgestaltet und künstlerisch hochbegabt. Es ist kein Zufall, daß das *Baligerät,* ein Heilgymnastikgerät aus federndem Stahl, den elastischen Lianen nachgebildet wurde, mit denen die Balinesen ihre Beweglichkeit und Schönheit erhalten.

Mediziner wiesen nach, daß das Baligerät bei regelmäßigem Training die Haltung deutlich verbessert, die Muskeln kräftigt und die Atmung trainiert. Namhafte Herzspezialisten empfehlen das Baligerät sogar als Vorbeugungsmaßnahme gegen Herzkrankheiten.

Vor allem der weibliche Körper wird durch das Baligerät vielfältig beeinflußt, dazu genügt schon ein Training von täglich nur 10 Minuten, wenn nur regelmäßig geübt wird. Die Beckendurchblutung der Frau, wegen ihrer anatomischen Besonderheiten oft Ursache von Krampfadern, wird durch Training mit dem Baligerät nachweislich angeregt, die weibliche Brust auf natürliche Weise ohne die Gefahren einer Hormonbehandlung oder Schönheitsoperation geformt und gefestigt.

Männern wird vielleicht der *Expander* eher zusagen, ein seit langem bekanntes Sportgerät mit 2 Handgriffen, zwischen denen starke Gummiseile mit unterschiedlichem Widerstand eingehängt werden. Der Expander kräftigt vor allem die Muskulatur. Man sollte mit geringem Widerstand beginnen und erst allmählich auf stärkere Gummiseile steigern. Man kann auch zu Anfang einfach nur 2 Gummiseile einhängen und mit zunehmender Übung auf 3, später 4 oder 5 (je nach Gerät) steigern.

Ergometer

Dieser Apparat wird in der Medizin zur Messung der körperlichen Arbeitsleistung verwendet. Mediziner empfehlen das *Zimmerfahrrad* zum Heimtraining, weil es den ganzen Körper beeinflußt. Auch als *Rudergeräte* sind solche Heimtrainer im Handel.

Beim Zimmerfahrrad wird der Widerstand, der dem Körper entgegengesetzt wird, durch eine schwere, verschieden stark bremsbare Schwungscheibe gebildet, so daß eine Dosierung der Leistung entsprechend der körperlichen Verfassung möglich ist. An einem „Kilometerzähler" kann man gewöhnlich die körperliche Leistung ablesen.

Beim Rudergerät sind die Widerstände am beweglichen Sitz und in den Lagern der „Ruder" eingebaut.

Am besten bespricht man mit dem Arzt, welches Gerät im Einzelfall besser geeignet ist und wie man die Leistung allmählich steigert. Überanstrengungen und Rekordsucht sind hier wie bei jedem körperlichen Training immer schädlich.

Medizinball

Der große, weiche, 2–3 kg schwere Medizinball von 40–50 cm Durchmesser hat in der Heilgymnastik seit langem seinen festen Platz. Durch sein Gewicht trainiert er im zwanglosen Spiel im Freien oder in der Sporthalle die gesamte Körpermuskulatur. Daneben gibt es eine Reihe ganz gezielter Übungen, die unter Anleitung der Krankengymnastin je nach Heilanzeige durchgeführt werden. So kann der Ball mit dem rechten und linken Arm abwechselnd gestoßen werden, bei anderen Übungen wird er mit Schwung entweder nach vorn, über den Kopf oder zwischen den gegrätschten Beinen nach hinten oder aus Gesäßhöhe nach vorn über den Kopf geworfen.

Welche Übungen im Einzelfall sinnvoll sind und wie oft sie durchgeführt werden, entscheiden Facharzt und Krankengymnastin.

Massagen

– „Streicheleinheiten" und medizinische Anwendung

Kein Fachmann wird Einwände erheben, wenn man gelegentlich durch leichtes Kneten, Streichen und Klopfen schmerzende Füße oder verkrampfte Wadenmuskeln – um zwei Beispiele zu nennen – selbst massiert. Massage als Heilmittel dagegen bleibt dem ausgebildeten Fachmann vorbehalten, zumindest muß der Laie vom Masseur zur korrekten Durchführung der Massage angeleitet werden, um gesundheitliche Schäden zu vermeiden.

Massage ist ein altbewährtes Heilmittel. Sie soll nur am gut durchgewärmten Körper erfolgen und kann körperlicher Bewegung vorangehen oder folgen, je nach der Heilaufgabe. Meist empfiehlt sich die Kombination von Massage und Gymnastik.

Gewöhnlich beginnt die Behandlung mit der Streichmassage, geht dann zur Knet- und Walkmassage über und endet mit Klopf- und Reibemassage. Massagen lockern verkrampfte, verspannte oder überanstrengte Muskelgruppen, die behandelte Muskulatur wird gekräftigt, die Durchblutung angeregt, Schlacken und Krankheitsstoffe können beschleunigt abtransportiert werden. Zwar ist die Massage als Vollmassage möglich, meist wird sie aber als Teilanwendung durchgeführt.

Gebräuchliche Massagen

Streichmassage (Effleurage)

Wohl jeder kennt die wohltuende Wirkung eines besänftigenden Streichelns. Dieser beruhigende Effekt wird hier therapeutisch ausgenutzt. Gleichzeitig fördert man den Blutstrom zum Herzen und beseitigt venöse Stauungen, da Streichmassage stets herzwärts erfolgt. Der Druck der massierenden Hände hängt von der beabsichtigten Wirkung ab.

Knetmassage (Pétrissage) – Walkmassage

Die Knetmassage beseitigt vor allem Verspannungen und Härten der Muskulatur, die Walkmassage unterstützt durch Dehnung der Weichteile diesen Effekt. Bei der Knetmassage werden die Muskeln bis auf die Knochen kräftig durchgeknetet und gelockert. Unter Walkmassage versteht man die Verschiebung der Weichteile mit den Händen, die sich dabei in entgegengesetzter Richtung bewegen.

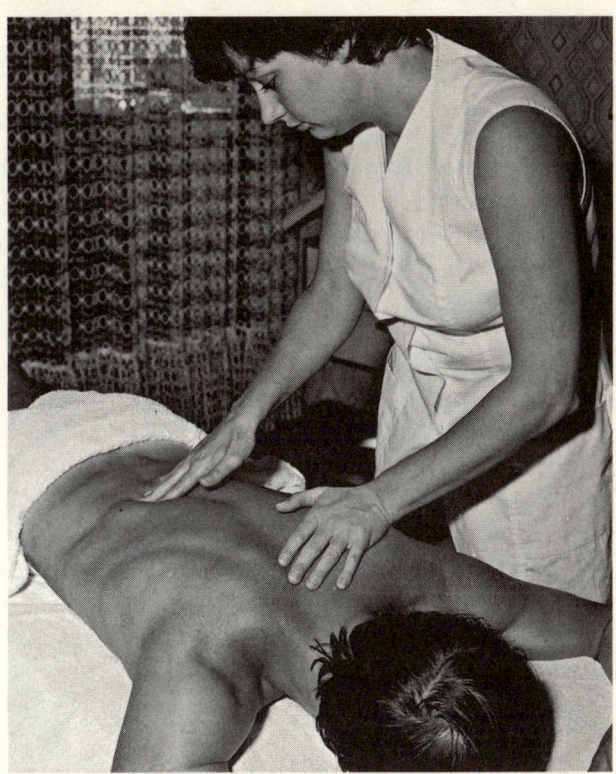

Klopfmassage (Tampotement)

Durch Klopf- und Klatschmassage wird die Durchblutung von Haut und Geweben angeregt. Dazu klopft man in rascher Folge mit der Kleinfingerseite auf die zu behandelnde Zone oder klatscht mit Handflächen und Handrücken auf den Körper.

Reibemassage (Friktion)

Die Reibemassage regt den Abtransport von Schlacken aus den Geweben an und lindert Muskelverkrampfungen und Spannungen. Der Masseur kreist dabei mit den Fingerspitzen oder dem Handballen auf dem zu behandelnden Körpergebiet.

Sonderformen der Massage

Nervenmassage – Nervenpunktmassage

Die Wirkung der Nerven- und Nervenpunktmassage erklärt sich aus den Grundsätzen der Neuraltherapie (siehe dort). Beide Formen bleiben dem ausgebildeten Fachmann vorbehalten.

Bei der Nervenmassage behandelt der Masseur das Verlaufsgebiet eines Nervs, um auf diese Weise auf innere Organe einzuwirken oder Lähmungserscheinungen zu beheben.

Zur Nervenpunktmassage werden bestimmte, auf Druck schmerzhafte Nervenpunkte in der Haut massiert. Druckschmerz der einzelnen Punkte entspricht Erkrankungen der zugehörigen inneren Organe, die durch Massage von außen günstig beeinflußt werden sollen.

Vibrationsmassage

Durch Vibrieren mit den leicht aufgelegten Fingerspitzen wird vor allem die Hautdurchblutung angeregt, Muskelverspannungen lösen sich, Hautleiden (Kupferrose) werden günstig beeinflußt. Die Massage erfordert eine besondere Ausbildung.

Zur Behandlung der Kupferrose (Knollennase) kann man einen Rasierapparat als Massagegerät verwenden. Im Handel sind verschiedene elektrische Vibratoren, mit denen eine intensivere Tiefenwirkung erzielt wird. Die Geräte arbeiten mit einem Eisenkern mit Drahtwicklung. Wenn man durch diese Wicklung den üblichen Wechselstrom mit einer Frequenz von 50 Hertz schickt, dann vibriert der Eisenkern entsprechend mit.

Bindegewebsmassage

Auch die Bindegewebsmassage als Form der Nervenmassage erfordert eine bestimmte Technik und bleibt dem Fachmann vorbehalten. Mit den Fingerspitzen werden die Headschen Reflexzonen der Haut (siehe Segmenttherapie) massiert und dadurch die entsprechenden inneren Organe beeinflußt. Die Massage beginnt am Kreuzbein und endet auf dem Rücken.

Bindegewebsmassage ist angezeigt bei vegetativen Funktionsstörungen und Erkrankungen, wie Asthma, Kopfschmerz, Migräne und Stuhlverstopfung.

Lymphdrainage

Die farblose, aus Blutwasser und weißen Blutkörperchen gebildete Lymphe fließt in einem eigenen Gefäßsystem durch den Körper. Sie versorgt die vom Blut nicht erreichten Gewebe mit Nährstoffen, transportiert Schlacken ab und beteiligt sich an der Abwehr von Krankheiten. Eine wichtige Rolle spielt die Lymphe in der Fettverdauung. Die kurzkettigen Fettsäuren der Pflanzenöle gelangen zum größten Teil sofort aus dem Darm zur weiteren Verstoffwechselung in den Pfortaderkreislauf der Leber, während langkettige Fettsäuren überwiegend von den Darmlymphgängen aufgenommen, in den Lungenkreislauf eingeschleust und erst in den Lungen zerlegt werden können.

In das Lymphgefäßsystem sind zahlreiche, zum Teil mehrere Zentimeter große Lymphknoten eingeschaltet, die als „Kläranlage" dienen; sie befreien die Lymphe von Krankheitserregern und giftigen Schlacken, ehe sie wieder in den Blutkreislauf eintritt.

In zwei großen Lymphstämmen, dem Milchbrustgang und dem rechten Lymphstamm, vereinigen sich alle Lymphgefäße.

Der rechte Lymphstamm nimmt Lymphe aus den Gefäßen der rechten Kopf-, Hals- und Brusthälfte und aus dem rechten Arm auf. Er mündet in den rechten Venenwinkel, die hinter dem Brustbein-Schlüsselbein-Gelenk liegende Vereinigungsstelle der Armvene mit der Drosselvene, die das Blut von Kopf und Hals ableitet (siehe Kreislauf).

Der Milchbrustgang, so bezeichnet, weil seine Lymphe nach Mahlzeiten durch Fette aus dem Darm milchig-trüb aussieht, sammelt die Lymphe aus dem restlichen Körper und leitet sie in den linken Venenwinkel.

Durch die Tätigkeit der Muskeln und durch nachdrückendes neues Gewebswasser wird die Lymphe in Bewegung gehalten.

Hauptursache zu geringer Lymphbewegung ist der heute weitverbreitete Mangel an körperlicher Bewegung. Wenn die Muskeltätigkeit stark verringert ist, stockt auch der Lymphumlauf. Dann sammeln sich Stoffwechselschlacken in den Geweben an, die zu Hauterkrankungen, Kopfschmerz, Rheumatismus, verringerter Abwehrkraft und anderen Erkrankungen führen.

Lymphdrainage, die im weitesten Sinne noch zur Massage gerechnet werden kann, will die Lymphe zum schnelleren Fließen anregen, also die mangelnde Muskeltätigkeit ausgleichen und ihre Folgen behandeln. Die langdauernde Therapie erfordert eine besondere Ausbildung und bleibt deshalb dem Fachmann vorbehalten.

Die Technik besteht darin, entlang der Lymphgefäße mit den Fingerspitzen unter an- und abschwellendem Druck spiralförmig kreisende Pumpbewegungen auszuführen, die den Lymphfluß anregen. Dadurch werden auch bei chronischen Krankheiten unklarer Ursache oft überraschende Heilerfolge erzielt.

Chinesische Medizin – Scharlatanerie oder überlegene Heilkunst?

Grundlagen der asiatischen Heilkunde

Die asiatische Medizin blickt in China auf eine fast 5000jährige Tradition zurück. Sie geht davon aus, daß der Körper von anatomisch noch nicht nachweisbaren Energiebahnen, den Meridianen, durchzogen wird. Diese Meridiane verteilen Energie in den Geweben und Organen, die bei der Verdauung im Drei-Er-wärmer-Organ am Magen und bei der Atmung entsteht. Außerdem transportieren sie die menschliche Erbenergie, die man mit der Lebenskraft in unserem Sinne vergleichen kann. Erbenergie ist von Geburt an in einem bestimmten Umfang vorhanden und kann nicht vermehrt, sondern nur erhalten werden. Wenn sie versiegt, dann stirbt der Mensch.

Nach chinesischer Auffassung entstehen Krankheiten durch Störung der Energieproduktion und Energiezirkulation. Sie können aus innerer Ursache, zum Beispiel durch falsche Ernährung oder seelische Störungen, aber auch durch die Umweltenergien Wind, Wärme, Kälte, Nässe und Trockenheit ausgelöst werden.

Dort, wo Energie auf dem Meridian konzentriert oder an die Oberfläche geleitet wird, befinden sich die chinesischen Diagnose- und Behandlungspunkte, insgesamt etwa 700. Über diese Punkte kann der Energiefluß im Meridian von außen beeinflußt werden. Möglich ist eine Anregung oder Abschwächung der Energie, ihre Umverteilung in andere Meridiane und die Ausleitung eingedrungener Umweltenergien, je nachdem, welcher Punkt auf dem Meridian behandelt wird.

Akupunktur durch den Fachmann

Mit der Akupunktur fing im Westen vor rund 20 Jahren alles an. Die Laienpresse, begierig nach medizinischen Sensationen, griff die chinesische Nadelheilkunst auf und weckte durch ihre zum Teil maßlos übertriebenen Berichte bei den Kranken übersteigerte Hoffnungen, die nicht erfüllt werden konnten. „Wunder" kann eben auch die Akupunktur nicht vollbringen.

Natürlich machten sich auch bald wieder geschäftstüchtige Scharlatane daran, „unbelastet" durch Ausbildung oder Verständnis für die Akupunktur, das Vertrauen der Kranken auszunutzen. Vor ihnen, die Akupunktur schematisch wie nach einer Art „Rezept" anwenden, muß auch heute noch gewarnt werden. Es gibt

sie unter Ärzten wie bei den Heilpraktikern. Ein schön eingerahmtes Diplom, vielleicht gar noch in chinesischer Schrift, das im Wartezimmer des Therapeuten hängt, bietet noch keinen Schutz – es kann in einem Schnellkurs erworben worden sein.

Wirklich sicher kann der Patient nur gehen, wenn er sich einen Akupunktur-Therapeuten in seiner näheren Umgebung von der Deutschen Ärztegesellschaft für Akupunktur eV, Deidesheimer Str. 14, D-8000 München 40, benennen läßt oder beim Bundesverband Deutsche Heilpraktikerschaft eV, Tersteegenstr. 77, D-4000 Düsseldorf, Arbeitsgemeinschaft für klassische Akupunktur und traditionelle chinesische Medizin, nach einem Heilpraktiker fragt (bitte Rückporto beilegen). In der Schweiz und in Österreich informiert man sich bei den regional zuständigen Berufsverbänden der Ärzte und Heilpraktiker.

Wir können an dieser Stelle die Akupunktur nicht detailliert beschreiben. Das erscheint auch entbehrlich, weil sie ohnehin nur vom Fachmann angewendet werden kann. Eine kurze Einführung in die praktische Durchführung mag daher genügen.

Zur Akupunktur verwendet man heute hauptsächlich Edelstahlnadeln unterschiedlicher Länge mit gewundenem Schaft und langer, dünner Spitze. Wenn es aus der Einstichwunde nachbluten soll, benutzt man auch dreieckige Nadeln. Für empfindliche Patienten gibt es ein Hämmerchen mit vielen kleinen Nadeln zum Abklopfen der Punkte. Anstelle von Edelstahl wird auch noch Gold oder Silber zu Akupunkturnadeln verwendet, wobei den beiden Edelmetallen eine besondere (aber umstrittene) Wirkung zukommen soll.

Die Nadeln werden unterschiedlich tief (1 mm bis mehrere Zentimeter) senkrecht oder schräg in die Punkte gestochen, manchmal auch (vor allem bei Lähmungen) bis zu 50 cm entlang eines Meridians unter die Haut geschoben, wobei gleichzeitig mehrere Punkte erfaßt werden. Durch Manipulation (zum Beispiel Drehen) an den Nadeln versucht der Therapeut, den Energiefluß wieder zu harmonisieren, also anzuregen oder zu dämpfen, Energieströme umzuleiten oder Krankheitsenergie auszuleiten.

Die Einzelsitzung dauert durchschnittlich 15–60 Minuten, bei manchen Patienten anfangs auch nur 5 Minuten. Die Anwendungen werden mehrmals bis zur vollständigen Besserung wiederholt.

Eine Sonderform, die *Moxibustion*, arbeitet mit Kugeln aus Kräutern, Gewürzen oder Salz über bestimmten Punkten. Sie werden auf Akupunkturnadeln gesteckt oder direkt auf die Punkte gebracht und dann abgebrannt, bis der Patient das Brennen spürt. Besonders genau kann man Kräuterzigarren auf den Punkten plazieren. Manchmal wird Kräuterpulver in einem Sieb verbrannt und mit dem Rauch der Meridianverlauf bestrichen.

Auch die Moxibustion bleibt der Anwendung durch den erfahrenen Fachmann vorbehalten.

Akupressur zur Selbsthilfe

Zur Selbsthilfe eignet sich nur die Akupressur. Dieses in China seit vorchristlicher Zeit bewährte Heilverfahren, aus dem später wahrscheinlich die Akupunktur hervorging, behandelt die Punkte durch Druck mit den Fingerkuppen, seltener auch mit der ganzen Handfläche.

In China gehört die Akupressur heute schon in den unteren Schulklassen zum Lehrstoff, in Fabriken und Dorfgemeinschaften bildet man die Menschen systematisch zur Selbsthilfe im Krankheitsfall durch Akupressur aus. Auch wenn wir nicht alle der in China üblichen Heilanzeigen der Akupressur übernehmen sollten, in vielen Fällen ist dieses Heilverfahren der westlichen Therapie ebenbürtig oder überlegen, vor allem drohen dabei – richtige Anwendung vorausgesetzt – keine unangenehmen Nebenwirkungen.

Akupressur hat ihre Berechtigung vor allem dort, wo der Mißbrauch von Arzneimitteln die Volksgesundheit ernsthaft bedroht, vor allem bei Kopfschmerzen, Schlafstörungen, Angst, Depression, Unruhe, Nervosität und Stuhlverstopfung.

Zur Behandlung mit Akupressur stellt man zunächst so genau wie möglich fest, an welcher Krankheit man vermutlich leidet. Dann

Tafel 15: Massage zum Lockern von Verspannungen.

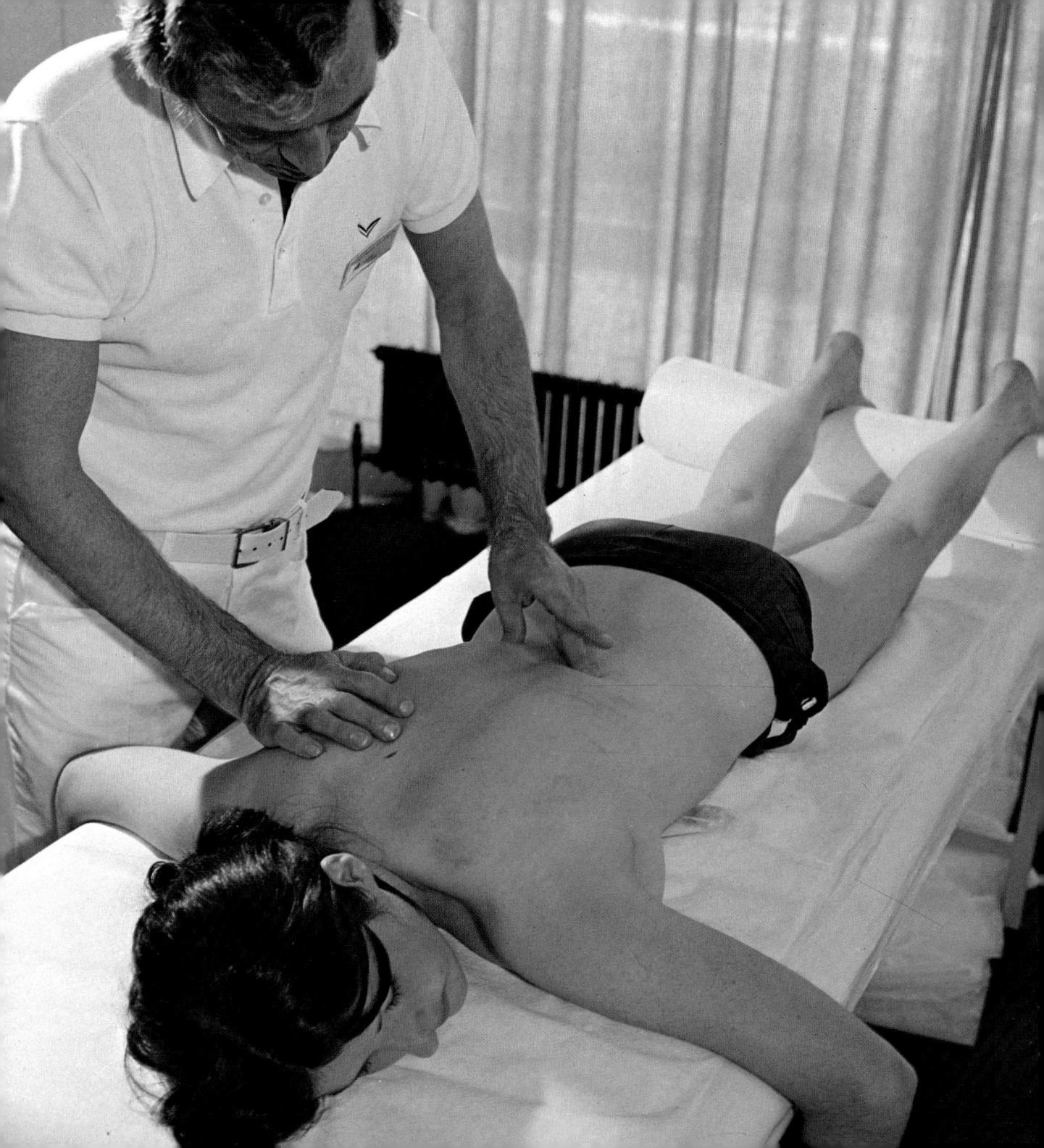

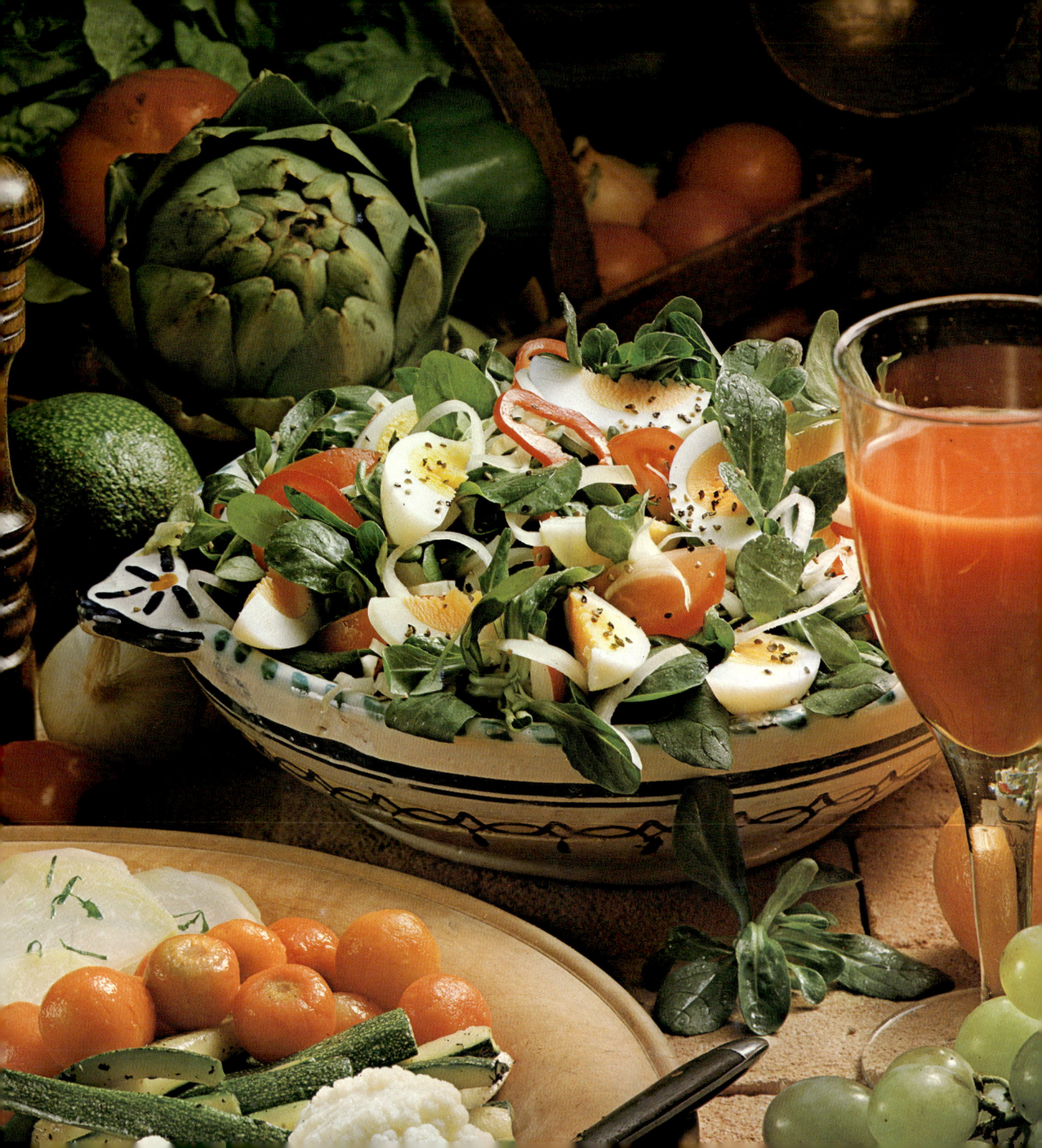

sucht man den entsprechenden Behandlungspunkt, ertastet ihn auf der Haut und kennzeichnet ihn, wenn er auf Druck schmerzt. Auf diese Weise erkennt man, welche Punkte zur Behandlung geeignet sein könnten. Wenn keiner der Punkte eindeutig schmerzhaft ist, wird man alle angegebenen Punkte mit Lippenstift, Kohlestift oder Hautcremetupfern markieren und behandeln müssen. Auch wenn die Behandlung der schmerzenden Punkte keine Wirkung hervorruft, muß man die anderen Punkte mitbehandeln oder über Hilfspunkte mit Fernwirkung versuchen, eine therapeutische Wirkung auszulösen.

Wer auch damit keinen Erfolg erzielt, muß überprüfen, ob er die Punkte korrekt behandelt hat und ob er nicht an einer ähnlich verlaufenden Erkrankung mit anderen Punkten leidet.

Erscheint alles korrekt, kann die Krankheit wahrscheinlich durch Akupressur nicht beeinflußt werden, ärztliche Hilfe ist dann notwendig. Fachmännische Untersuchung wird aber auch erforderlich, wenn die Symptome der Krankheit nicht bald deutlich nachlassen oder wenn der Allgemeinzustand des Patienten stärker beeinträchtigt ist.

Die Punkte werden – je nach Anweisung – mit Daumen, Zeige- oder Mittelfinger, seltener mit zwei Daumen oder Zeige-, Mittel- und Ringfinger zugleich behandelt. Am Bauch ist manchmal Pressur mit der ganzen Handfläche notwendig.

Die Fingerkuppen legt man fest auf die Punkte und führt kreisende Bewegungen aus; der Druck kann leicht schmerzhaft sein. Leichte Punktmassage ist an empfindlichen Körperstellen angezeigt; sie dauert bis zu 30 Sekunden. Mittelstarke Pressur von etwa 15 Sekunden Dauer eignet sich zur Behandlung der Bauchpunkte, stärkere Pressur ist an allen anderen Körpergebieten notwendig. Die schwer erreichbaren Punkte am Rücken behandelt ein Helfer, man kann sich aber auch einfach mit dem Rücken so auf eine harte Kugel legen, daß genau der Punkt getroffen wird.

Die folgende kurze Auswahl aus den Heilanzeigen der Akupressur kann nur in groben Zügen die vielfältigen Heilwirkungen chinesischer Punktmassage wiedergeben. Wer sich ausführlicher informieren will und alle Heilanzeigen kennenlernen möchte, dem wird die Lektüre eines speziellen Buches über Akupressur empfohlen, das genaue Anleitung zur Selbsthilfe im Krankheitsfall gibt.

Abgespanntheit – Ermüdung – Leistungssteigerung

Eine Domäne der Akupressur sind Ermüdungszustände im Gefolge vegetativer oder hormoneller Störungen, bei niedrigem Blutdruck, im Alter und durch seelische Ursachen, wie Widerwillen und Unlust. Akupressur verbessert das Leistungsvermögen, fördert das Durchhaltevermögen und regt die Wachheit und Vitalität an, ohne wie ein Anregungsmittel aufzuputschen.

Wichtigster Punkt in solchen Fällen ist der in Nackenmitte in einer Vertiefung am Ende der Schädelbasis. Der Kopf wird leicht angehoben. Dann preßt man 7 Sekunden lang kräftig mit dem Daumen in diese Grube.

Tafel 16: Salat und Gemüse sind Grundlagen der Rohkost.

Regelmäßig am Morgen durchgeführt, steigert diese Übung bald das allgemeine Wohlbefinden und Leistungsvermögen.

Zusätzlich tastet man an beiden Seiten des Halses nach der Halsschlagader. Zeige- und Mittelfinger werden so unter dem Kiefer angesetzt, daß die Arterie zwischen den Fingerkuppen pulsiert. Dann preßt man seitlich der Arterie dreimal nicht zu stark von oben nach unten. Anschließend massiert man zuerst rechts, dann links vom Ohr am Kiefer entlang bis zur Halsschlagader fest und gleichmäßig mit dem Daumen.

Schließlich tastet man am Nacken 3 cm rechts und links der Nackenmitte nach dem Ansatz der Nackenmuskeln und preßt diese von oben nach unten.

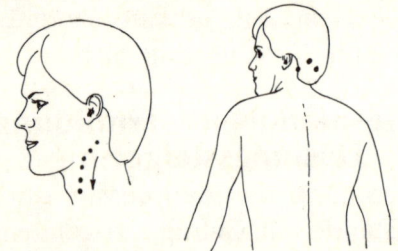

Depressive Verstimmung – Angstzustände

Angstzustände und vorübergehende depressive Verstimmungen kennt wohl jeder aus eigener Erfahrung. Sofern sie nicht Zeichen ernster seelischer oder körperlicher Erkrankungen sind, sprechen sie gewöhnlich auf Akupressur gut an. Ein Versuch lohnt sich immer und ist dem unkontrollierten, unkritischen Gebrauch von „happy pills" (Psychopharmaka) vorzuziehen.

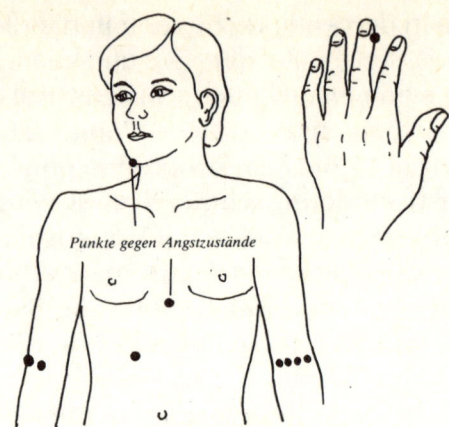

Punkte gegen Angstzustände

Die Punkte gegen Angst liegen auf der Körpermittellinie genau an der Kinnspitze und am unteren Ende des Brustbeins. Zusätzlich kann man seitlich außen unterhalb der Kniescheibe in der dort gelegenen Vertiefung die „Punkte des göttlichen Gleichmuts" massieren.

Punkte gegen Depression, Schwermut und Niedergeschlagenheit liegen am rechten Oberbauch an dessen empfindlichster Stelle, in der Ellbogenfalte, die man Zentimeter um Zentimeter von innen nach außen preßt, außerdem an der Pulsstelle am Handgelenk und am Nagel des Mittelfingers, der mit dem Daumen der jeweils anderen Hand massiert wird.

Minderwertigkeitsgefühle

Minderwertigkeitsgefühle können einen Menschen zu Höchstleistungen anspornen oder ihm das ganze Leben vergällen, je nachdem, wie er auf seine eigene Unzulänglichkeit reagiert. Schwere Komplexe werden wohl immer durch Psychotherapie behandelt werden müssen, in leichteren Fällen ist Akupressur oft ebenso wirksam und hilft vor allem schneller als die langwierige seelische Behandlung.

Zunächst preßt man hinter dem Ohr den Punkt in der Knochenvertiefung, dann behandelt man die Vertiefung in Nackenmitte am unteren Ende der Schädelbasis. Hilfspunkte liegen innen am Fußknöchel und in der Mitte der Fußsohle, wo mit dem Daumen kräftig gepreßt wird.

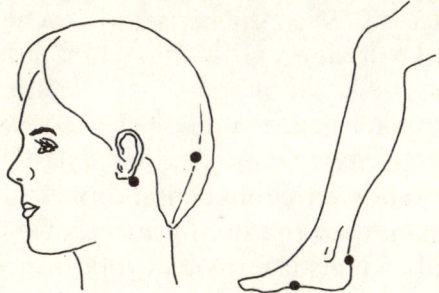

Nervosität

Nervosität kann gewöhnlich – wenn nicht gerade eine ernste organische oder seelische Krankheit als Ursache vorliegt – durch Akupressur gut behandelt werden.

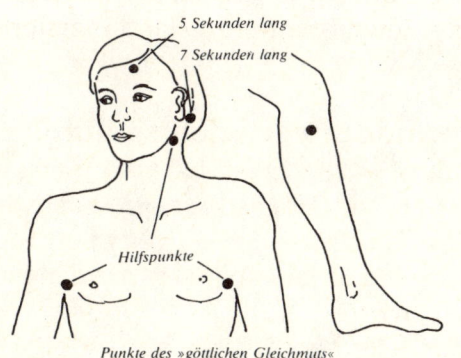

5 Sekunden lang
7 Sekunden lang
Hilfspunkte

Punkte des »göttlichen Gleichmuts«

Zunächst preßt man seitlich unterhalb der Kniescheiben in den Vertiefungen die „Punkte des göttlichen Gleichmuts", dann drückt man 5 Sekunden lang auf die Mitte der Schädeldecke und 7 Sekunden in die Vertiefung in Halsmitte am Ende der Schädelbasis. Hilfspunkte liegen auf der Brust vor der Achselhöhle und hinter der Kinnlade.

Bluthochdruck – Blutunterdruck

Bluthochdruck muß immer unter ärztlicher Verlaufskontrolle durch Akupressur behandelt werden. Zwar sind die Fälle von Hochdruck durch nervöse und seelische Faktoren sehr häufig, hinter der Hochdruckkrankheit können sich aber auch ernste organische Erkrankungen verbergen, die ärztlich behandelt werden müssen.

Zunächst preßt man auf der Höhe des Adamsapfels rechts und links gleichzeitig dreimal kräftig auf die Halsschlagader, wobei man tief einatmet. Dann wird zweimal in die Grube unterhalb der Schädelbasis in Nackenmitte gepreßt und mit den Fingern beider Hände zugleich unterhalb des Nabels das Gewebe nicht zu stark massiert. Abschließend preßt man an der Außenseite des Handgelenks in Höhe der Handgelenksfurche und zieht fünfmal kräftig an der Spitze des Mittelfingers.

Schwindel und drohender Ohnmacht durch *Blutunterdruck* beugt man unauffällig vor, indem man am Nagelwinkel des kleinen Fingers innen die auf Druck leicht schmerzhafte Stelle bei Bedarf 30 Sekunden lang kräftig mit dem Daumennagel der anderen Hand reibt. Außer-

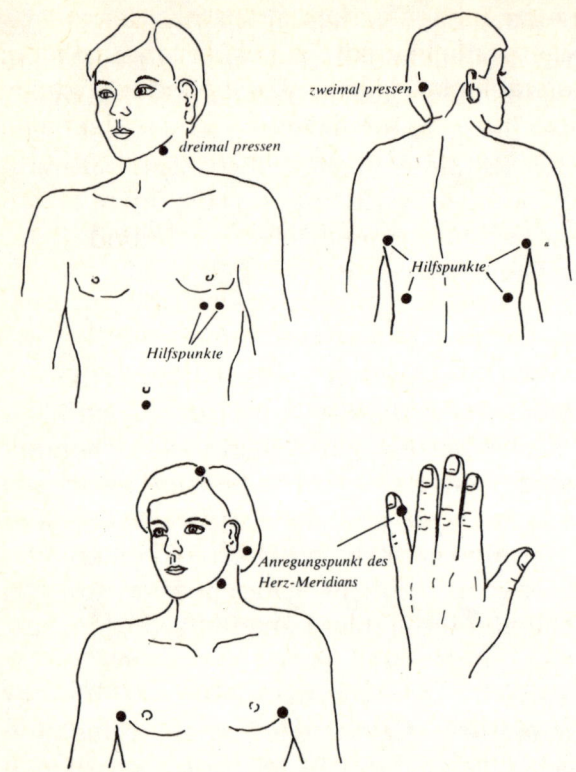

dreimal pressen

zweimal pressen

Hilfspunkte

Hilfspunkte

Anregungspunkt des
Herz-Meridians

Deshalb muß der Arzt aufgesucht werden, wenn man häufig oder längere Zeit unter Kopfschmerzen leidet und wenn die Kopfschmerzen sehr heftig auftreten. In den meisten Fällen genügt Akupressur zur Behandlung.

Allgemeine Kopfschmerzen, volkstümlich als „Schädelbrummen" bezeichnet, behandelt man durch kräftigen Druck auf die schmerzenden Punkte über den Augenbrauen. Zusätzlich preßt man mit Daumen und Zeigefinger auf die Mitte des Nasenrückens und abschließend die Punkte in den Vertiefungen hinter den Ohren. Hilfsweise klopft man zusätzlich den Ohrknorpel leicht ab, trommelt auf die Schädeldecke und massiert entlang der Schädelmittellinie von der Stirn zum Hinterkopf. Schließlich kann man noch mit dem Daumen die Schlagader am linken Handgelenk und die Punkte seitlich der großen Zehen pressen.

dem kann man wie beim Bluthochdruck seitlich vom Adamsapfel gegen die Halsschlagader pressen und in Nackenmitte die Grube unterhalb der Schädelbasis behandeln. Abschließend streicht man von dieser Grube entlang der Mittellinie des Hinterkopfes nach oben zur Schädeldecke und massiert kräftig die Kopfhaut.

Kopfschmerz – Migräne

Kopfschmerzen können harmlos sein, dahinter kann sich aber auch eine mehr oder weniger ernste organische Erkrankung verbergen.

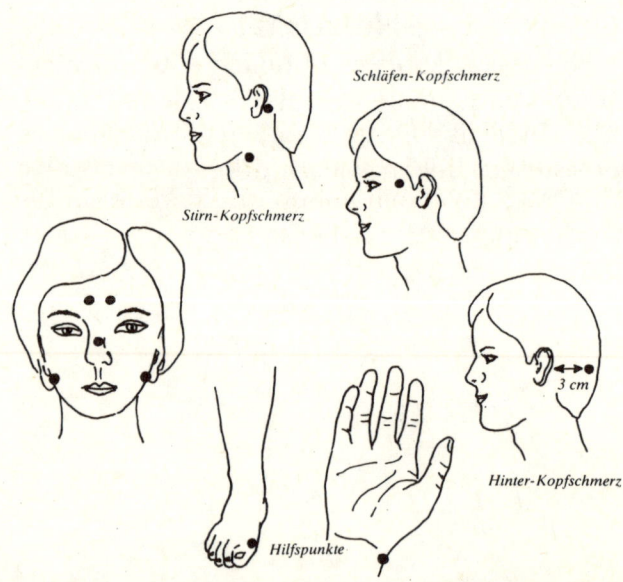

Schläfen-Kopfschmerz

Stirn-Kopfschmerz

3 cm

Hinter-Kopfschmerz

Hilfspunkte

Beim *Schläfenkopfschmerz* drückt man mit dem Zeigefinger zwischen Augenbrauenende und Ohrmuschel gegen den Knochen. Wenn der Schmerz von den Augen ausstrahlt und mit Sehstörungen verbunden ist, liegt wahrscheinlich ein akuter Glaukomanfall (grüner Star) vor, der sofort fachärztlich behandelt werden muß. Auch der blitzartig auftretende, heftige, quälende Schläfenkopfschmerz bei Rauchern deutet auf eine sofort ärztlich zu behandelnde Krankheit hin. Akupressur ist in solchen Fällen nicht angezeigt.

Hinterkopfschmerzen behandelt man durch Pressur der Punkte im Nacken 3 cm vom Ohr entfernt mit Zeige- und Mittelfinger.

Gegen *Stirnkopfschmerzen* hilft der Fingerdruck in die Mulde hinter dem Ohrläppchen bei gleichzeitigem Daumendruck auf die Halsschlagader.

Migräneschmerzen kann man durch Akupressur bei bekannter Veranlagung vorbeugen. Zur Behandlung preßt man die gleichen Punkte wie bei Kopfschmerzen. Der Hauptpunkt liegt in der Vertiefung an der Schläfe. Danach preßt man mit dem Zeigefinger an beiden Augenwinkeln außen und darüber in die Vertiefung an den äußeren Enden der Augen-

brauen. Schließlich behandelt man die inneren Augenwinkeln und die Punkte oberhalb der Kiefergelenke. Hilfspunkte befinden sich im Gewebe zwischen Daumen und Zeigefinger der linken Hand und seitlich der großen Zehe.

Nervöse Magenbeschwerden – Sodbrennen

Nervöse Magenbeschwerden sollten nie auf die leichte Schulter genommen werden, sie können die Grundlagen für spätere Geschwüre, manchmal sogar für Geschwülste schaffen. Nur der Arzt wird feststellen können, ob nervöse oder organische Beschwerden vorliegen, er sollte auch den Verlauf kontrollieren, damit aus den nervösen Beschwerden hervorgehende organische Magenkrankheiten rechtzeitig erkannt und behandelt werden.

Zur Behandlung durch Akupressur preßt man zunächst unter dem Brustbein fest in die Magengrube, dann drückt man seitlich an den Schlüsselbeinknochen und zum Abschluß links und rechts die Punkte neben der Wirbelsäule in Höhe der letzten Rippe. Gleichzeitig sollten die Punkte gegen Angst und Nervosität behandelt werden.

Bei *Sodbrennen,* das nach schweren Mahlzeiten auftritt, drückt man vorbeugend oder zur Behandlung zunächst am oberen Ende des Brustbeins. Dann sucht man rechts und links auf dem Schlüsselbein die leicht schmerzhaften Punkte, die kräftig gepreßt werden. Zum Abschluß klopft man beim Ausatmen mit Zeige- und Mittelfinger die Körpermittellinie von der Magengrube bis zum Nabel ab. Häufiges Sodbrennen muß vom Arzt untersucht wer-

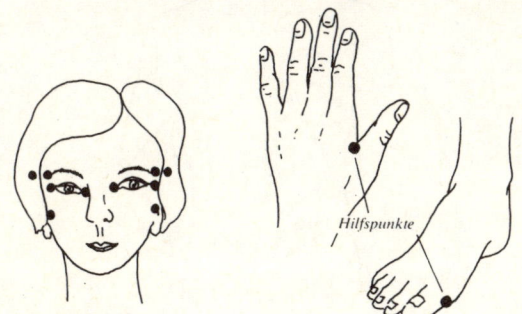

Hilfspunkte

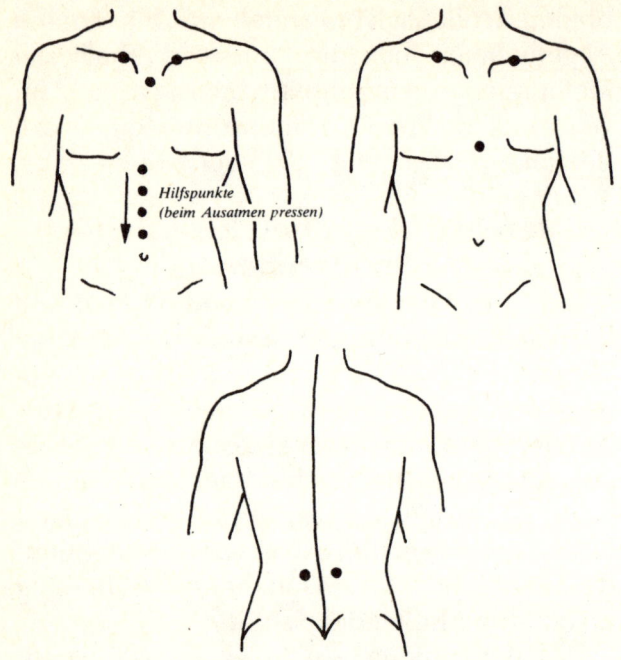

*Hilfspunkte
(beim Ausatmen pressen)*

und am Anfang des Wadenbeins. Zusätzlich kann am Handgelenk auf der Kleinfingerseite, seitlich über dem Gelenk am Unterarm, in Oberarmmitte, über dem 3. Kreuzbeinwirbel und rechts und links vom 5. Lendenwirbel massiert werden.

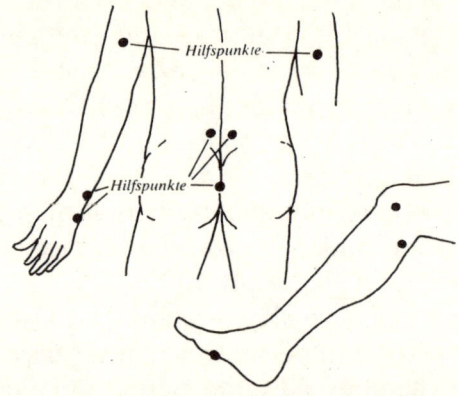

Hilfspunkte

Hilfspunkte

den, ehe ernste Krankheiten im Anfangsstadium sich verschlimmern.

Stuhlverstopfung

Die ständige Stuhlverstopfung ist heute zu einer echten Volksseuche geworden, der ständig steigende Verbrauch von schädlichen Abführmitteln beweist es. Mit etwas Geduld kann dieses Übel dauernd beseitigt werden, ohne daß Nebenwirkungen zu befürchten sind. Voraussetzung für den Erfolg der Akupressurbehandlung ist, daß man dem Stuhldrang immer nachgibt.

Zunächst preßt man mit dem Zeigefinger hinter dem 4. Mittelfußknochen an die Fußsohle, dann drückt man unterhalb der Kniescheibe

Husten – Schnupfen – Heiserkeit

Husten, der binnen 3 Tagen durch Akupressur nicht spürbar gelindert wurde, muß ärztlich behandelt werden. Das gilt auch bei Heiserkeit, hinter der sich bei Rauchern nicht selten eine Kehlkopfgeschwulst verbergen kann.

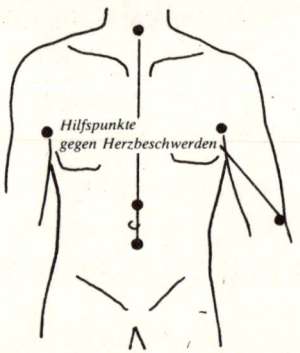

*Hilfspunkte
gegen Herzbeschwerden*

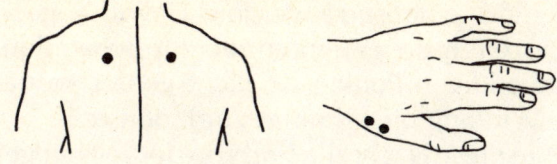

drückt man auf den Vorsprung der Schlüsselbeinknochen. In kurzen Abständen wird diese Behandlung mehrmals wiederholt. Zusätzlich kann man viermal je 7 Sekunden lang in die Magengrube pressen und innen am Ellbogen drücken.

Gegen *Husten* tastet man zunächst in Höhe des 3. Brustwirbels 4–5 cm nach rechts und links außen bis zu den beiden Vertiefungen, in die man sechsmal täglich kräftig fünfmal hintereinander drückt. Statt dessen kann man auch fünfmal täglich mit den Daumen von unten leicht gegen die Nasenflügel klopfen oder mit dem linken Daumen den rechten Daumenballen drücken.

Heiserkeit darf selbständig nur behandelt werden, wenn sie eindeutig Folge eines Kehlkopfkatarrhs ist, wenn also andere Symptome auf eine Erkältung hinweisen. Sonst muß der Arzt sobald wie möglich aufgesucht werden.

Zur Behandlung preßt man zuerst beidseits des Adamsapfels auf die Schilddrüse und massiert von oben nach unten den Hals. Dann

Bei *Schnupfen* kann rechtzeitige Akupressur den Katarrh oft noch im Keim ersticken. Dazu setzt man die Fingerkuppen innen auf die Augenbrauen und massiert zur Gesichtsmitte hin, dann preßt man in die Nasenflügelfalte und massiert mit Daumen und Zeigefinger die Nasenwurzel. Hilfsweise kann man in Höhe der 4. Rippe mit dem Zeigefinger das Brustbein massieren und zwei Fingerbreiten von der Hautfalte zwischen Daumen und Zeigefinger entfernt in die dort gelegene Vertiefung drücken, wobei man immer zuerst links beginnt.

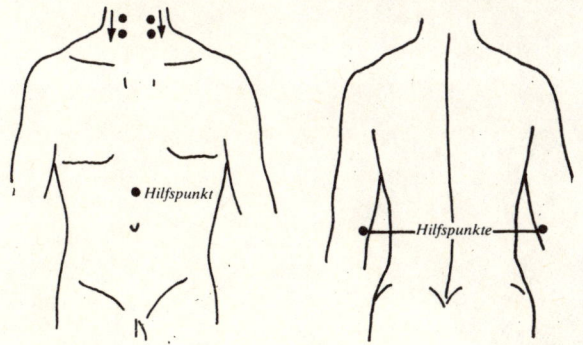

Hilfspunkt

Hilfspunkte

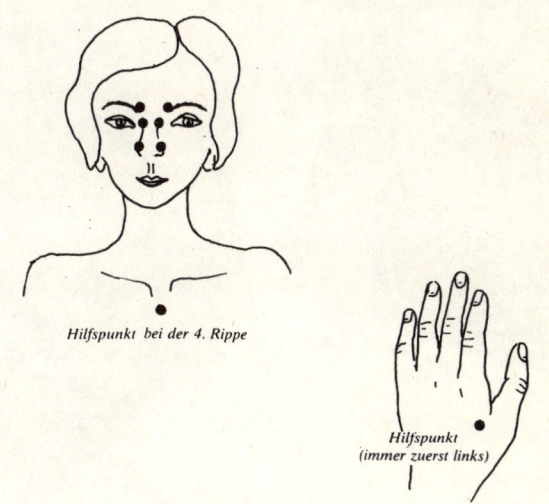

Hilfspunkt bei der 4. Rippe

Hilfspunkt
(immer zuerst links)

Elektroakupunktur für den Hausgebrauch

Akupunktur mit Nadeln ist schmerzhaft, außerdem kann es dabei zu Infektionen kommen, wenn die Nadeln nicht richtig desinfiziert wurden – schlimmstenfalls zur Leberentzündung. Auch bei der Moxibustion lassen sich Schmerzen nicht ganz vermeiden. Die Akupressur erfolgt zwar schmerzlos, kann aber nur begrenzt eingesetzt werden. Davon abgesehen treffen die Patienten die zur Behandlung notwendigen Punkte oft nicht genau, so daß die Wirkung nicht immer zufriedenstellt.

Alle diese Nachteile sind von der seit einigen Jahren immer mehr an Bedeutung gewinnenden Elektroakupunktur nicht zu erwarten. Die Haut wird nicht verletzt, so daß es keinen Schmerz und keine Infektion gibt, das Gerät zeigt außerdem selbst die zu behandelnden Punkte an, so daß keine Fehler mehr vorkommen. Zwar kann Elektroakupunktur die klassischen Verfahren nicht in allen Fällen, aber doch sehr oft ersetzen.

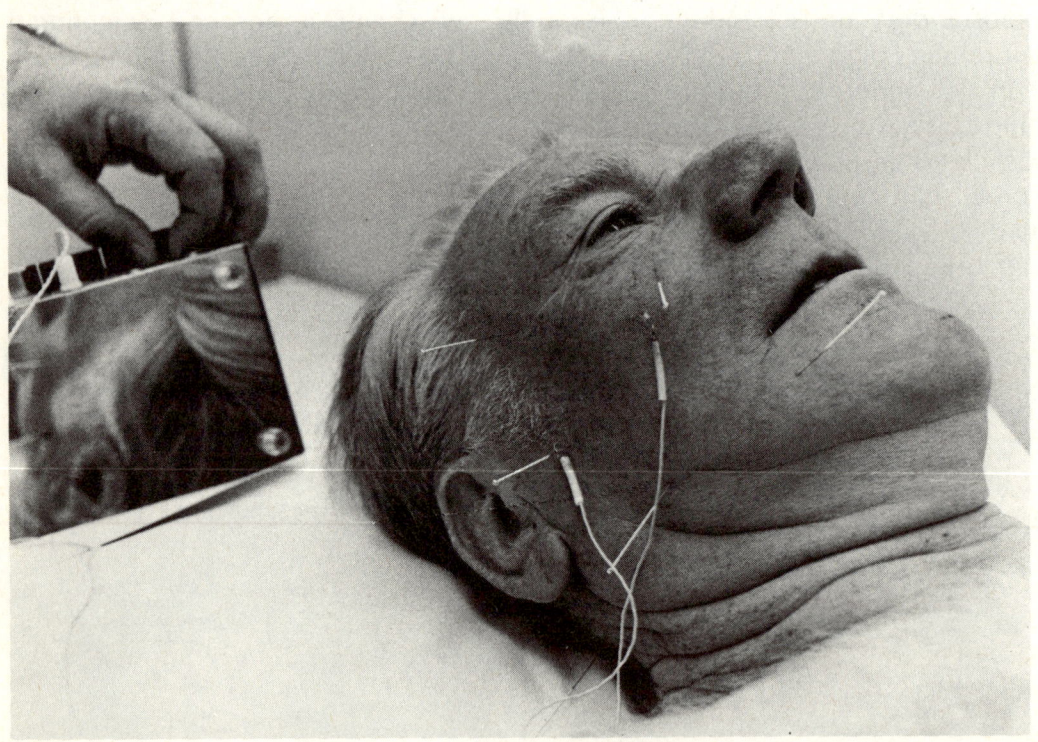

Bioelektrizität – Grundlage der Elektroakupunktur

Wir wissen schon seit einiger Zeit, daß die Wirkung der chinesischen Punktbehandlung zum Teil durch Harmonisierung der Bioelektrizität zustandekommt. Darunter versteht man schwache elektrische Ströme, die bei allen Lebensvorgängen im Körper auftreten. Sie werden auch in der europäischen Schulmedizin genutzt, zum Beispiel zur Herz- (EKG) oder Gehirn- (EEG) Diagnostik. Wissenschaftliche Untersuchungen über Veränderungen der Bioelektrizität durch Akupunktur ergaben, daß sie durch Einstechen und Drehen der Nadeln beeinflußt wird – zugleich ein Beweis dafür, daß die Wirkung nicht nur auf dem Glauben des Kranken daran beruht.

Es lag nahe, sich nach dieser Erkenntnis zu fragen, ob denn der „Umweg" über die Nadeln überhaupt erforderlich ist, oder ob man nicht besser unmittelbar mit Elektrizität arbeiten soll. Daraus wurde die Elektroakupunktur entwickelt. Sie arbeitet mit niederfrequentem Schwachstrom zwischen 1,5 und 9 Volt, der weitgehend der Bioelektrizität entspricht und für den Menschen vollkommen ungefährlich ist. Er bewirkt eine positive Veränderung gestörter bioelektrischer Verhältnisse, die nicht selten sofort spürbar wird. Viele Menschen geben an, daß von den behandelten Punkten ein leichtes Prickeln oder Pulsieren ausgeht, das nicht als unangenehm empfunden wird. Akute

Symptome können schlagartig verschwinden. Allerdings bedeutet das noch keine Heilung.

Die Bioelektrizität im Körper muß in der Regel durch mehrmalige Behandlung dauerhaft stabilisiert und harmonisiert werden. Ergänzend kommen oft noch andere Naturheilverfahren in Frage, vor allem Heilkräuter.

Praktische Anwendung

Erkrankungen bedeuten fast immer auch Störungen der Bioelektrizität. Sie können am veränderten elektrischen Hautwiderstand über den chinesischen Punkten gemessen und positiv beeinflußt werden. Zur Therapie behandelt man also alle Punkte, über denen das Akupunkturgerät bioelektrische Störungen anzeigt.

Anhaltspunkte dafür, wo man bei den verschiedenen Krankheiten nach solchen Punkten suchen soll, geben die klassischen Akupunkturtafeln dem Therapeuten. Bei einfacheren Gesundheitsstörungen, die man gewöhnlich selbst behandelt, weisen die in diesem Buch bei Akupressur angegebenen Punkte auf die Körpergebiete hin, in denen man mit Hilfe des Elektroakupunkturgeräts nach Behandlungspunkten suchen muß.

Behandelt wird in der Regel 3mal täglich, zur Vorbeugung bestimmter Gesundheitsstörungen meist nur 1 bis 2mal. Die Anwendung dauert im Durchschnitt 2–4 Minuten, manchmal kürzer oder auch länger. Sie richtet sich nach der Anzeige am Gerät; sobald daraus erkennbar wird, daß sich die bioelektrischen Verhältnisse über einem Punkt normalisiert haben, beendet man die Behandlung.

Manche Fachleute betrachten Elektroakupunktur als ideale Möglichkeit zur Selbsthilfe, andere vertreten die Ansicht, daß sie nur vom Therapeuten oder zumindest nach dessen Anweisungen durchgeführt werden sollte. Dieser Meinungsstreit kann heute mangels ausreichender praktischer Erfahrungen noch nicht sicher entschieden werden. Es spricht aber nichts dagegen, wenn man bei klaren, einfacheren Erkrankungen, die man sonst auch immer selbst behandelte (zum Beispiel Erkältung, Kopfschmerzen), anstelle von chemischen Arzneimitteln Elektroakupunktur anwendet. In allen anderen Fällen muß aber – schon allein wegen der sicheren Diagnose – der Therapeut zugezogen werden.

Zum Teil hilft Elektroakupunktur auch vorbeugend, etwa durch Anregung der Körperabwehr oder durch rasche Linderung von bereits bestehenden Beschwerden mit deutlicher Abkürzung des Krankheitsverlaufs. Nur darf man keine unklaren Symptome durch Elektroakupunktur verschleiern, sonst erschwert das auch dem Fachmann die Diagnose.

Geräte zur Elektroakupunktur werden heute im medizinischen Versandhandel und in Sanitätsgeschäften in großer Auswahl angeboten. Sie arbeiten alle nach dem gleichen Prinzip: Elektrischer Strom (zum Teil aus handelsüblichen Trockenbatterien) zwischen 1,5 und 9 Volt wird über eine (bei großen Geräten auch über mehrere) Pluselektrode zur Behandlung der Punkte verabreicht, eine Minuselektrode

schließt dann den Stromkreis. Natürlich sind die Geräte mit technischen Raffinessen ausgestattet, die sich auf den Preis auswirken. Die meisten davon kann der Laie aber nicht nutzen, sie sind nur für Praxis und Klinik sinnvoll.

Deshalb ist beim Kauf kritische Zurückhaltung geboten, sonst gibt man leicht einige Hunderter umsonst aus. Für die gelegentliche Selbsthilfe reicht ein einfaches Gerät, das ab etwa DM 200,– erhältlich ist. Für Geräte mit mehreren Pluselektroden zur gleichzeitigen Behandlung verschiedener Punkte muß man mit DM 450,– bis DM 500,– rechnen. Ob sich dieser Mehraufwand lohnt, muß je nach Einzelfall beurteilt werden.

Grundsätzlich empfiehlt es sich immer, sich vom Therapeuten beraten zu lassen. Auskünfte erteilen auch die weiter vorne bei Akupunktur genannten Gesellschaften und Verbände der Ärzte und Heilpraktiker, die Deutsche Gesellschaft für Biomedizinische Technik eV, Markgrafenstr. 11, D-1000 Berlin 61, oder die Perseus-Medizintechnik, Askaripfad 7, D-8000 München 82. Wenn die örtlichen Sanitätsgeschäfte keine Elektroakupunkturgeräte führen, kann man sie über den medizinischen Versandhandel bestellen.

Elektroakupunktur kann vielleicht einmal zu einem modernen „Hausmittel" werden, mit dessen Hilfe man bei banalen Erkrankungen des Alltags ohne chemische Arzneimittel auskommt. Das wird sicher aber erst die Zukunft erweisen, wenn ausreichend Erfahrungen mit der Selbsthilfe vorliegen.

Gesund und fit durch richtige Ernährung

Falsche Kost, das Gesundheits- problem Nummer Eins

Jedes Lebewesen, ob Pflanze, Tier oder Mensch, braucht zur Erhaltung und Leistung Nahrungsstoffe. Während unsere affenähnlichen Urahnen sich noch vorwiegend von Pflanzen, gelegentlich auch von Insekten und Käfern ernährten, stand bei dem Steinzeitjäger das Fleisch im Vordergrund. Mit der Seßhaftig-keit unserer Vorfahren wurde schließlich das Getreide zur Hauptnahrung.

Heute ernährt sich der größte Teil der Menschheit vorwiegend vegetarisch, abgesehen von den Eskimos und wenigen anderen Volksgruppen, die fast ausschließlich von Fleisch, Fisch und Fetten leben. Das Brot, bei uns wichtiger Bestandteil der täglichen Kost, ist allerdings nur einem Drittel der Weltbevölkerung bekannt, vor allem den höher zivilisierten Ländern und Völkern.

Zwei Drittel der Menschheit leiden heute an Unterernährung, vor allem der Mangel an Eiweiß und Vitalstoffen macht sich sehr nachteilig bemerkbar. Folgen sind allgemeine Leistungsschwäche, Infektionsanfälligkeit, schwere Magen-Darm-Krankheiten, verschiedene Vitaminmangelerscheinungen und eine hohe Kindersterblichkeit.

In den Industriezivilisationen stellen wir das andere Extrem falscher Ernährung fest; hier wird zuviel gegessen, vor allem Fett und Zucker. Über 20% der Schulkinder leiden an Übergewicht, jeder zweite Erwachsene im 4. Lebensjahrzehnt ist schon deutlich überernährt.

Die Folgen sind ähnlich gravierend wie die der Unterernährung: Arteriosklerose mit Herzinfarkt, Schlaganfall und deutlicher Leistungsminderung, Störungen des gesamten Verdauungssystems und paradoxerweise trotz Überernährung Mangelkrankheiten durch Fehlen von ausreichend Vitalstoffen, vor allem Calcium, Eisen, Fluor, Vitamin B_1 und Vitamin C.

Grundsätze
gesunder Vollwertkost

Die gesunde Vollwertkost soll dem Körper pro Tag – je nach körperlicher Anstrengung – durchschnittlich 2100–2800 Kalorien (8800–11730 Joule) zuführen. Diese Menge sollte etwa in folgendem Verhältnis aufgenommen werden (zugrundegelegt wird ein Körpergewicht von 70 kg):

Kohlenhydrate in Form von Frischkost, wie Obst und Gemüse, oder Vollkornprodukten (Vollkornbrot, Haferflocken, Getreidebrei), insgesamt 350–500 g.

Eiweiße, je kg Körpergewicht 0,5–0,7 g, in Zeiten erhöhter Beanspruchung, zum Beispiel Wachstum, Schwangerschaft, Alter und Sport, etwas mehr, bei ausschließlich vegetarischer Ernährung (s. S. 302) sogar etwas weniger (um 0,4 g je kg); in der vollwertigen Mischkost soll dieser Bedarf zu 1/3–1/2 aus Pflanzeneiweiß, zu 1/3 aus Milchprodukten (vorwiegend in gesäuerter Form, der Rest durch Fleischeiweiß gedeckt werden, in der vegetarischen Vollwertkost ausschließlich durch pflanzliches und Milcheiweiß. Die früheren Empfehlungen der Ernährungswissenschaftler, täglich mindestens 1 g Eiweiß je kg Körpergewicht möglichst in Form tierischer Eiweißträger zu verzehren, hat sich als überflüssig, ja sogar schädlich erwiesen.

Fette, maximal 0,7–0,8 g je kg Körpergewicht einschließlich der in den Lebensmitteln selbst enthaltenen „verborgenen" Fette (25–30%), so daß an Koch- und Streichfetten 0,5–0,6 g je kg Körpergewicht verbleiben – insgesamt aber nie mehr als 60 g –; nur körperlich stark beanspruchte Menschen können bis zu 1 g Fett je kg Körpergewicht am Tag zu sich nehmen; die Hälfte führt man in Form kaltgeschlagener Pflanzenöle (Lein-, Soja-, Sonnenblumen-, Weizenkeimöl) mit reichlich hochungesättigten Fettsäuren zu, die andere Hälfte besteht aus hochwertigen Diätmargarinen oder etwa zu gleichen Teilen aus Diätmargarine und Butter.

Hinzu kommen *Aromastoffe* und *Gewürze*, welche die Verdaulichkeit der Speisen fördern. Dabei sind Gewürzkräuter, wie Dill, Knoblauch, Kümmel, Majoran, Zwiebeln und ähnliche, zu bevorzugen, Salz, Pfeffer, Senf und andere scharfe Gewürze verwendet man nur sehr sparsam.

—— Die Nährstoffe ——

Kohlenhydrate

Kohlenhydrate sind organische Verbindungen aus Sauerstoff, Kohlenstoff und Wasserstoff, die von den Pflanzen mit Hilfe von Licht und Chlorophyll aufgebaut werden. Für den Menschen sind Kohlenhydrate die wichtigsten Energielieferanten, der Verbrennungswert beträgt 4,1 Kalorien (= 17,17 Joule) je 1 g und entspricht dem der Eiweiße. Reine Kohlenhydrate, wie Zucker und weißes Mehl sowie die daraus hergestellten Teig- und Backwaren, erfüllen nicht mehr den Anspruch an den Vitalstoffgehalt, deshalb sollten Kohlenhydrate vorwiegend in roher Form als Obst, Salate, Gemüse und Getreidefrischbrei aufgenommen werden. Fett kann nur im „Feuer der Kohlenhydrate" vom Körper verwertet werden.

Eiweiße

Eiweiße sind wichtige Bausteine der lebenden Substanz, ohne die Leben unmöglich ist. Sie müssen mit der Nahrung zugeführt werden.

20 g Eiweiß pro Tag werden als Minimum angesehen, der Bedarf liegt natürlich mit 0,5–0,7 g je kg Körpergewicht weit höher.

Das menschliche Körpereiweiß besteht aus 25 Aminosäuren. Diese entstehen durch enzymatische Aufspaltung der Nahrungseiweiße bei der Verdauung und werden als spezielle Bausteine in der Zelle verwendet. Zehn dieser Aminosäuren kann der Körper selbst nicht herstellen, sie müssen unbedingt mit der Nahrung zugeführt werden (essentielle Aminosäuren). Der Gehalt eines Nahrungsmittels an essentiellen Aminosäuren bestimmt die biologische Wertigkeit der Nahrung, das heißt die Menge Körpereiweiß, die aus 100 g Nahrungseiweiß aufgebaut werden kann.

Biologisch höherwertig ist das tierische Eiweiß, das auch in konzentrierterer Form vorliegt.

Das bedeutet aber nicht, daß Fleisch unentbehrlich wäre. Am Max-Planck-Institut Dortmund wies man nach, daß jede Kombination von zwei Eiweißträgern einzelnen Eiweißquellen überlegen ist. An 1. Stelle der Kombinationen steht Ei mit Kartoffeln, gefolgt von Ei mit Weizen und Milch mit Brot, erst an 4. Stelle Fleisch mit Kartoffeln. Vegetarier müssen also nicht an Eiweißmangel leiden, wenn sie ihre Ernährung richtig zusammenstellen. Ohnehin liegt ihr Eiweißbedarf niedriger als bei der üblichen Mischkost. Ausgewogen zusammengesetzte Pflanzenkost, die vor allem biologisch hochwertige Eiweißträger, wie Kartoffeln, Sojabohnen, Nüsse und Samen, enthält, gewährleistet zusammen mit gesäuerten Milchprodukten – gelegentlich vielleicht noch 1 Ei – immer die ausreichende Eiweißzufuhr. Die heute verbreitete Eiweißüberfütterung durch zu hohen Fleischkonsum wirkt dagegen eher schädlich. Vor allem die häufige Arterienverkalkung steht damit in Zusammenhang.

Biologische Eiweißwertigkeit einiger Nahrungsmittel:

Milch	92 – 100
Rindfleisch	67 – 100
Vollei	47 – 98
Fisch	94
Kartoffeln	72 – 84
Roggenbrot	75
Reis	66 – 70
Mais	24 – 56
Linsen	60
Erbsen	48 – 56

Während Eiweiß für den Jugendlichen zum Wachstum notwendig ist, wirkt es beim alternden Menschen anregend. Durch Medikamente (Anabolika) kann die Ausnutzung der Eiweißstoffe der Nahrung verbessert werden.

Der Brennwert der Eiweiße beträgt 4,1 Kalorien (17,17 Joule).

Fette

Fette sind feste oder flüssige organische Verbindungen, deren Brennwert mit 9,3 Kalorien (= ca. 39 Joule) mehr als doppelt so hoch wie der von Kohlenhydraten und Eiweißen liegt. Die Fette werden dementsprechend vor allem im Energiestoffwechsel verarbeitet, überschüssiges Fett wird gespeichert. In manchen Körperzonen ist Fett auch als Stützsubstanz eingelagert, zum Beispiel in Handflächen und Fußsohlen. Außerdem ist Fett Träger der fettlöslichen Vitamine (vor allem A, D und E) und der Fettsäuren, die als Schutz- und Reglerstoffe vitaminähnlich wirken und zusammen mit Vitamin E den Zellstoffwechsel beeinflussen.

Die tägliche Nahrung sollte nicht mehr als 60 g Fett enthalten. Da die unsichtbaren Fette, wie sie in Fleisch und Wurstwaren festzustellen sind, etwa 25 – 30 g täglich ausmachen, bleiben als Streich- und Kochfett (sichtbare Fette) etwa 30 – 35 g täglich. Dieser Bedarf soll je zu 1/3 mit Butter, Vollwertmargarine und Pflanzenölen gedeckt werden, wenn man zugunsten der Pflanzenfette nicht auf die Butter verzichten will.

– Die Ergänzungsstoffe –

Vitamine

Vitamine gehören zur Gruppe der Ergänzungs- oder Vitalstoffe, die nicht als Energie- oder Kalorienträger zugeführt werden, sondern für die bestmögliche Umsetzung der Nahrungsstoffe in der Zelle sorgen und außerdem eine Reihe anderer lebenswichtiger Vorgänge im Organismus durch ihre Anwesenheit ermöglichen. Hauptlieferanten der in kleinsten Mengen notwendigen Vitamine sind die Pflanzen. Die meisten Vitamine dienen als Schutz- und Reglerstoffe und werden dazu in Enzyme eingebaut.

Fast alle Vitamine können heute schon künstlich hergestellt werden. Die natürlichen Vitamine sind diesen künstlichen Produkten aber immer vorzuziehen. Durch falsche Zubereitung der Nahrung werden sehr viele Vitamine zerstört; deshalb ist die Rohzubereitung von allen Zubereitungsformen am günstigsten. Wenn dies nicht möglich ist, soll so kurz wie möglich bei zugedecktem Topf gekocht und das Kochwasser in irgendeiner Form verwendet werden. Der Dampfkochtopf hat sich hier sehr bewährt.

Durch Anreichern der Lebensmittel mit Vitaminen versucht man heute, den Vitaminmangel mancher Nahrungsstoffe auszugleichen. Vor allem Brot und Margarine werden mit Vitaminen und Fettsäuren angereichert. Was bei der Margarine begrüßenswert ist, ist aber beim Brot nicht immer erwünscht; Vollkornbrot hat einen höheren Wert als das mit Vitaminen angereicherte Weißbrot.

Im Laufe der letzten Jahrzehnte wurden zwar viele Vitamine entdeckt, jedoch gibt es sicher noch einige bislang nicht bekannte Stoffe mit vitaminartiger Wirkung. Die wichtigsten Vitamine sollen hier kurz beschrieben werden.

Vitamin A (Axerophthol, Retinol)
Das hitzebeständige aber lichtempfindliche, fettlösliche Vitamin spielt als schleimhautschützendes Vitamin eine große Rolle und ist zudem an der Bildung des Sehpurpurs beteiligt.

Mangel an Vitamin A, wie er auch durch zu langes Fernsehen entstehen kann, führt zur Nachtblindheit, erhöhter Anfälligkeit gegen Karies und Infektionen und zu Schleimhautschädigungen.

Das Vitamin kommt als Vorstufe (Karotin) und als Vitamin A in Grünpflanzen und Gemüsen, wie Karotten, Spinat, Tomaten und Kresse, in Früchten, wie Orangen, Hagebutten, Paprika und Aprikosen, sowie in Leber, Nieren und Milz vor. Der Tagesbedarf liegt bei 1–5 mg Karotin (1000–8000 Internationale Einheiten). Überdosierung führt zur Vergiftung, deshalb gilt beispielsweise die Eisbärleber, die sehr viel Vitamin A enthält, als giftig.

Vitamin-B-Gruppe
Die Vitamine der B-Gruppe sind nahe verwandt miteinander und kommen meist auch gemeinsam vor. Sie sind alle wasserlöslich.

Vitamin B$_1$ (Aneurin, Thiamin):
Das hitzeempfindliche Vitamin spielt als Enzymbestandteil vor allem im Kohlenhydratstoffwechsel und im Stoffwechsel der Nervenzelle eine große Rolle. B$_1$-Mangel führt zur Krampfneigung, Nervenentzündung, Appetitlosigkeit und zur Vitaminmangelkrankheit Beriberi, die mit Lähmungen, Wassersucht und Herzschwäche einhergeht. Beriberi tritt vor allem dort auf, wo als Hauptnahrungsmittel polierter Reis verzehrt wird.

Vitamin B_1 ist in Roggenbrot, Kartoffeln, Schweinefleisch, Getreidekeimlingen, Hefe, Milch, Leber, Nieren und Gemüsen enthalten. Der Tagesbedarf wird bei uns gewöhnlich durch Vollkornbrot und Kartoffeln gedeckt; er liegt zwischen 1,7 und 2,5 mg.

Vitamin B_2 (Riboflavin, Laktoflavin):
Der lichtempfindliche gelbe Farbstoff spielt im Atmungsferment der Zelle eine Rolle und fördert Wachstum und Gewichtszunahme. Mangel äußert sich in Hautentzündungen, Mundwinkeleinrissen und Wachstumsstörungen.

B_2 ist in Milch, Eigelb, Grünpflanzen, Leber, Nieren und Hefe enthalten. In der Regel wird der Tagesbedarf von 1,5–2,6 mg stets gedeckt.

Vitamin B_6 (Adermin, Pyridoxin):
Das Vitamin ist ein wichtiger Bestandteil von Enzymen, die im Eiweißstoffwechsel eine Rolle spielen; außerdem ist es an der Blutbildung beteiligt. Mangel an Vitamin B_6 führt zum Schmerfluß (siehe Hautleiden), zu Nervenstörungen und zur Gewichtsabnahme.

Das lichtempfindliche Vitamin findet sich vor allem in Milch, Fisch, Eingeweiden, Hefe, Vollkorn und Gemüse. Der Tagesbedarf von 2–5 mg kann meist befriedigt werden.

Vitamin B_{12} (Antiperniziosafaktor, Hydroxocobalamin):
Dieses Vitamin ist der Reifungsfaktor der roten Blutkörperchen; Mangel führt zur lebensgefährlichen perniziösen Anämie.

Rind- und Schweinefleisch, Leber, Nieren, Eidotter und Vollkorn enthalten ausreichend B_{12}. Wenn keine Resorptionsstörungen im Verdauungskanal vorliegen, wird der Tagesbedarf von 0,003 mg fast immer gedeckt.

Folsäure (Pteroylglutaminsäure, auch Vitamin B_{10}):
Wie B_{12} ist auch die Folsäure aus der B-Gruppe an der Blutbildung beteiligt. Der Tagesbedarf von 1–3 mg wird so gut wie immer gedeckt. Folsäure kommt in Blattgemüse, Muskelfleisch, Milch und Käse vor.

Nikotinsäureamid (Niacinamid, Pellagra-Preventive-Faktor):
Das Vitamin PPF aus der B-Gruppe ist als Enzymbestandteil vor allem im Kohlenhydratstoffwechsel von Bedeutung, außerdem schützt es die Leber, wirkt bei Allergien und in der Zellatmung. PPF-Mangel führt zur Vitaminmangelkrankheit Pellagra, einem Hautleiden mit schweren Verdauungs- und Nervenstörungen. Der Tagesbedarf von 10–30 mg wird gewöhnlich durch normale Mischkost mit Vollkorn, Fleisch, Milch, Fisch und Spinat immer gedeckt.

Pantothensäure (Anti-Grauhaar-Faktor):
Die Pantothensäure aus der B-Gruppe ist als Enzymbestandteil für Leber, Darm und Hautfunktionen von Bedeutung. Mangelerkrankungen sind kaum bekannt, da das Vitamin in der gewöhnlichen Mischkost – vor allem im Ei, Leber, Vollkorn und Hefe – ausreichend zugeführt wird. Der Tagesbedarf liegt bei 5–20 mg.

Vitamin C (L-Ascorbinsäure)

Das wasserlösliche Vitamin regt den Zellstoffwechsel und die Bildung von Zwischenzellsubstanz an, trägt zur Reifung der roten Blutkörperchen und des Blutfarbstoffs bei, ist an der Bildung von Nebennierenhormonen beteiligt und erhöht die Widerstandskraft gegen Infektionen.

Mangelkrankheiten sind erhöhte Infektionsanfälligkeit, Frühjahrsmüdigkeit, Schleimhautblutung und Skorbut.

Vitamin C ist in Zitrusfrüchten, frischem grünem Gemüse, Tomaten, Paprika, Karotten, Kartoffeln, Hagebutten, Milch und vielen anderen Nahrungsmitteln enthalten. Der recht hohe Bedarf von 50–300 mg täglich wird nicht immer gedeckt, da viel Vitamin C beim Kochen und schon zuvor durch falsche Lagerung verlorengeht. Die Einnahme von mehreren Gramm Vitamin C in Tablettenform ist allerdings sinnlos, da der Überschuß nicht gespeichert, sondern ungenutzt mit dem Harn ausgeschieden wird.

Allerdings berichtet der amerikanische Nobelpreisträger Linus Pauling beim Treffen der Nobelpreisträger aus aller Welt 1977 in Lindau erstmals über Erfolge mit Vitamin-C-Tagesgaben zwischen 10 und 50 g in der Krebsbehandlung. Es bleibt abzuwarten, ob sich die daran geknüpften Hoffnungen bestätigen werden.

Versuche in den USA zeigten übrigens, daß die Wirkung von Vitamin-C-Tabletten bei Schnupfen nicht auf das Vitamin selbst, sondern auf kleine Verunreinigungen durch Zink in den Tabletten zurückzuführen ist; viele Schnupfenviren sind gegen Zink empfindlich.

Vitamin D (antirachitisches Vitamin)

Das relativ stabile Vitamin D fördert die Aufnahme von Kalzium aus dem Darm und trägt zur Knochenbildung bei. Mangel führt zur Rachitis und Neigung zu Krämpfen. Durch Sonnenlicht oder künstliche UV-Bestrahlung entsteht Vitamin D aus verschiedenen Vorstufen in der Haut. Der Tagesbedarf beträgt 0,17–0,20 mg (400 bis 800 Internationale Einheiten), höhere Dosen können giftig wirken. Vitamin D kommt reichlich in Lebertran, Fisch, Eiern, Hefe und Milchfetten vor.

Vitamin E (Tokopherol)

Vitamin E wurde vor allem als „Fruchtbarkeitsvitamin" sehr bekannt. Das hitzebeständige, licht- und sauerstoffempfindliche Vitamin ist von Bedeutung im Zellstoffwechsel, beeinflußt Muskelschwund und wirkt als Leberschutzstoff. Heute sehr wichtig ist seine Schutzwirkung gegen Abgase, denen wir alle mehr oder weniger ausgesetzt sind.

Vitamin E kommt vor allem in Getreidekeimölen, Eiern und Soja vor. Der lange Zeit mit 10 bis 25 mg angenommene Tagesbedarf dürfte wesentlich höher liegen, etwa zwischen 100 und 300 mg, wie neuere Untersuchungen zeigten.

Vitamin F

Das Gemisch ungesättigter Fettsäuren wirkt zusammen mit Vitamin E als wichtiger Schutz- und Reglerstoff. Mangelerscheinungen sind trockene Haut, brüchige Fingernägel und Haarausfall. Besonders wichtig ist die Wirkung von

Vitamin F aber auf den Cholesterinspiegel des Bluts, der normalisiert wird.

Vitamin F ist in Leber, Nieren, Pflanzenfetten, Milch, Käse und Spinat enthalten.

Vitamin H (Biotin)

Das Vitamin gilt als Hautschutzfaktor. Mangelerscheinungen sind Störungen der Hauttalgproduktion mit Entzündungen, Schuppung und Haarausfall.

Das Vitamin ist vor allem in Hefe, Erdnüssen und Schokolade enthalten. Der Tagesbedarf liegt bei 0,1–0,3 mg und wird immer gedeckt, Mangelkrankheiten entstehen, wenn übermäßig viel Eier genossen werden, da diese einen H-Gegenstoff (Avidin) enthalten.

Vitamin K (Phyllochinon)

Das lichtempfindliche „antihämorrhagische" (gegen Blutungen wirksame) Vitamin ist an der Bildung des Blutgerinnungsstoffes Prothrombin beteiligt; Mangel führt demnach zur Blutungsneigung.

Das Vitamin kommt in Gemüse (Tomaten, Spinat, Kohl) und Leber vor. Der Tagesbedarf liegt bei 2–5 mg und wird fast immer gedeckt.

Vitamin P (Citrin, Rutin)

Vitamin P dichtet die Blutkapillaren ab; P-Mangel führt also zur erhöhten Blutungsneigung und vermehrten Durchlässigkeit der Blutgefäße. Citrin ist in Zitrusfrüchten und Paprika, Rutin in Blättern, Stengeln und Wurzeln vieler Pflanzen enthalten.

Mineralsalze und Spurenelemente

Diese anorganischen Inhaltsstoffe unserer Nahrung wurden von der Ernährungswissenschaft lange vernachlässigt. Erst seit etwa 20 Jahren untersucht man sie gründlicher.

Obwohl wir von den Mineralsalzen und Spurenelementen noch lange nicht alles wissen, zeichnet sich heute bereits die Einsicht ab, daß Mangelzustände noch erheblich weiter als Vitaminmangel verbreitet sind und mindestens ebenso nachteilige Folgen für die Gesundheit bringen. Die meisten anorganischen Vitalstoffe wirken nämlich an lebenswichtigen Körperfunktionen mit (zum Teil ähnlich wie Vitamine in Enzyme eingebaut) oder dienen als Bausteine der lebenden Substanz.

Die Unterscheidung in Mineralsalze und Spurenelemente richtet sich nach dem Tagesbedarf. Während wir Mineralsalze in höheren Dosen benötigen, brauchen wir Spurenelemente nur in geringen Mengen (eben Spuren), überdosiert könnten sie sogar zu ernsten Nebenwirkungen führen.

Der Tagesbedarf an den einzelnen anorganischen Salzen kann heute erst geschätzt werden. Ohnehin wissen wir überhaupt noch nicht, welche Salze der Körper benötigt. Manche Forscher gehen von etwa 20 aus, andere nehmen an, daß fast alle in der Erdkruste vorkommenden Elemente wichtig sind. Auch die Mangelerscheinungen und -ursachen sind heute erst teilweise bekannt.

Tagesbedarf für	Kinder unter 14 Jahren	Erwachsene	Schwangere und stillende Mütter
Eisen	8 – 16 mg	10 – 18 mg	20 – 25 mg
Fluor	0,25 – 1 mg	1 mg	1 mg
Jod	0,1 – 0,15 mg	0,15 mg	0,2 mg
Kalium	1 – 2 g	2 – 3 g	2 – 3 g
Kalzium	0,6 – 1 g	0,5 – 0,8 g	1,5 – 2 g
Magnesium	130 – 300 mg	200 – 400 mg	250 – 500 mg
Natrium	1 – 2 g	2 – 3 g	2 – 3 g
Phosphor	0,6 – 1 g	0,7 – 0,8 g	1,2 g

Die obige Tabelle gibt den durchschnittlichen Tagesbedarf der heute schon genauer untersuchten wichtigsten anorganischen Salze an.

Der Bedarf an anorganischen Salzen kann sich in Zeiten erhöhter Beanspruchung (wie Krankheit, Genesung, Streß, Schwangerschaft, Stillzeit, Wachstum, im Alter oder bei sportlicher Aktivität) erheblich erhöhen. Wegen der zum Teil starken Salzverluste bei länger anhaltendem Durchfall und Erbrechen, starkem Schwitzen oder regelmäßiger Einnahme von Abführ- oder Entwässerungsmitteln muß in solchen Fällen gleichfalls auf ausreichende Zufuhr von Mineralstoffen und Spurenelementen geachtet werden. Bei Erkrankungen im Bereich der Verdauungsorgane kann die Verwertung der Salze in der Nahrung behindert werden. In diesem Fall muß der Fachmann geeignete therapeutische Maßnahmen zur Vermeidung von Mangelzuständen verordnen (s. a. Frühjahrsmüdigkeit und andere Mangelkrankheiten, S. 540).

Normalerweise wird der Tagesbedarf an Mineralsalzen und Spurenelementen durch vollwertige Ernährung ausreichend gedeckt. Besonders wichtig sind dabei ausreichend Rohkost, Kartoffeln, Vollgetreide und verschiedene Milchprodukte. Denaturierte, industriell verfeinerte Nahrungsmittel enthalten zuwenig anorganische Vitalstoffe und führen bei längerer Anwendung unweigerlich zu Mangelkrankheiten.

Alle pflanzlichen Nahrungsmittel sollten möglichst aus biologischem Anbau stammen, weil die auf übliche Weise zu intensiv genutzten Anbauflächen zwar Dünge- und Pflanzenschutzmittelrückstände an die Pflanzen abgeben, aber ihnen zuwenig anorganische Salze zuführen. Daraus erklärt sich zum Teil, daß Mineralstoffmangel heute schon so weit verbreitet ist.

Lediglich Natriumchlorid (Kochsalz) wird bei uns in der Regel viel zu hoch dosiert. Bis zu 5 g Kochsalz verträgt der Gesunde täglich ohne Schaden, obwohl der Bedarf natürlich geringer liegt. Höhere Dosen – üblich sind oft 12–15 g – tragen mit zu Bluthochdruck, Rheuma und Nierenschäden bei und verschlimmern wahrscheinlich auch den Verlauf mancher Nervenleiden (wie Epilepsie). Deshalb sollte man das gewohnheitsmäßige Übersalzen der Nahrung stark einschränken und mehr auf Würzkräuter zurückgreifen oder wenigstens nur Diätsalz verwenden. Bei manchen Herz- und Nierenleiden ist Kochsalz in jeder Form streng verboten.

Nach einer Empfehlung der Deutschen Gesellschaft für Endokrinologie – Sektion Schilddrüse – sollte Kochsalz nur in Form von jodiertem Speisesalz (Vollsalz) verwendet werden. Unsere Jodversorgung läßt heute nämlich viel zu wünschen übrig. Das führt zur verbreiteten Unterfunktion der Schilddrüse mit Kropfbildung. Dem beugt mäßiger Gebrauch von Vollsalz vor.

Schließlich gilt es auch noch, bei den Mineralwässern auf den Kochsalzgehalt zu achten. Manche enthalten sehr viel Natriumchlorid und können bei regelmäßigem Gebrauch der Gesundheit schaden. Deshalb sollte man nur Mineralwässer mit einer Analyse auf dem Etikett verwenden, die einen niedrigen Kochsalzanteil enthalten.

Die wichtigsten, bekanntesten anorganischen Vitalstoffe wollen wir nun in alphabetischer Reihenfolge genauer besprechen.

Chrom

Aufgaben und Wirkungsweise dieses Spurenelements wurden bisher noch nicht vollständig geklärt. Mit Sicherheit trägt es zum Fettstoffwechsel und der Blutzuckerregulation bei, beeinflußt das Wachstum und die Hornhaut der Augen. Mangelzustände führen zu erhöhten Cholesterinblutwerten und begünstigen die Zuckerkrankheit.

Eisen

Im menschlichen Organismus sind 4–5 g Eisen enthalten, zum Teil gebunden an den roten Blutfarbstoff oder Muskelfarbstoff, der Rest im Knochenmark und in den Leberzellen oder ungebunden im Blutplasma. Eisen ist notwendig zum Transport von Sauerstoff im Blut aus den Lungen zu den Zellen und für die Verwertung des Sauerstoffs im Zellstoffwechsel.

Weltweit gilt Eisenmangel heute als die verbreitetste Mangelkrankheit. Als Folge der monatlichen Blutverluste mit der Menstruation leiden vor allem Frauen im gebärfähigen Alter darunter. Auch bei Schwangeren, stillenden Müttern, älteren Menschen und Sportlern besteht häufig Eisenmangel. Deshalb müssen diese Personengruppen auf ausreichende Eisenzufuhr mit vollwertiger Nahrung, bei Bedarf ergänzt durch Eisenpräparate, besonders achten. Arzneimittel mit Eisen dürfen allerdings nie mit Kaffee oder Tee eingenommen werden, da dadurch die Eisenaufnahme im Darm zusätzlich behindert wird und die schwerlöslichen Eisenverbindungen überdies zu Magenbeschwerden führen. Grundsätzlich sollten Eisenarzneimittel nur nach Verordnung des Therapeuten verabreicht werden. Eisen wird im Darm nur langsam und unvollständig (7–10% des gesamten Nahrungseisens) aufgenommen, man benötigt also eine Kost, die das 10 bis 12fache des Tagesbedarfs an Eisen enthält.

Die folgende Tabelle zeigt, wieviel Eisen verschiedene wichtige Nahrungsmittel enthalten.

Lebensmittel (je 100 g)	Eisengehalt (in mg)
Schweineleber	22,1
Schnittlauch	13
Sojamehl	12,1
Sesamsamen	10
Nieren	10
Hirse	9
Sojabohnen	8,6
Sauerampfer	8,5
Weizenkeime	8,1
Petersilie	7,4
Geflügelleber	7,4
Eidotter	7,2
Sonnenblumenkerne	7
Linsen	6,9
Pfifferlinge	6,5
Blutwurst	6,4
weiße Bohnen	6,1
Roggenkorn	5,5
Knäckebrot	3,3
Weizenkorn	3,3
Spinat*	3,1

* Spinat enthält demnach weit weniger Eisen, als gemeinhin angenommen wird.

Fluor

Das Spurenelement, vor allem in Kartoffeln ausreichend enthalten, hält unsere Zähne gesund, indem es den Zahnschmelz härtet. Immer wieder wird diskutiert, Fluor dem Trinkwasser zuzusetzen oder in Form von Fluortabletten regelmäßig einzunehmen, um den desolaten Zustand der Zähne der meisten Menschen zu bessern. Erfahrungen im Ausland zeigen aber, daß dies weder die erhoffte Wirkung bringt noch gesundheitlich unbedenklich ist.

Jod

Wir benötigen dieses Spurenelement für die Produktion von Schilddrüsenhormonen, die unter anderem für Stoffwechsel, Temperamentslage, Stimmung und viele andere wichtige Körperfunktionen notwendig sind. Mangel an Jod führt zur verbreiteten Unterfunktion der Schilddrüse und Kropfbildung. Dem beugt man am besten durch regelmäßigen Gebrauch von jodiertem Vollsalz vor.

Kalium

Der Mineralstoff ist vor allem für die bioelektrische Übertragung von Impulsen in den Nerven und von diesen auf die Muskeln sowie für die Druck- und Quellungsverhältnisse innerhalb der Zellen zuständig. Ferner beeinflußt es noch verschiedene lebenswichtige Enzymprozesse und hormonelle Vorgänge und den Transport von Traubenzucker zu den Zellen.

Kalzium

Das Mineralsalz macht etwa 1,5% des Körpergewichts aus. Gut 99% davon befinden sich als Gerüststoffe in Knochen und Zähnen, der Rest in den Zellen und im Blut. Kalzium erfüllt viele lebenswichtige Aufgaben, unter anderem:
- Steuerung des Zellstoffwechsels und der Durchlässigkeit der Zellwände, Aufbau von

Nukleinsäuren (Träger der Erbanlagen), Blutgerinnung, Produktion von Nebennierenhormonen (zum Beispiel bei Streß), „Kitt" für die zu Geweben zusammengeschlossenen Zellgruppen;

- Weiterleitung von Impulsen in den Nerven;
- Leistungsfähigkeit des Herzmuskels;
- Beteiligung an einer Reihe von lebenswichtigen Enzymprozessen.

Die Kalziumaufnahme aus dem Darm wird unter anderem durch Vitamin D gesteuert. Die ausreichende Versorgung wird bei normalem Bedarf im allgemeinen durch Trinkwasser und Nahrung gewährleistet, so daß Mangelzustände nur bei erhöhtem Bedarf, zu weichem Wasser oder behinderter Aufnahme und Verwertung im Darm entstehen. Falsch ist übrigens die verbreitete Laienmeinung, Kalzium trage mit zur Arterienverkalkung bei – das Gegenteil stimmt. Wenn Kalziummangel besteht, löst der Organismus Kalk aus den Knochen, und dieses Kalzium lagert sich bevorzugt in den Gefäßwänden ein.

Die folgende Tabelle gibt den Kalziumgehalt verschiedener Lebensmittel nach Aschenanalysen an.

Lebensmittel	Kalziumgehalt (in %)
Aal	45
Weiß-, Wirsingkohl	28
Vollkornmehl	24
Butter	23
Milch	22
Orangen	22

Lebensmittel	Kalziumgehalt (in %)
Schnittlauch	20
Schweizer Käse	18
Kopfsalat	14
Erdbeeren	14
Sellerie	13
Karotten	11
Nüsse	8
Weizenmehl	8
Birnen	7
Kirschen	7
Trauben	7
rote Bete	6
Grahambrot	5
Äpfel	4
Gersten-, Roggenmehl	3
Grieß	0
Weißbrot	0

Kobalt

Dieses Spurenelement trägt mit zur Produktion und Reifung der roten Blutkörperchen bei. Bei chronischen Infektionskrankheiten oder Krebs setzt es das im Gewebe blockierte Eisen wieder frei und verbessert dadurch die Sauerstoffverwertung und -versorgung des Körpers. Indirekt steigert es auch die Aufnahme von Eisen aus dem Darm.

Kupfer

Auch dieses Spurenelement gehört zu den „blutbildenden Elementen". Es erhöht die Aufnahme von Eisen aus dem Darm, beeinflußt die Produktion von roten Blutkörperchen, wandelt gespeichertes Eisen in eine transportfähige Form um, erhöht die Elastizität der Blutgefäße und verbessert die Zellatmung. Auch Gelenke, Knochen, Sehnen und Haut sind auf geringe Mengen Kupfer angewiesen. Übermäßige Zufuhr – oft als Rückstand im „Haustrunk" der Winzer – begünstigt die Leberzirrhose.

Diagnostisch kann der Kupferblutspiegel zur sicheren Erkennung von Herzinfarkt und manchen Leberleiden genutzt werden.

Magnesium

Neben Kalzium, mit dem es stets zusammen im Körper vorkommt, ist dies das zweitwichtigste Mineralsalz für den Körper. Es enthält 25–30 g, davon 2/3 als Gerüststoff in den Knochen, 29% in Herz, Leber und Muskeln, den Rest in den Körperflüssigkeiten. Bei älteren Menschen nimmt der Magnesiumgehalt der Zellen und Gewebe ab und muß durch vermehrte Zufuhr (mindestens 500 mg täglich) ausgeglichen werden. Die Aufnahme aus dem Darm beträgt 30–40% und wird unter anderem durch Vitamine der B-Gruppe gesteuert.

Magnesium ist als „Anti-Steß-Mineral" heute besonders wichtig. Es wirkt bei vielen Stoffwechselprozessen, dem Aufbau von Nukleinsäuren (Erbmasse), bei der Blutgerinnung, Körperabwehr und Produktion von Leberstärke mit, normalisiert erhöhte Cholesterinblutspiegel, beugt Embolien und Thrombosen, Krämpfen, ja sogar Stoffwechselstörungen des Herzmuskels und Herzinfarkt vor. Ferner beeinflußt es noch die Impulsleitung in den Nerven und sogar manche seelischen Funktionen. Lärm und Streß des Alltags werden dank Magnesium

besser und ohne Gesundheitsschäden ertragen. Wer unter starkem Streß steht, also auch stärker herzinfarktgefährdet ist, benötigt mehr Magnesium und sollte vorbeugend durch Einnahme von Magnesium in Arzneimittelform dafür sorgen, daß dieser Mehrbedarf vollständig gedeckt wird.

Ohnehin gilt Magnesiummangel heute als weit verbreitet. Fachleute schätzen, daß zwischen 5 und 10% der Bewohner in den Industrienationen darunter leiden. Das trägt neben anderen Risikofaktoren des modernen Lebens mit zu den verbreiteten Zivilisationskrankheiten vor allem am Herz-Kreislauf-System bei.

Die folgende Tabelle gibt den Magnesiumgehalt von Lebensmitteln an, die in der Vollwertkost reichlich vorhanden sein sollten.

Lebensmittel (100 g)	Magnesiumgehalt (in mg)
Weizenkeime	308
Sojamehl	235
Vollreis	200
Mandeln	170
Nüsse	130 – 150
weiße Bohnen	132
Mischbrot	123
Haferflocken	80
Linsen	77
Roggenmehl	67
Spinat	60
Hartkäse	55 – 60
Grahambrot	42
Schmelzkäse	40
Limburger Käse	39
Bananen	30

Mangan

Es ist an zahlreichen Körperfunktionen beteiligt, insbesondere an der Produktion von Abwehrstoffen gegen Krankheitserreger und an der chemischen Umwandlung unverträglicher oder giftiger Stoffe durch die Leber in Verbindungen, die über die Nieren ausgeschieden werden können (Entgiftung). Außerdem spielt Mangan beim Fettstoffwechsel, der Bildung von Blutfarbstoffen, den sexuellen Funktionen und beim Wachstum eine Rolle.

Natrium und Chlor

Diese beiden Vitalstoffe werden vor allem in Form von Natriumchlorid (Kochsalz) zugeführt. Sie sind unentbehrlich für den Wasserhaushalt. Mangelzustände, die wegen der bei uns üblichen Übersalzung der Speisen kaum auftreten, sondern nur bei starkem Schwitzen, länger anhaltendem Durchfall und Erbrechen oder durch Mißbrauch von Abführ- und/oder Entwässerungsmitteln zu erwarten sind, führen als erstes Warnzeichen zu Krämpfen. Sofortige Behandlung in der Klinik ist dann meist notwendig, um das Leben zu retten.

Die Überversorgung mit Natriumchlorid begünstigt vor allem Bluthochdruck, Nierenschäden und Rheuma. Davon abgesehen wirkt Natrium allein noch bei verschiedenen Stoffwechselprozessen und der Muskel-Nerven-Erregbarkeit mit, während Chlor eine gewisse Rolle bei der Produktion von Magensäure spielt.

Phosphor

Zusammen mit Kalzium und Magnesium bestimmt Phosphor die Härte und Festigkeit der Knochen. Als Energiemineral bindet es ferner die aus der Verstoffwechselung von Nahrung gewonnene Energie und führt sie den Zellen zu oder speichert sie als Reserve, bis entsprechender Bedarf besteht. Da alle Lebensvorgänge Energie erfordern, ist ohne Phosphor also auch kein Leben vorstellbar.

Weitere Aufgaben sind Blutgerinnung, Aufbau der Zellwände und Austausch von Stoffen zwischen Zellen und Umgebung durch die Zellwände. Schließlich wirken einige Phosphorverbindungen (vor allem Lezithin) an den Funktionen von Gehirn und Nerven mit oder sind in den roten Blutkörperchen enthalten.

Schwefel und Selen

Diese beiden Spurenelemente sind nach den bisherigen Erkenntnissen unentbehrlich für die körpereigene Abwehr und für die Entgiftungsarbeit der Leber. Selen scheint außerdem eine gewisse Rolle bei der Krebsvorbeugung und Gesunderhaltung von Herz und Gefäßen zu spielen. Bei richtig zusammengestellter Kost wird der noch nicht genau bekannte Tagesbedarf wahrscheinlich immer gedeckt. Zufuhr von Selen und Schwefel in reiner Form ist nicht angezeigt, am besten verwendet man bei vermuteten Mangelzuständen flüssige Hefejungzellen (Zell Oxygen) oder die homöopathischen Zubereitungen.

Zink

Historisch interessant ist, daß man für Zink erstmals nachwies, daß Spurenelemente als Bestandteile in Enzyme eingebaut werden. Der Vitalstoff wirkt vor allem bei der Verhornung von Oberhaut, Haaren und Nägeln, bei der Knochenbildung, der Produktion von Eiweiß und Nukleinsäuren aus der Nahrung und an verschiedenen Nervenfunktionen mit. Außerdem beeinflußt er die Netzhaut der Augen und die männlichen Geschlechtsorgane.

Enzyme

Diese lebenswichtigen Vitalstoffe finden bisher noch viel zu wenig Beachtung. Zwar produziert der Körper je nach Bedarf den größeren Teil davon selbst, zusätzlich müssen sie aber auch in ausreichender Menge mit lebender Nahrung (also Rohkost) zugeführt werden. Beim Kochen werden die hitzeempfindlichen Enzyme unweigerlich zerstört.

Wegen ihrer Bedeutung in der vollwertigen Ernährung und Therapie von Krankheiten werden Enzyme später in einem gesonderten Kapitel (s. S. 306 ff.) ausführlich vorgestellt.

Ballaststoffe

Diese unverdaulichen Bestandteile unserer Nahrung gehören nach neuerer Auffassung gleichfalls zu den Vitalstoffen. Der Tagesbedarf beträgt durchschnittlich 25–30 g. Die heute übliche Kost enthält oft nur noch 5–10 g Ballaststoffe. Das erklärt die verbreitete chronische Darmträgheit mit all ihren schädlichen Folgen bis hin zum Darmkrebs.

Ballaststoffe wirken auf natürliche Weise stuhlregulierend. Durch Wasserbindung quellen sie im Dickdarm auf und erzeugen mechanisch den Reiz zur Stuhlentleerung. Ferner entstehen durch chemische Umwandlung im Darm noch mild abführende natürliche Säuren aus den Ballaststoffen, die den Stuhlgang ohne schädliche Schleimhautreizungen fördern. Beim Leinsamen kommt noch der Schleimgehalt hinzu, der das Gleiten des Darminhalts erleichtert und die Schleimhaut vor Reizungen schützt.

Vollwertige Gesundkost enthält in der Regel ausreichend Ballaststoffe. Wenn es dennoch zur Stuhlverstopfung kommt, liegt das an falsch zusammengestellter Kost und anderen Fehlern der Lebensführung oder an einer behandlungsbedürftigen Darmerkrankung. Man darf gegen Stuhlverstopfung nie längere Zeit Abführmittel einnehmen, das gilt auch für solche mit rein pflanzlichen Wirkstoffen, denn sie können immer zu erheblichen Nebenwirkungen führen. Gegen die Einnahme milder pflanzlicher Abführmittel bei akuter Verstopfung, die allein auf Ballaststoffe (wie Kleie oder Leinsamen) nicht ausreichend anspricht, gibt es keine Einwände, wenn man sich tatsächlich auf die einmalige Anwendung beschränkt. Bei anhaltender Verstopfung muß der Therapeut bald aufgesucht werden. Nie können Abführmittel die vollwertige, ballaststoffreiche Gesundkost ersetzen.

Auch nach jahrelangem Mißbrauch von Abführmitteln, der vor allem bei Frauen verbreitet ist, führt die Umstellung der gewohnten falschen Ernährung, unterstützt durch Diätkleie oder Leinsamen, noch zur allmählichen Normalisierung des Stuhlgangs. Allerdings muß diese Umstellung in den ersten Wochen vom Therapeuten überwacht werden.

Ballaststoffe zusätzlich zur Ernährung werden individuell bei Bedarf zugeführt, im Durchschnitt mit 10–25 g täglich. Dabei kommt es vor allem darauf an, die Ballaststoffe mit reichlich Flüssigkeit (mindestens 1/4 l) einzunehmen, damit sie im Darm auch richtig aufquellen. Diätkleie kann bei ungenügender Flüssigkeitszufuhr im Enddarm sogar zu einer Art Pfropf verklumpen, der manchmal nur noch operativ zu entfernen ist.

Seit kurzem wissen wir, daß Kleie unter Umständen einen hohen Anteil an Schadstoffen aus der Umwelt (vor allem Kadmium) enthält. Da die Umweltverschmutzung heute in die entlegensten Winkel der Erde vorgedrungen ist, gibt es davor keinen zuverlässigen Schutz. Eine gewisse Sicherheit bieten allerdings die Diätkleie-Spezialitäten aus dem Reformhaus. Anstelle von Kleie kann man auch Leinsamen aus biologischer Spezialzucht verwenden. Absoluten Schutz vor Verunreinigungen aus der Umwelt bietet heute aber praktisch kein Lebensmittel mehr. Nur wäre es falsch, deshalb auf Ballaststoffe zu verzichten, denn wenn zu den allgegenwärtigen Schadstoffen aus der Umwelt noch chronische Stuhlverstopfung hinzutritt, wird die Gesundheit weiter gefährdet.

Gesundkost – vollwertig und wohlschmeckend

Viele Menschen verbinden mit der Gesundkost negative Vorstellungen, vor allem die Ansichten, daß diese Art der Ernährung fad und langweilig schmeckt, keine Abwechslung zuläßt, dafür aber sehr viel Mühe bereitet. Alles das trifft zumindest so pauschal nicht zu.

Auswahl der Lebensmittel

Gesunde Ernährung beginnt mit der sorgfältigen Auswahl der Lebensmittel. Dabei kommt es weniger auf das Aussehen an, das durch künstliche Schönung immer verbessert werden kann, sondern auf den gesundheitlichen Wert.

Grundsätzlich eignen sich nur pflanzliche Lebensmittel aus giftfreiem biologischem Anbau, wie man sie im Reformhaus erhält. Zwar kosten sie mehr, da aber andererseits durch verringerten Fleisch- und Wurstverzehr gespart wird, wirkt sich das insgesamt kaum auf die Haushaltskasse aus.

Zur Zeit ist es allerdings noch etwas problematisch, biologisch angebaute pflanzliche Kost in ausreichender Menge und Auswahl zu erhalten, denn die Erzeuger produzieren zuwenig davon. Unser Kaufverhalten bestimmt aber entscheidend mit, was wie angebaut wird. Wenn immer mehr Menschen biologische Kost verlangen, werden sich auch die Erzeuger allmählich umstellen.

Das kommt gleichzeitig auch unserer zunehmend gefährdeten Umwelt zugute, denn biologischer Anbau ohne chemische Dünge- und Spritzmittel belastet sie nicht.

Es versteht sich von selbst, daß diese Grundregeln nicht nur für Obst und Gemüse gelten. Auch alle anderen Bestandteile gesunder Kost müssen möglichst natürlich hergestellt werden.

Ganz besonders sollte man daran bei den für die Gesunderhaltung unentbehrlichen Getreidezubereitungen denken, die nur aus vollem Korn bestehen dürfen. Brot, Gebäck, Kuchen und Teigwaren aus Weißmehl, polierter Reis und ähnliches enthalten allenfalls noch Spuren lebenswichtiger Vitalstoffe und werden durch die industrielle Verfeinerung zu leeren Kalorien denaturiert. In der biologischen Küche verwendet man deshalb nur Vollkornback- und Vollkornteigwaren, Voll- oder parboiled Reis und andere vollwertige Produkte. Sie werden heute nicht mehr nur in Reformhäusern, sondern auch in Bäckereien und Supermärkten angeboten. Zum Teil kann man sie aus vollem Korn mit Hilfe einer Schrotmühle auch selbst herstellen.

Milchprodukte spielen in der vollwertigen Ernährung vor allem in gesäuerter Form eine wichtige Rolle. Zu empfehlen sind besonders Bioghurt, Sanoghurt, Buttermilch, Dickmilch, Kefir und Quark (am besten Magerstufe), zusätzlich mäßig Milch (am besten Vorzugsmilch), die aus streng kontrollierten Ställen stammt und deshalb nicht durch verschiedene Verfahren denaturiert werden muß. Der Erwachsene sollte in der Regel nicht mehr als 1/4 l Milch täglich trinken. Schmelz- und Hartkäse gebraucht man nur mäßig, denn sie enthalten oft zuviel Salz und Fett.

Auf Eier kann man bei richtig zusammengestellter Kost verzichten. Erlaubt sind allenfalls 1–2 Stück pro Woche. Wegen ihres hohen Cholesteringehalts fördern sie bei häufigerem Gebrauch besonders die Arterienverkalkung und deren Folgekrankheiten. Nach Möglichkeit sollten die Eier nicht aus Legebatterien, sondern wenigstens aus Bodentierhaltung, besser aus natürlicher Freilandhaltung stammen.

Auch Fleisch ist in der gesunden Küche entbehrlich. Regelmäßiger reichlicher Verzehr von Fleischprodukten, wie er in der üblichen Zivilisationskost normal ist, begünstigt viele Krankheiten. Wenn man nicht ganz darauf verzichten will, sollte man höchstens 1mal täglich, besser nur 3mal wöchentlich, Fleischprodukte zu sich nehmen.

Fleisch- und Wurstwaren sollten ebenfalls aus möglichst natürlicher Aufzucht stammen, Geflügel also nicht aus der Massentierhaltung, anderes Fleisch nicht aus der Aufzucht in Mastboxen. Einmal ist das Fleisch aus dieser widernatürlichen Aufzucht qualitativ minderwertig, zum anderen werden die so aufgezogenen Tiere meist mit Arzneimitteln vollgestopft, damit sie rasch Gewicht zulegen und den Streß der unnatürlichen Aufzucht bis zum Schlachten überleben. Die Fleischskandale der letzten Zeit beweisen, wie verantwortungslos manche Tierhalter mit solchen Arzneimitteln umgehen, die auch dem Menschen sehr gefährlich werden können. Wer auf dem Land wohnt, kann sein Fleisch vielleicht direkt von einem biologisch orientierten Erzeuger frisch beziehen. In der Stadt muß man nach einem Fachgeschäft suchen, das Fleisch und Wurstwaren aus biologischer Aufzucht führt.

Ungeeignet sind Schweinefleisch, Pökel- und Räucherwaren sowie alle fetten, stark gesalzenen Würste. Schweinefleisch stammt von Tieren, die nach Auffassung fast aller Ernährungsforscher selbst stoffwechselkrank sind und deshalb der Gesundheit des Menschen schaden. Pökel- und Räucherwaren gelten als Krebsrisikofaktoren, vom hohen Salzgehalt einmal ganz abgesehen. Wurstwaren begünstigen durch den oft erheblichen Fett- und Salzanteil ebenfalls viele Krankheiten.

Sorgfältige Auswahl der Lebensmittel steht also am Anfang gesunder Vollwertkost. Anfangs mag das mit etwas Mühe verbunden sein, weil man nach geeigneten Geschäften oder Erzeugern suchen muß, dieser Zeitaufwand lohnt sich aber immer.

Schonende Zubereitung

Neben der Auswahl der geeigneten Lebensmittel kommt es entscheidend auf die schonende küchentechnische Zubereitung der Speisen an. Dazu gibt es einen einfachen Grundsatz: Lebensmittel werden so naturbelassen und frisch wie möglich verzehrt.

Alle Lebensmittel, die keiner besonderen Zubereitung bedürfen, verzehrt man also roh. Das gilt hauptsächlich für pflanzliche Kost. Sie wird stets frisch unmittelbar vor dem Gebrauch aus einwandfreien pflanzlichen Lebensmitteln zubereitet. Fleckige, angefaulte, schimmlige oder faulige Pflanzenteile eignen sich nicht zur Rohkost.

Die Reinigung muß gründlich, aber schonend erfolgen. Grundsätzlich werden die Lebensmittel ungeschält und nicht zerkleinert gereinigt. Salat und Blattgemüse legt man für 10 Minuten, Kohlgemüse für 20 Minuten in Kochsalzlösung. Dann wird gründlich unter fließendem Wasser abgespült. Wurzel- und Knollengemüse oder festes Obst (etwa Äpfel) reinigt man unter fließendem kaltem Wasser am besten mit einer Bürste. Weiche Früchte (etwa Tomaten) werden unter fließendem kaltem Wasser sorgfältig, aber vorsichtig (ohne Bürsten) gereinigt.

Nach der Reinigung ist Schälen oft überflüssig. Kann man nicht darauf verzichten, werden die Schalen so dünn wie möglich entfernt, denn darunter befinden sich besonders viele Vitalstoffe.

Zerkleinert werden die pflanzlichen Lebensmittel erst unmittelbar vor dem Verzehr. Dazu verwendet man Nirosta®-Messer oder eine Glasreibe, nie metallische Gegenstände, die oxydieren könnten (wie Silbermesser u. a.).

Man sollte die Kost nur grob zerkleinern, damit das Gebiß genügend beansprucht wird.

Was man unzerkleinert anrichten kann, wird nicht unnötig bearbeitet. Nur Menschen mit Kau- oder Schluckschwierigkeiten (Gebißträger, manche Kranke) erhalten die Nahrung besser zerkleinert, püriert oder im Mixer zubereitet.

Saftreiche Rohkost verwendet man am besten ohne Marinaden. Für saftarme Pflanzenkost eignen sich spezielle Rohkostmayonnaisen und -tunken. Fertige Mayonnaisen oder Salatdressing sollte man nie gebrauchen.

Verschiedene Lebensmittel kann man nicht roh verzehren, etwa Kartoffeln, Teigwaren, Reis, manche Gemüsearten und tierische Produkte. Für solche Nahrung wählt man eine möglichst vitalstoffschonende, fettarme Zubereitungsform.

Häufigste Art der Zubereitung ist wohl das Kochen. Dabei werden Vitalstoffe zerstört oder gehen verloren. Diese Verluste halten sich aber in Grenzen, wenn man folgende Regeln beachtet:

● Kochgut möglichst nicht vorher schälen oder zerkleinern.
● Töpfe während des Kochens geschlossen halten, weil sonst mit dem Dampf Vitalstoffe entweichen können.
● Kochzeit so kurz wie möglich halten, die Speisen sollen gerade gar werden, aber nicht verkochen.
● Kochwasser nur mäßig (wenn überhaupt) salzen und zumindest teilweise zu Soßen, Suppen oder als Getränk verwenden, denn es enthält viele Vitalstoffe.

In der modernen Küche stehen uns viele Hilfsmittel zur schonenden Zubereitung der Lebensmittel zur Verfügung, die man unbedingt nutzen sollte.

Im *Dampftopf* dünstet man schonend und schnell Gemüse, Fisch- und Fleischgerichte, oft eine gesamte Mahlzeit in einem Topf. Das spart auch Zeit und Energie. Moderne Dampftöpfe sind sicher und einfach zu bedienen.

Auch im *Römer-* oder *Schlemmertopf* aus Ton lassen sich Gemüse und Fleisch gemeinsam schnell, schonend, fett- und salzarm zubereiten. Besonders empfehlen sich Tontöpfe mit innen glasiertem Unterteil, die zusätzlich noch einen Spieß zum Einhängen größerer Fleischstücke besitzen. Vor Gebrauch muß der Tontopf immer gründlich gewässert und sorgfältig mit einer Bürste behandelt werden.

Im *Elektrogrill* wird das Grillgut durch Infrarotstrahlung rasch, schonend und ohne Fettzusatz gegart. Wir kennen den Elektrokontaktgrill mit einer oder (meist) zwei Grillplatten und den größeren Tischgrill. Der Holzkohlengrill eignet sich grundsätzlich nicht, weil bei dieser Form der Zubereitung schädliche Verbrennungsprodukte entstehen oder Aschen- und Kohlepartikel mitverzehrt werden, die als krebserzeugend gelten.

Braten sollte man in der gesunden Küche nur selten, denn dazu wird Fett benötigt. Auch wenn man hochwertige Pflanzenöle dazu gebraucht, verlieren sie beim Erhitzen ihren gesundheitlichen Wert. Die Bratenkruste wird oft schlecht vertragen, und die Röstprodukte können mit zur Krebsentstehung beitragen.

Fritieren, also die Zubereitung in schwimmendem heißem Fett, bedeutet immer unnötige Zufuhr von Kalorien und gesättigten Fettsäuren. Außerdem vertragen viele Menschen solche Speisen schlecht. Wer auf Pommes frites und ähnliches nicht ganz verzichten will, erhält heute auch schon tiefgekühlte Produkte, die ohne Fettzusatz in der Pfanne, im Backofen oder Grill zubereitet werden können. Man gebraucht sie aber nur selten.

Sehr zu empfehlen sind zwei moderne Hilfsmittel zur Zubereitung – *Alufolie* und *Folienschlauch*. Der durchsichtige, hitzebeständige Koch- und Backfolienschlauch wird einfach in ausreichender Größe von der Rolle abgeschnitten, man legt die Lebensmittel hinein, verschließt den Schlauch sorgfältig an beiden Enden und gibt ihn dann ins Kochwasser oder in die Backröhre. Besonders zeitsparend ist der tiefkühl- und hitzebeständige Folienschlauch, weil man das Gefriergut ohne Umpacken sofort zubereiten kann. Anstelle des Folienschlauchs kann man zum Kochen und Backen auch Alufolie verwenden, in die man die Lebensmittel einpackt.

Alufolienpäckchen und Folienschlauch ermöglichen die fettfreie Zubereitung von Gemüse, Fleisch und Fisch. Im Saft werden viele Vitalstoffe gesammelt, lediglich die Zerstörung beim Erhitzen kann natürlich nicht vermieden werden. Da der Eigengeschmack der Speisen weitgehend erhalten bleibt, kommt man oft auch ohne Salz aus.

Suppen und Soßen stehen bei uns im schlechten Ruf als „Dickmacher". Das trifft dann zu, wenn sie in traditioneller Weise mit Mehl und ähnlichen Zusätzen eingedickt werden. Diese leeren Kalorien verwendet man in der vollwertigen Biokost nicht. Verzichten soll-

te man auch auf Fleischbrühextrakte, Soßenwürfel, Fertigsuppen und ähnliches, die zu konzentriert, oft zu stark gesalzen und denaturiert sind. Sie dürfen lediglich ausnahmsweise einmal verwendet werden, wenn keine Gemüse- oder Fleischbrühe (diese nur entfettet verwenden) oder kein Saft aus dem Folienpäckchen zur Verfügung stehen.

Richtige Zubereitung der Lebensmittel erfordert zunächst ein Umlernen, aber kaum Mehrarbeit. Manchmal erspart die andere Form der Zubereitung in der biologischen Küche sogar Zeit und Energie. Man muß sich nur konsequent genug von eingefleischten Gewohnheiten der Traditionsküche trennen. Das wird dann bald zur selbstverständlichen neuen Gewohnheit.

Das „grüne Blatt" zu jeder Mahlzeit

Die großen Ernährungsforscher, wie Dr. Bircher-Benner und Professor Kollath, forderten immer wieder eindringlich, zu jeder Mahlzeit Frisch-(Roh-)kost zu verzehren. Rohkost bedeutet „lebende Nahrung" in naturbelassener Form. Als Gesundkost beugt sie vielen Krankheiten vor oder trägt mit zu ihrer Ausheilung bei.

Durch ausreichenden Verzehr von Rohkost erreicht man eine Umstimmung des ganzen Körpers, das heißt Anregung der Selbstheilungsregulationen und Normalisierung krankhaft veränderter Körperfunktionen. Stoffwechsel und Verdauung werden gefördert, der Ballaststoffanteil erleichtert vor allem die regelmäßige Stuhlentleerung. Auch die Ausscheidung schädlicher Stoffwechselprodukte (Entgiftung) wird durch Rohkost stark angeregt.

Besondere Bedeutung kommt ihr zu, weil sie die nach üblichen Mahlzeiten zu beobachtende vermehrte Blutgerinnung verhindert und zu hohe Blutfettwerte normalisiert, also zwei verbreitete Risikofaktoren für Herz und Gefäße ausschaltet. Schließlich enthält nur Rohkost genügend lebenswichtige Vitalstoffe.

Frischkost wird täglich vor jeder Mahlzeit verzehrt. Oft bewährt es sich, sie 1–2 Stunden vor den gekochten Speisen zu essen. Der Anteil der Rohkost an der täglichen Ernährung beträgt 30–50%. In ausgewogener Mischung verzehrt man jeden Tag Salate, Blatt-, Wurzelgemüse und Obst. Allein von Rohkost darf man sich freilich nicht längere Zeit ernähren. Nur der Therapeut kann bei manchen Krankheiten vorübergehend einmal Rohkost zur ausschließlichen Heilnahrung verordnen.

Die übliche denaturierte und verfeinerte Zivilisationskost führte bei vielen Menschen dazu, daß sie nach Umstellung auf mehr Rohkost unter Verdauungsstörungen (wie Blähungen, Völlegefühl) leiden. Dann empfiehlt es sich, die verweichlichten Verdauungsorgane zunächst durch Obst-, Gemüse- und Kräutersäfte allmählich wieder an Frischkost zu gewöhnen, ehe man zunehmend auf feste Rohkost übergeht. Wenn die Verdauungsbeschwerden trotzdem fortbestehen, liegen meist behandlungsbedürftige Erkrankungen der Verdauungsorgane vor, die fachmännisch behandelt werden sollten.

Rohkost ist nicht gleichbedeutend mit vegetarischer Ernährung, auf die wir später noch ausführlich zu sprechen kommen (s. S. 302 ff.).

Die Versorgung mit frischem Obst und Gemüse ist heute bei uns zu jeder Jahreszeit möglich, die Auswahl im Winter allerdings etwas beschränkt. Als Alternativen kommen dann Tiefkühlprodukte und das zu Unrecht etwas in Vergessenheit geratene Eingemachte in Frage. Beides kann die Rohkost aber nicht ersetzen, sondern nur das verminderte oder zu teure Angebot im Winter ergänzen. Man verzehrt also in jedem Fall soviel Rohkost wie möglich.

Anfangs ist Tiefkühlware dem Eingemachten überlegen, weil der Verlust an Vitalstoffen nur langsam, dafür aber unaufhaltsam fortschreitet. Eine jüngst veröffentlichte Untersuchung beweist, daß beim Einkochen zunächst mehr Vitalstoffe zerstört werden (Erhitzung), später kommen diese Verluste dann aber fast völlig zum Stillstand, so daß sich das Eingemachte auf längere Sicht durchaus an gesundheitlichem Wert mit Tiefkühlware messen kann.

Tiefkühlware ist durchschnittlich 3–12 Monate ohne Geschmackseinbußen haltbar, Eingemachtes sollte innerhalb eines Jahres verzehrt werden. Die Einmachgläser bewahrt man stets dunkel und kühl auf. Mit Zucker und Salz geht man beim Einkochen oder Einfrieren möglichst sparsam um, chemische Einmachhilfen haben in der gesunden Küche überhaupt nichts zu suchen.

Würzen mit Köpfchen

Die übliche Ernährung wird heute oft so stark überwürzt, daß man den Eigengeschmack der Speisen kaum noch wahrnimmt. Insbesondere der Kochsalzverbrauch (s. a. Mineralsalze, S. 283) liegt mit 12–15 g weit über dem Bedarf oder den 5 g, die der Gesunde gerade noch ohne Risiko vertragen kann.

Würzen mit Köpfchen heißt in der gesunden Küche, den Kochsalzverbrauch stark einzuschränken und mehr einheimische und exotische Kräuter zum Würzen zu verwenden, die den Eigengeschmack der Speisen nicht verdecken, sondern unterstreichen. Gleichzeitig regen die Gewürze auch den Appetit an, locken die Verdauungssäfte und verbessern die Verdaulichkeit und Verwertung der Nahrung.

Sehr scharfe Gewürze und exotische Würzsoßen sollten in der Gesundkost nicht oder nur sehr sparsam verwendet werden. Sie führen vor allem bei regelmäßigem Gebrauch leicht zu Schäden an der Magenschleimhaut bis hin zu Magengeschwüren. Magenkranke müssen von vornherein darauf verzichten.

Innerhalb dieser Beschränkungen ist beim Würzen alles erlaubt, was schmeckt. Die folgende Tabelle der bei uns gebräuchlichsten Gewürze mit den dazu passenden Speisen will deshalb auch nicht die Kreativität einschränken, sondern nur Anhaltspunkte zum richtigen Würzen geben.

Gewürz	Passende Speisen
Anis	süß-würzig; Backwaren, Süßspeisen, Kompotte; in manchen Gegenden wird Anis auch zu Karotten, Kürbis, Rotkohl und Salaten verwendet; verträgt sich nicht mit anderen Gewürzen.
Basilikum	Gemüse, wie weiße Bohnen, Erbsen, Gurken, Linsen, Tomaten, Weißkraut, manche Suppen, Fleisch, als Zusatz zu Kräuterbutter, -essig, -quark.
Beifuß	fettere Fleisch- und Fischgerichte, pikante Soßen, Salate, Eintopf, Kartoffel-, Zwiebelsuppe.
Bohnenkraut	Eintopf, Bohnen, Gurken, Hülsenfrüchte, Pilze, Rot-, Weiß-, Wirsingkohl, Gemüsesuppen, Fisch, Huhn und Salate; verträgt sich gut mit Estragon, Petersilie, Schnittlauch.
Dill	Gemüse-, Kartoffel-, Fischsuppen, Bohnen, Erbsen, Gurken, Kohlrabi, Tomaten.
Estragon	sehr aromatisch, verträgt sich nicht mit anderen Gewürzen (außer Bohnenkraut) und darf nur sparsam verwendet werden; fertig als Estragonessig oder -pulver erhältlich; Blumenkohl, Gurken, Karotten, Linsen, Tomaten, Fisch-, Kartoffelsuppe, Salat, Wild, Huhn.

Gewürz	Passende Speisen
Fenchel-samen	anisähnlicher Geschmack; gut geeignet zu Gurken, Kopfsalat, Sauerkraut, Karpfen, Brot, Kuchen.
Kerbel	leicht anisähnlicher Geschmack; Soßen, Suppen, Salate, Quark, Fisch und als Zusatz zur Kräuterbutter.
Knoblauch	intensives Gewürz, daher sehr sparsam verwenden; meist genügt es, die Salatschüssel oder das Fleisch mit Knoblauch einzureiben; Fleisch, Salate, Quark, Soßen, Fondue, Karotten, Rosenkohl, Spinat, Kartoffelsuppe.
Kräuter-mischung	Fertige Kräutermischungen enthalten – je nach Hersteller – verschiedene Gewürze. Auf der Verpackung wird jeweils angegeben, wozu sie passen. Diese Mischungen erleichtern das Abschmecken sehr.
Kümmel	vielseitiges Gewürz, das sich aber mit keinem anderen verträgt; sehr gut geeignet bei blähenden Speisen, vor allem Kohl, Sauerkraut, Krautsalaten, außerdem Pilzen, Suppen, Thunfisch, fetteren Fleischsorten, als Brotgewürz.
Lavendel	Fisch, Eintopf und Kräutersoßen.

Gewürz	Passende Speisen
Liebstöckel	Salate, Rohkost, Spinat, Gemüse-, Kartoffelsuppen, Rindfleisch, Geflügel, Fisch, als Zusatz zur Kräuterbutter.
Lorbeer	sehr sparsam zu verwenden zu Gemüse-, Kartoffelsuppen, Rindfleisch, Gulasch, Wild, Fleisch- und Fischmarinaden.
Majoran	oft in Wurst enthalten; paßt im Haushalt vor allem zu Geflügel, Erbsen-, Kartoffelsuppe; verträgt sich schlecht mit anderen Gewürzen.
Muskat	stets frisch gerieben zu Kohl, weißen Bohnen, manchen Fleischspeisen und bestimmten Gebäcksorten zu verwenden; die Nüsse müssen trocken und luftdicht aufbewahrt werden.
Nelken	Lebkuchen, Obst und Eingemachtes, außerdem Wild, Huhn, Schmorbraten, Zunge, Rotkraut, Sauerkraut, Glühwein.
Paprika	in verschiedener Form und Schärfe erhältlich, besonders bekannt milder Delikateßpaprika, Edelsüß- und Rosenpaprika (sehr scharf); milde Sorten sind vorzuziehen und passen zu Fleisch-, Fisch-, Geflügelgerichten; Paprika darf nicht in siedendes Fett kommen.

Gewürz	Passende Speisen
Petersilie	Fisch, Bohnen, Gurken, Karotten, Tomaten, Salate, Suppen und Kartoffeln, außerdem manche Fleischgerichte; darf erst vor dem Verzehr zugefügt werden (nicht mitkochen), damit die Vitamine erhalten bleiben; nicht zu oft verwenden (Leber-, Nierenschäden).
Rosmarin	Fleisch, Wild, Soßen, Suppen, Fisch, Pilze, Kartoffeln, Eierspeisen, Kraut und Tomaten.
Salbei	Fisch, Steaks, Kräuteromelett; Rosmarin und Salbei ergänzen einander.
Schnittlauch	mild zwiebelartiger Geschmack; wird immer roh zu Salaten, Suppen, Quark, Fisch und Fleisch, Kartoffeln und Eierspeisen verwendet.
Senf	als Speisesenf und Senfpulver im Handel; nur sparsam zu Fleisch, Fisch, Wild, Salaten, weißen Bohnen, Rosenkohl, Zwiebelsuppen, heißen Würstchen verwenden; am besten eignen sich milder Kräutersenf und Diätsenf (ohne Zucker).

Gewürz	Passende Speisen
Thymian	sparsam verwenden; Fleisch, Geflügel, Wild und Fisch, Salate, Suppen, Pilze, Kräuteressig, -marinaden und -soßen; verträgt sich gut mit Lorbeer, Muskat, Rosmarin und Salbei, aber nicht mit Majoran.
Wacholderbeeren	nicht zu oft und nie bei Nierenleiden verwenden; Weiß-, Rotkohl, Sauerkraut, Fisch, Wild, Geflügel, Rindfleisch, Gulasch, rote Beete und Salate; wird ganz oder gemahlen gebraucht.
Zitronensaft	Salatsoßen, Obstsalat, manche Suppen, Quark, Gebäck, Reis, auch in Tee und Punsch; bei »Kater« oder Migräne Zitronensaft in starkem schwarzem Kaffee trinken; Zitronenschalen sind in der Regel heute fast immer gespritzt und daher ungeeignet.
Zwiebeln	in verschiedenen Arten erhältlich; geeignet zu fast allen Salaten, Gemüse-, Fleischgerichten, Suppen; unterschiedliche Zubereitungsformen, am besten roh als Zwiebelringe.

Unentbehrliche Getreidezubereitungen

Für Getreidespeisen verwendet man möglichst immer das ganze, unbearbeitete Korn, da viele wertvolle Bestandteile beim Schälen oder Polieren verlorengehen. Polierter Reis zum Beispiel enthält kein Vitamin B_1 mehr, bei hauptsächlicher Reisnahrung kommt es deshalb zur Vitaminmangelkrankheit Beriberi. Das Getreide wird nur grob zerkleinert, damit Zähne und Darm ausreichend beansprucht werden. Man weicht die Körner einige Stunden, am besten über Nacht, ein.

Wenn Getreide in Keimung übergeht, entstehen anfangs wertvolle Vitamine und Pflanzenhormone. Deshalb ist Keimgetreide gewöhnlich wertvoller als nicht gekeimtes Getreide. Am einfachsten verwendet man fertige Getreidekeimöle, zum Beispiel Weizenkeimöl.

Statt dessen kann man Getreidekörner auch in einer flachen Schale 36 Stunden lang mit Wasser bei 15 Grad Wärme ansetzen, dann auf ein Tuch legen und 3–5 Tage lang bei 16–17 Grad Wärme häufig mit Wasser besprühen, damit sie aufkeimen. Dieses Keimgetreide wird roh oder mit Honig und Konfitüre vermischt gegessen.

Bircher-Benner-Müsli

Diese von Dr. Bircher-Benner eingeführte Rohkost besteht aus rohem Obst und Getreide. Man verwendet dazu 150 g gut gewaschenes Obst, zum Beispiel Äpfel, das auf einer Glasreibe zerkleinert wird. Dieses Obst gibt man in eine Mischung aus 10–20 g Haferflocken, Weizenkeimen oder Hirse, die über Nacht in 3–5 Eßlöffel Wasser eingeweicht wurden, 1 Eßlöffel gezuckerter Kondensmilch und Saft von 1/2 Zitrone. Zusätzlich kann man geriebene Mandeln oder Haselnüsse und Honig hinzufügen. Durch einen höheren Getreideanteil wird der Sättigungswert des Müslis erhöht.

Genaue Diätanweisungen nach Bircher-Benner gibt es für fast alle Krankheiten. Der Arzt wird im Einzelfall entscheiden, welche Diätform angezeigt ist.

Bircher-Benner-Diät verbessert die Zellatmung und den Stoffwechsel, entlastet Herz und Kreislauf und bewirkt eine intensive Entschlackung. Vitamine und Mineralstoffe werden ebenso wie ungesättigte Fettsäuren reichlich zugeführt. Der Reichtum an Zellulose und Pektin fördert Verdauung und Stuhlgang, Darmfäulnis und -gärung werden verhindert. Schließlich beeinflußt die Bircher-Benner-Diät die Darmflora und verstärkt die Widerstandskräfte des Organismus.

Kollath-Frühstück

Zu diesem Frischkornbrei weicht man frisch geschrotetes Korn 12 Stunden lang in etwas Wasser ein. Vor dem Verzehr mischt man Kondensmilch, Äpfel, andere Obstsorten, Nüsse, Mandeln, Honig und Zitronensaft darunter. Anstelle dieser süßen Zugaben kann man auch verschiedene Gemüsearten – zum Beispiel Karotten und Tomaten – verwenden.

Der Kollath-Vollkornbrei enthält reichlich Eiweiß, Vitamine und Mineralstoffe und gilt als nährstoffreichstes, wohlschmeckendes Rohkostgericht.

Waerland-Diät

Der schwedische Ernährungsreformer Are Waerland (1876–1955) empfiehlt in seiner etwas einseitigen Diät viel Rohkost und Vollgetreide mit Milch. Fisch, Fleisch und Zucker lehnt er strikt ab. Der von ihm propagierte Getreidebrei „Kruska" besteht aus den Getreidesorten Gerste, Hafer, Roggen und Weizen in grob geschroteter Form. Dazu gibt man Kleie und Rosinen, kocht 5 Minuten auf und läßt 3 Stunden ziehen, ehe man mit Milch, Kompott oder Konfitüre abschmeckt.

Als Getränk empfiehlt Waerland Kartoffelkochwasser oder Frischpreßsaft von Kartoffeln. Die Getränke dürfen allerdings nie vor oder zum Essen gegeben werden, da sonst die Verdauungssäfte zu stark verdünnt werden.

Die Getränke

Unser Körper besteht (je nach Alter) zu 60–80% aus Flüssigkeit. Deshalb kommen wir zwar einige Wochen lang ohne jede feste Nahrung aus, können aber kaum länger als 3 Tage dürsten. Der Wasserhaushalt muß durch ausreichendes Trinken unbedingt immer im Gleichgewicht gehalten werden.

Durchschnittlich benötigen wir täglich etwa 1,5 l Flüssigkeit, der restliche Bedarf wird aus dem Wassergehalt der Nahrung gedeckt. Bei manchen Diätformen (vor allem in der Herzdiät, s. S. 325) muß die Flüssigkeitszufuhr nach Anweisung des Therapeuten reduziert werden, bei anderen Krankheiten (vor allem zur Vorbeugung von Nierensteinen) und bei großer Hitze erhöht man die Flüssigkeitszufuhr.

Die untenstehende Tabelle zeigt, wie Wasserverluste und Flüssigkeitszufuhr sich die Waage halten sollten (Durchschnittswerte).

Die meisten Getränke enthalten Nähr-, Vitalstoffe und Kalorien, tragen also mit zur Ernährung und Vitalstoffversorgung bei, können aber auch zu Übergewicht führen. Kalorienfrei sind ungesüßter schwarzer Kaffee und Tee sowie Mineralwässer, die reichlich anorganische Vitalstoffe, zum Teil aber auch zuviel Kochsalz enthalten.

Wasserausscheidung	pro Tag in ml	Wasseraufnahme	pro Tag in ml
…mit dem Urin	1500	…in flüssiger Form	1500
…mit dem Stuhl	100	…mit fester Kost	700
…über die Haut (Schweiß, unbemerkte Abdünstung)	500	…aus der Verstoffwechselung wasserstoffhaltiger Lebensmittel	300
…über die Lungen (mit der Atemluft)	400		
	2500		2500

300

Die folgende Tabelle gibt den Kalorien-(Joule-)gehalt häufig getrunkener Getränke an.

Getränk	Menge	Kalorien/Joule
Bier	1/2 l	250/1047
Branntwein	2 cl	50/209
Rum	2 cl	62/261
Wein	1/4 l	133/555
Whisky	2 cl	60/252
Coca-Cola	1/3 l	149/622
Limonaden	1/4 l	120/502
Apfelsaft	1/4 l	118/494
Buttermilch	1/4 l	100/419
Gemüsesaft	1/4 l	60–70/252–293
Grapefruitsaft	1/4 l	100/419
Johannisbeersaft	1/4 l	144/603
Kakao	1/4 l	145/609
Milch (3,5%)	1/4 l	165/693

Der Flüssigkeitsbedarf soll hauptsächlich durch stille, kochsalzarme Mineralwässer, Kräutertee, naturbelassene Obst-, Gemüse- und Kräutersäfte (ohne Zucker oder Konservierungsmittel), Buttermilch, Dickmilch, Sauermilch und mäßig Vorzugsmilch gedeckt werden.

Ungeeignet sind alle Säfte und Limonaden mit Industriezucker, Koffein (Cola), Chinin (Tonicwässer) oder Konservierungsmitteln. Wasser aus dem öffentlichen Trinkwassernetz läßt viele Wünsche offen und sollte – nicht zuletzt auch wegen der Denaturierung durch Chlor – allenfalls selten zum Trinken verwendet werden. Schwarzer Tee, Kaffee (beide nicht zu stark) und leichte Alkoholika (Bier, Wein) können mäßig, möglichst aber nicht regelmäßig getrunken werden. Sie gehören alle zu den Genußmitteln, die wirklich nur genossen werden sollten. Harte Alkoholika meidet man am besten ganz. Besonders für ältere Menschen kann das gelegentliche Glas Bier oder Wein nach neueren Erkenntnissen sogar die Gesundheit fördern.

Verdauung beginnt beim Kauen

Die Eßkultur leidet heute häufig erheblich unter der Hektik des Alltags. Das beginnt bei vielen Menschen schon mit dem Frühstück, das hastig hinuntergeschlungen wird oder gar ganz ausfällt. Das Mittagessen wird von vielen lustlos verzehrt, weil sie sich nicht so leicht vom Streß des Berufs lösen können, am Abend lenkt dann in vielen Familien das Fernsehgerät, die Zeitung oder auch ein Streitgespräch bei Tisch vom bewußten Essen ab.

Alles das schadet auch der Gesundheit. Die rasch verschlungenen Mahlzeiten werden nur ungenügend gekaut und eingespeichelt, belasten deshalb die Verdauungsorgane und können nicht richtig verwertet werden. Durch die Ablenkungen genießt man die Speisen nicht so richtig und merkt auch nicht, wenn man satt ist. Streitgespräche, aufregende Nachrichten in der Zeitung oder im Fernsehprogramm bedeuten Streß, der die Produktion von Verdauungssäften stört. Im Lauf der Zeit führen solche schlechten Angewohnheiten deshalb oft zu chronischen Erkrankungen der Verdauungsorgane bis hin zu Magengeschwüren, Mangelkrankheiten oder Übergewicht als Folge des gedankenlosen Vielessens.

Biologische Ernährung bleibt deshalb nur Stückwerk, wenn sie nicht durch Eßkultur unterstützt wird. Grundsätzlich sollte man immer in Ruhe, ohne Streß und mit Genuß essen. Jeder Bissen wird gut gekaut, bis er sich halb verflüssigt hat, erst dann schluckt man. Auf diese Weise beginnt die Verdauung bereits im Mund, die Nahrung belastet Magen und Darm nicht unnötig und wird auch besser verwertet.

Nach jedem Bissen legt man das Besteck aus der Hand, bis man geschluckt hat. So kann man die Speisen bewußter genießen und fühlt sich schneller gesättigt als beim hastigen Vielessen. Übergewicht wird auf diese Weise nach den Erfahrungen der Verhaltenspsychologie vermieden oder schneller wieder abgebaut.

Eltern sollten sich davor hüten, ihre Kinder zum Essen zu zwingen, insbesondere darauf zu bestehen, daß der Teller immer leergegessen wird. Diese Erziehungspraktiken, die auch heute noch nicht überwunden sind, tragen viel zum späteren Übergewicht bei, denn der Erwachsene kann sie später nur schwer wieder verlernen. Vorbeugen kann man dem, indem man nur kleine Portionen auf den Teller gibt und bei Bedarf noch etwas nachschöpft.

Es muß nicht immer Fleisch sein

Vegetarische Vollwertkost als hochwertige Gesundkost

Die Geschichte des europäischen Vegetarismus beginnt in der Mitte des 19. Jahrhunderts. Unter dem Einfluß des tiefgreifenden sozialen Wandels, der mit der Industrialisierung und dem Aufschwung der Naturwissenschaften in jener Zeit einherging, kam es auch zu veränderten Eßgewohnheiten. Tierische Lebensmittel, vorher von den meisten Menschen nur selten als Beilagen verzehrt, traten in der Ernährung immer mehr in den Vordergrund – eine Entwicklung, die bis heute angehalten hat. Als Reaktion darauf entstand dann der Vegetarismus.

Aus Unkenntnis schossen die meisten Anhänger der neuen Ernährungsrichtung aber weit über das vernünftige Maß hinaus und ernährten sich so kraß einseitig, daß schwerwiegende Mangelzustände eintraten. So wundert es nicht, wenn man die Vegetarier bald als verschrobene Sonderlinge abtat und ihre Ernährungsweise spöttisch als „Pudding-Vegetarismus" bezeichnete.

Heute, da wir die Grundsätze vollwertiger Ernährung viel besser kennen, trifft das mit Sicherheit nicht mehr zu, hält sich als Vorurteil aber immer noch sehr hartnäckig und verhindert, daß mehr Menschen einen Versuch mit vegetarischer Kost wagen. Gerade in den letzten Jahren fand der Vegetarismus aber trotz allem zahlreiche neue Anhänger, insbesondere auch junge Leute, die sich für alternatives Leben, biologischen Landbau, Umweltschutz und Frieden einsetzen.

Vegetarier wird man aus verschiedenen Motiven. Mancher kennt von Kindesbeinen an nur vegetarische Ernährung, weil er aus einer Vegetarierfamilie stammt. Viele müssen aber erst den Umweg über eine Krankheit gehen, die Fleischgenuß verbietet oder auf keine andere Therapie mehr ansprach, sondern erst nach Umstellung der Ernährung auf vegetarische Kost ausgeheilt werden konnte.

Davon unterscheidet man die ethischen Vegetarier, die es nicht mit ihrer Weltanschauung, ihrem Gewissen oder religiösen Glauben vereinbaren können, daß Tiere zu Nahrungszwecken getötet werden. Sie befolgen Albert Schweitzers Ehrfurcht vor allem Leben konsequent. Die erschütternden Berichte engagierter Tierschützer, wie Grzimek, Stern und Sielmann, in den Massenmedien über die tierquälerische Schlachtviehhaltung hat dieser Gruppe in den letzten Jahren manchen neuen Anhänger gebracht.

Eine 3. Gruppe aus der alternativen Bewegung – vorwiegend wieder jüngere Menschen – hat aus unterschiedlichen Gründen eine Lebensform gewählt, die ohne das Töten von Tieren zur Ernährung oder Bekleidung auskommt.

Die letzte Gruppe schließlich, wieder vorwiegend junge Menschen, lebt aus Solidarität mit den hungernden Völkern der dritten und vierten Welt vegetarisch. Sie beruft sich darauf, daß 1 Hektar Land viel mehr Menschen ernährt, wenn man darauf pflanzliche Nahrung anbaut, als wenn man Schlachtvieh weiden läßt.

Sehr unterschiedliche, verständliche, moralische und verantwortungsbewußte Motive also, die nichts mit Verschrobenheit, Fanatismus oder Spinnerei zu tun haben. Sicher wird nicht jeder sie für sich persönlich akzeptieren können, vorurteilsfrei tolerieren sollte man sie aber unbedingt.

Die Wissenschaft führt seit langem zwei Vorurteile gegen den Vegetarismus an:

- Der Mensch ist von Natur aus ein „Allesfresser".
- Vegetarismus führt zu Eiweißmangel.

Das zweite Argument war sicher zum Teil für den „Pudding-Vegetarismus" richtig, auf moderne vegetarische Vollwertkost nach den Grundsätzen Bircher-Benners kann es aber nicht mehr angewendet werden. Selbst eine streng naturwissenschaftlich orientierte Institution wie das Max-Planck-Institut Dortmund stellte Mitte der 70er Jahre fest, daß Fleisch für die menschliche Ernährung entbehrlich ist. Bei uns besteht heute vielmehr in zunehmendem Maße die Gefahr der Eiweißüberfütterung, die für die Gesundheit ähnlich schädlich ist wie die in den Entwicklungsländern verbreiteten Eiweißmangelzustände. Richtig zusammengestellt deckt vegetarische Kost den Eiweißbedarf, der bei Vegetariern ohnehin geringer ist als bei Menschen, die sich mit der üblichen Fleisch-Pflanzen-Mischkost ernähren.

Strittig bleibt auch die Behauptung, der Mensch sei nach seinem Gebiß ein Allesfresser. Zwar briet sich schon der Jäger in der Steinzeit sein Fleisch, aber er war spätestens mit der Beherrschung des Feuers zum Kulturmenschen geworden, der sich nicht mehr naturgemäß ernährte. Nach Ansicht vieler Forscher stellt das menschliche Gebiß keine Kreuzung aus Raubtier- und Wiederkäuergebiß dar, sondern eine Sonderform für Früchte- und Wurzelesser. Zwar kann das bisher noch ebensowenig schlüssig wie die andere These bewiesen werden, gerade deshalb muß man zunächst noch beide Ansichten tolerieren.

Ein drittes, unter Laien verbreitetes Vorurteil besagt, daß vegetarische Kost fad und langweilig schmeckt. Ein Blick in eines der zahlreichen vegetarischen Kochbücher belehrt uns aber rasch eines Besseren. Vegetarische Kost kann sehr abwechslungsreich und wohlschmeckend sein. Wenn sich mancher Vegetarier trotzdem eintönig ernährt, dann liegt das nicht am Vegetarismus, sondern an seiner mangelnden Kreativität. Vermutlich würde bei ihm auch die übliche Mischkost langweilig schmecken.

Die Motive für vegetarische Ernährung mögen noch so individuell verschieden sein, eines geht uns alle an: Erhaltung oder Wiederherstellung der Gesundheit. Dazu gibt es verschiedene wissenschaftliche Untersuchungen, deren Ergebnisse zweifelsfrei beweisen, daß vegetarische Vollwertkost vor allem den Zivilisationsseuchen unserer Zeit wirksam vorbeugt – also Herz-Kreislauf-Erkrankungen, Übergewicht und Krebs.

Erkrankungen an Herz und Kreislauf nehmen in fast allen Industrienationen der Erde in der Statistik der Todesursachen den 1. Platz ein. Die höchste Sterblichkeitsrate an Herzkranzgefäßerkrankungen besteht in den Staaten, wo man die meisten tierischen Produkte verzehrt. Japan dagegen, wo bisher noch relativ wenig Fleisch verbraucht wird, nimmt unter den Industrienationen die letzte Stelle ein.

Diese Tatsachen lassen sich noch nicht vollständig erklären, der Zusammenhang zwischen hoher Sterblichkeit an Herz-Kreislauf-Erkrankungen und falscher Ernährung liegt aber auf der Hand. Unter anderem spielt dabei vermutlich eine Rolle, daß vegetarische Ernährung das Körpergewicht normalisiert, also einen wichtigen Risikofaktor für Herz und Kreislauf ausschaltet, und manche Fasern in pflanzlicher Kost den Cholesterinblutspiegel senken.

Übergewicht erhöht die Wahrscheinlichkeit, an ernsten Herz-Kreislauf-Erkrankungen, Bluthochdruck, Gicht, Zuckerkrankheit und Schäden an Wirbelsäule oder Gelenken zu erkranken. Insgesamt verkürzt die Überschreitung des Normalgewichts ab einer gewissen Grenze die Lebenserwartung.

Vegetarier kennen im allgemeinen keine Gewichtsprobleme. Das erklärt sich vor allem aus dem hohen Anteil an unverdaulichen Ballaststoffen in ihrer Kost und der Tatsache, daß man bei vegetarischer Kost eigentlich nie so viele Kalorien zuführen kann, daß Übergewicht entsteht. Umstellung auf vegetarische Vollwerternährung bietet deshalb dem Übergewichtigen die Möglichkeit, sein Körpergewicht schonend und ohne die Risiken vieler einseitiger Schlankheitskuren auf Dauer zu normalisieren.

Eine fett- und cholesterinreiche Mischkost gefährdet nicht nur Herz und Kreislauf. Verschiedene Studien der letzten Zeit beweisen, daß sie zumindest indirekt auch an der Entstehung von Brust-, Dickdarm- und Gebärmutterkrebs beteiligt ist. In Japan, wo man bisher noch wesentlich weniger Fleisch als in Europa und den USA verzehrt, tauchen diese 3 Krebsarten deutlich seltener in den Statistiken auf.

Die Zusammenhänge konnten bisher ebenfalls noch nicht genau erklärt werden. Wahrscheinlich fördern tierische Fette die Bildung krebsfördernder Substanzen im Darm, die dann wegen des geringeren Ballaststoffanteils der Zivilisationskost auch noch zu lange im Darm verbleiben. Brust- und Gebärmutterkrebs könnten sich aus der übermäßigen Produktion von Hormonen erklären, die bei üblicher Ernährung im Darm und Körperfett entstehen.

Alle diese Risikofaktoren fallen für Vegetarier weg. Darüber hinaus regen einige der in der vegetarischen Ernährung häufig verzehrten Gemüsearten die Produktion krebshemmender Enzyme im Körper an und steigern die Körperabwehr, so daß Krebszellen rasch vernichtet werden.

Drei der überzeugendsten, wissenschaftlich untermauerten Argumente also, die für vegetarische Ernährung als gesundheitsfördernde Schutzkost sprechen.

Natürlich lebt man nicht automatisch gesund, wenn man alle tierischen Produkte meidet. Die vegetarische Kost muß ausgewogen zusammengestellt werden, damit sie den Bedarf des Körpers an Nähr- und Vitalstoffen befriedigt, sonst drohen bald Mangelkrankheiten. Besonders Anfängern unterlaufen viele Fehler, deren Folgen sie dann nicht selten veranlassen, doch wieder zur üblichen Kost zurückzukehren. Damit es nicht so weit kommt, hier die wichtigsten Grundsätze vegetarischer Vollwertkost:

● Vegetarische Kost darf keine Hungerkost sein. Abgesehen davon, daß Unterernährung ebenso schädlich ist wie Übergewicht, führt sie auch bei ausreichender Eiweißzufuhr rasch zu Eiweißmangel. Der Organismus verwendet nämlich auch einen Teil der Eiweiße, um seinen durch Kohlenhydrate und Fette nicht gedeckten Kalorienbedarf zu decken.

● Vegetarier müssen unbedingt darauf achten, daß sie mehrere Eiweißträger miteinander kombinieren, weil die meisten pflanzlichen Eiweißquellen allein biologisch nicht hochwertig genug sind. Erst in der Kombination wird dieser Nachteil vollständig ausgeglichen. Ergänzend kommen vor allem Sojabohnenzubereitungen und Pflanzeneiweißkonzentrate (wie „Glidine" der Klopfer Nährmittel GmbH aus dem Reformhaus) in Frage.

● Pflanzliche Kost enthält zwar reichlich Vitalstoffe, aber in unterschiedlichen Mengen. Einseitige Ernährung führt daher leicht zum Mangel an einzelnen Vitalstoffen, am häufigsten zu Vitamin-B$_{12}$-Mangel. Die Kost muß deshalb wohlüberlegt zusammengestellt werden und soll jeden Tag unbedingt Vollkornprodukte (Brot, Müsli), Obst und Gemüse (besonders auch dunkelgrüne und tiefgelbe Sorten), Hülsenfrüchte, Nüsse, Samen, pflanzliche Fette und Öle enthalten.

- Schwangere und stillende Mütter mit höherem Eiweiß- und Vitalstoffbedarf besprechen ihre vegetarische Ernährung mit dem biologisch orientierten Arzt oder Heilpraktiker, damit keine Mangelzustände auftreten. (Das gilt übrigens nicht nur bei vegetarischer Kost.)
- Die vegetarische Ernährung für Kinder bis zum 6. Lebensjahr soll wegen des erhöhten Bedarfs in dieser Zeit ebenfalls mit dem Fachmann besprochen werden, denn Mangelzustände behindern Wachstum und geistige Entwicklung.

Wer diese Grundsätze vegetarischer Kost beachtet und sich dann noch ein gutes vegetarisches Kochbuch zulegt, wird den gesundheitlichen Wert fleischloser Vollwertkost bald am eigenen Leib erfahren.

Auch wenn man nicht streng vegetarisch leben will, sollte man wenigstens den Anteil tierischer Nahrung an der täglichen Kost reduzieren. Einmal täglich tierische Produkte, besser nur 2 bis 3mal wöchentlich, dieser Rat von Pfarrer Kneipp könnte der erste Schritt zur besseren Gesundheit werden.

Enzyme, „Zündfunken" des Lebens

Ohne Enzyme ist Leben – zumindest in der uns bekannten Form – unmöglich. Die Eiweißstoffe sind als „Zündfunken" des Lebens an fast allen biochemischen Vorgängen im Körper beteiligt. Am bekanntesten sind wohl ihre Aufgaben bei der Verdauung und Verstoffwechselung der Nahrung. Aber auch Blutgerinnung, Entgiftung, Verwertung des Sauerstoffs und viele andere wichtige Körperfunktionen werden erst durch die Mitwirkung von Enzymen ermöglicht.

Vereinfacht ausgedrückt erfüllen die Enzyme im Körper immer zwei Grundaufgaben. *Sie beschleunigen biochemische Prozesse, die bei Körpertemperatur ohne sie zu langsam abliefen, oder zwingen chemische Reaktionen, in einer bestimmten Richtung abzulaufen.* Diese Funktionen haben sie mit den Katalysatoren in der chemischen Technik gemeinsam. Deshalb bezeichnet man sie auch als *Biokatalysatoren*.

Während die chemotechnischen Katalysatoren aber im allgemeinen allein durch ihre Anwesenheit wirken, werden die Enzyme mit in den chemischen Prozeß, den sie steuern, einbezogen und dabei allmählich verbraucht. Zwar produziert der Organismus ständig

Nachschub, um diesen Verbrauch auszugleichen, unter Umständen reicht das aber nicht aus.

Daher sollte man bei der Ernährung auch an ausreichende Zufuhr von Enzymen denken, die bevorzugt in pflanzlicher Rohkost vorkommen. Durch Erhitzen werden sie zerstört. Für die Gesunderhaltung sind die Enzyme ebenso wichtig wie Vitamine, Mineralsalze und Spurenelemente.

Ausreichende Produktion und Zufuhr von Enzymen mit der Nahrung reicht aber immer noch nicht ganz aus. Die meisten Enzyme werden im Körper nämlich mit Vitaminen oder Spurenelementen gekoppelt und können erst in dieser Bindung wirksam werden. Mangel an einem dieser Vitalstoffe zieht deshalb häufig auch den Ausfall der wichtigen Funktionen anderer Ergänzungsstoffe nach sich. Von Vitamin C wissen wir zum Beispiel, daß es nur dann zufriedenstellend abwehrsteigernd wirken kann, wenn gleichzeitig ausreichend Enzyme vorhanden sind, und die Atmungsenzyme verrichten ihre lebenswichtigen Aufgaben nur dann korrekt, wenn zugleich genügend Eisen zur Verfügung steht.

Das erste Enzym – die stärkespaltende Diastase – wurde bereits im Jahre 1833 entdeckt, 1836 wurde von Theodor Schwann aus Magenflüssigkeit das Pepsin gewonnen. Damals bezeichnete man die Eiweißstoffe noch als Fermente.

Da fast alle Enzyme „Spezialisten" für einen ganz bestimmten biochemischen Prozeß sind und im lebenden Organismus ständig viele tausend verschiedene chemische Reaktionen ablaufen, gibt es auch eine entsprechend große Zahl von Enzymen. Einige tausend davon kennen wir heute bereits und können sie zum Teil auch schon künstlich herstellen. Immer wieder entdecken die Wissenschaftler aber neue Enzyme und lernen, auch sie synthetisch zu produzieren. Um eine gewisse Ordnung in diese Vielzahl von Enzymen zu bringen, mußte eine besondere Kommission sich jahrelang damit beschäftigen, sie zu katalogisieren. Das Ergebnis ihrer Arbeit wurde 1961 in Moskau vorgelegt und gilt heute international.

Wir wollen nicht weiter auf die hochkomplizierten Methoden und Erkenntnisse der Enzymforschung eingehen. Sie sind für die Medizin so bedeutsam, daß die Enzymforschung zu einem der wichtigsten Arbeitsgebiete der modernen Medizin geworden ist, von dem man in Zukunft sicher noch viele diagnostische und therapeutische Fortschritte erwarten kann. Hier interessieren uns nur die Möglichkeiten der Behandlung von Krankheiten durch Enzyme, die allein oder unterstützend neben anderen Heilmitteln verabreicht werden können.

Da Enzyme als körpereigene Stoffe anzusehen sind, die in der Regel auch bei Langzeitgebrauch ausgezeichnet vertragen werden, spielen sie inzwischen in der biologischen Ganzheitsmedizin bereits eine gewisse Rolle. Im weitesten Sinn kann man die meist rezeptfrei in Apotheken erhältlichen Enzymspezialitäten sogar schon zu den „modernen Hausmitteln" rechnen. Ihre wichtigsten Anwendungsgebiete wollen wir nun genauer untersuchen.

Enzyme gegen Verdauungsstörungen

Das älteste und am gründlichsten erforschte Anwendungsgebiet der Enzymtherapie sind die Verdauungsstörungen, zum Beispiel *Aufstoßen, Blähungen, Durchfälle, Sodbrennen* oder *Völlegefühl*. Das erklärt sich daraus, daß Pepsin für die Verdauung von Eiweiß zuständig ist. Daher forschte man zunächst lange Zeit vor allem in dieser Richtung. Heute ist der Einsatz von Enzymen bei Verdauungsbeschwerden zur Standardtherapie geworden.

Je nach den Ursachen solcher Beschwerden werden verschiedene Enzymspezialitäten zur Behandlung verabreicht, vor allem die Magenenzyme *Pepsin* und *Kathepsin* sowie *Diastase, Erepsin, Lipase* und *Trypsin* aus der Bauchspeicheldrüse. Meist werden die geeigneten Enzymgemische aus dem Schimmelpilz Aspergillus, der Ananas oder der exotischen Papayafrucht (Papain) gewonnen.

Die meisten Enzymgemische für bessere Verdauung sind bei uns rezeptfrei in der Apotheke erhältlich. In der eigenen Praxis werden häufig die folgenden Spezialitäten verordnet:
- „enzym gallo sanol" (zusätzlich mit Faulbaumrinde und Rindergalle) gegen Verdauungsstörungen verschiedenster Ursachen (Vorsicht bei Schwangeren wegen der Faulbaumrinde!);
- „Enzym-Hepaduran" (ein Enzym-Vitamin-Heilpflanzen-Gemisch) vor allem gegen leber-galle-bedingten Enzymmangel und altersbedingte Verdauungsbeschwerden;

- „Enzym-Harongan" bei Verdauungsschwäche als Folge von Magen-, Leber-, Gallenblasen-, Bauchspeicheldrüsen- und Zwölffingerdarmerkrankungen, im Alter, nach Magenoperationen oder bei Umstellung der gewohnten Ernährung.

Gegen Darmwürmer bewährt sich das aus Papayafrüchten gewonnene *Papain* zusammen mit einem Abführmittel, das die Würmer mit dem Stuhl austreibt. Ehe man bei Wurmbefall zu den üblichen, meist hochgiftigen Wurmmitteln greift, empfiehlt sich (vor allem bei Kindern) immer ein Versuch mit dieser unschädlichen und meist ausreichend wirksamen Kombination. Dazu erhält man in der Apotheke das Arzneimittel „Vermizym".

Enzyme gegen Wunden, Verletzungen, Entzündungen und Geschwüre

In der Sportmedizin werden Enzyme heute schon relativ häufig verwendet, um Verletzungen bei Hochleistungs- und Profisportlern vorzubeugen oder rascher zu heilen und die Schmerzen zu lindern. In der Allgemeinmedizin dagegen spielt die Enzymtherapie in solchen Fällen leider (und zu Unrecht) bisher noch kaum eine Rolle. Sie gilt deshalb als eine Art „Geheimtip" zur Selbsthilfe vor allem bei *Bluterguß, Quetschung, Verrenkung, Verstauchung* und *Zerrung*. Die dabei auftretenden Schwellungen und Schmerzen werden bei so-

308

fortiger Anwendung von Enzymsalbe weitgehend verhindert, die Heilung wird beschleunigt und die Beweglichkeit des betroffenen Körperteils erstaunlich schnell wiederhergestellt.

Manche Sportler nehmen Enzyme auch vorbeugend ein und schützen die besonders beanspruchten Muskelpartien zusätzlich durch ein Enzymspray oder -puder. Wenn es dann zu einer Verletzung kommt, wird sie sofort wirksam durch die bereits vorhandenen Enzyme behandelt. Außerdem kann man auf diese Weise auch typischen Folgeschäden bestimmter Sportarten (zum Beispiel Joggerknie oder Tennisellbogen) wirksam vorbeugen.

Ferner wirken Enzymgemische gut bei offenen frischen oder schlecht heilenden alten *Wunden, Narbenschmerzen, Entzündungen verschiedener Ursachen* und schlecht heilenden *Geschwüren* (zum Beispiel Krampfadergeschwür am Unterschenkel).

Der überraschend gute, meist schnell und spürbar einsetzende Effekt der Enzyme in solchen Fällen erklärt sich zum Teil daraus, daß sie die abgestorbenen Zelltrümmer beseitigen und so dafür sorgen, daß wieder mehr Blut mit heilungsfördernden körpereigenen Abwehrstoffen in das entzündete oder verletzte Körpergebiet gelangt. Besonders überzeugend fällt die Wirkung meist aus, wenn man die Enzyme gleichzeitig innerlich und äußerlich anwendet.

Zur äußerlichen Anwendung und für den vorbeugenden Einsatz bei sportlicher Betätigung eignen sich vor allem die Enzymspezialitäten „Trypure Novo" (Spray und Puder) oder

„Wobenzym-Salbe". Innerlich gibt man am besten „Wobenzym-Dragees".

Enzyme gegen Arterienverkalkung und andere Gefäßerkrankungen

Verschiedene Enzymgemische – auch sie leider noch viel zu selten in der Allgemeinmedizin verordnet – bewähren sich bei Gefäßkrankheiten, den weitverbreiteten „Zivilisationsseuchen" des heutigen Menschen, sehr gut. Ihre Wirksamkeit erklärt sich unter anderem daraus, daß die Enzyme gleichzeitig verschiedene Ursachen angehen. Sie beugen zum Beispiel der Ablagerung von Fettstoffen in den Gefäßwänden vor und erhalten die Blutgefäße elastisch. Damit wird die *Arteriosklerose* gebremst. Wenn die Behandlung frühzeitig beginnt und durch gesunde Ernährung und Lebensweise unterstützt wird, erzielt man durch konsequente Therapie einen optimalen Schutz vor dem sonst zu erwartenden Fortschreiten der arteriosklerotischen Gefäßveränderungen, wie ihn kein anderes Heilmittel bietet.

Enzyme wirken weiter direkt auf das Blut. Es wird wieder dünnflüssiger und verklumpt nicht mehr so leicht. Dadurch beugt man *Thrombosen* und den daraus entstehenden *Embolien* (lebensgefährlich) vor. Der Therapeut kann Enzyme aber auch dann noch mit guten Erfolgsaussichten anwenden, wenn bereits eine Thrombose oder Embolie besteht. Bestimmte

Enzyme besitzen nämlich die Eigenschaft, die Thromben oder den in einer Arterie festsitzenden Embolus wieder aufzulösen.

Schließlich helfen Enzyme recht zuverlässig bei *Venenentzündungen,* die am Anfang einer Thrombose stehen können, verbessern bei Patienten mit Krampfadern die Durchblutung und heilen sogar das sehr hartnäckige Krampfadergeschwür (offenes Bein).

Zur innerlichen Behandlung eignen sich in allen diesen Fällen „Wobenzym-Dragees". Bei Thrombosen, Venenentzündungen, Krampfadern und offenem Bein wird diese Therapie von außen durch „Wobenzym-Salbe" unterstützt.

Besteht Verdacht auf Venenentzündung, Thrombose oder Embolie, muß aber stets der Arzt oder Heilpraktiker zugezogen werden. Zwar helfen Enzyme in den meisten dieser Fälle sehr gut, die möglichen Risiken dieser Erkrankungen erfordern jedoch immer fachmännische Verlaufskontrolle.

Enzyme gegen Virusinfektionen

Die moderne Medizin kennt heute noch keine Arzneimittel zur Bekämpfung von Viren, die den bei bakteriellen Infektionen manchmal lebensrettenden Antibiotika vergleichbar wären. Als Alternative zu der üblichen, vorwiegend gegen die Symptome einer Virusinfektion gerichteten Behandlung bieten sich nach wissenschaftlichen Erfahrungen die Enzyme an. Sie wirken vorbeugend und bei bereits bestehenden Virusinfektionen, ohne daß unerwünschte

Nebenwirkungen zu befürchten sind. Vor allem die durch Antibiotika angegriffene lebenswichtige Darmflora wird durch Enzymtherapie nicht geschädigt.

Andere Arzneimittel können bei Bedarf zusätzlich zu den Enzymen verabreicht werden, ohne daß unerwünschte Wechselwirkungen zu erwarten wären.

Erste Erfahrungen mit eiweißauflösenden tierischen und pflanzlichen Enzymgemischen wurden in der Zwischenzeit zum Beispiel bei *Grippe* und *Erkältung* gesammelt. Sie lehrten, daß man in solchen Fällen durch eine Kombination aus abwehrsteigerndem natürlichem Vitamin C mit Enzymen gute Wirkungen erzielt. Vorbeugend verabreicht werden durch diese Therapie viele akute Infektionen verhindert. Besteht bereits eine akute Grippe oder Erkältung, verkürzen Enzyme den Krankheitsverlauf und verringern das Risiko von Folgekrankheiten, die gerade bei Grippe sehr häufig auftreten. Im Vergleich zur Vorbeugung oder Behandlung allein durch Vitamin C fällt das Therapieergebnis bei der kombinierten Enzym-Vitamin-Behandlung deutlich besser aus. Man geht inzwischen davon aus, daß Vitamin C seine abwehrsteigernde Wirkung nur dann voll entfalten kann, wenn ausreichend Enzyme im Körper vorhanden sind.

Erstaunlich gute Behandlungsergebnisse wurden durch Enzymgemische auch bei den *Herpesinfektionen* erzielt. Diese Virusinfektionen sind weit verbreitet und treten seit einiger Zeit gehäuft im Bereich der Geschlechtsorgane auf, so daß sie schon als eine Art neue „Geschlechtskrankheit" betrachtet werden. Die herkömmliche Therapie führt oft zu wenig befriedigenden Ergebnissen, Rückfälle sind häufig zu beobachten.

Aber auch die Herpes-simplex-Infektionen mit Bläschen in der Umgebung der Lippen oder an anderen Körperzonen erweisen sich oft als sehr hartnäckig, während sie auf Enzymtherapie gut ansprechen.

Besonders zu empfehlen ist die Enzymtherapie bei der gefürchtetsten Herpesinfektion, der *Gürtelrose* (Herpes zoster). Diese sehr schmerzhafte Erkrankung geht einher mit Bläschen auf der Haut, die meist einseitig entsprechend dem Versorgungsgebiet eines Nerven auftreten, und quälenden Nervenschmerzen. Die Bläschen können vereitern und heilen dann oft unter entstellender Narbenbildung ab, die Schmerzen dauern häufig noch monatelang, auch wenn der Hautausschlag längst verschwunden ist.

Die übliche Behandlung der Gürtelrose beschränkt sich vor allem auf die Linderung der Symptome und führt oft zu keinen befriedigenden Ergebnissen. Enzyme können die Krankheitsursachen beseitigen und wirken deshalb – bei Bedarf kombiniert mit Vitamin-B-Gemischen verabreicht – meist rascher und zuverlässiger.

Erste ermutigende Versuchsergebnisse durch Enzymtherapie wurden schließlich bei der Behandlung der *Multiplen Sklerose* erzielt. Man vermutet, daß an der Entstehung dieser Krankheit, die das Rückenmark betrifft, ein Virus beteiligt ist, das nur sehr langsam (in Jahren bis Jahrzehnten) seine zerstörerische Wirkung entfaltet. Allerdings fehlen heute noch genügend gesicherte Erfahrungen mit der Enzymtherapie in solchen Fällen. Ein Versuch kann aber empfohlen werden, wenn der biologisch orientierte Arzt oder Heilpraktiker, der über ausreichende Erfahrung mit der Enzymtherapie verfügt, dem zustimmt.

Bei allen Virusinfektionen gebraucht man innerlich am besten „Wobenzym-Dragees". Alle Viruserkrankungen, die gleichzeitig äußerlich beeinflußt werden können (Herpesinfektionen), behandelt man zusätzlich durch „Wobenzym-Salbe".

Enzyme zur Krebsvorbeugung und -therapie

Die biologische Ganzheitsmedizin geht davon aus, daß Krebs nicht als isoliertes örtliches Krankheitsgeschehen verstanden werden darf, sondern immer den gesamten Organismus betrifft. Deshalb beschränkt sich die ganzheitliche Krebstherapie nicht auf die Beseitigung des Tumors und der möglicherweise vorhandenen Tochtergeschwülste, sondern versucht darüber hinaus, den gesamten Körper (nach neueren Erkenntnissen zusätzlich auch das Seelenleben) zu beeinflussen. Daraus erklären sich ihre manchmal erstaunlichen Therapieerfolge selbst in den Fällen, die von der Schulmedizin bereits aufgegeben wurden. (Über die biologische Krebstherapie wird später noch ausführlich berichtet.)

Zunehmende Bedeutung gewinnt in der ganzheitlichen Krebsbehandlung seit einiger Zeit die Enzymtherapie. Enzyme allein können Krebs zwar kaum heilen, im Rahmen eines umfassenden Therapieprogramms sind sie aber oft unentbehrlich.

Verschiedene Forschungsergebnisse untermauern das bereits wissenschaftlich exakt. Sie ergaben unter anderem, daß Krebszellen, die nicht innerhalb kurzer Zeit von den körpereigenen Abwehrsystemen vernichtet werden, sich mit einem Fibrinnetz überziehen und dadurch unangreifbar für die Körperabwehr werden. Mit Enzymen kann dieses Netz wieder aufgelöst werden, die Abwehr kommt dann voll zur Wirkung. Gleichzeitig machen Enzyme die körpereigenen Abwehrstoffe „aggressiver".

Aus diesen bemerkenswerten Hauptwirkungen der Enzym-Krebstherapie erklärt sich, daß sie in der Vor- und Nachbehandlung eine entscheidende Rolle spielen könnte. Kleinere Tumoren und Tochtergeschwülste lassen sich unter Umständen auch einmal allein durch Enzyme beseitigen. In allen anderen Fällen sorgen sie – vor und nach Operationen oder begleitend zur Bestrahlungstherapie verabreicht – vor allem dafür, daß Tochtergeschwülste (Metastasen) rasch vernichtet werden, noch ehe sie sich mit einem Fibrinnetz schützen können. Gerade an diesen Tochtergeschwülsten – nicht am ersten Tumor – sterben die meisten Krebskranken.

Natürlich muß der Einsatz von Enzymen in der Krebstherapie stets dem biologisch orientierten Arzt oder Heilpraktiker vorbehalten bleiben und die von ihm verordneten anderen Maßnahmen – insbesondere die Krebsdiät – ergänzen. Die Verabreichung der Enzyme erfolgt in Form von Injektionen, Zäpfchen, Klistiertabletten oder Dragees.

Die Wirkungsweise der Enzymgemische läßt aber auch eine *krebsvorbeugende Wirkung* erwarten. Manche Forscher vermuten, daß in jedem Körper ständig Krebszellen entstehen, die aber im allgemeinen durch die Körperabwehr sofort vernichtet werden. Enzyme unterstützen wirkungsvoll diese Abwehrfunktionen. Deshalb können vor allem jene Menschen, bei denen ein erhöhtes Krebsrisiko besteht (zum Beispiel Raucher), durch regelmäßige Einnahme von Enzymen diese Gefahr vermindern. Allerdings hat das dann nur noch wenig mit Gesundheitsvorsorge im eigentlichen Sinn zu tun, denn der gesundheitsbewußte Raucher müßte sich diese Gewohnheit konsequent wieder abgewöhnen. Immerhin ist es aber immer noch besser, durch Enzyme wenigstens eine gewisse Verringerung der Gesundheitsrisiken des Rauchens (oder anderer Risikofaktoren) zu erzielen, als überhaupt nichts dagegen zu tun.

Manche Fachleute empfehlen sogar, jenseits der Lebensmitte (wenn das Krebsrisiko allgemein ansteigt) vorbeugend regelmäßig Enzyme einzunehmen. Das bietet keinen absoluten Schutz, zusammen mit gesunder Ernährung und Lebensführung aber doch ein deutlich vermindertes Krebsrisiko.

Zur gezielten Krebsvorbeugung und -therapie (im letzteren Fall nur, wenn der Fachmann nichts anderes verordnet hat) geeignet sind vor allem die verschiedenen „Wobe-Mugos-Enzymgemische".

Enzyme bei vorzeitigen Alterserscheinungen

Der natürliche Vorgang des Alterns kann nicht verhindert werden. Nun beobachtet man heute aber relativ häufig vorzeitige Alterserscheinungen, welche die Lebensqualität schon jenseits der Lebensmitte erheblich beeinträchtigen. Sie erklären sich oft aus Fehlern der Lebensführung und Ernährung, die unter anderem zur verbreiteten Arterienverkalkung mit all ihren Folgekrankheiten führen. Über deren Vorbeugung und Behandlung durch Enzyme wurde weiter vorne schon berichtet.

Allgemeine vorzeitige Alterserscheinungen erklären sich teilweise aus Enzymmangel, indirekt also oft aus falscher Ernährung, die zu wenig Enzyme enthält. Dieser Enzymmangel kann den Altersprozeß beschleunigen, weil die abgestorbenen Zellen nicht ausreichend abgebaut werden. Das führt vor allem zur Verschlackung des Bindegewebes, die auch den ausreichenden Ersatz der abgestorbenen Zellen behindert.

Durch Zufuhr von Enzymgemischen wird das Bindegewebe von diesen Zellresten befreit und funktioniert dann wieder besser, die Bildung neuer Zellen wird indirekt angeregt. Daher eignen sich Enzyme zusammen mit gesunder Ernährung und Lebensweise ausgezeichnet zur Vorbeugung und Behandlung solcher Altersbeschwerden. Als natürlichster Weg zu besserem Allgemeinbefinden und neuer Leistungsfähigkeit wirken die Enzyme meist sogar besser als die meisten anderen Mittel, die gegen vorzeitiges Altern angepriesen werden.

Natürlich darf man aber keine Wunder von der Enzymtherapie erwarten. Wer jahrzehntelang gegen die Grundsätze gesundheitsbewußter Lebensführung verstieß, kann nicht erwarten, daß die Enzyme alle Folgen im Alter ausgleichen. Eine Besserung und Erhaltung der verbliebenen Leistungsfähigkeit wird sich aber in vielen Fällen doch noch erreichen lassen.

Das geeignete Enzym-Arzneimittel zur Vorbeugung und Behandlung sind „Wobenzym-Dragees".

Als natürliche, hochwirksame und im allgemeinen völlig unschädliche Heilmittel sind Enzymgemische innerlich und äußerlich vielseitig anwendbar. Sie gehören zu den biologischen Arzneimitteln, denen in der Medizin der Zukunft für die Gesundheitsvorsorge und Therapie eine viel größere Bedeutung zukommen wird, als ihr zögernder Einsatz im Augenblick vermuten läßt.

Vorsicht ist geboten bei Menschen, die unter bestimmten Allergien leiden oder bei denen Erkrankungen mit akutem Blutungsrisiko bestehen. Im Zweifelsfall befragt man vor der Einnahme von Enzymen immer den Therapeuten.

Als Begleiterscheinung der Enzymtherapie kann es bei chronischen Krankheiten zur vorübergehenden Verschlimmerung der Beschwerden kommen. Sie ist als Zeichen der Reaktion auf die Behandlung aber sogar erwünscht und klingt bald wieder ab. Auch bei anderen biologischen Therapiemethoden wird diese Erstverschlimmerung oft beobachtet.

Im Verlauf der Behandlung offener Wunden und Geschwüre treten manchmal geringfügige Flächenblutungen auf, weil die Enzyme abgestorbene Gewebeteile verflüssigen. Auch solche Blutungen sind grundsätzlich als günstig für die Heilung zu betrachten. Lediglich massivere oder länger anhaltende Blutungen erfordern vorsorglich eine Konsultation des Fachmanns.

Das leichte Brennen, das beim Auftragen von Enzymsalben auf offene Wunden auftreten kann, ist harmlos und verschwindet meist bald wieder. Bei besonders empfindlichen Menschen kann es sinnvoll sein, die Enzymsalbe mehrmals täglich nur je 1/2 Stunde einwirken zu lassen und dann mit einem feuchten Gazebausch wieder zu entfernen oder die Salbe mit Wasser verdünnt aufzutragen.

Schließlich beobachtet man bei empfindlichen Patienten, die Enzyme in hoher Dosis einnehmen, manchmal zu weiche Stühle oder Durchfälle. Diese harmlose Begleiterscheinung verschwindet, wenn man die Dosis für 1–2 Tage auf etwa die Hälfte herabsetzt. Abgesehen davon sind von Enzymgemischen keine Nebenwirkungen zu erwarten.

Fasten nicht nur für Übergewichtige

Grundsätze der „Nulldiät"

Fasten als moderne „Nulldiät" bedeutet den völligen Verzicht auf feste oder flüssige Nahrung. Erlaubt sind nur Getränke ohne Nährwert, wie Kaffee, Tee oder Wasser. Fasten muß immer unter ärztlicher Aufsicht erfolgen, ausgenommen einzelne Fastentage. Strenge Fastenkuren führt man am besten im Sanatorium durch. Die Dauer des Fastens bestimmt der Arzt.

Fasten bewirkt eine tiefgreifende Umstimmung und entschlackt den Körper. Es ist angebracht zur Herz-, Kreislauf- und Stoffwechselentlastung, bei Übergewicht und chronischen Entzündungen, fieberhaften Erkrankungen und chronischer Appetitlosigkeit. Verboten ist Fasten in jeder Form gewöhnlich bei Geschwulstleiden, Tuberkulose und Erkrankungen der Schilddrüse.

Man kann mit dem Fasten sofort beginnen oder sich durch Rohkost- und Saftfasttage 2–3 Tage lang darauf vorbereiten. Der Darm muß durch Darmbäder oder warmes Wasser mit Glaubersalz (3 Gläser mit je 10 g Salz) gründlich gereinigt werden. Auch während der Fastenkur muß der Darm vom Fachmann durch Darmbäder von Giftstoffen befreit werden, die gewöhnlich mit dem Stuhl ausgeschieden werden.

Hungergefühle treten nur während der ersten drei Tage auf, dann hat der Magen sich an die Leere gewöhnt, der Fastende fühlt sich kräftiger und erleichtert.

Während der Kur dünstet der Fastende stark durch die Haut ab und riecht meist stark aus dem Mund.

Das Fasten muß allmählich beendet werden, sofortige Aufnahme einer normalen Mahlzeit könnte zum gefährlichen Schock führen. Man gibt während der ersten beiden Tage nur Schleimzubereitungen (Haferschleim und ähnliches) ohne Milch, am 3. Tag werden die Breie mit etwas Milch zubereitet, dann gibt man allmählich Rohkost dazu. Nach etwa 10 Tagen kann man schließlich zur normalen Vollwertkost zurückkehren.

Formen des Fastens

Gelegentliches Fasten

Gelegenheitsfasten von 1–2 Tagen Dauer ohne bestimmten Rhythmus ist kaum sinnvoll und zeigt wenig Wirkung. Außerdem wurde nachgewiesen, daß solche Maßnahmen den Erfolg einer späteren echten Fastenkur vermindern. Deshalb sollte man auf das gelegentliche Fasten verzichten.

Fastenschalttage

Schon eher zu empfehlen sind regelmäßige Fastentage, die man aber vorher mit dem Arzt absprechen sollte. Gewöhnlich fastet man dabei an einem Tag der Woche, möglichst immer am gleichen. Für Berufstätige bietet sich dazu das Wochenende an.

Fastenschalttage sind geeignet bei Übergewicht, hohen Blutfettwerten, zur Stoffwechselentlastung und zur Schonung von Herz und Kreislauf.

Morgenfasten

Das Morgenfasten wurde im 19. Jahrhundert von dem amerikanischen Arzt Dewey eingeführt und soll vor allem die tägliche Nahrungsmenge reduzieren. Bei leichtem Übergewicht und Stoffwechselstörungen kann Morgenfasten die Leistungsfähigkeit im Einzelfall beträchtlich erhöhen, da die über Nacht ablaufenden Stoffwechselvorgänge, die gewöhnlich durch das Frühstück vorzeitig unterbrochen werden, beim Morgenfasten ungestört beendet werden können.

Auch bei Magenkranken werden in manchen Fällen gute Behandlungsergebnisse mit Morgenfasten erzielt, man sollte aber immer den Arzt befragen. Zur Stillung des morgendlichen Durstes sind Obstsäfte, Kaffee oder Tee erlaubt. Wer am Morgen fastet, kann dafür das Mittagessen um 1 Stunde vorverlegen.

Verboten ist Morgenfasten bei Kindern und Jugendlichen im Wachstum, die ohne Frühstück in ihren Leistungen stark beeinträchtigt bleiben. Wer am Morgen unter Blutzuckermangel leidet, darf gleichfalls nicht auf ein Frühstück verzichten. Schließlich ist eine Morgenmahlzeit notwendig vor größeren Anstrengungen, vor allem vor längeren Autofahrten.

Kurzfasten

Fasten für 2–3 Tage ist angezeigt bei akuten Magen-Darm-Verstimmungen (außer bei Säuglingen und Kleinkindern), Appetitlosigkeit, Allergien und nach Nierensteinkoliken. Übergewichtige können mit ärztlicher Erlaubnis regelmäßig etwa alle 2 Wochen für 2–3 Tage fasten.

Teefasten

Strenge Fastenkuren sehen als Flüssigkeit nur reines Wasser vor. Bei allen Fastenformen ist aber auch der Genuß von Tee erlaubt, wobei manche Teesorten (Heilkräuter) den Heilzweck der Fastenkur unterstützen können. Ohne ausdrückliche Erlaubnis des Arztes sollten nur Tees von Pfefferminze, Kamille und Melisse getrunken werden.

Der Tee wird ungesüßt verabreicht. Mit 1/2–3/4 l täglich kommt man gewöhnlich gut aus.

Saftfasten

Saftfasten bringt den Vorteil, daß wichtige Vitamine und Ergänzungsstoffe dem Körper zugeführt werden. Man trinkt dabei täglich 3/4 l Obst-, Gemüse- und Kräutersäfte (Knoblauch, Rettich, Sellerie, Zwiebeln) wie folgt verteilt:

Morgens, mittags und abends je 100 g Obstsaft, 100 g Gemüsesaft und 50 g Kräutersaft, zur Geschmacksverbesserung auch miteinander vermischt.

Die Säfte sollen schluckweise in mehreren kleinen Portionen eingenommen werden.

— Entwässernde Diät —

Entwässernde Diät ist vor allem zur allgemeinen Entschlackung, Entgiftung und Entlastung von Herz und Kreislauf angezeigt. Der Arzt sollte solchen Maßnahmen zuvor immer seine Zustimmung erteilt haben, da Entwässerung in manchen Fällen verboten sein kann.

Dursttage bieten sich natürlich zur Entwässerung an, werden aber heute dank besserer Methoden nur noch selten vom Arzt verordnet. Es werden höchstens 3 Dursttage hintereinander eingelegt; während dieser Zeit wird zugleich gefastet.

Kürbiskuren wirken gut harntreibend, wenn man genügend Kürbiskerne genießt. Es gibt verschiedene Möglichkeiten der Zubereitung. Kürbisbrei wird etwa 2 Stunden lang mit Wasser gekocht. Gedämpft werden Kürbisschnitten 20 Minuten lang in Öl. Schließlich kann man geraspelten Kürbis mit Sojamehl, Eiern und Milch zu einem Teig verarbeiten und zu flachen Kuchen ausbacken. Man verwendet stets frischen Kürbis, und zwar täglich 1500–2500 g.

Spargelkuren wirken gut entwässernd, verbieten sich wegen der hohen Spargelpreise aber oft von selbst. Wer es sich leisten kann, genießt täglich zweimal je 250 g Spargel in verschiedenen Zubereitungen.

Kartoffeltage sind preiswert und wirken zufriedenstellend. Dazu ißt man fünfmal täglich je 200 g Kartoffeln, die ohne Salz in der Schale gebacken wurden.

Milchtage werden heute kaum noch empfohlen, da die Milch zuviel Kochsalz enthält. Wenn dennoch einmal eine Milchkur angezeigt ist, nimmt man bei strenger Bettruhe 4–6 Tage lang alle 4 Stunden 200 ml Milch zu sich, täglich insgesamt 1 l.

– Obst-Gemüse-Kuren –

Apfeltag – Apfel-Reis-Diät

Bei akutem Durchfall hat sich die alleinige Ernährung mit Äpfeln über 1–2 Tage hinweg bewährt. Gleichzeitig ist diese Kur aber auch zur Kreislauf- und Stoffwechselentlastung geeignet. Je nach Jahreszeit kann man die Äpfel mit anderen Obstsorten mischen.

Insgesamt verzehrt man am Tag 1–1,5 kg Äpfel, auf 4–5 Portionen verteilt. Jede Portion wird frisch auf einer Glasreibe gerieben oder geschnitten.

Apfel-Reis-Diät ist die radikalste Form der Diätbehandlung des Bluthochdrucks. Sie darf nur mit ärztlicher Erlaubnis durchgeführt werden. Auch bei Nieren- und Herzkrankheiten kann diese Kost verordnet werden. Während der mehrere Wochen dauernden Diät wird

sehr viel Kochsalz ausgeschwemmt. Es kann notwendig werden, Vitamine und Eisen zuzuführen, um Mangelerscheinungen zu verhindern. Die natrium- und fettfreie, eiweißarme Kost besteht aus 1 kg gekochten Äpfeln, 300 g gekochtem Reis und 100–150 g Zucker als Tagesmenge, in mehreren Portionen eingenommen.

Pflaumenkur

Die Pflaumenkur eignet sich zur Darmanregung bei chronischer Stuhlverstopfung. Anstelle der Pflaumen kann man auch Feigen, Rosinen oder anderes Trockenobst verwenden. Glaubersalz im Einweichwasser verbessert die Wirkung.

Das Trockenobst (6–12 Früchte) wird über Nacht in Wasser eingeweicht. Morgens trinkt man das Einweichwasser auf nüchternen Magen und ißt dazu das Obst, das langsam und gründlich gekaut werden soll.

Traubenkur

Kuren mit Trauben oder Traubensaft eignen sich zur Behandlung von Leber-, Gallenblasen-, Nieren- und Harnblasenleiden, Rheuma, Gicht, Fettsucht, zur Blutreinigung und zur Entwässerung zum Beispiel bei Herzkranken. Verboten ist die Traubenkur bei Diabetes, Magenleiden, Durchfall, Neigung zu Blähungen und Oxalat-Nierensteinen.

Die Trauben werden entweder zusätzlich zur normalen Kost oder ausschließlich gegessen. In beiden Fällen sollte zuvor der Arzt befragt werden.

Zur Kur geeignet sind die Meraner Vernatschtrauben, bei uns als Trollinger oder Frankentaler im Handel. Man gibt zunächst täglich 500 g Trauben und steigert allmählich auf 1500 g. Wenn die Normalkost beibehalten wird, reduziert man sie natürlich entsprechend dem Hungergefühl.

Andere Obstkuren

Anstelle der Traubenkur kann man auch mit anderen Obstsorten und -säften eine Kur durchführen. Auch dazu ist ärztlicher Rat notwendig. Solche Kuren sind vor allem bei Leber-, Gallenblasen-, Magen-, Darm- und Nierenleiden, Fettsucht, Gicht, Rheuma, Herzleiden, Blutdruckstörungen, Fieber, Asthma und Hautausschlägen angezeigt. Sie verlaufen im Prinzip wie die Traubenkur.

Kartoffelkost

Neben Getreide ist die Kartoffel in unseren Breiten das wichtigste Nahrungsmittel. Als stärkereiche Pflanze liefert sie wertvolle Energie. Außerdem enthält sie reichlich Vitamin C, hochwertiges Eiweiß, Mineralsalze und Spurenelemente.

Kartoffeltage, wie sie schon beschrieben wurden (siehe Entwässerung), können Herz und Kreislauf befriedigend entlasten.

Mit gutem Erfolg verwendet man Kartoffel-Frischpreßsaft gegen Magen- und Zwölffingerdarmgeschwüre; dazu gibt man den Saft teelöffelweise vor dem Essen, Überdosierung kann zur Schlucklähmung führen.

Kartoffelkochwasser wirkt harnsäurewidrig, ist also besonders bei Gicht angezeigt. Außerdem enthält es reichlich Mineralstoffe und Spurenelemente. Man bevorzugt es als Morgentrank, vermischt mit Orangen- und Zitronensaft oder gehackten Zwiebeln. Gegen Verstopfung gibt man noch Weizenkleie hinzu.

Sauerkraut

Sauerkraut wird unter Zusatz von Salz durch Milchsäuregärung aus gehobeltem Weißkohl in Holz- oder Steinbottichen hergestellt. Durch den hohen Vitamin- und Mineralstoffgehalt und den Milchsäureanteil wird Sauerkraut zu einem wertvollen Lebensmittel. Milchsäure regt vor allem den Darm an und reguliert die Darmflora, die heute bei vielen Menschen gestört ist.

Man ißt Sauerkraut am besten roh, da es beim Kochen viel an Wert einbüßt. Soll es gekocht werden, darf man das Kraut vorher nicht waschen.

Kuren für verschiedene Zwecke

Entfettungskur

Jede Fettsucht kann durch Einschränkung der Kalorienzufuhr ausgeheilt werden. Zweck der Entfettungskur ist das verminderte Angebot an Kalorien bei gleichzeitiger Stoffwechselanregung, um dadurch eine Verminderung des Körpergewichts herbeizuführen.

Die Entfettungsdiät ähnelt der Diabetikerkost, ist also vor allem arm an Kohlenhydraten. Eiweiß wird in Form von Quark, Fisch und magerem Fleisch reichlich zugeführt (100–120 g Eiweiß täglich). Die Fettzufuhr beschränkt man auf etwa 30 g täglich, an Kohlenhydraten nimmt man nicht mehr als 60 g auf, Zucker ist verboten. In schwereren Fällen können Fastenkuren notwendig werden.

Vor jeder Entfettungskur muß der Arzt befragt werden. Unterstützt wird die Kur durch Tees und Säfte von Brunnenkresse, Erdrauch und Kreuzdorn. Gewürze, wie Salz und Pfeffer, werden weitgehend gemieden.

Von Bedeutung ist nicht nur die Nahrung selbst, sondern auch die Art des Essens. Die Mahlzeiten werden in Ruhe eingenommen, sorgfältiges Kauen ist wichtig. Anstelle von 3 großen nimmt man besser 5 kleinere Mahlzeiten ein. Wöchentlich wird ein Saftfastentag eingeschaltet.

Mehr als 2–3 Kilogramm darf man wöchentlich nicht abnehmen, sonst werden Kreislauf und Abwehrkraft beeinträchtigt. Jährlich sterben Menschen an übertriebenen, selbst verordneten Entfettungskuren.

Ziel einer Entfettungskur ist nicht nur die Gewichtsabnahme, sondern zugleich auch die Steigerung der Leistungsfähigkeit. Deshalb dosiert man die Diät immer so, daß gleichzeitig leistungssteigernde, stoffwechselanregende Bewegung möglich ist.

Es gibt genügend Bücher, in denen verschiedene Entfettungskuren beschrieben werden. Ehe man sich für eine davon entscheidet, muß der Arzt gehört werden, der ohnehin den Verlauf überwachen wird.

Mastkur

Die Mastkur bezweckt das Gegenteil der Entfettungsdiät, nämlich die Behandlung der krankhaften Untergewichtigkeit. Während Fettleibigkeit häufig nur die Folge des Vielessens und Bewegungsmangels ist, muß bei Untergewichtigkeit in der Regel nach echten krankhaften Störungen im organischen oder seelischen Bereich gefahndet werden, die zusätzlich entsprechend zu behandeln sind.

Grundlage der Mastkur ist eine eiweißreiche, fettarme Kost, die aus reichlich Milch, magerem Fleisch und Eiern besteht. Gewürze regen die Produktion der Magensäfte an. Butter und Sahne sind – zumindest anfangs – zu meiden, da sie oft Widerwillen gegen die Nahrung provozieren.

Man gibt öfter kleine Mahlzeiten, die durch Rohkost hübsch garniert werden sollen, denn auch das Auge „ißt mit". Als Frühstückszulage hat sich Leinöl (2–3 Eßlöffel) in 250 g Quark verrührt oder ein Leinsamenmüsli gut bewährt.

Zur besseren Eiweißausnutzung eignet sich im Einzelfall – vor allem bei Magenoperierten mit Magensäuremangel – die Antibiotika-Mastkur mit dem Antibiotikum Aureomycin.

Stets wird der Arzt von Fall zu Fall entscheiden, welche Maßnahmen angezeigt sind.

Hollywoodkur

Die Hollywoodkur, in amerikanischen Filmkreisen (daher der Name) kreiert, ist eine einseitige Eiweißdiät, die nur mit ärztlicher Erlaubnis als Schlankheitskur durchgeführt wird und nie länger als 10 Tage dauern soll. Sie besteht aus reichlich magerem Fleisch, Obst, Gemüse und harten Eiern und verzichtet auf Fett und Mehlspeisen. Die kalorienarme Kost ist wohlschmeckend und sättigt ausreichend. Durch Zufuhr von Vitaminen und Mineralstoffen, vor allem auch in Form von Vitamincocktails, wird einer Mangelkrankheit wirksam vorgebeugt. Der Übersäuerung des Körpers durch die einseitige Eiweißnahrung begegnet man durch täglich 1 Teelöffel Natron.

Vitamincocktails bestehen aus 1/2 Glas Tomatensaft, 1 Eßlöffel Hefeflocken sowie Vitamin-A- und -D-Konzentraten nach Gebrauchsanweisung; anstelle von Tomatensaft können auch andere Gemüse- oder Obstsäfte verwendet werden.

An Getränken erlaubt sind Wasser, Orangen- und Zitronensäfte, Tee und Kaffee.

Fleisch wird gedünstet, gekocht oder gegrillt, Gemüse wird roh oder gekocht in möglichst natürlichem Zustand verwendet.

Verboten sind alle Öle, Fette, Butter, Rahm und Zucker.

Speiseplan für eine 10-Tage-Hollywoodkur (nach Cooley)

1. Tag:

Frühstück: 6 halbe Aprikosen, gekocht oder aus der Dose (ohne Saft), Kaffee.

Mittagessen: 2 gekochte Fleischklöße (100 g), Gurken-, Kopf- und Tomatensalat ohne Öl nach Belieben, 1/2 Glas Magermilch, Kaffee.

Abendessen: Vitamincocktail oder Grapefruitsaft, 100 g Rinderfilet (gegrillt), 4 Selleriestangen, 1/2 Tasse grüne Bohnen, Kaffee oder Tee.

2. Tag:

Frühstück: 1 gekochtes Ei, 1 Scheibe Vollkornbrot, Kaffee.

Mittagessen: 100 g gekochte Wurst, 10 Spargel, 1/2 Glas Magermilch, Kaffee.

Abendessen: 1 Tasse magere Rinderbrühe, 120 g gedünstete Rinder- oder Kalbsleber, 1/2 Tomate in Scheiben, 1/2 Tasse Blumenkohl, Kaffee oder Tee.

3. Tag:

Frühstück: Vitamincocktail, Kaffee.

Mittagessen: 100 g Beefsteak (gegrillt), Kohlsalat, 1/2 Tasse grüne Bohnen, 1/2 Glas Magermilch, Kaffee.

Abendessen: 1 Tasse magere Bouillon, 100 g Hammelkotelett (gegrillt), gemischter Salat mit Endivie, Kopfsalat, Zwiebel, Radieschen, Gurken, 1/2 Tasse gedünsteter Sellerie, Kaffee oder Tee.

4. Tag:

Frühstück: 1 gekochtes Ei, Vollkornbrot, Kaffee.

Mittagessen: 1 gekochter Fleischkloß (60 g), 1/2 Tasse Blumenkohl oder Spinat, 4 Selleriestangen, 1/2 Glas Magermilch.

Abendessen: 1 Tasse Bouillon, 100 g mageres gekochtes Hühnerfleisch, gemischter Salat wie am 3. Tag, Kaffee oder Tee.

5. Tag:

Frühstück: 1 gekochtes Ei, 1 Scheibe Vollkornbrot, Kaffee.

Mittagessen: 1 verlorenes Ei mit Spinat, 1/2 Tasse Blumenkohl, 1/2 Glas Magermilch, Kaffee.

Abendessen: 1 Tasse magere Rinderbrühe, 120 g magerer Fisch mit Zitronensaft, Salate mit Kohl, Karotten, Petersilie (zubereitet mit Essig und Zitronensaft), Kaffee oder Tee.

6. Tag:

Frühstück: 1 große Orange, Kaffee.

Mittagessen: Vitamincocktail, 100 g gegrilltes Hammelkotelett, 4 Selleriestangen, 1/2 Tasse Spinat, Kaffee oder Tee.

Abendessen: Vitamincocktail, 120 g Rinder- oder Kalbsleber (gegrillt), 10 Spargel, Kaffee oder Tee.

7. Tag:

Frühstück: Vitamincocktail oder Grapefruitsaft, 1 gekochtes Ei, Kaffee.

Mittagessen: 1 Tasse magere Rinderbrühe, 100 g Roastbeef (gegrillt), Kopfsalat mit Tomatenscheiben, 1/2 Tasse Blumenkohl, Kaffee.

Abendessen: 100 g kaltes Roastbeef (vom Mittagessen), 1/2 Tasse grüne Bohnen, 2 halbe Pfirsiche aus der Dose ohne Saft oder 1 frischer Pfirsich (je nach Jahreszeit), Kaffee oder Tee.

8. Tag:

Frühstück: 1 gekochtes Ei, 1 Scheibe Vollkornbrot, Kaffee.

Mittagessen: 1 gekochtes Ei, 1 Tasse Kohl (gehobelt), 1/2 Tasse gedünstete Tomaten, 1/2 Glas Magermilch, Kaffee.

Abendessen: Vitamincocktail, 100 g gegrilltes Kalbskotelett, 1/2 Tasse Sellerie, 1/2 Grapefruit, Kaffee oder Tee.

9. Tag:

Frühstück: 1/2 Grapefruit, Kaffee.

Mittagessen: 2 gekochte Fleischklöße (100 g), 1/2 Tasse Kohl (gekocht), 1/2 Glas Magermilch, Kaffee.

Abendessen: Vitamincocktail, 100 g gegrilltes Hammelkotelett, 8 Spargel, Kaffee oder Tee.

10. Tag:

Frühstück: 1/2 Grapefruit, Kaffee.

Mittagessen: 2 gekochte Eier, Kohlsalat, 1/2 Tasse gedünstete Tomaten, 1/2 Glas Magermilch, Kaffee.

Abendessen: 1 Tasse magere Rindfleischbrühe, 100 g Kalbfleisch (gegrillt), gemischter Salat mit Gurken, Tomaten, Kopfsalat, Petersilie, Kaffee oder Tee.

Schrothkur

Der Fuhrmann Johann Schroth (1800–1856) aus Lindewiese entwickelte diese nach ihm benannte Umstimmungskur, eine Kombination aus Diät, Dursttagen und Wasseranwendungen. Die Kur soll stets unter Anleitung eines erfahrenen Arztes durchgeführt werden, am besten in einem Sanatorium.

Angezeigt ist die Schrothkur bei Gicht, Rheuma, Nervenschwäche, Angst, Depressionen, Alterserscheinungen, Gedächtnis-, Konzentrationsschwäche, Leistungsknick, Schwindelanfälle und Impotenz. Nicht angezeigt ist sie bei Herz- und Kreislaufleiden, Tuberkulose, Zuckerkrankheit und Geschwulstkrankheiten.

Die Kur beginnt mit einer etwa dreiwöchigen Vorkur. Während dieser Zeit nehmen die Patienten folgende Diät ein:

Frühstück: alte Semmeln, Gersten- oder Haferschleim mit Zucker oder Zitronensaft.

Mittagessen: Reis-, Hafer- oder Gerstenbrei, dazu alte Semmeln.

Abendessen: wie beim Frühstück.

In der 2. Vorkurwoche wird die Trinkmenge beschränkt: erlaubt ist pro Tag ein Glas leichter Landwein, mit Wasser gestreckt. Der 1. Teelöffel Wein wird frühestens 4 Stunden nach dem Mittagessen eingenommen, den Rest verteilt man teelöffelweise bis zum Abend. Die Diät bleibt unverändert.

In der 3. Woche der Vorkur verringert man die Trinkmenge nochmals; jetzt ist nur noch 1/2 Glas Landwein erlaubt, das mit Wasser auf 1 volles Glas aufgefüllt wird. Die Vorkur wird durch kalte Rumpf- und Leibwickel während der Nacht unterstützt.

Die 5–8 Wochen dauernde Hauptkur führt man wie folgt durch:

Frühstück: Morgens werden trockene Semmeln nur gekaut und wieder ausgespuckt. Am Vormittag dürfen sie dann gut gekaut gegessen werden.

Mittagessen: Reis-, Hafer- oder Grießbrei, mit etwas Butter und Ei in einer Form gebacken; dazu eine Tunke aus Wasser und Wein zu gleichen Teilen, mit etwas Zucker und Kartoffelmehl.

Abendessen: Man kaut altbackene Semmeln.

Am 1. Tag der Hauptkur wird nichts getrunken, am 2. Tag nimmt man 1–2 Glas warmen Landwein schluckweise ein. Dann folgen einige Trockentage, wieder ein Trinktag und so fort bis zum Kurende. Die Hauptkur wird beendet, wenn sich starker Appetit einstellt.

In der Nacht legt man für etwa 8 Stunden Dreiviertel- oder Ganzpackungen an, reibt am Morgen trocken ab und ruht noch 2 Stunden. Am Tage sind – je nach Möglichkeiten – kalte Leibwickel angezeigt.

In der Kurpause, die gewöhnlich 1–2 Wochen dauert, ernährt man sich wie folgt:

Frühstück: Semmeln mit 1 Tasse Kakao.

Mittagessen: Am 1. Tag in Fleischbrühe gekochter Reis, Grieß oder Gerste. Am 2. Tag Geflügel, Kalbfleisch, frisches Gemüse, Kompott.

Abendessen: wie beim Frühstück, aber ohne Getränk.

2–3 Stunden nach dem Mittagessen darf 1/2 l Landwein getrunken werden.

Hauptkur und Kurpause wechseln miteinander, bis alle Beschwerden abgeklungen sind. Dann geht man allmählich zur Normalkost über. Während der Kurpause sollten nachts Leib- und Rumpfwickel angelegt werden.

Die Schrothkur kann in vereinfachter Form nach folgendem Schema durchgeführt werden:

Montag: beliebig viele alte Semmeln und Backpflaumen, keine Getränke

Dienstag: morgens und abends Semmeln und Backpflaumen; mittags Reis-, Hafer- oder Grießbrei, Graupen, Hirse, Sago oder Nudeln, gewürzt mit etwas Zucker und Zitronensaft; ab 16 Uhr 1 Glas warmer Wein, schluckweise bis zum Abend getrunken.

Mittwoch: wie Montag.

Donnerstag: morgens und abends wie am Montag und Mittwoch; am Morgen dazu schluckweise 1 Glas Rotwein; zum Mittagessen Haferschleim-, Grieß- oder Graupensuppe, dazu Semmeln; danach Brei wie am Dienstag mit Pflaumenkompott; ab 16 Uhr trinkt man 1 Glas warmen Weißwein, schluckweise bis zum Abend aufgeteilt.

Freitag: wie Montag und Mittwoch.

Samstag: wie Dienstag.

Sonntag: wie Donnerstag.

Nachts legt man feuchte Ganzpackungen an wie bei der Originalkur. Die vereinfachte Kur dauert 4–7 Wochen und kann mit einwöchi-gen Pausen wiederholt werden, insgesamt aber nicht öfter als zweimal.

Mayrkur

Die Kur nach Franz Xaver Mayr kann als milde Umstimmungskur in Kurzform durchgeführt werden. Die große Mayrkur ist unter Aufsicht eines erfahrenen Arztes möglich und eignet sich zur Behandlung von Leber-, Gallenblasen- und Magenbeschwerden, Fettsucht, Rheuma und Hautleiden. Beide Kuren sollten immer vom Arzt überwacht werden.

Kurzkur:

Über den Tag verteilt ißt man Milch und Semmeln nach Belieben. Es kommt nicht auf die Menge, sondern auf die Art des Essens an.

Die Mayrsche Eßvorschrift besagt: 1 Bissen altbackene Semmeln gut durchkauen und einspeicheln, dann 1 Teelöffel Milch oder Sauermilch in den Mund nehmen, mit dem Semmelbissen gut vermengen und schlucken.

Abends trinkt man in kleinen Schlucken 1–2 Tassen Kräutertee. Tagsüber ist gegen den Durst Orangensaft erlaubt.

Große Mayrkur:

Dabei hält man die gleiche Diät ein. Hinzu kommt aber noch die Darmreinigung mit Glaubersalz und die Darmmassage, die sich vor allem beim schlaffen Hängebauch bewährt hat.

Milchkuren

Milchkuren werden wegen des hohen Kochsalzgehalts der Milch heute seltener und oft in abgemilderter Form durchgeführt, zum Beispiel mit Buttermilch. In jedem Fall muß der Arzt seine Zustimmung erteilen.

Karellkur:

Die strenge Milchkur des russischen Arztes Philipp Karell (1806–1886) wurde früher gern Kreislaufkranken verordnet. Heute hat sie an Bedeutung verloren. Wenn der Arzt sie im Einzelfall durchführen will, geht man wie folgt vor:

Täglich werden 5 Portionen Milch zu je 100 g verabreicht; dazu kann man 1 Ei und 2 Stück Zwieback geben. Während der Kur halten die Patienten strenge Bettruhe ein.

Sippykur:

Diese Kur hat sich vor allem bei Magengeschwüren bewährt. Die Patienten nehmen mehrere Wochen lang nur eine Mischung aus 1/2–1 l Milch und 1/2–1 l Rahm zu sich, in kleinen Portionen über den Tag verteilt.

Krankendiät als Heilmittel

Als Heilnahrung im engeren Sinne versteht man vorübergehende spezielle Ernährungsformen (Krankendiät) zur Entlastung und Umstimmung des Stoffwechsels mit dem Ziel, die Ausheilung der Krankheit zu fördern. Natürlich wird der Arzt im Einzelfall bestimmen, welche Diät einzuhalten ist. Als Anhaltspunkte mögen die folgenden allgemeinen Diätvorschriften für die wichtigsten Gesundheitsstörungen gelten.

Fieberdiät

Patienten mit fieberhaften Infektionskrankheiten haben gewöhnlich keinen Appetit, eine normale Reaktion des Organismus, der sich unbelastet von der Verdauungsarbeit ganz auf die Krankheitsabwehr konzentriert. Deshalb kann man getrost vorübergehend auf feste Nahrung verzichten. Nach Abklingen des Fiebers stellt sich der Appetit gewöhnlich rasch wieder ein.

Wenn keine Darminfektion mit Übelkeit und Erbrechen oder Durchfall besteht, die durch Teefasten behandelt wird, gibt man dem Fiebernden Obstsäfte, je nach Geschmack. Kaffee oder Alkohol dürfen nur in kleinen Mengen verabreicht werden, kohlensäurehaltige Getränke sind grundsätzlich verboten.

Am 2. oder 3. Fiebertag sollte man frische Früchte, Obstsalate, Joghurt, Quark und andere Milchspeisen hinzufügen, damit kein Eiweißmangel entsteht und allmählich wieder auf die Normalkost übergegangen werden kann.

Diät bei Herzkrankheiten

Die Diät für Herzkranke vermeidet fettreiche Kost, damit kein belastendes Übergewicht entsteht. Die Flüssigkeitszufuhr darf 1/2–3/4 l täglich nicht überschreiten. Mit Kochsalz und Fleisch geht man sparsam um, notfalls (Arzt fragen!) wird auf Kochsalz ganz verzichtet. Der Arzt wird im Einzelfall Obst-, Reis- oder Rohkosttage verordnen. Anstelle von Vollmilch mit höherem Salzgehalt gibt man Milcheiweiß in Form von salzarmem Käse und Quark, Fleisch und Wurst müssen ebenfalls salzarm sein. Zum Würzen sind vor allem Gewürzkräuter erlaubt. Reichlich Obst und Rohkost gestaltet die Herzschonkost bei allen Beschränkungen abwechslungsreich.

Am Abend sollte die letzte Mahlzeit frühzeitig eingenommen werden, am besten leichte Kost mit Obst und Knäckebrot. Blähende Speisen belasten das Herz und müssen unbedingt gemieden werden.

Diät bei Bluthochdruck

Für den Patienten mit Bluthochdruck eignet sich eine fett- und kochsalzarme Diät, bei der man am besten auf Fleisch ganz verzichtet oder nur mäßig mageres Fleisch genießt. Der tägliche Fettverbrauch soll nicht mehr als 40 g betragen und vorwiegend durch Pflanzenfette gedeckt werden. Gewöhnlich sind nicht mehr als 1 l Flüssigkeit pro Tag erlaubt. Nikotin ist streng verboten, Alkohol darf nur mäßig getrunken werden, wenn mann nicht ganz darauf verzichten will.

Gemüse und Früchte gibt man überwiegend als Rohkost, den Eiweißbedarf deckt man überwiegend durch Milchprodukte. Mit Eiern geht man sparsam um, weil sie viel Cholesterin enthalten und das Risiko der Arteriosklerose beträchtlich erhöhen könnten.

Nach Absprache mit dem Arzt kann man Obst-, Saft-, Reis- oder Milchtage einschieben, die viel zur Entlastung des Kreislaufs beitragen.

Die beim Bluthochdruck geeignete Diät sollte übrigens auch bei Arteriosklerose und Durchblutungsstörungen eingehalten werden.

Diät bei Nieren- und Harnwegleiden

Bei Erkrankungen der Nieren ist gewöhnlich die Ausscheidungsfähigkeit harnpflichtiger Substanzen mit dem Urin vermindert. Dem muß durch eine Diät Rechnung getragen werden, die vor allem Kochsalz stark einschränkt.

Bei akuter Nierenentzündung ist Obst- und Saftfasten ohne Eiweiß, Fett und Kochsalz notwendig, in anderen Fällen muß die Eiweißzufuhr auf das unbedingt notwendige Maß beschränkt werden. Es bleibt dem Arzt vorbehalten, die notwendigen Eiweiß- und Kochsalzmengen zu bestimmen und daraus für den Einzelfall genaue Diätvorschriften abzuleiten.

Im Vordergrund der Diät stehen Kohlenhydrate in Form von Teigwaren, Obst und Gemüse. Bei der Harnblasenentzündung sind Säuren (wie Essig, Zitronen und Orange), Gewürze (wie Meerrettich, Pfeffer, Senf und Zwiebeln), Alkohol (besonders Bier), Kaffee und Schwarztee streng verboten, da sie die Blasenschleimhaut reizen. Statt dessen trinkt man ausreichend Kräutertees, etwa 1 l täglich.

Leber-Gallen-Diät

Gallenbeschwerden entstehen häufig durch fette Speisen. Deshalb wird man auf Fett soweit wie möglich verzichten und es vorwiegend in Form von Pflanzenölen und als Brotaufstrich verwenden. Am besten sind magere, gegrillte Fleischspeisen verträglich. Die Nahrungsmenge soll auf mehrere kleine Mahlzeiten verteilt werden. Manche Gallenblasenkranke vertragen Koffein und die Röstprodukte des Bohnenkaffees nicht.

Leberkranke müssen alle Gifte, wie Alkohol, Nikotin, Kaffee und Gewürze, meiden. Fettreiche Speisen, vor allem in Fett gebackene oder

gebratene, belasten die Leber sehr stark und sind ebenso wie ein Übermaß an Fleisch zu meiden. Durch leicht verdauliches Eiweiß, wie es in Milch und Quark enthalten ist, und kohlenhydratreiches Obst, Gemüse, Vollkorn und Fruchtzucker wird die Leberfunktion gefördert. Das Fett der Nahrung soll vorwiegend aus Pflanzenölen bestehen.

Wohl jeder Arzt wird seinem Leberpatienten eine umfangreiche, vorgedruckte Diätanweisung mitgeben, an die sich präzise zu halten ist.

Der Tageskostplan des Leberkranken könnte zum Beispiel so aussehen:

Frühstück: Vollkorn- oder Knäckebrot, Honig, Konfitüre, Magerkäse oder -quark, 10 g Butter oder Pflanzenmargarine, auf Wunsch ein weiches Ei.

Zweites Frühstück: Knäckebrot mit Butter oder Pflanzenmargarine und Obst.

Mittagessen: Salat, mageres, gegrilltes Kalbfleisch oder Geflügel, viel Gemüse, Kartoffeln oder Reis.

Abendessen: Vollkorn- oder Knäckebrot mit wenig Butter oder Margarine, magerer Käse, fettarme Wurst. Später bei Bedarf noch etwas Obst.

Diät bei Steinleiden

Bei Patienten mit Gallensteinen kann unverträgliche Nahrung eine heftige Kolik auslösen. Deshalb sollten die folgenden Nahrungsmittel unbedingt gemieden werden:

Kraut- und Kohlarten, Bohnen, Erbsen, Linsen, Nüsse, Kaffee, Mayonnaise, hartgekochte Eier, Schlagsahne, Speiseeis und überhaupt alle eisgekühlten Speisen und Getränke, alle Pfannengerichte, Fleisch und Fisch als Braten, kohlensäurehaltige Getränke. An Fleisch und Fetten sind ganz besonders Hammel, Schwein, Ente, Gans, Räucherwaren, fette Wurst, Schweinefett, Rindertalg, Gänse- und Entenfett sowie Fischtran zu meiden.

Daneben gibt es im Einzelfall noch bestimmte Nahrungsmittel – der Patient wird sie aus eigener leidvoller Erfahrung bald kennenlernen –, die unverträglich sind.

Bei Nierensteinen hängt die Diät von der Zusammensetzung der Steine ab. Durch reichliche Flüssigkeitszufuhr – etwa 2 l täglich – vermeidet man in jedem Fall eine zu starke Harnkonzentration, die zum Ausfällen von Steinen führen könnte.

Für die einzelnen Steinarten gelten folgende Diätvorschriften:

Harnsäuresteine:
Zu meiden sind alle Nahrungsmittel, die reichlich Harnsäure enthalten, also Innereien (Hirn, Leber, Nieren, Herz, Milz, Lunge), Hering, Pilze, Spargel, Spinat; scharfe Gewürze und Alkohol sind ebenfalls verboten, Kaffee und Tee werden vertragen; durch Mineralwässer (Fachinger, Wildunger) hält man den Harn alkalisch.

Oxalatsteine:
Alle oxalathaltigen Gemüse und Salate sind verboten; dazu gehören Spinat, Linsen, Sellerie, Rüben jeder Art, Schnittbohnen, Rhabarber, Petersilie, Kopfsalat, Endivie, Kresse und Löwenzahn; Mineralwässer halten auch hier den Harn alkalisch.

Kalzium-Phosphat-Steine:
Bei dieser Steinart ist eine säuernde Kost mit Obst, Mehlspeisen, Fleisch und Fisch angezeigt; Apollinarissprudel unterstützt die Säuerung. Verboten sind Kopfsalat, Endivie, Sellerie, Bohnen, Blumen- und Rosenkohl, Feigen und Orangen.

Magnesium-Ammonium-Phosphat-Steine:
Fleisch und Fisch sollen hier nur mäßig gegeben werden, ansonsten gelten die gleichen Diätvorschriften wie bei Kalzium-Phosphat-Steinen; zusätzlich sind Hülsenfrüchte nicht erlaubt.

Magenschonkost

Strenge Magendiät, wie sie noch vor wenigen Jahren gefordert wurde, hat sich heute als praktisch nutzlos erwiesen. Nur bei frischen Magengeschwüren ist die klassische, flüssig-breiige Magenschonkost noch angezeigt, sonst kommt es zur Mangelernährung. Ganz ohne Diät geht es jedoch auch heute nicht. Die Magenschleimhaut muß vor allem vor zu starker Reizung geschützt werden.

Grundsätzlich verboten sind alle fetten und stark mit Salz gewürzten, schwer verdaulichen Speisen, zum Beispiel fetter Braten, grobes Vollkornbrot, Hülsenfrüchte, Kohl und stärkere alkoholische Getränke.

Unbedenklich erlaubt werden Milchgerichte und leichte Eierspeisen, fettarme, wenig gewürzte Käsesorten sowie zartes, mageres Fleisch von Rind, Kalb oder Geflügel. Pflanzenöle und -margarine oder frische Butter decken den Fettbedarf, Mehlspeisen, Teigwaren, Knäkkebrot und andere leichtverdauliche Brotsorten den Bedarf an Kohlenhydraten. Als Vitamin- und Mineralstoffträger sind Obstsäfte, geschälte Pfirsiche, Birnen, Äpfel, Kartoffelbrei und zarte Gemüse notwendig.

Man ißt langsam in kleinen Bissen, die gut gekaut werden müssen. 5–7 Mahlzeiten sind den üblichen 3 großen vorzuziehen. Durch appetitanregende Kräuter wird der häufig fehlende Magensaft gelockt.

Der Arzt wird seinen Magenpatienten meist vorgedruckte Diätanweisungen mitgeben, die man genau einhalten sollte.

Diät bei Zuckerkrankheit

Wie kaum ein anderer Patient muß der Diabetiker auf genaue Einhaltung seiner Diät achten. Die Hauptrolle dabei spielt die Waage, mit der er den Gehalt der Nahrung an Kohlenhydraten und Fetten errechnet und überwacht.

Nicht selten kann der Diabetes allein durch Diät und ausreichend körperliche Bewegung in Schach gehalten werden, das wird aber stets der Arzt bestimmen. Vor allem muß das häufig vorhandene Übergewicht beim Diabetiker durch Diät verringert werden.

Obst, Gemüse und mageres Fleisch sind dem Zuckerkranken fast ohne jede Einschränkung erlaubt. Kohlenhydrate und Fette müssen genau dosiert werden. Der Arzt wird vorschreiben, wie viele Broteinheiten (1 Broteinheit BE = 20 g Weißbrot, entsprechend 12 Kohlenhydraten) pro Mahlzeit und insgesamt während des Tages erlaubt sind. An Fetten verwendet man in der Regel 50 g täglich, auch hier wird der Arzt aber die individuell angepaßte Menge bestimmen.

Falsch wäre eine „Hungerkur", die zur Unterernährung und – vor allem bei Insulinbehandlung – zum hypoglykämischen Schock durch Blutzuckermangel führen kann.

Nach Möglichkeit verteilt man die Nahrung auf 6–7 kleine Mahlzeiten täglich. Süßigkeiten und Zucker aus dem Reformhaus und der Apotheke speziell für Diabetiker sind nicht nur erlaubt, sondern sogar notwendig, da sie die Azetonausscheidung günstig beeinflussen. Dem gleichen Zweck dienen Hafertage mit ausschließlicher Ernährung durch Haferzubereitungen und reichlich Obst.

Zu den Mahlzeiten sind Tees aus insulinähnlich wirkenden Heilpflanzen angezeigt, vor allem aus Bockshornkleesamen, Bohnenschalen, Heidelbeer- und Preiselbeerblätter oder Zwiebeln. Über die Leber blutzuckersenkend wirken Löwenzahnkraut, Salbeiblätter und Wacholderbeeren.

Natürlich können diese einfachen Maßnahmen Tabletten oder Insulin nicht ersetzen. Wenn der Arzt seine Zustimmung erteilt, kann man auf diese Weise aber Medikamente einsparen oder sogar für einige Zeit – wenn der Arzt es erlaubt – ganz ohne Arzneimittel auskommen. Dies ist ein wichtiger Aspekt, da sich bei manchen Patienten im Laufe der Zeit Antikörper gegen das körperfremde Insulin bilden, die dessen Wirkung verhindern. Je weniger Insulin man benötigt, desto geringer wird die Gefahr, daß ein „insulinresistenter Diabetes" entsteht.

Die vom Arzt für den Diabetiker errechnete Diät muß ganz präzise eingehalten werden.

Krebsdiät

Die heute übliche falsche Ernährung spielt bei der Krebsentstehung eine wichtige Rolle. Deshalb bildet die Krebsdiät eine Säule der biomedizinischen Krebstherapie, auf die niemals verzichtet werden kann. Allerdings muß sie als Heilmittel je nach Einzelfall vom Therapeuten individuell verordnet werden, Selbstversuche könnten unter Umständen sogar schaden. Lediglich im Rahmen der Krebsvorbeugung dürfen die Grundsätze biomedizinischer Krebsdiät in eigener Verantwortung mehr oder weniger streng berücksichtigt werden.

Krebsdiät bedeutet streng vegetarische Ernährung mit viel Frisch-(Roh-)kost, die unbedingt aus giftfreiem biologischem Anbau stammen muß. Da Rohkost schneller als Kochkost verdaut wird, gibt man sie immer 1–2 Stunden vor den Speisen, die roh nicht verzehrt werden können.

Wegen der fast immer bestehenden Enzymschwäche des Krebskranken muß die Nahrungsmenge der verbliebenen Verdauungsfähigkeit angepaßt werden. Das bedeutet mindestens 5–7 kleine Mahlzeiten über den Tag verteilt, sonst kommt es im Darm zu Fäulnisprozessen, die den Stoffwechsel noch zusätzlich belasten. In schweren Fällen richtet man sich nach den Vorschriften der „Salzborn-Diät", wonach alle 15–30 Minuten je 1–2 Eßlöffel Nahrung verabreicht werden. Solche geringen Mengen verträgt auch der Schwerstkranke noch.

Manchmal kann der Therapeut einleitend eine Brennessel-Löwenzahn-Saftkur verordnen (nie in eigener Verantwortung). Der Krebskranke nimmt dazu am 1. Tag 10 Eßlöffel Saft ein und steigert jeden Tag um 1 Eßlöffel, bis die Kur nach 3 Wochen mit 30 Eßlöffeln Saft am Tag endet.

Mit den Säften erhält der kranke Organismus viele Vitalstoffe, insbesondere auch Eisen, die ihm meist fehlen. Der Therapeut wird unter Umständen zusätzlich noch Rote-Bete-Saft oder -Konzentrat verordnen. Die Saftkur bewährt sich vor allem in schweren Fällen zur Vorbereitung auf die anschließende biologische Krebstherapie (s. S. 507).

Im Rahmen der Krebsdiät werden bevorzugt die folgenden naturbelassenen Lebensmittel (aus dem Reformhaus) verwendet:

- reichlich rohes Blatt-, Knollen- und gesäuertes Gemüse (Sauerkraut);
- viel ballaststoffreiche Lebensmittel, vor allem Vollkornzubereitungen, Salate, Leinsamen und Diätkleie;
- reichlich rote Bete als Saft (nur aus dem Reformhaus), täglich 3mal 1/4 l, oder in Form des nach Dr. Dr. Seeger entwickelten Kon-

zentrats „Anthozym Petrasch", Tagesdosis 3mal 20–30 ml (s. a. Krebstherapie, S. 508);

- magnesiumreiche Lebensmittel, vor allem Weizenkeime, Sojaprodukte, Vollkornroggen und -weizen, Vollreis, Rote-Bete-Blätter, Brennesselsaft, Bierhefe und das natürliche „Dunaris-Heilwasser" aus Daun in der Eifel, das neben Magnesium noch zahlreiche andere wichtige Mineralsalze und Spurenelemente enthält, unter anderem auch das bei Krebs wirksame Germanium. Im Landkreis Daun liegt die Zahl der Krebserkrankungen deutlich unter dem Bundesdurchschnitt, ein überzeugender Beweis für die Wirksamkeit des Heilwassers, das auch zur Vorbeugung sehr empfohlen werden kann. (Bezugsquellennachweis: Dauner Sprudel GmbH, D-5568 Daun/Eifel.) Dunaris-Heilwasser wird von Homöopathen auch in entsprechender Zubereitung ergänzend zur übrigen Krebstherapie verabreicht.
- frische Ananas als Rohkostvorspeise zum Ausgleich der bei Krebskranken meist gestörten Magensäure- und Magensaftproduktion.

Nach den drei Hauptnährstoffen Eiweiß, Fett und Kohlenhydrate unterscheidet man folgende Diätrichtlinien für Krebskranke:

Zur Eiweißversorgung eignen sich in erster Linie alle gesäuerten Milchprodukte (wie Magermilchquark, Bioghurt) und Sojazubereitungen aus dem Reformhaus. Fleisch, Wurst, Eier und Käse enthalten als tierische Eiweißträger Ammoniakabkömmlinge (Amine), die zusammen mit Nitraten (Düngemittel, Fleisch- und Wurstzusätze) die krebserzeugenden Nitrosamine bilden. Außerdem führen die vor allem in den genannten tierischen Lebensmitteln vorhandenen überschüssigen Eiweißbausteine (Aminosäuren) Tryptophan und Tyrosin zur Bildung der entarteten Eiweißsubstanz Amyloid, die schon für Gesunde eine starke Belastung bedeutet, den Krebskranken aber hoffnungslos überfordert und seine Krankheit oft entscheidend verschlimmert.

Schließlich kann der Krebspatient, der meist unter Verdauungsschwäche leidet, Eiweiß nur noch unzureichend verwerten. Deshalb entstehen im Darm leicht Giftstoffe, die das Allgemeinbefinden stärker in Mitleidenschaft ziehen und die Krebskrankheit verstärken. Daher sollten täglich nicht mehr als 0,5 g Eiweiß je kg Körpergewicht zugeführt werden, wenn der Therapeut im Ausnahmefall nichts anderes verordnet.

Der *Fettbedarf* darf nur durch hochwertige pflanzliche Fette und Öle mit reichlich hochungesättigten Fettsäuren gedeckt werden. Anfangs genügen meist 10 g Fett täglich, später wird allmählich (nach Verordnung) auf 25–30 g täglich gesteigert. Die Pflanzenöle dürfen erst nach dem Kochen hinzugefügt werden, da sonst die wertvollen Fettsäuren zerstört werden. Nach deutlicher Besserung des Zustands kann der Therapeut dann den Gesamtverzehr an Fetten pro Tag (einschließlich der versteckten Fette in den Nahrungsmitteln) bis auf 45 g erhöhen.

Als *Kohlenhydratträger* eignen sich in der Krebsdiät Kartoffeln, Blatt-, Wurzel-, Knollengemüse, Obst, vollwertige Getreidezubereitungen und naturbelassene Obst- und Gemüsesäfte. Alle diese pflanzlichen Produkte müssen aus biologischem Anbau stammen und sollten möglichst roh oder schonend zubereitet verzehrt werden. Mit der Rohkost führt man auch genügend Ballaststoffe für die geregelte Darmentleerung zu, eine wichtige Voraussetzung der Krebsvorbeugung und -therapie. Bei Darmträgheit dürfen nie Abführmittel verwendet werden, sondern nur biologische Diätmittel, wie Leinsamen und Weizenkleie aus dem Reformhaus.

Strikt verboten sind in der Krebsdiät folgende Nahrungsmittel:

- alle „leeren" Kalorien, also industriell verfeinerte und denaturierte Nahrungsmittel, wie Grieß, Industriezucker, polierter Reis, Weißmehl und alle damit hergestellten anderen Produkte. Mäßig erlaubt sind nur etwas Fruchtzucker und Honig.
- Eier, Fleisch, Wurst und Käse, ausgenommen die gesäuerten Milchprodukte in fettarmer Form, wie Magermilchquark und Bioghurt.
- alle Räucherwaren, stärker erhitzten und tierischen Fette sowie alle Nahrungsmittel mit möglichen Rückständen chemischer Dünge- und Pflanzenschutzmittel, ferner Konserven und Nahrungsmittel mit Farbstoff- oder Konservierungsmittelzusätzen. Erlaubt sind nur naturbelassene Lebensmittel aus biologischem Anbau frei von allen denaturierenden Zusatzstoffen.
- Kochsalz, das man durch einheimische Gewürze ersetzt; außerdem muß man bei Kochkost stets das vitalstoffreiche Kochwasser mitverwenden.
- alle Genußmittel, vor allem Alkohol, Kaffee, Nikotin, aber auch scheinbar harmlose Genußmittel, wie Cola, Schokolade, Pudding, süße Limonaden und ähnliches.

Mit Hilfe dieser allgemeinen, bei Bedarf vom Therapeuten individuell variierten Diätvorschriften werden die Voraussetzungen zur Normalisierung der Stoffwechselentgleisung und Abwehrschwäche geschaffen, die am Anfang jeder Krebskrankheit steht. Die übrigen Methoden der biologischen Krebstherapie bauen darauf auf.

Kalorien- und Nährstoffgehalt der wichtigsten Nahrungsmittel

Nahrungsmittel (100 g)	Kalorien	Joule	Fette g	Eiweiß g	Kohlen-hydrate g
Pflanzliche Nahrung					
Teig- und Backwaren:					
Weizenmehl	370	1550	1,1	10,8	75,5
Roggenmehl	349	1462	1,5	9,0	72,1
Grieß	354	1483	1,0	9,4	74,6
Reis	356	1492	1,7	7,5	77,7
Schwarzbrot	262	1098	3,5	9,5	48,0
Weißbrot	260	1089	2,0	8,5	52,0
Zwieback	422	1768	9,9	9,8	73,5
Knäckebrot	386	1617	1,8	11,4	78,6
Haferflocken	385	1613	7,5	13,0	67,8
Teigwaren	69	289	0,2	2,5	14,2
Obst und Gemüse:					
Äpfel	58	243	0,4	0,3	15,5
Birnen	61	255	0,4	0,5	15,5
Kirschen	60	251	0,4	1,1	14,6
Pfirsische	47	197	0,2	0,8	11,8
Pflaumen	56	235	0,3	0,7	12,9
Erdbeeren	41	172	0,6	0,8	8,1
Johannisbeeren	58	243	0,4	1,4	13,9
Bananen	94	394	0,4	1,3	24,0
Orangen	45	189	0,2	0,9	11,3
Trauben	74	310	0,4	0,8	16,7

Nahrungsmittel (100 g)	Kalorien	Joule	Fette g	Eiweiß g	Kohlen-hydrate g
Erdnüsse	546	2 288	43,3	25,9	23,4
Haselnüsse	671	2 811	60,9	12,7	18,0
Kokosnüsse	351	1 471	34,0	4,2	12,8
Walnüsse	702	2 941	64,4	15,0	15,6
Mandeln	640	2 681	54,1	18,6	19,6
Bohnen, grüne	35	147	0,2	2,4	7,6
Bohnen, weiße	350	1 467	1,5	22,0	62,1
Erbsen	80	335	0,4	6,7	17,0
Linsen	357	1 496	1,0	25,7	59,2
Kartoffeln	85	356	0,1	2,0	19,1
Kopfsalat	15	63	0,2	1,3	2,8
Radieschen/Rettich	20	84	0,1	1,1	4,2
Spargel	21	88	0,2	2,1	4,1
Spinat	22	92	0,3	2,2	3,9
Gurken	13	54	0,1	0,8	3,0
Tomaten	23	96	0,3	1,0	4,0
Zwiebeln	40	168	0,2	1,4	9,0
Blumenkohl	27	113	0,2	2,4	4,9
Rosenkohl	47	197	0,5	4,7	8,7
Weißkohl	20	84	0,2	1,2	3,2
Sauerkraut	20	84	0,2	1,1	3,4
Kohlrabi	24	101	0,1	1,7	4,0
gelbe Rüben	33	138	0,2	0,9	6,7
Champignons	19	80	0,1	2,6	1,9
Pfifferlinge	24	101	0,3	2,1	3,0
Steinpilze	38	159	0,3	4,3	4,2
Eier und Milchprodukte					
Eiweiß	47	197	–	10,8	1,0
Eigelb	355	1 487	31,9	16,3	0,7
Vollei	158	662	11,5	12,8	0,7
Frischmilch	69	289	3,97	3,39	4,94

Nahrungsmittel (100 g)	Kalorien	Joule	Fette g	Eiweiß g	Kohlen- hydrate g
Kondensmilch	136	570	7,9	7,0	9,9
Buttermilch	36	151	0,5	3,5	4,8
Rahm	336	1 408	35,0	2,3	3,0
Joghurt	59	247	2,8	3,3	4,0
Quark	95	398	1,0	17,0	4,0
Halbfettkäse	253	1 060	9,9	36,0	3,0
Vollfettkäse	361	1 513	26,6	25,6	2,1
Camembert	306	1 282	25,2	19,7	–
Emmentaler	404	1 693	31,3	28,6	2,0
Zuckerwaren					
Zucker	387	1 622	–	–	100,0
Traubenzucker	405	1 697	–	–	99,0
Bienenhonig	319	1 337	–	0,3	79,5
Schokolade	542	2 271	33,5	6,0	54,0
Fette					
Butter	716	3 000	81,0	0,6	0,4
Margarine	752	3 151	80,0	1,0	1,0
Mayonnaise	720	3 017	78,0	1,5	3,0
Fisch					
Aal (geräuchert)	325	1 362	27,8	18,6	–
Hecht	80	335	0,6	18,7	–
Hering (frisch)	136	570	6,7	19,0	–
Kabeljau	70	293	0,4	16,5	–
Karpfen	72	302	4,4	7,5	–
Ölsardinen	331	1 387	27,0	21,1	1,0
Fleisch					
Kalbfleisch:					
Kalbsbraten	231	968	11,3	32,2	–
Kalbsleber	136	570	4,9	19,0	4,0

Nahrungsmittel (100 g)	Kalorien	Joule	Fette g	Eiweiß g	Kohlen-hydrate g
Rindfleisch:					
Rinderbraten	194	813	13,0	19,3	–
Rinderleber	131	549	4,2	19,8	3,6
Rindernieren	119	499	4,5	18,4	0,4
Rinderzunge	202	846	15,0	16,4	0,4
Schweinefleisch:					
Schweinebraten	291	1 219	25,0	16,4	–
Schinken, roh	340	1 425	31,0	15,2	–
Geflügel und Wild:					
Huhn	111	465	2,7	21,6	–
Gans	349	1 462	31,5	16,4	–
Kaninchen	175	733	10,2	20,8	–
Hase	129	541	5,0	21,0	–
Wurstwaren:					
Leberwurst	260	1 089	20,6	16,7	2,0
Blutwurst	371	1 554	34,6	14,8	–
Salami	427	1 789	36,8	23,9	–

„Ähnliches mit Ähnlichem behandeln" – Homöopathie und Biochemie als sanfte Alternativen zur Chemie –

Grundlagen und Wirkungsweise der Homöopathie

Die Schulmedizin behandelt Krankheiten in der Regel mit Arzneimitteln, die sich gegen Ursache und Symptome richten. Dieser Allopa-thie setzte Samuel Hahnemann seine Homöotherapie (aus dem Griechischen: homöo = gleich, ähnlich; Therapie = Behandlung) entgegen, die Krankheiten durch einen Arzneimittelreiz behandelt, der in gleicher Richtung wie die Krankheit selbst wirkt.

Hahnemann veröffentlichte die Grundlagen seiner Therapie erstmals 1796 in einem Aufsatz, 1810 legte er eine Zusammenfassung der Homöopathie vor. Seither wird Homöotherapie von Ärzten und Heilpraktikern praktiziert.

Homöopathie basiert auf der von Hahnemann erstmals bei Chinin entdeckten Tatsache, daß eine Substanz, die in höherer Dosis beim Gesunden Krankheitserscheinungen provoziert, in starker Verdünnung beim Kranken eben diese Erscheinungen heilt. Hahnemann leitet daraus seine Ähnlichkeitsregel ab, die besagt: Ähnliches soll mit Ähnlichem behandelt werden (Similia similibus curantur).

Homöopathie will also die Krankheit durch Krankheit überwinden. Als Reizbehandlung ist sie deshalb nur dort angezeigt, wo Krankheit als Selbstheilungsprozeß verstanden werden kann und gefördert werden soll. Daraus erklärt sich, daß bei homöopathischer Behandlung als Zeichen der Wirkung zunächst eine Verschlimmerung der Krankheit (Erstverschlimmerung) eintritt, ehe sie ausheilt.

Zugleich ergeben sich aus den Wirkungsmechanismen aber auch die Grenzen der Homöopathie; der Ausschließlichkeitsanspruch, den manche Homöopathen noch heute verfechten, ist nicht zu rechtfertigen. Homöopathie hat ihre bestimmten Heilanzeigen, auf die ihre Vertreter sich beschränken sollten, sonst gerät diese Heilmethode leicht in Mißkredit.

Zur theoretischen Begründung der Homöopathie wird heute auch noch das biologische Grundgesetz (Arndt-Schulzesches Gesetz) des Psychologen Rudolf Arndt (1835–1900) und des Pharmakologen Hugo Schulz (1853–1932) herangezogen, nach dem schwache Reize die Körperfunktionen anregen, mittelstarke sie hemmen, während starke Reize schaden.

Homöopathische Arzneimittelzubereitung

Durch Prüfung vieler Arzneimittel am Gesunden kristallisierten sich allmählich die regelmäßig auftretenden Erscheinungen heraus. Heute sind annähernd 2500 solcher Arzneimittelbilder bekannt. Der Homöopath muß nach den Krankheitserscheinungen, die beim Patienten auftreten, unter den Arzneimitteln die zur Behandlung auswählen, deren Arzneimittelbild dem Krankheitsbild am nächsten kommt.

Verwendet werden Heilpflanzen und chemische Substanzen, aus denen man Essenzen und Urtinkturen herstellt. Nicht lösliche Stoffe verwendet man als Verreibung. Zur Verdünnung benutzt man bei flüssigen Stoffen Weingeist, bei Verreibungen Milchzucker.

Gewöhnlich verdünnt man Urtinkturen oder Verreibungen in Zehnerpotenzen (Dezimalpotenz, abgekürzt D), also 1:10 (D1), 1:100 (D2), 1:1000 (D3) und so fort.

Höhere Verdünnungen kann man mit der Hunderterpotenz (Centesimalpotenz, abgekürzt C) bezeichnen, zum Beispiel 1:100 (C1), 1:10000 (C2) und so weiter.

Der Bereich D 1 – D 6 gilt als Tiefpotenz, von D 7 – D 12 spricht man von mittleren Potenzen, ab D 13 von Hochpotenzen.

Flüssige Verdünnungen wendet man gewöhnlich drei- bis viermal täglich mit je 5 Tropfen an, Verreibungen werden messerspitzenweise oder als Tabletten gleichfalls drei- bis viermal täglich verabreicht.

Die meisten Einwände gegen die Homöopathie richten sich gegen zu hohe Verdünnungen der wirksamen Substanz. Wir wissen, daß beispielsweise Spurenelemente und Hormone schon in verschwindend kleinen Mengen im Körper wirksam sind. Tiefe und mittlere Potenzen lassen sich deshalb durchaus noch als wirksam erklären. Wenn aber bei Potenzen etwa ab D 20 (1:100 Trillionen) rechnerisch im Lösungsmittel nicht einmal mehr 1 Molekül der wirksamen Substanz enthalten sein kann, dann ist streng naturwissenschaftlich betrachtet auch keine Wirkung mehr vorstellbar. Allerdings sind auch die hohen und höchsten Potenzen wirksam.

Ob das tatsächlich pauschal aus dem Glauben des Kranken an die Wirksamkeit der homöopathischen Arzneimittel erklärt werden kann, wie es die Schulmedizin immer noch versucht, ist heute sehr umstritten. Sicher mag dieser Placeboeffekt im Einzelfall auch einmal wirksam sein, aber wohl kaum bei allen mit hohen Potenzen behandelten Patienten – und erst recht nicht bei kranken Tieren, die ebenfalls auf Hochpotenzen ansprechen.

Es darf also angenommen werden, daß hier noch eine Wirkungskomponente vorliegt, die sich bisher exakter naturwissenschaftlicher Erklärung entzieht. Und hier erhält die Homöopathie inzwischen Schützenhilfe von der modernen Physik, nach deren Auffassung sich die Wirksamkeit homöopathischer Hochpotenzen vermutlich ohne weiteres mit heute erst ansatzweise erkannten Naturgesetzen vereinbaren läßt. Vielleicht tragen weitere physikalische Fortschritte einmal dazu bei, den Streit zwischen Schulmedizin und Homöopathie einerseits und innerhalb der Homöopathie zwischen Tief- und Hochpotenzlern zu entscheiden.

Die homöopathische Hausapotheke

Grundsätzlich sollten homöopathische Heilmittel vom Fachmann verordnet werden. Bei der Auswahl der Mittel gilt es, viele individuelle Faktoren zu berücksichtigen. Der Laie wäre dadurch hoffnungslos überfordert, und seine Therapieversuche blieben zum Teil dem Zufall überlassen. Bei ernsteren Erkrankungen läßt sich diese Zufälligkeit natürlich nicht verantworten.

Anders sieht es bei einfacheren Gesundheitsstörungen des Alltags aus, die eindeutig sind (etwa eine Erkältung) und in der Regel immer selbst behandelt werden. Als Alternativen zu den sonst meist eingenommenen chemischen Arzneimitteln kommt in solchen Fällen ein Versuch mit homöopathischen Heilmitteln in Betracht. Auch zur unterstützenden oder Nachbehandlung vieler Krankheiten kann Homöopathie empfohlen werden, selbst wenn der Arzt chemische Arzneimittel als unentbehrlich verordnet hat. Deren Wirkung wird durch die Homöopathika unterstützt.

Zur Selbsthilfe oder ergänzenden Behandlung durch Homöopathie eignen sich entweder einzelne homöopathische Substanzen in der richtigen Potenz oder die gerade zur Selbsthilfe oft besser bewährten fertigen Spezialitäten aus mehreren Wirkstoffen (Komplexe), bei denen es nicht so sehr wie bei den Einzelmitteln auf die individuell richtige Auswahl ankommt. Da sie mehrere Wirkstoffe enthalten, ist die Wahrscheinlichkeit höher, daß sich darunter auch die im Einzelfall richtigen Substanzen befinden, die dann von den anderen in ihren Wirkungen ergänzt werden – gerade für die Laienhomöopathie ein entscheidender Vorteil. Deshalb liegt der Schwerpunkt in der folgenden Tabelle auch auf diesen in Apothe-

ken rezeptfrei erhältlichen fertigen homöopathischen Komplexmitteln.

Homöopathische Selbstbehandlung bleibt immer frei von Nebenwirkungen, auch wenn man ein falsches Mittel einnimmt. Der heilsame Arzneimittelreiz bleibt in diesem Fall einfach aus, die Behandlung bewirkt also nichts. Bei Wahl des richtigen homöopathischen Mittels dagegen wird die Wirkung meist bald spürbar. Diese Erfahrungstatsachen widerlegen auch die in der Schulmedizin noch immer verbreitete Ansicht, daß jedes wirksame Heilmittel nie ganz frei von unerwünschten Begleiterscheinungen und Nebenwirkungen sein könnte.

In der folgenden homöopathischen Hausapotheke wurden nur die wichtigsten Einzelmittel und bewährte fertige Komplexmittel in begrenzter Auswahl vorgestellt. Wenn ein homöopathisches Einzel- oder Komplexmittel nicht genannt wird, spricht das nicht gegen seine Wirksamkeit (Tabelle Seite 340).

Herz-Kreislauf-System

Einzelmittel	Heilanzeigen	Komplexmittel Handelsname	Heilanzeigen
Aconitum D 6	stechende Herzschmerzen mit Herzklopfen, hartem Puls, Aufschrecken in der Nacht, Angst und Unruhe	Auribosan Tropfen	Herz-Kreislauf-Schwäche, Schwindel, Ohnmacht, Angina pectoris
Aesculus D 2–4	Venenstauungen und Krampfadern (auch vorbeugend)	Cerebrosan Tropfen	Durchblutungsstörungen vor allem im Gehirn, Blutwallungen zum Kopf
Cactus D 2–4	krampfartige Herzschmerzen mit Atemnot, Angst und Blutandrang zum Kopf	Düstrulin 207 Tropfen	Herzbeklemmung, Herzrhythmusstörungen, Blutunterdruck und damit zusammenhängende Wetterfühligkeit und Angst
Crataegus D 2	Herzklopfen, Herzdruck, nervöse Herzbeschwerden, Schwindel, Kurzatmigkeit, zur Regulierung von Blutdruck und Kreislauf	Herzmuskelschwäche-Mittel Rabe	Herzschwäche, Unterstützung des Herzens bei Infektionskrankheiten
Hamamelis D 3–6	schmerzende, stark hervortretende Krampfadern, die zu Entzündungen neigen	Löwe-Komplex 2 Hypotonie	Blutunterdruck, Herzangst, Herzschwäche, Altersherz
Haplopappus D 2–3	Blutunterdruck mit Herzbeschwerden, Schwindel, Kopfschmerz und Müdigkeit	Löwe-Komplex 3 Hypertonie	Bluthochdruck, Arterienverkalkung, Vorbeugung von Schlaganfällen
Sumbul D 2–3	Herzklopfen und Blutwallungen bei Aufregungen	Löwe-Komplex 12 Venöse Stauung	Durchblutungs- und Kreislaufstörungen, Venenstauungen und deren Folgekrankheiten (auch Krampfadern)
		Salucor Tropfen	Altersherz, Angina pectoris, nervöse Herzbeschwerden, Bluthochdruck

Atmungsorgane

Einzelmittel	Heilanzeigen	Komplexmittel Handelsname	Heilanzeigen
Aconitum D 4–6	beginnende Erkältung mit Fieber, Unruhe, roter und heißer Haut	Angibosan Bock Tabletten	Halsschmerzen, Rachen-, Kehlkopfkatarrh, Mandelentzündung
Antimonium tartaricum D 4–6	Husten mit Verschleimung, Atemnot und Kreislaufschwäche	Arsenicum album comp. Inf. Rovit	Schleimhautkatarrhe jeder Art und Ursache
Belladonna D 4–6	Rachenentzündung, Schluckschmerz und Schluckzwang	Bodifluin Tropfen	Erkältungskrankheiten, auch bei Zahnfleischentzündung
Camphora D 3–4	Schnupfen im Anfangsstadium mit Frösteln	Cetraria-Komplex	Kehlkopf-, Luftröhren- und Bronchialkatarrh
Causticum D 4–6	Heiserkeit mit trockenem Reizhusten	Grippe-Resaplex	Erkältung und Grippe
Cepa allium D 3–6	Fließschnupfen mit Niesen und tränenden Augen	Hyperpulmon-Saft	Katarrhe der Atemwege, Bronchitis, Reizhusten
Conium D 4–6	trockener, krampfartiger Reizhusten mit zähem Schleim	Kretussot-Saft	Rachen-, Kehlkopf-, Bronchialkatarrh, Husten jeder Art
Eupatorium perfoliatum D 3–4	Kopfschmerz, Schnupfen, rauher Hals, trocken-schmerzhafter Husten, Fieber, Schüttelfrost	Pulmocordio Elixier	Husten jeder Art, auch Reizhusten und Verschleimung
		Resana-Pect	Husten, Heiserkeit, Luftröhren-, Bronchialkatarrh, Asthma
Galphimia D 4–6	Heuschnupfen	Respirogutt-Tropfen	Husten jeder Art, Bronchitis, Asthma
Gelsemium D 4–6	Kopfschmerz, Schnupfen, rauher Hals, Reizhusten, Fieber	Ricura Tropfen	Schnupfen jeder Art
Ipecacuanha D 4–6	Husten mit Verschleimung und Erstickungsgefühl	Roth's RKT-Tropfen	Hals-, Rachen-, Kehlkopfkatarrh, Keuchhusten, Erkältung

Einzelmittel	Heilanzeigen	Komplexmittel Handelsname	Heilanzeigen
Kalium bichromicum D 4–6	Schnupfen mit grün-gelblichen Absonderungen und Neigung zur Nebenhöhlenentzündung	Schwöpect-Tropfen	Katarrhe der oberen Atemwege, Bronchitis, Asthma, Reizhusten
Luffa D 6–12	Fließ- oder Stockschnupfen	Sinfrontal	Schnupfen, Nebenhöhlenentzündung
Phytolacca D 4	Halsschmerz, der bis in die Ohren ausstrahlt, Mandelentzündung	Sinuselect	Schnupfen, Nebenhöhlenentzündung
Sabadilla D 6	Heuschnupfen	St. Florian-Saft	Husten, Keuchhusten, Bronchialkatarrh, Verschleimung, Grippehusten
Senega D 3–4	schmerzhafter Husten, zäher Schleim und Wundsein hinter dem Brustbein	Usneapect Hustensaft	Rachen-, Kehlkopf-, Bronchialkatarrh, Bronchitis, Reiz-, Keuchhusten
Spongia D 3–6	Heiserkeit, Räusperzwang, trocken-bellender Husten		

Verdauungsorgane

Einzelmittel	Heilanzeigen	Komplexmittel Handelsname	Heilanzeigen
Abrotanum D 2–3	Appetitmangel, allgemeine Schwäche	Boniventral Schake	Verdauungsstörungen, Blähungen, Magen-Darm-Koliken
Asa foetida D 3–4	Magendruck, Aufstoßen, übelriechende Blähungen	Cardamomum Magenkomplex Infirm.-Rovit	Magen-Darm-Beschwerden verschiedener Ursachen, Aufstoßen, Blähungen, Völlegefühl, Appetitmangel, Reizmagen
Belladonna D 4	Gallenkoliken		
Carduus D 2–3	Leber-Galle-Leiden mit Verstopfung, Übelkeit, Brechreiz		

Einzelmittel	Heilanzeigen	Komplexmittel Handelsname	Heilanzeigen
Chelidonium D 4–6	Leberschmerzen, Aufstoßen, Übelkeit, Durchfall	Chelidonium-Leber-Gallen-Komplex Infirm.-Rovit	akute und chronische Leber-Galle-Leiden, Leberschwäche, Gallenkolik, Verdauungsschwäche
Coccolus D 4–6	Übelkeit, Erbrechen und Schwindel (auch Reisekrankheit)	Chola-Resaplex	Störungen der Leber-Gallen-Funktionen verschiedener Art
Colocynthis D 4–6	starke Durchfälle mit Leibkrämpfen	Darmschwäche-Mittel „Rabe"	Darmkatarrhe, Darmwürmer, Verdauungsschwäche
Cuprum metallicum D 4–6	Brechdurchfall mit Leibkrämpfen und Kreislaufschwäche	Hepakalco Tropfen	Erkrankungen des Leber-Galle-Systems verschiedener Art
Hydrastis D 4	Gallenkolik mit Erbrechen	Löwe-Komplex 6 Magen-Darm	chronische Magen-Darm-Störungen, Blähungen, Gärungs- und Fäulnisprozesse im Darm
Nux vomica D 4–6	Magenverstimmung, Nikotin-, Alkoholkater		
Robinia D 4–6	Sodbrennen, Aufstoßen, Blähungen, saures Erbrechen	Magen-Mittel „Rabe"	Magenschleimhautentzündung, Magen-, Zwölffingerdarmgeschwür, Magensäurestörungen

Harn- und Geschlechtsorgane

Einzelmittel	Heilanzeigen	Komplexmittel Handelsname	Heilanzeigen
Cantharis D 6–12	Nieren-Blasen-Entzündung mit häufigem, schmerzhaftem Harndrang	Akutur Tropfen	Nieren-Blasen-Entzündung, Reizblase
Chamomilla D 3–6	schmerzhafte Menstruation mit Blähungen und saurem Erbrechen	Api-Prostat-Kapseln	Prostatavergrößerung, Harnentleerungsstörungen, Reizblase

Einzelmittel	Heilanzeigen	Komplexmittel Handelsname	Heilanzeigen
Dulcamara D 4–6	Harnwegsentzündungen durch Erkältungen	apo-Oedem-Tropfen	Wassersucht und Schwellungen verschiedener Ursachen
Equisetum D 3–6	Harndrang mit reichlicher Harnentleerung, Reizblase, Bettnässen	Betula-Komplex Infirm.-Rovit	Harnsäureeinlagerungen im Gewebe, Nieren-, Blasenleiden, Gicht, Rheuma
Plantago major D 2–4	Reizblase und Blasenschwäche mit Bettnässen	Bomaklim Tropfen	Menstruationsbeschwerden, Ausfluß, Senkungen, Wechseljahre
Sanguinaria D 6–12	Beschwerden der Wechseljahre, wie Kopfschmerz, Schwindel, Blutwallungen zum Kopf, nervöses Schwitzen	Cystibosin Liquidum	Nieren-Blasen-Entzündung, Nierensteine, Wassersucht, Harnverhaltung
Solidago D 1–2	Nachbehandlung von Nieren-Blasen-Entzündungen	Nierenstein-mittel Infirm.-Rovit	Nierengrieß und -steine, verminderte Harnausscheidung
Veratrum alb. D 4–6	starke Menstruationsbeschwerden, verbunden mit Übelkeit, Erbrechen, Durchfall	Sejungin Liquidum	Menstruationsbeschwerden, Wechseljahre
		Upelva Tropfen	schmerzhafte Menstruation

Hautleiden

Einzelmittel	Heilanzeigen	Komplexmittel Handelsname	Heilanzeigen
Abrotanum D 2	Frostbeulen	Akne-Kapseln Wala	Akne, Mitesser, Talgfluß, Haarbalgentzündung
Acidum nitricum D 3–6	Schrunden und Risse, vor allem an Händen und Lippen	Blutreinigungsmittel „Rabe"	Unreinheiten und Entzündungen der Haut
Apis D 4	entzündliche und allergische Hautschwellungen		

Einzelmittel	Heilanzeigen	Komplexmittel Handelsname	Heilanzeigen
Arnica D 4–6	Wundbehandlung, kleine Eiterung	Dercut-Lotion/ Salbe/Tropfen	Akne, Allergien, Ausschläge, Ekzeme, Eiterungen, Insektenstiche, Wundsein (innerlich und äußerlich)
Hepar sulfuris D 4–12	Eiterungen, Furunkel, juckende Ekzeme	Flechten-Salbe „Rabe"	Hautleiden verschiedener Art, vor allem Ekzeme, Flechten, Milchschorf und Schuppenflechte
Juglans regia D 2–4	Pubertätsakne		
Ledum D 3–6	Insektenstiche	Sambucus Kalco	übermäßiges Schwitzen verschiedener Ursachen
Silicea D 4–12	verzögerte Wundheilung mit Eiterung	Skrofulose-Kur II	chronische Furunkolose
Sulfur jodatum D 4–6	Akne und Mitesser, wenn mit Darmträgheit verbunden	Skrofulose-Kur III „Rabe"	chronische Hautleiden, Flechten, Schuppenflechte
Thuja D 3–30	Warzen (tiefe Potenzen), Impfausschlag (ab D 12)	Verintex Tropfen	Warzen jeder Art (innerlich und äußerlich)

Muskeln, Gelenke und Nerven

Einzelmittel	Heilanzeigen	Komplexmittel Handelsname	Heilanzeigen
Ammonium muriaticum D 4–12	Nervenschmerzen nach Amputation, Ischias	apo-Rheum-Tropfen	Erkrankungen des rheumatischen Formenkreises
Bryonia D 4	Hexenschuß, Sehnenscheidenentzündung	Arthribosan-Tropfen	Rheuma, Gicht, Gelenkentzündung, Harnsäureeinlagerungen
Colocynthis D 6–12	Ischias	Deformarthren A/B Tabletten	Gelenkabnutzung, -entzündung, Wirbelsäulenerkrankungen

Einzelmittel	Heilanzeigen	Komplexmittel Handelsname	Heilanzeigen
Ferrum metallicum D 3–6	Schulterrheuma, vor allem auf der linken Seite	metaossyl Tropfen	Gelenkabnutzung, Bandscheiben, Wirbelsäulenerkrankungen, andere Erkrankungen des rheumatischen Formenkreises
Lachnanthes D 3–4	Veränderungen an der Halswirbelsäule mit Schmerzen und Versteifung	Phönix Arthrophön Tropfen	Gelenkabnutzung und -entzündung, Rheuma, Ischias, Nervenschmerzen, Hexenschuß
Rhus toxicodendron D 6–12	rheumatische Beschwerden, Ischias, Arthrosen		
Sanguinaria D 4–6	Schulter-Arm-Schmerzen, vor allem auf der rechten Seite	Schwörheumal Tropfen	Gelenk-, Muskelrheuma, Gicht, Hexenschuß, Nervenschmerzen

Seelisch-nervöse Beschwerden

Einzelmittel	Heilanzeigen	Komplexmittel Handelsname	Heilanzeigen
Acidum phosph. D 3–4	Streßfolgen, Erschöpfung, Müdigkeit am Tag, Schlafstörungen; auch bei Schulstreß	Avena-Nervenkomplex Infirm.-Rovit	Nervosität, Angstzustände, Unruhe, Konzentrationsschwäche, Erwartungsangst, innere Spannungen, Schlafstörungen, funktionelle Störungen innerer Organe
Ambra D 3–4	Überempfindlichkeit, Nervosität, Schlafstörungen, Neigung zu Depressionen		
Argentum nitricum D 12–15	Erwartungsangst mit Unruhe und körperlichen Beschwerden	Bodival Tropfen	Nervosität, Schlafstörungen, Unruhe, Neurosen
Avena sativa D 2	nervöse Erschöpfungs- und Schwächezustände	Calmonervin Tropfen	Nervosität, Erregtheit, Schlafstörungen, vegetative Dystonie

Einzelmittel	Heilanzeigen	Komplexmittel Handelsname	Heilanzeigen
Coffea D 6–12	Schlafstörungen durch Überreiztheit oder Genußmittelmißbrauch	dysto-loges Tropfen/ Tabletten	Angst, Spannungen, Verkrampfungen, Schlafstörungen, Wetterfühligkeit, vegetative Dystonie, nervöse Organstörungen, Wechseljahre, nervöse Kinder (Schulstreß)
Ignatia D 4–6	seelische Störungen mit körperlichen Folgen, vor allem für sensible Menschen		
Nux vomica D 12–15	Unruhe, Gereiztheit, innere Spannungen und Krampfneigung aus nervös-seelischer Ursache	Formica rufa-Komplex	vegetative Schwäche mit Unruhe, Antriebshemmung, Leistungsschwäche
Passiflora D 2	Ein- und Durchschlafstörungen	metaneuron-Tropfen	nervöse Reizbarkeit, Unruhe, Angst, Spannungen, Erschöpfung, nervöse Organstörungen, Menstruationsbeschwerden, Wechseljahre
Stramonium D 12–30	unruhiger Schlaf mit angstbeladenen Träumen und nächtlichem Aufschrecken (vor allem bei Kindern)	Mitchellando Frauen-Nervenmittel	Nervenschwäche, Neurosen, Depressionen, Nervosität, Schlafstörungen, nervöse Kopfschmerzen, Verkrampfungen, seelisch-nervöse Beschwerden in den Wechseljahren
Zincum metallicum D 12–30	Angst, Nervosität, Schlafstörungen		
Zincum valerianicum D 4–6	Schlafstörungen durch „Unruhe" im Körper, vor allem in den Beinen	Nervibosan liquidum	Nervenschwäche, Schlafstörungen, nervöse Organbeschwerden, Wechseljahre
		Valeriana comp. Dragees	Schlafstörungen, Nervosität, Reizbarkeit, Angst- und Erregungszustände

Biochemie, die „abgekürzte Homöopathie"

Biochemie im streng wissenschaftlichen Sinn ist die Lehre von den chemischen Grundlagen des Lebens, besonders von der chemischen Zusammensetzung der lebenden Substanz und der chemischen Vorgänge, die den Funktionen der Zellen und Organe zugrundeliegen.

Als Biochemie bezeichnet man aber auch ein von der Schulmedizin noch nicht anerkanntes Heilverfahren, das der Oldenburger Arzt Wilhelm Heinrich Schüßler (1821–1898) begründete.

Nach Schüßler entstehen alle Krankheiten aus Störungen des Mineralstoffwechsels und sind dementsprechend durch Verabreichung von Mineralsalzen in homöopathischer Verdünnung zu behandeln. Man bezeichnet dieses mit der Homöopathie verwandte Verfahren auch als „abgekürzte Homöopathie".

Wie Hahnemann und viele andere Außenseiter in der Medizin verfällt auch Schüßler in einen wissenschaftlich nicht haltbaren Ausschließlichkeitsanspruch. Sicher kann man nicht alle Krankheiten aus Störungen des Mineralstoffwechsels erklären, andererseits sollte man aber nicht bestreiten, daß bei manchen Er-

krankungen durch Biochemie tatsächlich gute Heilerfolge erzielt werden.

Nach Schüßler sind die folgenden 12 Mineralsalze von entscheidender Bedeutung für den Organismus:

Kalzium, ein chemisches Element, ist für Knochenaufbau, Muskelerregbarkeit, Herzstoffwechsel, zahlreiche Enzymreaktionen (besonders Blutgerinnung) und Abdichtung der Gefäßwände bei allergischen Reaktionen von Bedeutung. Die Biochemie verwendet das Spurenelement in den Verbindungen Calcium fluoratum, Calcium phosphoricum und Calcium sulfuricum.

Ferrum (Eisen) ist als Sauerstoff-Überträgersubstanz im menschlichen Organismus unentbehrlich. Die Biochemie verwendet es als Ferrum phosphoricum.

Kalium, eines der wichtigsten Spurenelemente, spielt eine wichtige Rolle bei enzymatischen und hormonellen Prozessen sowie bei der Muskelarbeit. Es wird von der Biochemie als Kalium chloratum, Kalium phosphoricum und Kalium sulfuricum verabreicht.

Das mit Kalzium verwandte *Magnesium* kommt im Körper stets zusammen mit Kalzium vor. Es bestimmt die Festigkeit der Knochen mit und beruhigt Nerven und Muskulatur. In jüngster Zeit wird es häufig zur Vorbeugung und Behandlung des Herzinfarktes angewendet. Die Biochemie gebraucht die Verbindung Magnesium phosphoricum.

Natrium ist für den Wasserhaushalt, die Muskel- und Herzkraft und für die Nervenerregung von großer Wichtigkeit. Die Biochemie verabreicht Natrium in Form von Natrium muriaticum, Natrium phosphoricum und Natrium sulfuricum.

Letztes Spurenelement ist *Silicea,* ein Mineralsalz, dessen Funktion im Körper noch nicht ausreichend erforscht wurde.

In den letzten Jahren seines Wirkens verzichtete Schüßler auf die Anwendung von *Calcium sulfuricum.* Seine Nachfolger nahmen teilweise noch fünf Ergänzungsstoffe in die Behandlung auf, nämlich:

Kalium arsenicosum, Kalium bromatum und *Kalium jodatum.*

Lithium, ein Spurenelement, das die Schulmedizin als Lithiumcarbonat gelegentlich bei Gicht verabreicht; die Biochemie verwendet es in Form von Lithium chloratum.

Mangan, ein chemisches Element, das im Körper wahrscheinlich Enzyme aktiviert; von der Biochemie wird es als Manganum sulfuricum verabreicht.

Die orthodoxe Richtung in der Biochemie lehnt diese Ergänzungsstoffe strikt ab.

Die Auswahl der Mittel richtet sich nach dem Arzneimittelbild der Homöopathie, die diese Spurenelemente auch anwendet. Wie in der Homöopathie werden die wirksamen Substanzen der Biochemie in Verdünnungen verabreicht, allerdings arbeitete Schüßler nur mit den Potenzen D 6 und D 12.

Bei chronischen Krankheiten verabreicht die Biochemie täglich drei- bis viermal ein kleines Tablettchen oder ein erbsengroßes Quantum der Verreibung trocken oder mit einem Teelöffel Wasser, in akuten Fällen die gleiche Menge stündlich oder zweistündlich. Verschiedene Mittel dürfen nicht gemischt oder unmittelbar nacheinander gegeben werden, Nachspülen mit Wasser ist verboten.

Andere naturheil-kundliche Maßnahmen

Abhärtung – Schach der Verweichlichung

Mehr und mehr verlernt der zivilisierte Mensch, auf Reize und Belastungen seiner Umwelt zweckmäßig zu reagieren. Bewegungsmangel, ständiger Aufenthalt in beheizten, oft überhitzten, ungenügend belüfteten oder vollklimatisierten Wohn- und Arbeitsräumen, unzweckmäßige Kleidung und falsche, zu verfeinerte, üppige, denaturierte Kost sind die Hauptursachen dieser Verweichlichung. Dadurch verkümmern die Abwehrreaktionen des Körpers.

Statt dessen sind wir anderen Belastungen geistig-seelischer Art, wie Dauerstreß, mangelnder Selbstverwirklichung am Arbeitsplatz und der zunehmenden Existenzangst, ausgesetzt, gegen die der Organismus keine Abwehrmechanismen kennt. Sie beeinträchtigen das vegetative Nervensystem, das die Reaktions-(Abwehr-)lage des Körpers hauptsächlich bestimmt.

Plötzlichen ungewohnten Reizen, beispielsweise Kälte und Nässe, ist der verweichlichte Organismus oft nicht mehr gewachsen.

Abhärtung bedeutet in erster Linie Abwendung von falschen Lebensgewohnheiten zugunsten einer natürlichen, menschengerechten Lebensweise. Sie trainiert systematisch und gezielt die körpereigenen Abwehrfunktionen.

Abrupte Veränderungen eingeschliffener Gewohnheiten aber sind ebenso gesundheitsschädlich wie die verweichlichende Lebensführung. Deshalb muß mit der Abhärtung allmählich begonnen werden, am besten schon in der Kindheit.

Abhärtung beginnt mit rohkost- und schlackenreicher Ernährung, die das gesamte Verdauungssystem kräftigt.

Ebenso wichtig ist ein gesundes Wohnklima mit ausreichender Luftfeuchtigkeit und Temperaturen, die während der Heizperiode 21 Grad nicht übersteigen sollen. Im Schlafzimmer sollte die Temperatur nie über 16 Grad betragen. Am besten schläft man bei offenem Fenster. Auch im Winter müssen die Räume ausreichend belüftet sein, besser mehrmals täglich kurz, damit sie nicht zu stark auskühlen und keine Energie verschwendet wird.

Kein noch so schlechtes Wetter darf uns davon abhalten, uns täglich mindestens 1 Stunde im Freien zu bewegen. Es gibt kein für Spaziergänge ungeeignetes Wetter, sondern nur falsche Bekleidung.

Zu häufig wird die Kleidung nur unter modischen Gesichtspunkten ausgesucht. Im Interesse der Gesundheit gilt es aber, einen Mittelweg zwischen Zweckmäßigkeit und Mode zu finden. Zu schwere, luftundurchlässige Kleidung kann der Gesundheit ebenso wie zu leichte Kleidung schaden.

Regelmäßige Gymnastik am offenen Fenster und dem Alter und der Konstitution angemessene sportliche Betätigung ergänzen die Reform falscher Lebensgewohnheiten. Daneben kennen wir eine Reihe gezielter Maßnahmen zur Abhärtung.

Ganz besonders hervorzuheben ist das autogene Training, das Schäden am vegetativen Nervensystem verhindert oder wirksam behandelt. Jedermann kann und sollte autogenes Training erlernen.

Wasser-, Tau-, Schneetreten und barfußlaufen werden seit altersher zur Abhärtung empfohlen.

Zum Training der Hautgefäße, die an der Wärmeregulation beteiligt sind, eignen sich kalte Armbäder und täglich kalte Oberkörper- oder Ganzwaschungen.

Die üblichen abhärtenden kalten Anwendungen, die von Kneipp, Prießnitz, Felke und anderen begründet wurden, lehnt der Begründer der Wärmekultur, Dr. Winsch (1863–1945), vor allem im Winter ab. Statt dessen empfiehlt er wöchentlich zwei heiße (40–45 Grad) Sitz- oder Ganzbäder am Morgen. Sobald dem Badenden der Schweiß ausbricht, wird er 15–30 Minuten lang in Decken eingehüllt, eine kalte Ganzwaschung beendet die Behandlung.

Anstelle des Bades kann man, wenn der Arzt es erlaubt, auch zweimal wöchentlich die Sauna aufsuchen.

Die Abhärtung nach Winsch eignet sich vor allem für Ungeübte und Empfindliche, denen sofortige Kaltanwendungen unter Umständen schaden könnten.

Zur Steigerung der körpereigenen Abwehrregulationen eignen sich schließlich noch verschiedene Heilpflanzen und andere biologische Heilmittel, die zum Teil über das Lymphsystem wirksam werden.

Im Vordergrund steht der Sonnenhut (Echinacea), der sich bestens bewährt hat. Vor allem kann er auch in Zeiten erhöhter Infektionsgefahr zur Vorbeugung von Erkältung und Grippe eingenommen werden. Die fertigen Spezialitäten sind – zum Teil in homöopathischer Zubereitung – rezeptfrei in Apotheken erhältlich.

Gut abwehrsteigernd wirken ferner Alant, Eleutherokokkus und Ginseng.

Aus der Gruppe nichtpflanzlicher abwehrsteigernder Heilmittel sind vor allem folgende zu empfehlen:

● Propolis, ein Wirkstoff, den die Bienen aus Baumharzen herstellen und der seit der Antike in der Heilkunde bekannt ist; in der Apotheke erhält man verschiedene fertige Spezialitäten, zum Beispiel „Propolis Hanosan" oder Propolis-Salben und -Cremes in bewährter Qualität.

● Arzneimittel mit Wirkung auf das an der Abwehr maßgeblich beteiligte Lymphsystem, zum Beispiel „Lymphozil" oder „Lymphozil forte" (letzteres für Erwachsene) und ähnliche rezeptfreie Spezialitäten.

● homöopathische Heilmittel zur Abwehrsteigerung, wie „Never ill Antiinfect-Tropfen" und ähnliche.

● Extrakte aus Zellgewebe mit abwehrsteigernder Wirkung, zum Beispiel „Prosplen" (Milzextrakt) oder „Zellmedin Thymus 200" (Thymusextrakt).

Die umstimmenden, abwehrsteigernden Heilmittel können die Abhärtung ergänzen, machen sie aber nicht überflüssig.

Ableitung – Ausleitung

Blutüberfüllung und -stauung, wie sie zum Beispiel in entzündeten Körperregionen entstehen kann, wird durch *Ableitung* des Blut- oder Säftestroms in ein anderes Gebiet behandelt. Die Ableitung erfolgt durch Güsse, Bäder, Packungen und Wickel. Abgeleitet wird:

vom Kopf in Brust, Leib, Arme und Beine;
von der Brust in die Gliedmaßen;
vom Leib in die Beine;
von den Beinen in den Leib und die Arme.

Zur Ableitung in die Brust eignet sich der Schal, in den Leib wird durch Sitz- und Halbbäder sowie durch Kurz- und Lendenwickel abgeleitet. In die Gliedmaßen leitet man durch Armbäder und Armwickel, Fußbäder, nasse Socken, Wadenwickel, Knie- und Schenkelgüsse, Barfußlaufen, Wasser-, Tau- und Schneetreten ab.

Auch die Anregung der Menstruation gehört zu den ableitenden Maßnahmen. Dazu eignen sich als Hausmittel heiße Sitz- und Moorbäder, Schlammpackungen und heiße Fußbäder, zum Beispiel mit Zusatz von Senfmehl. Innerlich werden Meerrettich, Sennesblätter, Tausendgüldenkraut, Wacholderbeeren und Zwiebeln angewendet.

Die Reizung der Ausscheidungsorgane Nieren, Darm und Haut wird als *Ausleitung* bezeichnet. Durch Ausleitung werden Stoffwechselschlacken und Gifte aus dem Körper entfernt. Ausleitung auf den Darm erfolgt durch abführende Mittel oder Darmbäder, Ausleitung auf die Nieren durch Anregung der Harnausscheidung. Zur Ausleitung auf die Haut eignen sich Schwitzpackungen, Wickel, hautreizende Anwendungen, Baunscheidtismus, Blutegel und Schröpfen.

In Ausnahmefällen – zum Beispiel bei akuten Vergiftungen – ist die Verabreichung von brechreizerregenden Mitteln oder die Magenspülung zur Ausleitung auf den Magen angezeigt.

Zu den ausleitenden Maßnahmen gehört auch die *Blutreinigungskur,* die man bevorzugt im Frühjahr durchführt. Unzweckmäßige Lebensweise und naturferne, vitaminarme Kost führen im Winter zur Anhäufung von Schlacken und Stoffwechselgiften mit Vitaminmangel. Das äußert sich meist in der bekannten Frühjahrsmüdigkeit.

Die Frühjahrskur darf sich nicht auf die Ausleitung durch harntreibende Mittel beschränken. Während der Kur vermeidet man durch Obst-, Saftfasten und Rohkost soweit wie möglich die Bildung neuer Schlacken und führt dem Körper reichlich Vitalstoffe zu. Blutreinigungstees und Säfte mit Birke, Brennessel, Brunnenkresse, Faulbaum, Löwenzahn, Sellerie, Wacholderbeeren und Zwiebeln enthalten ebenso wie Obst und Säfte (Schwarze Johannisbeere, Stachelbeere) viele Vitamine und Spurenelemente, um das Defizit im Körper auszugleichen. Brennessel und Löwenzahn sind auch als Salate zu empfehlen, Wacholderbeeren können getrocknet verabreicht werden.

Für den Hausgebrauch ohne Bedeutung ist die Blutreinigung durch Blutwäsche in der künstlichen Niere und die Bestrahlung kleinster Blutmengen durch UV-Strahlen zur Anregung der Oxydationsprozesse.

Zur Reinigung von Magen und Darm empfiehlt Pfarrer Kneipp zwei Zubereitungen, die als „Wühlhuber" bezeichnet werden.

Zum „Wühlhuber I" mischt man 1 Teil Bockshornkleemehl, 1 Teil Aloepulver, 2 Teile gemahlenen Fenchel und 2 Teile zerquetschte Wacholderbeeren, läßt die Mischung 24 Stunden lang trocken stehen und kocht dann 1 Teelöffel des Pulvers 1/4 Stunde lang mit 1 Tasse Wasser auf. Davon trinkt man 2 Tage lang täglich 1/2–1 Tasse.

„Wühlhuber II", der auch die Harnorgane reinigt, besteht aus je 1 Teil Bockshornklee und Aloepulver, 2 Teilen gemahlenem Fenchel und je 3 Teilen Attichwurzelpulver und zerquetschten Wacholderbeeren. Man bereitet das Ganze wie Wühlhuber I zu und trinkt die gleiche Menge 2 Tage lang.

— Blutentziehende — Maßnahmen

Aderlaß

Im Mittelalter war der Aderlaß eine der häufigsten Therapieformen, vor allem bei Bluthochdruck, Kreislaufstauungen, Schlaganfall und Stoffwechselvergiftungen. Dazu entnimmt man aus der Armvene 100–500 ml Blut, um den Kreislauf zu entlasten und den Organismus zu entgiften. Das entnommene kranke Blut kann teilweise durch gesundes ersetzt werden.

Schröpfen

Seit altersher wird das Schröpfen bei Bluthochdruck und zur Reiztherapie von Rheuma und Entzündungen angewendet. Man unterscheidet das trockene, unblutige vom blutigen Schröpfen.

In beiden Fällen werden die Schröpfköpfe (Glasglocken) zunächst durch Erwärmung der in ihnen befindlichen Luft oder durch Abpumpen soweit luftleer gemacht, daß sie sich auf der Haut festsaugen. Durch diese Saugwirkung wird das Blut in die sich bald blaurot verfärbende Haut hineingesogen. Dabei entstehen die zur Heilung erwünschten histaminähnlichen Reizkörper.

Beim blutigen Schröpfen wird die Haut vor dem Aufsetzen der Schröpfköpfe mit einem Schröpfschnepper gereizt, damit mehr Blut als beim unblutigen Schröpfen austreten kann.

Die Schröpfköpfe bleiben etwa 1/2 Stunde aufgesetzt und entziehen dem Körper 15–100 ml Blut.

Blutegel

Blutegel aus der Familie der Plattwürmer erreichen ein Gewicht von 0,5–5 g. In der Heilkunde wird heute vorwiegend der gezüchtete ungarische Blutegel (*Hirudo officinalis*) verwendet, der deutsche Blutegel (*Hirudo medicinalis*) ist bei uns fast ausgestorben.

Blutegel wirken entzündungs- und gerinnungshemmend und werden heute bevorzugt bei Venenentzündungen, Krampfadern und Hämorrhoiden angewendet. Der gerinnungshemmende Stoff Hirudin ist auch Bestandteil fertiger Salben. Lokale Blutstauungen und Schwellungen werden durch Blutegel günstig beeinflußt, außerdem kann die Blutegelbehandlung im Einzelfall noch bei Lymphknotenentzündungen und -stauungen, Bluthochdruck, Gefäßkrämpfen (auch bei Angina pectoris), Migräne, Neuralgie, Muskel- und Gelenkschmerzen nützlich sein.

Nach Reinigung der zu behandelnden Hautzone mit klarem Wasser und nicht parfümierter Seife setzt man den Egel mit Hilfe eines Glases an, bis er beißt, dann wird das Glas entfernt.

In 20–60 Minuten saugt sich der Egel allmählich voll und fällt dann von selbst ab. Dabei nimmt er etwa 10–20 ml Blut auf. Man läßt noch 10–30 Minuten nachbluten, ehe man einen sterilen Verband anlegt. Desinfektion der Bißstelle ist nicht erforderlich, der Speichel der Blutegel wirkt stark bakterienhemmend und schützt vor Infektionen.

Je nach Ausdehnung des erkrankten Gebiets wird man 2–8 Blutegel ansetzen müssen. Oft werden krankhafte Prozesse schon durch die erste Behandlung deutlich gebessert. Bei Bedarf kann man nach 2–3 Tagen die Behandlung wiederholen, aber nie häufiger als zweimal die Woche.

Den noch nicht gesättigten Blutegel entfernt man vorzeitig, indem man ihn mit Salz bestreut, er fällt dann von selbst ab.

Zur Wiederverwendung wird er kurz in Salzwasser getaucht, dann mit klarem Wasser abgewaschen und in einem Glas Wasser kühl aufbewahrt. Durch Legen in Essig werden die Blutegel sofort getötet.

— Reizkörpertherapie —

Behandlung durch lokale Reizung der Haut mit physikalischen (Bäder, Bürstenmassage) oder chemischen (Einreibungen, Eigenblut, Eigenharn) Methoden wirkt nicht nur lokal. Vielmehr entstehen durch Eiweißzerfall in der Haut im Gefolge solcher Maßnahmen Substanzen, die eine Umstimmung herbeiführen, das heißt, die Abwehrmechanismen werden angeregt und die Selbstheilungskräfte aktiviert.

Durch Reizkörpertherapie gehen chronische Krankheiten wieder ins akute Stadium über, in dem sie vom Körper leichter ausgeheilt werden können. Als Zeichen des Wirkungseintritts wird im Blut eine deutliche Zunahme der weißen Blutkörperchen nachgewiesen, die in der Körperabwehr eine entscheidende Rolle spielen.

Eigenbluttherapie

Die *Autoserotherapie* hat sich besonders bei Infektionskrankheiten mit hohem Fieber, wie Lungenentzündung und Blutvergiftung, bei Tuberkulose, Gelenkerkrankungen, Allergien wie Bronchialasthma, Hautkrankheiten und Magen-Darm-Geschwüren bewährt.

Dazu entnimmt man aus der Armvene des Patienten 10–20 ml Blut und injiziert es – meist unbehandelt – sofort in den Gesäßmuskel. Bei Allergien, Magen-Darm-Geschwüren und Gelenkerkrankungen bevorzugt man oft das mit UV-Strahlen oder Kurzwellen vorbehandelte Eigenblut. Allergien werden zudem oft durch Eigenblutinjektionen in die Haut mit steigender Blutmenge behandelt. Unterschenkelgeschwüre (offenes Bein), Abszesse und Furunkel werden häufig durch Eigenblutinjektionen umspritzt.

Die Wirkungsweise der Eigenbluttherapie ist noch nicht vollständig geklärt. Man vermutet, daß die durch Umstimmung gesteigerte Abwehrkraft die therapeutischen Wirkungen ausmacht. Selbstverständlich bleibt diese Form der Therapie dem Fachmann vorbehalten.

Eigenharntherapie

Behandlung mit Eigenharn hat sich als nützlich bei Allergien, hormonellen Störungen und Schwangerschaftserbrechen erwiesen. Der Harn wird steril mittels Katheter entnommen, mit 1 Tropfen Phenol (Desinfektionsmittel) auf 5 ml Harn vermischt und dann in den Gesäßmuskel oder unter die Haut injiziert. Man beginnt meist mit 0,5 ml Harn und steigert die Dosis allmählich.

Bei Furunkulose und ähnlichen Hautleiden hat sich die Verwendung von Eigenharn zu Umschlägen bewährt.

Die therapeutische Wirkung ist vor allem auf den hohen Anteil an Hormonen und Abwehrstoffen im Harn zurückzuführen. Durch Ausfällung der Antikörper kann der Therapieerfolg noch verbessert werden.

Auch die Behandlung mit Eigenharn muß dem Fachmann vorbehalten bleiben, ausgenommen die äußerliche Anwendung zu Umschlägen, die auch als Hausmittel bekannt ist.

Baunscheidtismus

Diese Heilmethode ist auch heute noch ein Außenseiterverfahren, obwohl vor allem bei chronischen Entzündungen, Schmerz- und Reizzuständen und Verkrampfungen recht gute Erfolge erzielt werden.

Sie wurde von dem Bonner Mechanikermeister Baunscheidt (1809–1874) entwickelt. Er konstruierte ein Instrument, das auf einer Scheibe 25–30 feine Stahlnadeln trägt, die durch eine Feder in die Haut geschnellt werden können, den „Lebenswecker". Dabei entstehen viele feine Hautwunden, in die man das hautreizende Baunscheidtöl (*Oleum baunscheidtii*) einreibt. Als Pustulantium provoziert das Öl eine Abwehrreaktion der Haut in Form von Eiterungen an den Einstichstellen; die Eiterbläschen trocknen in wenigen Tagen ein.

Der Baunscheidtismus bewirkt eine Umstimmung, die genannten Erkrankungen werden günstig beeinflußt.

Pustulantien

Pustulantien sind alle Mittel, die auf der Haut eine künstliche Eiterung (Pustel = Eiterbläschen) erzeugen und ableitende sowie umstimmende Wirkung haben. Pustulantien sind vor allem bei Entzündungen des Gelenks, der Nerven und des Rippenfells angezeigt. Auch das genannte Baunscheidtöl wirkt als Pustulantium.

Auf Pfarrer Kneipp geht das „Malefizöl" zurück, eine Mischung aus Kroton- und Rizinusöl, die im Nacken und hinter den Ohren aufgetragen wird. Andere hautreizende Öle enthalten Lorbeeröl.

Vor dem Einreiben des Pustulantiums wird die Haut mit einem Bimsstein abgeschmirgelt.

Dann legt man ein Mullstück mit dem Pustulantium auf und deckt mit Batist ab. Nach 5–10 Stunden wird das Pustulantium entfernt und ein Schutzverband angelegt. Durch die Hautreizung entsteht ein eitriger Hautausschlag, der binnen einiger Tage von selbst abtrocknet.

Stark hautreizend wirkt ein Pflaster mit Kantharidin, dem wirksamen Bestandteil der Spanischen Fliege *(Lytta vesicatoria),* einer in Südeuropa heimischen Art des Blasenkäfers. Das giftige Kantharidin, das man aus den getrockneten Körpern der Käfer gewinnt, wird zur Umstimmung als „Spanisches Pflaster" möglichst nahe beim Krankheitsherd aufgelegt. Dabei entsteht rasch eine Blase, die entweder bis zur Abheilung bestehen bleibt oder mit der Spritze entleert wird. Den Blaseninhalt kann man mit täglich steigender Dosis zur Verstärkung der Wirkung unter die Haut oder in den Muskel injizieren.

Zur Hauteiterung bei Nervenschmerzen und -entzündungen, vor allem bei der Neuralgie des Trigeminusnerven, bei Kehlkopferkrankungen, Kopfschmerzen, Herzinnenhautentzündung, Angina pectoris und nicht mehr operablen Geschwülsten, empfiehlt die Naturheilkunde die *Fontanelle,* das Setzen einer Hauteiterung, nicht zu verwechseln mit den häutigen Zwischenräumen im Schädeldach von Säuglingen und Kleinkindern, die ebenfalls als Fontanellen bezeichnet werden.

Dazu legt man entweder ein Spanisches Pflaster auf oder einen in kochendem Wasser erhitzten Hammer, so daß eine Hautblase entsteht. Nachdem dieses Gebiet durch ein Lokalanästhetikum (Novocain) schmerzlos gemacht

wurde, verschorft man die Blase durch konzentrierte Salpetersäure. Nach wenigen Tagen beginnt eine starke Eiterung der Wunde, die man durch Glasperlen, Silberdraht oder Terpentinsalbe noch unterhält, bis der therapeutische Effekt eintritt.

Haarseile sind eine Sonderform der Fontanelle. Dazu durchsticht man eine Hautfalte mit steriler Nadel, in die Operationsseide und eine Glasperle eingefädelt werden. Seide und Perle werden zusätzlich mit Terpentinsalbe bestrichen, damit eine kräftige Hauteiterung entsteht, bis die notwendige Umstimmung erzielt ist.

Spanisches Pflaster, Fontanelle und Haarseile bleiben immer dem Fachmann vorbehalten.

Neuraltherapie

Grundlagen der Neuraltherapie

Beeinflussung des vegetativen Nervensystems im weitesten Sinne spielt wohl bei allen therapeutischen Maßnahmen eine gewisse Rolle. Im eigentlichen Sinne versteht man als Neuraltherapie aber die Behandlung von Krankheiten über Hautreflexzonen (Headsche Zonen), Segmente und Störfelder durch Massage, Reizung oder nervenwirksame Arzneimittel (Procain, Mistel, Impletol), wie sie von

Ferdinand Huneke und anderen in die Therapie eingeführt wurde.

Neuraltherapie basiert auf der Neuralpathologie, die der russische Physiologe *Iwan P. Pawlow* (14. September 1849 – 27. Februar 1936, Nobelpreis für Medizin 1904) und sein Nachfolger am Allsowjetischen Institut für experimentelle Medizin, der Physiologe und Chirurg *Alexei D. Speranski* (1888–1961), begründeten. In zahlreichen Experimenten wiesen Pawlow und Speranski nach, daß dem Nervensystem im Krankheitsgeschehen eine wichtige, vielleicht die überragende Bedeutung zukommt.

Segmenttherapie

Der Mensch ist ebenso wie manche Wirbeltiere entwicklungsgeschichtlich segmental angelegt, ähnlich wie ein Wurm, bei dem sich ein Glied ans andere fügt. Die ursprünglichen Muskelsegmente werden im Laufe der Zeit zu neuen Einheiten angeordnet. Besonders deutlich bleibt die segmentale Anlage aber auch später an der Wirbelsäule und den Rippen erhalten. Auch die Nerven treten immer streng segmental aus der Wirbelsäule aus. Wegen ihrer Verzweigungen ist diese Segmentalität oft nur noch schwer zu erkennen.

Jeder Segmentnerv versorgt Muskeln, Eingeweide und Haut. Dementsprechend unterscheidet man auch Haut- und Eingeweidesegmente. Infolge dieser Segmentalität strahlen bei inneren Krankheiten die Schmerzen ins entsprechende Hautsegment aus, zumindest wird das betroffene Segment aber schmerz-

empfindlich. Typisch ist beispielsweise die Ausstrahlung von Herzschmerzen in den linken Arm.

Segmenttherapie basiert auf der Überlegung, daß man diese segmentale Gliederung umgekehrt auch nutzen kann, um über die Hautsegmente – also von außen – die erkrankten inneren Organe zu beeinflussen.

Die Hautreflexzonen bezeichnet man nach dem englischen Neurologen Head (1861–1940) als *Headsche Zonen*.

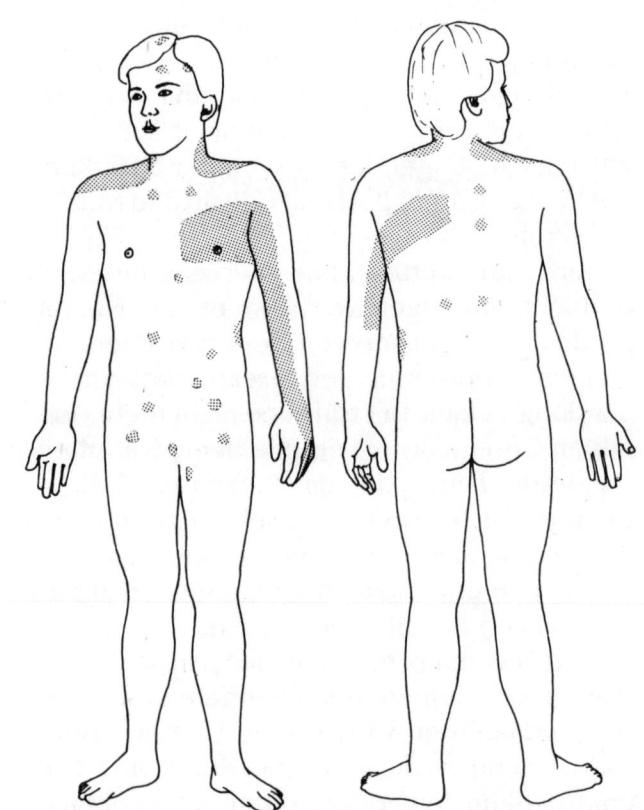

Zur Segmenttherapie eignen sich bestimmte Massagetechniken (siehe dort), Injektionen mit Impletol, manchmal auch Mistelextrakten oder zusätzlich Koffein, aber auch alle anderen Maßnahmen, die gezielt auf Hautsegmente einwirken, um innere Organe zu beeinflussen, zum Beispiel Hautreizung durch Wärme, Kälte oder Reizkörperbehandlung. Injektionen und Massagen müssen dem Fachmann vorbehalten bleiben.

Neuraltherapeutische Vorgänge werden zuweilen auch zur Erklärung der Akupunktur und Akupressur herangezogen, können aber nicht alle Phänomene der chinesischen Punktbehandlung befriedigend erklären.

Störfeldtherapie

Störfelder sind krankhaft veränderte Körperzonen, die an anderen Stellen im Organismus Krankheitsprozesse auslösen oder unterhalten können. Besonders versteht man darunter chronische, umschriebene Entzündungen, die selbst symptomarm bleiben können, aber Erreger und Giftstoffe an die Blutbahn abgeben und an den anderen Organen neue Krankheitsherde oder vegetative Störungen auslösen. Häufig liegen solche Herde an den Wurzeln kranker oder abgestorbener Zähne, in den Mandeln, seltener in der Gallenblase, im Nierenbecken oder in den Herzklappen. Auch Impf- und Operationsnarben gelten als Störfelder, ebenso Entzündungen der Venen bei Krampfadern.

Wenn man ein Störfeld saniert – zum Beispiel durch Penicillin oder Operation – werden auch die Fernwirkungen ausgeheilt. Durch Injektion eines Lokalanästhetikums oder des nervenwirksamen Mistelextrakts (homöopathisch verdünnt) in ein Störfeld können Schmerzen in einem anderen Körpergebiet sofort für mindestens 20 Stunden, manchmal dauernd verschwinden. Dieses von den Gebrüdern Huneke beschriebene Phänomen wird als *Sekundenphänomen* bezeichnet.

Typische Folgen von Störfeldern sind akute rheumatische Gelenkentzündungen, Nieren- und Herzklappenerkrankungen oder die oft unklaren Erscheinungen der vegetativen Dystonie, ferner Neuralgien und Kopfschmerzen.

Reflexzonentherapie am Fuß

Diese umstrittene Behandlungsmethode geht zurück auf die Amerikanerin Eunice Ingham, die in ihrem Buch „Geschichten, die die Füße erzählen", den Fuß als zentrale Schaltstelle des Körpers bezeichnet. Danach stehen bestimmte Zonen der Fußsohle in direkter Beziehung zu inneren Organen. Durch Drücken oder Massage dieser Zonen lassen sich an den zugehörigen Organen Fernwirkungen auslösen.

In der BRD arbeiten derzeit fast 500 Therapeuten nach dieser Methode. Die einzelne Sitzung beim Therapeuten dauert etwa 1/2 Stunde und kostet im Durchschnitt DM 25,–.

Die Behandlung besteht darin, an der Fußsohle die schmerzenden Zonen zu suchen

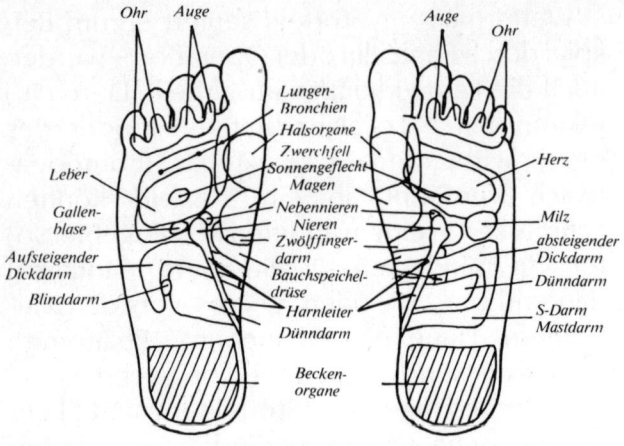

Ohr Auge Auge Ohr
Lungen-Bronchien
Halsorgane
Zwerchfell
Sonnengeflecht
Magen
Leber
Gallenblase
Nebennieren
Nieren
Zwölffingerdarm
Bauchspeicheldrüse
Aufsteigender Dickdarm
Blinddarm
Harnleiter
Dünndarm
Becken-organe
Herz
Milz
absteigender Dickdarm
Dünndarm
S-Darm
Mastdarm

und durch rhythmischen Druck mit den Fingerspitzen zu behandeln.

Die Reflexzonentherapie geht davon aus, daß zwischen den Fußsohlen und inneren Organen Verbindungen bestehen. Anatomisch konnten diese bisher aber noch nicht nachgewiesen werden. Das spricht allerdings nicht gegen diese Annahme.

Auch in der Schulmedizin weiß man zum Beispiel, daß zwischen den Füßen und der Durchblutung der Nasenschleimhaut Zusammenhänge bestehen, die erklären, weshalb die Gefahr eines Schnupfens durch kalte Füße erhöht wird. Eine anatomisch befriedigende Erklärung dafür kennt man bisher nicht, sondern eben nur diese praktische Erfahrung.

Und auf Grund praktischer Erfahrungen geht auch die Fußsohlenreflexzonentherapie davon aus, daß fast alle Erkrankungen über die Fußsohlen ergänzend behandelt werden können. Durch regelmäßige Massage aller Reflex-

zonen ist es außerdem möglich, die Funktionen innerer Organe zu stärken und Störungen vorzubeugen oder zu normalisieren.

Dazu eignet sich besonders der Fußsohlen-Reflexzonenroller (aus dem Reform- oder Sanitätshaus), der im allgemeinen 1- bis 2mal täglich jeweils für einige Minuten angewendet wird. Die Durchführung dieser Massage ist „nebenbei" möglich, man kann dabei arbeiten, lesen und ähnliches, braucht also keine Zeit aufzuwenden. Allmählich zahlt sich die konsequente Anwendung durch stabilere Gesundheit aus.

Die Abbildung zeigt die den einzelnen Organen zugeordneten Reflexzonen beider Fußsohlen.

Chiropraktik

Die Chiropraktik wurde von dem Amerikaner D. D. Palmer begründet, dem es 1895 gelang, einen schwerhörigen Patienten durch Einrenkung der Halswirbelsäule zu heilen. Auf Grund seiner Erfahrungen und ähnlicher Arbeiten von Dr. Askinson entwickelte Palmer eine Heilmethode, die alle Krankheiten aus Lageveränderungen am Skelett – bevorzugt an der Wirbelsäule – und den daraus resultierenden Störungen im Bereich des zentralen und vegetativen Nervensystems erklärt.

Auch Palmer verfiel dem Irrtum, alle Krankheiten aus seiner Theorie erklären zu wollen. Dabei ging er so weit, sogar Bakterien und Viren als Krankheitserreger zu bestreiten. Seine einseitige Theorie wurde wegen dieses Ausschließlichkeitsanspruches wie viele andere Außenseitermethoden von der Schulmedizin lange Zeit abgelehnt. Heute neigt man eher dazu, seine an der Neuralpathologie orientierten Erklärungen für manche Erkrankungen anzuerkennen, auch wenn diese auf den ersten Blick mit dem Skelettsystem nichts zu tun haben, so zum Beispiel migräneähnliche Kopfschmerzen durch Veränderungen an der Halswirbelsäule (Migraine cervicale).

Ziel der Chiropraktik ist es, in bestimmter Lagerung des Patienten durch bestimmte Handgriffe mechanisch die Skelettveränderungen zu beeinflussen. Dadurch werden naturgemäß in erster Linie Störungen des Stütz- und Bewegungsapparats (Skelett, Muskulatur) günstig beeinflußt. Allerdings kommt es in bestimmten Fällen auch zu Funktionsänderungen im vegetativen Nervensystem, so daß durch Vorgänge außerhalb des Skelettsystems auch funktionelle innere Störungen behoben werden können.

Chiropraktik muß dem ausgebildeten Fachmann vorbehalten bleiben, sonst drohen unter Umständen irreparable Schäden!

– Frischzellentherapie –

Diese Behandlungsform, auch als *Zellgewebstherapie* bekannt, gehört zwar noch zu den Außenseitermethoden, hat sich inzwischen aber schon bei Millionen Menschen gut bewährt. Sie besteht aus der Injektion frischer – heute oft auch entsprechend zubereiteter toter – Zellgewebe von Pflanzen, meist aber tierischen Drüsen und Organen.

Begründet wurde die Zellgewebstherapie von den russischen Ärzten Filatow und Woronow im 19. Jahrhundert. Weltgeltung erlangte sie aber erst durch den Schweizer Professor *Paul Niehans* (21. November 1882 – 1. September 1971), der viele Prominente mit Frischzellen behandelte.

Die Therapie geht davon aus, daß Zellen bestimmter Drüsen und Organe, die man dem Menschen einspritzt, gezielt dessen entsprechende Drüsen und Organe anregen oder deren Erkrankungen heilen. Diese Theorie konnte in den vergangenen Jahren mit Hilfe von radioaktiv markierten Zellgewebsinjektionen bewiesen werden. Man kann jetzt wohl in absehbarer Zeit damit rechnen, daß auch die Schulmedizin dieses Heilverfahren anerkennt.

Angezeigt ist die Frischzellentherapie vor allem zur Regeneration bei chronischen Krankheiten, zur allgemeinen Anregung älterer Menschen, zur Abwehrsteigerung, schließlich auch in der Krebstherapie (s. S. 508 f.).

Die Behandlung setzt viel Erfahrung des Therapeuten voraus, sonst kann es zu unerwünschten, manchmal ernsten Nebenwirkungen kommen. Sie drohen aber vor allem bei unsachgemäßer Verwendung frischer Zellen. Deshalb zieht man heute oft abgetötete Zellen in Form fertiger, mit Sicherheit keimfreier Spezialitäten vor, die im allgemeinen gut verträglich sind.

Leider wenden auch viele geschäftstüchtige Scharlatane die Zellgewebstherapie an. Davor kann man sich schützen, indem man seriöse Therapeuten über die „Deutsche Gesellschaft für Zelltherapie eV, Blanchardstr. 22, D-6000 Frankfurt am Main 90" erfragt.

Bakterielle Symbioselenkung

Mund-, Nasen- und Rachenhöhle, Darm, Haut und Geschlechtswege sind beim Menschen dauernd mit Bakterien besiedelt. Im Gegensatz zu Parasiten, die vom Wirt schmarotzen, ohne daß er einen Nutzen daraus zieht, leben die Symbionten zum gegenseitigen Nutzen miteinander. Darmbakterien zum Beispiel sind für die Verdauung unentbehrlich, die Keimbesiedelung der Scheide schützt die höher gelegenen Genitalien und die Bauchhöhle vor Infektionen von außen. An anderen Körperstellen hält die Bakterienflora andere, krankheitserregende Bakterien und Pilze in Schach.

Durch Infektionskrankheiten, Fieber, allgemeine Schwäche, übertriebene Reinlichkeit, Desinfektionsmittel und Antibiotika kann die natürliche Bakterienflora empfindlich gestört werden. Es kommt zu Funktionsstörungen, wie Durchfall, Blähungen, Stuhlverstopfung, Mund-Rachen-Entzündungen, Zahnbettschwund, Ausfluß und Juckreiz.

Bakterielle Symbioselenkung soll die natürliche Symbiose der Bakterienflora wieder herstellen. Dazu werden schädliche Keime bekämpft, natürliche Symbionten von außen zugeführt und durch zweckmäßige Ernährung günstige Voraussetzungen für die Bakterienflora geschaffen. In leichten Fällen kann schon Milchdiät genügen, welche die Flora begünstigt. Dem Darm kann man Milchsäure, und Kolibakterien zuführen, auch die Flora des Mund-Rachen-Raums und der Genitalien kann gezielt gefördert und ersetzt werden.

Durch bakterielle Symbioselenkung, eine moderne Heilmethode, die zu den natürlichen Heilmitteln gerechnet werden kann, erzielt man oft auch bei chronischen Krankheiten, wie Durchfall und Blähungen, noch nach Jahren überraschende Erfolge. Allerdings muß dieses Verfahren in der Regel dem Fachmann vorbehalten bleiben.

Ameisensäure und Bienengift

Das stark sauer riechende, flüchtige Gift der Ameisen gilt seit altersher als Heilmittel gegen Rheuma, Ischias, Gicht, Asthma und Ekzeme. Die Wirkungsweise dieser einfachen organischen Säure ist noch lange nicht ausreichend erforscht. Bei der Eiweißverstoffwechselung im Körper spielt die Ameisensäure beispielsweise ebenso eine Rolle wie bei der Bildung der für den Menschen lebenswichtigen vitaminartigen Folsäure.

Überdosierung führt zu Vergiftungserscheinungen, wie Benommenheit, Durchfall, Erbrechen schwarzbrauner Massen, in schweren Fällen zu Nierenschädigungen und Harnverhaltung. Bis zum Eintreffen des Arztes gibt man geschlagenes Eiweiß und Kreide.

Ameisensäure in reiner Form wirkt stark ätzend und provoziert sofort Hautblasen. Ein Teil ihrer Wirkung ist sicher auf diesen umstimmenden Effekt zurückzuführen. Früher wurden die Dämpfe der reinen Ameisensäure bei Schnupfen zur Einatmung empfohlen, heute verwendet man bevorzugt Ameisenspiritus (*Spiritus formicarum*), eine Mischung aus 5 Teilen 25%iger Ameisensäure, 70 Teilen 90%igem Weingeist und 25 Teilen Wasser.

Das Gift der Biene enthält Eiweißstoffe, die zum Teil noch nicht ausreichend untersucht wurden, Enzyme und histaminähnliche Substanzen. Nach der Injektion in die Haut in kleinsten Dosen provoziert das Gift gerötete Quaddeln, wie sie auch nach Bienenstichen entstehen. Deshalb ist Bienengift zur unspezifischen Umstimmungstherapie geeignet.

Bienengift ist angezeigt bei Rheuma, Gelenkerkrankungen, Ischias, Hexenschuß und Neuralgien. Imker, die häufig von Bienen gestochen werden, erkranken nur selten an diesen Leiden.

Wenn der Arzt beim Allergiker nicht sicher feststellen kann, welche Substanzen (Allergene) seine Überempfindlichkeit auslösen, also auch keine gezielte Desensibilisierung möglich ist, dann empfiehlt sich in manchen Fällen ein Versuch mit Bienengiftinjektionen.

Selbstverständlich muß die Injektion von Bienengift dem Fachmann vorbehalten bleiben. Als Hausmittel eignet sich die Salbe mit Bienengift aus der Apotheke.

—— Alkoholische —— Zubereitungen

Franzbranntwein
(Spiritus vini gallici)

Der Name deutet schon an, daß man früher als Franzbranntwein eine minderwertige Sorte französischen Cognacs zum äußerlichen Gebrauch verstand. Inzwischen wird die erfrischende Zubereitung mit 45%igem Weingeist und – je nach Hersteller verschiedenen – aromatischen Zusätzen wie Menthol hergestellt.

Franzbranntwein wird nur äußerlich zur Erfrischung, bei Rheumatismus und als Einreibung gegen das Wundliegen empfohlen.

Hoffmannstropfen
(Spiritus aethereus)

Der anregende, belebende und krampflösende Ätherweingeist wurde nach dem deutschen Arzt Hoffmann (1660–1742) benannt.

Die Mischung besteht aus 3 Teilen Weingeist und 1 Teil Äther. Sie wird mit Zucker oder in Wasser verabreicht, Einzeldosis 20 Tropfen.

Karmelitergeist
(Spiritus melissae compositus)

Die Mönche des Bettelordens der Karmeliter erfanden im Jahre 1611 in Paris diese alkoholische Zubereitung, die bis heute nach ihnen benannt wird. Zum Karmelitergeist löst man Muskatöl, Nelkenöl, Zimtöl und Zitronellöl in verdünntem Weingeist.

Die farblose, würzige Zubereitung wird innerlich bei Blähungen und Krämpfen, äußerlich als Hautreizmittel gegen Rheuma und Neuralgie empfohlen.

Salmiakgeist
(Liquor Ammonii caustici)

Durch Verbindung des gasförmigen Ammoniaks (NH_3) mit Wasser (H_2O) entsteht die starke, flüchtige Base, die als Salmiakgeist (NH_4OH) bezeichnet wird.

Das giftige Ammoniakwasser reizt die Haut und Schleimhäute und kann in geringer Konzentration bei Rheuma zur Förderung der lokalen Durchblutung verwendet werden. In höherer Dosis treten Verätzungen auf, Vergiftungen gehen einher mit Blutstuhl, Bluthusten, Erbrechen und Verätzungen der Atemwege, die in schweren Fällen zum Tode führen. Als Gegenmittel bis zum Eintreffen des Arztes gibt man Essig, Zitronensaft oder Milch.

Seit altersher wird Salmiakgeist als Riechmittel bei Ohnmacht und Schnupfen und als Hausmittel gegen Insektenstiche empfohlen. Auswurffördernd und schleimlösend wirken Zubereitungen mit Salmiakgeist und Anisöl in Weingeist oder Pastillen mit Salmiakgeist, Eibisch, Fenchel und Süßholz.

Ammoniak ist das Endprodukt des Eiweißstoffwechsels und wird zum größten Teil in der Leber zu Harnstoff umgewandelt. Die Industrie verwendet Ammoniak zum Beispiel als Kühlflüssigkeit in Kühlschränken.

Seelische Gesundheit durch Entspannungstraining

Der moderne Mensch hat weitgehend verlernt, sich richtig zu entspannen. Diese Fähigkeit gehört aber zur täglichen Gesundheitspflege. Sie kann und soll wieder erlernt werden, damit man sich – praktisch auf Befehl – jederzeit und überall kurz entspannen kann.

Grundsätzlich wirkt alles entspannend, was den alltäglichen körperlichen, geistigen und seelischen Belastungen entgegenwirkt. Wer hauptsächlich körperlich arbeitet, wird entspannenden Ausgleich durch Literatur, Musik, Kunst, Spiel und Spaziergänge finden. Der vorwiegend geistig arbeitende Mensch entspannt sich dagegen am besten durch Gymnastik und Sport, da er meist im Sitzen tätig ist. Das heißt

natürlich nicht, daß er deshalb kulturelle Interessen vernachlässigen sollte. Sie gehören ebenso wie gesellige Kontakte, Duschbäder, Massage und ähnliches zur entspannenden Gesundheitspflege.

Von dieser allgemeinen, ungezielten Entspannung zu unterscheiden ist das systematische Entspannungstraining, mit dessen Möglichkeiten wir uns nun beschäftigen wollen.

Einfache Entspannungsübungen

Den meisten Menschen ist es nicht so ohne weiteres möglich, ihre Gedanken abzuschalten, um sich zu entspannen. Deshalb bauen die meisten Entspannungsübungen zunächst auf einfacher körperlicher Entspannung auf, die sich auch auf Seele und Geist ausdehnt.

Da Willensanspannung sich mit Entspannung nicht vereinbaren läßt, hat es im allgemeinen wenig Zweck, die Entspannung bewußt zu wollen. Weit wirksamer sind positiv formulierte Vorstellungen, aus denen sich dann automatisch die Entspannung entwickelt. Sie sollen ganz individuell formuliert werden, damit sie vom Unterbewußten auch angenommen werden, das mit zu ihrer Verwirklichung beiträgt.

Gut bewährt hat es sich zum Beispiel, sich mit einem tiefen Atemzug vorzustellen:

„Mein Körper wird immer schwerer und schwerer, schwer wie ein Zentner Blei."

„Ich sinke langsam immer tiefer und tiefer in die weichen, warmen Polster und fühle mich wohl und geborgen."

„Ich breite mich weich und träge wie ein Ölfleck immer weiter auf dem Boden aus."

Der Phantasie sind bei solchen Vorstellungen keine Grenzen gesetzt, wenn die Vorstellungen nur innerlich akzeptiert und verwirklicht werden. Die bekannte Schriftstellerin Vicki Baum zum Beispiel entspannte sich mit der Vorstellung, sie sei ein „alter, ausgelatschter Strumpf auf dem Boden", und erreichte mit Hilfe dieser kurios erscheinenden Vorstellung eine sehr gute Entspannung.

Schon bald wird man durch solche Vorstellungen spüren, wie der Körper tatsächlich schwer und warm wird, da Muskeln und Gefäße sich entspannen. Je geduldiger man sich

den Vorstellungen hingibt, je konsequenter man jeden Tag übt, desto rascher wird sich der Erfolg einstellen. Nach einiger Zeit kann man sich dann im Lauf des Tages bei Bedarf in Sekundenschnelle kurz entspannen und fühlt sich danach so frisch und wohl wie nach einigen Stunden Schlaf.

Die einzelne Übung dauert 5–10 Minuten. Wenn man sich ausgeruht genug fühlt, hebt man den Entspannungszustand wieder auf. Dazu räkelt und streckt man sich ausgiebig, setzt sich auf und wartet noch kurze Zeit, ehe man sich wieder an die Aufgaben des Alltags macht. Wer aus tiefer Entspannung sofort aufspringt, erlebt häufig, wie der abrupte Wechsel Kopfschmerzen, Schwindel, Übelkeit, vielleicht sogar eine Ohnmacht erzeugt.

Entspannungsübungen kann man in jeder bequemen Lage durchführen. Am besten eignen sich dazu die beim autogenen Training beschriebenen Grundhaltungen. Auch die Vorbereitungen auf die Entspannungsübungen – wie Lockern beengender Kleidung, Abstellen des Telefons und ähnliches – gleichen denen beim autogenen Training (siehe dort).

Die Entspannung kann durch verschiedene Maßnahmen ergänzt werden. Gut bewährt hat sich die Kombination mit Atemgymnastik (s. S. 240) oder dem Liegen auf der schiefen Ebene (s. S. 241). Wer das Wärme- und Schweregefühl anfangs nicht intensiv genug erlebt, kann der Entspannung von außen durch eine warme Dusche, ein warmes Arm-, Fuß- oder Vollbad vor dem Üben nachhelfen.

Von diesen einfachen Entspannungsübungen, die viel Raum für individuelle Durchführung lassen, unterscheidet sich das autogene Training durch seinen systematischen Aufbau, der den Lerneffekt verstärkt und Fehler vermeiden hilft.

— Autogenes Training — – Entspannung konsequent erlernen

Kurse über autogenes Training (AT) werden heute an vielen Volkshochschulen gehalten, dennoch bleibt das Angebot weit hinter der Nachfrage zurück. Deshalb befürworten Fachleute auch AT im Selbststudium, wenn keine andere Möglichkeit zum Erlernen der Methode besteht.

Grundlagen des Trainings

Grundpfeiler des autogenen Trainings und der meisten anderen Entspannungsmethoden ist die Neigung unserer Vorstellungen zur Verwirklichung. In Hunderten von Fällen wiesen Mediziner nach, daß negative Vorstellungen allein im Extremfall bei völlig gesunden Menschen zum Tode führen können. Ein Fall mag für viele stehen:

Nach Verbüßung einer kurzen Freiheitsstrafe brach ein junger Mann auf dem Heimweg zusammen und starb. Als Ursache stellten die Ärzte einen rapide steigenden Blutzuckerspiegel fest, der auch durch höchste Dosen von Insulin nicht beherrscht werden konnte. Die Autopsie ergab eine voll funktionsfähige Bauspeicheldrüse. Der Bedauernswerte hatte sich also buchstäblich zu Tode geschämt.

Wenn negative Vorstellungen so mächtig sind, dürfen wir ähnliche Wirkungen auch von lebensbejahenden Einstellungen erwarten. Immanuel Kant zum Beispiel, ein zeitlebens kränkelnder Mann, bekannte einmal: „Ich tue so, als ob meine Beschwerden mich nichts angingen!" Mit etwas Übung führt dieses „So tun als ob" zur inneren Übereinstimmung. Wer sich in einer brenzligen Situation nach außen gelassen gibt, der wird bald merken, daß er tatsächlich einen kühlen Kopf behält.

Versuche unter ärztlicher Aufsicht bewiesen, daß die Empfindung von Schwere und Wärme, zwei AT-Grundübungen, nicht auf Einbildung beruht. Durch Entspannung und Mehrdurchblutung der Armmuskulatur tritt eine meßbare Gewichtszunahme des Arms und eine Steigerung der Armhautwärme um 2–3 Grad ein.

Wer eine Sache nur einmal ausprobieren will, weil sie vielleicht gerade in Mode ist, wirft die Flinte gewöhnlich rasch ins Korn, wenn Rückschläge eintreten. Ihm fehlt ein Motiv, stark genug, um über alle Schwierigkeiten hinwegzuhelfen. Deshalb sollte der AT-Schüler sich ein Ziel setzen, das er mit Hilfe des autogenen Trainings erreichen will. Dieses Ziel muß allerdings realistisch sein; ein unmusikalischer Mensch wird auch durch jahrelanges autogenes Training nicht zum Klaviervirtuosen.

Erfolg mit autogenem Training ist also keine Willensfrage, im Gegenteil; wer sich bewußt um Entspannung bemüht, der verkrampft sich nur noch mehr. Der AT-Schüler muß lernen, sich passiv den Formeln hinzugeben, geduldig auf den Erfolg zu warten.

Ein Sportler, der nur gelegentlich trainiert, erringt keine Medaille. Systematisches Training ist beim autogenen Training wie im Sport Grundlage des Erfolgs. Anfänger müssen unbedingt morgens und abends üben, eine dritte Übung wird in der Mittagspause oder nach Feierabend eingeschoben. Autogenes Training in der Mittagspause kann die Tasse Kaffee zur Ermunterung und gegen den „toten Punkt" ersetzen. Fortgeschrittene trainieren zweimal, mindestens aber abends.

Der Übungsraum soll leicht abgedunkelt werden, die Fenster schließt man zum Schutz gegen Lärm und Zugluft. Mit geschlossenen Augen trainiert fast jeder besser.

Grundsätzlich ist jede entspannte Haltung erlaubt. In der Praxis wird die Rückenlage mit leicht erhöhtem Kopf, etwas angewinkelten Armen und nach außen zeigenden Fußspitzen bevorzugt. Zur passiven Sitzhaltung benötigt man einen hohen Lehnstuhl, damit der Kopf angelegt werden kann. Die Arme ruhen auf den Lehnen, die leicht gespreizten Beine stehen fest auf dem Boden.

Bei der aktiven Sitz- oder „Droschkenkutscher"-Haltung, die man überall unauffällig einnehmen kann, richtet man sich im Sitzen auf, streckt die Wirbelsäule und sackt dann gelöst nach vorn. Die Arme sind angewinkelt, Unterarme und Handflächen liegen auf den Oberschenkeln, der Kopf hängt locker nach vorn.

Die erste und jede neue Übungsformel stellt sich der Übende zunächst 2 Wochen lang jeweils 12 bis 18mal ganz intensiv vor (nicht laut sprechen!).

Dann folgt in gleicher Weise die nächste Formel, die vorangegangenen Vorstellungen werden nur noch etwa sechsmal wiederholt.

Beim Fortgeschrittenen lassen sich die Übungszustände schließlich schon nach einmaliger intensiver Vorstellung realisieren. Anfänger sollten sich möglichst genau an die Formeln halten. Vor jeder Formel und nach je 6 Wiederholungen wird die Ruheformel eingeschoben, die Professor Schultz, der „Vater" des autogenen Trainings, nicht als Vorsatz, sondern als „zielsetzend" verstanden wissen wollte. Die Ruheformel „Ich bin ganz (völlig) ruhig!" stellt man sich jeweils einmal ganz intensiv vor.

Die Übungszustände werden leichter realisiert, wenn man sich auf einen Körperteil konzentriert, Rechtshänder auf den rechten, Linkshänder auf den linken Arm. Die Übungszustände bleiben nicht auf diesen Körperteil beschränkt. Ein dichtes Netz vegetativer Nervenfasern überträgt ohne Zutun des Übenden Schwere und Wärme bald auf andere Körperteile, am Ende steht die Generalisierung, der ganze Körper entspannt sich, wird schwer und warm.

Trainingsprogramm (Grundübungen)

Die Schwereformel als erste Übung lautet „Rechter (linker) Arm ganz schwer!"

Auch wenn das Schweregefühl nach 2 Wochen noch nicht realisiert wurde, geht man zur Wärmeformel über; sie lautet „Rechter (linker) Arm ganz warm!"

Oft tritt die Wärme schon vor oder mit dem Schweregefühl auf, ohne daß man sich das Gefühl formelhaft vorstellt, auch in diesem Fall muß die Wärmeübung durchgeführt werden.

Unser Herz reagiert auf Vorstellungen sehr sensibel. Freude läßt es „höher schlagen", bei Aufregungen schlägt es „bis zum Hals", Kummer „nagt am Herzen". Deshalb ist die Herzübung eine der wirksamsten des AT-Programms, geht zugleich aber auch mit den meisten unangenehmen Nebenwirkungen einher. Die Herzübung bleibt deshalb dem Fachmann vorbehalten. Wer ohne Anleitung übt, geht gleich zur Atemübung weiter.

Angst, Mißtrauen und andere negative Erwartungen gehen stets mit Kurzatmung einher, Tiefatmung ist mit inneren Spannungen unvereinbar. Schon nach der Schwere- und Wärmeübung normalisiert sich die Kurzatmung, die Atemformel verstärkt diesen Effekt. Die Atemformel lautet „Atmung ganz ruhig und gleichmäßig!"

Wichtig ist, daß der Atemrhythmus dabei nicht willentlich beeinflußt wird, sondern daß sich der Übende passiv der Atmung hingibt. Das wird in dem von Schultz empfohlenen zielsetzenden Einschub „Es atmet mich!" anstelle der Ruheformel deutlich.

In der Tiefe des Bauchraums hinter dem Magen liegt das Sonnengeflecht, das größte vegetative Nervengeflecht. Es steuert die Tätigkeit der Nieren, Nebennieren und des Verdauungssystems, das bekanntlich auf nervöse Störungen sehr empfindlich reagiert. Sorgen „schlagen" auf den Magen, Ärger läßt „die Galle überlaufen", Angst führt zu Durchfall oder auch zur Stuhlverstopfung, Magen- und Zwölffingerdarmgeschwüre sind immer seelisch mitbedingt, oft ist die einzige Ursache im psychischen Bereich zu suchen.

Über das Sonnengeflecht beeinflußt die Vorstellung von Wärme im Leib diese funktionellen Beschwerden. Die Formel dazu lautet: „Sonnengeflecht (oder: Bauch, Magen, Nierengegend) strömend warm."

Im Tiefschlaf entspannen sich die Blutgefäße des Gehirns, die Stirn kühlt ab. Diese Stirnkühle realisiert der Übende in der letzten AT-Übung. Die Formel lautet „Stirn angenehm kühl!" Nie darf „kühl" durch „kalt" ersetzt werden, sonst drohen Migräneanfälle und Ohnmachten. Die Bedeutung der Stirnkühle für Entspannung und Ruhe erklärt der Volksmund besser als viele Worte mit der Redensart „Einen kühlen Kopf behalten!"

Das autogene Training wird nicht selten von Kribbeln, Brennen, Zuckungen der Glieder, Lidflattern, lautem Bauchgrimmen oder Sinnestäuschungen (Bilderlebnisse, Lichtpunkte, Hörhalluzinationen und dergleichen) als Zeichen zentralnervöser Entladungen begleitet. Sie sind harmlos und bleiben bei konsequentem Training bald von selbst aus, das Training braucht deshalb nicht unterbrochen zu werden.

Die im autogenen Training erreichten Zustände werden am Ende des Trainings wieder aufgehoben, sonst bleiben Mißempfindungen, wie Kribbeln, Brennen oder pelzige Glieder, oft noch tagelang bestehen. Auch wenn man glaubt, keine Wirkung verspürt zu haben, muß zurückgenommen werden. Die Formel lautet: „Arme strecken und beugen, tief einatmen, Augen auf!" Beugen und Strecken der Arme wird energisch durchgeführt.

Jetzt kennen wir das gesamte Übungsprogramm der AT-Unterstufe. Die Formeln sollen noch einmal gesammelt wiederholt werden:

„Ich bin vollkommen ruhig.
Rechter (linker) Arm ganz schwer.
Rechter (linker) Arm ganz schwer.
Rechter (linker) Arm ganz schwer.
Rechter (linker) Arm ganz schwer.
Rechter (linker) Arm ganz schwer.
Rechter (linker) Arm ganz schwer.

Ich bin vollkommen ruhig.
Rechter (linker) Arm ganz warm.
Rechter (linker) Arm ganz warm.
Rechter (linker) Arm ganz warm.
Rechter (linker) Arm ganz warm.
Rechter (linker) Arm ganz warm.
Rechter (linker) Arm ganz warm.

Ich bin vollkommen ruhig
Herz schlägt ruhig und regelmäßig.
Herz schlägt ruhig und regelmäßig.
Herz schlägt ruhig und regelmäßig.
Herz schlägt ruhig und regelmäßig.
Herz schlägt ruhig und regelmäßig.
Herz schlägt ruhig und regelmäßig.

Es atmet mich.
Atmung ganz ruhig (und regelmäßig).
Atmung ganz ruhig (und regelmäßig).
Atmung ganz ruhig (und regelmäßig).
Atmung ganz ruhig (und regelmäßig).
Atmung ganz ruhig (und regelmäßig).
Atmung ganz ruhig (und regelmäßig).

Ich bin vollkommen ruhig.
Sonnengeflecht (Bauch, Magen) strömend warm.
Sonnengeflecht (Bauch, Magen) strömend warm.
Sonnengeflecht (Bauch, Magen) strömend warm.
Sonnengeflecht (Bauch, Magen) strömend warm.
Sonnengeflecht (Bauch, Magen) strömend warm.
Sonnengeflecht (Bauch, Magen) strömend warm.

Ich bin vollkommen ruhig.
Stirn angenehm kühl.
Stirn angenehm kühl.
Stirn angenehm kühl.
Stirn angenehm kühl.
Stirn angenehm kühl.
Stirn angenehm kühl.

Arme beugen und strecken – tief atmen – Augen auf!"

Durch ständiges Training 2 bis 3mal am Tag, zumindest aber am Abend vor dem Einschlafen, stellen sich die Übungszustände immer schneller und deutlicher ein. Schwere und Wärme werden bald schon wie ein Reflex beim Niederlegen zum Training verwirklicht. Dann kann man die AT-Unterstufe auf folgende Vorstellung verkürzen:

„Ruhe – Schwere – Wärme.

Herz und Atmung ganz ruhig und regelmäßig.

Sonnengeflecht (Bauch, Magen) strömend warm.

Stirn angenehm kühl."

Nach dieser Kurzformel wird der Geübte in tiefer Entspannung versunken sein und kann sich jetzt entweder kurz erholen oder selbst beeinflussen.

Selbstbeeinflussung durch AT

Schwere und Wärme kennzeichnen die Umstellung des vegetativen Nervensystems, wie sie regelmäßig am Beginn der Hypnose auftritt. Wie in der Hypnose wird der Übende auch im autogenen Training aufnahmefähiger für Vorstellungen, die tief im Unterbewußtsein verankert werden und noch lange nachwirken. Entscheidender Vorteil des autogenen Trainings: Der Übende ist unabhängig vom Therapeuten, er suggeriert sich seine Vorsätze selbst.

Wichtig bei der Bildung von Vorsatzformeln ist eine positive Formulierung, die keine inneren Widerstände provoziert. Wer sich das Rauchen mit autogenem Training abgewöhnen will, wird sich nicht vornehmen „Ich will nicht mehr rauchen!", sondern „Rauchen ganz gleichgültig!" Der Sportler, der mit autogenem Training auf einen Wettkampf vorbereitet wird, suggeriert sich nicht „Ich will gewinnen!", sondern „Gegner ganz gleichgültig!" oder „Ich schaffe es!"

Es gibt unzählige Anwendungsgebiete des autogenen Trainings; genannt seien noch Angst, Minderwertigkeitsgefühle, Reizbarkeit, Lern- und Konzentrationsschwäche, Kopfschmerzen, Migräne, Wetterfühligkeit.

Ratten, die kurz vor dem Ertrinken – also in einer extremen Streßsituation – aus dem Wasser gezogen werden, schwimmen beim nächsten Versuch wesentlich länger als Tiere einer Kontrollgruppe, welche die Erfahrung der Rettung noch nicht gemacht haben. Wenn Tiere dem Streß durch positive Erwartungen also besser standhalten, welche Chancen bieten sich dann erst dem Menschen, der gelernt hat, sich im autogenen Training selbst in positive Erwartungen zu versetzen.

Vorbeugung von Streßfolgen bis hin zur Infarktvorbeugung ist eine Domäne des autogenen Trainings. Umfragen haben ergeben, daß über die Hälfte der Bundesdeutschen häufig unter Streß leidet, für 30 Prozent beginnt der Streß schon am frühen Morgen. Streß führt zur Gefäßverkrampfung, Blutdruck- und Blutzuckersteigerung und zur erhöhten Magensäureproduktion, der Organismus versetzt sich selbst in einen Alarmzustand.

Häufiger oder langdauernder Streß verhindert, daß diese organischen Folgen wieder abklingen. Häufigste Konsequenzen sind Bluthochdruck, Magengeschwüre, erhöhtes Infarktrisiko und Arteriosklerose.

Stärkste Stressoren sind nach Professor Selye, der die Lehre vom Streß begründete, Angst, Ärger, Haß und Frustrationen (Enttäuschungen, Verzichte). Seine Untersuchungen ergaben aber auch, daß die Streßgefahren davon abhängen, wie der einzelne die Stressoren bewertet: Was für den einen höchste Alarmstufe bedeutet, schüttelt der andere ohne Reaktion ab. Autogenes Training hilft, Konflikte und Stressoren gelassener zu beurteilen. Der im autogenen Training Geübte hat gelernt, im Streß zu überleben.

Die Bedeutung dieser Tatsache kann man erst erfassen, wenn man sich in Erinnerung ruft, daß der „Bericht zur psychiatrischen und psychotherapeutisch-psychosomatischen Versorgung der Bevölkerung" von 8 Millionen Psychosomatikern in der BRD ausgeht. Diesem Heer von Patienten stehen rund 2200 Fachärzte gegenüber, heute schon hoffnungslos überlastet. Die Autoren des Berichts sprechen angesichts dieses Zahlenverhältnisses von Patienten zu Ärzten von „grob inhumanen, brutalen Realitäten". Wieviel Leid verbirgt sich hinter diesem nüchternen Zahlenmaterial, welche unnötigen Kosten entstehen den Krankenkassen, weil die Ärzte den Patienten die notwendige Hilfe nicht zukommen lassen können, weil Heilung unter den heutigen Verhältnissen unmöglich ist.

Als Ausweg aus der Misere bietet sich gezielte Förderung des autogenen Trainings zwingend an. Wir hätten sicher keine Finanzknappheit der Krankenkassen, wenn sich jeder durch autogenes Training vor den häufigsten Erkrankungen schützen könnte. Nicht umsonst fordert Professor Schultz, schon an den Schulen das autogenen Training zu lehren. Bis heute ein Wunschtraum, der vielleicht niemals mehr realisiert werden wird, dessen sich kein Politiker annimmt.

Die Hoffnung auf eine Zukunft ohne krankmachenden Streß in einer utopischen, konfliktfreien Gesellschaft, Traum vieler idealistischer Weltverbesserer, enthebt uns nicht der Pflicht, mit den Mitteln, die uns heute zur Verfügung stehen, dem jetzt leidenden, auf Heilung hoffenden Menschen zu helfen. Wann finden Politiker den Mut, Mediziner die Einigkeit, ohne die dem Gerede von Reformen keine Taten folgen werden?

Progressive Relaxation

Das autogene Training hat vor allem im deutschsprachigen Raum viele Anhänger gefunden. Die progressive Relaxation (fortschreitende Entspannung) des Chicagoer Professors Jacobson dagegen wurde im englischen Sprachraum sehr populär. Die Wirkungen der Entspannungsmethode auf das vegetative Nervensystem ähneln denen des autogenen Trainings.

Progressive Entspannung beginnt mit der Entspannung von Armen und Beinen, danach wird die Atmung normalisiert, Stirn und Augen werden entkrampft, abschließend erfolgt die Entspannung der Sprechmuskulatur.

Couéismus

Der französische Apotheker und Psychotherapeut Emile Coué (26. Februar 1857 – 2. Juli 1926) wurde durch seine autosuggestive Entspannungsmethode weltberühmt. Coué lehrt, daß der Wille zur Heilung wichtiger ist als jede Medizin. In entspannter Haltung leierten seine Schüler und Patienten Vorsatzformeln wie „Das geht vorbei!" oder „Von Tag zu Tag, in jeder Beziehung geht es mir besser und besser!" herunter. Natürlich nehmen solche Generalformeln – im Gegensatz zum autogenen Training – keine Rücksicht auf die Bedürfnisse des einzelnen, gehen nicht gezielt auf Gesundheitsstörungen ein wie das AT. Dennoch erzielte Coué sehr schöne Behandlungserfolge.

Der Hauptwert seiner Lehre besteht darin, daß wieder auf den Wert der seelischen Selbstheilungskräfte hingewiesen wird.

Coué selbst bekräftigte immer wieder: „Ich habe nie jemanden geheilt; wer an sich glaubt, hat das Werkzeug zur Heilung in sich!"

Yoga

Die in Indien verbreitete Erlösungslehre Yoga hat das Ziel, den Geist aus seiner körperlichen Abhängigkeit zu lösen, durch Konzentration zu höheren Bewußtseinsstufen vorzudringen. Der Körper mit seinen Ansprüchen, Schwächen und Gebrechen soll dem geistig-seelischen Wollen völlig untergeordnet werden.

Der Weg dazu besteht aus insgesamt 8 körperlich-geistigen Übungen, die erst nach langer Übung vom Yogi beherrscht werden. Die ersten fünf Übungen werden als Vorbereitung verstanden, die letzten drei bilden die „hohe Schule" der Yoga-Lehre. Alle modernen gymnastischen Übungen haben ebenso wie die Atemschulung ihre Wurzeln im Yoga.

Zunächst lernt der Yoga-Schüler das moralische Wohlverhalten als Vorbereitung und Voraussetzung zur zweiten Übung, der äußeren und inneren Reinheit und Enthaltsamkeit. Auf der 3. Stufe erlernt der Yogi bestimmte Körperhaltungen, die die Konzentration und Gesundheit fördern. Die Regelung der Atmung in der 4. Übung, vergleichbar der Atemübung des autogenen Trainings, gilt als Grundlage höherer Einsichten und Bewußtseinsstufen. Mit der Abkehr der Sinne von den Objekten der Umwelt hat der Yogi die oberste Stufe der Vorbereitungen erreicht. Über Konzentrations- und Meditationsübungen stößt er zu höheren Bewußtseinsstufen vor, bis er sich auf der 8. Stufe in völliger Versenkung befindet. Europäer erreichen diese letzten Stufen nur äußerst selten.

Yoga hat auch bei uns viele Anhänger gefunden. Als Autosuggestionsmethode sind die Übungen zwar gut geeignet, bieten aber keine Vorteile im Vergleich zum autogenen Training, das mehr auf unsere europäische Geisteswelt zugeschnitten ist. Autogenes Training basiert zwar auf den Erfahrungen des Yoga, ohne aber dessen weltanschaulichen und religiösen Grundsätzen zu folgen.

Wer Yoga erlernen möchte, sollte sich immer einen erfahrenen Lehrer aussuchen, der das unseren Anschauungen eher entsprechende West-Yoga lehrt.

— Überleben im Streß —
– ein Anti-Streß-Training

Manche Menschen behalten im stärksten Streß noch einen kühlen, klaren Kopf, wachsen sogar mit den an sie gestellten Anforderungen. Andere dagegen brechen schon bei relativ geringer Belastung zusammen und werden bei häufigerem Streß ernsthaft krank. Daran erkennen wir, daß wir zwar alle mit dem gleichen Streß-Reaktionsprogramm ausgestattet sind, das uns aber doch individuell unterschiedlich

starke Reaktionsmöglichkeiten erlaubt. Deshalb kann man auch durch Anti-Streß-Training versuchen, die Widerstandskraft gegen Streß zu erhöhen.

Wir werden im Kapitel „Krank durch Streß" (s. S. 534) noch sehen, daß der Mensch auf Streß in 3 Phasen reagiert: Alarmstadium – Widerstandsstadium – Erschöpfungsstadium.

Aufgabe des Anti-Streß-Trainings ist es, überflüssige Alarmreaktionen zu vermeiden und die Widerstandsfähigkeit gegen Streß zu erhöhen, damit es nicht zur Erschöpfung kommt. Flankiert wird dieses Training durch Maßnahmen, die den Körper kräftigen, so daß er mehr Streß ertragen kann. Dazu gehört vor allem die weiter vorne beschriebene vollwertige Ernährung, denn ein falsch ernährter Organismus erliegt dem Streß viel leichter und schneller.

Anti-Streß-Training im engeren Sinn besteht aus folgenden 3 Lernschritten, die nebeneinander geübt werden.

Unnötige Alarmreaktionen vermeiden

Unsere Streßreaktionen laufen automatisch ab, werden also weder vom Willen ausgelöst noch von ihm kontrolliert. Gerade eine solche Kontrolle durch Verstand und Willen wäre aber oft notwendig, wenn wir auf Streß mit der primitiven Angriff-Flucht-Reaktion antworten, obwohl wir weder angreifen noch flüchten können (man denke etwa an den Streß im Autostau).

Wohl dem, der solche überflüssigen Reaktionen vermeiden kann, weil er von Natur aus ein „dickes Fell" hat – oder lernte, wie man die willentlich nicht zu kontrollierenden Reaktionen durch Vorstellungen doch in den Griff bekommt. Er wird gelassen hinnehmen, was er doch nicht ändern kann, während der andere unvorsichtig und aggressiv wird, sich und andere vielleicht sogar gefährdet.

Die beste Möglichkeit, unwillkürliche Streßreaktionen zu vermeiden, wenn sie sinnlos sind, bietet das autogene Training. Es gehört deshalb als unentbehrlicher Bestandteil zu dem Anti-Streß-Programm. Die Technik und einige ihrer wichtigsten Anwendungsmöglichkeiten wurden bereits beschrieben (s. S. 367).

Abhärtung gegen Streß

Wie der Körper gegen unnötigen Einfluß von krankheitserregenden Umwelteinflüssen abgehärtet werden kann, ist es auch möglich, seine Widerstandskraft gegen Streßfaktoren zu steigern. Dazu eignen sich vor allem die Trainingsformen, die durch unser natürliches Streß-Reaktionsprogramm sinnvoll beantwortet werden können, hauptsächlich also der einfache körperliche Streß. Wissenschaftler wiesen inzwischen nach, daß auch hoher Dauerstreß viel besser vertragen wird, wenn man sich regelmäßig durch Sport abgehärtet hat.

Das kostet noch nicht einmal so viel Zeit, wie mancher befürchten wird. Englische Untersuchungen ergaben, daß man mindestens 3mal wöchentlich regelmäßig je 30 Minuten lang trainieren sollte. Geeignet ist das Training der Ausdauer, vor allem durch Schwimmen, Radfahren und Dauerlauf. Die körperliche Belastung soll bei Gesunden (Kranke fragen vorher den Therapeuten) so hoch sein, daß sich

der Herzschlag auf 170–180 pro Minute minus Lebensalter (bei einem 40jährigen also 130–140) erhöht. Sobald man diese Pulsfrequenz erreicht hat, trainiert man mit mäßigerem Tempo noch die restliche Zeit weiter.

In den USA führt man mit ausgezeichneten Ergebnissen ein extremes Anti-Streß-Training durch, das dem Überlebenstraining von Soldaten ähnelt. Aber auch das gemäßigte Dauertraining führt zum Erfolg. Wer glaubt, dazu fehle ihm die Zeit, beweist damit nur, wie dringend notwendig Anti-Streß-Training gerade für ihn wäre.

Unnötigen Streß vermeiden

Viele auf den ersten Blick streßreiche Ereignisse des Alltags erweisen sich bei nüchterner Betrachtung als weit weniger belastend, als man zuerst angenommen hat. Hier bietet sich also eine weitere Möglichkeit, dem verfeinerten, aber allgegenwärtigen modernen Streß auszuweichen. Wenn man den Tagesablauf einige Zeit kritisch unter die Lupe nimmt, wird man viele Ansatzpunkte dafür finden. Dazu noch einige Denkanstöße.

- Grundsätzlich nimmt man sich für alle Aufgaben mehr Zeit als wahrscheinlich notwendig sein wird.
- Am Arbeitsplatz sollte man sich nicht abhetzen, um pünktlich Feierabend machen zu können; besser bleibt man bei Bedarf etwas länger, dann kann man oft auch den Streß der Rush-hour vermeiden.
- Alle Aufgaben, die man nicht unbedingt selbst erledigen muß, werden delegiert.
- Unbedingt abgewöhnen sollte man es sich,

gleichzeitig an mehrere Dinge zu denken oder mehrere Angelegenheiten zugleich erledigen zu wollen, denn das behindert die Konzentration und zahlt sich nie aus.

- Unnötige Arbeiten sollte man sich abgewöhnen, man denke an überflüssige Telefonate oder Korrespondenz; man muß lernen, den Blick für das Wesentliche zu trainieren, damit man sich nicht verzettelt.
- Entscheidungen sollten nicht lange Zeit vor sich hergeschoben werden, das belastet ungemein; zwar sollte man sie gut überlegen und bedenken, dann aber doch so rasch wie möglich treffen und danach voll dahinter stehen.
- Frühere negative Erfahrungen dürfen nicht zu stark beachtet werden, wenn man etwas Neues in Angriff nimmt, denn die daraus resultierenden negativen Erwartungen belasten uns ungemein stark vor. Wenn man genauer hinsieht, wird man auch bei den meisten negativen Dingen doch noch eine positive Seite erkennen. Nach solchen positiven Aspekten sollte man sich bei jedem negativen Ereignis immer fragen.
- Toleranz und Bereitschaft zum Zuhören gestalten den Kontakt mit anderen Menschen weniger streßreich.
- Bei aller Toleranz sollte man aber hektische Menschen meiden, die viel Streß verbreiten.
- Freundlichkeit gegen Unbekannte kann sehr befreiend wirken, etwa ein Lächeln auf dem Korridor oder im Lift.
- Freizeit und Urlaub dürfen weder zum schädlichen Streß noch zum ebenso schädlichen Streßmangel führen. Sinnvolle Gestaltung von Freizeit und Urlaub sucht vor allem den Ausgleich zum Alltag, also positiven milden Streß als Gegengewicht zum Alltagsstreß.

Mit Hilfe solcher veränderter Gewohnheiten, die man konsequent einüben muß, gelingt es im Lauf der Zeit, unnötigen Streß abzubauen und sich vor Streßkrankheiten zu schützen.

Paradoxe Intentionen

Im täglichen Leben sind wir meist daran gewöhnt, unsere Absichten und Ziele durch den Willen zu verwirklichen – zumindest glauben wir das. Dabei werden wir aber, ohne daß wir es bemerken, ganz massiv durch Inhalte aus unserem Unterbewußtsein gesteuert, die als Vorstellungen in unsere Entscheidungen und Handlungen hineinwirken, also den Willensakt beeinflussen. Ein seelisches Grundgesetz besagt sogar, daß unser Willen nie zum Ziel führt, wenn ihm Vorstellungen entgegenstehen. Anders ausgedrückt: Wenn die Willensziele den Vorstellungen nicht entsprechen, dann siegen die Vorstellungen.

Positive Vorstellungen, die den Willen unterstützen, kann man durch autogenes Training erlernen. Manchmal ist es aber sinnvoller und wirksamer, den Willen paradox einzusetzen, also etwas zu wollen, obwohl man in Wirklichkeit das Gegenteil anstrebt. Das Wollen weckt nämlich mächtige entgegengesetzte Kräfte, die dazu beitragen, daß wir unsere Absichten auf diesem Umweg doch erreichen.

Ein Beispiel, sicher vielen Menschen aus eigener Erfahrung vertraut, soll das veranschaulichen:

Wenn wir willentlich einschlafen wollen, erleben wir im allgemeinen, daß wir noch lange Zeit wach liegen; auch wer nachts aufwacht und dann willentlich versucht, wieder einzuschlafen, wird meist noch lange Zeit wach bleiben. Der Willen hilft nicht weiter, sondern weckt nur starke Widerstände gegen das Willensziel, das durch bewußte Anstrengung nicht zu erreichen ist.

Umgekehrt hat mancher schon erlebt, daß er unversehens einschlief, obwohl er unbedingt wach bleiben wollte. Auch hier also das gleiche Wirkungsprinzip aus dem Unterbewußten. Wenn man die Willensziele nun gegeneinander austauscht, also willentlich wach bleiben will, obwohl man eigentlich schlafen möchte, oder sich willentlich anstrengt, sofort in den Schlaf zu sinken, obwohl man nicht einschlafen möchte, erreicht man paradoxerweise meist eben das, was man eigentlich anstrebt. Dieses psychotherapeutische Verfahren bezeichnet man als paradoxe Intention (Absicht).

Schlafstörungen sind nur ein Anwendungsgebiet der paradoxen Intentionen. Gut bewähren sie sich auch bei Angstzuständen, Hemmungen, Furcht vor Erröten und vielen anderen Verhaltensstörungen.

Wer unter Angst leidet, wird normalerweise versuchen, sie zu unterdrücken. Das gelingt fast nie, die Angst wird sogar stärker. Begrüßt man die Angst aber, strengt sich bei den ersten Anzeichen an, sie noch zu verstärken, dann bricht sie in der Regel sofort in sich zusammen.

Das gilt auch für Hemmungen, die oft mit Erröten oder lästigem nervösem Schwitzen einhergehen. Sobald man sich gehemmt fühlt und meint, daß man gleich rot anläuft oder stark schwitzt, nimmt man sich willentlich vor, besonders deutlich rot zu werden oder besonders zu schwitzen. Das hilft meist schlagartig, wenn man die Technik der paradoxen Intention einige Zeit geübt und verstanden hat und noch rechtzeitig anwendet.

Paradoxe Intention wirkt hauptsächlich gegen Symptome seelischer Störungen, vergleichbar einem Psychopharmakon. Im Lauf der Zeit können aber auch die Wurzeln solcher Störungen günstig beeinflußt werden. Wenn man im Alltag erfährt, daß man Ängsten und Hemmungen nicht hilflos ausgeliefert ist, verlieren sie oft an Bedeutung, und die Selbstheilungsregulationen der Seele erledigen dann den Rest. Außerdem schafft paradoxe Intention, bei der sich die Betroffenen ja in gewisser Weise über ihre Symptome lustig machen, Distanz zu den Problemen, die gleichfalls wichtig für die Selbstheilung ist.

Paradoxe Intentionen sind kein Allheilmittel, das jeder gestörte Mensch anwenden könnte. In vielen Fällen bewähren sie sich aber gut, zumindest als Ergänzung anderer psychotherapeutischer Maßnahmen.

Biorhythmik – die „Gezeiten" unseres Lebens

Wohl jeder von uns erlebt ab und zu Tage, an denen er sich ohne Grund in gehobener Stimmung befindet und Bäume ausreißen könnte. An anderen Tagen ist er – wieder ohne erkennbaren Anlaß – schlechter Laune, fühlt sich auch körperlich nicht so recht wohl, macht bei der Arbeit viele Fehler und trifft falsche Entscheidungen.

Die meisten Menschen zerbrechen sich darüber nicht weiter den Kopf, sondern sprechen von Zufall, von einer Glücks- oder Pechsträhne. Das mag manchmal tatsächlich stimmen. Häufig hängen solche vermeintlichen Zufälle aber mit unserer inneren Uhr zusammen. Diese Biorhythmen untersucht ein noch recht junger Zweig der Naturwissenschaft, die *Chronobiologie.*

Wie der Name sagt, befaßt sich die Chronobiologie mit unserer „biologischen Zeit", mit den individuellen „Gezeiten" der Organe, des Seelenlebens und der geistigen Leistungsfähigkeit. Jeder Mensch lebt nach seiner eigenen biologischen Zeit, die niemals genau mit der Normalzeit übereinstimmt, manchmal sogar ganz erheblich davon abweicht.

Manche der Biorhythmen sind so offensichtlich, daß man sie schon seit Jahrtausenden kennt, man denke an den Schlaf-Wach-Rhythmus oder die Menstruation der gebärfähigen Frau. Von vielen anderen wissen wir erst, seit sich die Chronobiologie methodisch mit diesen Phänomenen beschäftigt. Das gilt zum Beispiel für die Biorhythmik von Blutdruck, Blutbild, Drüsenfunktionen, Tätigkeit der Leber und anderer Verdauungsorgane oder die Schmerzempfindlichkeit, um nur noch einige Beispiele zu nennen. Einige Rhythmen dauern nur Minuten, Stunden oder 1 Tag, andere

Wochen bis Monate, manchmal sogar Jahre.

Die bisherigen Forschungsergebnisse der Chronobiologie konnten erst einige Fragen klären, die im Zusammenhang mit den inneren Uhren auftauchen. Die neuen Erkenntnisse warfen oft mehr neue Fragen auf, als sie erklärten. Trotzdem kann man schon heute absehen, welche bedeutende Rolle die Chronobiologie in vielen Lebensbereichen – darunter auch in der Diagnose und Therapie von Krankheiten – einmal spielen wird.

Leider werden aber die bisher vorliegenden Forschungsarbeiten zum Biorhythmus von der Schulmedizin auf geradezu sträfliche Weise mißachtet. Obwohl sich so namhafte wissenschaftliche Institutionen wie das Max-Planck-Institut für Verhaltensforschung ernsthaft mit der Chronobiologie beschäftigen, gilt sie bei vielen Medizinern und Pharmakologen als „wissenschaftlich verbrämter Aberglaube".

Der Arzt, der sich wirklich ernsthaft zum Wohl seiner Patienten unterrichten will, oder der Medizinstudent finden in den Lehrbüchern allenfalls einige vage, für die Praxis wertlose Angaben. Zum Teil erklärt sich das daraus, daß Mediziner nicht gewohnt sind, in mathematischen Kategorien zu denken, wie es die Chronobiologie erfordert, und daß sich die praktischen Konsequenzen aus der chronobiologischen Forschung mit den üblichen Sprechstunden oder dem Klinikdienstplan nicht in Einklang bringen lassen.

Eine Entschuldigung kann und darf das aber nicht sein. Professor Halberg, der Präsident der Internationalen Gesellschaft für Chronobiologie, hielt seinen Kollegen denn auch „Unwissenheit, Trägheit und kriminelle Nachlässigkeit" vor. Ein hartes, aber sicher nicht unberechtigtes Urteil, wenn man den Nutzen der Chronobiologie für die Medizin bedenkt. Wir werden später noch einige Beispiele dafür anführen. In anderen Staaten mit vergleichbarem medizinischem Standard – vor allem in Japan – spielt der Biorhythmus heute schon eine weit bedeutendere Rolle als in der bundesdeutschen Medizin.

Biorhythmus- diagramme selbst errechnen

Drei wichtige Biorhythmen, die für das allgemeine körperliche und seelische Befinden sowie für unsere geistige Leistungsfähigkeit bedeutsam sind, kann jeder selbst errechnen, und zwar:

● 23-Tage-(„männlicher")Rhythmus, der vor allem für unser körperliches Befinden zuständig ist.
● 28-Tage-(„weiblicher")Rhythmus, der in erster Linie unser Seelenleben beeinflußt.
● 33-Tage-(„Intelligenz-")Rhythmus, der unsere geistige Leistungsfähigkeit steuert.

Diese drei Rhythmen beginnen mit dem Tag unserer Geburt und enden mit dem Todestag.

Deshalb ist es recht einfach, sie zu errechnen. Die Formel dazu lautet:

$$\frac{\text{Zahl der Lebenstage}}{\text{Rhythmustage (23, 28 oder 33)}} = X + \text{Rest.}$$

Das Ergebnis X spielt keine Rolle, nur der Rest ist wichtig. Beträgt er Null, dann bedeutet das einen kritischen Tag, weil eine neue Biorhythmusschwingung beginnt. Gleichfalls kritisch sind die Reste 11 und 12 beim 23-Tage-Rhythmus, 16 und 17 beim 33-Tage-Rhythmus und der Rest 14 beim 28-Tage-Rhythmus, weil dann jeweils die Hälfte einer Schwingung (Plus- oder Aktivitätsphase) abgelaufen ist und der Biorhythmus in die Minus-(Regenerations-)phase übergeht.

Ein Beispiel soll die Berechnung des 33-Tage-Rhythmus eines 37jährigen am 20. Februar 1982 veranschaulichen:

Geburtsdatum – 15. April 1944;
Lebensalter am 20. Februar 1982 – 37 Jahre, 10 Monate, 6 Tage;
Berechnung der Lebenstage –

37 Jahre zu 365 Tagen + 9 Schalttage	
	= 13 514 Tage
+10 Monate zu 30/31 Tagen =	306 Tage
+ 6 Tage =	6 Tage
Lebenstage insgesamt =	13 826 Tage

Berechnung der Biorhythmuslage (Intelligenzrhythmus – $\frac{13\,826}{33} = 418$ Rest 32

Der 20. Februar 1982 ist also der 32. Tag im 33-Tage-Rhythmus dieses Menschen, zwar kein kritischer Tag, aber ein Tag gegen Ende der Minus-(Regenerations-)phase. Der kritische Tag (Übergang in die Plusphase) steht in 1 Tag bevor.

Wem diese Berechnung zu umständlich ist, der kann sich einen Biorhythmuscomputer (Vertrieb: M. Hannemann Versand, Im Grunde 5, D-3070 Nienburg) zum Preis von etwa 70,– DM kaufen, der auf den individuellen Biorhythmus vorprogrammiert wird und auf Abruf Auskunft über die jeweilige Rhythmuslage gibt. Außerdem kann man sich auch beim Fachmann ein Jahresrhythmogramm (Preise zwischen 30,– und 50,– DM) erstellen lassen.

Welche praktischen Konsequenzen sollte man aus der Berechnung der jeweiligen Rhythmuslage ziehen?

Grundsätzlich gilt jeder Tag, an dem der Biorhythmus von der Plus- in die Minusphase oder umgekehrt übergeht, als kritisch. An solchen Tagen sollte man sich ganz allgemein etwas vorsichtiger als sonst verhalten, wichtige Entscheidungen möglichst verschieben, sich nicht überfordern und besonders im Verkehr erhöhte Vorsicht walten lassen oder öffentliche Verkehrsmittel benutzen.

In der *Plus-(Aktivitäts-)phase* der Schwingungskurven erreicht man die höchste Leistungsfähigkeit und beste Stimmungslage. In dieser Phase sollte man daher alles Wichtige erledigen, zum Beispiel Prüfungen und Entscheidungen von Bedeutung. Die *Minus-(Regenerations-)phase* ist zwar nicht besonders kritisch, Körper, Geist und Seele schöpfen jetzt aber neue Kraft und sollten deshalb nicht überfordert werden.

Einige Beispiele aus den Forschungen der Chronobiologie sollen die Bedeutung der kritischen Tage für den Alltag veranschaulichen.

● In Zug (Schweiz) setzte man die Arbeiten

von Schülern in Beziehung zu ihrer individuellen Rhythmuslage. Dabei ergab sich, daß gut 2/3 der zufriedenstellenden Arbeiten von Schülern stammten, die sich in keinem kritischen Tag und – vor allem im Intelligenzrhythmus – in einer Plusphase befanden.

- Fast 90% der bei der Fahrprüfung durchgefallenen Führerscheinanwärter einer Stuttgarter Fahrschule befanden sich am Prüfungstag in einer kritischen Biorhythmusphase oder mit einem oder mehreren Rhythmen in einer Minusphase. Sie bestanden die Prüfung mit Leichtigkeit, als sie an einem anderen Tag mit günstiger Rhythmuslage wiederholt wurde.

- Die Eidgenössische Technische Hochschule in Zürich untersuchte über 5200 Verkehrsunfälle, die auf schwere Fahrfehler der Beteiligten zurückzuführen waren, und setzte sie in Beziehung zu deren Rhythmuslage am Tag des Unfalls. Bei den tödlichen Unfällen ergab sich ein sicherer Zusammenhang zum 23-Tage-Rhythmus, bei den nicht tödlichen fiel die Abhängigkeit des falschen Fahrverhaltens nicht so deutlich auf, eine gewisse Tendenz zum Biorhythmus konnte aber auch in diesen Fällen nicht ausgeschlossen werden.

- Psychiatrische Erfahrungen und Untersuchungen ergaben, daß Schizophrene und manisch-depressiv Kranke im 28-Tage-Rhythmus (seelischer Biorhythmus) unter regelmäßig wiederkehrenden Verschlimmerungen ihrer seelischen Krankheit leiden. Der gleiche Zusammenhang wurde bei Epilepsie-(Fallsucht-)Kranken nachgewiesen.

Biorhythmusgerechtes Leben bedeutet, gesünder und sicherer im Einklang mit den inneren Uhren leben. Deshalb sollte eigentlich jeder von uns jeden Tag wissen, wie es um seine Rhythmuslage bestellt ist, und sich dementsprechend verhalten. Natürlich gibt es neben den Biorhythmen noch andere Einflüsse, die unser körperliches Wohlbefinden, die geistige Leistungsfähigkeit und Stimmung beeinflussen, dem Biorhythmus kommt aber oft die entscheidende Bedeutung zu.

Einige wichtige Erkenntnisse der Chronobiologie wollen wir wegen ihrer praktischen Bedeutung jetzt noch etwas genauer beschreiben.

Biorhythmus und Organfunktionen

Den drei großen, allgemeinen Biorhythmen, die Intelligenz, Seelenleben und körperliches Befinden steuern, entsprechen die „Gezeiten" unserer einzelnen Organe. Die meisten Körperorgane unterliegen einem biologischen Rhythmus und erreichen zu einer bestimmten Tageszeit den Gipfel ihrer Leistungsfähigkeit, der 2 Stunden dauert. Ihm folgt eine gleich lange Erholungsphase, in der die Organe auf „Sparflamme" arbeiten. In der übrigen Zeit des

Tages bleiben sie zwar ebenfalls in Funktion, aber mit geringerer Leistung als während der zweistündigen Hochphase.

Die folgende Tabelle, die der Nürnberger Arzt Dr. Eckstein auf Grund seiner Forschungsarbeiten veröffentlichte, gibt an, wann welches Organ im 24-Stunden-Rhythmus seine höchste Aktivität entfaltet.

1– 3 Uhr	Leber
3– 5 Uhr	Lungen
5– 7 Uhr	Dickdarm
7– 9 Uhr	Magen
9–11 Uhr	Milz und Bauchspeicheldrüse
11–13 Uhr	Herz
13–15 Uhr	Dünndarm
15–17 Uhr	Harnblase
17–19 Uhr	Nieren
19–21 Uhr	Kreislauf
21–23 Uhr	allgemeine Energiesammlung
23– 1 Uhr	Gallenblase

Aus dieser Tabelle erkennt man auf einen Blick, wann man den verschiedenen Organen mehr Leistung abverlangen kann und wann man ihnen die zweistündige Erholungsphase, die sich an die oben genannten Aktivitätsphasen anschließt, gönnen muß. Daraus ergeben sich praktische Konsequenzen für den Ablauf des Alltags. Einige Beispiele veranschaulichen, wie man den „Gezeiten" der einzelnen Organe gerecht werden kann.

Die beste Zeit zur Stuhlentleerung liegt beispielsweise zwischen 5 und 7 Uhr, wenn der Dickdarm auf Hochtouren arbeitet. Diese Zeit deckt sich mit den Aufstehzeiten der meisten Menschen und kann deshalb problemlos eingehalten werden, wenn man gleich nach dem Aufstehen den Darm entleert.

Das Frühstück sollte reichhaltig sein, damit der zwischen 7 und 9 Uhr besonders aktive Magen etwas zu tun hat. Danach muß man ihm aber unbedingt genügend Ruhe gönnen. Das Mittagessen wird am besten gegen 12 Uhr eingenommen und darf nicht zu schwer sein, damit es nicht gerade in der Erholungsphase des Dünndarms (ab 15 Uhr), sondern zumindest teilweise schon vorher im Darm angelangt ist.

Zwischen 21 und 23 Uhr werden die „Batterien" des Körpers aufgeladen. Jetzt sollte man keine größeren Anstrengungen mehr unternehmen. Am besten geht man etwa gegen 22 Uhr zu Bett. Eine Ausnahme bilden lediglich ausgesprochene Nachtmenschen, die erst am Nachmittag richtig munter werden. Bei ihnen gehen die inneren Uhren etwas anders, und sie müssen sich nicht schon um 22 Uhr zum Schlafen zwingen.

Die Reihe der Beispiele ließe sich noch fortsetzen. Mit etwas Überlegung wird man verschiedene Möglichkeiten finden, die man dann auch durch Reform der bisherigen Lebensgewohnheiten verwirklichen sollte, um in Einklang mit den inneren Uhren zu leben.

— Rhythmusgerechte — Diagnosen und Behandlung

Auch in der Diagnose und Therapie von Krankheiten kommt den Biorhythmen erhebliche, bisher noch stark vernachlässigte Bedeutung zu. Da sich die Ärzte kaum um diese Zusammenhänge kümmern, empfiehlt der weiter vorne schon genannte Professor Halberg allen Krankheiten oder Menschen mit erhöhten Gesundheitsrisiken, täglich mehrmals die folgenden 3 rhythmusabhängigen Körperfunktionen selbst zu messen. Diese Autorhythmometrie sollte nach seiner Auffassung bereits in den Schulen gelehrt werden, damit man sie bei Bedarf jederzeit durchführen kann. Das Problem besteht allerdings darin, einen Therapeuten zu finden, der die Meßwerte dann auch rhythmusgerecht auszuwerten versteht.

Folgende Werte sollten nach Halbert registriert werden:

Körpertemperatur: Sie erreicht normalerweise ihr Maximum gegen 15 Uhr und ihr Minimum, das 0,7 Grad und mehr unter dem Höchstwert liegen kann, gegen 3 Uhr nachts. Die Temperatur der Finger und Zehen dagegen liegt nachts um 3 Uhr höher als um 15 Uhr.

Pulsfrequenz: Der Puls schlägt mittags – entsprechend der Aktivitätsphase des Herzens –

rascher als später. Dieser Rhythmus wird auch bei Nacht- und Schichtarbeit weitgehend beibehalten.

Blutdruck: Sein Maximum wird gegen 18 Uhr, der niedrigste Druck nach 23 Uhr erreicht. Morgens gegen 6 Uhr beginnt der Blutdruck wieder deutlich zu steigen. Diesen Rhythmus muß man kennen, um die Blutdruckmeßwerte diagnostisch richtig beurteilen zu können. Interessant ist in diesem Zusammenhang noch die Beobachtung, daß bei Hochdruckkranken erst nach 4 Uhr morgens das Blutdruckminimum erreicht wird und der Druck dann ab 6 Uhr sehr viel schneller und höher als beim Gesunden ansteigt.

Sehr wichtig ist die Kenntnis der Biorhythmik auch bei der Blutdiagnostik. Der Medizinstudent lernt heute zum Beispiel immer noch, daß mehr als 9000 weiße Blutkörperchen (Leukozyten), je mm^3 Blut auf eine Entzündung hinweisen, vor allem auf eine Wurmfortsatz-(volkstümlich Blinddarm-)entzündung. Tatsächlich können die Werte abends aber auch beim Gesunden auf 10000–15000 ansteigen. Fehldiagnosen mangels Wissen sind also vorprogrammiert, wenn der Arzt bei entsprechenden nächtlichen Beschwerden eines Kranken von den Werten ausgeht, die er einmal gelernt hat, ohne an mögliche andere Ursachen der Symptome zu denken. Deshalb werden immer noch zu viele unnötige Blinddarmoperationen vorgenommen, eine „kriminelle Nachlässigkeit", wie Professor Halberg diesen Mißstand einmal kritisierte.

Auch andere Blutwerte täuschen Befunde vor oder verschleiern Krankheiten, wenn man den Biorhythmus bei ihrer Beurteilung nicht berücksichtigt.

Am Beispiel medizinischer Bäder erläuterte der weiter vorne schon zitierte Dr. Eckstein, wie man Biorhythmen in der Therapie beachten sollte:

- Stoffwechselanregende Bäder sollten zwischen 7 und 10 Uhr verabreicht werden, weil dann Magen und Bauchspeicheldrüse nacheinander ihre Aktivitätsphase erreichen.
- Herzanregende Bäder sollten bis 12 Uhr durchgeführt werden, damit sie nicht die notwendige biologische Erholungsphase des Herzens stören.

Auch Arzneimittel dürfen nicht stur nach der Standardverordnung „3mal täglich" verabreicht werden. Das Nebennierenrindenhormon Cortison zum Beispiel kann bei dieser stereotypen Einnahme zu verheerenden Nebenwirkungen führen. Einmal täglich biorhythmusgerecht in geringerer Dosis eingenommen, ist es bei gleicher Wirkung dagegen ungleich besser verträglich. Gleiches gilt für Antihistaminika, die vor allem gegen Allergien verabreicht werden. Die Hälfte einer vollen Dosis, einmal zum richtigen Zeitpunkt gegen Mitternacht eingenommen, wenn der Histaminblutspiegel sein Maximum erreicht, wirkt ebenso zuverlässig wie 3 volle Dosen, die über den Tag verteilt verabreicht werden. Die Gefahr von Nebenwirkungen, insbesondere die häufige Tagesmüdigkeit, verringert sich dadurch ganz erheblich.

Selbst in der Strahlentherapie von Krebs kann man durch biorhythmusgerechte Anwendung am frühen Morgen bessere Resultate bei geringeren Nebenwirkungen erzielen.

Viele Fehldiagnosen, viele ungenügende Therapieerfolge und viele unerwünschte bis ernste Nebenwirkungen könnten vermieden werden, wenn die Schulmedizin endlich die Erkenntnisse der Chronobiologie berücksichtigte.

Unfallrisiken und Biorhythmus

Wenn der japanische Medizinprofessor Dr. Tatai morgens seinen Kalender zur Hand nimmt, interessieren ihn zunächst nicht die Termine an diesem Tag. Er betrachtet zuerst die roten, grünen und blauen Kurven, die ihn über seine Biorhythmuslage an diesem Tag informieren. Zeigt der Kalender einen kritischen Tag an, läßt er seinen Wagen stehen und fährt mit dem Taxi zur Tokio-Universität.

Professor Tatai beschäftigt sich seit ungefähr 20 Jahren mit der Erforschung der Biorhythmen. Ganz besonders interessierte ihn dabei der Zusammenhang zwischen Rhythmuslage und Unfallrisiko. Auf Grund seiner Forschungsarbeiten wurden in Japan schon mehrere erfolgreiche Unfallverhütungsprogramme in Großversuchen erprobt. Die Telegrammboten der Nippon-Telegrafen- und Telefongesellschaft Jokohama zum Beispiel finden an kritischen Rhythmustagen, die ein Computer nach ihrem Geburtsdatum errechnet, morgens einen Wimpel zur Warnung an ihren Motorrädern – eine Idee von Professor Tatai. Der Erfolg überzeugt: In 2 1/2 Jahren wurde kein Telegrammbote in einen Verkehrsunfall verwickelt.

Auch eine Taxigesellschaft in Tokio ermahnt ihre Fahrer auf Grund der Forschungsarbeiten von Professor Tatai an kritischen Rhythmustagen zu erhöhter Vorsicht im Straßenverkehr. Resultat: Die Zahl der Verkehrsunfälle sank schlagartig um etwa ein Drittel.

Die praktischen Konsequenzen aus diesen Erfahrungen, die auch durch Untersuchungen in anderen Ländern bestätigt werden, liegen auf der Hand: Mehr Vorsicht und Aufmerksamkeit am Steuer, wenn der Biorhythmuskalender einen kritischen Tag im seelischen, körperlichen oder Intelligenzrhythmus anzeigt. Noch besser: Man läßt an solchen Tagen den Wagen in der Garage und benutzt öffentliche Verkehrsmittel, wie Professor Tatai es auch praktiziert. Er faßte sein Wissen einmal im folgenden anschaulichen Vergleich zusammen:

„Wenn die Wetterämter Regen verkünden, nehme ich einen Regenschirm mit. Zeigen mir meine biorhythmischen Kurven einen kritischen Tag an, verhalte ich mich eben besonders vorsichtig und aufmerksam."

Der Biorhythmus also als eine Art „persönlicher Wetterbericht", dem man getrost folgen darf.

Fernflugreisen und Chronobiologie

Unsere biologische Zeit entspricht nie genau dem 24-Stunden-Tag. Untersuchungen ergaben, daß der Tag nach der inneren Uhr bei den meisten Menschen etwa 25 Stunden dauert. Innerhalb gewisser Grenzen paßt sich die biologische Zeit aber problemlos der bürgerlichen Normalzeit an. Deshalb verkraften wir auch die Umstellungen auf die Sommer- oder Winterzeit, die jeweils 1 Stunde ausmachen.

Problematischer werden größere Zeitverschiebungen, wie sie bei Fernflugreisen auftreten. Unsere Normalzeit orientiert sich an der Greenwich-Zeit. Der englische Ort Greenwich liegt auf dem Längengrad Null. Mit jedem Längengrad, den man sich von Greenwich entfernt, verändert sich die Zeit um 4 Minuten, nach 15 Längengraden also um eine ganze Stunde. Bei Fernflugreisen, etwa nach den USA oder Asien, durchquert man mehrere Zeitzonen.

Wer mittags um 12 Uhr zum Beispiel von Frankfurt zu einer Flugreise nach den Bahamas startet, kommt dort nach 6stündiger Flugzeit mittags um 12 Uhr an, denn beim Abflug in Frankfurt war es auf den Bahamas erst 6 Uhr morgens. Für die innere Uhr ist es aber bereits 18 Uhr. Wer zu Hause gewöhnlich um 22 Uhr zu Bett geht, müßte auf den Bahamas also um

16 Uhr Ortszeit schlafengehen und sich nach den gewohnten 8 Stunden Schlaf um Mitternacht wieder erheben.

Natürlich tut das niemand, weil wir den „sozialen Zeitgebern" folgen, uns also den äußeren Umständen des Urlaubsorts anpassen, wo es erst 18 Uhr ist. Deshalb wird der Tourist zwar wie gewohnt um 22 Uhr bürgerlicher Zeit auf den Bahamas zu Bett gehen, für die innere Uhr ist es dann aber schon 4 Uhr morgens. Obwohl er wie gewohnt 8 Stunden schläft, fühlt er sich am Morgen doch abgespannt und müde. Seine innere Uhr ist aus dem Takt geraten und kann den Zeitsprung nicht so rasch verkraften. Es dauert 2–5 Tage, ehe sie sich der neuen „sozialen Zeit" angepaßt hat.

Klinische Untersuchungen ergaben, daß mit einem Zeitsprung von 6 Stunden vor allem folgende Veränderungen verbunden sind:

- verringerte Körperdurchschnittstemperatur, die gleichzeitig am 1. Tag nach dem Flug um 90 Minuten hinter dem normalen tageszeitlichen Rhythmus herhinkt;
- verminderte Leistungsfähigkeit des vegetativen Nervensystems, die sich erst bis zum 4. Tag wieder vollständig normalisiert;
- verringerte Ausscheidung von Nebennierenrindenhormonen mit dem Urin, die Auskunft über das allgemeine hormonelle Gleichgewicht im Körper geben. Sie bleibt außerdem um fast 2 Stunden hinter dem normalen Rhythmus zurück und normalisiert sich erst innerhalb von 5 Tagen vollständig;
- verminderte Reaktionsfähigkeit, die sich im Verlauf von 3 Tagen allmählich der Norm angleicht.

Fernflugreisen in Zeitzonen, die mehr als 2 Stunden von unserer Normalzeit abweichen, bedeuten also Streß und stören die verschiedenen Körperfunktionen unterschiedlich stark. Ob daraus gesundheitliche Schäden resultieren, kann heute noch nicht sicher beurteilt werden.

Simulationen mit Fliegen, die durch entsprechende Veränderungen der Beleuchtung im Labor „auf Reisen" geschickt wurden, ergaben zum Beispiel, daß nur die nicht zwischen den Zeitzonen „reisenden" Insekten ihre normale Lebenserwartung erreichten. Bei allen anderen wurde sie um bis zu 20% verkürzt. Allerdings kann man dieses Versuchsergebnis natürlich nicht pauschal auf den Menschen übertragen. Möglicherweise ergeben sich aber doch gesundheitliche Beeinträchtigungen bei Menschen, die beruflich viel reisen, zum Beispiel Flugpersonal, Politiker oder Geschäftsleute.

Flugmediziner empfehlen dem „normalen" Fernflugtouristen, die folgenden Ratschläge zu beachten:

- Nach der Ankunft jede Überanstrengung vermeiden, da sonst die Anpassung der inneren Uhren an die neuen sozialen Zeitgeber noch mehr erschwert wird.
- Aber auch nicht völlig untätig bleiben, denn ein gewisses Maß an vernünftiger Aktivität beschleunigt die Anpassung der inneren Uhren an die neue Normalzeit. Es gilt also, einen Mittelweg zu finden.
- Kranke Menschen, die auf Medikamente angewiesen sind, müssen vor Antritt einer Fernflugreise unbedingt mit ihrem Arzt über

die richtige Einnahme der Arzneimittel sprechen. Dazu gibt es genaue Tabellen der Flugmediziner, die jedem Arzt zur Verfügung gestellt werden können. Besonders wichtig ist die rhythmusgerechte Arzneimitteleinnahme für Zuckerkranke.

● Frauen, die zur Empfängnisverhütung die Pille einnehmen, sollten etwa einen Monat vor Antritt einer Fernflugreise auf eine Pille mit 36stündiger Wirkung umstellen, damit durch die Zeitverschiebung keine Probleme auftreten.

Ganz allgemein verkraftet man den Zeitsprung einer Fernflugreise viel besser, wenn man sich vorher in gute Kondition versetzt, also ausreichend schläft, richtig ernährt und genügend bewegt. Das sollte aber ohnehin eine Selbstverständlichkeit sein, auch wenn man nicht gerade eine Fernflugreise plant.

Einfluß des Wetters auf innere Uhren

Das Wetter nimmt Einfluß auf unser körperliches und seelisches Befinden. Früher waren die damit verbundenen Veränderungen, die nach neueren Erkenntnissen zum Teil über die Umstellung innerer Uhren zustandekommen, sogar lebensnotwendig. Seit der Mensch aber in festen Unterkünften lebt, wird die Wetterempfindlichkeit eher als störend empfunden und kann bei manchen Menschen – vor allem kranken, geschwächten, genesenden, vegetativ labilen und älteren – sogar Krankheitswert annehmen.

Die Medizinmeteorologie, ebenso wie die Chronobiologie noch eine junge naturwissenschaftliche Disziplin, kennt heute schon zahlreiche typische Beschwerden bei verschiedenen Wetterlagen, zum Beispiel:

● Naht ein Tief, verschlimmern sich Kreislaufstörungen, und auch ansonsten Gesunde können unter Regulationsstörungen des Kreislaufs leiden.

● Zieht das Tief wieder ab, nehmen Koliken und Krämpfe zu.

● „Nullwetter" mit unbewegter Luft begünstigt Allergien, Blutungen, Herzinfarkt, vegetative Störungen, Depressionen und Selbstmordversuche.

Davon abgesehen nehmen Wetter und Jahreszeit auch auf viele normale Körperfunktionen ansonsten gesunder Menschen Einfluß. Am Biometeorologischen Forschungszentrum in Leiden/Holland kontrollierte man zum Beispiel 18 Jahre lang den Einfluß von Wetter und Jahreszeiten auf Blutsenkungsgeschwindigkeit und Blutdruck gesunder männlicher Versuchspersonen. Unter anderem ergaben die Untersuchungen folgendes:

● Der Blutdruck erhöht sich bei kühlem Wetter und sinkt bei warmer Witterung.

● Unabhängig von den Außentemperaturen verändert er sich im jahreszeitlichen Rhythmus.

● Die Blutsenkungsgeschwindigkeit, als diagnostische Maßnahme Routine in der Medizin, hängt gleichfalls von der Witterung ab. Bei kühlem Wetter sinken die roten Blutkörperchen langsamer, bei warmem Wetter schneller als normal.

Aus dem Einfluß von Witterung und Jahreszeiten auf innere Uhren erklären sich auch Saisonkrankheiten, zum Beispiel Gelenkrheuma und Salmonelleninfektionen, oder Komplikationen nach Operationen.

Rheumatiker leiden vor allem in der Übergangszeit von März bis Mai und von September bis Oktober verstärkt unter Beschwerden. Im Hochsommer lassen diese deutlich nach, zwischen Dezember und Februar treten am wenigsten Beschwerden auf. Das läßt sich nicht allein aus dem Wetter erklären, sondern vor allem daraus, daß die zum Teil von inneren Uhren gesteuerte Anpassungsfähigkeit des Rheumatikers an die Wetterverhältnisse jahreszeitlichen Schwankungen unterliegt. In den Übergangszeiten paßt er sich nur zögernd an und leidet deshalb besonders oft unter rheumatischen Beschwerden.

Darminfektionen durch Salmonellen treten im Sommer gehäuft auf. Das erklärt sich gleichfalls nicht allein aus den bei warmem Wetter besseren Verbreitungs- und Wachstumsbedingungen für die Erreger, sondern nach neuen Erkenntnissen auch aus der Tatsache, daß der Körper im Sommer doppelt bis dreifach empfindlich für Salmonelleninfektionen wird – ebenfalls eine Folge des Biorhythmus.

Nachoperative Blutungen, Wundinfektionen und andere Komplikationen hängen natürlich auch vom Allgemeinzustand des Patienten und der Schwere der Operation ab – aber nicht nur. An der Chirurgischen Universitätsklinik Heidelberg beobachtete man zum Beispiel nach Magenoperationen im Sommer eine Wundinfektionsquote von 2,2–5,8%, im Winter dagegen bis 15%. Auch hierzu fand man als Erklärung nur die jahreszeitliche Veränderung innerer Uhren.

Wetter, Jahreszeiten und innere Uhren stehen also in einem offensichtlichen, wenn auch erst ansatzweise aufgeklärten Zusammenhang. Besondere Bedeutung scheint nach Untersuchungen an der Universität Graz/Österreich den elektromagnetischen Feldern zuzukommen, von denen wir ständig umgeben sind und die vermutlich als eine Art Impulsgeber auf unsere Biorhythmen wirken. Im Verlauf der medizinmeteorologischen Forschungen erkannte man vor allem den Einfluß der Sferics, das sind elektromagnetische Wellen von mehreren Kilometern Länge. Bei schlechtem Wetter mit tiefem Luftdruck unterscheiden sie sich deutlich von denen bei Schönwetter-Hochdrucklagen. Vielleicht erklären sie auch das Phänomen der Wetterfühligkeit Stunden bis Tage vor einem tatsächlichen Wetterumschwung, denn sie eilen solchen Wetterveränderungen oft weit voraus.

Die Chronobiologie gehört heute schon zu den vielversprechendsten Ansätzen der modernen Ganzheitsmedizin, die den Menschen eingebettet in die Gesamtheit des Kosmos versteht. Nur Vorurteile in der Schulmedizin verhindern bislang, daß ihre Erkenntnisse Eingang in die praktische Arbeit finden.

Hilfen im Krankheitsfall

- Praktische Anwendung biomedizinischer Maßnahmen -

Herz-Kreislauf-Erkrankungen – Zivilisationsseuchen unserer Zeit

── Herzerkrankungen ──

Das Herz als Zentralorgan des Blutkreislaufs hat die Aufgabe, Blut durch den Körper zu pumpen. Deshalb besteht seine Wand hauptsächlich aus Muskeln, die das Blut durch Ventilklappen in den Kreislauf pressen.

Der *Kammerteil* des Herzens ähnelt einem Kegel, dessen Spitze im 5. Zwischenrippenraum bei jedem Herzschlag an die Brustwand stößt. Von hier verläuft die Herzachse schräg nach hinten oben. Rechts vor dieser Achse liegt die rechte, dahinter links die linke Kammer.

An die Herzkammern (Ventrikel) schließen sich die beiden *Vorhöfe* (Atrium) an. *Pulmonalarterie* und *Aorta* verlaufen vorn nach oben und überkreuzen sich. Den Raum zwischen Kammern und den beiden Gefäßen füllen Ausbuchtungen aus, die *Herzohren* (Aurikel).

Das Herz liegt im *Herzbeutel* (Perikard), der mit dünnen, glatten, serösen Häuten ausgekleidet ist. Die innere Seite des Herzbeutels, das *Epikard,* liegt zum Teil direkt dem Herzmuskel auf. Dort, wo der Herzmuskel an der Vorhofkammer- und Kammergrenze gefurcht ist, sind Muskel und Epikard durch Fetteinlagerungen voneinander getrennt. In diesen Furchen verlaufen die *Herzkranz-(Koronar-)Gefäße,* die den Herzmuskel mit Blut versorgen.

Die Hohlräume des Herzens sind mit einer dünnen Innenhaut (Endokard) überzogen. In die Hohlräume springen Balken (Trabekel) vor, die im spitzennahen Abschnitt ein Schwammwerk bilden. Nur der Abschnitt zwischen den Hohlvenenmündungen im rechten Vorhof ist glatt.

Die Tätigkeit des Herzmuskels wird durch vegetative Nervenfasern des *Vagus* und *Sympathikus* den Bedürfnissen angepaßt, Reizbildung und Reizleitung aber erfolgen durch ein autonomes (unabhängiges) System. Wenn man die vegetativen Nervenfasern des Herzens durchtrennt, wird es nicht wie andere Muskeln gelähmt, sondern arbeitet weiter, kann sich aber den Bedürfnissen des Körpers nicht mehr anpassen.

Der *Sinusknoten* dieses autonomen Systems, der die Reize für die Zusammenziehung der Vorhofmuskulatur bildet, liegt in der Wand des rechten Vorhofs zwischen oberer Hohlvene und rechtem Herzohr. In der Wand des rechten Vorhofs bei der Trikuspidalklappe liegt der *Aschoff-Tawara-Knoten,* dem sich die *Hisschen Bündel* als Verbindung zwischen Vorhof und Kammer anschließen. Sie ziehen in der Kammerscheidewand zur Kammermuskulatur und verzweigen sich dort als *Purkinjesches Netzwerk.* Alle Teile dieses Reizsystems können selbst Reize bilden, gewöhnlich entstehen die Reize aber im Sinusknoten und gelangen mit geringer Verzögerung zur Kammermuskulatur, so daß diese sich knapp nach der Vorhofmuskulatur zusammenzieht.

Die *Herzscheidewand* (Septum) teilt das Hohlraumsystem des Herzens in zwei Hälften mit je einem Vorhof und einer Kammer. In den rechten Vorhof strömt das venöse Blut aus dem Körperkreislauf, in den linken das mit Sauerstoff angereicherte Blut aus dem Lungenkreislauf. Durch Zusammenziehung der Vorhofmuskulatur wird das Blut durch die rechte dreizipfelige *Trikuspidalklappe* und die linke zweizipfelige *Mitralklappe* in die Herzkammern gepreßt. Die Enden dieser beiden Klappen werden durch Sehnenfäden von den Kammern her gehalten, das Blut kann also nicht in die Vorhöfe zurückfließen. Die Klappen wirken wie ein Ventil, das nur in Richtung Kammern offen ist.

Jetzt zieht sich die Kammermuskulatur zusammen (Systole), das Blut aus der rechten Kammer fließt durch die Pulmonalklappe zur Lunge, um Kohlendioxid (CO_2), abzugeben und Sauerstoff (O_2) aufzunehmen. Das sauerstoffreiche Blut aus der linken Kammer gelangt durch die Aortenklappe in die Körperhauptschlagader (Aorta).

Nun erschlafft die Kammermuskulatur (Diastole), und die halbmondförmigen Gefäßklappen, deren längerer Rand an die Gefäßwand angewachsen ist, verhindern ventilähnlich ein Zurückfließen des Blutes in die Herzkammern.

Die Herzfrequenz – also die Zahl der Zusammenziehungen des Herzmuskels – liegt normalerweise zwischen 60 und 70 in der Minute.

Herzanfälle

Als Herzanfall bezeichnet man jede anfallsweise auftretende Erscheinung am Herzen, also nicht nur Angina pectoris, sondern auch Herzneurosen, Herzjagen, Herzflimmern und Herzflattern oder Herzstillstand.

Der typische Anfall tritt nach Aufregung, Überanstrengung, Mißbrauch von Genußgiften oder schweren Mahlzeiten auf und wird von Druckgefühlen und Schmerzen über dem Herzen, die in den linken Arm ausstrahlen können, Schwindel, Übelkeit und Todesangst begleitet.

Während Patienten mit organischen Herzanfällen sich meist ruhig und besonnen verhalten und ängstlich Schonhaltung einnehmen, laufen die Patienten mit nervösen Anfällen häufig demonstrativ hin und her, reißen die Fenster auf und ringen krampfhaft nach Luft. Auch schwere Herzanfälle werden nicht selten nervös verursacht. Im Zweifelsfall muß aber immer ein organisches Leiden angenommen werden, bis der Arzt dies durch gründliche Untersuchungen ausschließt.

Herzneurose
(Cor nervosum)

Obwohl schon lange vor Barnards erster Herztransplantation 1967 bekannt war, daß das Herz nur ein Muskel ist, kommt ihm in Dichtung, Kunst und in der Vorstellungswelt der meisten Menschen eine besondere Bedeutung zu, die in vielen Redensarten des Volksmundes deutlich wird. Sorgen, Konflikte und neurotische Fehlhaltungen führen auffallend oft zu Herzbeschwerden.

Kennzeichnend für das nervöse Herz sind Mißempfindungen, wie Herzklopfen, Herzstolpern, Herzjagen, Atembeklemmung, Hitze- und Engegefühl über dem Herzen. Typisch ist oft, daß der Herzschlag sich beim Einatmen verlangsamt und bei der Ausatmung beschleunigt. Meist treten daneben noch andere nervöse Symptome, wie übermäßiges Schwitzen, Zittern der Hände, Verdauungs- und Schlafstörungen oder Gereiztheit und Stimmungslabilität, auf.

Außer den häufigen seelischen und nervlichen Belastungen erzeugen auch Vitamin- und Eisenmangel, Schilddrüsenstörungen und hormonelle Veränderungen in Pubertät und Wechseljahren das Symptombild des nervösen Herzens.

Das Cor nervosum muß behandelt werden, ehe dauernde funktionelle Störungen echte organische Schäden auslösen. Im akuten Anfall sind ansteigende Armbäder und kühle Herzkompressen angezeigt, Sekt oder Branntwein dürfen nur verabreicht werden, wenn der Puls nicht nennenswert beschleunigt ist.

Zur Dauerbehandlung und Vorbeugung eignen sich autogenes Training und Atemgymnastik ganz besonders, in schwierigen Fällen kann Psychotherapie notwendig werden. Bewegung im Freien, Güsse, Bäder und beruhigende, herzwirksame Heilpflanzen, wie Baldrian, Weißdorn und Mistelinjektionen, unterstützen die ursächliche Behandlung. Besonders durch Mistelinjektionen kann der Nervosität oft überraschend schnell und wirksam begegnet werden. Immer ist ärztliche Verlaufskontrolle notwendig.

Herzjagen
(paroxysmale Tachykardie)

Die plötzliche Beschleunigung der Herzfrequenz auf Werte zwischen 150 und 250 in der Minute kann Minuten, mehrere Stunden, seltener Tage dauern. Ursache ist ein Versagen der Steuerung der Reizbildung, wie es durch alle Reize ausgelöst werden kann, die gewöhnlich auch den Puls beschleunigen, zum Beispiel Aufregungen, Kaffee und Alkohol. Häufig spielt auch die Veranlagung eine Rolle. Gegen Ende des Anfalls kommt es meist zum starken Harndrang mit auffallend hellem Urin. Der Herzmuskel wird erschöpft, bestehende Herzkrankheiten können sich verschlimmern, schlimmstenfalls kommt es zum Herzinfarkt oder Herzflimmern mit tödlichem Ausgang.

Deshalb müssen die Anfälle so schnell wie möglich beendet werden. Manchmal genügt es, durch Eiskrawatte, Auslösen von Brechreiz oder Druck rechts und links über dem Schlüsselbein – also durch Reizung der Vagusnerven – den Anfall zu beenden, sonst wird der Arzt Arzneimittel (wie Chinin) verabreichen.

Vorbeugend ist vernünftige Lebensweise, Meiden aller Genußmittel und autogenes Training angezeigt. Auch Nerventee (Baldrian, Hopfen, Melisse), Kneippkuren, Sauna und allgemeine Abhärtung beugen dem Herzjagen vor.

Herzstolpern
(Extrasystolie)

Bei diesen zeitweisen Störungen des Herzrhythmus treten Herzschläge außer der Reihe auf. Vegetativ labile Menschen können schon durch tiefes Einatmen solche Extrasystolen provozieren. Bei langsamer Herzfrequenz treten Extrasystolen nach jeweils 2 oder 3 Herzschlägen auf, damit die Pause dazwischen nicht zu groß wird (Wenkebach-Periodik).

Extrasystolen können harmlose Folge einer nervösen Regulationsstörung sein und bleiben oft unbemerkt. Aber auch ernste organische Störungen, wie Herzklappenfehler und Herzmuskelentzündungen, rufen Extrasystolie hervor. Schließlich können auch Herdinfektionen an Mandeln und Zähnen oder Blähungen mit Verdrängung des Herzens durch den gasgefüllten Magen zur Extrasystolie führen. Der Arzt wird die Ursachen feststellen und behandeln.

Wenn Herzstolpern in Herzjagen oder Herzflimmern überzugehen droht, ist sofortige intensive ärztliche Behandlung notwendig. Gewöhnlich helfen autogenes Training, beruhigende Tees, Luftbäder, Klimakuren, Kompressen, Wickel und blähungswidrige Mittel oder Bäder mit Baldrian- und Rosmarinzusätzen, Herdinfektionen müssen ärztlich saniert werden.

Herzflattern – Herzflimmern

Herzflattern nennt man die starke Beschleunigung der Herzfrequenz auf Werte über 150 in der Minute, das isoliert entweder am Vorhof oder an der Kammer auftreten kann. Als Vorhofflattern bleibt die Erscheinung oft jahrelang unbemerkt. Nicht selten wird Vorhof- und Kammerflattern gemeinsam oder Vorhofflattern bei verlangsamter Kammerfrequenz beobachtet.

Als *Herzflimmern* bezeichnet man die ungeordnete, wogende Herzaktion mit Frequenzen über 300 in der Minute. Es kann isoliert am Vorhof oder an der Kammer und zusammen als Vorhof-Kammer-Flimmern auftreten. Kammerflimmern bedeutet eine Aufhebung des Kreislaufs und führt rasch zum Tode.

Ursachen beider Herzrhythmusstörungen sind Herzschwäche, Vergiftungen, Herzinfarkt, Schock, vorangegangenes Herzjagen oder Unfälle mit elektrischem Strom.

Beide Formen müssen ärztlich behandelt werden.

Herzbräune
(Angina pectoris)

Die Herzbräune oder Herzenge tritt anfallsweise auf und geht einher mit Atemnot, Schmerzen in der linken Brust, die in den Arm ausstrahlen, Gefühl der Enge und Beklemmung über dem Herzen und Todesangst. Ursache ist immer Sauerstoffmangel des Herzmuskels oder eine Herzschädigung durch Vergiftung, Überdehnung oder Rheumatismus.

Unterschieden wird die organische Form durch Verkalkung der Herzkranzgefäße im Rahmen der allgemeinen Arteriosklerose von der funktionellen Form durch Verkrampfung der Herzkranzgefäße im Gefolge von Nervosität, Genußmittelmißbrauch oder dauernden Überanstrengungen. In den meisten Fällen besteht Bluthochdruck, oft Fettsucht, manchmal

auch Blutarmut, die meisten der Patienten sind Raucher.

Sehr heftige, langdauernde Anfälle mit unerträglichen Schmerzen und Todesangst sind meist Zeichen des Herzinfarkts. Andere länger anhaltende Anfälle mit Taubheitsgefühl im linken Arm oder in der ganzen linken Körperseite sind meist mit Reizung der Nervenwurzeln im Bereich der Halswirbelsäule verbunden. Manchmal werden diese Nervenreizungen mit Angina pectoris verwechselt, ohne daß – trotz der täuschenden Symptomatik – tatsächlich Störungen am Herzen vorliegen.

Anfälle bei Anstrengungen sind fast immer Zeichen der Koronarsklerose, Anfälle durch Schreck, Ekel, Aufregungen oder Wetterveränderungen deuten auf nervöse Verkrampfungen hin. Nächtliche Anfälle mit Angstträumen und Aufschrecken aus dem Schlaf werden durch zu tiefes Absinken des nächtlichen Blutdrucks mit mangelhafter Herzdurchblutung – besonders bei schon bestehender Koronarsklerose – oder durch Verkrampfungen infolge nervöser Spannungen ausgelöst.

Zur Behandlung, die der Arzt überwachen muß, ist besonders die Umstellung der Lebensführung notwendig, die zum gesunden Wechsel von Anspannung und Erholung zurückzuführen ist. Blutarmut, erhöhte Blutfettwerte und Bluthochdruck müssen behandelt werden, Nikotin ist streng verboten. Die Nahrung darf nur wenig Fett enthalten, am besten Pflanzenfette, die zugleich durch ungesättigte Fettsäuren die Arteriosklerose bekämpfen. Außerdem ist viel Rohkost angezeigt. Seelische Konflikte, Ängste und Spannungen müssen durch autogenes Training oder Psychotherapie abgebaut werden. Zur besseren Durchblutung des Herzmuskels eignen sich Weißdornzubereitungen. Leichte Gymnastik, Bewegung im Freien, Arm-, Knie- und Schenkelgüsse, ansteigende Armbäder und Wechselfußbäder runden die Palette naturheilkundlicher Maßnahmen ab.

Herzinfarkt
(Myocardinfarkt)

Allein in der Bundesrepublik Deutschland erleiden jährlich rund 200 000 Menschen einen Herzinfakrt, in den meisten anderen Industrienationen sieht es ähnlich aus. Bisher betrifft der Infarkt vorwiegend Männer, aber die Zahl weiblicher Infarktpatienten nimmt zu. Vor allem nach den Wechseljahren, wenn die vermutete Schutzwirkung der weiblichen Geschlechtshormone nachläßt, erleiden immer mehr Frauen einen Infarkt. Für etwa 80 000 Menschen endet der Infarkt tödlich.

Diese Entwicklung, trotz weltweiter intensiver Forschungen bis heute ungebremst, begann mit dem wirtschaftlichen Aufschwung nach dem 2. Weltkrieg in aller Welt. Als Hauptursachen verdächtigt man falsche Ernährung, Übergewicht, Bewegungsmangel, Mißbrauch von Genußgiften (vor allem Nikotin) und den schädlichen übermäßigen Streß, also weitverbreitete Fehler der Lebensführung, die jedermann zur Vorbeugung selbst ausschalten könnte.

Ein Herzinfarkt entsteht im allgemeinen nicht aus heiterem Himmel, sondern kündigt sich Wochen bis Monate vorher schon durch uncharakteristische Warnzeichen an. Wenn man sie beachtet, bleibt meist noch genug Zeit, um den Infarkt zu vermeiden. Deshalb sollten folgende Beschwerden Anlaß zur sofortigen Konsultation des Arztes oder Heilpraktikers sein:

- Mißempfindungen in der Herzgegend, wie leichte Schmerzen, spürbares Herzklopfen, anfallsweises Herzjagen, manchmal auch Druck hinter dem Brustbein mit ausstrahlenden Schmerzen in den linken Arm oder andere Körpergebiete;
- Atemnot und ein Gefühl der Enge, das sich wie ein Reifen um die Brust legt;
- auffallende Kraftlosigkeit im linken Arm, so daß auch das Tragen leichter Gegenstände schwerfällt;
- Schwellungen an den Unterschenkeln, oft zeichnen sich dabei die Strumpfbänder deutlich ab;
- Schmerzen im Kehlkopf, Kiefer oder Nacken, Hustenreiz, Sehstörungen, Durchfall oder Verstopfung.

Der Abstand zwischen dem Auftreten dieser Symptome wird im Lauf der Zeit immer geringer, sie nehmen gleichzeitig an Schwere zu. Bei den meisten Betroffenen beobachtet man zusätzlich Verhaltensänderungen mit folgenden Symptomen:

- chronische geistige Ermüdung mit Konzentrations- und Leistungsschwäche, die sich bei körperlicher Ermüdung noch verstärkt;
- allgemeine nervöse Erschöpfung, Reizbarkeit, Unausgeglichenheit und Ungerechtigkeit im Umgang mit anderen Menschen;
- Unfähigkeit zur Entspannung, Beschäfti-

gungsdrang auch in der Freizeit; die Betroffenen verzetteln sich förmlich und verlieren den klaren Blick für das Wesentliche;

- Neigung zu depressiven Verstimmungen, Selbstzweifeln, Überempfindlichkeit mit leichter Kränkbarkeit aus nichtigen Anlässen;
- Schlafstörungen oder Abgeschlagenheit am Morgen trotz ausreichendem Nachtschlaf;
- verminderte, manchmal auch abnorm gesteigerte sexuelle Aktivitäten.

Alle diese Symptome können, müssen aber nicht unbedingt Vorboten eines Herzinfarkts sein. Sicherheit gibt nur die fachmännische Untersuchung.

Zum Infarkt kommt es, wenn ein Herzkranzgefäß plötzlich durch ein Blutgerinnsel (s. a. Embolie, Thrombose, S. 404) oder einen Gefäßkrampf vollständig verschlossen wird. Je nachdem, welches Gefäß betroffen ist, wird ein unterschiedlich großer Teil des Herzmuskels von der Blutzufuhr abgeschnitten und stirbt bald ab. Inzwischen kann das bei schnellstmöglicher Therapie noch verhindert werden. Die Methode dazu – enzymatische Auflösung des Gefäßverschlusses durch Einbringen entsprechender Arzneimittel direkt ins Herz – wurde aber erst kürzlich entwickelt und gehört heute noch nicht zur Routinetherapie.

Typische Symptome eines Herzinfarkts sind:
- plötzliche heftige Schmerzen unter dem Brustbein und in der Herzgegend, die in den linken Arm, bis hinauf zum Hals oder auch in den Bauch ausstrahlen und von Vernichtungsgefühl und Todesangst begleitet werden;
- Atemnot mit schneller, flacher Atmung;
- blasse bis graubläuliche Gesichtsfarbe, bläuliche Lippen, kalter Schweißausbruch;
- auffallende Ruhe oder Unruhe; die Patienten vermeiden aber immer körperliche Anstrengungen, da diese den Schmerz verschlimmern;
- kaum fühlbarer Puls, sinkender Blutdruck, zunehmende allgemeine Schwäche.

Der Infarkt kann aber auch ganz untypisch oder fast unbemerkt ablaufen und ist dann erst später an Enzymveränderungen und Merkmalen im weißen Blutbild sicher nachzuweisen. Die Schwere der Symptome sagt nichts über die Ausdehnung des Infarkts aus. Ein großer Infarkt kann auch einmal nahezu unbemerkt ablaufen und ausheilen, ohne daß eine nennenswerte Beeinträchtigung der Herzleistung folgt, während ein kleiner heftigste Schmerzen verursachen und – je nach Sitz am Herzen – zum oft tödlichen Herzflimmern führen kann.

Der Infarkt vernarbt mit minderwertigem Gewebe, das unter Umständen nachgibt. Dann entsteht als Komplikation ein Aneurysma (Ausbuchtung) der Herzwand. Bei ausgedehnten Infarkten kann die Narbe reißen, der Herzbeutel füllt sich dann mit Blut (Tamponade), die Hohlvenen werden dadurch abgedrückt und das Herz steht still.

Rückfälle treten vor allem dann auf, wenn der Patient keine Konsequenzen aus dem ersten Infarkt gezogen und seine Lebensweise grundlegend verändert hat. Die Sterblichkeit erhöht sich mit jedem weiteren Infarkt.

Oft entscheiden die ersten 30 Minuten nach einem Herzinfarkt über Leben und Tod. Da der

Notarzt unter Umständen nicht so rasch kommt, ist die besonnene Soforthilfe durch Angehörige vielleicht lebensrettend. Folgende Maßnahmen sollten beim Verdacht auf Herzinfarkt ergriffen werden:

- sofort den Hausarzt, Notarzt oder Rettungsdienst verständigen und vom Infarktverdacht unterrichten, aber möglichst so, daß der Betroffene nichts davon hört;
- den Kranken vorsichtig so bequem wie möglich lagern; die meisten empfinden eine halb sitzende Stellung am erträglichsten;
- beengende Kleidungsstücke öffnen;
- für ausreichende Frischluftzufuhr sorgen und den Patienten durch eine Decke warmhalten;
- Ruhe und Besonnenheit bewahren und den Kranken beruhigen, ruhig mit ihm sprechen, seine Hand halten, unter keinen Umständen allein lassen oder zu Bewegungen auffordern.

Die Therapie bleibt dem Arzt vorbehalten und erfolgt im allgemeinen in der Klinik. Der Friedrichshafener Herzspezialist Dr. Rothmund und der Berliner Professor Dr. Dohrmann entwickelten vor einigen Jahren aber eine Soforthilfemethode, die in 60–80% aller Fälle einen Klinikaufenthalt unnötig macht, sondern nur noch Hausbesuche des Arztes zur Überwachung erfordert. Der Patient erhält danach zur Soforthilfe bei Verdacht auf Herzinfarkt in der 1. Stunde alle 10 Minuten 2 Strophantinkapseln, ab der 2. Stunde alle 15–30 Minuten 2 Kapseln, und zwar so lange, bis er (nach durchschnittlich 4–6 Stunden) wieder schmerzfrei ist. „Anwärter" auf einen Herzinfarkt sollten sich vom Arzt rechtzeitig Strophantin verschreiben lassen, damit sie im Notfall sofort mit der Behandlung beginnen können, noch ehe der Arzt zur Stelle ist. Leider wird diese Methode bisher noch viel zu selten verwendet.

Die Naturheilkunde leistet vor allem bei der Nachbehandlung des Infarkts wichtige Arbeit durch Ernährungsreform, Veränderung falscher Lebensgewohnheiten und mehr Bewegung, die natürlich dem verbliebenen körperlichen Leistungsvermögen angepaßt und anfangs unter fachmännischer Überwachung durchgeführt werden. muß. Die wichtigsten vorbeugenden Maßnahmen wurden bereits bei Angina pectoris beschrieben.

In jüngster Zeit empfiehlt man auch vermehrt, zur Infarktvorbeugung Aspirin einzunehmen, das nach neueren Untersuchungen tatsächlich eine gewisse infarktvorbeugende Wirkung aufweist. Allerdings wird dadurch das eigentliche Problem nicht gelöst – von möglichen Nebenwirkungen längerer Einnahme von Aspirin einmal ganz abgesehen.

Auf Dauer kann das Infarktproblem nur dann gelöst werden, wenn man die folgende Mahnung des Heidelberger Herzspezialisten Professsor Dr. Schettler beachtet, der einmal sagte: „Herzinfarkt ist die Folge schwerer Verhaltensstörungen. Wenn wir ein beherrschtes Leben führen, verliert diese Volkskrankheit eines Tages ihre Schrecken. Aber das ist nicht einfach ein Problem, das durch Einnahme von Pillen gelöst werden kann. Es ist ein Erziehungsproblem – und das geht jeden einzelnen von uns an."

Herzschwäche
(Insuffitientia cordis)

Allmähliches oder plötzliches Versagen der Herzleistung steht statistisch an erster Stelle der Todesursachen, da schwere oder langdauernde Krankheiten häufig zur Herzschwäche führen. Im Herzen selbst liegende Ursachen sind Entzündungen, Herzfehler und Koronarerkrankungen.

Das Herz kann die Folgen seiner Schwäche oft längere Zeit ausgleichen (kompensieren), wobei es durch Arzneimittel (Digitalis) unterstützt wird.

Typische Symptome der Dekompensation (Herzversagen) sind Knöchelödeme gegen Abend, blaue Lippen, geringe Harnausscheidung am Tag, häufiges Wasserlassen in der Nacht, Kurzatmigkeit und beschleunigter Herzschlag bei Anstrengungen, der in Ruhe nur sehr langsam zur Norm zurückkehrt. Außerdem treten Ohrensausen, Kopfschmerzen, Verdauungsstörungen, Magendrücken und Durchfälle auf, die zunächst nicht an eine Insuffizienz denken lassen.

Herzschwäche kann die rechte oder linke Seite des Herzens oder das ganze Herz betreffen. Bei *Rechtsinsuffizienz* kommt es zu Stauungen im Körperkreislauf mit Ödemen, Wassersucht, Stauungsleber, Nierenstauung, Milzschwellungen, bei *Linksinsuffizienz* treten Stauungen im Lungenkreislauf mit Reizhusten, Stauungsbronchitis, Herzasthma und Blaufärbung der Lippen auf. *Beidseitige Insuffizienz* geht mit den kombinierten Symptomen einher. Herzschmerzen verursacht eine Herzschwäche nur selten.

Der Arzt muß den Verlauf der Herzschwäche stets überwachen. Die Verordnung von Digitalis (Fingerhut) ist aus der Behandlung der Herzinsuffizienz heute nicht mehr wegzudenken. Leichtere Fälle im Anfangsstadium und Alterserscheinungen mit Herzschwäche sprechen auf Weißdorn sehr gut an.

Zur Entlastung des Herzens ist salzarme Ernährung mit reichlich Rohkost angezeigt, Obst- und Saftfasttage sollten mehrmals monatlich eingeschaltet werden.

Von den Wasseranwendungen sind kalte Waschungen von Brust, Leib, Armen und Beinen, Arm- und Schenkelgüsse, Armbäder und Wassertreten zu nennen. Mit ärztlicher Erlaubnis kann ein Senfwickel an Waden oder Rücken angewendet werden. Atemgymnastik nach ärztlicher Anleitung stützt den Kreislauf.

Entzündungen am Herzen

Herzbeutelentzündung
(Perikarditis)

Ursachen der Perikarditis sind Infektionen, vom Brustfell fortgeleitete Entzündungen, Rheumatismus und Wassersucht. Dabei entsteht ein Flüssigkeitserguß in den Herzbeutel, der die Herztätigkeit stark behindern kann und zur Herzschwäche führt. Die Flüssigkeit wird vom Gewebe bald wieder aufgesogen; dabei kann ein Niederschlag von Fibrin (Blutfaserstoff) zurückbleiben, der Rauhigkeit verursacht und bei jedem Herzschlag abnorme Herzgeräusche (Lokomotiv-, Mühlradgeräusch) erzeugt. Die akute Herzbeutelentzündung ist sehr schmerzhaft.

Dauert eine Perikarditis längere Zeit, kommt es zur schwieligen Verwachsung der Herzbeutelblätter mit Kalkeinlagerungen (Panzerherz). Das Herz wird förmlich eingepanzert und in seiner Funktion stark beeinträchtigt.

Der Arzt muß die Behandlung immer überwachen, bei drohendem Panzerherz ist rechtzeitige Operation notwendig. Mit ärztlicher Erlaubnis wird die Haut über dem Herzen durch Senfpflaster gereizt. Schwitzen und harntreibende Tees wirken bei der Herzbeutelwassersucht ableitend. Obst- und Fastentage, Rohkost, Wadenwickel gegen das Fieber, Lendenwickel, Leibauflagen und kühle Herzkompressen unterstützen die Behandlung.

Herzmuskelentzündung
(Myokarditis)

Die Entzündung des Herzmuskels entsteht oft aus unbekannter Ursache, manchmal durch Quecksilber- oder Phosphorvergiftung, häufiger nach schweren Infektionskrankheiten, wie Rheuma, Diphterie, Typhus und Scharlach. Symptomatisch sind Herzschwäche und dauernde Herzschmerzen, Atemnot, Blässe und Beklemmungsgefühl über dem Herzen.

Die Myokarditis muß energisch behandelt werden und erfordert monatelange Schonung, am besten im Sanatorium. Vorbeugend müssen die genannten ursächlichen Infektionskrankheiten unter ärztlicher Aufsicht völlig ausgeheilt werden.

Die ärztlichen Maßnahmen zur Heilung der Myokarditis werden unterstützt durch Weißdorntee zur Kräftigung des Herzmuskels und harntreibende Zubereitungen zur Entlastung. Ferner sind Oberkörper- und Ganzwaschungen, Teilbäder, Wechselfußbäder, Wassertreten und salzarme, rohkostreiche Ernährung angezeigt.

Herzinnenhautentzündung
(Endokarditis)

Die rheumatische Form der Herzinnenhautentzündung beginnt mit der Bildung kleiner Knötchen auf den Herzklappen, die dadurch nicht mehr fest schließen, so daß in der Diastole Blut ins Herz zurückströmt. Bei der infektiösen Form sind als Ursachen verschiedene Bakterien nachzuweisen, vor allem Streptokokken, aber auch Tuberkulose- und Typhuserreger, die sich speziell an den Herzklappen ansiedeln und diese mehr oder weniger stark in ihrer Funktion behindern. Die infektiöse Form verläuft schneller als die rheumatische, das Fieber tritt in unregelmäßigen Abständen immer wieder auf.

Typische Symptome sind Herzrhythmusstörungen, Beschleunigung des Herzschlags auf über 100 in der Minute, mäßiges Fieber, Müdigkeit, Schweißausbrüche, später bei manchen Formen durch Anämie fahlgelbe Hautfarbe (Café-au-lait-Hautkolorit), Blutharnen, im Spätstadium Haut- und Netzhautblutungen,

Leber-, Milz-, Nieren- und Hirnembolien mit oft tödlichem Ausgang.

Die Behandlung besteht in der Verabreichung hoher Dosen von Antibiotika. Unterstützt wird sie durch salzarme, rohkostreiche Ernährung, Waden-, Bein- und Kurzwickel, Leibauflagen und Ganzwaschungen.

— Kreislaufstörungen —

Das Herz pumpt durch sein rhythmisches Zusammenziehen das Blut in einem geschlossenen Kreislaufsystem durch den Körper. Man unterscheidet 3 Arten von Blutgefäßen.

Arterien leiten mit Sauerstoff gesättigtes Blut vom Herzen bis zu den Haargefäßen (Kapillaren). Da man an der Arterie die durch die Herztätigkeit verursachten Blutwellen als Pulsschläge tasten kann, bezeichnet man diese Gefäße auch als *Puls-* oder *Schlagadern*. Die größten Arterien unseres Kreislaufsystems messen 2–3 cm im Durchmesser, die kleinsten weniger als 1 mm.

Die Arterienwand besteht aus 3 Schichten:

Intima, die Innenschicht aus dünnen, platten Zellen (Endothel).

Media, die Mittelschicht der Gefäßwand; sie besteht bei größeren Arterien vorwiegend aus elastischen Geweben, damit die Pulswelle nachgiebig aufgefangen werden kann. An kleineren Arterien überwiegt dagegen der Muskelanteil, damit sie sich unter dem Einfluß vegetativer Nerven erweitern und verengern können, wie wir es zum Beispiel als Reaktion auf Wasseranwendungen kennen.

Adventitia, die bindegewebige äußere Schicht der Arterienwand, in der die vegetativen Nerven und kleinsten Gefäße zur Ernährung der Gefäßwände verlaufen.

Venen leiten das sauerstoffarme Blut aus den Kapillarnetzen zum Herzen zurück. Auch ihre Wände bestehen aus Adventitia, Media und Intima. Da hier aber die Kraft der Pulswelle fehlt, ist die Venenwand bedeutend schwächer, vor allem ihre Mittelschicht. In den Venen fließt das Blut nach oben, hat also den Widerstand der Schwerkraft zu überwinden. Da die Kraft des Herzschlags in den Kapillaren ausläuft, muß der Blutstrom auf andere Weise in den Venen in Gang gehalten werden.

Mit jeder Einatmung wird Blut aus den Venen ins Herz gesaugt; diese Saugwirkung allein reicht aber noch nicht aus, um den Kreislauf intakt zu halten. Die Tätigkeit der Muskeln, neben denen die Venen verlaufen, hält das venöse Blut ebenso in Bewegung wie die Pulswelle der benachbarten Arterien. In den Hautvenen wird noch der Luftdruck wirksam.

Damit das venöse Blut nicht in den unteren Extremitäten versacken kann, befinden sich schließlich noch im Innern aller Venen Falten aus Gefäßinnenhaut, die das Blut nur nach oben durchlassen, sich beim Rückstau aber so auffüllen, daß sie wie ein Ventil den Rückfluß nach unten verhindern. Diese Falten werden als *Venenklappen* bezeichnet. Sie befinden sich vor allem dort, wo eine Vene in eine andere mündet, damit das Blut hier keinen falschen Weg nimmt.

Kapillaren oder **Haargefäße** sind sehr dünnwandige Blutleiter mit einem Durchmesser zwischen 0,005 und 0,03 mm. Durch die einschichtige, dünne Wand, die dem Endothel der größeren Gefäße entspricht, können Nährstoffe – vor allem Sauerstoff – an das Gewebe abgegeben und Schlacken zum Abtransport aus den Zellen aufgenommen werden (innere Atmung). Durch die Arterien erhalten die dichten Kapillarnetze der Gewebe und Organe das sauerstoffreiche Blut, durch die Venen fließt sauerstoffarmes Blut aus den Kapillarsystemen wieder ab, um in den Lungen „gereinigt" zu werden.

Nicht alles Blut durchfließt ein solches Kapillarnetz. An den Kapillaren vorbei bestehen zuweilen direkte Verbindungen zwischen Arterien und Venen (arterio-venöse Anastomosen). Wenn das Blut nacheinander zwei Kapillarnetze durchfließt – zum Beispiel in den Nieren oder der Leber –, dann spricht man von „Wundernetzen".

Wir unterscheiden 2 Kreislaufsysteme im Körper, die aber eine funktionelle Einheit bilden. In den Kapillaren der Lunge wird das sauerstoffarme venöse Blut mit Sauerstoff angereichert und gibt Kohlendioxid ab. Dazu fließt das Blut aus der rechten Herzkammer durch die Lungenarterie in die Lungen und gelangt nach Sättigung mit Sauerstoff über die Lungenvene zum linken Vorhof des Herzens. Der Lungenkreislauf transportiert also im Unterschied zum Körperkreislauf in Venen sauer-

stoffreiches, in Arterien sauerstoffarmes Blut. Nach Eintritt in die linke Herzkammer wird das Blut in die Hauptschlagader gepreßt, die es durch Abzweigungen im ganzen Körper verteilt.

Die Venen des Körpers geben ihr Blut an die obere (von den oberen Extremitäten her) und untere große Hohlvene ab. Beide Hohlvenen münden in den rechten Vorhof, von wo aus das Blut in die rechte Kammer gelangt und in die Lungenarterie gepreßt wird. So schließt sich der Kreislauf des Blutes wieder.

Zum Transport der aus der Nahrung gewonnenen Substanzen (Zucker, Eiweiß, Mineralstoffe) von den Verdauungsorganen zur chemischen Verarbeitung in die Leber und zur Sammlung des Blutes aus Bauchspeicheldrüse und Milz dient die *Pfortader* (Vena portae), ein Gefäßnetz, das sich in der Leber bis in die feinsten Kapillaren aufzweigt. Zwischen ihren Zuflüssen und denen der Körperhohlvenen bestehen Verbindungen.

Die wichtigste ist die Verbindung zwischen den zum Hohlvenennetz gehörenden Speiseröhrenvenen und den zum Pfortadersystem zählenden Magenvenen. Daraus erklärt sich, daß manche Leberkrankheiten mit Krampfadern der Speiseröhrenvenen einhergehen können. Das Pfortadersystem wird fälschlich oft als Pfortaderkreislauf bezeichnet, obwohl es keinen geschlossenen Kreislauf bildet.

Störungen der Blutversorgung von Gliedmaßen und Organen sind funktionell oder organisch bedingt. Typisch für funktionelle Störungen der Gefäßnerven ist, daß die Durchblutung sich nach Bewegung deutlich bessert. Organische Störungen, wie Arteriosklerose oder Venenentzündungen, dagegen werden durch Bewegung verschlimmert, bestehen dauernd und nehmen unbehandelt immer mehr zu.

Im Frühstadium der allgemeinen Durchblutungsstörungen reagieren die Blutgefäße auf Reize schon zu stark, im Spätstadium wird jeder Reiz durch Gefäßverkrampfung beantwortet. Man findet solche Störungen im Gefolge hormoneller, nervöser und psychischer Störungen ebenso wie bei Eisen- und Vitaminmangel, Nierenschrumpfung, Blutzuckerstörungen und Nikotinmißbrauch.

Arteriosklerose

In den reichen Industriezivilisationen leidet fast jeder um das 60. Lebensjahr an einer Sklerose des Aortenbogens durch bindegewebige Veränderungen der Gefäßwand und Einlagerung von unlöslichen Kalksalzen. Erste krankhafte Gefäßveränderungen mit Ersatz der elastischen Fasern durch Bindegewebe und Cholesterin treten oft schon zu Anfang des 3. Lebensjahrzehnts auf.

Dadurch werden die Gefäßwände brüchig, das Gefäßvolumen verengt sich zunehmend, der Blutdruck steigt. An stark geschädigten Stellen der Gefäße drohen Ausweitungen (Aneurysmen) und Zerreißungen (Rupturen), zum Beispiel mit Folge von Schlaganfall, oder völliger Gefäßverschluß, der zum Absterben der betroffenen Gewebsabschnitte führt.

Hauptursachen dieses Krankheitsgeschehens sind Dauerstreß, Bluthochdruck, Nikotin-

mißbrauch, fett- und kohlenhydratreiche Kost, Zuckerkrankheit, Bewegungsarmut.

Als Symptome sind Gereiztheit, Stimmungsschwankungen, Konzentrations- und Gedächtnisschwäche, rasche Ermüdbarkeit, Schlafstörungen, kalte, bläulich oder weiß verfärbte Hände und Füße, anfallsweise Herzschmerzen und heftige Wadenschmerzen beim Gehen festzustellen, die auf mangelnde Blutversorgung der Gewebe zurückzuführen sind.

Einmal eingetretene Gefäßveränderungen können nicht mehr rückgängig gemacht werden. Mit den heutigen Mitteln der Medizin ist nur das Fortschreiten der Schäden zu hemmen. Im Notfall kann ein veränderter Gefäßabschnitt operativ durch ein gesundes Gefäß ersetzt werden.

An erster Stelle der Vorbeugungsmaßnahmen stehen cholesterinarme Nahrung mit wenig tierischen Fetten, die durch Pflanzenfette und Keimöle mit reichlich ungesättigten Fettsäuren ersetzt werden sollten. Diese Fettsäuren verhindern wirksamer als Medikamente Cholesterinablagerungen in den Gefäßen. Nikotin und dauernde körperliche oder seelische Überanstrengungen sind zu meiden. Auch geringfügige, schwankende Blutdruckerhöhungen müssen energisch behandelt werden, Zuckerkranke sollten auf optimale Einstellung ihrer Blutzuckerwerte achten.

Unterstützt wird diese Vorbeugung durch leichte Gymnastik, viel Bewegung im Freien und Wasseranwendungen, die den Blutkreislauf fördern, vor allem Arm-, Fuß- und Wechselfußbäder, Knie-, Schenkelgüsse und Ganzwaschungen. Unter den Heilpflanzen sind

Knoblauch, Mistel, Weißdorn und Acker-schachtelhalm hervorzuheben.

Hirngefäßsklerose
(Zerebralsklerose)

Bei der Verkalkung der Hirnarterien stehen Symptome wie Kopfschmerz, Schwindel, Vergeßlichkeit, Konzentrationsschwäche, Reizbarkeit, rasche Ermüdbarkeit, depressive Verstimmungen und im fortgeschrittenen Stadium Schwachsinn mit Charakterveränderungen und Persönlichkeitsabbau im Vordergrund der Beschwerden. Symptome der allgemeinen Arteriosklerose sind fast immer vorhanden, die Patienten neigen zu Schlaganfällen.

Die naturheilkundlichen Maßnahmen gleichen denen bei der allgemeinen Gefäßsklerose. Oft sind zusätzlich beruhigende Teemischungen – zum Beispiel Baldrian-Hopfen-Kombinationen – oder das stimmungsaufhellende Johanniskrautöl angezeigt.

Venenentzündung
(Phlebitis)

Die Entzündung einer oder mehrerer Venen entsteht durch Ansiedlung von Bakterien, die meist aus Herden an Zähnen oder Mandeln stammen, in Gefäßen mit verlangsamtem Blutstrom. Meist sind diese Venen durch Krampfadern schon verändert. Beste Vorbeugungsmaßnahme ist Bewegung, deshalb treten Venenentzündungen als Komplikationen nach Operationen und bei schweren Krankheiten auf, wenn der Patient zur Bettruhe gezwungen ist.

Patienten mit akuter Venenentzündung müssen Bettruhe einhalten und die Beine hochlagern, sonst drohen Embolien. Rötung, strangförmige Venenverdickung und stechende Schmerzen sind Symptome einer Phlebitis.

Zur Behandlung eignen sich kalte Auflagen, Wickel und Alkoholumschläge, die laufend erneuert werden müssen. Als Zusätze werden Lehm, Quark und Bockshornkleesamen empfohlen. Blutegel, die auch in Salbenform im Handel sind (Ex-Hirudo-Salbe), kürzen den Verlauf der Krankheit wesentlich ab. Wegen der Thrombose- und Emboliegefahr muß der Arzt zugezogen werden, der Antibiotika, entzündungs- und gerinnungshemmende Salben verordnen kann.

Krampfadern
(Varizen)

Diese Veränderungen der Venen entstehen bei angeborener Bindegewebsschwäche, werden aber durch Fettleibigkeit, Schwangerschaft, chronische Stuhlverstopfung und dauerndes Stehen im Beruf begünstigt. Infolge der nicht mehr dicht schließenden Venenklappen versackt ein Teil des venösen Blutes in den Unterschenkeln, die Venen werden erweitert und krankhaft geschlängelt.

Unbehandelt nimmt die Haut der befallenen Bezirke allmählich blauviolette Färbung an, und als Vorstufe des offenen Beins entsteht das juckende Stauungsekzem. Schon im Frühstadium treten Venenentzündungen und Thrombosen auf, die zur lebensgefährlichen Embolie führen können.

Frühzeitige Behandlung ist notwendig, zuweilen hilft nur die Verödung der Krampfadern durch den Facharzt, die unter Umständen nach Jahren wiederholt werden muß. Eine wirkungsvolle Vorbeugungsmaßnahme ist die Erhöhung des Betts am Fußende um 30cm, so daß die Venen sich in der Nacht entleeren können. Wassertreten, Knie- und Schenkelgüsse, Wechselfußbäder und Beingymnastik unterstützen diese Maßnahmen. Salben enthalten meist Beinwell und Roßkastanie mit Gerinnungshemmern.

Bei Blutungen der Krampfadern legt man eine sterile Kompresse auf, die durch eine Binde festgehalten wird; blutet diese Kompresse durch, wird unter steigendem Zug eine zweite mit einer neuen Binde fixiert. Dabei darf die Arterie nicht abgebunden werden. Zusätzlich legt man die Beine hoch.

Wickel und Gummistrümpfe nehmen dem Gewebe jede Arbeit ab und verschlimmern oft noch das Leiden, deshalb sollten sie nur nach ärztlicher Verordnung und Anleitung verwendet werden.

Unterschenkelgeschwür
(Ulcus cruris)

Durch mangelnde Sauerstoffversorgung der Haut über den Krampfadern bricht diese allmählich durch, es entsteht ein Geschwür (offenes Bein), das bis auf den Knochen durchfressen kann und nicht selten zur Wundrose oder Blutvergiftung führt. Oft ist Operation die einzige Hilfe gegen das sehr hartnäckige Geschwür, versuchsweise kann man mit ärztlicher Erlaubnis Bockshornklee-, Zinnkraut-, Lehm-, Sauer-

kraut- oder Quarkauflagen und Beinwellsalbe anwenden.

Altersbrand

Durch Verschluß arteriosklerotisch veränderter Gefäße sterben zunächst größere Partien der Haut ab, später greift der Brand auf tiefere Gewebe über. Bevorzugt befallen werden Zehen und Unterschenkel, seltener Finger, Nasenspitze und Gesicht. Das Gewebe wird schwarz und trocken, bei Fäulnis geht der trockene in den feuchten Brand (Gangrän) über, der häufiger zur Blutvergiftung führt.

Bei rechtzeitiger Diagnose der schmerzlosen Veränderungen, die mit Kälte und Blaufärbung beginnen, ist Behandlung durch gefäßaktive Salben, Schenkelgüsse, Halbbäder und Bürstenmassage möglich. Später muß das befallene Glied amputiert werden, ehe es zur Infektion und Übergreifen auf benachbarte Gewebe kommt.

Thrombose

Blutpfröpfe (Thromben) entstehen bevorzugt in Venen, die durch Krampfadern oder Entzündungen vorgeschädigt sind. An einer geschädigten Stelle der Gefäßwand – manchmal auch im Herzen – bilden sich allmählich Blutfaserstoff-(Fibrin-)Ablagerungen, manchmal mit eingelagerten Blutkörperchen. Durch neue Schichten wird das Gefäß allmählich bis zum völligen Verschluß eingeengt. Gefährlich wird der Thrombus dann, wenn die im Blut zirkulierenden Stoffe, die den Thrombus auflösen, die Gerinnung nicht mehr aufhalten können. Hohe Blutfettspiegel begünstigen solche übermäßigen Gerinnungsvorgänge. Wenn der Thrombus losgerissen wird, gelangt er als Embolus in den Blutkreislauf, zunächst zum Herzen und von dort in die Lungen oder andere Organe.

Jede Thrombose muß wegen der drohenden Embolie sofort behandelt werden. Am besten eignet sich Ausschneiden oder Abbinden der betroffenen Vene. Gerinnungshemmende Arzneimittel verhindern das Fortschreiten der Thrombose. Thrombolyktika, zu denen auch Blutegelextrakte zählen, lösen den Thrombus wieder auf. Diese Maßnahmen bleiben dem Arzt vorbehalten.

Das betroffene Glied muß völlig ruhig gehalten werden. Lehmwickel und Essigwasserumschläge sind angezeigt, Güsse und kalte Auflagen oder Wickel regen die Blutzirkulation wieder an (zuvor immer den Arzt fragen!).

Embolie

Die Embolie durch Verschleppung eines losgerissenen Blutpfropfs wird dann lebensgefährlich, wenn das von dem betroffenen Blutgefäß versorgte Gebiet nicht durch andere Blutgefäße (Kollateralgefäße) ernährt werden kann. In dem abgeschnittenen Gebiet kommt es zum Gewebszerfall, Infarkt (Herz, Lungen, Milz, Leber) oder zur Erweichung (Hirnschlag).

Meist besteht der Embolus aus Blutpfröpfen, die sich losgerissen haben. Aber auch Gewebstrümmer (nach Verletzungen), Krebszellen, Fremdkörper, Fett oder Luft können verschleppt werden.

Embolien werden in der Klinik behandelt, wo es oft möglich ist, den Embolus operativ zu entfernen. Ist operative Behandlung unmöglich, kann der Embolus während der ersten 5 Tage mit guten Erfolgsaussichten durch Medikamente aufgelöst werden. Der Bildung neuer Blutpfröpfe beugt man durch Injektion gerinnungshemmender Mittel vor.

Bis zur ärztlichen Behandlung muß der Betroffene völlig ruhig liegen. Erlaubt sind kalte Essigwickel um die betroffenen Glieder, alle anderen Maßnahmen muß der Arzt veranlassen.

Embolien machen sich meist durch Schmerzen, bei Gliedmaßenembolien durch Kälte und Blässe, bei Lungenembolie durch Atemnot und blutigen Auswurf bemerkbar. Vorboten und Symptome des Schlaganfalls sind Schwindel, Ohrensausen, Kopfschmerzen, Blutandrang zum Kopf, Sinnestäuschungen, Lähmungen und Sprechstörungen.

— Blutdruckstörungen —

Als Blutdruck bezeichnet man den in den Schlagadern herrschenden Druck, der durch den Blutstrom erzeugt wird. Er hängt vor allem von der Herzkraft und der Elastizität der Gefäße ab. Durch Verengung der Blutgefäße und Verstärkung der Herzleistung wird der Blutdruck erhöht, bei entgegengesetzten Erscheinungen verringert.

Nervenpunkte an der Halsschlagader (Karotis) registrieren den Blutdruck, das Zentrum der Blutdrucksteuerung sitzt im untersten Hirnabschnitt. Durch Adrenalin, Azetylcholin, Histamin und Nerven des vegetativen Systems kann der Blutdruck ebenso wie durch Hormone der Hirnanhangdrüse, Nebenniere (z. B. Cortison) und Niere beeinflußt werden.

Die Messung des Blutdrucks geht auf den Kinderarzt Riva-Rocci (Pavia, 1896) zurück. Eine Gummimanschette wird um den Oberarm gelegt und so lange mit Luft gefüllt, bis der Druck die Arterie zusammendrückt und kein Blut mehr durchströmen kann. Dann legt man ein Stethoskop (Hörrohr) auf die Ellenbeugenarterie und läßt die Luft langsam aus der Manschette entweichen. Sobald das Blut stoßweise durch die Arterie strömt, hört man im Stethoskop ein Klopfen, wenn das Blut wieder gleichmäßig strömt, hört dieses Klopfen auf. Der Blutdruck, bei dem das Klopfen beginnt, wird als *systolisch* bezeichnet, der Druck am Ende des Klopfens als *diastolisch*. Diese Blutdruckwerte stehen in direkter Beziehung zum Druck, den das Herz in der Systole ausübt, und dem der in der Diastole noch besteht. Die Druckwerte sind in jeder Arterie verschieden.

Nicht nur die Druckwerte, auch die Differenz zwischen systolischem und diastolischem Wert (Amplitude) ist von Bedeutung. Eine große Amplitude kann durch weite Kapillaren entstehen, wenn der Druck rasch abfällt, aber auch durch arteriosklerotisch veränderte, starre Gefäßwände, welche die Druckwelle nicht mehr elastisch dämpfen können. Deshalb wird die Amplitude mit zunehmendem Alter größer. Eine zu geringe Amplitude ist die Folge verengter Kapillargefäße oder zu schwacher Herzleistung.

Der Blutdrucknormwert liegt bei 120 mm Hg systolisch und 80 mm Hg diastolisch. Die Bezeichnung mm Hg bedeutet, daß eine Quecksilbersäule durch den Druck des Blutes um die entsprechende Höhe in mm angehoben wird. Wir kennen diese Bezeichnung auch bei der Messung des Luftdrucks mit dem Quecksilberbarometer.

Bluthochdruck
(Hypertonie)

Als Bluthochdruck versteht man heute jede Erhöhung des arteriellen Drucks über 120/80 mm Hg. Im Alter sind leichte Überschreitungen dieser Norm noch vertretbar, falsch ist aber die verbreitete Meinung, Werte von 100 mm plus Lebensalter seien normal. Statistiken belegen vielmehr, daß schon bei Werten von 130 mm Hg 50% mehr Menschen an Herzkrankheiten sterben als bei 110 mm.

Hauptursachen der Hypertonie sind Dauerstreß, Nikotinmißbrauch, Fettleibigkeit, Aufregungen, Reizüberflutung, ungelöste Konflikte, Nierenleiden, chronische Infektionen und hormonelle Störungen in Pubertät und Wechseljahren.

Im ersten Stadium des Bluthochdrucks sind die Hautgefäße erweitert (roter Hochdruck), gelegentlich treten Schwindel, Kopfschmerzen und Kurzatmigkeit auf. Unbehandelt kommt es bald zur Nierenschädigung, die Nieren sondern eine Substanz ab, die zur Verkrampfung der Gefäße mit Mangeldurchblutung und Blässe (blasser Hochdruck) führt, Kopfschmerzen, Schwindelanfälle häufen sich, als erste Warnzeichen des später drohenden Schlaganfalls treten Ohrensausen, Ermüdbarkeit und Gedächtnisschwäche hinzu. Im Harn sind erste Anzeichen der drohenden Nierenschrumpfung nachweisbar, das überlastete Herz zeigt erste Insuffizienzerscheinungen.

Die Behandlung muß so früh wie möglich beginnen und notfalls ein Leben lang durchgehalten werden. Wichtig ist die salz- und gewürzarme Kost mit viel Rohkost. Nikotin als Gefäßgift ist dem Hypertoniker streng verboten, Übergewicht muß normalisiert werden. Armbäder und -güsse, Wechselfußbäder, Sitzbäder, Lendenwickel und Schlenzbäder dienen der Kreislaufentlastung. Bewegung, Gymnastik und gesunder Wechsel von Anspannung und Erholung ohne Dauerstreß und Überanstrengung tragen zur Blutdrucksenkung ebenso bei wie die Atemgymnastik und autogenes Training. Innerlich werden beruhigende, entspannende und blutdrucksenkende Tees und Säfte von Knoblauch, Mistel, Weißdorn und Zwiebeln oder Johanniskraut verabreicht, in schwereren Fällen können Rauwolfiazubereitungen oder Sympathikus-(Beta-)Blocker notwendig werden. Mistel- und Cholininjektionen bleiben ebenso dem Fachmann vorbehalten wie Aderlaß, Schröpfen und Umstim-

mungsbehandlung durch Blutegel und Eigenblut.

Blutunterdruck
(Hypotonie)

Der arterielle Unterdruck mit Werten unter 100 mm Hg, meist auch mit verminderter Pulsfrequenz, ist oft angeboren und dann nicht krankhaft. Erschöpfung, Mangelernährung, Blutarmut, hormonelle und vegetative Regulationsstörungen, Aufregungen, seelische Belastungen und depressive Verstimmungen sind weitere wichtige Ursachen.

Symptome der Hypotonie sind Kopfschmerz, Schwindel, Ohnmacht und abnorm rasche Ermüdbarkeit. Typisch ist die Besserung der Beschwerden im Liegen infolge der besseren Blutverteilung.

Die Beschwerden des Hypotonikers sind meist lästig, nachweislich haben Hypotoniker aber eine überdurchschnittlich hohe Lebenserwartung. Physikalische Maßnahmen, wie Gymnastik, Luftbäder, Tau- und Wassertreten, Wechselfußbäder, kalte Güsse und Hautbürsten, haben sich als gute Hilfe bewährt, vorausgesetzt, man wendet sie regelmäßig an. Zur Anregung kann auch mäßiger Kaffee- oder Sektgenuß empfohlen werden. Unter den Heilpflanzen sind Knoblauch, Mistel und Weißdorn hervorzuheben.

Erkrankungen der Atmungsorgane

Der Atmungsapparat besteht aus Lungen, Bronchien, Luftröhre und Kehlkopf, im weiteren Sinne gehören noch Nase und Schlund dazu. Vom Brustfell überzogen liegen die beiden *Lungenflügel* im Brustraum, ihre Basis ruht auf dem Zwerchfell. Entsprechend der Lage des Herzens ist der linke Lungenflügel kleiner als der rechte. Eine tiefe schräge Spalte teilt den linken Lungenflügel in den vorderen oberen und den hinteren unteren *Lungenlappen,* der rechte Lungenflügel gliedert sich durch eine zusätzliche horizontale Spalte in den nach vorn unten gelegenen *Mittellappen.* Jeder Lungenlappen besteht aus Läppchen, die durch Bindegewebe voneinander getrennt sind.

Zwischen den beiden serösen Höhlen, die vom *Brustfell* gebildet werden, liegt das *Mittelfell,* in dem sich auch das Herz befindet. Vom Mittelfellraum aus tritt je ein *Hauptbronchus* in die Lungenflügel ein, wo er sich zum *Bronchialbaum* verzweigt.

Die *großen Bronchien* sind wie die Luftröhre gebaut. Bei den *kleineren Bronchien* nimmt die Knorpelsubstanz immer mehr ab, die kleinsten *(Bronchiolen)* bestehen nur noch aus einer von Schleimhaut ausgekleideten Muskelwand. Diese Bronchiolen gehen in Säckchen über, deren halbkugelige Vorwölbungen *(Alveolen)* von einem engmaschigen Kapillarnetz überzogen sind. Durch die dünne Wand, die Alveolen und Blutkapillaren trennt, tritt Sauerstoff ins Blut über, das Blut gibt Kohlendioxid ab, das ausgeatmet wird.

Die Erneuerung der Luft in den Alveolen erfolgt durch die Atmung. Zur Einatmung wird der Brustraum nach vorn und in die Breite durch die *Zwischenrippenmuskeln* erweitert, bei forcierter Einatmung zusätzlich durch Hilfsmuskeln, die gewöhnlich den Arm bewegen. Nach unten erfolgt die Ausdehnung der Lungen durch das *Zwerchfell.* Das elastische Lungengewebe bewirkt nach Aussetzen dieser

Muskeltätigkeit die Ausatmung, die durch die inneren Zwischenrippenmuskeln unterstützt werden kann.

Das Blut transportiert den Sauerstoff in alle Gewebe, wo er durch die Kapillarwand in die Zellen übertritt, während Kohlendioxid auf gleiche Weise ins Blut gelangt. Diese innere Atmung als Quelle der Energie für alle Aufbau- und Arbeitsleistungen des Körpers wird durch die äußere (Lungen-)Atmung in Gang gehalten.

Die Hauptbronchien gehen in die *Luftröhre* (Trachea) über, deren oberes Ende vom Kehlkopf gebildet wird. Die Wand der Luftröhre wird durch Knorpelspangen verstärkt. Sie ist durch Schleimhaut ausgekleidet, die feine Härchen trägt. Ihre Bewegung richtet sich immer nach oben, so daß Staub aus den Atemwegen hinausbefördert wird.

Der *Kehlkopf* (Larynx) bildet den Abschluß der Luftröhre. Sein Skelett besteht aus Ringknorpel, Schildknorpel, Kehldeckel und Stellknorpel. Am *Zungenbein* ist der Kehlkopf angewachsen. An der Innenseite des Stellknorpels, dessen vorderer oberer Anteil beim Mann den Adamsapfel bildet, sitzt der Kehldeckel. Die pyramidenförmigen Stellknorpel sitzen der Ringknorpelplatte auf und schicken nach vorn die *Stimmfortsätze*.

Beidseits vom Stellknorpel zieht jeweils die *Stimmfalte* nach vorn zur Mitte des Schildknorpels. Darüber laufen die falschen *Stimmbänder*, die durch Drüsen gebildet werden. Die Schleimhaut des unteren Kehlkopfraumes besitzt eine elastische Grundmembran, deren freier Rand zu den Stimmbändern verstärkt ist. Diese liegen im Rand der Stimmfalten, sind

vorn am Schildknorpel befestigt und gehen hinten in die Stimmfortsätze der Stellknorpel über. Der Raum zwischen den beiden Stimmfalten, dessen Weite von der Stellung der Stellknorpel abhängt, wird als *Stimmritze* bezeichnet. Beim Sprechen wird die Stimmritze so weit geschlossen, daß die Luft mit Überdruck durchtritt und die Stimmfalten zum Schwingen bringt; Länge und Spannung der Stimmfalten bestimmen die Tonhöhe. Alle Kehlkopfmuskeln werden aus dem 10. Hirnnerv, dem *Vagus*, versorgt.

Husten
(Tussis)

Entzündung, Verschleimung, Fremdkörper, Dämpfe und kalte Luft reizen die Kehlkopf- und Bronchialschleimhaut und lösen im Hustenzentrum des Gehirns den Hustenreflex aus. Dazu wird tief eingeatmet, dann die Stimmritze verschlossen und die Bauchmuskulatur angespannt, so daß in den Lungen ein Überdruck entsteht. Durch plötzliche Teilöffnung der Stimmritze entweicht die Luft explosionsartig und reißt Schleim, Staub und Fremdkörper mit. Dieser Vorgang kann reflexartig ablaufen, aber auch bewußt eingeleitet werden. Bei heftigem Husten laufen die Patienten bläulichrot an. Chronischer Husten führt zur Zerreißung von Lungenbläschen (Emphysem).

Husten ist nur zweckmäßig, wenn Hindernisse aus den Atemwegen dabei entfernt werden. Reizhusten durch Schleimhautentzündungen dagegen verschlimmert die entzündlichen Erscheinungen noch und unterhält sich selbst.

Zweckhusten darf nicht zu stark unterdrückt werden, sonst sammelt sich Sekret an, und die Atemwege verschleimen. Reizhusten dagegen erfordert energische Behandlung. Husten kann zur Gewohnheitsreaktion (Verlegenheitshusten) werden und muß dann durch autogenes Training oder heilpädagogisch behandelt werden.

Hustendämpfende Arzneimittel mit Codein und ähnlichen Substanzen werden vom Arzt verordnet. Gewöhnlich genügen auswurffördernde, reizmildernde, krampf- und schleimlösende Heilmittel. Dazu gehören in erster Linie Schleimdrogen, wie Eibisch, Huflattich und Isländisch Moos, welche die Atemwege mit Schleim überziehen und so den Hustenreiz lindern. Schleimlösende Substanzen, wie Primel, Seifenkraut, Spitzwegerich und Süßholz, oder Inhalationen mit Wasserdampf und Emser Salz regen die Schleimhautdrüsen an, so daß der Schleim verflüssigt wird. Expektorantien, wie Anis, Kampfer, Menthol und Thymian, regen das Atemzentrum an und fördern die Lungendurchblutung; der Auswurf wird dadurch gefördert. Außerdem sind Bibernelle, Fenchel, Holunder, Kamille, Veilchen und Zwiebelsaft angezeigt, die zum Teil entzündungshemmend wirken.

Heiserkeit
(Raucitas)

Entzündungen, Schwellungen, Knoten und Geschwülste am Kehlkopf und an den Stimmbändern, Überanstrengung der Stimme, Lähmungen des Stimmbandnervs, Rachenkrankheiten und Infektionskrankheiten sind Ursachen der klanglosen, rauhen oder belegten Stimme.

Ärztliche Untersuchung ist unbedingt notwendig, damit keine schwere Krankheit übersehen wird. Die Patienten dürfen einige Tage lang nicht sprechen und rauchen, bei trockener Zimmerluft werden feuchte Tücher im Raum aufgehängt.

Mit ärztlicher Erlaubnis gurgelt man mit Arnikawasser, Kamillen- und Pfefferminztee. Zur Inhalation eignen sich Kamille, Pfefferminze und Thymian. Innerlich gibt man Teemischungen mit Anis, Arnika, Bibernelle, Eibisch, Holunder, Huflattich, Königskerze, Lungenkraut und Seifenkraut oder Zwiebelsaft mit Honig.

Kehlkopfkatarrh
(Laryngitis)

Akute Entzündungen sind meist Teilerscheinung eines Katarrhs der oberen Luftwege, zum Beispiel bei Erkältungen. Andere Ursachen sind Rauch, Staub, Alkoholmißbrauch oder Überanstrengung der Stimme. Chronische Entzündungen entstehen als Folge häufiger akuter Katarrhe, die durch Nikotinmißbrauch und andere chronische Reize, wie chronische Entzündungen der Mandeln, Bronchitis, Nasen- und Nebenhöhlenkatarrh, Tuberkulose und Geschwülste, verursacht oder begünstigt werden.

Heiserkeit, Brennen und Kitzeln im Hals, Räusperzwang und Schmerzen beim Sprechen deuten auf akute Katarrhe hin, dauernder Räusper- und Hustenzwang mit wechselnder Heiserkeit sind Zeichen chronischer Entzündungen.

Zur Behandlung, die immer vom Arzt überwacht werden muß, eignen sich kalte Lehmumschläge, Arnikawasser und Salbeitee zum Gurgeln, bei Kindern Einreiben der Brust mit Pinimenthol, innerlich Tees von Anis, Bibernelle, Eibisch, Huflattich, Königskerze und Süßholz. Bei akuten Entzündungen mit Fieber soll Bettruhe eingehalten und 3 Tage lang nicht gesprochen werden. Nasse Socken und Ganzwaschungen mit Essigwasser unterstützen die rasche Ausheilung. Chronische Katarrhe heilen erst aus, wenn die Ursachen – etwa dauernde Reizung durch Nikotin – ausgeschaltet werden. Außer den genannten Maßnahmen sind tägliche Ganzwaschungen oder Schenkelgüsse und Halbbäder angezeigt.

Bronchialkatarrh

Katarrhe der Bronchialschleimhaut sind oft eine Begleiterscheinung von Erkältungen, Grippe, Masern, Keuchhusten und anderen Infektionskrankheiten oder die Folge von Rauch, Staub, trockener Luft oder Chemikalien. Anfangs bestehen Schmerzen hinter dem Brustbein, begleitet von trockenem Husten, der morgens lange anhält, da die nächtliche Schleimansammlung ausgehustet werden muß. Später treten Fieber, Rasseln beim Atmen und zäher, glasiger oder weißlicher Auswurf hinzu.

Die Patienten sollen Bettruhe einhalten und Lindenblüten- oder Holundertee zur Schweißbildung trinken. Inhalationen mit Kamillendampf oder Emser Salz lindern die akuten Beschwerden spürbar. Als Tee gibt man Mischungen mit Eibisch, Huflattich, Isländisch Moos, Lungenkraut, Spitzwegerich und Süßholz. Heublumenhemden, täglich mehrere Essigwasserwaschungen und Schlenzbäder sind zu empfehlen. Bei chronischen Katarrhen müssen die verursachenden Dauerreize ausgeschaltet werden.

Bronchitis

Akute Bronchitis ist meist die Folge bakterieller Infektionen. Chronische Formen entwickeln sich aus chronischen Bronchialkatarrhen, nicht ausgeheilter Bronchitis oder durch dauernde Reizung der Bronchialschleimhaut durch Rauch, Staub oder Chemikalien. Plötzlicher Schüttelfrost, gefolgt von hohem Fieber, und schwer unterdrückbarer Husten mit reichlich gelblichem bis dunkelgrünem Auswurf kennzeichnen die akute Bronchitis.

Symptome der chronischen Form sind schwaches Fieber, geringes allgemeines Krankheitsgefühl und krampfartiger Husten, an den die Patienten sich bald gewöhnen.

Bronchitis kann zur Lungenblähung oder zum Bronchialabszeß führen und sollte immer unter ärztlicher Aufsicht behandelt werden. Antibiotika, Sulfonamide und Codein zur Hustenlinderung wird der Arzt verordnen, unterstützend sind Brustwickel und Inhalationen mit Kamillendampf oder Emser Salz angezeigt.

In hartnäckigen Fällen durch antibiotikaresistente Erreger hilft oft der Knoblauch besser als alle anderen Arzneimittel, da seine Wirkstoffe, gegen die keine Resistenzentwicklung möglich ist, überwiegend über die Lungen ausgeschieden werden.

Innerlich gibt man Brusttees mit Bibernelle, Eibisch, Holunder, Huflattich, Isländisch Moos, Lungenkraut, Spitzwegerich und Thymian. Atemgymnastik ist mit ärztlicher Erlaubnis ebenso angezeigt wie eine vom Arzt zu verodnende Vitamin-B-Kur.

Bronchialasthma
(Asthma bronchiale)

Bronchialasthma gehört zum Formenkreis der allergischen Krankheiten. In der Vorgeschichte der Patienten werden oft Ekzeme oder Heuschnupfen nachgewiesen. Unzählige Substanzen (Allergene) können Asthma auslösen; genannt seien als häufigste Blütenpollen, Staub, Federn, Schimmelpilze, Farben und Mehl. Im Laufe der Zeit „lernen" die Patienten, auf seelische Reize mit Asthmaanfällen zu reagieren, die auslösenden Ursachen können oft nicht mit Sicherheit festgestellt werden.

Kennzeichnend für die Asthmaanfälle ist hochgradige Atemnot mit ziehender Einatmung und behinderter, pfeifender Ausatmung, quälender Lufthunger, blaue Lippen, kalte Hände und Füße, Schweißausbruch, gegen Ende des Anfalls oder danach heftiger Husten mit glasigzähem Auswurf, in dem mikroskopisch kleine Fasern (Leydensche Spiralen) nachweisbar sind.

Wenn die Allergene einwandfrei identifiziert werden, kann man den Patienten durch Injektion kleinster Mengen davon in langsam steigender Dosis unempfindlich dagegen machen. Antihistamine, Adrenalin- und Atropinabkömmlinge zur Beeinflussung von Sympathikus (erregend) und Vagus (dämpfend), Corti-

son, Kalzium, Magnesium, zur Anregung des Atemzentrums zusätzlich Theophyllin (koffeinähnlich) lindern die Beschwerden, wenn keine spezifische Desensibilisierung möglich ist. Unspezifische Desensibilisierung mit Ameisensäure, Bienengift oder Mistelextrakten kann im Einzelfall angezeigt sein.

Die ärztliche Behandlung kann der Patient durch naturheilkundliche Maßnahmen wirksam unterstützen. Dazu gehören Abhärtung durch kalte Waschungen, Klimakuren, Höhensonne und rohkostreiche Diät, bei akutem Anfall heiße Hand- und Fußbäder und heiße Brust-Leib-Auflagen. Unter den Heilpflanzen eignen sich Eibisch, Fenchel, Huflattich, Lindenblüten, Lungenkraut, Thymian, Veilchen, in manchen Fällen auch Isländisch Moos.

Lungenemphysem

Als Alterserscheinung ist das Lungenemphysem weit verbreitet. Ohne Training der Lungen durch Atemgymnastik oder Sport werden die elastischen Fasern des Lungengewebes allmählich spröde und trocken, so daß die Ausatmung behindert ist. Die Lungenbläschen platzen, der Gasaustausch durch die Kapillarwände wird beeinträchtigt. Schließlich erstarren die Rippengelenke in Einatmungsstellung, der ganze Brustkorb wölbt sich faßförmig vor. Als Folge treten Kreislaufstörungen auf, weil die Lungen den Kreislauf durch ihre Saug- und Pumpleistung nicht mehr unterstützen. Die rechte Herzseite wird geschädigt. Jede körperliche Anstrengung wird von Atemnot begleitet, die Patienten laufen blau an, ihre Symptome ähneln denen des Asthmatikers.

Auch chronischer Husten, Staubablagerungen (Staublunge), berufsbedingte Überdehnung der Lungen (bei Glasbläsern und Musikern) sowie Herzfehler mit dauernder Atemnot oder häufige Asthmaanfälle rufen die Lungenblähung hervor.

Die einzig erfolgreiche Behandlung des Leidens besteht in Atemgymnastik. Salz-Holzasche-Fußbäder, Kniegüsse, Lendenwickel, Halbbäder und morgendliche Waschungen des Oberkörpers unterstützen die Atemübungen. Der Arzt wird das geschädigte Herz durch Arzneimittel unterstützen.

Lungenentzündung
(Pneumonie)

Die fieberhafte Lungenerkrankung wird durch Viren und Bakterien oder eingeatmete Flüssigkeit verursacht, kann aber auch im Gefolge von Lungenblähungen, Rauchvergiftungen, Lungenverletzungen und ähnlichen Schädigungen der Lungen entstehen. Sie geht einher mit dem Verschluß der Lungenbläschen durch Blut sowie entzündliches oder eitriges Sekret und kann Lungensegmente oder ganze Lappen befallen.

Die kruppöse Pneumonie beginnt mit hohem Fieber, Kopfschmerzen, hochrotem Gesicht und durch Leberschädigung gelblicher Haut; Husten mit rostrotem Auswurf tritt erst später hinzu. Der Verlauf kann durch Rippenfellentzündung und Lungenabszeß oder Lungenbrand kompliziert werden. Stets droht Kreislaufversagen, das in schweren Fällen zum Tode führt. Gewöhnlich kommt es am 7.–9. Tag zur Entfieberung.

Erreger dieser Form der Lungenentzündung sind meist Pneumokokken, aber auch Keuchhusten-, Tuberkulose- und Pesterreger kommen in Frage. Durch Antibiotika kann diese bakterielle Form der Lungenentzündung meist rasch ausgeheilt werden. Ärztliche Behandlung wird durch häufige Brust-, Arm- und Beinwaschungen oder kühle Auflagen mit Quark auf die Brust ergänzt. Die Patienten, die immer Bettruhe einhalten müssen, erhalten Tee von Eibisch, Huflattich, Lungenkraut und Spitzwegerich.

Ebenso wird die katarrhalische Form behandelt, die meist durch Übergreifen eines Bronchialkatarrhs auf das umgebende Lungengewebe als *Bronchopneumonie* entsteht. Auch als Komplikation bei Masern, Scharlach, Grippe und Keuchhusten kann sich eine solche Form der Lungenentzündung entwickeln. Sie beginnt schleichend mit Frösteln und mäßigem Fieber, zunehmender Atemnot, schmerzhaftem Husten und eitrigem Auswurf. Bevorzugt werden die unteren hinteren Lungenpartien vor allem bei Kindern und älteren Menschen befallen.

Problematischer sind Entzündungen durch Viren, wie sie im Verlauf von Virusinfektionen anderer Art auftreten. Typisch dafür ist der meist schon zu Beginn vorhandene trockene Husten.

Die Therapie bemüht sich, zusätzliche bakterielle Infektionen (Superinfektionen) zu vermeiden und den Kreislauf zu stützen. Die bereits genannten Hustentees sind angezeigt, zusätzlich werden auswurffördernde Mittel, wie Anis, Kampfer, Menthol und Thymian, verabreicht. Gegen die Viren selbst gibt es noch keine speziellen Arzneimittel wie gegen die Bakterien. Kühle Quarkauflagen auf die Brust lindern das Stechen, Unter- und Beinwickel sowie nasse Socken sind zur Ableitung angezeigt.

Rippenfellentzündung
(Pleuritis)

Die Entzündung der serösen Haut (Pleura), die den Spalt zwischen Lungen und Brustwand auskleidet, entsteht oft bei Tuberkulose und Lungenentzündung, aber auch bei Lungenkrebs, Nieren- und Herzleiden. Oft muß man sich damit begnügen, rheumatische Ursachen zu vermuten.

Unterschieden wird die trockene, feuchte und eitrige Pleuritis.

Die feuchte Form ist meist weniger schmerzhaft als die trockene und macht sich vor allem durch Behinderung der Atmung, des Kreislaufs und durch stärkeren Hustenreiz bemerkbar. Sie ist oft das Zeichen von Lungenerkrankungen und allgemeiner Wassersucht durch Herz- oder Nierenerkrankungen. Tritt viel Flüssigkeit in den Pleuraspalt, kann das Herz in seiner Funktion schwer behindert werden.

Die eitrige Form entsteht, wenn Bakterien die Flüssigkeit in der Pleurahöhle befallen.

Die trockene Pleuritis ist meist sehr schmerzhaft, da sich auf dem Rippenfell Blut-faserstoff (Fibrin) ablagert, so daß die Pleurablätter sich reiben. Diese Form heilt oft durch Narben- und Schwielenbildung aus.

Der Arzt muß jede Form der Pleuritis untersuchen und den Verlauf überwachen. Im Vordergrund der Therapie steht die Behandlung des Grundleidens. Trockene Pleuritis wird durch heiße Brustwickel, Senfpflaster und hautreizende Salben behandelt, Essigwasserwaschungen sollen die Schweißbildung fördern, außerdem sind Wadenwickel und Fußdämpfe angezeigt. Wenn die Flüssigkeit im Pleuraspalt Herz und Lungen behindert, kann der Arzt durch Punktion das Exsudat ablassen. Bei eitrigen Formen werden zusätzlich Antibiotika in den Pleuraspalt eingefüllt und gegen Verklebungen Fibrinolysin oder Streptokinase injiziert. In schwierigen Fällen müssen die Verklebungen operativ beseitigt werden.

Lendenwickel, Quarkauflagen und Essigwasserwaschungen unterstützen bei feuchter Rippenfellentzündung die ärztliche Therapie. Bei Eiterbildung sind zusätzlich Bockshornkleeauflagen angezeigt.

In manchen Fällen erzielt man durch Rheumasalben gute Erfolge. Atemgymnastik, die auch nach der Genesung noch längere Zeit fortgesetzt werden muß, beugt Verwachsungen und Verklebungen vor.

Krankheiten des Verdauungssystems

Der Verdauungstrakt besteht aus einem vom Mund bis zum After reichenden System von Hohlorganen, denen verschiedene Drüsen angeschlossen sind. Mundhöhle und Schlund nehmen noch andere Aufgaben wahr und werden daher in einem gesonderten Kapitel behandelt; hier interessieren Speiseröhre, Magen, Darm und die Drüsen Leber mit Gallenblase und Bauchspeicheldrüse.

Die *Speiseröhre* (Ösophagus) stellt die Verbindung zwischen dem Schlund und dem Magen her. Sie beginnt am Hals und steigt links hinter der Luftröhre durch den Brustraum zum *Zwerchfell* ab, tritt hier durch einen Schlitz in den Bauchraum ein und geht in den *Magen* über. Das muskulöse Hohlorgan ist durch Schleimhaut ausgekleidet.

Der Übergang der Speiseröhre in den Magen wird als *Kardia* bezeichnet. Links von der Kardia befindet sich ein Einschnitt, der das Ende der Speiseröhre vom sich nach oben wölbenden *Magenfundus* trennt. Im Fundus sammeln sich die Gase an, die erst dann durch die Speiseröhre als „Rülpser" entweichen können, wenn der Gasspiegel unter das Niveau der Kardia sinkt. Mit dem Magenfundus beginnt links die *große Kurvatur* des Magens, der rechts die *konkave kleine Kurvatur* entspricht, die direkt vom Mageneingang zum Magen*pförtner* (Pylorus) führt. Die große Kurvatur hat 10–15 cm vor dem Pförtner eine Einziehung, die den Magen in Corpus (Körper) und Pförtneranteil trennt.

Die *Magenwand* besteht aus mehreren Muskelschichten, deren Spannungszustand von der Füllung abhängt und individuell verschieden ist. Diese Muskeln mischen den Mageninhalt und pressen ihn durch den Pförtner in den Zwölffingerdarm. Die Schleimhaut, die den Magen auskleidet, bildet bei leerem Magen Falten, um sich bei Füllung der Ausdehnung der Magenwand anpassen zu können. Sie ist nur durch eine lockere Bindegewebsschicht mit der Muskelwand verbunden. In der *Magenschleimhaut* liegen die *Magendrüsen,* die immer zu mehreren an der Oberfläche in Magengrübchen vereinigt sind. Sie bilden das Ferment Pepsin und Salzsäure, welche die Speisen zur Verdauung im Darm vorbereiten, außerdem Schleim, der einen Teil der Salzsäure bindet und so die Selbstverdauung des Magens verhindert. Da der Magen durch vegetative Nervenfasern versorgt wird, kann seine Funktion willentlich nicht beeinflußt werden.

Dem Pförtner des Magens folgt der *Zwölffingerdarm* (Duodenum, ungefähr zwölf Finger lang), der um den Kopf der Bauchspeicheldrüse das „duodenale C" beschreibt. In ihn münden die Gänge von *Leber, Gallenblase* und *Bauchspeicheldrüse,* deren Sekrete den Speisebrei chemisch so zerlegen, daß die Darmwand die Bestandteile der Nahrung aufnehmen (resorbieren) kann.

In unregelmäßigen Schlingen zieht der *Dünndarm* vom links oben im Bauchraum gelegenen Zwölffingerdarm zur rechts unten liegenden Einmündung in den *Dickdarm.* Willkürlich wird dieser Abschnitt in den *Leerdarm* (Jejunum) und *Krummdarm* (Ileum) unterteilt.

Der Dünndarm mündet an der Seite in den Dickdarm ein, unterhalb der Einmündung hängt der *Blinddarm* (Caecum, Typhlon) mit dem *Wurmfortsatz* (Appendix vermiformis), der bei der Blinddarmentzündung (Appendizitis) betroffen ist.

Von der Dünndarmeinmündung steigt der aufsteigende *Grimmdarm* (Colon ascendens) im Bauchraum empor, dann folgt der querverlaufende Abschnitt (Colon transversum) und der links absteigende Dickdarm (Colon descendens). Mit dem S-förmig geschlungenen Colon sigmoideum endet der Dickdarm im *Mastdarm,* der zum *Darmausgang* (After) führt. Teile des Darms werden durch Bauchfellfalten (Gekröse) an der Bauchwand fixiert, in denen auch die Blutgefäße zum Darm ziehen.

Die Länge des Darms beträgt 6–10 m, durch Anspannung der Muskulatur nimmt er beim Lebenden aber nur etwa 3 m Länge ein. Die Darmwand besteht aus der inneren Ring- und der äußeren Längsmuskulatur und wird durch Schleimhaut ausgekleidet. Während der Dünndarm ein glattes Rohr bildet, wird der Dickdarm durch drei verstärkte Längsmuskelstreifen (Tänien) und quer dazwischenliegende Einziehungen und Vorwölbungen (Haustren) gegliedert. Die Haustren und Einziehungen wandern ständig, größtenteils in Richtung After (Peristaltik), teilweise auch gegenläufig (Antiperistaltik), was der Durchmischung des Darminhalts dient. Am Dünndarm entstehen durch die Peristaltik keine scharfen Einziehungen.

Die *Darmschleimhaut* ist durch lockeres Bindegewebe an der Muskelwand fixiert. Aus ihren Einbuchtungen (Krypten) gelangen Darmsekrete zur Verdauung in den Darm, die fadenförmigen Schleimhautfortsätze (Zotten) zwischen den Krypten nehmen die Nahrungsbestandteile aus dem Darm auf. Die Darmzotten enthalten ein zentrales Lymph-(Chylus-)Gefäß zur Resorption der Fettbestandteile und reichlich Blutkapillaren, welche die anderen Nahrungsbestandteile aufnehmen.

Die *Bauchspeicheldrüse* (Pankreas) liegt an der hinteren Bauchwand unterhalb des Magens. Sie ist aus Drüsenläppchen aufgebaut, zwischen denen sich Inseln hellerer Zellen (Alpha-, Betazellen) befinden, deren Sekrete Insulin und Glukagon den Blutzuckerspiegel regulieren. Die Drüsenläppchen selbst produzieren Verdauungsfermente, die an den Zwölffingerdarm abgegeben werden, täglich etwa 1–2 l.

Mit einem Durchschnittsgewicht von 1,5 kg ist die *Leber* die größte Drüse des menschlichen Körpers. Sie liegt im oberen Teil der Bauchhöhle hauptsächlich rechts dem Zwerchfell an. Durch ein H-förmiges Furchensystem wird die Leber in den rechten (größten), linken, quadratischen und geschwänzten Lappen gegliedert. Zwischen rechtem und quadratischem Lappen liegt die *Gallenblase,* zwischen quadratischem und geschwänztem Lappen die *Leberpforte,* Eintrittsstelle von Gefäßen, Nerven, Lymphbahnen und Austrittsstelle des *Lebergangs,* der Galle abführt. Diese Gebilde sind von lockerem Bindegewebe umgeben, das sich in der Leber baumartig verzweigt und das Lebergewebe in Läppchen aufteilt.

Die Leber hat eine Vielzahl lebenswichtiger Funktionen: Fett-, Eiweiß-, Kohlenhydrat-, Eisen-, Kupferstoffwechsel, Wasserhaushalt, Blutgerinnung und Enzymbildung werden von der Leber beeinflußt, körperfremde Stoffe in der Leber entgiftet, Galle und Gallenfarbstoffe produziert. Schließlich fungiert sie noch als Blutspeicher und reguliert die Körpertemperatur mit.

Die Gallenblase besteht aus einem dünnwandigen Schleimhautsack und faßt etwa 50 ml Galle, die in der Leber gebildet und hier auf 1/10 ihres Volumens eingedickt und gespeichert wird. Galle (Fel, Chole) enthält Gallensäuren, Gallenfarbstoffe als Abbauprodukte des Blutfarbstoffs, Fett, Fettsäuren, Salze und Schleim.

Das Verdauungssystem bereitet die Nahrung für die Verstoffwechselung in den Zellen vor. Verdauung beginnt im Mund, wo das Ferment Ptyalin im Speichel unlösliche Stärke in einfachere Zucker abbaut. Im Magen werden vor allem Eiweiße aufgeschlossen. Enzyme aus Dünndarm, Leber, Bauchspeicheldrüse und Galle spalten die Nahrung im Darm weiter auf: Gallensäuren wandeln Fette in wasserlösliche Form (Emulsion) um, die teils in dieser Form resorbiert, teils noch in Fettsäuren und Glycerin zerlegt werden, Eiweiße werden in Aminosäuren, Kohlenhydrate in Zuckermoleküle abgebaut.

Die gelösten Bestandteile gelangen durch die Darmzotten ins Blut und werden zur Entgiftung über die Pfortader der Leber zugeführt. Danach führt der Blutstrom sie dem Zellstoffwechsel zu. Emulgierte Fette treten in die Lymphgefäße ein und gelangen in den Lungenkreislauf, um in der Lunge zerlegt zu werden. Im Dickdarm bauen Darmbakterien unlösliche Zellulose und Bindegewebe weiter ab, außerdem wird dem Darminhalt die meiste Flüssigkeit entzogen, bis eine feste, ausscheidungsfähige Kotsäule übrigbleibt.

Magen-Darm-Störungen

Magendrücken – Magenschmerz – Magenkrämpfe
(Gastralgie)

Das unangenehme *Drücken in der Magengegend* geht oft dem Sodbrennen voraus, kann aber auch Zeichen der Überfüllung des Magens durch zu reichliche Nahrungsaufnahme sein. Solche vorübergehenden Störungen lassen sich gut durch Melissengeist oder einen alkoholischen Auszug (Magenbitter) mit Enzian oder Wermut beheben. Auch durch Kurzfasten und Kamillentee verschwinden die Störungen schnell.

Dauerndes oder wiederholt auftretendes Magendrücken kann Zeichen einer ernsten Magenerkrankung sein und muß ärztlich untersucht werden.

Schmerzen in der Magengrube unterhalb des Brustbeins, die in den Rücken ausstrahlen können, deuten auf Magenschleimhautentzündung hin, Nüchternschmerz ist meist Symptom eines Geschwürs. Dauernde Magenschmerzen treten bei Unter- oder Übersäuerung des Magens auf. Auch Nervenkrankheiten und Erkrankungen benachbarter Organe (Rippenfell, Herz, Gallenblase) rufen Schmerzzustände in der Magengegend hervor.

Die Behandlung richtet sich nach dem Grundleiden und sollte vom Arzt überwacht werden. Akut auftretende Schmerzen werden bis zur ärztlichen Untersuchung mit Melissentee, Wärmeauflagen auf die Magengegend und Fasten behandelt.

Magenkrämpfe treten durch nervöse Reize, allgemeine Krampfneigung (Tetanie), Stoffwechselstörungen, oft auch durch Druck auf den Magen bei gebeugter Haltung oder durch hastiges Essen ungenügend zerkleinerter Nahrung auf.

Atemübungen sollten solche Krämpfe rasch lösen, sonst ist ärztliche Untersuchung notwendig. Melissengeist oder -tee und warme Auflagen unterstützen die Atemübungen.

Magenerweiterung
(Gastrektasie)

Magensenkung
(Gastroptose)

Magenerweiterung entsteht meist infolge allgemeiner, konstitutioneller Schlaffheit von Muskeln und Eingeweiden, verstärkt durch übermäßige Füllung des Magens oder häufige Blähungen. Die Erschlaffung der Muskulatur geht meist mit der Senkung des Magens einher. Beide Zustände müssen nicht dauernd bestehen, häufiger treten sie nur zeitweilig, zum Beispiel nach Überfüllung des Magens, auf. Symptomatisch sind Aufstoßen, Magendrücken, Rückenschmerzen und Erbrechen.

Die Beschwerden der Magensenkung verschwinden meist schon, wenn man sich auf die rechte Seite legt und die Hüfte durch ein Kissen hochlagert, so daß der Magen sich entleeren kann.

Die Therapie dieser funktionellen Störungen versucht, durch Straffung der Muskulatur die Ursachen zu beheben. Dazu eignen sich Gymnastik, Leibmassage, Essigwasserauflagen, Halbbäder, Oberkörperwaschungen und Wassertreten. Auch Bauchatmung verstärkt die erschlafften Muskeln. Zur Vermeidung der Überfüllung werden mehrere kleine Mahlzeiten über den Tag verteilt eingenommen. Notfalls kann für einige Zeit eine Leibbinde angezeigt sein, nicht aber zur Dauerbehandlung, da sonst die Muskulatur mangels Beanspruchung noch mehr erschlafft. Der Arzt kann Arzneimittel verordnen, die das vegetative Nervensystem anregen, damit der Muskeltonus (Spannungszustand) des Magens sich erhöht.

Ähnliche Symptome werden auch durch mechanische Behinderungen der Magenentleerung durch Ulcusnarben oder Geschwülste hervorgerufen. In diesen Fällen treten häufiger Schmerzen, Krämpfe und Erbrechen auf, weil die Muskulatur gegen das Hindernis arbeitet. Hier kann nur der frühzeitige operative Eingriff helfen.

Die Unterscheidung zwischen funktionellen und mechanischen Störungen kann nur der Arzt treffen, der bei länger anhaltenden Beschwerden der beschriebenen Art immer aufgesucht werden sollte.

Magenschleimhautentzündung
(Gastritis)

Aufregungen und seelische Störungen schlagen häufig auf den Magen, vor allem, wenn die Speisen zu hastig und mangelhaft gekaut hin-untergeschlungen werden. Ursache der ungenügenden Zerkleinerung der Nahrung können aber auch schlechte Zähne sein. Andere Ursachen einer Gastritis sind Infektionen, Vergiftungen, übermäßiges Essen und Trinken, zu kalte oder zu heiße Speisen und Getränke, Alkohol- und Nikotinmißbrauch.

Die Entzündung der Magenschleimhaut kann plötzlich mit Magendrücken, Aufstoßen, Völlegefühl, Sodbrennen, Widerwillen gegen Nahrung, Mundgeruch, belegter Zunge, manchmal auch Erbrechen beginnen. Wird sie nicht völlig ausgeheilt und die Ursache beseitigt, entsteht unter Abschwächung der akuten Symptomatik die chronische Gastritis. In ihrem Verlauf läßt die Tätigkeit der Magendrüsen immer mehr nach, die Magenschleimhaut wird abgebaut, die Folge ist eine ungenügende Ausnutzung der Nahrung mit Blutarmut und anderen Mangelerscheinungen. Chronische Gastritis führt häufig zu Geschwüren und Magenkrebs.

Akute Gastritis klingt in 2 Tagen meist ab, wenn der Patient nur ungezuckerten Kamillen-, Pfefferminz- und Schafgarbentee zu sich nimmt. Danach muß allmählich die normale Kost wieder aufgebaut werden. Bei Vergiftungen kann eine Magenspülung durch den Arzt notwendig werden.

Chronische Entzündungen werden durch Diät (siehe Magengeschwür) und Tees von Tausendgüldenkraut und Wermut behandelt. Ananas, die ein Verdauungsferment enthält, das auch in manchen Enzympräparaten aus der Apotheke (s. Enzyme) vorhanden ist, beugen der drohenden Mangelernährung vor.

Die Magensekretion wird durch heiße Auflagen 1/2 Stunde vor und nach dem Essen auf die Magengrube angeregt, zusätzlich sind Bittermittel angezeigt, zum Beispiel Enzian, Kalmus, Löwenzahn, Tausendgüldenkraut und Wermut. Ganzwaschungen, Atemübungen, autogenes Training und Änderung falscher Lebensgewohnheiten packen das Übel an der Wurzel. Nikotin, das als Gefäßgift die Entwicklung des Magengeschwürs beschleunigt, ist unbedingt zu meiden. Chronische Gastritis muß unter ärztlicher Aufsicht völlig ausgeheilt werden.

Magengeschwür
(Ulcus ventriculi)

Normalerweise greift die Magensäure die Schleimhaut nicht an, da sie größtenteils durch Schleim gebunden ist. Erst vorgeschädigte, mangelnd durchblutete Magenschleimhaut wird durch den Magensaft zerstört, ein Geschwür entsteht. Abbau der Magenschleimhaut durch chronische Entzündungen bildet die Grundlage vieler Geschwüre. Ungenügende Durchblutung, wie sie durch Gefäßkrämpfe bei Dauerstreß, Schreck, Angst, Überanstrengung oder Nikotinmißbrauch entsteht, ist eine weitere wesentliche Ursache von Magengeschwüren. Vor allem die psychischen Faktoren spielen eine bedeutende Rolle bei jedem Magenulcus. Schließlich können noch zu kalte oder zu heiße Speisen und Getränke oder zu stark gewürzte Nahrungsmittel die Schleimhäute entsprechend schädigen.

Symptome des Magen-Ulcus sind Schmerzen bald nach dem Essen und im nüchternen Zustand, die nach Einnahme von Nahrung vorübergehend nachlassen. Nicht selten fehlen die Schmerzen, das Geschwür verursacht dann unklare Symptome, wie Magendrücken, Kopf- und Rückenschmerzen, und allgemeines Krankheitsgefühl. Meist besteht Magenübersäuerung, Geschwüre bei völligem Magensäuremangel sind meist im oberen Magenabschnitt lokalisiert und neigen stark zur krebsigen Entartung. Bei blutenden Geschwüren kann der Stuhl pechschwarz gefärbt sein, oft ist das Blut im Stuhl nur chemisch (Hämocult-Test) nachweisbar.

Magengeschwüre heilen nachweislich bei strenger Magendiät, wie sie noch vor wenigen Jahren verordnet wurde, nicht schneller aus als bei leichter, rohkostreicher, reizarmer Schonkost, die Kaffee, zu fette, schwerverdauliche, blähende Speisen, Süßigkeiten, starkes Würzen und Nikotin meidet. Wichtig ist gutes Kauen und Einspeicheln der Nahrung, die in 5–7 kleinen Mahlzeiten über den Tag verteilt werden sollte.

Das alte Hausmittel Natron zur Abstumpfung erhöhter Magensäurewerte ist strikt verboten. Natriumbicarbonat bindet Säure unter Bildung von Kohlendioxid. Die Gase können schlimmstenfalls zum Durchbruch des Geschwürs führen. Aluminium- und Magnesiumverbindungen sind frei von dieser gefährlichen Nebenwirkung.

Sodbrennen allein ist kein Beweis für erhöhte Magensäurewerte, deshalb sollten säurebindende oder -hemmende Arzneimittel nur mit ärztlicher Erlaubnis angewendet werden. Die Säureproduktion wird auch durch Wismutsalze oder längere Einnahme von Pfefferminztee vermindert.

Zur Behandlung eignet sich vor allem die Rollkur (siehe Spülungen – Einläufe) mit Kamillentee, Targesinlösung (Silbereiweiß) oder Wismut (Dermatol). Ausgezeichnet wirksam ist die Kohl- und Kartoffelsaftkur, da beide Säfte nach neueren Erkenntnissen einen speziell gegen Geschwüre wirkenden Faktor enthalten. Die Kur dauert 3–4 Wochen. Der Gasbildung durch Kohlsaft beugt man mit Kamillen-, Kümmel- oder Fenchelteemischungen (Windtee) vor.

Süßholz (Lakritze) eignet sich besonders gut zur Behandlung alter, schlecht heilender Geschwüre. Da Süßholzsaft cortisonähnlich wirkt, ist diese Behandlung nur mit ärztlicher Erlaubnis angezeigt. Gewöhnlich werden täglich 20 g Lakritze verabreicht.

Autogenes Training, Psychotherapie und Hypnose sind wegen der fast immer nachweisbaren psychischen Ursachen notwendig, um Rückfälle zu vermeiden. Bei häufig wiederkehrenden Magengeschwüren kann operative Behandlung notwendig werden.

Magenübersäuerung
(Hyperazidität)

Magensäuremangel
(Subazidität)

Sodbrennen

Übersäuerung des Magens geht einher mit Sodbrennen und Aufstoßen. Alkohol, Koffein und Nikotin sind ebenso wie fette, blähende oder stark gewürzte Speisen zu meiden. Zur

Behandlung gibt man Pfefferminz- und Wermuttee oder Heilerde. Morgens ist eine Ganzwaschung, 1/2 Stunde vor dem Mittagessen eine Leibauflage, nach dem Essen eine heiße Kompresse auf die Magengegend angezeigt. Wechselfußbäder und Sitzbäder unterstützen die Behandlung. Als Arzneimittel kommen Aluminium- und Magnesiumverbindungen in Frage, das stark blähende Natron soll gemieden werden. Alle Maßnahmen sind nur erlaubt, wenn der Arzt eine Übersäuerung festgestellt hat, Sodbrennen allein ist noch kein Beweis für Hyperazidität.

Das Brennen in der Kehle, das man als *Sodbrennen* bezeichnet, entsteht durch eine Funktionsstörung des unteren Schließmuskels der Speiseröhre, wobei saurer Mageninhalt in die Speiseröhre gelangt. Oft wird Sodbrennen durch Magenübersäuerung hervorgerufen. In manchen Fällen fehlt die Magensäure aber völlig, und das Brennen entsteht dann durch säurelosen Magensaft mit Enzymen und Galle. Oft verschwindet das Brennen durch einen Schluck Wasser oder Milch. Vorbeugend sollten Kaffee und Süßigkeiten gemieden werden. Innerlich gibt man Heilerde, Tausendgüldenkraut und Wermut. Säurebindende Mittel sind erst erlaubt, wenn der Arzt als Ursache eine Übersäuerung nachgewiesen hat.

Beim *Magensäuremangel* kann die Nahrung nur unvollständig verdaut werden. Als Folge treten Magendrücken, Blutarmut und andere Mangelkrankheiten auf. Zur Behandlung eignen sich Oberkörper- und Ganzwaschungen, Halbbäder, Ober-, Arm-, Knie- und Schenkelguß, Wechselfußbäder, Wasser- und Tautreten, nach dem Essen Leibauflagen, Leibmassage und viel Bewegung an frischer Luft. Innerlich gibt man Fenchel- und Wermutpulver, zur Förderung der Verdauung Ananas und die indische Melonenart Carica papaya. Außerdem kann der Arzt Präparate verordnen, um die fehlende Salzsäure zu ersetzen.

Magen-Darm-Katarrh
(Gastroenteritis)

Die Entzündung von Magen und Darm ist meist die Folge von Infektionen mit Paratyphusbakterien oder Viren, kann aber auch flüchtig nach Ernährungsfehlern auftreten. Symptomatisch sind Durchfälle, bei Infektionen mit Fieber, außerdem mehr oder minder heftige Bauchschmerzen. Patienten mit Fieber müssen Bettruhe einhalten.

Solange die Durchfälle bestehen, etwa 2 Tage lang, ist Teefasten mit Kamille und Pfefferminze angezeigt, unterstützt durch eine Diät mit Äpfeln oder ungesüßten Heidelbeeren. Bei kräftigen Patienten kann zu Anfang der Darm durch 1 oder 2 Eßlöffel Rizinusöl gereinigt werden. Heilerde und Lindenholzkohle können die Giftstoffe im Darm aufsaugen und binden. Äußerlich wendet man heiße Heublumenauflagen, ansteigende Fußbäder und Lendenwickel an.

Darmkatarrh
(Enteritis)

Entzündungen der Darmschleimhaut mit Bauchschmerzen, Durchfall, in chronischen Fällen Blähungen und Verstopfung, manchmal Fieber und Erbrechen, entstehen meist durch Infektion oder Ernährungsfehler, chronische Katarrhe durch gestörte Darmflora. Manchmal sind allergische Ursachen, Stoffwechselstörungen, Sonnenstich und andere Hirnschädigungen, Leberfunktionsschwäche oder Metallvergiftungen als Ursachen nachweisbar. Dünndarmkatarrhe sind oft mit Magen- oder Dickdarmkatarrhen (Gastroenteritis, Enterocolitis) verbunden.

Bettruhe, Apfel- oder Heidelbeerdiät und Teefasten mit Kamille, Pfefferminze, Schafgarbe oder Wermut, zusätzlich Tormentilltee und Knoblauchsaft sind beim einfachen Katarrh angezeigt. Wenn der Durchfall steht, muß einige Tage lang Schonkost eingehalten werden.

Störungen der Darmflora sprechen oft auf Milchdiät gut an, der Arzt kann gezielt gesunde Keime verabreichen. Äußerlich eignen sich heiße Heublumen- und Dampfkompressen auf den Leib, warme Fußbäder, in chronischen Fällen kalte Essigwasserwaschungen vor dem Essen, Kurzwickel, Oberkörperwaschungen und Heublumenvollbäder. Hartnäckige Katarrhe sollten immer ärztlich untersucht werden.

Dickdarmkatarrh
(Kolitis)

Die Kolitis wird den allergischen Krankheiten zugerechnet, psychische Faktoren spielen dabei eine wesentliche Rolle. Akute Fälle entstehen durch Infektionen, wobei Infektionen durch Ruhrerreger (Shigella) in 20% der Fälle zum Tode führen. Ärztliche Verlaufskontrolle ist immer erforderlich. Manchmal muß der Dickdarm durch einen künstlichen Darmausgang für einige Jahre stillgelegt werden, um eine Ausheilung zu erreichen.

Symptomatisch sind Störungen der Darmentleerung sowohl als Durchfall wie als Verstopfung, manchmal Wechsel von Verstopfung und Durchfällen, Darmkrämpfe, Schleim oder Blut in den Kotballen, gelegentlich Fieber.

Die Diät soll tierische Fette, schlackenreiche Kost und zuviel tierisches Eiweiß meiden, Joghurt, Apfel- und Bananendiät sind zu empfehlen. Gerbsäurehaltige Eichenrinden- und Walnußblättertees, Kamillenaufguß, heiße Essigwasserauflagen, autogenes Training oder Psychotherapie unterstützen die Behandlung.

Zwölffingerdarmgeschwür
(Ulcus duodeni)

Das Zwölffingerdarmgeschwür entsteht so gut wie immer durch Übersäuerung des Mageninhalts, der durch den Pförtner ins Duodenum gelangt. Seelische Faktoren spielen wie beim Magen-Ulcus eine wichtige Rolle. Die heftigen, bohrenden Schmerzen treten bei nüchternem Magen vor allem morgens und 2–4 Stunden nach dem Essen auf; sie können in den Rücken ausstrahlen.

Die Behandlung gleicht der beim Magengeschwür. Im Vordergrund stehen säureabstumpfende Arzneimittel, Kohl-, Kartoffel- und Süßholzsaft, unterstützt durch autogenes Training oder Psychotherapie zur Beeinflussung seelischer Ursachen.

Leber-Gallenblasen-Leiden

Lebererkrankungen

Als kompliziertes Organ mit über 500 zum Teil lebenswichtigen Aufgaben ist die Leber auch anfällig für Störungen. Gerade heute wird sie durch falsche Ernährung, Übergewicht, Fehler der Lebensführung, Mißbrauch von Genußmitteln (vor allem Alkohol) und Arzneimitteln, in zunehmendem Maße aber auch durch Schadstoffe aus der Umwelt, stark belastet. Alle diese Faktoren ließen Leberleiden schon zu einer modernen Zivilisationsseuche werden. Zwar kann sich die Leber wie kaum ein anderes Organ auch wieder regenerieren, zuviel darf man ihr aber auch nicht zumuten.

Die häufigsten Leberleiden wollen wir nun genau untersuchen.

Leberentzündung
(Hepatitis)

Entzündungen der Leber entstehen meist durch Infektion mit Viren. Als häufigste, ansteckende Form kennen wir die Entzündung durch Infektion mit dem Hepatitis-A-Virus, die vor allem Kinder und jüngere Erwachsene betrifft. Zwischen Ansteckung und Ausbruch der Krankheit liegen 2–5 Wochen. In dieser Zeit treten Warnzeichen ähnlich denen bei einer

Erkältung (Halsschmerz, Schnupfen), unklare Verdauungsstörungen und rheumaartige Beschwerden auf. Danach kommt es bei etwa 50% der Patienten zur Gelbsucht. Ferner bestehen Appetitmangel, Übelkeit, verlangsamter Puls, Juckreiz, bierbrauner Urin, heller bis weißlicher Stuhl, Leber-, Milzschwellungen, manchmal Fieber. Die Erkrankung kann chronisch werden und endet dann nach jahre- bis jahrzehntelangem Siechtum tödlich.

Die Serum-Hepatitis durch Infektion mit dem Hepatitis-B-Virus verläuft ähnlich wie Hepatitis A, zum Teil aber besonders schwer. Zwischen Infektion und Ausbruch der akuten Krankheit liegen 4–19 Wochen. Verursacht wird sie durch unsaubere Spritzen, Kanülen oder Akupunkturnadeln.

Seltener werden Leberentzündungen durch andere Infektionskrankheiten (als Komplikation) oder andere Krankheitserreger hervorgerufen. Schließlich kennen wir noch die von Anfang an chronisch verlaufende Hepatitis.

Leberverfettung

Die gesunde Leber speichert 3–5% ihres Eigengewichts an Fett, bei der Fettleber kann sich der Fettgehalt auf 50% und mehr erhöhen. Die Krankheit entsteht als Folge falscher Ernährung, durch Alkohol-, Arzneimittelmißbrauch, Leberentzündung, chronische Infektionskrankheiten, Blutarmut oder Stoffwechselstörungen (vor allem Zuckerkrankheit) und verläuft schleichend in 3 Stadien.

Im 1. Stadium (teilweise Leberverfettung) treten vor allem Aufstoßen, Blähungen, Völlegefühl und Druck in der Lebergegend auf. Stadium 2 führt zusätzlich noch zu allgemeiner Schwäche, Nervosität, Reizbarkeit und Schlafstörungen, die verfetteten Leberzellen entzünden sich, und die vergrößerte Leber kann prallelastisch unter dem rechten Rippenbogen getastet werden. Stadium 3 schließlich geht mit verstärkten Beschwerden einher und endet mit der Fettleberzirrhose mit den später bei Leberzirrhose genannten Symptomen.

Neben der schleichenden kennen wir noch die akute Leberverfettung als Folge schwerer Infektionskrankheiten oder Vergiftungen (vor allem Pilzvergiftungen). Dabei zerreißen die Leberzellen, ein lebensbedrohlicher Zustand.

Leberzirrhose

Früher trat die Schrumpfung und Vernarbung der Leber fast nur durch Alkoholmißbrauch auf, inzwischen ist sie häufiger auch als Endstadium anderer verbreiteter Leberleiden (vor allem Leberentzündungen und Fettleber) zu beobachten. Auch Blutstauungen durch Herzschwäche, Gallestauungen, chronische Entzündungen der Gallenwege oder Speicherung von Cholesterin und anderen Fettstoffen, Eisen, Kupfer oder Leberstärke als Folge einer Stoffwechselstörung können mit Leberzirrhose enden.

Im Frühstadium ähneln die Symptome denen einer Leberentzündung, vor allem allgemeine Schwäche und Müdigkeit, Blähungen, Übelkeit, Fettunverträglichkeit, Druck unter dem rechten Rippenbogen und Stuhlverstopfung gehören dazu. Die Leber ist hart und vergrößert tastbar, meist zugleich auch die Milz geschwollen. Vor allem die Kleinfingerseiten der Handflächen sind gerötet, kleine Arterien an Armen, Brust und Gesicht erweitert.

Unbehandelt schrumpft die Leber und verengt die Pfortader. Blut staut sich im Bauchraum, verstärkte Blähungen treten auf, im weiteren Verlauf kommt es zur Bauchwassersucht mit Austritt von 15 und mehr Liter Flüssigkeit in den Bauchraum. Zur Umgehung der verengten Pfortader bilden sich neue Blutgefäße, die als Krampfadern auf der Bauchdecke und in der Speiseröhre in Erscheinung treten. Am After können sich wegen der Blutstauungen Hämorrhoiden bilden.

Die Leberzirrhose endet tödlich, wenn sie nicht rechtzeitig behandelt wird, das chronische Siechtum kann sich über Jahre bis Jahrzehnte hinziehen.

Vorbeugung von Leberleiden

Absoluten Schutz vor einer infektiösen Lebererkrankung gibt es nicht. Der gesunde, abwehrstarke Körper wird Krankheitserregern aber länger widerstehen und mit einer akuten Infektion auch schneller fertig. Vorbeugung zahlt sich deshalb auch dann aus, wenn es doch zu einer Infektion der Leber kommt.

Die meisten anderen Leberleiden lassen sich im allgemeinen durch vernünftige Lebensweise vermeiden. An erster Stelle zu nennen ist die vollwertige Ernährung mit ausreichend Vitalstoffen, die zum Teil auch für die Leberfunktionen sehr wichtig sind. Sie vermeidet außerdem Übergewicht und entlastet die Leber von Giftstoffen, weil regelmäßig der Stuhl entleert wird.

Ebenso wichtig ist das Meiden von Genußgiften, vor allem des Alkohols, der im Übermaß zum „Leberfeind Nummer Eins" wird. Gelegentlicher mäßiger Alkoholkonsum wird die gesunde Leber kaum überlasten, bei regelmäßigem Trinken gleitet man aber oft bald in die Gewohnheit, steigert die Alkoholmenge immer weiter, steigt vielleicht auch auf harte Alkoholika um – und am Ende stehen dann Fettleber oder Leberzirrhose, selbst wenn man nicht zum Alkoholabhängigen wurde. Aber auch andere Genußmittel können die Leber schädigen, wenn sie im Übermaß gebraucht werden.

Immer problematischer wird seit geraumer Zeit der Mißbrauch rezeptfreier chemischer Arzneimittel, die häufig zu hoch dosiert und ständig eingenommen werden. Sie belasten die Leber sehr stark, denn sie muß die chemischen Stoffe wie Gifte verarbeiten. Deshalb Hände weg von chemischen Arzneimitteln bei Bagatellkrankheiten! Wenn die einfachen, unschädlichen Hausmittel der Naturheilkunde nicht helfen, sollte immer der Therapeut aufgesucht werden, damit die Erkrankungen gezielt behandelt und nicht unfachmännisch nur Symptome durch verschiedene Arzneimittel unterdrückt werden, die der Leber schaden.

Schließlich sollte man zur täglichen Gesundheitspflege noch auf genügend Bewegung achten, um Übergewicht zu vermeiden und die Durchblutung des Körpers zu verbessern. Das kommt auch der Leber zugute, die für ihre vielen Aufgaben reichlich Blut benötigt.

Weitgehend hilflos sind wir allerdings der Umweltverschmutzung ausgeliefert. Man kann die Belastung, die auch die Leber betrifft, zwar teilweise vermindern, indem man zum Beispiel nur biologisch angebaute Lebensmittel verwendet, ein gewisses Risiko bleibt aber, mit dem wir leider leben müssen. Nur wird die Leber, die keiner anderen Belastung – etwa Genußmitteln – ausgesetzt ist, damit viel besser fertig.

Therapie von Leberleiden

Zur Basisbehandlung unentbehrlich ist die Leberdiät, die individuell vom Fachmann verordnet wird. Auf die Grundsätze der Leberschonkost, die man unter Umständen jahrelang strikt beachten muß, ehe man dann zur Vermeidung von Rückfällen auf vegetarische Vollwertkost übergeht, gingen wir weiter vorne (s. Leberdiät, S. 326) schon ausführlich ein.

Sehr gut bewähren sich verschiedene Heilpflanzen, die meist in Form fertiger Zubereitungen nach Verordnung eingenommen werden. Dazu gehören unter anderem Artischokken, Eisenkraut, Löwenzahn, Odermennig, Petersilie, Ringelblume, Tausendgüldenkraut, Wacholder, vor allem aber die Mariendistel, die nach Forschungsberichten aus neuerer Zeit wohl als wichtigste Leberheilpflanze überhaupt angesehen werden kann.

Auch Homöopathie und Biochemie leisten einen wichtigen Beitrag zur Therapie von Leberleiden, die sich vor allem bei Langzeitthera-pie meist als sehr gut wirksam erweisen. Auf die einzelnen pflanzlichen, mineralischen und tierischen Mittel soll hier nicht weiter eingegangen werden, die Therapie muß immer individuell nach Verordnung des Fachmanns erfolgen. Oft empfehlen sich daneben homöopathisch zubereitete Organextrakte, um die Funktionen der Leberzellen wieder zu regenerieren.

Eine wichtige Rolle spielen in der Lebertherapie bestimmte Aminosäuren und Vitamine (vor allem die der B-Gruppe). Sie werden meist kombiniert verabreicht, oft noch durch den vitaminartigen Leberschutzstoff Cholin ergänzt. Mit Hilfe dieser Spezialitäten, die manchmal zusätzlich leberwirksame Heilkräuter enthalten, erzielt man vor allem eine bessere Entgiftungsarbeit der Leber, normalisiert die Leberfunktionen und gestörte Stoffwechselprozesse.

Ergänzt wird die Lebertherapie durch Enzyme, die mit zur besseren Verdauung beitragen. Wasseranwendungen nach Pfarrer Kneipp, vor allem die örtlichen Anwendungen über der Lebergegend, regen die Selbstheilungskräfte zusätzlich an und unterstützen so die anderen therapeutischen Maßnahmen. Schließlich spielt oft auch noch die bakterielle Symbioselenkung (s. a. S. 362) eine Rolle, weil sie die bei Leberkranken oft gestörten Darmfunktionen normalisiert und so die Leber entlastet.

Auf den Wert der ausreichenden Bewegung für Durchblutung und Stoffwechsel des Leberkranken wiesen wir schon bei der Vorbeugung hin. Leberkranke müssen damit allerdings meist warten, bis sich ihr Allgemeinzustand gebessert hat, vorher verbietet die deutliche Schwäche meist von selbst körperliche Belastungen.

Gelbsucht
(Ikterus)

Gelbsucht entsteht, wenn im Blut zuviel Gallenfarbstoff (Bilirubin) vorhanden ist, der sich in der Haut anhäuft und ihre Gelbfärbung verursacht. Die Tönung der Haut ist diagnostisch von Bedeutung: Rötlichgelbe Färbung deutet auf Leberentzündung oder Verschluß der Gallenwege hin, stroh- bis zitronengelbe Hautfarbe spricht für gesteigerten Blutzerfall, wodurch vermehrt Bilirubin gebildet wird, olivgrünes Hautkolorit wird durch schwere, länger bestehende Leberschäden verursacht.

Der Urin ist meist dunkelbraun, weil Bilirubin durch die Nieren ausgeschieden wird. Bei manchen Formen sieht der Stuhl grauweiß aus, da kein Farbstoff mit der Galle in den Darm gelangt.

Die Ursachen sind vielfältig und können nur durch den Arzt festgestellt werden. Erhöhter Blutzerfall kann die Folge einer perniziösen Anämie (Form der Blutarmut) oder der Blutgruppenunverträglichkeit zwischen Mutter und Neugeborenem sein. Beim Verschluß der Gallenwege durch Steine wird die Galle, die nicht mehr in den Darm abfließen kann, in die Blutbahn gepreßt. Ausscheidungsstörungen der Gallenwege in der Leber durch Schock und Gifte oder Leberzellenschäden durch Infektionen, Vergiftungen oder Blutmangel, die dazu führen, daß die Leber den Gallenfarbstoff nicht mehr aus dem Blut herausfiltern kann, sind weitere häufige Ursachen eines Ikterus.

Die Behandlung richtet sich nach der Ursache und wird immer vom Arzt durchgeführt. Bettruhe, fettarme und gewürzfreie Nahrung, am besten Rohkost mit Milcheiweiß und zuckerreiche Obstsorten sowie Wärme auf den Leib sind immer hilfreich. Durch Heublumen- und Haferstrohauflagen auf die Lebergegend und Lendenwickel wird die Leber beeinflußt. Bei Juckreiz sind Ganzwaschungen mit Essig- oder Zitronenwasser angezeigt. Innerlich gibt man Tees von Löwenzahn, Mariendistelsamen, Odermennig, Pfefferminze und Wegwarte.

Gallenblasenentzündung
(Cholezystitis)

Die Galle ist ein günstiger Nährboden für Krankheitserreger, die aus dem Darm oder mit dem Blut zur Gallenblase gelangen. Auch ständige Reizung durch Gallensteine führt zur Entzündung, die mit dauerndem Druck unter dem rechten Rippenbogen und leichtem Fieber, manchmal auch Erbrechen und leichter Gelbsucht einhergeht. Frauen leiden sehr viel häufiger als Männer an Erkrankungen der Gallenblase.

Bei chronischer Entzündung schrumpft die Gallenblase und ruft auf Nahrungsreize kolikartige Schmerzen hervor.

Gallensteine können eine Cholezystitis hervorrufen, nicht selten entstehen Gallensteine aber erst im Gefolge einer Gallenblasenentzündung.

Entzündungen der Gallenblase gelten als wesentliche Ursache des späteren Gallenblasenkrebses, deshalb ist ärztliche Behandlung immer erforderlich. Bei chronischen Entzündungen muß die Gallenblase rechtzeitig entfernt werden. Namhafte Fachleute führen das in Süddeutschland auffallend seltene Auftreten von Gallenblasenkrankheiten auf den dort häufigeren Genuß von Rettich zurück, der vorbeugend und zur Behandlung akuter Entzündungen und Gallensteine geeignet ist. Die Nahrung muß reizarm sein und soll viel Rohkost und Obst enthalten. Wechselkompressen auf den Oberbauch, Halbbäder und Oberaufschläger sind angezeigt, als Tee gibt man Zubereitungen mit Mariendistelsamen, Pfefferminze, Tausendgüldenkraut und Wermut.

Gallensteine
(Cholelithiasis)

Gallensteine aus Bilirubin, Cholesterin und Eiweiß entstehen durch Ausfällung aus der eingedickten Galle besonders dann, wenn Entzündungen die Voraussetzungen dafür geschaffen haben. Sie erreichen Sandkorn- bis Eigröße und können lange Zeit symptomlos bleiben, bis es durch Einklemmung eines Steins zu kolikartigen Schmerzen und Rückstau von Galle mit Gelbsucht kommt. Gallenkoliken gehören zu den stärksten Schmerzen überhaupt und können oft nur durch gleichzeitig krampflösende und schmerzlindernde Opiate behandelt werden.

Gallensteinen beugt man am sichersten durch regelmäßige Rettichsaftkuren vor. Akute Koliken werden bis zum Eintreffen des Arztes durch heiße Heublumenauflagen und Dampfkompressen behandelt. Durch Olivenöl, das mehrmals täglich eßlöffelweise verabreicht

wird, kann man versuchen, Steine abzutreiben, wenn der Arzt es erlaubt; andernfalls ist operative Entfernung oft nicht zu umgehen. Innerlich sind Pfefferminz-, Tausendgüldenkraut- und Wermuttees angezeigt.

Wie Gallenblasenentzündungen gelten auch Gallensteine, die bei Frauen gleichfalls gehäuft auftreten, als wesentliche Ursache des Gallenblasenkrebses und müssen energisch behandelt werden.

Erbrechen – Durchfall – Verstopfung

Erbrechen (Emesis, Vomitus) entsteht, wenn das Brechzentrum im Zwischenhirn durch Infektionen und Entzündungen (Katarrhe, verdorbener Magen), Stoffwechselstörungen, dauernde Reizung des Gleichgewichtsorgans durch Bewegung (Reisekrankheit), direkte Einwirkung auf das Gehirn (Erschütterung) oder nervöse und psychische Faktoren (Schock, Ekel) erregt wird. Auch Krämpfe im Bauchraum (Gallen-, Nierenkolik), die auf den Magen übergreifen, Darmverschluß, Darmverschlingung, Darmgeschwülste und Schwangerschaften rufen Erbrechen hervor.

Dabei entleert sich der Magen durch die Speiseröhre, was von Übelkeit, Blässe, kaltem

Schweiß und krampfartigen Schmerzen begleitet wird. Wärme- und Völlegefühl in der Magengrube, gefolgt von Erbrechen dunkler Blutmengen mit Blässe, Angst und Schläfrigkeit bis zur Ohnmacht, entsteht durch Magenblutung. Kotbrechen (Miserere) tritt beim Darmverschluß auf.

Kurzdauerndes Erbrechen zur Entfernung von Giftstoffen ist zweckmäßig und soll nicht behandelt werden. Harmlos ist Erbrechen als Folge der Reisekrankheit oder nach psychischen Reizen. Schwangerschaftserbrechen muß der Facharzt untersuchen, damit keine Schwangerschaftstoxikose (Vergiftung des mütterlichen Organismus durch Abbauprodukte des Ungeborenen) übersehen wird. Häufiges Erbrechen hat immer ernste Ursachen und führt unbehandelt zum lebensbedrohlichen Flüssigkeits- und Elektrolytverlust, muß also ärztlich behandelt werden.

In leichten Fällen ist Teefasten bis zu 2 Tagen mit Baldrian, Kamille, Melisse und Tausendgüldenkraut angezeigt. Wenn dies nicht hilft, muß der Arzt aufgesucht werden. Arzneimittel sollten nur ausnahmsweise eingenommen werden, zum Beispiel gegen die Reisekrankheit (nicht vom Fahrzeugführer; wegen der Gefahr der Verkehrsuntüchtigkeit strafbar!). Schwangere dürfen Antiemetika niemals ohne ärztliche Erlaubnis einnehmen.

Durchfall (Diarrhö) hat vielfältige Ursachen, wie Darminfektionen und -entzündungen durch Bakterien, Viren, verdorbene Nahrung und Giftstoffe, Reizung der Darmschleimhaut durch Abführmittel, zu kalte Getränke, Allergie gegen bestimmte Nahrungsbestandteile (Ge-

treideeiweiß), Funktionsschwäche der Bauchspeicheldrüse, Störungen der Darmflora, Magensäuremangel, Geschwülste, Schilddrüsenüberfunktion oder nervöse Reize, wie Schreck, Angst und Übermüdung.

Aus der Beschaffenheit des mehr oder weniger dünnflüssigen Stuhls kann auf bestimmte Erkrankungen geschlossen werden: Massige, gärende Fettstühle sind die Folge unvollständiger Verdauung durch Mangel an Verdauungssäften. Blutig-wäßriger Stuhl deutet auf Ruhr hin, grauweißlicher Reiswasserstuhl auf Cholera. Hellgelber Erbsbreistuhl kennzeichnet den Mangel von Gallensekret. Schleimig-eitriger Stuhl deutet auf Tuberkulose, Syphilis oder zerfallende Krebsgeschwülste hin.

Durchfälle mit Fieber und Übelkeit sind meist typisch für Infektionen. Beim Durchfall, der länger als 2 oder 3 Tage dauert, droht lebensgefährlicher Flüssigkeits- und Elektrolytverlust, außerdem kann sich aus Durchfall eine chronische Darmentzündung mit lebenslangen Beschwerden entwickeln. Deshalb dürfen nur die Fälle ohne nennenswerte Beeinträchtigung des Allgemeinbefindens, die rasch zum Stehen kommen, ohne Arzt behandelt werden. Akute Lebensgefahr besteht, wenn bei Durchfall plötzlich Krämpfe auftreten, die auf den Elektrolytverlust zurückzuführen sind. Hier hilft nur sofortige stationäre Behandlung.

Liegt offensichtlich keine schwere Krankheit vor, wird der Darm zunächst durch 1–2 Eßlöffel Rizinusöl gereinigt. Die Patienten erhalten nur ungesüßten Pfefferminztee oder Schafgarbenabkochung, bis der Durchfall steht und keine Leibschmerzen mehr auftreten. Auch Tees aus

Bohnenkraut, Eichenrinde, Kalmus, Kamille, Salbei, Tausendgüldenkraut, Thymian, Tormentill und Wermut oder Saft aus Heidelbeeren sind erlaubt, am besten ist eine Teemischung aus mehreren Kräutern.

Nach etwa 2 Tagen wird mit Haferschleim, Zwieback, später Karottengemüse, zuletzt Hühnerfleisch und Fisch allmählich die normale Vollkost wieder aufgebaut.

Stuhlverstopfung als Reaktion behandelt man durch Buttermilch, Leinsamen und Rohkost.

Stuhlverstopfung (Obstipation) entsteht häufig durch schlackenarme Kost, Bewegungsmangel, Mißbrauch von Abführmitteln und willkürliche Zurückhaltung des Stuhls mit allmählichem Verlust des Reflexes. Auch seelische Ursachen, beispielsweise Furcht vor schmerzhafter Stuhlentleerung bei Hämorrhoiden und abnorme Länge des Darms, kommen als Ursachen in Frage. Die seltene Entleerung harter Stühle wird begleitet von Blähungen, Appetitlosigkeit und Kopfschmerzen; durch Stauungen im Leib treten Krampfadern, Venenentzündungen und Hämorrhoiden hinzu.

Bei der heute üblichen schlackenarmen Kost kann von Verstopfung noch nicht gesprochen werden, wenn der Darm nicht regelmäßig jeden Tag entleert wird. Verstopfung im höheren Alter ohne erkennbare Ursachen kann Warnzeichen einer Darmgeschwulst sein. In allen anderen Fällen kann man mit etwas Geduld und Konsequenz den Darm zur Pünktlichkeit „erziehen". Dazu geht man jeden Tag zur gleichen Zeit zu Stuhle, auch wenn man anfangs keinen Stuhldrang spürt; der Darm gewöhnt sich rasch daran. Schlackenreiche Kost mit Vollkorn- und Leinsamenbrot, Gemüse und Obst, Bewegung und Ausgleichssport sowie morgens einige Feigen oder eingeweichte Backpflaumen auf nüchternen Magen tragen wesentlich zur problemlosen Darmentleerung bei.

Verstopfung, die auf Reisen oder im Gefolge von Infektionskrankheiten auftritt, behandelt man mit Leinöl oder Leinsamen, Rizinusöl, Faulbaumrindentee, Knoblauch- und Rhabarbersaft. Diese natürlichen Abführmittel sollen nicht dauernd, sondern nur ausnahmsweise für kurze Zeit eingenommen werden. Der Arzt kann die Darmflora beeinflussen und durch beruhigende Mittel, welche übermäßige Darmperistaltik und Verkrampfungen lösen, häufig bessere Erfolge als durch Abführmittel erzielen. Notfalls wird er Einläufe oder Darmbäder verordnen.

Andere Störungen des Verdauungstrakts

Blähungen
(Flatulenz, Meteorismus)

Jeder Mensch schluckt etwas Luft, weil Magen und Darm auch nüchtern eine gewisse Füllung benötigen. Die meisten Gase gelangen auf diese Weise in Magen und Darm. Häufigste

Ursache von Blähungen ist das nervöse Luft-schlucken (Aerophagie), verstärkt durch nervöse Eigenperistaltik der Speiseröhre. Als Folge treten Schmerzen unter dem Brustbein, Kloßgefühle im Hals und Anfälle von Blähsucht mit schmerzhaft aufgetriebenem Leib (Trommelbauch) auf. Herz und Lungen können so stark beengt werden, daß es zur Kurzatmigkeit und heftigen Herzbeschwerden (Roemheldscher Symptomenkomplex) kommt.

Verkrampfungen im Bauchraum hindern Gase am Entweichen, Mangel an Verdauungssäften führt zum Schäumen des Darminhalts, die im Schaum gebundenen Gase können von der Darmwand nicht resorbiert werden. Aus dieser Tatsache erklärt sich auch die unangenehme Wirkung blähender Speisen: Sie enthalten seifenähnlich schäumende organische Verbindungen, welche Gase binden und ihre Resorption verhindern.

Plötzliche Gasbildung im Darm mit völliger Stuhl- und Windverhaltung dagegen ist Zeichen eines Darmverschlusses, der meist sofort operativ behandelt werden muß.

Nervöses Luftschlucken, Verkrampfungen und fehlende Verdauungssäfte sind oft miteinander verbunden und sollten daher gemeinsam behandelt werden. Autogenes Training und Psychotherapie mindern die Aerophagie, unterstützt durch Nerventee mit Baldrian und Hopfen. Ätherische Öle, wie sie in Fenchel, Kümmel und Pfefferminze enthalten sind, lösen Krämpfe und regen die Sekretion der Verdauungssäfte an, Bittermittel unterstützen die Behandlung. Als Teemischungen eignen sich Baldrian, Kalmus, Kamille und Pfefferminze

oder Bitterklee, Fenchel, Pfefferminze, Schafgarbe und Tausendgüldenkraut; auch Anis, Fenchel, Koriander und Kümmel ist eine empfehlenswerte Mischung gegen Blähungen.

Beim akuten Blähsuchtanfall gibt man Fenchel oder Kümmel, in heißer Milch abgekocht, oder 8 Tropfen Kümmelöl in heißem Wasser.

Äußerlich sind bei Blähungen Ganzwaschungen mit Essigwasser, Wechselsitzbäder, Schenkel- und Vollgüsse, beim Blähsuchtanfall heiße Leibaufschläger mit Essigwasser angezeigt.

Appetitmangel
(Anorexie)

Bei fieberhaften Erkrankungen ist Appetitlosigkeit eine zweckmäßige Reaktion; der Körper wird vor der zusätzlichen Belastung durch die Verdauungsarbeit bewahrt. Dauernde Appetitlosigkeit legt den Verdacht auf Magenleiden oder Blutarmut nahe, Widerwillen gegen Fleisch kann erstes Warnzeichen des Magenkarzinoms sein und muß umgehend ärztlich untersucht werden. Häufigste Ursachen sind nervliche und seelische Belastungen, Kränkungen und ungelöste Konflikte, die den Appetit verschlagen.

Oberstes Gebot: Niemals zum Essen zwingen!

Bittermittel regen die Sekretion der Verdauungssäfte an. Dazu gehören Bitterklee, Enzian, Kalmus, Löwenzahn, Tausendgüldenkraut und Wermut. Auch Angelika, Majoran, Rettich, Schafgarbe und Wacholderbeeren sind geeignet. Ein Aperitif aus Wermut in Südwein oder ein Kräuterlikör (Enzian) vor dem Essen regen den Appetit meist an. Zu Beginn sollten die Patienten 1–2 Tage fasten und nur Tees zu sich nehmen. Wechselbäder und -duschen regen den Stoffwechsel an.

Übelkeit
(Nausea)

Chronische Übelkeit deutet auf Blutarmut, chronische Infektionen und Vergiftungen oder Hirnkrankheiten hin und muß ärztlich untersucht werden.

Vorübergehende Übelkeit entsteht durch verdorbene Speisen, Genußmittelmißbrauch (Nikotin, Alkohol), Hirnblutleere durch Kreislaufstörungen, Gleichgewichtsstörungen und rhythmische Bewegungen (Reisekrankheit), aber auch schon durch schlechte Luft, Ekel oder Abscheu.

Frische Luft, Hoffmannstropfen, Melissengeist oder ein Magenbitter beseitigen die Übelkeit gewöhnlich rasch und zuverlässig.

Schluckauf
(Singultus)

Schluckauf entsteht, wenn die Zwerchfellmuskulatur sich krampfartig rhythmisch zusammenzieht. Die Ursachen bleiben oft unerkannt. Schluckauf kann aber auch durch Zwerchfellbruch, Magenkrebs oder Bauchfellentzündung hervorgerufen werden. Im Extremfall kommt es zur Kreislauferschöpfung und Atembehinderung mit tödlichem Ausgang. Häufiger oder hartnäckiger Schluckauf muß immer ärztlich untersucht werden.

Harmlose Anfälle werden durch Anhalten des Atems, kalte Getränke, Schlag auf den Rük-ken, Tiefatmung, Pfefferminztee oder heiße Leibaufschläger beendet.

Hämorrhoiden
(Noduli)

Die bis kirschkerngroßen, knotenförmigen Erweiterungen der Mastdarmvenen liegen teils innerhalb des Afterschließmuskels, teils treten sie aus dem After hervor. Wie bei den Krampfadern, liegt auch hier eine anlagebedingte Bindegewebsschwäche vor.

Begünstigt werden Hämorrhoiden durch vorwiegend sitzende Lebensweise, häufige Stuhlverstopfung, Fettsucht, Venenstauungen im Gefolge der Leberzirrhose, Schwangerschaft und häufigen Alkoholgenuß.

Anfangs machen sich die Hämorrhoiden durch Brennen und Jucken als Folge der Entzündung bemerkbar, später kommen Schmerzen hinzu, die zur Furcht vor Stuhlentleerung mit reaktiver Verstopfung führen; außerdem kommt es zu Rötungen und Blutungen aus den Knoten. Häufige Blutungen können zur Blutarmut führen, deshalb ist ärztliche Hilfe angezeigt, notfalls durch Operation. Nikotin und Alkohol sind zu meiden, die Kost muß schlackenreich sein, damit der Stuhl weich bleibt.

Zur Behandlung eignen sich Sitzbäder mit Eichenrindenabsud, Eichenrindenkompressen, Sitzen auf nassem Tuch, Knie- und Schenkelgüsse. Innerlich gibt man Angelika, Brennessel, Kamille, Roßkastanie, Schafgarbe, Wacholder, Walnußblätter, Wermut und Zinnkraut. Bewährt haben sich Blutegel, Blutegelsalben und Hamameliszäpfchen.

Erkrankungen

der Ausscheidungsorgane

Das Ausscheidungssystem besteht aus den Nieren, Harnleitern, der Harnblase und der Harnröhre. Aufgabe dieses Systems ist es, wertlose oder belastende Stoffwechselprodukte aus dem Körper im Urin zu entfernen.

Die *Nieren* (Nephros, Ren) liegen in einer Fettkapsel an der hinteren Wand des Bauchraums. An einer Einziehung, die zur Körpermitte hin liegt (Hilus), treten Gefäße, Nerven und Harnleiter ein und aus. Der *Harnleiter* erweitert sich noch vor dem Eintritt in den bindegewebigen *Nierensinus* zum *Nierenbecken* und verzweigt sich dann in die 7–9 *Nierenkelche*.

An der durchschnittenen Niere erkennt man die *Nierenrinde,* die mit breiten Fortsätzen bis zum *Nierensinus* vordringt und das *Nierenmark* in die 7–9 *Nierenpyramiden* zerlegt. Die abgerundeten Spitzen dieser Pyramiden ragen als *Papillen* in die Kelche hinein. Diese Papillen enthalten Gänge, aus denen Harn in die Kelche gelangt. Sie verzweigen sich im Mark, ihre letz-ten Äste reichen strahlenförmig in die Nierenrinde. An diese Sammelrohre schließt sich das harnbildende *Nephron* an. Es besteht aus Malphigi-Körperchen, Henle-Schleifen und gewundenen Röhrchen erster und zweiter Ordnung.

Das kugelförmige Malphigi-Körperchen wird durch eine zuführende und eine abführende Arterie versorgt, die durch Kapillarschlingenknäuel (Glomerulus) miteinander verbunden sind. Aus jedem Malphigi-Körperchen öffnet sich ein gewundenes Röhrchen erster Ordnung in den spaltförmigen Hohlraum, der das Gefäßknäuel umgibt. Hier tritt aus dem Glomerulus der Primärharn aus, der auf seinem Weg durch gewundene Röhrchen und Henle-Schleifen mit harnpflichtigen Substanzen beladen wird, die zur Ausscheidung bestimmt sind.

Harn entsteht also in den Nieren und gelangt über Nierenbecken und Harnleiter in die Blase, die ihn sammelt und bei einem gewissen Füllungszustand (Harndrang) durch die Harnröhre nach außen abgibt. Täglich werden im Durchschnitt 1,2–1,5 l Urin produziert; die Menge hängt auch von der Flüssigkeitszufuhr ab. Im Harn befinden sich Stoffwechselendprodukte, wie Harnstoff, Harnsäure, Salze und geringe Mengen anderer Schlacken.

Harnsäure ist ein Endprodukt des Eiweißstoffwechsels, das in der Leber entsteht und in Mengen von 0,5–2,0 g pro Tag ausgeschieden wird. Auch Harnstoff entsteht in der Leber als Endprodukt der Verstoffwechselung stickstoffhaltiger Nahrungsbestandteile, an erster Stelle wieder von Eiweiß. Täglich werden etwa 30 g Harnstoff ausgeschieden. Beim Stehen an der Luft wird Harnstoff in Ammoniak und Kohlensäure zersetzt, deshalb riecht Harn nach einiger Zeit stechend scharf.

Gesunder Harn ist gewöhnlich sauer und blaßgelb, bei verschiedenen Krankheiten kann er sich verfärben. Fleischfarbenen Urin sollte man immer auf Blutbeimengungen untersuchen lassen.

Die *Harnleiter* (Ureter) bestehen aus einer glatten Muskelwand, die innen von Schleimhaut ausgekleidet ist. Sie leiten den Harn durch Muskelkontraktionen vom Nierenbecken zur Harnblase.

Die *Harnblase* sammelt den laufend gebildeten Harn und gibt ihn in größeren Abständen nach außen. Sie liegt im kleinen Becken, bei Füllung dehnt sie sich maximal bis zum Nabel aus. Der Körper der Vesica urinaria läuft nach oben spitz in einen Scheitel aus. In ihre Basis münden hinten die Harnleiter, davor geht die innere Öffnung der Harnröhre ab. Die Mündung der Harnleiter ist ventilähnlich beschaffen, bei Füllung der Blase wird ein Rückstau in die Harnleiter weitgehend vermieden. Die Blasenwand besteht aus Muskelgewebe, das innen von Schleimhaut ausgekleidet ist. Bei Behinderungen des Harnabflusses nimmt das Muskelgewebe an Stärke zu, die innerste Schicht ragt in Form netzartig angeordneter Balken (Balkenblase) ins Blaseninnere vor.

Beim Mann liegt unter der Blasenbasis die *Vorsteherdrüse,* bei der Frau sind *Scheide* und *Gebärmutterhals* locker mit der Blasenbasis und dem unteren Anteil des Körpers verbunden.

Die *Vorsteherdrüse* (Prostata) spielt zwar bei der Harnbildung keine Rolle, sei aber wegen ihrer Bedeutung für die Harnentleerung bei vergrößerter Prostata dennoch hier kurz besprochen. Ihr Gewebe besteht aus einzelnen Drüsen, die sich in die Harnröhre öffnen, und ist mit Muskelgewebe durchsetzt. Das Organ ähnelt einer Kastanie. Von hinten oben durchziehen die Samenausspritzgänge, die in die Harnröhre münden, die Drüse. Aufgabe der Prostata ist die Absonderung eines milchigen alkalischen Sekrets, das die saure Reaktion der weiblichen Scheide neutralisiert.

Letzter Abschnitt des Ausscheidungssystems ist die *Harnröhre* (Urethra), die bei der Frau kurz ist und von der Blase zum Scheidenvorhof führt. Am Übergang der Blase in die Harnröhre befindet sich der 1. Schließmuskel, weiter vorn liegt der 2., der aus quergestreifter Muskulatur besteht und im Gegensatz zum ersten, glatten Sphinktermuskel willkürlich beeinflußt werden kann.

Nierenbeckenentzündung
(Pyelitis)

Akute Entzündungen gehen einher mit heftigen Kreuzschmerzen, Schüttelfrost, wechselndem Fieber, trübem Harn und Zeichen der Blasenentzündung. Bei chronischer Entzündung sind die Schmerzen gering, das Fieber kann ganz fehlen, die Nieren werden aber schleichend zerstört.

Häufige Ursache sind Nierensteine und Schwangerschaft, die den Harnabfluß behindern. Erreger gelangen auch aus Blase und Harnleiter oder auf dem Blutweg ins Nierenbecken, Erkältung und Durchnässung begünstigen die Entzündung. Im Gefolge chronischer Stuhlverstopfung entsteht nicht selten auf noch nicht ganz geklärte Weise ebenfalls eine Pyelitis.

Die Behandlung erfolgt immer durch den Arzt und muß zur Vermeidung chronischer Entzündungen oder häufiger Rückfälle mindestens 3 Monate lang durchgeführt werden, manchmal jahrelang. Die ärztliche Therapie wird unterstützt durch salz- und reizarme Diät und reichliches Trinken von Kräutertees, vor allem aus Bärentraubenblättern, Birke, Brennnessel, Hagebutte, Petersilie, Sellerie und Wacholder.

Nierenentzündung
(Nephritis, Glomerulonephritis)

Die Entzündung betrifft die Butgefäßknäuel, aus denen Blutwasser in die Harnkanälchen ausgeschieden wird. Deshalb ist verringerte Harnausscheidung mit Ödemen (zuerst am Gesicht) symptomatisch. Fast immer steigt der Blutdruck an, im Urin werden oft einzelne Blutkörperchen, im Blut vermehrt harnpflichtige Stoffe nachgewiesen. Die Nephritis beginnt schleichend oder plötzlich, oft gehen ihr andere Infektionskrankheiten voraus. Rückenschmerzen, Müdigkeit, Appetitlosigkeit, trüber bis blutiger, spärlicher Harn, Schwellungen der Augenlider, später auch der Glieder, Kopfschmerz, Atemnot und Herzbeschwerden sind symptomatisch.

Häufigste Ursachen sind Scharlach, Masern, chronische Infektionsherde (Mandeln), Diphtherie, Abkühlung und Durchnässung.

Nephritis kann in die Schrumpfniere übergehen, deshalb ist rasche ärztliche Hilfe unumgänglich notwendig. Zuerst müssen die Nieren durch Fasten und Dürsten einige Tage lang (je nach ärztlicher Anweisung) entlastet und die Blutdruckwerte normalisiert werden. Strenge Bettruhe ist notwendig. Eiweiße sind aus der Nahrung auszuschalten, da sie den Reststickstoff im Blut erhöhen. Günstig ist die Apfel-Reis-Diät, die 3 Wochen lang eingehalten werden soll. Aderlaß kann im Einzelfall angezeigt sein.

Heiße Heublumensäcke auf die Nieren, kalte Lendenwickel, Dampfkompressen und Sitzbäder unterstützen die Therapie. Der Arzt wird durch hohe Dosen von Penicillin die Ursachen bekämpfen, Entzündungen können notfalls auch durch Cortison beeinflußt werden. Alkohol, Nikotin und Gewürze sollten streng gemieden werden.

Bei beginnender Nierenschrumpfung werden die ärztlichen Maßnahmen durch Apfel-

Reis-Diät, Rohkost- und Saftfasttage, Kurzwickel, Salzwasserhemden, Haferstrohvollbäder und Schlenzbäder unterstützt. Harntreibende Tees sind nur mit ärztlicher Erlaubnis angezeigt, weil sie die Nieren überfordern und die Krankheit verschlimmern können.

Wird die Nierenfunktion ungenügend, müssen schweißtreibende Maßnahmen (nach ärztlicher Verordnung), schließlich künstliche Nieren angewendet werden. Operativ kann Nierentransplantation (Erfolgsquote: 45–70%) angezeigt sein.

Nierensteine
(Nephrolithiasis)

Harn enthält in hoher Konzentration Harnsalze, deren vorzeitige Ausfällung durch Schutzstoffe verhindert wird. Störungen bei der Bildung solcher Schutzkolloide oder Zellreste und Schleimhautfetzen, die nach Entzündungen zurückbleiben und als Kondensationskerne dienen, führen zur vorzeitigen Ausfällung der Harnsalze, Nierensteine entstehen.

Kalzium-Oxalat-Steine sind erbsengroß und scharfkantig, Kalzium-Karbonat-Phosphat-Steine können das ganze Nierenbecken ausfüllen, Harnsäuresteine sind weicher und treten relativ selten auf.

Dumpfe Schmerzen im Kreuz sind oft das einzige Symptom, solange der Urin noch abfließen kann, gelegentlich ist Blut im Harn vorhanden. Nierengrieß und -sand gehen meist schmerzlos ab. Große Steine können das Nierengewebe verdrängen; durch längeren Rückstau von Harn werden die Nieren ballonartig aufgetrieben und gehen zugrunde.

Schmerzattacken kennzeichnen die Einklemmung eines Nierensteins im Harnleiter. Ärztliche Überwachung ist in solchen Fällen immer notwendig, damit keine bleibenden Nierenschäden entstehen. Mit ärztlicher Erlaubnis kann man versuchen, kleinere Steine auszutreiben, indem man 2 l Kaffee, Schwarztee oder Bier auf einen Zug trinkt. Ein krampflösendes Mittel, vom Arzt vorher verordnet, sollte zur Hand sein, um die beim Abgang mögliche Kolik rasch zu lindern. Kalzium-Magnesium-Phosphat- und Karbonat-Steine werden durch 4 g Krappwurzelpulver täglich, kurmäßig über längere Zeit eingenommen, manchmal aufgelöst. Während der Kur soll der Harn immer leicht rötlich gefärbt sein.

Im Notfall müssen die Steine operativ entfernt werden.

Nierensteinneubildungen beugt man durch reichlichen Genuß von Tee vor, am besten Hagebuttentee, von dem man täglich 1–1,5 l trinkt. Bei Harnsäuresteinen muß vorbeugend auf harnsäurereiche Kost (siehe Diät) verzichtet werden. Das gilt auch für einige andere Steinarten.

Bei starken Kolikschmerzen helfen nur krampflösende, schmerzlindernde Injektionen durch den Arzt. Bis zu seinem Eintreffen sind heiße Kompressen, Sitz- und Halbbäder erlaubt.

Blasenentzündung
(Zystitis)

Infektionen durch Eitererreger, begünstigt durch Zugluft, Erkältung und Durchnässung, bei Zuckerkranken nach Antibiotikakuren auch Hefepilze führen zur Entzündung der Blasenschleimhaut. Symptomatisch sind Schmerzen beim Wasserlassen, die gegen Ende der Harnentleerung zunehmen, häufiger Harndrang, Brennen in der Harnröhre, trüber, manchmal blutiger Harn, Bettnässen, Kopfschmerz, Mattigkeit, Appetitmangel, belegte Zunge und Augenringe. Treten zusätzlich Kreuzschmerzen auf, hat die Entzündung sich ins Nierenbecken fortgesetzt, der Arzt muß sofort aufgesucht werden.

Die Behandlung erfordert verschiedene Arzneimittel, damit die Erreger sich nicht daran gewöhnen können, und muß mindestens 3 Monate dauern, sonst drohen chronische Entzündungen und Folgeschäden an den Nieren. In leichten Fällen genügen – mit ärztlicher Erlaubnis – Tees von Bärentraube, Wacholder und Zinnkraut; meist sind Antibiotika und Desinfektionsmittel angezeigt.

Sobald die akuten Beschwerden abklingen, wird die Körperabwehr durch Wasser- und Tautreten, Kniegüsse, Ganzwaschungen und Halbbäder angeregt. Alkohol ist für die Dauer der Behandlung in jeder Form ebenso zu meiden wie Kaffee, Schwarztee, schleimhautreizende Gewürze und säurehaltige Nahrungsmittel (siehe Diät). Die Behandlung darf nicht abgebrochen werden, wenn der Urin wieder klar ist, sonst drohen chronische Entzündungen, die auf die Nieren übergreifen können.

Bettnässen
(Enuresis)

Der gesunde Mensch kann den Harndrang auch im Schlaf willentlich beherrschen. Beim Bettnässer ist diese Fähigkeit im Schlaf ausgeschaltet, es kommt zur unbewußten Harnentleerung. Kinder sollten vom 3. Lebensjahr an den Harnabgang willentlich beeinflussen können, sonst liegt eine psychische Störung (Erziehungsfehler, übermäßige Strenge, zu wenig Beachtung) oder ein organischer Schaden (Mißbildungen der Harnwege oder der Wirbelsäule, Blasenentzündung) vor. In jedem Fall ist ärztliche Untersuchung notwendig, bei psychischer Ursache Erziehungsberatung der Eltern und Psychotherapie des Kindes. Strafen sind immer falsch und erfolglos.

Regelmäßiges Zubettgehen und Wecken in der Nacht zu festen Zeiten zum Harnlassen sind wichtige Hilfen, bis ärztliche oder psychotherapeutische Maßnahmen wirksam werden. Autogenes Training mit dem Vorsatz „Ich spüre den Harndrang!" wirkt meist zuverlässig. Unterstützend wirkt reizarme Kost mit wenig Flüssigkeit, nachmittags sollte ab 16 Uhr keine Flüssigkeit mehr aufgenommen werden. Anfangs empfehlen sich heiße Sitzbäder und Dampfkompressen auf die Nierengegend, später geht man zu Kneippgüssen am Knie und Unterschenkel, Halbbädern und Wasser- oder Tautreten über. Innerlich sind Eichenrinden- und Wermuttee angezeigt. Bei Erkältungen als Ursache muß der Blasenkatarrh ausgeheilt werden.

Blutharnen
(Hämaturie)

Blut im Harn zu Beginn des Wasserlassens deutet auf Harnröhrenverletzungen hin, gleichmäßig blutiger Urin ist symptomatisch für Harnleiter- und Nierenkrankheiten, Blutharnen am Ende der Harnentleerung tritt bei Blasenentzündungen auf. Blutharnen macht baldige ärztliche Untersuchung notwendig, die Behandlung richtet sich nach den Ursachen. Zur Soforthilfe sind Zubereitungen mit Tormentillwurzel angezeigt.

Ödeme – Wassersucht

Je nach Ursache beginnt die krankhafte Ansammlung von Flüssigkeit im Körper an verschiedenen, oft typischen Körperteilen.

Ödeme der tieferen Körperteile deuten auf Kreislaufversagen oder Mangelernährung (Hungerödeme) hin, Wasserbrechen mit Ödem am Magen ist die Folge des Herzversagens, Leberleiden führen zur Bauchwassersucht, Nierenschäden anfangs zu Lid- und Gesichtsschwellungen. Lokal begrenzte Ödeme sind Folgen von Entzündungen, Lymphstauung, Thrombose oder Quetschung. Auch in Gelenken, Gehirn, Herzbeutel und Unterhaut können Flüssigkeitsansammlungen aus verschiedener Ursache entstehen. Oft ist geschwollene Haut, in der nach Fingerdruck stundenlang Dellen zurückbleiben, das deutlichste Symptom der Wassersucht.

Eigentliche Ursache ist der gestörte Abbau des Nebennierenhormons Aldosteron. Daraus resultiert der gestörte Elektrolytstoffwechsel, Natrium wird im Gewebe zurückgehalten und bindet seinerseits Wasser.

Immer muß der Arzt das Grundleiden behandeln. Durch Spironolacton kann er die Aldosteronwirkung hemmen, größere Wasseransammlungen werden abpunktiert, bei Herz-

wassersucht sind Fingerhut, Maiglöckchen, Meerzwiebel und Strophantus angezeigt. Die Ernährung muß salzfrei und flüssigkeitsarm sein, Kartoffel- und Reistage tragen ebenso wie Dursttage (nur mit ärztlicher Erlaubnis) zur Entwässerung bei. Harntreibende Tees sind nur bei funktionsfähigen Nieren (Arzt fragen) erlaubt. Dazu eignen sich Birke, Brennessel, Goldrute, Hauhechel, Liebstöckel, Petersilie, Rosmarin, Sellerie, Spargelsprossen, Wacholder und Zwiebeln. Durch schweißtreibende kalte Waschungen, Schlenzbäder, heiße Wickel, Sauna, Holunder- und Lindenblütentee werden die Nieren entlastet.

Prostatavergrößerung
(Prostataadenom)

Etwa 60% der Männer nach dem 50. Lebensjahr leiden an einer Vergrößerung der Prostata. Man vermutet, daß die nachlassende Hormonproduktion bei dieser gutartigen Wucherung eine Rolle spielt, die Ursachen sind noch wenig geklärt.

Symptomatisch sind vor allem Störungen des Harnabflusses aus der Blase, die zum häufigen Harndrang besonders in der Nacht mit verzögertem Beginn und dünnem Harnstrahl führen. Durch Harnstau kommt es zur Erschlaffung der Blasenwand, Nierenschäden und Entzündungen der Harnorgane drohen. In schweren Fällen kann völlige Harnverhaltung eintreten, die sofortige ärztliche Hilfe erforderlich macht.

Zeiten der Besserung oder des Stillstands wechseln mit Verschlechterung. Vor allem Alkoholgenuß (Bier) und Stuhlverstopfung verschlimmern das Leiden. Wegen der Risiken ist ärztliche Behandlung immer angezeigt. Vor allem Hormone können den Verlauf günstig beeinflussen. In schweren Fällen kann ein operativer Eingriff notwendig werden. Stuhlverstopfung, Alkoholgenuß, langes Sitzen und kalte Füße sind zu vermeiden, die Kost soll reizarm sein. Anfangs sind warme Sitzbäder angezeigt, später geht man zu kalten Halbbädern und Wassertreten über. Innerlich werden Bärentraubenblätter, Liebstöckel und Leinsamen empfohlen.

Beschwerden am Stütz- und Bewegungsapparat

Knochenskelett, Gelenke und Muskeln bilden den Stütz- und Bewegungsapparat. Ihr Zusammenspiel ermöglicht die aufrechte Haltung und die Bewegungen.

Die über 200 Knochen (Ossa) des Menschen bilden das Skelett. An diesem Gerippe unterscheidet man das *Achsenskelett* mit Wirbelsäule, Brustbein und Rippen, das *Schulter-Arm-Hand-Skelett,* das *Becken-Bein-Fuß-Skelett* und das *Skelett des Schädels.*

Die *Wirbelsäule* (Columna vertebralis) besteht aus den übereinander angeordneten Wirbelknochen (Vertebra) und wird in Halswirbelsäule (7 Wirbel), Brustwirbelsäule (12 Wirbel), Lendenwirbelsäule (5 Wirbel), Kreuzbein (5 zusammengefügte Wirbel) und Steißbein (3–5 Wirbel) unterteilt.

Hals-, Brust- und Lendenwirbel sind gegeneinander beweglich und durch elastische *Zwischenwirbelscheiben* (Bandscheiben) getrennt. Jede Bandscheibe (Discus intervertebralis) besteht aus dem inneren Gallertkern und einem äußeren Faserring. Das Kreuzbein ist zwischen den Hüftbeinen fest verkeilt und überträgt das Körpergewicht auf die Beine.

An jedem Wirbel unterscheidet man den Wirbelkörper als tragendes Element der Säule, den Wirbelbogen, der nach hinten das Wirbelloch mit dem Rückenmark umschließt, die Bogenwurzel, die den Wirbelbogen fixiert, außerdem Gelenk-, Quer- und Dornfortsätze.

Schon in der Grundhaltung ist die Wirbelsäule gekrümmt. Krümmungen mit der Konvexität nach vorn nennt man *Lordosen,* solche mit der Konvexität nach hinten werden als *Kyphosen* bezeichnet. *Skoliosen* sind Krümmungen nach der Seite. An der Wirbelsäule erkennt man eine Hals- und Lendenlordose, die Brustkyphose und die Kreuzbein-Steißbein-Kyphose. Außerdem hat jede Wirbelsäule leichte Skoliosen.

Das *Brustbein* (Sternum) liegt vorn in der Körpermitte. Es wird in den gelenkig mit dem Schlüsselbein verbundenen „Handgriff", den „Körper" und den zwischen die Rippenbögen ragenden „Schwertfortsatz" untergliedert.

Die *Rippen* sind hinten an die Brustwirbel angefügt und bestehen aus dem wirbelnahen knöchernen und dem kurzen vorderen knorpeligen Anteil. Die Knorpel der ersten 7 Rippenpaare stehen direkt mit dem Brustbein in Verbindung, die 8.–10. Rippe ist jeweils zur nächsthöheren Rippe aufgebogen und bildet den Rippenbogen, Rippenpaar 11 und 12 endet frei in der seitlichen und hinteren Bauchwand (fliegende Rippen). Die Zwischenrippenräume werden von Muskeln ausgefüllt. Brustwirbelsäule, Brustbein und Rippen bilden zusammen den Brustkorb.

Am *Schädelskelett* unterscheidet man den Gehirnschädel, der als knöcherne Kapsel das Gehirn schützt, sowie den Gesichtsschädel. Die Schädelkapsel besteht aus 2 Scheitelbeinen, 2 Schläfenbeinen mit den Felsenbeinen, dem Stirnbein, Hinterhauptsbein, Siebbein und Keilbein. Ober- und Unterkiefer, Jochbein, Gaumenbein, Nasenbein, Tränenbein, Pflugscharbein und untere Muschelbeine bilden den Gesichtsschädel. Der Unterkiefer (Mandibula) ist gegenüber dem übrigen Schädelskelett (Cranium) beweglich.

Den oberen Rumpfabschluß bildet der *Schultergürtel* mit Schulterblatt und Schlüsselbein. Das Schlüsselbein (Clavicula) liegt unmittelbar unter der Haut an der Grenze zwischen Hals und Brust und verbindet das Brustbein mit der Schulterhöhe des Schulterblatts. Der platte Knochen des Schulterblatts (Scapula) ist mit dem Schlüsselbein und dem Schultergelenk verbunden, sein neben dem Schultergelenk nach vorn gerichteter Fortsatz wird als „Rabenschnabelfortsatz" bezeichnet.

Das *Armskelett* besteht aus dem Oberarmknochen (Humerus), an den sich die Unterarmknochen im Ellenbogengelenk anschließen; es sind dies Elle (Ulna) und Speiche (Radius).

Das körpernahe Ende des Armskeletts ist im Schultergelenk mit dem Schulterblatt verbunden, am körperfernen Ende befinden sich die Hände. Die Elle beginnt an der Streckseite des Ellbogengelenks mit dem Ellenhaken und endet an der Kleinfingerseite des Handgelenks in einem kugelförmig vorspringenden Köpfchen. An den beiden Knochenenden steht sie mit der Speiche in gelenkiger Verbindung. Der Speichenknochen verläuft vom Ellbogen- zum Handgelenk. Am Ellbogen liegt er außen, am Handgelenk auf der Daumenseite. Je nach Handstellung zieht er parallel zur Elle oder kreuzt sie. Die Speiche trägt am Ende des Arms die 8 Handwurzelknochen, die als Kahn-, Mond-, Dreiecks-, Erbsen-, Trapez-, Trapezoid-, Kopf- und Hakenbein bezeichnet werden. Ihnen folgen die 5 Röhrenknochen der Mittelhand, welche die 3 Fingerglieder des Zeige-, Mittel-, Ring- und Kleinfingers und die beiden Daumenglieder tragen.

Den unterhalb des Bauches gelegenen Teil des Rumpfes bildet das *Becken* (Pelvis), dessen Skelett aus den Hüftbeinen (Darmbein, Sitzbein, Schambein), Kreuzbein und dem Steißbein besteht. Durch das Hüftgelenk sind Becken und Beinskelett miteinander verbunden. Die vom Hüftbein gebildete Gelenkpfanne (Acetabulum) trägt den Gelenkkopf des Oberschenkelknochens, dessen Schaft vom Kniegelenk seitlich schräg aufsteigt und im Rollhöcker (Trochanter) endet, unter dem der Schenkelhalsknochen in einem Winkel von etwa 120 Grad abgeht. Der Oberschenkelknochen endet im Kniegelenk.

Hauptknochen des Unterschenkels ist das Schienbein (Tibia), das dünne Wadenbein liegt seitlich davon und nicht in der Wade, wie der Name vermuten läßt. Das Schienbein stellt die Verbindung zum Fuß her, dessen Skelett aus den 7 Fußwurzelknochen Sprung-, Fersen-, Kahn-, Würfel- und Keilbein (3 Keilbeine), 5 Mittelfußknochen und den 3 Zehengliedern (Großzehe nur 2, Kleinzehe oft auch nur 2) besteht. Fußwurzel und Mittelfuß bilden ein Gewölbe mit 3 Unterstützungspunkten: hinten der Fersenbeinhöcker, vorn außen das an der Kleinzehenwurzel liegende Köpfchen des 5. Mittelfußknochens, vorn innen das an der Großzehenwurzel gelegene Köpfchen des 1. Mittelfußknochens. An der höchsten Stelle des inneren Längsbogens dieses Fußgewölbes ist das Sprungbein eingebaut, das die Körperlast auf den Fuß überträgt.

Die *Knochen,* die dieses Skelett bilden, sind nach dem Zahnschmelz die härtesten Gebilde im menschlichen Körper. Sie bestehen aus spiralig angeordneten kollagenen Fasern (Gerüsteiweiß) und in der Interzellularsubstanz eingelagerten Kalksalzen. Knochengewebe entsteht, wenn die Zellen um sich herum knochenspezifische Interzellularsubstanz bilden. Diese Verknöcherung (Ossifikation) kann direkt durch Knochenbildung im Bindegewebe erfolgen, in anderen Fällen wird zunächst Knorpel (Cartilago) entwickelt, der später verknöchert. Solches feste, biegsame Knorpelgewebe überzieht als Gelenkknorpel die Gelenkenden

der Knochen, ist aber auch am Ohr und Kehlkopf, an der Nase, Luftröhre und an anderen Stellen des Körpers zu finden.

Knochen, deren Länge ihre Dicke und Breite weit übersteigt (Arm-, Beinknochen), bestehen an den Enden aus schwammigem Knochenbalkenwerk (Spongiosa), das lange Mittelstück solcher Röhrenknochen wird als Kompakta bezeichnet. Knochen mit etwa gleicher Länge, Breite und Dicke (Hand- und Fußwurzelknochen) bestehen dagegen fast nur aus spongiöser Substanz. Den Hohlraum der Röhrenknochen füllt gelbes Knochenmark, in den Maschen der Spongiosa befindet sich rotes Mark.

Eine bindegewebige Knochenhaut (Periost) bedeckt den Knochen, ausgenommen die von Knorpel überzogenen Gelenkkörper. Aus der Knochenhaut treten zahlreiche Blutgefäße in den Knochen ein, bei großen Röhrenknochen wird das Mark durch ein mit bloßem Auge sichtbares Gefäß ernährt.

Gelenke (Articulatio, Diarthrosis) sind Kontaktstellen von Knochen, die durch einen Gelenkspalt voneinander getrennt sind. Die Verbindung zwischen den Knochen wird durch die Gelenkkapsel hergestellt, welche den Gelenkspalt schlauchförmig abschließt. Die zarte, glatte innere Gelenkkapsel produziert in dem Gelenkspalt die Gelenkschmiere (Synovia). Die fasrige äußere Bindegewebskapsel ist an manchen Stellen zu starken Bändern verdichtet.

Je nach Weite der äußeren Kapsel können die Knochen sich im Gelenk verschieden stark gegeneinander bewegen (Exkursionsweite).

Ebenso wichtig wie diese Exkursionsweite ist der Freiheitsgrad eines Gelenks, das heißt die Anzahl der Richtungen, in die Bewegungen möglich sind. Einen Freiheitsgrad haben Gelenke, die Beugung und Streckung ermöglichen (Scharniergelenke). Ihr Gelenkkörper besteht aus einer Rolle, die in einer Hohlrolle (Gelenkpfanne) sitzt. Auch die Rotationsfähigkeit eines Gelenks entspricht einem Freiheitsgrad; das Gelenk wird in diesem Fall als Drehgelenk bezeichnet. 2 Freiheitsgrade haben Drehscharniergelenke und Ei- oder Sattelgelenke, 3 Freiheitsgrade die Kugelgelenke, die nicht nur Beugung, Streckung und Rotation ausführen können, sondern auch vom Körper weg oder zum Körper hin geführt werden. Gelenke mit 3 Freiheitsgraden – der höchstmöglichen Anzahl – werden als „freie" Gelenke bezeichnet.

Bei manchen Gelenken befindet sich zwischen den Gelenkkörpern ein Knorpelring (Meniskus) oder eine Knorpelscheibe (Diskus), die das Gelenk in zwei getrennte Gelenkräume unterteilen.

Als *Muskel* bezeichnet man deutlich abgrenzbare Massen von Muskelgewebe. Kennzeichnend für Muskelgewebe ist ihre Fähigkeit, sich unter Verdickung so zu verkürzen, daß Bewegungen möglich werden.

Grundsätzlich unterscheidet man zwei Formen von Muskelgewebe: mikroskopisch sichtbar quergestreifte Muskelfasern, die willentlich beeinflußt werden, beispielsweise zur Bewegung des Skeletts; glatte Muskeln, die vom unwillkürlichen (vegetativen) Nervensystem beeinflußt werden, zum Beispiel die Eingeweiden- und Gefäßmuskeln.

Eine Ausnahme von dieser Regel bildet der Herzmuskel, dessen quergestreiftes Gewebe willentlich nicht beeinflußt werden kann. Jeder Skelettmuskel hat an mindestens 2 Knochen Halt – fixiert durch derbe Bindegewebefasern. Die eine dieser Heftstellen wird als Ursprung, die andere als Ansatz bezeichnet. Die Fasern beim Ursprung nennt man Muskelkopf, die beim Ansatz Muskelschwanz, dazwischen liegt der Muskelbauch, der durch Sehnen in mehrere Bäuche geteilt sein kann; manche Muskeln haben 2 (Bizeps), 3 (Trizeps) oder 4 (Quadrizeps) Muskelköpfe.

Schläuche aus festem Bindegewebe umgeben einzelne oder zu Muskelgruppen vereinte Muskeln. Diese Faszien bedecken zwischen Muskeln und Unterhautgewebe fast den ganzen Körper.

Muskeln erzeugen nicht nur Bewegungen, sie stehen durch ständige kleine Nervenentladungen unter dauernder Spannung (Tonus). Der Tonus der Skelettmuskeln gewährleistet den Kontakt der Skelettstücke untereinander, der Tonus der Blutgefäße beeinflußt den Blutdruck, der Tonus der Bauchmuskulatur verhindert den Vorfall der Eingeweide.

Sehnen (Tendina) bestehen aus straffem, in Längsrichtung auf Zug beanspruchbarem Bindegewebe. In der Regel verbinden sie einen Muskel mit seinem Ursprung oder Ansatz. Platte Sehnen, wie sie sich an der Fußsohle und der Hohlhand befinden, werden als Aponeurosen bezeichnet.

Lange Sehnen laufen meist in *Sehnenscheiden;* das sind Kanäle, die durch Bänder und Knochen begrenzt werden. Sehnenscheiden und der in ihnen verlaufende Sehnenabschnitt sind mit einer Membran überzogen, die eine Gleitflüssigkeit (Synovia) zur Verminderung der Reibung produziert. Die Gleitflüssigkeit gleicht der Gelenkschmiere, die von der ähnlich gebauten inneren Gelenkkapsel produziert wird.

Knochen- und Gelenkerkrankungen

Arthritis

Akute Entzündungen eines oder mehrerer Gelenke entstehen nicht selten durch Streuung von Krankheitserregern aus einem symptomarmen Krankheitsherd, zum Beispiel aus vereiterten Zähnen oder entzündeten Mandeln. Auch bei Gelenktuberkulose, Knochenmarksentzündung und Rheumatismus kommt es zur Arthritis.

Symptomatisch sind plötzlich auftretende Schwellung und Rötung des Gelenks mit Hitzegefühl, Schmerzen und Fieber.

Gelenkentzündungen können den Gelenkknorpel schädigen und nach Ausheilung allmählich eine Arthrose hervorrufen. Deshalb ist ärztliche Behandlung immer erforderlich. Therapiestützend sind Essigwasserwaschungen und Güsse auf die betroffenen Gelenke. Innerlich gibt man Weidenrindentee (Salizylsäure), später werden Massagen, Kneippen und Bewegung im Freien empfohlen.

Arthrosis deformans

Degenerative Veränderungen des Gelenkknorpels können Folge von Gelenkentzündungen sein, entwickeln sich aber auch bei erhöhtem Verschleiß des Gelenkknorpels durch Rheuma, Verletzungen und dauernde Über- oder Fehlbelastungen des Gelenks, zum Beispiel bei X- und O-Beinen oder Fußdeformitäten (Senk-, Platt-, Spreizfuß). Typisch sind langsam zunehmende, ziehende Schmerzen im Gelenk, das bei Bewegungen knirscht, leichte Schwellung, kein Fieber. Naturgemäß leiden ältere Patienten häufiger an einer Arthrosis deformans.

Zur Behandlung, die der Arzt überwachen soll, sind Bestrahlungen, warme Heublumensäcke, Lehm- und Moorbäder, Schwitzkuren und durchblutungsfördernde Salben aus der Apotheke geeignet. Innerlich gibt man Brennessel-, Löwenzahn- und Wacholderbeerentee.

Knochenentzündung
(Ostitis)

Unterschieden werden zwei Formen der Ostitis: die bei Frauen häufigere *Ostitis fibrosa* mit starker Entkalkung der Knochen, was zur erhöhten Anfälligkeit für Knochenbrüche führt, eine Folge von Störungen der Nebenschilddrüsen; ferner die bei älteren Männern häufigere *Ostitis deformans*, die mit Knochenverdickung, erhöhter Knochenbrüchigkeit und rheumaähnlichen Schmerzen einhergeht. In seltenen Fällen geht diese zweite Form nach Jahren in eine bösartige Geschwulst über.

Bei allen Formen der Knochenentzündung können sich Knochenabszesse entwickeln.

Die Therapie bleibt dem Arzt vorbehalten. Zur lokalen Behandlung eignen sich kalte Wickel mit Lehmwasser oder Zinnkrautabsud.

Knochenhautentzündung
(Periostitis)

Die sehr schmerzhafte Entzündung der Knochenhaut entsteht meist als Folge äußerer mechanischer Einwirkungen (Druck), manchmal aber auch im Gefolge von Knochenvereiterungen oder anderen Infektionskrankheiten. Solche bakteriellen Entzündungen müssen vom Arzt entsprechend behandelt werden.

Bei mechanischen Einflüssen ist Ruhigstellung des betroffenen Glieds mit kalten Lehmwasser- oder Zinnkrautwickeln und durchblutungsfördernden Salben (nach Verordnung) angezeigt. Der Arzt sollte den Verlauf immer überwachen. Die starken Schmerzen machen oft die vorübergehende Verordnung schmerzstillender Mittel notwendig.

Knochentuberkulose

Die Knochentuberkulose macht ein Drittel aller außerhalb der Lungen auftretenden Fälle von Tb aus. Die Hälfte aller Fälle von Knochen-Tb betrifft die Wirbelsäule, nicht selten kommt es zugleich zur Nieren-Tb.

Unspezifische Symptome, wie leichtes Fieber, Abgeschlagenheit und geringe lokale Schmerzen, die oft lange als rheumatische Erscheinungen oder Nervenentzündungen gedeutet werden, machen die Diagnose der Knochen-Tb im Frühstadium oft schwierig.

Ursache der Knochen-Tb ist die Verschleppung von Tb-Erregern auf dem Blutweg in den Knochen. Immer verdächtig sind kalte Abszesse, die entlang der Muskeln und Sehnen absinken.

Durch die Tb-Schutzimpfungen ist die Zahl der Fälle deutlich gesunken. Die Behandlung versucht in erster Linie, die erkrankten Knochen zu retten (konservative Behandlung), zum Teil ist operative Entfernung der zerstörten Knochenabschnitte aber notwendig.

Unterstützt wird die ärztliche Behandlung durch Wickel mit Lehmwasser oder Essigwasser und Anwendung von Höhensonne.

Knochenerweichung
(Osteomalazie)

Knochenerweichung nach abgeschlossenem Wachstum tritt vor allem bei Schwangeren und Frauen in den Wechseljahren auf, hormonelle Störungen werden als Ursache angenommen. Die Krankheit ist relativ selten. Der nicht vollständig verkalkende Knochen neigt zu Verformungen und Spontanbrüchen.

Die Behandlung durch den Arzt hängt vom Grundleiden ab, unterstützt wird sie durch Keimöl, Lebertran, Halb- und Sitzbäder sowie Lendenwickel.

Rachitis

Die erstmals aus englischen Arbeitervierteln im 17. Jahrhundert beschriebene „englische Krankheit" entsteht durch Vitamin-D-Mangel.

Sie beginnt bei Kleinkindern im Alter von 2–4 Monaten mit auffälliger Neigung zum Schwitzen und Erweichung der hinteren Schädelknochen. Bald folgt eine Auftreibung der Knochen-Knorpel-Grenze der Rippen, der sogenannte Rosenkranz, der zur Trichter- oder Hühnerbrust führt und das Wachstum der Lungen behindert. Am Ende des 1. Lebensjahres verdikken sich die Arm- und Beingelenke allmählich, es entstehen Knochenverkrümmungen mit O- und X-Beinen und Wirbelsäulenverbiegungen. Störungen des Allgemeinbefindens, Neigung zu Krämpfen, Muskelschwäche, Blutarmut, Appetitlosigkeit und Durchfälle begleiten die Erscheinungen an den Knochen. Die Zahnentwicklung wird gestört, an den Schneidezähnen bilden sich Querfurchen.

Vorbeugung und Behandlung sind heute recht einfach. Vitamin-D-Vorstufen, die in der Haut eingelagert sind, werden durch Sonnenlicht oder UV-Bestrahlungen in wirksames Vitamin D umgewandelt.

Deshalb ist der Aufenthalt im Freien das beste und natürlichste Vorbeugungsmittel. Zur Behandlung werden Quarzlampen als Strahlenquelle verwendet, außerdem sind Lebertran, rohe Milch, Keimöle, Salzhemden, Salzwickel, Lenden- und Leibwickel angezeigt. Vitamin-D-Tabletten sollen nur auf ärztliche Verordnung verabreicht werden.

Verrenkung
(Luxation)

Durch Sturz, ungeschickte Bewegung, am Kiefergelenk nach heftigem Lachen oder Gähnen, wird die Gelenkkapsel gedehnt oder reißt ein, die Gelenkenden verschieben sich. Das führt zur abnormen Stellung des Gelenks mit verminderter Beweglichkeit, Bluterguß und Schmerz bei jedem Bewegungsversuch.

Die Einrenkung muß durch den Arzt erfolgen, sonst drohen dauernde Gelenkschäden. Das Gelenk wird für einige Zeit ruhiggestellt und durch Heublumen- und Lehmwickel, essigsaure Tonerde, Arnikaumschläge oder Blutegelsalben behandelt.

Verstauchung
(Distorsion)

Durch übermäßige Beugung, Dehnung oder Streckung eines Gelenks werden die Gelenkbänder überdehnt, manchmal kommt es zur Zerreißung. Das Gelenk schwillt schmerzhaft an und wird in seiner Beweglichkeit behindert, Zerrung und Blutergüsse sind häufig.

Kühle Umschläge mit Arnika, Kampfer, Lavendel und Lehm sind angezeigt, das Gelenk muß ruhiggestellt werden, sonst droht Knochenentkalkung. Wenn die Schmerzen nicht binnen weniger Tage deutlich nachlassen, wird Röntgenuntersuchung notwendig, damit kein Knochenbruch übersehen wird.

Wirbelsäulen- erkrankungen

Bandscheibenvorfall
(Diskushernie)

Der Vorfall der Zwischenwirbelscheiben betrifft meist die besonders stark beanspruchten Wirbel der Lendenwirbelsäule. Vorfälle im Bereich der Hals- und Brustwirbelsäule sind selten. Ursache ist die Abnutzung der Bandscheiben, die an Elastizität einbüßen.

Wenn der Faserring einer Bandscheibe reißt und Gallertgewebe austritt, werden nicht selten die Nervenwurzeln abgedrückt, es entstehen Lähmungen im Bereich von Darm, Harnblase und Fuß, die meist sofort operative Behandlung erfordern. Die meisten Bandscheibenschäden verlaufen weniger dramatisch, die Symptome reichen von chronischen Kreuzschmerzen oder Hexenschuß bis zum Ischias.

Auch weniger akute Verlaufsformen sollten fachmännisch behandelt werden. Krankengymnastik, Bäder und Massagen sind angezeigt; durch Chiropraktik kann der Vorfall oft rasch beseitigt werden.

Kreuzschmerzen

Vorübergehende oder chronische Schmerzen im Kreuz sind oft die Folge von Wirbelsäulenerkrankungen. Bei Frauen treten sie auch bei Erkrankungen im Unterleib und während der Menstruation auf. Weitere Ursachen sind Geschwülste im Becken, Darmkrankheiten und Erkrankungen der Harnorgane.

Die Behandlung richtet sich nach den Ursachen, die der Arzt klären muß. Lokal sind heiße Heublumensäcke, Dampfanwendungen, Einreibungen mit arnika- und salizylsäurehaltigen Salben und Massagen angezeigt.

Hexenschuß
(Lumbago)

Der spontane, heftige Schmerz im Kreuz kann rheumatische Ursachen haben, meist entsteht er aber als erstes Anzeichen eines Bandscheibenschadens. Die Schmerzattacken, die in unregelmäßigen Abständen wiederkehren, werden meist durch schweres Heben oder ungeschickte Bewegungen ausgelöst. Typisch sind verstärkte Schmerzen beim Husten und Niesen.

Ärztliche Untersuchung ist notwendig, im Einzelfall kann vorübergehendes Tragen eines stützenden Mieders oder Operation notwendig sein. Therapiestützend eignen sich heiße Aufschläger, Heublumensäcke, Dampfkompressen und Essigwasserwaschungen, später Kurzwickel, Halbbäder, ansteigende Heublumenbäder, Schlenzbäder, Lenden- und Rückengüsse. Blutegel und Einreibungen mit Arnikatinktur und Johanniskrautöl sind lokal angebracht. Innerlich gibt man Birkenblätter-, Rauten- oder Weidenrindentee.

Ischias
(Ischialgie)

Die Hüftschmerzen beginnen allmählich oder plötzlich, können dauernd bestehen oder häufig wiederkehren. Ursachen sind Reizungen der Nervenwurzeln, aus denen der Ischiasnerv sich zusammensetzt, durch Stoß, Entzündung, Stoffwechselstörungen (Diabetes) oder Bandscheibenschäden im Bereich der Lendenwirbelsäule.

Die Schmerzen verstärken sich bei Bewegung, Husten und Niesen. Bei Veränderungen an der vorletzten Bandscheibe strahlen die Schmerzen an der Außenseite von Ober- und Unterschenkel über den Fußrücken bis zur großen Zehe aus. Schmerzen an der Rückseite des Oberschenkels, in der Wade und bis hinab zur kleinen Zehe kennzeichnen Schädigungen der letzten Bandscheibe.

Lähmungen entstehen, wenn die Nervenwurzeln abgedrückt werden; sie müssen meist unverzüglich operativ behandelt werden. Gegen weniger dramatische Ischiasbeschwerden helfen heiße Auflagen, Dampfkompressen, warme Holzaschefußbäder, Salzwasserbeinwickel, kalte Wadenwickel, später Wechselfuß- und Wechselsitzbäder, Schenkelguß, Schenkelblitz, Schlenzbäder.

Zur Einreibung wendet man Johanniskraut- und Lavendelöl an, innerlich gibt man Holunder- und Wacholdertee, bei rheumatischen Ursachen Rheumatees. Massage, Bewegungstherapie und Eigenblutinjektionen ergänzen die Palette therapeutischer Möglichkeiten. Bei Beteiligung der Wirbelsäule kann Chiropraktik im Einzelfall nützlich sein.

Wirbelsäulenentzündung

Entzündungen der Wirbelsäule sind häufig tuberkulös und führen dann zum Senkungs-

abszeß und zur Zerstörung des betroffenen Wirbels. Andere Ursachen sind Typhus, Paratyphus, Furunkulose, Wundrose, Lungenentzündung oder rheumatische Veränderungen der Wirbelsäulengelenke. Zur Behandlung tuberkulöser Prozesse ist Ruhigstellung der Wirbelsäule angezeigt, die Therapie des Arztes wird durch die bei Knochen-Tb genannten Maßnahmen unterstützt.

Rheumatische Formen (Spondylarthritis ankylopoetica, Bechterewsche Krankheit) erfassen zunächst vor allem die Lendenwirbelsäule, steigen dann aber auf und können zur Versteifung der Wirbelsäule (Bambusstabform) führen.

Die Behandlung dieses Morbus Bechterew bleibt dem Arzt vorbehalten. Unterstützend eignen sich Heublumensäcke, Lehmauflagen, Schlenzbäder, spanischer Mantel, Bewegungs- und Kriechübungen (nach Anleitung), Massage und Behandlung wie bei Rheuma.

Muskel- und Sehnenerkrankungen

Muskelkater

Der als Muskelkater bekannte schmerzhafte Spannungszustand der Muskulatur entsteht nach ungewohnter Tätigkeit, die zur Anhäu-

fung von Stoffwechselschlacken mit Übersäuerung der Muskelzellen führt, so daß der
Muskel sich für einige Zeit verkrampft. Mit
dem Abbau der Schlacken, der durch Wärme
und Massage gefördert wird, löst sich der Muskelkater wieder. Beste Vorbeugung ist regelmäßiges Training, auch hohe Gaben von Vitamin B und C können den Muskelkater verhindern. Muskelkater der Gesamtmuskulatur muß
durch Bettruhe behandelt werden.

Muskelhartspann
(Myogelose)

Durch Überanstrengung, Verspannung,
Muskelschwäche, Reizungen bei Bandscheibenschäden oder Rheumatismus kommt es
zur längerdauernden Verhärtung einzelner
Muskeln oder Muskelgruppen.

Zur Behandlung sind leichte Massagen, warme Bäder, Infrarotbestrahlung, in schweren Fällen Reflexzonentherapie und Novocaininjek-
tionen angezeigt. Bei rheumatischer Ursache
entspricht die Allgemeinbehandlung der beim
Rheuma genannten Therapie.

Zerrung

Zerrungen von Muskeln und Sehnen entstehen nach mechanischer äußerer Gewalteinwirkung ohne Hautverletzung durch Überdehnung. Auch die Gelenkkapsel selbst kann überdehnt werden. Die Zerrung heilt durch Schonung des betroffenen Glieds, Wärme, warme
Umschläge und leichte Massage fast immer
ohne Komplikationen aus.

Sehnenscheidenentzündungen
(Tendovaginitis)

Entzündungen der Kanäle, in denen lange
Sehnen zum Teil verlaufen, entstehen durch
Überanstrengung (Tennis, Maschineschrei-
ben), durch Infektion nahegelegener Wunden,
bei Veränderungen der Halswirbelsäule oder
durch rheumatische Prozesse. Bevorzugt treten die Entzündungen in Ellbogennähe auf.
Knirschen, Reiben und Schmerzen bei Bewegung, Schwellung und Rötung sind die typischen Symptome.

Der Arzt wird das betroffene Glied schienen
oder im Gipsverband ruhigstellen. Bei Eiterungen werden Antibiotika verordnet, meist ist
aber operative Eröffnung eines Eiterherds notwendig. In anderen Fällen ohne Eiterung genügen kühle Lehm- oder Heilerdeumschläge,
Güsse, Bestrahlungen oder Jodanstrich über
den betroffenen Sehnenscheiden.

Durch Verdickung des Sehnenscheidense-
krets können sich *Überbeine* entwickeln, die
heute nicht mehr zertrümmert, sondern operativ oder durch Cortisoninjektionen behandelt
werden.

Schleimbeutelentzündung
(Bursitis)

Die mit Gelenkschmiere gefüllten Beutel befinden sich – meist in Gelenknähe – immer
dort, wo Muskeln, Sehnen oder Haut über eine
Knochenunterlage gleiten. Durch wiederhol-
ten Druck, Überlastung oder verschleppte Entzündungen benachbarter Organe entsteht eine schmerzhafte, gerötete Anschwellung,

manchmal mit Fieber, bevorzugt am Knie oder in der Kniekehle.

Zur Behandlung wird das Gelenk ruhiggestellt. Gewöhnlich genügen kalte Essigwickel und Rotlichtbestrahlungen. Bei Eiterentwicklung muß der Arzt die Therapie übernehmen, die noch durch Packungen mit Bockshornkleesamen unterstützt wird.

Gicht

Die Gicht entsteht zwar als Folge einer erblichen Stoffwechselstörung, wird aber immer durch zu „gute" Ernährung begünstigt; die meisten der Patienten sind übergewichtig. Alkohol, Kaffee, Schokolade und harnsäurereiches dunkles Fleisch sollten bei bekannter Veranlagung gemieden werden.

Da die Nieren die Harnsäure nur ungenügend ausscheiden, steigen die Werte im Blut über 4 mg-% an. Die Harnsäure reichert sich bevorzugt im Knorpelgewebe an. Dadurch entstehen heftige Gelenkschmerzen, die zunächst bevorzugt nachts und meist zuerst am Grundgelenk der großen Zehe beginnen. Lokale Rötung, Schwellung, manchmal Fieber begleiten die Gelenkschmerzen. Im weiteren Verlauf bilden sich am Ohrläppchen und an den kleinen Finger- und Zehengelenken knotenförmige, erbsengroße Harnsäureanhäufungen. Unbehandelt brechen sie zu Gichtgeschwüren auf, allmählich werden die Gelenke bis zur Gebrauchsunfähigkeit verkrümmt.

Harnsäure kann sich aber auch im Nieren- oder Darmgewebe anreichern und Koliken, Nierensteine und Entzündungen der genannten Organe hervorrufen.

Das Gift der Herbstzeitlosen lindert den akuten Gichtanfall sofort, eignet sich aber nicht zur Dauerbehandlung. Die Verordnung bleibt stets dem Arzt vorbehalten. Bis zur ärztlichen Behandlung behilft man sich mit heißen Heublumensäcken und Wechselfußbädern mit Heublumen.

Zwischen den Anfällen verzichtet man vorbeugend auf harnsäurereiches dunkles Fleisch, Alkohol, Schokolade und Kaffee. Kalte Oberkörper- und Ganzwaschungen, Halbbäder, Güsse, spanischer Mantel und Wassertreten sind angezeigt. Innerlich werden Tees oder Tinkturen von Birke, Hagebutte, Johanniskraut, Klette, Sellerie, Taubnessel und Zinnkraut empfohlen.

Rheumatismus

Der *akute* Rheumatismus (Polyarthritis) entsteht fast immer durch bakterielle Infektionen (Streptokokken), zum Beispiel nach Scharlach. Die Infektion selbst kann durchaus harmlos verlaufen. Auch chronisch entzündete Mandeln oder vereiterte Zähne kommen als Ursachen in Frage. Typisch für diese Form des Rheumatismus sind der akute Beginn mit heftigen Schmerzen an mehreren Gelenken zugleich, Fieber, Rötung und Schwellung der betroffenen Gelenke. In Gelenken, Muskeln, an Herzklappen und im Gehirn entstehen harte Rheumaknötchen. Die Erreger können an Herz und Nieren Entzündungen hervorrufen. Unbehandelt geht die akute Polyarthritis ins chronische Stadium über, wobei fast immer Schäden an den Herzklappen auftreten.

Von Anfang an *chronisch* verlaufende Formen des Rheumatismus sind nach heutigem Wissen die Folge von Störungen des Bindegewebsstoffwechsels, möglicherweise durch chronische Infektionen verursacht. Im Blutserum der Patienten ist ein Antikörper – der sogenannte Rheumafaktor – nachweisbar, der manche Fachleute veranlaßte, diese Rheumaform als Autoaggressionskrankheit anzusehen. (Bei Autoaggressions- oder Autoimmunkrankheiten produziert der Organismus aus noch nicht hinreichend geklärten Gründen Antikörper gegen sein eigenes Gewebe.)

Die Krankheit beginnt schleichend mit Gelenksteifigkeit und Schwellung der kleinen Gelenke an Fingern und Zehen, die allmählich verkrümmt werden. Bevorzugt werden Frauen im mittleren Alter befallen, aber schon bei Schulkindern wurde diese Rheumaform gelegentlich festgestellt. Besonders bei jugendlichen Patienten kann diese Form des Rheumatismus zuweilen auch akut mit Fieber beginnen.

Alle Formen des Gelenkrheumatismus müssen zur Vermeidung von Komplikationen an Herz und Nieren und wegen der drohenden Invalidität ärztlich behandelt werden, die Maßnahmen der Naturheilkunde können die ärztliche Therapie aber wirksam unterstützen.

Bakterielle Infektionen heilen durch hohe Dosen von Penicillin aus, Infektionsherde an Mandeln, Zähnen und anderen Körperteilen müssen meist operativ saniert werden. Akute Schmerzen und Schwellungen können vorübergehende Cortisonbehandlung notwendig machen, zur Dauerbehandlung eignen sich Butazolidine, Resochin, Salizylsäure und Goldinjektionen. In schweren Fällen wird man durch Gelenkversteifung in optimaler Gebrauchsstellung, operative Entfernung der Gelenkinnenhaut oder Gelenkkopfersatz durch Metall-, Keramik- und Plastikprothesen Beschwerdefreiheit erzielen.

Güsse der befallenen Gelenke und Schlagen der Haut mit Brennesselblättern lindern akute Beschwerden. Chronische Formen sprechen auf Heublumenbäder und -wickel, Lehm- und Essigwickel, Moor-, Schwefel- und Solebad, Massage und Sauna gut an. Als Salben eignen sich Gemische mit Beinwell, zur Hautreizung eine Kombination aus Kampfer, Rosmarin und Thymian oder Zubereitungen mit Arnika, Lavendel, Melisse, Menthol, Vitamin A und E sowie Salizylsäure und das schwellungshemmende Heparin.

Innerlich gibt man Teegemische mit Birkenblättern, Brennesseln, Hagebutten, Johanniskraut, Petersiliensamen, Roßkastanie, Schafgarbe und Walnußblättern oder Frischpreßsäfte aus Brennessel, Löwenzahn, Meerrettich und Sellerie. Ausgezeichnet wirken Weidenrindenabkochungen und Wacholderbeeren.

Schmerzen der Weichteile des Körpers, die meist in der näheren Umgebung der Gelenke, manchmal auch an Nervenscheiden, Sehnen,

Sehnenscheiden, Muskeln, Schleimbeuteln oder am Rippenfell auftreten, kennzeichnen den *extraartikulären* Rheumatismus. Er tritt häufig als Folge von Überlastungen und Nervenreizungen bei Bandscheibenschäden auf; echte rheumatische Ursachen des Weichteilrheumatismus sind relativ selten.

Einreibungen, Bestrahlungen und Schmerztabletten helfen gegen diese Form von Rheumatismus meist nur wenig. In hartnäckigen Fällen wird immer der Arzt zugezogen werden müssen, ehe am betroffenen Gewebe dauernde Schäden entstehen.

Die betroffene Körperpartie wird ruhiggestellt und zunächst durch warme Heublumenbäder, später mit kalten Güssen und Essigwasserwaschungen behandelt. Innerlich gibt man Pappel- und Weidenrindentee. Manchmal hilft Schlagen der Haut mit Brennesseln.

Hauterkrankungen

Die Haut (Kutis) besteht aus 3 Schichten: Oberschicht, Lederhaut und Unterhaut.

Das lockere Gewebe der *Unterhaut* (Subkutis) ist durchsetzt von derben Fasern, welche die Haut auf ihrer Unterlage – meist einer Muskelfaszie – fixieren. Lockere, fettlose Unterhaut finden wir zum Beispiel am Handrücken, feste Unterhaut ohne Fetteinlagerungen an den Nasenflügeln. Die ebenfalls feste Unterhaut der Hand- und Fußflächen enthält immer stützendes Fett. Im lockeren Unterhautgewebe der Bauchwand kann sehr viel überschüssiges Fett gespeichert werden.

Die *Lederhaut* (Korium) besteht hauptsächlich aus derben kollagenen, außerdem aus elastischen Fasern. Mit Fortsätzen – den Papillen – ragt die Lederhaut in die Oberhaut hinein. Die Papillen enthalten Blutgefäßknäuel zur Versorgung der gefäßlosen Oberhaut. Dem Verlauf der Papillen entsprechen an den Fingerbeeren unverstreichbare feine Hautlinien, deren individuelles, unveränderliches Muster als Fingerabdruck kriminalistisch von Bedeutung ist.

Während sich gewöhnlich zwischen Körperzellen geformte interzellulare Substanz befindet, besteht die *Oberhaut* aus Zellen, die nur durch interzellulare Brücken miteinander in Verbindung stehen. Diese Gewebearten bezeichnet man als *Epithelgewebe*. Nach der Zellform wird plattes, kubisches und zylindrisches Epithel, nach der Zahl der Zellagen ein- und mehrschichtiges Epithel unterschieden. Epithelgewebe enthält weder Blut- noch Lymphgefäße.

Die Oberhaut (Epidermis) besteht aus der Keim-, Körner- und Hornschicht. Durch Zellteilung entstehen in der unteren Keimschicht ständig neue Zellen. Ein Teil davon wird in die Körnerschicht gedrängt, wo die Verhornung beginnt. Die obersten Zellen der Hornschicht werden dauernd abgestoßen; aus der Körnerschicht kommen neue Zellen nach und verhornen vollends.

Die *Farbe* der Haut wird durch den Farbstoff Melanin bestimmt, der durch hormonelle Einflüsse und UV-Strahlung in den Pigmentzellen entsteht. Die Pigmentzellen werden durch die Erbfaktoren individuell bestimmt.

In der Haut liegen die *Empfangsorgane* (Rezeptoren) des Kälte-, Wärme- und Tastsinns sowie der Schmerzempfindung. Auf 1 cm² Haut kommen 10 Kältekörperchen und 2 Krausesche Endkolben, die Wärme empfinden lassen.

Der Tastsinn unterrichtet uns über die Oberflächenbeschaffenheit des abgetasteten Objekts. Unterschieden werden Vater-Pacini-Tastkörperchen für gröbere und Meissnersche Tastkörperchen für feinere Empfindungen. Auf 1 cm² unbehaarter Haut kommen 100 solcher Tastkörperchen, bei behaarter Haut sind es 25.

Schmerznerven enden frei im Gewebe, sprechen aber nicht direkt auf Reize an. Entzündung, Druckeinwirkung, Stich und andere schmerzauslösende Faktoren verursachen in den umgebenden Zellen einen kurzen Säureüberschuß, der von den Schmerznerven registriert wird.

Der *Hautatmung* kommt nur geringe Bedeutung zu, wichtiger sind *Perspiration* (unbemerkte Abdünstung) und *Transpiration* (fühlbares Schwitzen). Schweiß enthält Salze des Blutserums, Milchsäure, manchmal Duftstoffe. Die Schweißdrüsen (100 je cm² Haut) ziehen in gewundenen Gängen aus der Unterhaut zur Hautoberfläche, wo sie sich als Poren öffnen. Ihre Funktion ist unentbehrlich für die Wärmeregulation. Der unangenehme Schweißgeruch entsteht durch bakterielle Zersetzung des Schweißes.

Bei drohender Überhitzung nimmt die Haut bis zu 1/5 der Gesamtblutmenge auf und kühlt sie durch die Verdunstungskälte des Schweißes ab. Umgekehrt ziehen sich die Hautblutgefäße bei Kälte zusammen, das im Körperinnern konzentrierte Blut kühlt nicht so schnell ab.

Fettsäuren, Aminosäuren und die Milchsäure des Schweißes bilden den *Haut-Säure-Mantel,* der auf der Haut ein bakterien- und pilzfeindliches saures Milieu schafft. Gleiche Aufgaben hat die *Bakterienflora* der Haut: Die Hautbakterien erzeugen selbst keine Erkrankungen, sondern halten Krankheitserreger in Schach.

Die Talgdrüsen (20 je cm² Haut) erzeugen einen *Fettmantel,* der die Epithelzellen vor Austrocknung schützt und die Haut gesund und straff erhält. Talgdrüsen liegen immer im Dreieck zwischen Lederhaut, Haarwurzel und Haaraufrichtemuskel, durch dessen Kontraktion der Talg aus der Drüse durch den Haarbalg an die Hautoberfläche gepreßt wird.

Anhangsgebilde der Haut nach außen sind die mit ihren Wurzeln schräg in die Haut eingepflanzten *Haare* und die *Nägel* an Fingern und Zehen.

Verletzungen der Haut

Wunde
(Vulnus)

Durch äußere Gewalteinwirkung, wie Hieb, Stich, Schnitt oder Quetschung, wird die Haut gewaltsam durchtrennt oder zerrissen. Je nach Art der betroffenen Gefäße tritt das Blut sikkernd, dunkelrot oder hellrot spritzend aus der Wunde aus. Fast alle Blutungen kommen durch eine sterile Kompresse, die unter leichtem Zug mit einer Binde fixiert wird (Druckverband), zum Stehen. Blutet die erste Kompresse durch, wird unter leicht verstärktem Zug eine weitere aufgelegt.

Bedrohliche arterielle Blutungen werden durch Abdrücken des Gefäßes herzwärts vor der Wunde zum Stehen gebracht, notfalls muß man direkt in eine Wunde greifen, um ein Gefäß abzudrücken. Letztes Mittel ist die Abbindung, die nie länger als 2 Stunden ohne ärztliche Behandlung angelegt werden darf.

Bei kleineren Wunden kommt die Blutung meist ohne jede Behandlung rasch zum Stehen.

Die Haut ist immer mit Bakterien besiedelt, keine Wunde kann völlig keimfrei sein. Gewöhnlich hält die Abwehrkraft des Blutes die Erreger in Schach, dennoch sollten auch kleine Wunden vorbeugend desinfiziert werden (Jod, besser reizlose Desinfektionsmittel). Größere Wunden werden nur steril abgedeckt. Binnen einiger Stunden (höchstens 8) muß der Arzt die Wunde ausschneiden, vernähen oder verklammern. Selbst stark verschmutzte Wunden heilen unter dieser Behandlung komplikationslos aus. Zur Vermeidung häßlicher Narben darf der Wundschorf niemals abgerissen werden.

Kleinere Wunden werden mit Arnikatinktur (1 Teil auf 2 Teile Wasser) gereinigt. Zur Wundbehandlung eignen sich fertige Kräuterauszüge aus Sonnenhut, Zinnkraut oder Osterluzei. Verschmutzte und eiternde Wunden können durch Siliceabalsam, Kamille und Johanniskrautöl behandelt werden (Arzt fragen!).

Verbrennung

Unterschieden werden 3 Grade der Verbrennung:

1. Grad mit Hautrötung und Schmerzen;
2. Grad mit Bildung wassergefüllter Blasen;
3. Grad mit absterbendem Gewebe und Verkohlung.

Kleinere Brandwunden hält man so lange unter fließendes kaltes Wasser, bis der Schmerz nachläßt, dann deckt man steril ab. Die Heilung wird durch Johanniskrautöl unterstützt. Brandblasen dürfen nie geöffnet werden.

Größere Brandwunden oder schwere Verbrennungen müssen ärztlich behandelt werden; sie dürfen nur mit sterilen Tüchern abgedeckt werden, ehe man den Patienten in die Klinik bringt. Zum Ausgleich des Flüssigkeitsverlustes sollte den Verletzten – sofern sie bei vollem Bewußtsein sind – gesalzene Bouillon, Tee oder Wasser gegeben werden.

Sonnenbrand

Durch zu intensive Sonnenbestrahlung entstehen Verbrennungen 1. Grades, bei sehr starker Lichteinwirkung über spiegelnden Flächen (Schnee, Eis, Wasser) kommt es sogar zu Verbrennungen 2. Grades mit großen Brandblasen und Eiterung (Gletscherbrand).

Alle schweren Fälle – besonders solche mit Schocksymptomen, wie Kopfschmerz, Zittern und Blutdruckabfall – müssen ärztlich behandelt werden. Durch gute Sonnenschutzcremes und Vitamin K kann man dem Sonnenbrand vorbeugen. Leichte Fälle werden durch Johanniskrautöl, Pfefferminztee-Aufschläge oder nicht fettende Salben aus der Apotheke behandelt.

Erfrierung

Allgemeine Erfrierungen mit Körpertemperaturen unter 25 Grad müssen in der Klinik durch überwarme Ganzbäder behandelt werden.

Lokale Erfrierungen treten in 3 Graden auf:

1. Grad mit zunächst weißer, dann rötlich angeschwollener Haut;

2. Grad mit Blasen und Geschwüren;

3. Grad mit absterbendem, zerfallendem Gewebe.

Diese Erscheinungen treten oft erst Stunden bis Tage nach der Kälteeinwirkung auf.

Erfrierungen 2. und 3. Grades sind immer ärztlich zu behandeln, in schweren Fällen kann Amputation angezeigt sein. Erfrierungen 1. Grades behandelt man durch Wechselbäder mit Zusatz von Eichenrinde und Frostsalben aus der Apotheke; ärztliche Kontrolle ist zu empfehlen.

Frostbeulen
(Pernionen)

Frostbeulen entstehen als Folge von Durchblutungsstörungen bei gleichzeitiger Einwirkung geringer feuchter Kälte; mit Frost haben sie nichts zu tun. Hauptursachen sind zu enge oder schlecht sitzende Schuhe. Die teigigen, blauroten Schwellungen treten bevorzugt über den Zehengrundgliedern auf, manchmal auch an den Knöcheln oder Fingern. Frostbeulen können Blasen bilden oder geschwürig zerfallen, beim Abheilen neigen sie zur bleibenden Verfärbung. Bei Kälte schmerzen die Frostbeulen, bei Wärme beginnen sie zu jucken.

Zur Behandlung wird die lokale Durchblutung durch Massage, Wechselbäder mit Eichenrinde, Roßkastanie oder Zinnkraut, Kampferspiritus oder Zwiebelsaft angeregt. Bei Eiterung empfehlen sich Waschungen mit Kamille.

Bluterguß
(Hämatom)

Durch stumpfe Gewalteinwirkung können Blutgefäße zerreißen, ohne daß eine offene Wunde besteht. Auch bei krankhafter Brüchigkeit und Durchlässigkeit der Gefäße sowie bei Bluterkrankheit treten Blutergüsse häufig auf. Bei Knochenbrüchen fördert der Bluterguß die Vernarbung der Fraktur (Kallusbildung), ansonsten sind Hämatome ohne heilungsfördernde Wirkung. Blutergüsse in Gelenkkapseln können Kapsel und Bänder überdehnen oder das Gelenk verkleben und müssen deshalb vom Arzt abpunktiert werden.

Ärztliche Hilfe ist auch bei Blutergüssen in Körperhöhlen notwendig, damit die Organe nicht beengt werden. Schmerzhafte Blutergüsse unter der Haut behandelt man durch Umschläge mit verdünnter Arnikatinktur, Heublumen- oder Lehmwickel. Der anfangs bläuliche Erguß verfärbt sich durch Abbau des Blutfarbstoffs allmählich grün und gelb.

Quetschung
(Kontusion)

Stumpfe, vor allem schräg drückende oder schiebende Gewalteinwirkung schädigt das

Unterhautgewebe und die Muskulatur, ohne daß es zur offenen Wunde kommen muß. Durch Zerreißung von Gefäßen entwickelt sich ein Bluterguß unter der Haut.

Größere Quetschungen sollte der Arzt untersuchen. Das betroffene Glied wird ruhiggestellt und durch feuchtkalte Arnika-, Beinwell-, Kampfer-, Lavendel- oder Lehmumschläge behandelt. Blutende Quetschwunden werden entsprechend den Grundsätzen der Wundbehandlung versorgt.

Insektenstiche

Auf eindringende Tiergifte reagiert der Körper mit Rötung, Juckreiz und schmerzenden Quaddeln an der Einstichstelle. Gefährlich sind Stiche im Bereich der Atemwege, die durch Anschwellung zur Atemnot führen können. Akute Lebensgefahr besteht auch, wenn der Körper mit allergischen Allgemeinreaktionen (großflächige Schwellungen, Ausbreitung der Quaddeln, schlimmstenfalls Blässe, Zittern, fliegender Puls als Zeichen des Schocks) auf die Giftstoffe anspricht.

Infektionen der Einstichstelle machen sich manchmal erst nach Tagen durch harte rote Schwellung der Umgebung bemerkbar, die mit Entzündung des zugehörigen Lymphknotens einhergehen kann.

Stiche im Bereich der Atemwege und allergische Reaktionen bedürfen wegen der akuten Lebensgefahr rascher ärztlicher Hilfe. Infizierte Insektenstiche sollten zur Vermeidung einer Blutvergiftung gleichfalls ärztlich behandelt werden. Gewöhnlich genügt das Betupfen der Einstichstelle mit Kölnisch Wasser, Alkohol oder Salmiakgeist, ersatzweise Zwiebelsaft und Meerrettichscheiben. Starke Schwellungen werden durch heiße Heublumenwickel oder kalte Lehm- und Moorauflagen behandelt.

Bakterielle Hautinfektionen

Abszeß
(Abscessus)

Heiße Abszesse entstehen meist durch Infektion kleiner Hautrisse und Wunden mit Eitererregern, seltener durch Infektion auf dem Blutweg. Typisch ist eine derbe, umschriebene Hautschwellung mit Rötung, Klopfgefühl, geringen Schmerzen, selten Fieber. Als Folge der eitrigen Einschmelzung von Körpergewebe entsteht inmitten der Schwellungen eine auf Druck federnde Stelle.

Senkungs- oder *kalte Abszesse* sind die Folge chronischer – meist tuberkulöser – Entzündungen an Knochen und Lymphknoten. Dabei sinkt der Eiter zwischen Muskeln und Gefäßen nach unten ab, wo er bevorzugt zwischen den Rippen, in der Becken- und Leistengegend in Erscheinung tritt.

Heiße Abszesse müssen erweicht werden, damit der Eiter sich nach außen entleeren kann. Dazu eignen sich feuchtheiße Bockshornklee-, Heublumen- oder Lehmauflagen. Beim kalten Abszeß muß das Grundleiden durch den Arzt behandelt werden. Ärztliche Hilfe ist auch notwendig, wenn der Abszeß sich nicht bald von selbst entleert oder ins Körperinnere durchzubrechen droht.

Vorsicht ist geboten bei der Anwendung von Zugsalben, die durch ihre hornlösende Wirkung dem Eiter schmerzlos Abfluß verschaffen, aber auch seine rasche Ausbreitung im Gewebe gefährlich begünstigen können. Zugsalben sind als Hausmittel ungeeignet.

Häufigen Abszessen beugt man durch reichlich Rohkost, Hefeflocken und Stärkung der Abwehr durch Licht, Luft und Sonne vor.

Haarbalgentzündung
(Follikulitis)

Haarbalgentzündungen durch Bakterien, wie sie vor allem bei der Akne auf der Haut vorhanden sind, manchmal auch durch Pilzinfektionen, gehen einher mit schmerzender, geröteter Schwellung. Die Infektion erfolgt von der Hautoberfläche entlang dem Haar in die Tiefe.

Zur Behandlung sind Bockshornklee-, Kamillen- oder Leinsamenkompressen angezeigt. Wenn die Schwellung nicht bald zurückgeht, sollte der Arzt aufgesucht werden.

Furunkel – Karbunkel

Furunkel und Karbunkel sind schwere Verlaufsformen der Haarbalgentzündung durch Staphylokokken, die dem Haarbalg folgend von der Oberfläche der Haut in die unteren Hautschichten vordringen. Die beträchtliche Schwellung ist stark gerötet und schmerzt stärker als bei der Follikulitis. Manchmal treten Lymphknotenschwellungen und Fieber auf; unbehandelt drohen Blutvergiftungen und Schäden an Herz, Nieren und Gelenken.

Auf dem Gipfel der harten Schwellung sitzt beim Furunkel ein Eiterpünktchen. Fließen mehrere Furunkel zusammen, entsteht eine großflächige Schwellung mit mehreren Eiterpfröpfen, der Karbunkel. Nasen- und Oberlippenfurunkel neigen zur raschen Ausbreitung und können eine Hirnhautentzündung hervorrufen.

Bei mehreren gleichzeitig auftretenden oder monate- bis jahrelang wiederkehrenden Furunkeln spricht man von einer *Furunkulose*. Furunkel werden begünstigt durch übertriebene Reinlichkeit, die den natürlichen Hautschutz zerstört, aber auch durch Stoffwechselstörungen, wie Diabetes, oder Schadstoffe, wie Benzin und Öl, mit denen die Betroffenen in Kontakt kommen (Berufskrankheiten).

Nasen- und Oberlippenfurunkel müssen ebenso wie Karbunkel und Furunkulose vom Arzt behandelt werden. Durch Antibiotika und operative Eröffnung kann der Furunkel gut ausgeheilt werden, gleichzeitig sind die Ursachen auszuschalten. Die Nahrung soll reizarm sein und viel Rohkost enthalten. Hefekuren, Sonnen- und Luftbäder sind vor allem bei Furunkulose angezeigt. Innerlich gibt man Knoblauch und blutreinigende Tees, zur Kräftigung der Haut sind Ganzwaschungen, Güsse und Heublumenbäder zu empfehlen. Lokal wendet man Bockshornklee-, Kamillen-, Leinsamen- und Lehmauflagen an.

Bartflechte
(Sykose)

Die einfache Bartflechte entsteht durch Infektion der Haarbälge und Talgdrüsen mit Kokkenbakterien, deren Ausbreitung durch das tägliche Rasieren begünstigt wird. Es entstehen gerötete Erhebungen mit einem Eiterbläschen an der Spitze, das sich entleert oder eintrocknet.

Tiefe Bartflechten, die auch stärkere Haare am Kopf befallen und sehr schmerzhafte, bis kastaniengroße entzündliche Knoten verursachen, entwickeln sich aus Hautpilzinfektionen.

Tiefe und hartnäckige Formen beherrscht der Arzt meist rasch durch Antibiotika oder Antimykotika (gegen Pilzinfektionen). Wichtig ist in allen Fällen peinliche Sauberkeit. Vorbeugend soll die Haut nach jeder Rasur desinfiziert werden. Leichte Fälle werden durch Zinnkrautwaschungen oder -kompressen und Kopfdämpfe behandelt.

Akne – Mitesser

Die Akne, die nach dem Ausspruch des erfahrenen Klinikers Rothmann „das Leben ruinieren kann", entsteht immer aus mehreren Ursachen. Hormonelle Veränderungen, wie sie in der Pubertät auftreten, spielen ebenso eine Rolle wie Bakterien, die sich in den Haarfollikeln Gesunder und Kranker immer befinden. Man vermutet, daß diese Bakterien beim Akne-Patienten enzymatisch Talg abbauen. Dabei werden Fettsäuren frei, die den Säuregrad (pH-Wert) in Haarfollikeln und Talgdrüsen verändern und so Entzündungen verursachen. Außerdem brechen diese Fettsäuren in das Gewebe um den Follikel durch und erzeugen entzündliche Papeln und Pusteln.

Durch Vorgänge dieser Art wird das Epithel am Follikelausgang stimuliert; das Follikel verengt sich, der Talgabfluß wird behindert, ein Mitesser (Komedo) entsteht. Entzündungen der Talgdrüse selbst führen durch Verengerung des Talgdrüsenausgangs zur Zyste, aus der durch erneuten Einbruch von Fettsäuren ins umgebende Gewebe immer wieder Entzündungen hervorgehen.

Umstritten ist die Bedeutung der Nahrung auf die Akne: Bei Versuchstieren wurden nach Fettmästung abnorm vergrößerte Talgdrüsen beobachtet, beim Menschen stehen sichere Ergebnisse noch aus.

Die echte Akne (Akne juvenilis/Akne vulgaris) heilt immer aus, kann aber bis um das 30. Lebensjahr dauern. Sie tritt an Brust, Rücken und im Gesicht auf. Akneähnliche Erkrankungen an anderen Körperstellen und außerhalb der Pubertät können durch Jod, Brom, Teer, Staub, Herdinfektionen und Arzneimittel ausgelöst werden.

Mitesser werden nach Anleitung durch den Arzt ausgedrückt (mit dem Komedonenheber), zur Erweichung empfiehlt sich zuvor ein Gesichtsdampf oder eine Lehmmaske. Bis zum Ausdrücken und vorbeugend sind Zinnkrautwaschungen und alkoholische Gesichtswässer angezeigt.

Wegen der Narbenbildung sollte der Verlauf der Akne immer vom Arzt überwacht werden. Klassische Aknebehandlung besteht in der Abschälung der obersten Hornschichten, um die verstopften Follikelgänge wieder zu öffnen.

Gebräuchliche Schälmittel sind Schwefel, Resorcin und Salizylsäure, die aber nur der Arzt anwenden darf. Auch UV-Bestrahlungen, alkoholische Lösungen und schmirgelnde Substanzen, wie Mandelkleie mit Seesand, sind angezeigt. In jüngster Zeit wendet man Vitamin-A-Säure an, die aber hoch dosiert werden muß und deshalb oft die Haut reizt.

Die zum Teil frei verkäuflichen Präparate gegen Akne enthalten zusätzlich oft Antibiotika, wie Neomycin und Hexachlorophen. Wegen der möglichen Nebenwirkungen sollten auch frei verkäufliche Lokalantibiotika nicht ohne ärztliche Aufsicht angewendet werden.

Cortison hemmt alle entzündlichen Vorgänge, darf aber nur unter strikter Beachtung der ärztlichen Anweisungen verabreicht werden, meist nur im akuten Stadium der Entzündungen, nicht aber zur Langzeittherapie, wie sie bei Akne fast immer erforderlich ist. Bei den ersten Anzeichen einer Nebenwirkung ist Cortison sofort abzusetzen und der Arzt aufzusuchen.

Zu den natürlichen Heilmitteln im weitesten Sinne gehört die lokale Behandlung mit Hormonen (Östrogenen), die in geringer Dosis ohne unerwünschte Nebenwirkungen die Talgproduktion hemmen. Unter den Vitaminen sind Vitamin A und E hervorzuheben: Vitamin A schützt Haut und Schleimhäute, Vitamin E fördert die Widerstandskraft und verhindert, daß Vitamin A zu schnell zerstört wird; beide zusammen beeinflussen die Hautdurchblutung. Vitaminpräparate sind nur nach ärztlicher Verordnung geeignet. In der Hand des Laien kann vor allem Vitamin A eher schädlich wirken. Deshalb wird man die Vitamine besser in ihrer natürlichen Form mit der Nahrung zuführen. Vitamin-A- und Vitamin-E-Träger sind vor allem Karotten, Spinat, Soja- und Keimöle oder Blütenpollen.

Zur Hautreinigung eignen sich alkoholische Zubereitungen mit Zusätzen, wie Aluminium, Milchsäure, Hamamelis, Kampfer und Menthol. Alkohol entzieht den Mitessern viel Wasser, sie lassen sich dann noch schlechter entfernen. Deshalb wird man oft reizlose chemische Reinigungsmittel (Tenside, Syndets) aus der Apotheke vorziehen, deren rückfettende Wirkung zugleich eine zu starke Austrocknung der Haut verhindert. Sehr empfehlenswert sind regelmäßige Gesichtsdampfbäder mit Heublumen-, Kamillen- und Zinnkrautabkochungen, die 10–30 Minuten dauern und mit einem kalten Guß beendet werden sollen.

Zur Hautwaschung eignet sich Kamillen- und Ackerschachtelhalmtee. Lehm- und Hefegesichtsmasken mit regelmäßigen Sonnenbädern oder UV-Bestrahlungen (Arzt fragen) vervollständigen die Therapiemöglichkeiten. Intern gibt man blutreinigende Tees, vor allem Brennessel und Löwenzahn. Von guten Erfolgen wird auch nach längerer Einnahme von Isländisch Moos als Tee berichtet.

Weitgehend unbekannt ist die Anwendung von Kohlblättern, die man zerquetscht in mehreren Lagen auf die erkrankten Zonen legt. Der Erfolg bei hartnäckigen Verlaufsformen der Akne ist oft sogar für den Fachmann verblüffend.

Vorbeugend sollte eine gewisse Diät eingehalten werden, Stuhlverstopfung ist entsprechend zu behandeln. Folgende Diätvorschriften haben sich als zweckmäßig erwiesen:

Diätvorschriften für Akne-Patienten

e = erlaubt; b = bedingt erlaubt (selten und in geringer Menge); v = verboten.

Brot und Kuchen

Weißbrot	v
Brötchen	v
Toastbrot	v
Roggenbrot	e
Knäckebrot	e
Zwieback	v
Hefegebäck	v
Blätterteig	v
Mürbeteig	v
Kekse	v
Biskuit	v
Torten	v
Obsttorten	b
Schmalzgebäck	v

Nährmittel

Grieß	b
Haferflocken	b
Reis	b
Teigwaren	b
Cornflakes	b
Auflauf	v

Kartoffelgerichte

Salzkartoffeln	b
Kartoffelbrei	b
Bratkartoffeln	v
Kartoffelpuffer	v
Kartoffelsalat	v
Pommes frites	v
Kartoffelsuppe	v

Fette

Butter	b
Margarine	b
Schmalz	v
Talg	v
Speck	v
Keimöl	b

Milch, Molkereiprodukte

Vollmilch	b
Sahne	b
Quark	e
Joghurt	e
Käse	b

Rindfleisch

Suppenfleisch	e
Rinderbraten	e
Rinderleber	b
Rinderzunge	e
Beefsteak	b
Roastbeef	b
Frikadellen	v
Rouladen	v
Tatar	b
Corned beef	v

Kalbfleisch

Kalbsbraten	e
Kalbsschnitzel	e
Kalbskotelett	b
Kalbsleber	e
Kalbszunge	e

Schweinefleisch

Schweinebraten _____ v
Schweineschnitzel _____ v
Schweinekotelett _____ v
Schweineleber _____ v

Geflügel

Huhn _____ e
Ente _____ v
Gans _____ v
Pute _____ e

Hammel

in jeder Form _____ v

Wild

Hasenbraten _____ b
Rehbraten _____ b
Rebhuhn _____ e
Fasan _____ e
alle anderen _____ v

Wurstwaren

Schinken, gekocht _____ b
Schinken, gepökelt _____ v
Lachsschinken _____ e
Leberwurst _____ b
Blutwurst _____ e
Fleischwurst _____ e
Salami _____ v
Mettwurst _____ v
grobe Mettwurst _____ v
Zungenwurst _____ e
Jagdwurst _____ e
Leberkäse _____ e
Räucherwurst _____ v

Wiener _____ e
Frankfurter _____ e

Fisch

Karpfen _____ v
Aal _____ v
Forelle _____ e
Makrele _____ v
Hering _____ v
Steinbutt _____ e
Heilbutt _____ e
Schellfisch _____ e
Kabeljau _____ e
Zander _____ e
Scholle _____ e
Dorsch _____ e
Bückling _____ v
Ölsardine _____ v
Fischfilet _____ v
Fisch, geräuchert _____ v
Thunfisch _____ e
Muscheln _____ v
Austern _____ v
Krebse _____ v
Hummer _____ v
Kaviar _____ v

Eierspeisen

weichgekochte Eier _____ b
hartgekochte Eier _____ b
Rührei _____ b
Omelette _____ b
Spiegelei _____ v

Suppen

Fleischbrühe ohne Einlage _____ e

Fleischbrühe mit Einlage	e
Hühnersuppe	e
Ochsenschwanzsuppe	e
Gemüsesuppe	e
Kartoffelsuppe	v
Markklöße	v
Zwiebelsuppe	v

Salat

Blattsalat (ohne Essig oder Mayonnaise)	b
Tomatensalat	v
Bohnensalat	v
Gurkensalat	v
Karottensalat	e
Selleriesalat	v
Fleischsalat	v
Fischsalat	v

Gemüse

Karotten	e
Erbsen, junge	e
Bohnen, grün und gelb	e
Bohnen, weiß	v
Linsen	v
Tomaten	v
Gurken	v
Rettich	b
Radieschen	b
Sellerie	v
Spargel	e
Schwarzwurzeln	e
Spinat	v
Blumenkohl	e
Grünkohl	v
Rotkohl	v
Weißkohl	v

Sauerkraut	e
Kohlrabi	e
Rosenkohl	e
Wirsing	e

Obst

Äpfel	e
Birnen	e
Aprikosen	e
Pfirsiche	e
Erdbeeren	e
Himbeeren	e
Preiselbeeren	e
Stachelbeeren	e
Brombeeren	e
Johannisbeeren	e
Trauben	e
Rosinen	b
Zitronen	v
Orangen	v
Bananen	e
Kirschen	e
Mirabellen	e
Pampelmusen	b
Melonen	e
Quitten	e
Pflaumen	e
Feigen	e
Datteln	e
Ananas	e
Nüsse	v
Mandeln	v

Pilze

Champignons	e
Pfifferlinge	e
Steinpilze	e

Süßigkeiten
Schokolade _____ v
Pudding _____ v
Honig _____ b
Marmelade _____ b
Gelee _____ b
Bonbons _____ b
Traubenzucker _____ v
Speiseeis _____ v
alle anderen Süßigkeiten _____ b

Getränke
Kaffee _____ v
Schwarztee _____ b
Pfefferminztee _____ e
Milch _____ b
Buttermilch _____ e
Obstsaft _____ e
Mineralwasser _____ e
Gemüsesaft _____ e
Cola _____ v
Bier _____ v
Wein _____ v
andere Alkoholika _____ v

Gewürze
Salz _____ b
Kräuter _____ e
Zitrone _____ v
Essig _____ v
Ketchup _____ v
Maggi _____ v
Zwiebeln _____ v
Knoblauch _____ v
Meerrettich _____ v
Pfeffer _____ v

Paprika _____ v
Senf _____ v

Tabakwaren
in jeder Form _____ v

Wundrose
(Erysipel)

Durch Streptokokken, die durch kleine Wunden oder Risse in den Körper eingedrungen sind, kann die sehr schmerzhafte Wundrose entstehen.

Es handelt sich um eine Entzündung der Hautlymphbahnen, die bevorzugt im Gesicht auftritt. Die leicht geschwollene Haut ist hochrot gefärbt, der Herd breitet sich mit zackigen Rändern schnell aus, später entstehen mit wäßrigem Sekret gefüllte Blasen.

Unbehandelt dringt die Wundrose in die Tiefe vor und führt zur Blutvergiftung, Hirn- und Hirnhautentzündung oder zum Verlust der befallenen Glieder. Schüttelfrost und hohes Fieber begleiten die Hauterscheinungen.

Erysipel wird vom Arzt durch Penicillin rasch ausgeheilt. Zusätzlich eignen sich heiße Heublumenumschläge, Lehm- und Quarkauflagen oder Schlenzbäder, innerlich Zinnkrauttee. Vorbeugend sollte auch die kleinste Wunde desinfiziert werden.

Hauttuberkulose
(Tuberculosis cutis)

Wie alle Tb-Formen muß auch die Haut-Tb vom Arzt behandelt werden. Trotz moderner Arzneimittel sollte auf unterstützende Maßnahmen aus dem Bereich der Naturheilkunde nicht verzichtet werden. Typisches Zeichen der Haut-Tb sind gelbliche Knötchen, die auf Druck sichtbar werden.

Je nach Erregertypus werden verschiedene Verlaufsformen unterschieden. Kleine, schmerzlose Haut- und Schleimhautgeschwüre entstehen im Gefolge tuberkulöser innerer Erkrankungen (Tuberculosis ulcerosa). Von Lymphknoten gehen die schmerzlosen Hauteiterungen der *Schwindbeule* (Tuberculosis colliquativa) aus, die an einer Stelle unter Narbenbildung ausheilen, an anderer Stelle aber erneut aufbrechen. Die *Zehrflechte* (Lupus vulgaris) schließlich beginnt mit kleinen rötlichen Knötchen, die sich zu flachen Herden ausdehnen und im Zentrum unter Hautschwund ausheilen. Nach längerer Zeit treten Geschwüre auf, die Lider und Nase zerstören und die Betroffenen stark entstellen.

Zur Allgemeinbehandlung eignen sich alle Maßnahmen, welche die Hauttätigkeit anregen, besonders Luft- und Sonnenbäder, UV-Bestrahlungen, spanischer Mantel, Heublumenhemden, Oberkörperwaschungen oder Halbbäder. Lokal werden Waschungen mit Walnußblätter- oder Klettenkrautabkochungen, Bockshornklee- und Heilerdeauflagen empfohlen. Die Kost soll salzlos und vitaminreich sein (vor allem Rohkost) zusätzlich wird Vitamin D in Form von Lebertran oder – nach Verordnung – als Vitaminpräparat zugeführt.

Virusinfektionen der Haut

Herpes-simplex-Infektionen

Hautinfektionen durch Herpes-simplex-Viren sind harmlos, solange sie nicht auf die Augen oder das Gehirn übergreifen. Typisch sind Gruppen stecknadelkopfgroßer, juckender Hautbläschen, die auch unbehandelt bald abheilen. Bevorzugt betroffen sind Mundwinkel und Nase.

Als Fieberbläschen treten Herpes-simplex-Infektionen häufig im Gefolge fieberhafter Infektionskrankheiten auf. Andere begünstigende Ursachen sind Sonnenbrand, Verdauungsstörungen und Menstruation.

Zur Behandlung eignet sich eine spezielle Salbe aus der Apotheke, Enzymsalbe und Zinkpaste; unterstützend ist Einpudern mit Heilerde angezeigt.

Warzen
(Verrucae)

Warzen entstehen oft durch Virusinfektionen, manchmal durch verstärkte Absonderung von Hautfett (Seborrhö) oder als Alterserscheinung. Seelische Faktoren scheinen oft eine wichtige Rolle zu spielen. Die immer gutartigen Wucherungen werden linsen- bis münzgroß und haben eine glatte oder höckrige Oberfläche. Häufig sind Sohlen- oder Dornwarzen an Händen und Füßen. Im Alter treten graugelbe oder dunklere Warzen im Gesicht, an Brust und Rücken auf. Bei Kindern überwiegen Flachwarzen, die oft mit der Pubertät von selbst verschwinden.

Hartnäckige Warzen kann der Arzt durch Höllensteinstifte verätzen, nach Aufweichen mit Salizylsäure ausschneiden oder durch Bestrahlungen zur Abheilung bringen. Nicht selten verschwinden Warzen durch Suggestion (Besprechen, autogenes Training, Hypnose). Bewährt haben sich auch Löwenzahnmilch, Zubereitungen aus Hauswurz oder das Auftupfen von Speichel am Morgen.

Gürtelrose
(Herpes zoster)

Die Gürtelrose wird durch das gleiche Virus verursacht, das bei Kindern Windpocken hervorruft. 3–5 Wochen nach der Ansteckung kommt es anfangs zu Müdigkeit, Gliederschmerzen und Fieber, plötzlich gefolgt von heftigen Schmerzen im Versorgungsgebiet eines Nervs, fast immer nur einseitig. Etwa 2 Tage später treten Gruppen roter Bläschen im Schmerzgebiet auf, die vereitern können und unbehandelt dann entstellende Narben hinterlassen. Die Hautblasen, die mehrere Tage lang auftreten können, heilen nach etwa 2 Wochen ab, die Schmerzen können unbehandelt noch monatelang andauern.

Der Arzt bekämpft die Schmerzen durch Vitamin B$_{12}$ oder Mutterkornpräparate, die Bläschen werden vorbeugend mit antibiotischen Salben behandelt, um Eiterungen zu vermeiden. Unterstützend sind Quark- und Lehmauflagen, Heublumenbäder und Essigwasserwaschungen angezeigt.

Hautkrankheiten durch tierische Parasiten

Krätzmilbe

Die Krätzmilbe (Acarus scabiei) ruft Krätze (Skabies) hervor, die immer unter ärztlicher Aufsicht behandelt werden sollte. Die Weibchen der Milbe bohren sich an weichen Hautstellen (Fingerwinkel, Nabel) in die Haut und legen dort ihre Eier ab. Zunächst entstehen jukkende Knoten und Blasen, durch Kratzen entwickeln sich Entzündungen, Furunkel und Ekzeme.

Die Milbe ist am Ende des Ganges als schwarzer Punkt sichtbar und kann vom Arzt mit einer Nadel herausgehoben werden. Zur Behandlung stehen verschiedene Mittel zur Verfügung, zum Beispiel Perubalsam.

Andere Milben leben in Polstern, Teppichen oder Lebensmitteln und rufen bei Allergikern Nesselsucht, Ekzeme oder Asthma hervor. Die Haarbalgmilbe hält sich bevorzugt in Mitessern auf und führt zu Entzündungen der Haut.

Ärztliche Behandlung ist in allen Fällen immer angezeigt.

Flöhe
(Aphaniptera, Siphonaptera)

Flöhe sind in Mitteleuropa heute so gut wie ausgestorben. Sie riefen nicht nur schmerzhafte Hautentzündungen hervor, sondern kamen oft auch als Überträger schwerer Krankheiten (Pest) in Betracht.

Läuse
(Anoplura)

Im Gegensatz zum Floh gewinnt die Laus wieder an Bedeutung, vor allem die Kopflaus, die heute bei Schulkindern wieder häufiger festgestellt wird. Die *Filzlaus* (Phthirus pubis) befällt nur die großen Schweißdrüsen (Achsel, Genitalgegend) und macht sich durch Juckreiz bemerkbar. Die *Kopflaus* (Pediculus capitis) lebt ausschließlich im Kopfhaar, das sie durch ihre Eier (Nissen) verklebt. Sie vermehrt sich sehr rasch, kann aber leicht bekämpft werden. Gefährlich als Krankheitsüberträger (Flecktyphus, Pest) ist die *Kleiderlaus* (Pediculus corporis), die in den Kleidernähten nistet und nur an schwach behaarten Körperstellen sticht.

Alle Formen der Menschenlaus werden durch Insektenvernichtungsmittel aus der Apotheke rasch vernichtet. Störende Hauterscheinungen und Infektionen behandelt der Arzt.

Wanzen
(Cimex lectularius)

Die bei uns heimische Bettwanze, ein braunrotes, bis 5 mm großes Insekt, ruft nur selten Infektionskrankheiten hervor. An der Einstichstelle entstehen juckende Quaddeln. Zur Bekämpfung eignen sich Insektizide, die vom Fachmann angewendet werden sollten.

Allergische Hautreaktionen

Ausschlag

Durch Allergene verschiedener Art entstehen anfangs vereinzelte kirschkerngroße Hautblasen mit klarem Sekret, die sich über den Körper ausbreiten können oder in kleinen Gruppen angeordnet sind. Nicht selten werden auch die Mundschleimhäute befallen. Typisch für diese Form der Hautallergie ist der quälende Juckreiz.

Zur Behandlung, die immer der Arzt überwachen sollte, werden Gewürze, tierische Fette und Eiweiße gemieden. Ausleitende Tees von Erdrauch und Stiefmütterchen oder Heilerdeaufschwemmungen sind angezeigt. Äußerlich werden Auflagen und Bäder mit Bockshornklee, Haferstroh, Kamille, Weizenklee und Zinnkraut, Lehmhemden, Quarkkompressen und Ganzwaschungen empfohlen. Wenn möglich, sollte eine Desensibilisierung (Abbau der Überempfindlichkeit gegen bekannte Allergene) durchgeführt werden.

Nesselsucht
(Urticaria)

Im Gefolge einer Allergie entstehen in der Haut Histaminkörper, die zum Austritt von Blutwasser unter die Haut führen. Häufigste Ursachen sind der Genuß von Milch, Erdbeeren,

Meerestieren und Genußmitteln. Aus voller Gesundheit heraus entstehen rote, heftig jukkende Hautflecke, manchmal begleitet von Nesselfieber. Schlimmstenfalls fließen die Quaddeln zusammen, das Gesicht schwillt an, im Rachen kann es zum Ödem mit Erstickungsgefahr kommen.

Desensibilisierung sollte immer versucht werden, wenn die Allergene bekannt sind. Akute Schwellungen muß der Arzt durch Kalzium, Magnesium und Antihistamine behandeln. Die Kost soll reiz- und salzarm sein. Koffein, Medikamente und tierisches Eiweiß sind zu meiden. Warme Zinnkrautvollbäder, Salz- und Lehmwasserhemden, spanischer Mantel und Kurzwickel sind zusätzlich angezeigt.

Ekzem
(Ekzema)

Neigung zu Ekzemen ist häufig angeboren. Oft entstehen Ekzeme auch als allergische Reaktion auf Bestandteile der Nahrung, Arznei- und Genußmittel, chemisch-physikalische Reize oder im Gefolge von Pilzinfektionen. Nach Abheilung des Ekzems neigt die Haut an dieser Stelle dazu, schon auf kleinste Reize erneut mit heftigen Rückfällen zu reagieren. In späteren Jahren leiden die Betroffenen nicht selten an Heuschnupfen oder Bronchialasthma, wenn Hauttests nicht die Ursache erkennen lassen, so daß gegen die auslösenden Allergene Desensibilisierung unmöglich ist. Schwere Erscheinungsformen wird der Arzt durch vorübergehende Gabe von Cortison behandeln, zur Dauermedikation werden andere Arzneimittelspezialitäten verabreicht. Hautreizung

durch Seifen muß vermieden werden, zur Reinigung werden neutrale Tenside und Syndets verwendet. Zusätzlich sind Auflagen mit Lehm, Kamillen- und Malvenumschläge und Waschungen mit Eichenrindenabsud angezeigt.

Verhornungs-anomalien

Hühneraugen
(Klavus)

Diese umschriebene Verdickung der oberen Hornhautschichten wird durch Druck verursacht, fast immer durch zu enge Schuhe. Sie treten an den Zehen auf und reichen mit einem Hornzapfen bis zur Papillenschicht der Lederhaut, von der aus sie versorgt werden. Wenn die Hühneraugen sich entzünden oder auf den Knochen drücken, entstehen starke Schmerzen.

Die Behandlung muß vor allem die Ursachen beseitigen, sonst treten die Hühneraugen immer wieder auf. Häufiges Barfußlaufen oder Tragen von Sandalen, Wasser- und Tautreten beseitigen ein Hühnerauge allmählich. Stärkere Hornbildung wird durch Salizylcollodium aufgeweicht und kann dann vom Fachmann schmerzlos herausgehoben werden. Sehr tiefe Hühneraugen müssen operativ ausgeschnitten werden. Eindringlich zu warnen ist vor „Operationsversuchen", die nicht selten zu schweren Infektionen führen. Die Entfernung eines Hühnerauges muß immer dem Arzt oder Fußpfleger vorbehalten bleiben!

Schwielen
(Kallus, Tyloma)

Verhornungen der oberen Hautschicht, bevorzugt an Hand- und Fußflächen, sind eine Schutzreaktion der Haut auf dauernde Druckeinwirkung, vergleichbar den Hühneraugen an den Zehen. Schwielen gehen von selbst zurück, wenn man die Ursachen ausschaltet, sonst kehren sie auch nach gründlicher Entfernung bald wieder.

Zur Entfernung eignen sich Salizylsäurepflaster und -pinselungen oder Kochsalz-Harnstoff-Salben. Das Abhobeln sollte dem Fachmann vorbehalten bleiben. Schrunden an schwieligen Hautstellen, die schmerzhaft und entzündet sind, werden vom Arzt durch desinfizierende Lösungen oder Salben behandelt.

Flechten
(Lichen)

Zu diesem Hautleiden führen Wucherungen der Oberhaut mit Verhornung der Haarbälge, Übergang von Hautleiden ins chronische Stadium, manchmal auch Verdauungsstörungen und andere, nicht nachweisbare Ursachen. Dabei kommt es zur warzigen Verdickung der Haut, bei manchen Formen zu gelbbraunen Knötchen oder blauroten, juckenden, bis markstückgroßen Flecken. Seltener sind warzenartige Verhornungen bis zur Größe eines

Handtellers oder runde, weißliche Hautblüten, die bevorzugt bei Frauen im 5. Lebensjahrzehnt auftreten.

Der Arzt sollte immer zugezogen werden. Manche Erscheinungen sprechen auf Antibiotika an, bei andern sind hornlösende Salizylsalben und -seifen, UV-Bestrahlung oder Abschmirgeln der Haut angezeigt. Unterstützend empfehlen sich salz- und gewürzarme Kost, Regulierung von Verdauungsbeschwerden sowie Tees mit Erdrauch und Stiefmütterchen. Äußerlich sind Auflagen mit Ehrenpreis, Eisenkraut, Kamille, Klette, Ringelblume, Roßkastanie, Spitzwegerich und Zinnkraut angezeigt.

Störungen der Talg- und Schweißproduktion

Übermäßiges Schwitzen
(Hyperhidrose)

Die Schweißbildung unterliegt der Steuerung durch das vegetative Nervensystem. Deshalb entstehen Hyperhidrosen häufig aus seelischer Ursache; bekannt sind der „kalte Angstschweiß" und das unangenehme Schwitzen der Handflächen bei Nervosität.

Organische Ursachen sind Überfunktionen der Schilddrüse, Infektions- und Lungenkrankheiten (Nachtschweiß), Herdinfektionen und lokale Nervenstörungen. Gleichzeitig kann eine Überfunktion der Talgdrüsen (Hyperhidrosis oleosa) vorliegen. Durch bakterielle Zersetzung des an sich geruchlosen Schweißes, entsteht der unangenehme Schweißgeruch, der durch Desodorantien bekämpft werden kann.

Gewöhnlich werden Aluminiumverbindungen, Formalinpuder und Lösungen lokal angewendet, die aber alle mehr oder weniger giftig sind. Das Grundleiden muß gleichzeitig behandelt werden. Bei seelischen Ursachen ist autogenes Training oder Psychotherapie angezeigt, in leichten Fällen Hopfen- und Baldrianzubereitungen.

Die Ernährung soll reiz- und salzarm sein. Innerlich gibt man Salbei- und Walnußschalentee oder Knoblauchsaft, lokal werden Holzasche-Salz-Fußbäder, Weidenrinden- und Eichenrindenabkochungen und häufige kalte Teilwaschungen empfohlen. Abhärtung durch Barfußlaufen, Wasser- und Tautreten unterstützt die Behandlung.

Talgfluß
(Seborrhö)

Die vermehrte Absonderung von Talg entsteht gelegentlich bei Stoffwechselstörungen, Hirnkrankheiten („Salbengesicht" beim Parkinsonismus) und hormonellen Veränderungen in Pubertät und Wechseljahren; oft bleibt die Ursache aber unbekannt. Die Haut neigt zu Ausschlägen und Bildung von Mitessern und Schuppen, manchmal entsteht ein stark schuppendes seborrhoisches Ekzem.

Die Behandlung ist sehr problematisch, dauernde Ausheilung bleibt die Ausnahme. Bei der Ernährung sind tierische Fette zu meiden, zur Hautentfettung eignen sich Schwefel und alkoholische Gesichtswässer. Zusätzlich sind Waschungen mit Kamille, Mandelkleie und Ackerschachtelhalm angezeigt. Zu meiden sind hartes Wasser und alkalische Seife.

Balggeschwulst
(Atherom)

Diese gutartigen Geschwülste entstehen, wenn der Ausführungsgang einer Talgdrüse aus meist unbekannten Ursachen verstopft ist. Die Drüse produziert weiter Talg, der das Gewebe allmählich verdrängt. So entwickeln sich im Unterhautgewebe Geschwülste bis zu Hühnereigröße, gefüllt mit Fettkristallen, Fetttröpfchen und Oberhautzellen. Sie können platzen und ihren Inhalt nach außen abgeben, beginnen aber bald wieder zu wachsen. Nur die radikale Entfernung der Geschwulst mit der Talgdrüse führt zur Ausheilung.

Andere Hautkrankheiten

Geschwür
(Ulcus)

Im Gegensatz zur Wunde entsteht ein Geschwür an der Oberfläche von Haut und Schleimhaut durch Gewebszerfall, nicht durch Gewalteinwirkung. Als Ursachen kommen lokale Durchblutungsstörungen bei Arteriosklerose, Krampfadern oder Gefäßkrämpfe, Geschwülste, Entzündungen und Infektionen in Frage.

Geschwüre heilen erst aus, wenn die Ursache ausgeschaltet ist. Lokal sind therapiestützend Zwiebelscheiben, Heublumensäcke, Bockshornklee und Zinnkrautauflagen angezeigt.

Hautwolf
(Intertrigo)

Mechanische Reizung der Haut durch ungewohntes Reiten, Wandern oder Marschieren führt zum Wundsein der Haut an Damm, After und Innenseiten der Oberschenkel mit roten, brennenden Flecken, manchmal auch offenen Stellen. Desodorantien sind verboten, weil sie die Haut noch mehr reizen.

Vorbeugend reinigt man Damm und Leistenfalte mit kaltem Wasser und pudert mit Talkum ein. Zur Behandlung eignen sich kühle Zinnkrautwaschungen, Heilerdeumschläge oder Salizyl-Resorcin-Salben. In schweren Fällen mit hartnäckigen bakteriellen oder Pilzinfektionen muß der Arzt aufgesucht werden.

Hautjucken
(Pruritus)

Juckreiz entsteht durch noch nicht völlig geklärtes Zusammenspiel von Hautnerven im Gefolge von Hautkrankheiten, hormonellen und Stoffwechselstörungen (Diabetes, Schwangerschaft), ferner durch allergische Reaktionen, Gelbsucht, Gicht, Nierenkrankheiten oder Stuhlverstopfung. Bestehender Juckreiz wird durch Substanzen wie Kaffee, Nikotin, Gewürze oder kreislaufanregende Arzneimittel verschlimmert.

Kratzen ist immer falsch, da es zu Infektionen führen kann; allerdings ist der Drang zum Kratzen oft unwiderstehlich.

Längerer Juckreiz ohne Hauterscheinungen muß immer ärztlich behandelt werden, damit man keine ernste innere Krankheit übersieht. Die Kost soll reizarm und frei von Gewürzen sein. Zinnkraut, Kleie und Haferstroh sind als Badezusätze geeignet, außerdem werden Lehmwasserhemden und der spanische Mantel empfohlen. Blutreinigende Tees können manchmal helfen. Der Arzt wird zur Soforthilfe Mentholspiritus, Beruhigungsmittel und Antihistaminika verordnen.

Kupferrose
(Rosacea)

Noch heute leiden Patienten mit Kupferrose (im Volksmund „Säufernase") unter dem Vorurteil, ihr Leiden sei die Folge zu reichlichen

Alkoholgenusses. Tatsache ist, daß kreislaufanregende Gifte – zu denen auch der Alkohol gehört – die Kupferrose verschlimmern, Ursachen sind aber wahrscheinlich Störungen der Darmflora, Magensäuremangel und Keimdrüsenstörungen.

Rosacea befällt meist Männer im mittleren Lebensalter. Das Leiden beginnt mit roten Knötchen an Stirn, Nase und Kinn, die Nase kann allmählich zur unförmigen Knollennase anschwellen.

Äußerlich helfen Vibrationsmassage und Cortison, am besten schält man die Knollennase chirurgisch ab. Manchmal erzielt man durch Hefetabletten, Antibiotika oder Resochin Erfolge. Verdauungsstörungen durch Veränderungen der Darmflora oder Magensäuremangel müssen als mögliche Ursachen ärztlich behandelt werden.

Für die Ernährung sind Salz, Gewürze und Genußgifte zu meiden. Lokal kann man Lehm- und Zinnkrautauflagen anwenden, zur Ableitung vom Gesicht empfehlen sich Halbbäder, Wechselfußbäder, Schenkelgüsse und Wassertreten. Manchmal bessern auch Blutreinigungskuren das Leiden.

Fingerentzündung
(Paronychie)
Nagelbetteiterung
(Panaritium)

Durch Infektion kleinster Risse und Wunden, wie sie bei unsachgemäßer Nagelpflege oder zu trockener, ungepflegter Haut auftreten können, entsteht Rötung und Schwellung der Haut am Nagelfalz. Zur Behandlung sind heiße Umschläge mit Heublumen oder Bockshornklee, kalte Lehmwasserumschläge oder Bäder mit Kamillentee angezeigt. Auch die Pinselung mit Jodtinktur hat sich bewährt.

Vorsorglich soll bald der Arzt aufgesucht werden, damit die Fingerentzündung nicht in die *Nagelbetteiterung* (Umlauf) übergeht. Sie wird durch Rötung, starke Schwellung und schmerzhaftes Klopfgefühl gekennzeichnet. Nach Tagen bis Wochen kommt es zur Eiterung, die unbehandelt in die Tiefe vordringt und zu Sehnen-, Knochen-, Lymphgefäß- und Lymphknotenentzündung, im schlimmsten Fall zur Blutvergiftung führt.

Diese Risiken machen unbedingt ärztliche Behandlung notwendig. Meist wird der Herd operativ eröffnet; der richtige Zeitpunkt dazu ist bei Gelbfärbung des Fingers an der entzündeten Stelle gekommen. Bis zur operativen Behandlung werden heiße Heublumen-, Bockshornklee- und kühle Lehmumschläge sowie Zubereitungen mit Kamille und Sonnenhut angewendet. Zur Nachbehandlung sind Lehm-, Kamillen- und Sonnenhutumschläge angezeigt. Ichthyolverbände und andere Arzneimittel bleiben ärztlicher Verordnung vorbehalten.

Orangenhaut
(Zellulite)

Die häufige Bezeichnung „Zellulitis" ist falsch; die Endung „-itis" deutet in der medizinischen Fachsprache immer eine Entzündung an, wie sie bei der Orangenhaut in der Regel nicht vorliegt.

Obwohl die Zellulite schon Mitte des 19. Jahrhunderts beschrieben wurde, kennt man die Ursachen bis heute noch nicht genau. Verdächtigt werden Hormon- und Fettstoffwechselstörungen oder Gewebedegenerationen. Für hormonelle Ursachen spricht die Tatsache, daß Männer selten unter dieser kosmetisch sehr störenden Krankheit zu leiden haben; dies könnte auch Folge des anders strukturierten männlichen Bindegewebes sein. Auch Fettkammern in der Haut und eine geringfügig erhöhte Wasserbindung scheinen als Ursachen eine Rolle zu spielen.

Erste Warnzeichen der Zellulite sind rasch ermüdende, schwere Beine, die gegen Abend kalt werden und sich bläulich verfärben. Die eigentliche Krankheit tritt in 3 Stadien auf:

1. Stadium: Auffällig ist die Neigung zu blauen Flecken nach leichtem Druck oder Stoß. Im Liegen und Stehen fehlen die typischen Hautveränderungen, erst im Kneiftest werden sie sichtbar.
2. Stadium: Im Stehen kommt es zu Druckschmerzen und Dellen in der Haut, die im Sitzen nicht mehr sichtbar sind.
3. Stadium: Im Stehen und Liegen zeigt die schlaffe Haut tiefe Dellen und derbe Gewebeverdickungen. Beim Abtasten fühlt man körnige Strukturen in der Haut. Dauernde Schwere- und Spannungsgefühle begleiten dieses schwerste Stadium.

Einzig wirksame Hilfe auf Dauer ist die Veränderung der Eßgewohnheiten mit dem Ziel, das Körperidealgewicht (Körpergröße in cm minus 100 minus 10–15% = Idealgewicht in kg) zu erreichen und lebenslang zu halten. Ohne diese Maßnahmen bleiben alle Therapieversuche sinnlos. Wenn der Arzt die Sauna erlaubt, kann man damit die Behandlung der Zellulite wirksam unterstützen. Auch das ansteigende heiße Bad, beginnend mit lauwarmem Wasser und allmählich auf 40 Grad gesteigert, Dauer 10 Minuten, mit anschließender kalter Waschung und einstündiger Bettruhe, ist angezeigt. Schwimmen, Radfahren, Massage und Gymnastik lassen zellulitische Hautpartien ebenfalls schrumpfen. Der Arzt kann im Einzelfall noch Kurzwellenbestrahlungen verordnen.

Gymnastik gegen Zellulite

Kräftige Muskulatur und gut durchblutete Haut lassen der Zellulite keine Chance. Grundsätzlich trainiert man täglich etwa 20 Minuten bei offenem Fenster.

Am Anfang steht die Atemübung unter offenem Fenster. Nach kräftiger Ausatmung wird langsam Luft in den Bauch gepumpt, bis er sich deutlich vorwölbt, dann atmet man stoßweise wieder aus. Die Atemübung hat den Zweck, das Herz zu beruhigen; man beendet sie, sobald das Herz ruhig und gleichmäßig schlägt.

Übung 1:

Die Übende sitzt mit gestreckten Beinen auf dem Boden und stützt sich mit den Händen hinten ab. Abwechselnd wird das rechte oder linke Bein langsam halb hoch gehoben; der Fuß ist dabei gestreckt, die Zehenspitzen zeigen nach vorn.

Man übt mit jedem Bein 10mal.

Übung 2:

Die Übende sitzt auf dem Boden, die Beine sind gestreckt. Mit vorgebeugtem Rumpf faßt man mit den Händen nach den Zehenspitzen und hebt Füße und Unterschenkel etwas an, die Beine bleiben dabei gestreckt.

Diese Übung wird 5mal durchgeführt.

Übung 3:

Die Übende liegt mit ausgestreckten Beinen auf dem Boden. Die Füße stecken mit den Zehen in der Schlaufe eines Sprungseils, dessen beide Enden mit den Händen gehalten werden. Nun spannt man das Seil an und hebt die gestreckten Beine gleichzeitig halb hoch. Das Seil soll kräftig angezogen werden, mit den Beinen stemmt man sich fest gegen den Zug des Seils.

Diese Übung wird etwa 10mal vorgenommen.

Übung 4:

Die Übende sitzt auf dem Boden, die ausgestreckten Beine sind gespreizt, die Arme hängen locker herab, die Hände liegen zwischen den Beinen. Jetzt beugt man den Rumpf so weit wie möglich nach vorn, wobei die Hände auf dem Boden mindestens bis zur Höhe der Fußspitzen vorgeschoben werden.

Diese Übung wird 10mal wiederholt.

Übung 5:

Die Übende sitzt vor einem Stuhl, die Füße ruhen auf dessen Sitzfläche, die Beine möglichst gestreckt. Der Rumpf wird so vorgebeugt, daß die Hände die Zehenspitzen erfas-

sen und einige Sekunden lang festhalten. Die Knie müssen dabei gestreckt bleiben.

Man wiederholt diese Übung 5mal.

Übung 6:

Die Übende sitzt auf dem Boden, die geschlossenen Beine sind angezogen. Mit gestreckten Armen hält man einen Besenstiel vor die Beine und schwingt mit beiden Beinen zugleich über den Stiel vor und wieder zurück in Ausgangsstellung.

Diese Übung etwa 20mal durchführen.

Übung 7:

Im Stehen hält die Übende einen Besenstiel mit gestreckten Armen vor sich. Dann beugt man den Rumpf so weit vor, daß man mit einem Bein über den Stiel steigen kann, und kehrt dann in die Ausgangsstellung zurück.

Insgesamt übt man mit jedem Bein etwa 10mal.

Übung 8:

Die Übende steht frei im Raum, ein Fuß wird in die Schlaufe eines Sprungseils gesteckt, dessen beide Enden mit den Händen festgehalten werden. Durch Anspannung des Seils wird das gestreckte Bein nach vorn halb hochgezogen. Mit dem Bein stemmt man sich so kräftig wie möglich in die Seilschlaufe.

Die Übung erfolgt mit jedem Bein 10mal.

Übung 9:

Die Übende steht mit dem Rücken zu einem Stuhl oder Tisch und hält sich mit einer Hand an der Stuhllehne oder Tischkante fest, der andere Arm hängt locker herab. Ein Bein wird hochgehoben und waagerecht nach vorne gestreckt, dann beginnt man damit zu kreisen.

Mit jedem Bein wird diese Übung 10mal wiederholt.

Übung 10:
Zur letzten Übung geht man in die Hocke, ein Bein ist waagerecht nach vorne gestreckt, so daß das ganze Körpergewicht von einem Bein ausbalanciert wird (Kosakentanzstellung). Dann springt man abwechselnd von einem Fuß auf den andern und streckt jeweils ein Bein waagerecht aus.

Die Übung soll 10–20 Sekunden lang ausgeführt werden.

Massage gegen Zellulite

Nach den Gymnastikübungen, besser noch nach einem warmen Wannenbad, nimmt man gegen Zellulite eine Massage vor. Sie besteht aus Bürstenmassage noch im Wannenbad, Streich-, Klopf- und Walkmassage. Die Bürstenmassage übt einen starken Reiz aus. Man verwendet dazu einen groben Schwamm oder eine nicht zu weiche Bürste. Für die Trockenmassage außerhalb des Wassers gibt es besondere Massagehandschuhe. Grundsätzlich behandelt man immer herzwärts, also von Armen, Beinen oder Kopf in Richtung Brustkorb.

Mit der Massage beginnt man am linken Fuß und behandelt bis zum Oberschenkel. Am rechten Bein verfährt man in gleicher Weise, dann werden Arme und Schultern bearbeitet. Die zellulitischen Partien der Oberschenkel verlangen keine Sonderbehandlung. Die Haut wird sanft kreisend massiert.

Jetzt massiert man unter leichtem Druck der Hände – wieder herzwärts – ein gutes Hautöl ein, das die Haut geschmeidig macht und pflegt. Dabei wird der Blutstrom zum Herzen angeregt, venöse Stauungen klingen ab.

Im Anschluß an diese Streichmassage beeinflußt man durch Klopfmassage die tiefergelegenen Zellen der zellulitisch veränderten Hautpartien. Die Durchblutung wird dadurch stark angeregt, Schlackenstoffe können ausgeleitet werden.

Die jetzt folgende Walkmassage soll nur sanft durchgeführt werden. Sie kräftigt die Muskulatur der Oberschenkel und beeinflußt die zellulitisch veränderten Zellen günstig, außerdem werden Verspannungen und Härten der Gewebe gelöst.

Klopf- und Walkmassage führt man nur an den Oberschenkelpartien durch.

Abschließend massiert man unter leichtem Druck der Hände ein Hautpflegemittel ein. Diese pflegende Streichmassage beruhigt und entspannt die Hautnerven.

Insgesamt dauert die Massage 4–5 Minuten und wird zweimal täglich durchgeführt. Die Techniken der einzelnen Anwendungen wurden im Kapitel „Massagebehandlung" schon ausführlich beschrieben.

Erkrankungen an Hals, Nase, Ohren und Augen

Mund-Rachen-Erkrankungen

Die *Mundhöhle* öffnet sich mit der Mundspalte zwischen den Lippen nach außen, nach hinten geht sie in den Rachen über. Das Gebiß gliedert den Mundraum in die eigentliche Mundhöhle (Cavum oris) und einen zwischen Zähnen, Wangen und Lippen befindlichen Vorraum (Vestibulum oris).

Der *harte Gaumen* trennt die Mundhöhle von den Nasenhöhlen, der bewegliche hintere *weiche Gaumen* vom Nasen-Rachen-Raum. Hinterster Anteil des weichen Gaumens ist das Zäpfchen, rechts und links davor liegen die Gaumenmandeln (Tonsillen) in den Gaumenbögen. Den unteren Abschluß der Mundhöhle

bildet die muskulöse *Zunge* (Glossa, Lingua), deren vorderer Teil frei beweglich ist, während der hintere Abschnitt durch Muskeln festgehalten wird. Die Zungenschleimhaut trägt zahlreiche Papillen, die für den Geschmackssinn zuständig sind.

Zahllose Drüsen, darunter die große Ohrspeicheldrüse, Unterzungen- und Unterkieferdrüsen, sondern Speichel in diese Mundhöhle ab, dessen Enzyme den Verdauungsprozeß einleiten.

Speichel (Saliva) besteht zu 99% aus Wasser, zu 1% aus Salzen, Enzymen und leicht antibakteriell wirkenden Substanzen. Abgesehen von der enzymatischen Vorverdauung hat der Speichel die Aufgabe, die zerkauten Speisen gleit- und schluckfähig zu machen.

Den Übergang vom Kopf zum Hals bildet der *Rachen* (Pharynx). Er steht mit den Nasenhöhlen, der Mundhöhle und dem Kehlkopf in Verbindung und setzt sich nach unten in die Speiseröhre fort. Durch Hebung des weichen Gaumens wird beim Schlucken der Nasen-Rachen-Raum verschlossen, damit die Nahrung nicht in die Nasenhöhlen gelangt. Beim Atmen hängt der weiche Gaumen nach unten, die Luft kann durch den Nasen-Rachen-Raum zur Luftröhre strömen. Beim Schlucken von Nahrung wird auch der Kehlkopf durch Kehldeckel und Zungengrund verschlossen, damit die Speisen nicht in den „falschen Hals" gelangen.

Außer im Nasen-Rachen-Raum ist der Schlund von Muskeln ausgekleidet, die zum Schlucken unentbehrlich sind. Die gesamte Schlundwand ist von Schleimhaut überzogen. Im Bereich des *Rachendachs* bei der Schädelbasis liegt die *Rachenmandel,* eine dreidimensionale Anhäufung von Lymphknötchen.

Durch die *Ohrtrompete* (Eustachische Röhre) steht der Nasen-Rachen-Raum mit dem Mittelohr in Verbindung. Diese beiden Tuben dienen dem Ausgleich zwischen äußerem Luftdruck und dem Druck im Mittelohr.

Adenoide Vegetationen

Vergrößerungen der Rachenmandeln (volkstümlich: Polypen) behindern die Nasenatmung. Als Folge der ungesunden Atmung durch den Mund entwickeln sich häufig Katarrhe der oberen Luftwege, die Sprechentwicklung wird behindert, körperliche Entwicklungsstörungen und allgemeine Gesundheitsbeeinträchtigungen kommen hinzu. Deshalb ist die operative Entfernung der Rachenmandel in der Regel dringend notwendig.

Mandelentzündung
(Angina, Tonsillitis)

Entzündungen der Gaumenmandeln entstehen häufig im Gefolge von Erkältungen oder Infektionskrankheiten, wie Scharlach und Drüsenfieber. Symptomatisch sind Rötung und Schwellung der Mandeln und Gaumenbögen, Stechen im Hals, Schluckbeschwerden, Schüttelfrost und Fieber, belegte Zunge, begleitet von Kopf- und Gliederschmerzen, Appetitlosigkeit und allgemeiner Mattigkeit.

Hohes Fieber mit schleierartigen Belägen auf den Mandeln kennzeichnet die bakterielle Angina lacunaris, geschwüriger Zerfall des Mandelgewebes kann Folge der zusammenbrechenden Körperabwehr durch Schwund weißer Blutkörperchen oder der Syphilis sein. Die Angina durch Schwund weißer Blutkörperchen nach schweren Infektionen, Vergiftungen oder durch allergische Reaktionen, die bevorzugt junge Frauen und Mädchen befällt, endet oft tödlich. Festhaftende weißgelbe Beläge auf den Mandeln mit süßlichem Mundgeruch deuten auf die gleichfalls lebensgefährliche Diphtherie hin.

Chronische Mandelentzündungen entwickeln sich aus häufig wiederkehrenden akuten Entzündungen und verursachen nur geringe Beschwerden; typisch sind Eiterpfröpfe, die sich auf Druck entleeren.

Jede Angina, besonders aber die chronische Verlaufsform, kann zu Folgeschäden an Gelenken, Herz und Nieren führen. Deshalb ist ärztliche Überwachung unerläßlich. In der Regel sind Antibiotika oder Sulfonamide angezeigt.

Nie dürfen Restbestände solcher Arzneimittel ohne ärztliche Erlaubnis verabreicht werden.

Zur Unterstützung ärztlicher Maßnahmen gurgelt man mit Zitronensaft, Kamillen-, Pfefferminz- oder Salbeitee und legt Essigwickel (jede halbe Stunde wechseln) oder Lehmumschläge (dreimal täglich wechseln) an. Bei chronischen Mandelentzündungen ist operative Entfernung der Mandeln meist notwendig. Licht-, Luft-, Sonnenbäder und Kneippkuren können zusammen mit ärztlicher Behandlung die Operation manchmal verhindern.

Mandelabszeß

Mandelabszesse entstehen aus eitriger Angina meist einseitig. Typisch sind starke Schwellungen des weichen Gaumens, da der Eiter sich im umgebenden Gewebe ausbreitet, heftige Schluckbeschwerden, Speichelfluß und Kieferklemme. Wenn der Abszeß aufbricht oder operativ eröffnet wird, lassen diese Beschwerden rasch nach. Manchmal müssen die Mandeln entfernt werden, damit keine Restherde der Eiterung zurückbleiben und durch Herdinfektion zu Gelenk-, Herz- oder Nierenschäden führen.

Mit ärztlicher Erlaubnis kann man versuchen, den Abszeß durch Gurgeln mit Bockshornklee-, Kamillen- und Zinnkrauttee zu erweichen.

Halsschmerzen

Halsschmerzen entstehen nicht nur durch Infektionen, sondern auch als Folge lokaler Reizungen, beispielsweise durch Nikotinmißbrauch oder Einatmung chemischer Dämpfe.

Am häufigsten entwickeln sich die Halsschmerzen im Gefolge von Katarrhen der Atemwege aufsteigend aus den Bronchien oder absteigend aus der Nase.

Zur Behandlung wird Salbei- und Kamillentee (auch als Gurgelwasser) mit kalten Halswickeln (evtl. mit Lehm oder Quark) empfohlen.

Rachenkatarrh
(Pharyngitis)

Akute Entzündungen entwickeln sich meist aus Erkältung mit Schnupfen und Husten, andere Ursachen sind chemische Reize, Rauch (Nikotinmißbrauch), übermäßiger Alkoholgenuß und Staub. Chronische Entzündungen entstehen durch dauernde Einwirkung der genannten Reize und bei durch Nasen- und Nebenhöhlenerkrankungen behinderter Nasenatmung.

Symptomatisch ist der gerötete, mit Schleim und Eiter belegte Rachen, Wundgefühl, Brennen und Kratzen im Hals, Schluckschmerz, bei chronischer Entzündung häufig Kopfschmerzen.

Akute Katarrhe behandelt man durch Gurgeln mit Kamillen-, Malven-, Salbei- oder Zinnkrautabsud, Bockshornklee- und Lehmhalswikkel sowie durch Ableitung vom Hals durch Oberkörperwaschung, Halbbad, Knie- und Schenkelguß, Wassertreten und Holzaschefußbäder. Bei Fieber ist Bettruhe angezeigt.

Chronische Entzündungen heilen nur aus, wenn zugleich die Ursachen ausgeschaltet werden. Der Arzt sollte immer die Therapie überwachen. Außer den gegen akute Entzündungen genannten Maßnahmen werden Kamilleinhalationen empfohlen, die zugleich auch Erkrankungen der Nase und Nebenhöhlen als mögliche Ursachen günstig beeinflussen.

Mundschleimhautentzündung
(Stomatitis)

Mechanische (schlechte Zähne), thermische (Rauchen) und chemische Reizungen, Vitamin-A- und Vitamin-C-Mangel, Infektionen, Stoffwechsel- und Hormonstörungen oder Metallvergiftungen (Quecksilber, Kupfer) rufen die Entzündung der Mundschleimhaut hervor, die meist zwischen den Zähnen beginnt und allmählich auf die Mundschleimhaut selbst übergreift. Rötung und Blutung des Zahnfleisches sind erste Warnzeichen, später treten Geschwüre, Bläschen, vermehrte Speichelabsonderung und Schwellung der zugehörigen Lymphknoten mit Fieber und allgemeinem Krankheitsgefühl hinzu.

Verlaufskontrolle durch Arzt oder Zahnarzt ist immer notwendig. Vitamin-A-Säure und zusammenziehende, gefäßverengende Arzneimittel (Gerbsäure) sind nach ärztlicher Verordnung angezeigt. In schweren Fällen hilft das Antibiotikum Aureomycin oder das Nebennierenhormon Cortison.

Leichte Fälle werden durch Mundspülungen mit Eibisch, Kamille, Salbei, Zinnkraut oder Zitronensaft behandelt. Vitaminreiche Kost und Obstsäfte unterstützen die Therapie.

Mundgeruch
(Foetor ex ore)

Unangenehmer Geruch aus der Mundhöhle ist häufige Folge unzulänglicher Mund- und Zahnpflege oder entzündlicher Prozesse an Zähnen, Zahnfleisch, Mundschleimhaut, Mandeln und Nasennebenhöhlen. Typisches Anzeichen der lebensbedrohlichen Diphterie ist der süßliche Mundgeruch. Auch Krankheiten an Speiseröhre, Magen, Lungen und Leber, Stoffwechselstörungen, wie Diabetes (fruchtartiger Azetongeruch), Harnvergiftung (Ammoniakgeruch) und manche Arzneimittel nach Einnahme (Arsenverbindungen, zum Beispiel Salvarsan) erzeugen Foetor ex ore.

Mundgeruch unbekannter Ursache muß ärztlich untersucht werden, damit man keine gefährliche Erkrankung übersieht. Durch tägliche Mund- und Zahnpflege und regelmäßige Entfernung von Zahnstein wird Mundgeruch meist zuverlässig verhindert. In anderen Fällen muß das innere Grundleiden behandelt werden, dem unangenehmen Geruch begegnet man in diesen Fällen durch Spülungen und Gurgeln mit Kamillen-, Pfefferminz-, Salbei- und Wermutzubereitungen.

Lippenentzündung
(Cheilitis)

Entzündungen der Lippen entstehen häufig durch lokale Reizung (Zigarette, Pfeife), Austrocknung, Vitaminmangel oder als Alterserscheinung. Auch Sonnenbestrahlung, Lymphstauungen und Mundschleimhautentzündungen rufen entzündliche Schwellungen und Schmerzen an den Lippen hervor.

Zur Behandlung eignen sich kalte Bockshornklee-, Zinnkraut-, Lehm- und Quarkauflagen, hartnäckige Fälle muß der Arzt behandeln.

Zungenentzündung
(Glossitis)

Zungenentzündungen mit Rötung, Schwellung und Brennen entstehen häufig im Gefolge von Magen- und Darmentzündungen, Mundschleimhautentzündungen oder Infektionskrankheiten, wie Scharlach und Typhus. Starke, fleckige Rötung mit heftigem Zungenbrennen legt den Verdacht auf Perniziosa nahe, eine gefährliche Form der Blutarmut durch Störungen der Vitamin-B_{12}-Aufnahme, bei Syphilis treten Geschwüre an der Zunge auf.

Der Arzt wird das Grundleiden behandeln. Lokal eignen sich Spülungen mit Kamillen- und Salbeitee.

Erkrankungen der Nase und der Nebenhöhlen

Das Skelett der äußeren Nase besteht aus dem oberen knöchernen und dem unteren knorpeligen Anteil. Die Nasenlöcher öffnen sich in die Nasenhöhle, die durch eine Scheidewand in zwei Höhlen getrennt wird. Der harte Gaumen trennt Nasen- und Mundhöhle.

Nach hinten öffnet sich die Nasenhöhle in den Nasen-Rachen-Raum. Das Dach der Nasenhöhle läßt durch Öffnungen die Riechfäden ins Gehirn eintreten; es wird als *Siebbein* bezeichnet. Die Sinneszellen für den Geruch liegen in der oberen und mittleren Nasenmuschel. Die untere Nasenmuschel enthält zahlreiche Drüsen.

Durch die 3 Nasenmuscheln jeder Nasenhöhle entstehen die oberen, mittleren und unteren Nasengänge. Zwischen den Muscheln und der Scheidewand verläuft der gemeinsame Nasengang.

Luftgefüllte Hohlräume in den Schädelknochen stehen mit den Nasenhöhlen in Verbindung. Jeder Nasenhöhle sind eine Kieferhöhle im Oberkiefer, eine Stirnhöhle im Stirnbereich, eine Keilbeinhöhle und Siebbeinzellen angeschlossen. Stirn- und Kieferhöhlen sowie die vorderen und mittleren Siebbeinzellen stehen mit dem mittleren Nasengang in Verbindung. Die andern Siebbeinzellen öffnen sich in den oberen Nasengang, die Keilbeinhöhle tritt hinten über der oberen Muschel in die Nase ein.

Schnupfen
(Rhinitis)

Entzündungen der Nasenschleimhaut entstehen durch Virus-Tröpfchen-Infektion (Anniesen), seltener durch chemische Reizung. Erkältung und Durchnässung begünstigen die Erreger, rufen aber allein keinen Schnupfen hervor. Oft ist Schnupfen Begleiterscheinung anderer Infektionskrankheiten, zum Beispiel der Grippe.

Niesreiz, Kitzeln in der Nase und wäßrige Sekretion kündigen den akuten Schnupfen an. Später wird die Sekretion schleimig-eitrig, Behinderungen der Nasenatmung, Kopfdruck, allgemeine Mattigkeit, selten auch leichtes Fieber stellen sich ein.

Chronischer Schnupfen mit wechselnder Sekretion, Schleimhautschwund, behinderter Nasenatmung und Neigung zum Nasenbluten entsteht im Gefolge chronischer Nebenhöhlenentzündungen, durch Schleimhautwucherungen (Polypen), nervöse Störungen der Nasengefäß-Regulation oder Mißbrauch von Nasensprays.

Fertige Sprays, Salben und Tropfen gegen Schnupfen enthalten schleimhautabschwellende und gefäßabdichtende chemische Wirkstoffe, manchmal zusätzlich desinfizierende Öle (Kampfer, Menthol). Gegen ihre Anwendung in akuten Fällen bestehen keine Einwände.

Im Keim kann ein Schnupfen durch Aufschnupfen von Zitronensaft oder Jodtinktur (1 Tropfen auf 1 Glas Wasser, davon 1 Teelöffel aufschnupfen) erstickt werden. Oft genügt es, wenn man 2 Tage lang nichts trinkt. Bewährt haben sich Inhalationen mit Kamillentee, dem man einige Tropfen Eukalyptus- oder Thymianöl zugesetzt hat. Nasenspülungen mit Kochsalzlösung, Kamillen- und Zinnkrauttee ergänzen die therapeutischen Möglichkeiten.

Chronische Nasenkatarrhe müssen vom Arzt behandelt werden, der das Grundleiden angeht und spezielle Nasensalben verordnet. Kopfdämpfe mit Heublumen oder Kamille, Nasenspülungen mit Zinnkrauttee und Ableitung vom Kopf durch Halbbäder, Schenkelgüsse und Ganzwaschungen mit Essigwasser sind therapiestützend angezeigt.

Heuschnupfen
(Rhinitis allergica)

Heuschnupfen beginnt spontan mit völlig verlegter Nasenatmung, heftigem Niesreiz, wäßriger Sekretion, Bindehautentzündung mit Brennen der Augen, Lichtscheu, Tränenfluß, Kopfschmerzen, manchmal Fieber.

Verursacht wird die Krankheit durch familiär gehäuft auftretende Überempfindlichkeit gegen Pollen von Gräsern, Bäumen und Sträuchern. Das Leiden beginnt oft schon vor der Pubertät, steigert sich allmählich, um nach dem 50. Lebensjahr nachzulassen.

Oft hilft die Desensibilisierung, mit der im Herbst begonnen werden sollte und die meist mehrere Jahre lang in Abständen durchgeführt wird. Dabei werden geringste Dosen des Allergens injiziert, die selbst noch keine allergischen Reaktionen auslösen, aber den Organismus allmählich so an das Allergen gewöhnen, daß schließlich die allergischen Reaktionen ausbleiben.

Allergiker sollten während der Blütezeit keine Spaziergänge in Wald und Feld unternehmen. Auch durch Urlaubsreisen ins Hochgebirge oder nach Helgoland können allergische Reaktionen während der Blütezeit vermindert werden, ganz kann man den Allergenen aber wohl nie entgehen. In manchen Fällen hilft operative Begradigung der Nasenscheidewand.

Die akuten Symptome lindert der Arzt durch Antihistaminika und Cortison. Wenn die Allergene nicht sicher nachgewiesen werden können, hilft in vielen Fällen die unspezifische Desensibilisierung mit Eigenblut, Eigenharn und anderen Reizkörpern.

Die Nahrung soll reiz- und flüssigkeitsarm sein und viel Obst und Rohkost enthalten. Nasenspülungen mit Zinnkraut, Ableitung durch Kurzwickel, Schenkelguß, Wassertreten und Halbbad, Schlenzbad und Tees von Augentrost, Bibernelle, Lungenkraut, Ringelblume, Schlüsselblume und Wermut sind angezeigt.

Allergiker sollten immer einen Allergikerpaß bei sich tragen, aus dem im Notfall hervorgeht, welche Allergene sie meiden müssen.

Nasennebenhöhlenentzündung
(Sinusitis)

Typische Symptome der Nebenhöhlenentzündung sind Schmerzen über den Wangenknochen und der Nasenwurzel, die beim Bücken zunehmen, mäßiges Fieber, in chronischen Fällen oft Mundgeruch und dauernde Heiserkeit.

Verursacht werden die Entzündungen meist durch längeren oder chronischen Schnupfen, der auf die Nebenhöhlen übergreift, seltener durch Vereiterung der Zahnwurzeln, die zum Teil an den Boden der Kieferhöhle grenzen. Bei chronischen Nasennebenhöhlenentzündungen entwickeln sich Schleimhautpolypen, die in die Nasenhöhle hängen und die Atmung behindern.

Alle Nebenhöhlenentzündungen sollten ärztlich behandelt werden, damit keine abszeßähnliche Eiterung entsteht, die in Gehirn oder Augenhöhle durchbrechen könnte. Bei drohendem Abszeß muß die Nebenhöhle operativ saniert werden. Kranke Zähne, die eine Nebenhöhlenentzündung verursachen, wird der Zahnarzt behandeln.

In leichten Fällen wendet man Kamillendampf mit Thymianöl an, äußerlich Bockshornklee- und Heublumenauflagen auf die schmerzenden Zonen. Die Nahrung soll flüssigkeitsarm sein. Zur Ableitung empfehlen sich Kurzwickel, Schenkel- und Obergüsse oder Lehmwasserhemden.

Nasenbluten
(Epistaxis)

Blutungen aus der Nasenöffnung sind häufig die Folge von Verletzungen durch Nasenbohren oder chronischem Schnupfen bei trockener, dünner Nasenschleimhaut. Bei älteren Menschen deutet Nasenbluten oft auf Arteriosklerose hin. Ferner kommen als Ursachen noch Bluthochdruck, Blutgerinnungsstörungen, Leber- und Nierenleiden in Betracht. Blutung mit schleimig-eitrigem Ausfluß aus der Nasenhöhle kann auf Nasengeschwülste hindeuten und muß umgehend vom Facharzt untersucht werden.

Jedes häufiger auftretende Nasenbluten ist ein Fall für den Arzt, der das Grundleiden behandeln wird.

Akute Nasenblutungen bringt ein naßkaltes Tuch auf den Nacken meist rasch zum Stehen. Blutungen im vorderen Nasenabschnitt kann man stoppen, indem man die Nasenflügel gegen die Nasenscheidewand preßt.

Der Kopf soll beim Nasenbluten immer leicht nach vorne gebeugt werden, damit das Blut nicht geschluckt wird.

Erkrankungen der Ohren

Die Mündung des äußeren Gehörgangs wird von der durch den Ohrknorpel geformten *Ohrmuschel* umgeben, deren Stellung, Umriß und Maße vererbt werden können. Der Anfangsteil des Gehörgangs besteht aus Knorpel, die tieferen Abschnitte werden durch Knochen begrenzt. In der Haut, die diese Knochenwand bedeckt, liegen die *Ohrschmalzdrüsen,* die Ohrenschmalz (Zerumen) absondern, das meist mit Talg und Zellen vermischt ist. Die innere Mündung des Gehörgangs wird durch das schräggestellte *Trommelfell* verschlossen.

Der luftgefüllte schmale Hohlraum des mit Schleimhaut ausgekleideten *Mittelohrs* befindet sich im Schläfenbein. Durch die *Ohrtrompete* steht das Mittelohr mit dem Nasen-Rachen-Raum in Verbindung. Im Hauptteil des Mittelohrs, der *Paukenhöhle,* liegen die Gehörknöchelchen *Hammer, Amboß* und *Steigbügel.*

Das Trommelfell, das den äußeren Gehörgang gegen das Mittelohr abgrenzt, wird durch einen kleinen Muskel derart gespannt, daß die Schallwellen von außen es zum Schwingen bringen. Diese Schwingungen nimmt der am Trommelfell angewachsene Hammer auf und überträgt sie über den Amboß auf den Steigbügel. Durch ein Knochenfenster gibt der Steigbügel die Schwingungen an die Flüssigkeit in den Labyrinthgängen des Innenohrs weiter, die sie zum *Cortischen Organ* in der Innenohrschnecke weiterleiten.

Im Cortischen Organ werden nun die mechanischen Schwingungen in Nervenimpulse umgesetzt, die über den Hörnerven und Hörbahnen im Mittelhirn in die zentralen Hörfelder der Hirnrinde gelangen. Erst in der Hirnrinde nehmen wir die Schwingungen als Töne wahr.

Auch der Schädelknochen leitet Schallwellen über die Labyrinthflüssigkeit zum Cortischen Organ. Auch bei Störungen der normalen Leitung der Schwingungen ist Hören durch diese Knochenleitung noch möglich.

Das verwirrende Gangsystem (Labyrinth) des *Innenohrs* liegt geschützt im *Felsenbein,* einem sehr festen, pyramidenförmigen Anteil des Schläfenbeins. Durch Hohlräume im Knochen wird das knöcherne Labyrinth gebildet, in dem sich eine als *Perilymphe* bezeichnete Flüssigkeit befindet. Diese Perilymphe umgibt allseits das im knöchernen Labyrinth gelegene häutige *Labyrinth,* ein geschlossenes System häutiger Röhren, das die *Endolymphe* enthält. Während die Schnecke mit dem Cortischen Organ die Schallwellen leitet und verarbeitet, dienen die in den drei Dimensionen des Raums angeordneten knöchernen und häutigen *Bogengänge* mit den im knöchernen Vorhof gelegenen häutigen Säckchen (Sacculus, Utriculus) dem Gleichgewichtssinn. Sie registrieren mit den Sinneszellen ihrer Ampullen alle Drehbewegungen des Kopfes in verschiedene Richtungen, die häutigen Vorhofsäckchen nehmen geradlinige Beschleunigungen wahr.

Durch den inneren Gehörgang tritt der *Gehör- und Gleichgewichtsnerv* ins Labyrinth, wo er sich in den Gehör- oder Schneckennerv und den Gleichgewichts- oder Vorhofnerv teilt.

Ohrpfropf
(Zeruminalpfropf)

Wenn Ohrenschmalz sich in größeren Mengen im äußeren Ohr staut, entsteht ein Pfropf im Gehörgang, der diesen ganz verschließen kann. Als Folge entwickeln sich Hörstörungen und Entzündungen des Gehörgangs.

Wenn Wasser ins Ohr gelangt, dann kann der Pfropf aufquellen und spontan Schwerhörigkeit hervorrufen.

Falsch ist die verbreitete Meinung, der Ohrpfropf sei Folge mangelnder Körperpflege. Ganz im Gegenteil: Durch übertriebene Reinigung des Ohrs entsteht eine reaktive Überproduktion von Ohrschmalz, die Voraussetzung für den Zeruminalpfropf.

Nur der Arzt darf den Pfropf aus dem Ohr spülen. Durch eigene Versuche können das Trommelfell und die Haut des Gehörgangs so geschädigt werden, daß Entzündungen entstehen.

Ohrenschmerzen
(Otalgie)

Schmerzen der Ohren treten sowohl bei Erkrankungen des Ohrs (Gehörgangentzündungen, Mittelohrentzündungen) als auch im Gefolge von Krankheitsprozessen in der Umgebung (Rachen- oder Kehlkopfkatarrh) auf. Der Arzt muß die Ursache feststellen und das Grundleiden behandeln.

Zur Ableitung eignen sich zusätzlich Hals-, Nacken-, Ohr- und Ganzwaschungen, Schenkelgüsse, Wassertreten und Halbbäder.

Mittelohrentzündung
(Otitis media)

Akute Entzündungen des Mittelohrs entstehen durch Bakterien, die über die Ohrtrompete ins Mittelohr gelangen; seltener sind Infektionen auf dem Blutweg oder durch ein Loch im Trommelfell. Durchnässung, Erkältung und Infektionen im Nasen-Rachen-Bereich begünstigen eine Mittelohrentzündung.

Die akute Otitis media beginnt spontan mit Ohrenschmerzen, Fieber und Schwerhörigkeit. Unbehandelt kann sich daraus die Mittelohreiterung entwickeln, die zum Reißen des Trommelfells führt, so daß der Eiter durch den Gehörgang abfließt. Wenn das Trommelfell nicht von selbst reißt, wird der Arzt dem Eiter durch einen Einschnitt Abfluß verschaffen. Nach 8–14 Tagen läßt das Ohrlaufen nach, das Trommelfell schließt sich wieder.

Die Behandlung durch Operation, Ohrentropfen, Antibiotika und schmerzlindernde Arzneimittel bleibt immer dem Arzt vorbehalten. Der Patient muß Bettruhe einhalten, auf das erkrankte Ohr werden Heublumensäcke und Bockshornkleepackungen gelegt, auch Rotlichtbestrahlungen sind angezeigt. Den äußeren Gehörgang reinigt man durch lauwarme Spülungen mit Kamillentee.

Druckschmerz und Schwellungen hinter, über oder unter dem Ohr deuten darauf hin, daß die Zellen des Warzenfortsatzes (Knochenvorsprung am Schläfenbein hinter der Ohrmuschel mit lufthaltigen Zellen, die in Verbindung mit dem Mittelohr stehen) mit von der Entzündung betroffen sind. In diesem Fall kann operative Sanierung des Warzenfortsatzes notwendig sein. Die oft symptomarme, schleichende Entzündung erkennt man am fortgesetzten Ohrlaufen. Immer ist fachärztliche Behandlung dringend angezeigt.

Jahrelanges Ohrlaufen, das nur kurzzeitig aussetzt, kennzeichnet die chronische Mittelohrentzündung. Dabei sind zwei Formen zu unterscheiden: Eiterung der Mittelohrschleimhaut, wobei meist geruchloses Sekret durch die Öffnung in der Mitte des Trommelfells austritt; Eiterung des Mittelohrknochens, erkenntlich an übelriechendem Sekret aus einem Loch am Trommelfellrand. Diese zweite Form ist gefährlich und kann zur Zerstörung der Gehörknöchelchen und zu Wucherungen der Ohrschleimhaut (Polypen) führen. Außerdem kann sie auf das Innenohr oder Gehirn übergreifen.

Meist ist Radikaloperation mit Ersatz des Trommelfells notwendig, nur in Ausnahmefällen kann der Facharzt durch Spülungen oder Arzneimittel eine chronische Entzündung ausheilen.

Wenn die Entzündungen von Nase, Nasen-Rachen-Raum oder Nebenhöhlen ausgingen, müssen diese Organe saniert werden.

Ohrtrompeten-(Tuben-)Katarrh

Katarrhe der Eustachischen Röhre entstehen als Folge von Infektionskrankheiten, bevorzugt bei Katarrhen der Nase und des Nasen-Rachen-Raums. Auch durch heftiges Schneuzen kann entzündliches Sekret in die Tuben gelangen.

Da die angeschwollene Schleimhaut die Ohrtrompete verlegt, wird der Druckausgleich zwischen Mittelohr und Außenluftdruck gestört, dumpfer Druck im Ohr und Schwerhörigkeit sind die Folgen.

Zur Therapie eignen sich Nasentropfen und -sprays, die auch die Tubenschleimhaut zum Abschwellen bringen. Lokal wendet man Rotlicht und heiße Auflagen mit Heublumen und Bockshornklee an, zum Druckausgleich wird die Ohrluftdusche empfohlen.

Wenn ein Tubenkatarrh nicht rasch ausheilt, muß der Fachmann zugezogen werden, ehe sich eine Mittelohrentzündung entwickelt.

Innenohrentzündung
(Labyrinthitis)

Innenohrentzündungen entwickeln sich meist aus Entzündungen des Mittelohrs. Über den inneren Gehörgang können sie rasch auf das Gehirn übergreifen, deshalb ist ärztliche Behandlung immer notwendig.

Symptomatisch sind Gleichgewichtsstörungen mit Augenzittern und Erbrechen, Schwerhörigkeit, in schweren Fällen Taubheit. Fast immer ist operatives Vorgehen notwendig, um die Entzündung auszuheilen.

Ohrsklerose
(Otosklerose)

Durch Fixierung des Steigbügels im Fenster zum Innenohr können die Schallwellen nicht mehr auf die Flüssigkeit des Labyrinths übertragen werden. Die allmählich fortschreitende Schwerhörigkeit beginnt häufig schon in der Pubertät und wird oft von Ohrensausen begleitet. Erbliche Veranlagung wird als eine der Ursachen vermutet, Schwangerschaften mit ihren hormonellen Umstellungen verschlimmern die Krankheit.

Durch Ohrengüsse kann das Fortschreiten der Krankheit manchmal vorübergehend beherrscht werden, eine medikamentöse Behandlung ist nicht bekannt. Meist wird im fortgeschrittenen Stadium der Steigbügel durch ein körpereigenes Transplantat oder eine Prothese aus Kunststoff oder Metall ersetzt und damit die Hörfähigkeit wesentlich gebessert.

– Augenerkrankungen –

Das lichtempfindliche Sinnesorgan Auge liegt in den knöchernen Augenhöhlen des Gesichtsschädels beidseits der Nasenwurzel, umgeben von Fettgewebe. Nach vorn schließen die *Lider* den *Augapfel* ab. Sie sind innen durch Bindehaut ausgekleidet, in der als Bindegewebsplatte (Tarsus) der *Lidknorpel* mit den Meibomschen Lidtalgdrüsen liegt. Am Lidrand stehen in 2–3 Reihen die *Wimpern,* an deren Wurzeln sich die Mollschen Talgdrüsen befinden. Der Lidmuskel setzt am Rande der *Knorpelplatte* an.

Oben außerhalb der Bindehaut liegen die mandelförmigen *Tränendrüsen,* deren Sekret durch den Lidschlag auf dem Auge verteilt wird, um es feucht und glatt zu halten. Fremdkörper werden beim Lidschlag mit der *Tränenflüssigkeit* weggeschwemmt. Im inneren Augenwinkel sammeln sich die Tränen und gelangen in den *Tränensack* seitlich unterhalb des inneren Lidwinkels. Hier beginnt der *Tränenkanal,* der in den unteren Nasengang mündet und die Tränen ableitet.

Der kugelige *Augapfel* wird von der derben weißen *Lederhaut* (Sklera) umhüllt. Diese Lederhaut setzt sich nach vorn in die gewölbte, lichtdurchlässige *Hornhaut* (Cornea) fort. Innen auf der Lederhaut liegt die gefäßreiche *Aderhaut* (Chorioidea), die bis zum Übergang der Lederhaut in die Hornhaut reicht. An dieser Grenze zieht quer zur Augenachse die *Regenbogenhaut* (Iris), in deren Mitte sich die durch Muskeln zu erweiternde oder zu verengende *Pupille* öffnet. Unmittelbar hinter der Pupille befindet sich die *Augenlinse.* Sie ist durch feine Fasern am *Strahlenkörper* (Ziliarkörper) aufgehängt, der sich bei der *Iriswurzel* befindet. Durch einen Muskel an der Iriswurzel kann die Linse verschieden eingestellt werden, paßt sich also wie eine Linse beim Fotoapparat dem Nah- oder Weitsehen an.

Auf der Innenseite der Aderhaut liegt die lichtempfindliche *Netzhaut* (Retina). Sie setzt sich aus mikroskopisch feinen Schichten zusammen. Ihre reizaufnehmenden *Sinneszellen* sind teils stäbchen-, teils zapfenförmig. Während die Stäbchen für das Hell-Dunkel-Sehen verantwortlich sind, vermitteln die Zapfen die Farbempfindung. Am hinteren Augenpol weicht die Netzhaut etwas zurück und bildet dabei die Stelle des schärfsten Sehens, den gelben Fleck (Macula lutea). Alle übrigen Stellen der Netzhaut nehmen Gegenstände und Bewegungen nur undeutlich wahr.

Die von den Sinneszellen ausgehenden Fasern vereinigen sich hinten am Auge zum *Sehnerv,* der an seiner Austrittsstelle aus dem Augapfel den *blinden Fleck* (Sehnervenscheibe, Papilla nervi optici) bildet, mit dem nicht gesehen werden kann. Aus der Spitze der trichterförmigen Augenhöhle tritt der Sehnerv in einen Knochenkanal ein, der zum Gehirn führt. Der Sehnerv überträgt auf das Sehfeld im Gehirn ein umgekehrtes Bild, das im Auge wie in einem Fotoapparat entsteht und punktweise von den Sinneszellen der Netzhaut abgetastet wird (ähnlich wie beim Fernsehapparat). Erst im Sehzentrum wird das Bild unter Mitwirkung des Bewegungs- und Gleichgewichtssinnes sowie der Erinnerung erkannt.

Durch Mitbewegung der Augenmuskeln, von den Augenmuskelnerven ans Gehirn gemeldet, werden Bewegungen wahrgenommen. Durch Zusammenführung der Augenmuskeln, Pupillen- und Ziliarmuskelreaktionen erkennen wir Entfernungen.

Der *Sehpurpur* der Netzhaut (Rhodopsin) entsteht aus der Vitamin-A-Vorstufe Karotin in der Nahrung. Durch Abbau des Sehpurpurs unter Lichteinwirkung wird Energie frei, welche die Sinneszellen der Netzhaut reizt. Beim Übergang von Dunkelheit in helles Licht paßt sich das Auge durch Zerstörung des Sehpurpurs an, umgekehrt wird der Sehpurpur erneuert, wenn wir vom Tageslicht in die Dunkelheit eintreten. Der bekannte Blendungseffekt in der Nacht durch Scheinwerfer entgegenkommender Fahrzeuge entsteht durch die Zerstörung des Rhodopsins als Folge des plötzlichen grellen Lichteinfalls. Angeborener Rhodopsinmangel geht mit Nachtblindheit einher. Die Hell-Dunkel-Anpassung des Sehpurpurs bezeichnet man als Adaption.

Bei der Anpassung der Augen an die herrschenden Lichtverhältnisse sind auch die *Pupillen* beteiligt. Bei Lichteinfall verengen sie sich, bei geringer Lichtstärke erweitern sie sich maximal, um das Restlicht der Umgebung voll aufzunehmen. Die Pupilleneinstellung – entsprechend der Blende beim Fotoapparat – ergibt gleichzeitig die Tiefenschärfe, deshalb verengt sich die Pupille auch bei der Naheinstellung.

Die Fähigkeit, die Brechkraft der Linsen so zu verändern, daß nahe Objekte noch scharf auf der Netzhaut abgebildet werden, bezeichnet man als Akkommodation. Dazu entspannen sich die Fasern, mit denen die Linse am Ziliarkörper aufgehängt ist, die elastische Linse zieht sich zusammen. Da sie an ihrer Rückseite durch den Glaskörper begrenzt wird, entsteht die Wölbung hauptsächlich an der Vorderseite der Linse. Zur Ferneinstellung wird die Aufhängung der Linse wieder angespannt. Mit zunehmendem Alter nimmt die Akkommodationsfähigkeit ab, weil die Linse an Elastizität einbüßt.

An der Austrittsstelle des Sehnervs gelangen Gefäße ins Auge, welche die inneren Netzhautschichten versorgen. Die äußeren werden von der Aderhaut her durchblutet.

Form und Spannung des Augapfels wird wesentlich von der Gallertmasse des *Glaskörpers* mitbestimmt, der hinter der Linse beginnt und den Hohlraum des Auges bis zur Netzhaut hin ausfüllt.

Zwischen der Hinterfläche der Iris und dem Strahlen- und Glaskörper liegt an den seitlichen Partien der Linse die *hintere Augenkammer*. Zwischen Irisvorderfläche und Hornhautrückfläche befindet sich die *vordere Augenkammer*. Die Fortsätze des Strahlenkörpers sondern das wäßrige *Kammerwasser* ab, das durch die hintere Augenkammer und die Pupille zur vorderen Kammer fließt. Das Kammerwasser beeinflußt den Druck im Augeninnern, der gewöhnlich – je nach Tageszeit – zwischen 18 und 22 mm Quecksilbersäule liegt. Die Flüssigkeit ernährt das Auge und beeinflußt ebenfalls Form und Spannung des Augapfels. Im Kammerwinkel zwischen Irisvorderfläche und Hornhautrückfläche fließt das Kammerwasser durch ein Gangsystem in die Venen ab.

Die Farbe der Augen hängt vom *Pigmentgehalt* der Regenbogenhaut ab: Blaue Augen sind pigmentarm, braune enthalten reichlich Pigment. Die inneren Augenmuskeln beeinflussen die Pupillen und Linsen, die 4 geraden und 2 schrägen äußeren Augenmuskeln sind für die Bewegungen des Augapfels zuständig. Durch Nervenbahnen sind die Muskeln der Augäpfel so gekoppelt, daß die Bewegungen immer von beiden Augen zugleich durchgeführt werden.

Bindehautkatarrh
(Konjunktivitis)

Entzündungen der Augenbindehaut entstehen häufig durch bakterielle oder Virusinfektionen, manchmal im Gefolge anderer Infektionskrankheiten, wie Grippe, Masern oder Windpocken. Nicht selten verursachen Staub, Rauch, Verätzung und Fremdkörper oder Strahlen (Schneeblindheit) die Entzündungen.

Bei Verätzungen wird der Kopf so zur Seite gedreht, daß man das verätzte Auge von der Nasenwurzel nach außen ausspülen kann. In anderer Stellung gelangt Spülwasser mit ätzenden Zusätzen auch ins gesunde Auge. Danach muß umgehend der Arzt aufgesucht werden.

Kleine Fremdkörper spült der Tränenstrom weg, wenn man kräftig schnaubt. Hilft das nichts, hebt man das Unterlid an den Wimpern vom Augapfel ab oder zieht das Oberlid über ein Streichholz nach oben, um dann mit dem Zipfel eines sauberen Taschentuches zart über die Innenfläche des Lids in Richtung Nase zu streichen. Festsitzende Fremdkörper muß der Arzt aus dem Auge entfernen.

Die häufigste Form der Konjunktivitis durch Infektionen geht einher mit Brennen, Jucken und Sandgefühl im Auge. Lichtscheu, geschwollene Bindehaut, verklebte Wimpern und Lider nach dem Erwachen, manchmal auch Anschwellung der Lider sind weitere Symptome.

Zur Behandlung dieser Form eignen sich Augenbäder mit kaltem Augentrost-, Fenchel-, Wermut- oder Zinnkrauttee. Dazu taucht man das Gesicht in eine Schüssel mit Wasser und öffnet unter Wasser mehrmals die Augen (siehe Augenbad). Zusätzlich können Augentrost- und Kamillenkompressen auf die Augen gelegt werden. Hilft dies nicht bald, wird so rasch wie möglich der Arzt aufgesucht, um dauernde Schäden an den Augen zu vermeiden.

Gerstenkorn
(Hordeolum)

Durch Infektion der Talgdrüse am Augenlidrand entwickelt sich die schmerzhafte, berührungsempfindliche, entzündliche Schwellung, die das Gerstenkorn kennzeichnet.

Trockene Wärme (Rotlichtbestrahlung) und heiße Bockshornklee- oder Leinsamenauflagen fördern die Einschmelzung und Abheilung des Gerstenkornes. Bleiben diese Maßnahmen ohne den gewünschten Erfolg, muß der Arzt aufgesucht werden, der durch operative Eröffnung den drohenden Lidabszeß verhindert. Nach der Operation ist das Augenbad mit Augentrosttee zur Unterstützung der Heilung erlaubt.

Hagelkorn
(Chalazion)

Wenn der Abfluß des Sekrets der Meibomschen Drüsen in der Augenlidplatte behindert wird, entsteht im Laufe von Monaten auf der Lidplatte eine schmerzlose, kugelige Geschwulst, das Hagelkorn. Auch wenn die harmlose Geschwulst keine nennenswerten Beschwerden verursacht, sollte sie doch immer bald vom Fachmann unter lokaler Betäubung entfernt werden.

Grauer Star
(Katarakt)

Die Trübung der Linse mit grauer Verfärbung der Pupille geht einher mit Sehstörungen, die besonders ausgeprägt sind, wenn das Licht von vorn ins Auge fällt, während bei verminderter Beleuchtung die Sehkraft wieder zunimmt. Mit fortschreitender Trübung nimmt das Sehvermögen weiter ab, bis schließlich nur noch Hell-Dunkel-Unterschiede wahrgenommen werden. Spätestens in diesem Stadium sollte die Linse operativ entfernt werden, ehe der Star überreif wird und die Linse schrumpft, verkalkt, sich teilweise verflüssigt oder einreißt. Durch eine entsprechende Brille wird das Sehvermögen nach der Operation wiederhergestellt.

Als Alterskrankheit beginnt der graue Star in der Regel zwischen dem 50. und 60. Lebensjahr und erfaßt meist beide Augen, wenn auch das 2. Auge oft erst nach Jahren getrübt wird. Ursache des Altersstars ist eine altersbedingte Stoffwechselstörung. Nicht selten entwickelt sich der graue Star im Gefolge von Zuckerkrankheit oder Augenerkrankungen und -verletzungen. Als erbliche Entwicklungsstörung oder als Folge einer Virusinfektion (Röteln) der Mutter während der ersten 3 Schwangerschaftsmonate kann der graue Star – meist zusammen mit anderen Mißbildungen und Schwachsichtigkeit – schon bei der Geburt vorhanden sein. Schließlich entsteht er als Berufskrankheit durch jahrzehntelange Einwirkung hoher Temperaturen bei Glasbläsern und Stahlarbeitern an Hochöfen oder durch Fremdkörper aus Eisen und Kupfer im Auge.

Die Behandlung, die letztlich immer in der Operation besteht, muß vom Facharzt durchgeführt werden. Zu Beginn kann der Verlauf durch Augenwaschungen mit Augentrosttee, Wassertreten, Schenkelgüsse, Kurzwickel und Halbbäder gehemmt werden; eine Heilung ist davon in keinem Fall zu erhoffen.

Grüner Star
(Glaukom)

Das Glaukom entsteht, wenn der Abfluß des Kammerwassers behindert oder die Kammerwasserproduktion erhöht ist, so daß der Augeninnendruck über den Normalwert ansteigt. Durch den Augenüberdruck werden die Sehnervenfasern und Netzhautsinneszellen geschädigt, das Sehvermögen nimmt ab, im Gesichtsfeld treten charakteristische Ausfälle auf. Unbehandelt führt das Glaukom unweigerlich zur völligen Erblindung. Meist sind beide Augen von der Druckerhöhung betroffen.

Glaukome entstehen im Gefolge anderer Augenkrankheiten, beispielsweise durch Entzündungen, Geschwülste, Prellungen, Thrombosen der Augenvenen oder Linsenverlagerungen, aber auch primär ohne vorherige Erkrankungen am Auge.

Bei der primären Form unterscheidet man den plötzlichen Glaukomanfall und chronische Verlaufsformen. Der plötzliche Glaukomanfall mit heftigem Augen- und Stirnkopfschmerz, oft verbunden mit Erbrechen, Übelkeit und Rötung des Auges, führt unbehandelt in wenigen Tagen zur Erblindung. Chronische Verlaufsformen gehen schleichend einher mit zeitweiligem Stirnkopfschmerz, Nebelsehen, langsam nachlassender Sehkraft, manchmal auch mit Regenbogensehen um Lichtquellen.

Der akute Anfall erfordert sofortige klinische Behandlung, gefolgt von der meist unumgänglichen Operation. Chronische Verlaufsformen behandelt der Facharzt durch Arzneimittel, wie Pilocarpin, welche die Pupillen verengen, wodurch der Augendruck sinkt. Diese Tropfen oder Salben müssen lebenslang eingenommen werden, um weitere Schädigungen am Sehnerv zu verhindern. Im Laufe der Zeit kann die Umstellung auf andere Wirkstoffe oder operative Behandlung auch beim chronischen Glaukom notwendig werden.

Vorbeugend sollte jedermann sich ab dem 40. Lebensjahr einmal jährlich vom Augenarzt untersuchen lassen. Allerdings tritt ein Glaukom manchmal auch schon in jüngeren Jahren auf.

Therapiestützend wird auf Koffein und zuviel Flüssigkeit (nicht mehr als 1–1 1/2 l täglich) verzichtet. Sonnenbrillen, die zur Pupillenerweiterung führen, sollten nicht zu häufig getragen werden. Die Naturheilkunde kann die fachärztliche Behandlung nur durch ableitende Maßnahmen, wie nasse Socken, Wadenwickel und Kurzwickel, unterstützen.

Krebs muß nicht tödlich sein

Zu Beginn des 20. Jahrhunderts starb bei uns jeder 20. an Krebs. Heute muß jeder 3. Mann und jede 4. Frau mit diesem Schicksal rechnen, eine ungeheure Steigerungsrate, selbst wenn man bedenkt, daß manche Krebskrankheit zu Anfang unseres Jahrhunderts noch nicht richtig diagnostiziert werden konnte. Insgesamt werden 13–15 Millionen der heute lebenden Bundesbürger im Lauf ihres Lebens an Krebs erkranken. Damit steht die Krankheit in der Statistik der Todesursachen hinter den Herz-Kreislauf-Krankheiten bereits an 2. Stelle. In anderen Industrienationen sieht es ähnlich aus.

Trotz weltweiter intensiver Forschungen, die zum Teil nur aus den Spenden der Bevölkerung finanziert werden können, erzielte die Schulmedizin im Kampf gegen den Krebs bisher noch keinen entscheidenden Erfolg. Deshalb rückt die biologische Ganzheitsmedizin gegen Krebs immer mehr in den Vordergrund des Interesses. Ihre therapeutischen Ergebnisse beweisen, daß Krebs nicht tödlich sein muß, wenn sich die Behandlung nicht nur gegen das örtliche Krankheitsgeschehen richtet, sondern die allgemeinen Ursachen bekämpft. Darüber hinaus weist uns die Biomedizin auch den Weg zur gezielten Krebsvorbeugung.

Krebsentstehung aus der Sicht der Ganzheitsmedizin

Die Schulmedizin betrachtet Krebs als lokale Krankheit, die erst durch das hemmungslose Wachstum der Krebszellen und die Aussaat von Tochtergeschwülsten zur lebensbedrohlichen Allgemeinkrankheit wird. Warum gesunde Zellen krebsartig entarten, kann die offizielle Krebsforschung bisher im Grunde nicht erklären.

Aus ganzheitsmedizinischer Sicht beginnt Krebs lange vor dem Auftreten des lokalen Tumors mit einer krankhaften Stoffwechselstörung, die den ganzen Körper betrifft. Die Geschwulst stellt also das bereits fortgeschrittene Stadium dieser Stoffwechselentgleisung dar. Selbst wenn ein Tumor noch im frühestmöglichen Stadium diagnostiziert wird, bestand vorher meist jahrelang schon die allgemeine Stoffwechselstörung.

Aus diesem gegensätzlichen Verständnis der Krebskrankheit ergeben sich Konsequenzen für Diagnostik, Vorbeugung und Therapie von Krebs durch biologische Heilverfahren. Zwar lehnt die Biomedizin schulmedizinische Maßnahmen – vor allem wie chirurgische Entfernung des Ersttumors – nicht grundsätzlich ab, erwartet davon aber auch keine endgültige Heilung. Diese ist erst dann möglich, wenn gleichzeitig die krebsverursachende Stoffwechselstörung normalisiert und die körpereigene Abwehr gesteigert wird. Biologische Krebstherapie bedeutet also ursächliche Vorbeugung oder Behandlung. Das erklärt die zum Teil erstaunlichen Heilerfolge der Biomedizin.

Das ganzheitliche Verständnis der Krebsentstehung steht keineswegs im Widerspruch zu exakten naturwissenschaftlichen Erkenntnissen. Schon Professor Otto Warburg (8. Oktober 1883 – 1. August 1970), Nobelpreisträger für Medizin des Jahres 1931, erkannte frühzeitig, daß Krebs entsteht, wenn die Zellen vom normalen Sauerstoffstoffwechsel (Zellatmung) zu einem abnormen Gärungsstoffwechsel übergehen. Vermutlich führt das zu sprunghaften Erbänderungen (Mutationen) in der Zelle, die ihre wachstumsregulierenden Erbeigenschaften verliert und sich nicht mehr in die normalen Lebensläufe einordnen kann, sondern hemmungslos zu wuchern beginnt.

Wahrscheinlich genügt das allein aber noch nicht, um einen Tumor hervorzurufen. Manche Krebsforscher gehen heute schon davon aus, daß ständig entartete Zellen im Körper auftreten, ohne daß wir deshalb alle an Krebs erkranken. Normalerweise erkennen die körpereigenen Abwehrsysteme die entarteten Zellen sofort und vernichten sie, noch ehe sie sich festsetzen und mit einem Fibrinnetz (s. Enzyme, S. 306) schützen können. Zum gestörten Zellstoffwechsel muß deshalb noch die Abwehrschwäche hinzutreten, ehe Krebs entstehen kann.

Stoffwechselstörung und Abwehrschwäche werden durch eine Vielzahl von Faktoren ausgelöst, die man zum größten Teil vermeiden könnte. Mit den wichtigsten wollen wir uns jetzt näher befassen.

Falsche Ernährung

Nach den Untersuchungen des holländischen Arztes Dr. Cornelis Moerman benötigt der menschliche Organismus unbedingt 9 Vitalstoffe, um gesund zu bleiben: Eisen, Jod, Schwefel, die Vitamine A, B-Gruppe, C, D und E sowie Zitronensäure. Ungenügende Zufuhr mit der Nahrung führt im Lauf der Zeit zu Störungen des Zellstoffwechsels, die in Krebs übergehen können. Künstliche Vitalstoffe in chemisch reiner Form verschiedener Arzneimittel können solche Mangelzustände zwar vorübergehend bessern, auf Dauer garantiert aber nur die ausreichende Versorgung durch vollwertige Ernährung die Gesundheit.

Gerade mit der Ernährung ist es heute oft sehr schlecht bestellt. Die übliche Zivilisationskost enthält zu reichlich Kalorien, aber viel zuwenig lebenswichtige Vitalstoffe. Deshalb leiden viele Menschen unter chronischer Mangelernährung, oft verbunden mit Übergewicht, im Grunde also eine paradoxe Situation. Diese Mangelzustände schaffen unter Umständen die Grundlagen sowohl der Stoffwechselentgleisung als auch der allgemeinen Abwehrschwäche, die zu Krebs führen können.

Nahrungszusätze und Genußmittel

Auch vollwertig zusammengestellte Kost bietet heute keine Gewähr mehr für gesunde Ernährung. Künstliche Düngung und der Einsatz von Pflanzenschutzmitteln können zu Rückständen in den Nahrungsmitteln führen, die dadurch zur Gefahr für die Gesundheit werden und mit zur Krebsentstehung beitragen.

Beim Fleisch gilt es nicht nur zu bedenken, daß die Tiere falsch ernährt werden, um möglichst rasch ihr Schlachtgewicht zu erreichen. Vielmehr kann man heute auch nicht mehr sicher sein, daß man keine stark wirksamen Arzneimittelrückstände mit dem Fleisch verzehrt. Bei den Fleischskandalen der jüngsten Zeit stellte sich zum Beispiel heraus, daß Tiere unter anderem ein künstliches Geschlechtshormon erhielten, das Krebs erzeugt.

Andere Gefahren gehen von den Konservierungs- und Farbstoffen aus, die Nahrungsmitteln zugesetzt werden dürfen. Auch wenn es sich dabei um erlaubte Zusätze handelt, können sie im Verein mit anderen Faktoren Krebs zumindest begünstigen. Besonders gilt das für Konservierungsmittel, denn Konservierung bedeutet ja letztlich Verlangsamung von Stoffwechselvorgängen, also Beschränkung der Zellatmung, die am Anfang der krebsfördernden Stoffwechselentgleisung stehen kann.

Genußmittel tragen ebenfalls auf verschiedene Weise zur Krebsentstehung bei. Rauchen kann unmittelbar Krebs der Atmungsorgane erzeugen, daran besteht heute kein Zweifel mehr. Aber auch Alkoholmißbrauch fördert die Krebsentstehung, und eine Studie aus USA legt den Verdacht nahe, daß regelmäßiger Kaffeegenuß (ab 1 Tasse täglich) das Risiko von Bauchspeicheldrüsenkrebs erhöht. Indirekt begünstigen sogar so vermeintlich harmlose Genußmittel wie Industriezucker oder konzentrierte Eiweiße das Krebsrisiko, weil sie zusammen mit anderen Faktoren mit zur Stoffwechselentgleisung und Abwehrschwächung beitragen.

Umweltverschmutzung

Wir leben heute in einem wahren Meer von Giftstoffen, die wir einatmen, mit Wasser und Nahrungsmitteln zu uns nehmen. Sie stammen aus den Schornsteinen der Industrie und privaten Heizungen, den Kraftfahrzeug-Auspuffanlagen, nicht zuletzt aber auch aus der Landwirtschaft, die übermäßig künstliche Dünge- und Pflanzenschutzmittel einsetzt. Ganz kann man diesen Giften nicht mehr entgehen, auch wenn man sich noch so weit von der Zivilisation zurückzieht. Bremsen kann man den Schaden, den sie im Körper anrichten, indem man in allen anderen Lebensbereichen gesund lebt, sich vollwertig ernährt und Genußmittel strikt meidet.

Viele Umweltgifte blockieren lebenswichtige Enzymsysteme, vor allem die für die Zellatmung unentbehrlichen Atmungsfermente, schwächen die Körperabwehr und wirken sogar unmittelbar auf die Erbsubstanz der Zellen. Dadurch erhöht sich das Krebsrisiko erheblich. Manche Krebsforscher nehmen sogar an, daß rund 80% aller Krebskrankheiten zumindest teilweise auf Umweltgifte zurückgeführt werden müssen.

Einflüsse am Arbeitsplatz

Wer nicht oder nicht regelmäßig arbeitet, leidet nach der Statistik auffallend selten unter Krebs. Die Krebsgefährdung der Arbeiter dagegen liegt zwei- bis dreimal höher als beim Durchschnitt der Bevölkerung. Professor Maria Blohmke, Direktorin des Heidelberger Instituts für Arbeits- und Sozialmedizin, führt das auf schädliche Einflüsse am Arbeitsplatz zurück. Zwar gibt es Grenzwerte für die Schadstoffkonzentration am Arbeitsplatz, sie schützen aber offensichtlich nicht ausreichend, weil man den Faktor Zeit nicht berücksichtigte. Anders ausgedrückt: Auch die zulässigen geringen Schadstoffkonzentrationen können Krebs erzeugen, weil sich die schädlichen Substanzen im Lauf der Zeit im Körper weit über die zulässige Grenze hinaus anhäufen.

Der Arbeitsplatz als Krebsfaktor könnte wohl bald ausgeschaltet werden, wenn die Verantwortlichen gemeinsam neue Richtlinien entwickelten. Bis das eintritt, muß der vom Beruf her besonders gefährdete einzelne Arbeitnehmer noch mehr als andere auf gesunde Lebensweise achten.

Strahlungsschäden

In der Beurteilung radioaktiver Strahlung wissen sich Schul- und Ganzheitsmedizin einig mit der Kernphysik darin, daß es im Prinzip keine wirklich unschädliche Strahlendosis gibt. Die Einigkeit endet aber leider, wenn es um radioaktive Strahlen in der Diagnostik und Therapie geht.

Natürlich kann man Röntgen- und Radiumbestrahlungen nicht mit den Folgen einer Reaktorkatastrophe oder eines nuklearen Konflikts vergleichen. Es gibt aber Untersuchungen, nach denen auch die in der Medizin eingesetzte Radioaktivität das Krebsrisiko erhöht. Gerade bei Krebs, wo radioaktive Bestrahlungen besonders häufig eingesetzt werden, sind sie aus der Sicht der Ganzheitsmedizin überhaupt nicht angezeigt, weil sie die Körperabwehr völlig zusammenbrechen lassen.

Von der Schulmedizin völlig ignoriert werden die als „Erdstrahlung" bekannten geopathischen Reiz- und Störzonen zum Beispiel über Wasseradern. Zwar gibt es heute dafür noch keine ausreichende Erklärung, aber vieles spricht dafür, daß sie das allgemeine Krankheits- und Krebsrisiko erhöhen. Selbst ein international bekannter Krebsforscher wie der Leiter der Krebsforschung an der Berliner Charité, Dr. Dr. Seeger, hält die Ausschaltung dieser geopathischen Reizzonen für ein vordringliches Ziel der Krebstherapie.

Seelische Krebsfaktoren

Seit Mitte der 60er Jahre untersucht die psychosomatische Medizin unter anderem die Bedeutung seelischer Faktoren bei der Krebsentstehung, wie sie zum Beispiel für Magengeschwüre und Bronchialasthma schon lange bekannt sind. Die kürzlich veröffentlichten Ergebnisse mehrerer Langzeituntersuchungen zeigten einige erstaunliche Zusammenhänge auf.

Die meisten Krebskranken stammen aus einem lieblosen Elternhaus und lernten nie, ihre Gefühle zu zeigen. Mindestens ein Elternteil legte großen Wert auf Fleiß und die Einhaltung strenger moralischer Normen. Als Erwachsene strebten die meisten nach künstlicher Harmonie mit ihrer Umgebung, kehrten Konflikte unter den Teppich, richteten Aggressionen gegen die eigene Person und stellten ihre Bedürfnisse hinter den Erwartungen der anderen zurück.

Natürlich können solche Verhaltensweisen allein nicht Krebs verursachen, zusammen mit anderen Faktoren tragen sie aber offensichtlich dazu bei. Wir wissen heute auch schon ansatzweise, wie das zu erklären ist. Die geschilderten Persönlichkeitszüge bedeuten ständigen Streß, der die Abwehr schwächt und so den Weg für die Einnistung von Krebszellen freimacht.

Die psychosomatische Medizin, eigentlich eine schulmedizinische, noch recht junge Disziplin der Naturwissenschaften, kehrt mit ihrer Auffassung von den Krebsursachen immer deutlicher zurück zum Ganzheitsgedanken der Biomedizin. In therapeutischen Versuchen mit Krebskranken konnte man durch psychotherapeutische Unterstützung der Krebstherapie die Lebenserwartung um durchschnittlich 2–3 Jahre erhöhen.

Vorbeugung bösartiger Geschwülste

Im Gegensatz zur offiziellen Krebsforschung, nach deren Auffassung es keine gezielte Krebsvorbeugung gibt, kennt die Biomedizin eine ganze Reihe vorbeugender Maßnahmen. Zwar bieten sie keinen absoluten Schutz vor Krebs, das Risiko verringern sie aber deutlich.

Im Vordergrund steht natürlich der strikte Verzicht auf alle bekannten krebserzeugenden oder -begünstigenden Genußmittel, in erster Linie also auf Nikotin. Alkohol darf sehr mäßig getrunken werden, wenn man nicht ganz darauf verzichten will. Zum Kaffee ist keine so eindeutige Stellungnahme möglich, da die amerikanische Studie noch sehr umstritten ist, eine Einschränkung des Kaffeekonsums kann aber immer von Vorteil sein.

Der zweite wichtige Ansatzpunkt bietet sich bei der Ernährung und Lebensweise. Entsprechend den Ausführungen über die Krebsentstehung sollte die tägliche Kost stets alle lebenswichtigen Vitalstoffe in ausreichender Menge enthalten und so naturbelassen wie möglich bleiben, also zu mindestens 1/3 aus Rohkost bestehen. Die Lebensmittel sollen möglichst alle aus biologischem Anbau oder biologischer Zucht (wenn man auf Fleisch nicht ganz verzichten will) stammen. Alle industriell verfeinerten, denaturierten, konservierten oder künstlich geschönten Nahrungsmittel sind abzulehnen. Die vorbeugende Ernährung gegen Krebs entspricht also im wesentlichen der vollwertigen Kost, die weiter vorne schon ausführlich erklärt wurde. Sie kann durch Maßnahmen der ebenfalls schon weiter vorne (s. S. 329) erläuterten Krebsdiät ergänzt werden.

Neben vollwertiger Kost, die Stoffwechselentgleisungen verhindert und die Abwehr steigert, gehört auch eine in jeder anderen Hinsicht gesunde Lebensweise zur Krebsvorbeugung. Das aktiviert gleichfalls die Abwehr und regt Durchblutung und Sauerstoffversorgung der Zellen an. Unter anderem gehören dazu ausreichend Erholung und Schlaf, genügend Bewegung an der frischen Luft und Abhärtung gegen körperliche Gesundheitsrisiken, Streß und seelische Krankheitsfaktoren.

Mit diesen wenigen gesundheitsfördernden Maßnahmen tut man im allgemeinen genug, um Krebs vorzubeugen und die schädlichen Einflüsse am Arbeitsplatz oder aus der Umwelt abzufangen, denen der einzelne Mensch heute weitgehend hilflos ausgeliefert ist.

Zusätzlich kann es sich empfehlen, die Wohnung – vor allem das Schlafzimmer – auf geopathische Reiz- und Störzonen hin untersuchen zu lassen. Dazu sollte man nur einen seriösen Fachmann konsultieren, wie er vom Verband für Ruten- und Pendelkunst, Kirchbachweg 16, D-8000 München-Solln, benannt werden kann.

Als letzte wichtige Maßnahme empfiehlt sich die Psychohygiene, also die tägliche seelische Gesundheitspflege. Dazu eignen sich vor allem die verschiedenen Entspannungs- und Meditationstechniken, in erster Linie autogenes Training. Sie tragen dazu bei, eine richtige Lebenseinstellung zu finden, falsche Erwartungen und Haltungen zu korrigieren, mit Streß besser fertig zu werden und alle anderen Abweichungen von der individuell richtigen inneren Lebensordnung zu beseitigen. Bestehende Neurosen, Verhaltensstörungen und ähnliche seelische Krankheiten, insbesondere natürlich die weiter vorne beschriebenen typischen Persönlichkeitsmerkmale der „Krebspersönlichkeit", sollten notfalls mit Hilfe des Psychotherapeuten sinnvoll verändert werden.

Ganz allgemein empfiehlt es sich darüber hinaus noch, chronische Krankheiten, wie symptomarme Herdinfektionen an den Zahnwurzeln oder Mandeln, konsequent auszuheilen, da sie die Abwehr schwächen, auf vermeidbare Arzneimittel strikt zu verzichten und natürlich auf die Frühwarnzeichen von Krebs zu achten, die Anlaß zum baldigen Besuch vom Therapeuten sein müssen.

Allgemeine Frühsymptome

Die Biomedizin versucht, die beginnende Stoffwechselentgleisung und Abwehrschwäche nachzuweisen, lange bevor es zur Geschwulst kommt. Dann ist echte Krebsvorsorge noch möglich.

Folgende Frühsymptome können auf ein erhöhtes Krebsrisiko hinweisen und sollten deshalb durch Untersuchung bei einem biologisch orientierten Arzt oder Heilpraktiker bald abgeklärt werden:

- *Allgemeine Warnzeichen*, vor allem Appetitmangel, Gewichtsverlust, Nervosität, Zittern der Finger, Schweißausbrüche, abnorme Müdigkeit und depressive Verstimmungen;
- Zahnfleischbluten, insbesondere spontane Blutungen oder blutendes Zahnfleisch beim Zähneputzen mit starker Bildung von Zahnstein;
- Veränderungen an Haaren und Nägeln, wie abnormer Haarausfall, stumpf-glanzloses Haar, harte und brüchige Nägel mit deutlicher oberflächlicher Streifung;
- Haut- und Schleimhautveränderungen, insbesondere trockene Haut mit winzigen Hautrissen, übermäßige Verhornung und Schwielenbildung, Verstopfung der Talgdrüsen, schuppige Ringe um die Nasenflügel, abnorme Hautverfärbungen, auffällige Rötung der Zunge und/oder Innenseite der Lippen;
- Gürtelrose als deutliches Warnzeichen einer ausgeprägten Abwehrschwäche, manchmal sogar schon eines Vorkrebsstadiums;
- andere Warnzeichen, wie verzögerte Wundheilung, schlechte Vernarbung von Wunden, Blutarmut, abnorme blaue Flecken in der Haut ohne Gewalteinwirkung von außen oder druckempfindliche Schwellungen innen an den Unterschenkeln.

Alle diese Frühwarnzeichen sind im Grunde noch relativ harmlos. Sie kündigen meist einen Mangelzustand an, aus dem später einmal eine Krebsgeschwulst hervorgehen kann. Durch gezielte Therapie und Beachtung der vorbeugenden Maßnahmen läßt er sich beseitigen und die Krebsgefahr verschwindet, weil Stoffwechsel und Abwehr wieder normalisiert werden.

Während die bisher genannten Frühwarnzeichen auf eine in Zukunft mögliche Krebskrankheit hinweisen können, besteht bei den folgenden 7 Warnzeichen unter Umständen schon ein Tumor im Frühstadium:

- alle Veränderungen an Warzen und Muttermalen;
- auffallend schlecht oder nicht heilende Wunden und Geschwüre;
- Knoten und Verdickungen in oder unter der Haut vor allem im Bereich der Brustdrüsen und Schwellungen der Lymphknoten in der Hals-, Achsel- und Leistengegend;
- chronischer Husten oder anhaltende Heiserkeit (vor allem bei Rauchern);
- Abmagerung, allgemeine Abgeschlagenheit, auffallende Blässe, dauernde Magen-, Darmoder Schluckbeschwerden;
- abnorme Absonderungen (wie Blut, Eiter) aus natürlichen Körperöffnungen vor allem blutiger Urin mit Schmerzen beim Wasserlassen oder ähnlichen Harnentleerungsbeschwerden;
- Menstruationsstörungen, blutiger Ausfluß und abnorme Blutungen in den Wechseljahren.

Alle diese Symptome können, müssen aber nicht unbedingt auf Krebs hinweisen. Sofortige gründliche Untersuchung zur Klärung der Ursachen ist dringend notwendig, damit bei Bedarf sofort die gezielte Therapie eingeleitet werden kann.

Warnzeichen der häufigsten Krebskrankheiten

Geschwülste des Atmungssystems

Lungenkrebs

In den Lungen entwickeln sich häufig Metastasen, weil sich in ihnen wie in einem Filter Krebszellen aus anderen Organen sammeln. Lungenkrebs, der in den Lungenbläschen selbst beginnt, ist selten. Verdächtig sind Auswurf mit Blut, Eiter oder gallertartigen Massen und chronischer Husten.

Bronchialkrebs

Bis zum Zweiten Weltkrieg war der Krebs der Bronchialschleimhaut relativ selten und betraf vor allem Männer. Seither wird eine erschreckende Zunahme auch und gerade bei Frauen beobachtet, die Fachleute auf die zunehmende Umweltverschmutzung und den gestiegenen Zigarettenkonsum zurückführen. Der Bronchialkrebs hat den früher häufigsten Krebs, den Magenkrebs, auf den 3. Platz nach dem Gebärmutterkrebs verdrängt. Die Warnzeichen gleichen denen beim Lungenkrebs, häufig ist der Auswurf himbeerfarbig.

Heilungsaussichten bestehen beim Lungen- und Bronchialkrebs nur bei frühzeitiger operativer Behandlung, später wird die Prognose aussichtslos, auch wenn manchen Patienten auch im inoperablen Stadium durch Arzneimittel noch für einige Zeit ein relativ beschwerdefreies Leben bleibt. Jeder chronische Husten, jeder abnorme Auswurf müssen Anlaß zur ärztlichen Untersuchung sein, das gilt ganz besonders für Raucher. Hinter dem Raucherhusten verbirgt sich meist schon ein Bronchialkarzinom im Vorkrebsstadium.

Kehlkopfkrebs

Die Geschwulst der Kehlkopfschleimhaut tritt meist im höheren Alter vor allem bei rauchenden Männern auf, bevorzugt am Stimmband. Warnzeichen ist jede Heiserkeit, die länger als 14 Tage dauert. Bei frühzeitiger Behandlung sind die Aussichten recht günstig, durch technische Hilfsmittel oder einen künstlichen Kehlkopf wird auch bei Radikaloperationen das Sprechvermögen wieder hergestellt.

Krebs des Verdauungssystems

Magenkrebs

Der heute dritthäufigste Krebs ist bei Männern etwas häufiger als bei Frauen. Fast immer fehlt Magensäure, erste Warnzeichen sind dauernde Magenbeschwerden, Völlegefühl und der typische Widerwillen gegen Fleisch. Im späteren Stadium magern die Patienten stark ab und leiden durch Magenblutungen unter Blutarmut, ohne daß Blut immer im Stuhl nachweisbar sein muß. Im Endstadium kommt es zum Verschluß des Magenausgangs mit Erbrechen von Speiseresten.

Magenkrebs kann mit Verhärtung der Magenwand langsam als „Schrumpfmagen" verlaufen, Krebs der Magendrüsen wuchert rasch blumenkohlartig ins Mageninnere. Beide Formen neigen zur baldigen Metastasierung, Heilungsaussichten bestehen nur bei frühzeitiger Diagnose.

Darmkrebs

Der schleichende Darmkrebs wird wegen der geringen Symptomatik oft zu spät erkannt. Gewichtsabnahme, später Koliken und Blähungen, manchmal bandförmiger Stuhl, sind Warnzeichen des Darmkrebses, der meist im Dick- oder Mastdarm lokalisiert ist und hier mit dem Finger oder durch Kontrastmitteleinlauf nachgewiesen werden kann. Im Rahmen der jährlichen Krebsvorsorgeuntersuchung wird die Untersuchung des Enddarms mit dem Finger durchgeführt, seit 1. 1. 1977 untersucht der Arzt gleichzeitig 3 Stuhlproben auf nicht sichtbares (okkultes) Blut.

Jeder Stuhlgang, mit dem Blut abgeht, kann Warnzeichen des Darmkrebses sein. Nicht selten entwickelt sich eine bösartige Darmgeschwulst aus anfangs gutartigen Darmpolypen. Darmkrebs wächst langsam und neigt erst später zur Metastasierung. Bei rechtzeitiger Diagnose ist völige Ausheilung möglich.

Leberkrebs

Bei Europäern entsteht der Leberkrebs meist nur durch Metastasierung von anderen Organen oder geht von den Gallengängen aus. In Afrika tritt das primäre Leberkarzinom häufig auf, weil die Armut der Menschen sie zwingt, auch verschimmelte Hirse zu essen. Schimmelpilze sondern aber ein stark krebserregendes Gift ab. Erste Warnzeichen sind allgemeine Verdauungsstörungen und Druck unter dem rechten Rippenbogen.

Gallenblasenkrebs

Risikofaktoren dieser Geschwulst sind alle chronischen Erkrankungen der Gallenblase, besonders Gallensteine, an denen Frauen sechsmal häufiger als Männer leiden. Vorbeugend sollte jede chronisch erkrankte Gallenblase operativ entfernt werden, der Mensch kann ohne Beschwerden auch ohne dieses Organ leben.

Warnzeichen des Gallenblasenkarzinoms sind Druckgefühle unter dem Rippenbogen, später allmählich zunehmende Gelbsucht.

Die Prognose ist nicht ungünstig, da der Gallenblasenkrebs nur wenig zur Metastasierung neigt.

Speiseröhrenkrebs

Krebs der Speiseröhre, der vor allem bei Männern auftritt, führt zur Verhärtung und Verengung der Speiseröhre, bis keine feste Nahrung mehr passieren kann. Dauernde Schluckbeschwerden und Mundgeruch können als erste Warnzeichen auftreten.

Bei frühzeitiger Operation ist Ausheilung möglich; das erkrankte Organ kann durch ein Stück Darm ersetzt werden.

Krebs der Harnorgane und Genitalien

Nierenkrebs

Die bösartige Geschwulst der Nieren entsteht entweder primär oder durch Metastasierung. Warnzeichen ist schmerzloses Blutharnen, bei Entzündungen oder Nierensteinen geht der Blutabgang immer mit Schmerzen einher.

Bei rechtzeitiger Diagnose ist Ausheilung durch Entfernung der befallenen Niere möglich.

Blasenkrebs

Blutharnen ohne Schmerzen oft erst gegen Ende der Harnentleerung kennzeichnet das Frühstadium des Harnblasenkarzinoms. Häufig entsteht es durch Entartung anfangs harmloser Schleimhautpolypen. Besonders gefährdet sind Personen, die mit Anilinprodukten umgehen (Berufskrankheit).

Blasenkrebs wuchert nur langsam und ist auch im fortgeschrittenen Stadium noch heilbar. Im Anfangsstadium kann der Tumor ohne eigentliche Operation durch die Harnröhre mit dem Blasenspiegel entfernt werden.

Prostatakrebs

Von der gutartigen Vergrößerung der Prostata unterscheidet das Prostatakarzinom sich durch die Härte der Geschwulst und das rasche Wachstum. Prostatakrebs neigt zur frühzeitigen Metastasierung. Deshalb sollte jeder Mann die Möglichkeit der Vorsorgeuntesuchung wahrnehmen. Erstes Warnzeichen sind Störungen beim Harnlassen wie bei der Prostatavergrößerung. Wenn die Geschwulst auf den Mastdarm übergreift, kann unbemerkt Kot abgehen.

Am besten sind die Heilungsaussichten bei frühzeitiger Operation, später werden durch Kombination von Operation mit Verabreichung von Zytostatika und weiblichen Hormonen noch befriedigende Ergebnisse erzielt.

Brustdrüsenkrebs

Das Mammakarzinom tritt zu 99% bei Frauen fast immer einseitig auf. Der langsam wachsende, schmerzlose Knoten wird oft lange Zeit nicht beachtet. Durch Inspektion der Brust vor dem Spiegel auf Einziehungen der Haut und Abtasten auf Verhärtungen des Drüsengewebes kann jede Frau rechtzeitig solche Veränderungen wahrnehmen, die durch Röntgenaufnahmen (Mammographie) und Gewebsentnahme eindeutig identifiziert werden können. Zur Therapie wird die befallene Brust einschließlich der Lymphknoten der Achselhöhle operativ entfernt. Vorzeitiges Herbeiführen des Klimakteriums durch Entfernung der Eierstöcke und gegengeschlechtliche Hormone unterstützen die Therapie, bestehende Schwangerschaften müssen in der Regel unterbrochen werden.

Gebärmutterkrebs

Diese häufigste Krebskrankheit der Frau geht vom Gebärmutterhals, Gebärmutterkörper oder Muttermund aus. Warnzeichen sind unregelmäßige Zwischenblutungen, Blutungen nach den Wechseljahren oder fleischwasserfarbener Ausfluß, gelegentlich auch Schmerzen.

Im Rahmen der Vorsorgeuntersuchungen ist die frühzeitige Diagnose und Behandlung mit guten Heilungsaussichten möglich.

Geschwülste im Gehirn

Die Aussichten auf Heilung der rasch und zerstörerisch ins gesunde Gewebe vordringenden Hirntumoren, die teils von der Hirnsubstanz, teils von den Hirnhäuten ausgehen, hängen vom Sitz der Geschwulst und ihrer rechtzeitigen Diagnose ab.

Warnzeichen sind chronische Kopfschmerzen, Sehstörungen, Schwindel, Benommenheit, Erbrechen und andere zentralnervöse Erscheinungen, für die es keine Erklärung gibt; außerdem treten bestimmte Ausfallerscheinungen auf, die aber nur für den Arzt von Bedeutung sind. Diagnose und Therapie ist nur in der Fachklinik möglich.

Krebs des blutbildenden Systems

Bei der meist schleichenden Leukämie vermehren sich die Zellen, aus denen weiße Blutkörperchen (Leukozyten) hervorgehen, krebsartig, wodurch ihre Zahl sich mehr oder weniger stark erhöht. Die Blutkörperchen sind aber degeneriert und können ihre Abwehrfunktionen nicht mehr wahrnehmen, die Patienten sterben oft an banalen Infektionen. Durch Verdrängung der roten Blutkörperchen kann sich eine hochgradige Anämie mit tödlichem Ausgang entwickeln. Metastasen entstehen bevorzugt in Milz, Leber und Lungen. Die Krankheit kann akut und chronisch verlaufen.

Akute Verlaufsformen ähneln schweren, fieberhaften Infektionskrankheiten, es kommt zu Nasen- und Hautblutungen, Mundschleimhautentzündung, Angina und Milztumor. Chronische Formen beginnen mit Schwellungen der Hals-, Achsel- und Leistenlymphknoten, häufig entstehen Knoten in der Haut, bevorzugt im Gesicht (Löwengesicht). Typisch für schleichende Formen sind außerdem allgemeine Mattigkeit, Völlegefühl und Klopfempfindlichkeit des Brustbeins. Als Ursache wird ein mehrfach nachgewiesenes Virus vermutet.

Die Aussichten sind von Fall zu Fall verschieden, akute Formen enden meist sehr schnell tödlich, bei chronischem Verlauf kann oft jahrelange Beschwerdefreiheit erzielt werden, manchmal scheint dauernde Heilung zu gelingen.

Fieber und nicht zu lindernde rheumaähnliche Gelenkschmerzen kennzeichnen die krebsige Wucherung der Plasmazellen im Knochenmark. Der Fachmann erkennt dieses Plasmacytom an der starken Vermehrung der Bluteiweiße und der Ausscheidung eines abnormen Eiweißkörpers im Harn. Operative Behandlung führt nur bei rechtzeitiger Entfernung des ersten Herdes im Knochenmark zur Heilung, später ist nur noch zeitweilige Linderung möglich.

Krebs des Lymphsystems

Die Lymphogranulomatose ist eine ziemlich bösartige Wucherung des Lymphsystems, für die ein Virus verantwortlich gemacht wird. Gelegentlich erkranken beide Ehegatten daran. Zunächst schwellen wenige benachbarte, später alle Lymphknoten des Körpers an, ohne daß die harten Knoten nennenswerte Beschwerden verursachen. Nur nach Alkoholgenuß treten heftige Schmerzattacken auf. Hautjucken, Fieber, Durchfall, Schweißausbrüche, starke Abmagerung und schwere Blutarmut treten hinzu. Gut die Hälfte der Patienten kann durch rechtzeitige Entfernung der befallenen Lymphknoten gerettet werden.

Lippen-, Zungen- und Nasenkrebs

Durch ständige Reizung der Lippen beim Rauchen entsteht der Lippen- (Pfeifenraucher-)krebs, eine besonders bösartige Form des Hautkrebses. Er beginnt als schmerzlose Warze oder Weißschwiele (Leukoplakie) an der Lippe, die als Vorkrebskrankheit ständig beobachtet, am besten aber ausgeschnitten werden sollte. Metastasierung kann zum tödlichen Ausgang führen.

Die bösartige Geschwulst der Zunge wird durch chronisch entzündete Schleimhaut infolge schadhafter Zähne oder durch dauernde Reizung bei Rauchern hervorgerufen. Sie beginnt meist mit einer schmerzlosen Hautverdickung und kann in diesem Frühstadium leicht behandelt werden. Wenn die Geschwulst in die Umgebung (Mund, Rachen) wuchert, verschlechtern sich die Heilungsaussichten rapide.

Nasen- und Nebenhöhlenkrebs entsteht durch chronische Reizung der Schleimhäute oder krebsige Entartung anfangs gutartiger Polypen. Warnzeichen ist einseitige Blutung aus der Nase, schleimig-eitriger Ausfluß, behinderte Nasenatmung, später durch Ausdehnung der Wucherung Schwellungen im Gesicht, Schmerzen und Sehstörungen. Bei frühzeitiger Diagnose ist Ausheilung möglich.

Knochenkrebs

Das Knochensarkom tritt oft schon im jugendlichen Alter auf. Die Wucherung kann vom Knochengewebe selbst ausgehen, aus der Umgebung in den Knochen eindringen oder durch Metastasierung entstehen. Bevorzugt werden die Oberschenkel- und Oberarmknochen befallen. Warnzeichen sind umschriebene Schwellungen und Schmerzen. Die Heilungsaussichten hängen davon ab, ob das betroffene Glied rechtzeitig vor der Metastasierung amputiert werden kann.

Hautkrebs

Das Hautkarzinom entsteht durch chronische Reizungen, chemische Einwirkungen, manchmal auch durch häufiges Aufkratzen von Wunden. Die Heilungsaussichten sind recht gut. Meist liegt keine Geschwulst im eigentlichen Sinne vor, sondern ein langsam weiterfressendes Hautgeschwür.

Durch Degeneration der Hornschicht der Oberhaut entsteht der knotenförmig wachsende, etwas bösartigere *Hornkrebs.*

Sehr bösartig ist der *Pigmentzellenkrebs,* der sich häufig aus einem dunklen Muttermal entwickelt. Warnzeichen ist plötzliche Schwarzfärbung eines Muttermals mit Rötung der nächsten Umgebung. Nur sofortige radikale Behandlung kann helfen, sonst kommt es zur raschen Metastasierung mit meist tödlichem Ausgang.

Verdächtig auf Hautkrebs sind alle Vorwölbungen der Haut, die rasch wachsen, Schmerzen verursachen, zerfallen oder bei leichter Berührung schon bluten. Außerdem muß bei allen Geschwüren, die trotz Behandlung durch Salben, Puder und andere Arzneimittel nicht ausheilen wollen, an eine Hautkrebsform gedacht werden.

Frühdiagnose-methoden der Biomedizin

Da die Schulmedizin Krebs zunächst als lokales Krankheitsgeschehen versteht, beschränkt sich ihre Frühdiagnose auf den Nachweis bereits bestehender kleiner Tumoren. Zwar bessert diese Frühdiagnose die Heilungsaussichten immer noch, Krebsvorsorge im eigentlichen Sinn ist dann aber nicht mehr möglich.

Verschiedene Fachleute, darunter der bekannte Medizinkritiker Professor Hackethal und der Kasseler Krebsspezialist Professor Krokowski, weisen aber auf die Gefahren solcher Untersuchungen und deren Grenzen hin. Im wesentlichen enthält ihre Kritik folgende Einwände:

- Von den rund 70 verschiedenen Krebsarten werden im Rahmen der Früherkennungs-Routineuntersuchungen nur 4 gezielt erfaßt, die anderen allenfalls zufällig erkannt. Die Untersuchung bleibt also sehr unvollständig, erzeugt beim Patienten aber leicht eine trügerische Sicherheit.
- Bei weitem nicht jede Geschwulst, die bei den Routineuntersuchungen entdeckt wird, ist behandlungsbedürftig. Gut die Hälfte der Tumoren bildet sich ohne Behandlung zurück. Ein weitere Teil geht in ein Ruhestadium („Haustierkrebs") über, das nicht selten erst durch diagnostische und therapeutische Manipulationen unterbrochen wird (der Krebs wird zum gefährlichen „Raubtierkrebs").
- Bei Frauen mit Brustkrebs werden im Rahmen der Früherkennungsuntersuchungen oft nur fortgeschrittene Geschwülste entdeckt. Die danach durch Radikaloperation behandelten Frauen leben nach Professor Krokowskis Beobachtungen im allgemeinen nicht mehr so lange wie jene, deren Brustkrebs überhaupt nicht behandelt wird.
- Auch die Vorsorgeuntersuchungen auf Darm- und Prostatakrebs führten bisher zu keiner nennenswerten Verbesserung der Behandlungsergebnisse.

Aus all dem folgern Krokowski, Hackethal und andere namhafte Mediziner, daß die Untersuchungen zur Krebsfrüherkennung insgesamt zu aufwendig und teuer sind, wenn man den relativ geringen praktischen Nutzen betrachtet. Natürlich kann und darf das nicht zur pauschalen Ablehnung aller Früherkennungsuntersuchungen führen. Mancher Tumor wurde dank rechtzeitiger Diagnose wirksam behandelt, ehe es zu spät war.

Das Krebsproblem insgesamt wird sich durch Früherkennungsprogramme in der jetzigen Form aber kaum lösen lassen. Echte Krebsvorsorge erfordert gründliche Aufklärung über jene Fehler der Lebensführung – insbesondere der Ernährung –, die eine Stoffwechselentgleisung und Abwehrschwäche erst zulassen. Und sie verlangt nach Vorsorgeuntersuchungen, die diesen Namen verdienen, also das frühe Stadium der Stoffwechselentgleisung nachweisen, lange ehe ein Tumor besteht. Die Biomedizin kennt bereits einige dieser echten Vorsorgeuntersuchungen, die wir nun näher betrachten wollen.

Carcinomchrom-Reagenz-(CCR-)Harntest

Wenn eine Zelle vom normalen Stoffwechsel auf den abnormen Gärungsstoffwechsel umstellt, der am Beginn der krebsigen Entartung steht, führt das zur Ausscheidung bestimmter Stoffwechselendprodukte im Harn. Diese können mit dem von Dr. Gutschmidt entwickelten CCR-Harntest nachgewiesen werden. Dazu benötigt der Therapeut Morgenurin, der mit der Reagenzlösung vermischt wird. Nach 24 Stunden Lagerung bei Zimmertemperatur wird die Lösung noch kurz weiterbehandelt.

Wenn eine beginnende Stoffwechselentgleisung, ein Vorkrebsstadium oder bereits ein Tumor besteht, kommt es je nach der Schwere der Krankheit zur mehr oder minder deutlichen Rotfärbung der Lösung. Dieser einfache Test erlaubt eine recht zuverlässige Diagnose und sollte deshalb eigentlich ganz selbstverständlich im Rahmen der jährlichen Krebsfrüherkennungsuntersuchungen ergänzend eingesetzt werden, wenn kein Tumor nachweisbar ist. Leider wendet die Schulmedizin den Test noch nicht an, weil sie ja davon ausgeht, daß

Krebs erst mit einem Tumor beginnt. Deshalb kann der Patient den CCR-Harntest nur auf eigene Kosten bei einem biologisch orientierten Arzt oder Heilpraktiker durchführen lassen.

Anthroposophische Krebstests

Zur Frühdiagnose bereits bestehender Geschwülste, die bei den Routineuntersuchungen oft noch nicht erkannt werden, eignen sich auch zwei Tests, die von anthroposophischen Ärzten entwickelt wurden. (Die anthroposophische Medizin ist eine Sonderform der Biomedizin, die auf den Lehren Rudolf Steiners beruht, insbesondere das geistige Prinzip des Lebens sehr stark in den Vordergrund stellt.) Diese Krebstests werden als „Kupferchlorid-Kristallisation nach Dr. Pfeiffer" und „Kaelin-Bluttest" bezeichnet. Sie zeichnen sich ebenfalls durch Zuverlässigkeit und Unschädlichkeit aus.

Auskünfte über die „Kupferchlorid-Kristallisation" erteilen folgende Stellen: Dr. med. A. Selawry, Degerlocher Str. 9, D-7000 Stuttgart-Sonnenberg (für die Bundesrepublik) und Chemisch-Biologisches Laboratorium – Goetheanum –, CH-4148 Dornach (für die Schweiz und Österreich).

Kontaktadressen für weitere Informationen über den „Kaelin-Bluttest": Laboratorium Dr. Weißenborn, Uferstr. 63, D-7070 Schwäbisch-Gmünd, und Laboratorium Dr. med. Faber, Goethestr. 42, D-6300 Gießen (beide für die Bundesrepublik); Verein für Krebsforschung –

Labor für Kaelin-Teste –, CH-4144 Arlesheim (für die Schweiz und Österreich).

Über diese Adressen erhält der interessierte Leser auch die Anschriften von Therapeuten, die mit den beiden Testmethoden arbeiten.

Iris-(Augen-)Diagnose

Veränderungen an der Regenbogenhaut (Iris) des Auges können frühzeitig Hinweise auf krebsige Veränderungen im Organismus geben. Die Irisdiagnose verlangt aber viel Erfahrung des Therapeuten und muß durch zusätzliche, gezielte Untersuchungen abgesichert werden. Unter diesen Voraussetzungen kann sie im Rahmen der biologischen Krebsfrühdiagnose als eine Art „Suchtest" nach klinisch noch nicht nachweisbaren Veränderungen eine wichtige Rolle spielen.

Veränderungen der Handlinien

Die Kunst, Erkrankungen aus Veränderungen der Handlinien zu erkennen, wird als Chirologie bezeichnet. Sie gilt bei den meisten Medizinern als okkultes Außenseiterverfahren. Untersuchungen aus neuerer Zeit warnen aber vor dieser pauschalen Verurteilung. Sogar Schulmediziner, die sich frei von Vorurteilen mit der Chirologie befaßten, mußten erkennen, daß sie im Einzelfall mit zur Früherkennung von Krankheiten beitragen kann. Besonders Professor Dr. Fellinger, Vorstand der

2. Wiener Universitätsklinik, und der deutsche Arzt Dr. C. W. Nürnberger haben sich durch ihre Forschungsarbeiten über die Handlesekunst verdient gemacht.

Nach den bisherigen Erkenntnissen scheint sich Krebs sehr früh – lange vor dem Auftreten erster Krebsgeschwülste – durch eine Art Insel in der Lebenslinie des Betroffenen bemerkbar zu machen, die der erfahrene Fachmann deuten kann. Ausführliche, naturwissenschaftlich fundierte Informationen über die moderne Chirologie, die nichts mit der Weissagung der Zukunft aus den Handlinien zu tun hat, enthält das Buch „Medizinisch-wissenschaftliche Diagnose aus der Hand" von Dr. C. W. Nürnberger, Arkana-Verlag Heidelberg.

Ganzheitsmedizinische Krebsfrüherkennung will sich nicht darauf beschränken, bestehende Tumoren so früh wie möglich zu diagnostizieren. Die meisten ihrer Diagnosemethoden zielen vielmehr auf die rechtzeitige Diagnose beginnender Stoffwechselveränderungen, aus denen später einmal ein Tumor hervorgehen kann. Dadurch ermöglicht sie bei positivem Befund noch eine echte Vorsorge, die das Auftreten der akuten Krankheit verhindert. Aus diesem Grund sollten die Früherkennungsmaßnahmen im Rahmen des offiziellen Krebsvorsorgeprogramms endlich den ihnen gebührenden Platz erhalten – und sei es auch nur, um die üblichen Routineuntersuchungen abzusichern.

Die biologische Krebstherapie

Viele Krebskranke finden erst dann den Weg zum biologisch orientierten Arzt oder Heilpraktiker, wenn sie „austherapiert", also von der Schulmedizin abgeschrieben sind. In diesem letzten Stadium der Krebskrankheit mit Tochtergeschwülsten (Metastasen) und stark geschwächtem Allgemeinzustand, dem meist auch eine verständliche seelische Reaktion auf die Hoffnungslosigkeit entspricht, fällt es natürlich auch der Biomedizin schwer, noch wirksam zu helfen. „Wunder" darf man von ihr keinesfalls erwarten.

Allerdings gibt es auch genügend Beispiele dafür, daß ganzheitsmedizinische Krebstherapie selbst dann noch zufriedenstellend wirkt – manchmal sogar heilt –, wenn die Lebenserwartung aus schulmedizinischer Sicht nur noch einige Wochen beträgt. Das erklärt sich in erster Linie daraus, daß naturgemäße Krebsmedizin sich nicht nur gegen die örtliche Krebskrankheit wendet, sondern vor allem versucht, die Körperfunktionen zu normalisieren, die Abwehr zu steigern und das Allgemeinbefinden zu kräftigen, damit der Organismus seine natürlichen Abwehrsysteme gegen Krebs auch wieder voll einsetzen kann. Die Natur hat uns mit so wirksamen Abwehrkräften ausgestattet, daß wir normalerweise auch gegen Krebs gute Chancen haben.

Natürlich sollte der Krebskranke es nicht so weit kommen lassen, daß er erst im Endstadium mit der biomedizinischen Behandlung beginnt. Durch die schulmedizinische Therapie, vor allem radioaktive Bestrahlungen und zellwachstumshemmende Arzneimittel, wird seine Abwehr nämlich oft so stark geschädigt, daß die Ganzheitsmedizin nicht mehr viel ausrichten kann. Deshalb sollte biologische Krebsbehandlung unmittelbar nach der Diagnose beginnen, gleichgültig, ob zusätzlich Operationen, im Einzelfall auch Strahlen- oder Chemotherapie, durchgeführt werden. Deren Risiken können durch ergänzende biologische Therapie meist in Grenzen gehalten werden. Der biologisch orientierte Therapeut wird stets individuell entscheiden, ob sein Patient schulmedizinische Behandlung benötigt oder allein durch biologische Krebstherapie zu heilen ist.

Biologische Krebstherapie basiert immer auf der Krebsdiät, über die wir im Kapitel über Ernährung (s. S. 329) ausführlich berichtet haben. Ohne das stark wirksame Arzneimittel Diät, das stets individuell vom Fachmann verordnet werden muß, bleibt die Behandlung Stückwerk mit entsprechend geringeren Aussichten auf Erfolg. Auch die Wirksamkeit schulmedizinischer Krebstherapie wird durch Diät verbessert und in ihren Nebenwirkungen gebremst.

Mit den wichtigsten anderen biomedizinischen Krebstherapiemethoden neben der Krebsdiät wollen wir uns nun befassen.

Heilpflanzen gegen Krebs

Eine hervorragende Rolle in der biologischen Krebstherapie spielen Mistel und rote Bete.

Die krebsfeindliche Wirkung der Mistel konnte in zahlreichen klinischen Versuchen immer wieder bestätigt werden. Wirkung darf man allerdings nur von der Injektion durch den Therapeuten erwarten, durch den Mund eingenommen hilft sie bei Krebs nicht.

Schulmedizinisch betrachtet hemmt die Mistel Krebszellen, vergleichbar den chemischen Arzneimitteln mit zellwachstumshemmender Wirkung. Die Mistel schadet aber weder den gesunden Zellen noch schwächt sie die Körperabwehr, wie das von der Chemotherapie zu erwarten ist. Sie kann sogar die Verträglichkeit der chemischen Krebsmittel oder der Strahlentherapie verbessern. Zugleich verringert die Mistel das Risiko von Metastasen, lindert die Schmerzen, verbessert Allgemeinbefinden, Appetit und Stimmungslage.

Das derzeit führende Mistel-Krebsmittel „Iscador" wird nach den Vorschriften des Anthroposophen Rudolf Steiner in unterschiedlichen Stärken zur individuellen Therapie angeboten. Im Sinne Steiners kommt diesen Zubereitungen nicht nur die oben beschriebene medizinische Wirkung zu, zugleich stellen sie auch die gestörte Harmonie zwischen Organismus insgesamt und den Zellen wieder her.

Ähnliche Bedeutung wie der Mistel kommt auch den roten Beten (Randen) zu. Sie enthalten als Hauptwirkstoff einen roten Farbstoff mit krebshemmender Wirkung. Chemisch rein verabreicht, wirkt er aber nicht ausreichend, erst im natürlichen Verbund mit den zahlreichen anderen Inhaltsstoffen der roten Bete kann er seine optimale Wirkung entfalten.

Die Einnahme ausreichender Tagesdosen roter Bete kann problematisch werden, da man im Durchschnitt 3mal 1/4 l benötigt. Für Krebskranke bedeutet das oft eine erhebliche Flüssigkeitsbelastung. Deshalb wurden verschiedene Rote-Bete-Konzentrate entwickelt. Besonders hervorzuheben ist das Arzneimittel „Anthozym Petrasch", das entsprechend den Erkenntnissen des Berliner Krebsforschers Dr. Dr. Seeger noch rechtsdrehende Milchsäure, Vitamin C, Eisen, Kalzium und Magnesium enthält. Die Tagesdosis beträgt je nach Verordnung 60–100 ml.

Auch zur Vorbeugung können rote Beten empfohlen werden. Wenn man nicht ein Konzentrat vorzieht, müssen Säfte und ähnliche Zubereitungen unbedingt aus biologischem Anbau stammen, sonst werden die Wirkungen oft durch Schadstoffe wieder teilweise zunichte gemacht.

Thymus- und Zellgewebstherapie

Beide Heilverfahren gewinnen wegen ihrer abwehrsteigernden Wirkung seit einiger Zeit zunehmend Bedeutung in der biomedizinischen Krebstherapie.

Extrakte aus der Thymus-(Brust-)drüse aktivieren vor allem das retikulo-endotheliale System (RES), zu dem bestimmte Zellen der Lymphknoten, Leber, Milz und des Knochenmarks gehören. In der Abwehr spielt dieses System eine zentrale Rolle. Thymusinjektionen bewähren sich bei Krebs sehr gut, Thymusdragees (zum Beispiel „Zellmedin Thymus 200" aus der Apotheke) empfehlen sich auch zur Krebsvorbeugung, vor und nach Operationen sowie zur Verminderung von Strahlenschäden.

Abwehrsteigernde Zellgewebsinjektionen enthalten vor allem Bindegewebszellen und lymphatisches Gewebe. Da die Krebsabwehr in erster Linie von den Funktionen des Bindegewebes und Lymphsystems abhängig ist, erzielt man durch diese Therapie selbst im Endstadium des Krebses oft noch eine längere Zeit anhaltende Besserung. Strahlenschäden können in Grenzen gehalten werden, bei rechtzeitiger Anwendung gelingt es sogar, Tumoren und Tochtergeschwülste vollständig zurückzubilden. Die Therapie muß in jedem Fall individuell vom Fachmann durchgeführt werden.

Homöopathische Krebstherapie

Die Homöopathie leistet oft einen hervorragenden Beitrag in der Krebstherapie. Unter anderem verwendet sie Organ- und Thymusextrakte in homöopathischer Potenzierung und Heilpflanzen, vor allem die Mistel.

Speziell zur Steigerung der Körperabwehr werden homöopathische Mittel mit Wirkung auf das Lymphsystem verabreicht. Sie eignen sich sehr gut zur vor- und nachoperativen Behandlung, Vorbeugung von Strahlenschäden,

ergänzend bei Chemotherapie, schließlich auch noch zur Vermeidung von Lymphstauungen mit Schwellungen, wie man sie vor allem nach operativer Entfernung der weiblichen Brust beobachtet.

Als sehr wirksame Hilfe erwiesen sich oft die Nosoden nach Dr. Reckeweg. Im Rahmen der Nosodentherapie werden Karzinom-Nosoden (vorbehandelte abgestorbene Krebszellen in homöopathischer Zubereitung) in Lymphdrüsenregionen injiziert. Aus dem Kontakt mit den Nosoden „lernen" die Abwehrsysteme, gegen welche lebenden Krebszellen sie sich zu richten haben. Auch im Krebsvorstadium kann die Nosodentherapie durchgeführt werden und verhindern, daß es überhaupt zu einem Tumor kommt.

Zusätzlich kennt die Homöopathie noch verschiedene ergänzende Mittel, die allgemein kräftigend, abwehrsteigernd, stoffwechsel- und zellatmungsnormalisierend wirken.

Homöopathische Krebs- und Ergänzungstherapie bleibt immer der individuellen Verordnung durch den Fachmann vorbehalten. Sie verträgt sich mit allen anderen biologischen und schulmedizinischen Therapiemethoden.

Hefezellen und Enzymtherapie

Hefejungzellen bewähren sich gut zur Normalisierung entgleister Stoffwechselfunktionen und zur Stärkung der Abwehr. Sie werden in flüssiger Form unter der Bezeichnung „Zell Oxygen" in Apotheken und Reformhäusern vertrieben.

Klinische Untersuchungen mit Zell Oxygen beweisen, daß die Hefezellen den abnormen Gärungsstoffwechsel der Krebszellen normalisieren, die Entgiftung des Körpers erhöhen und über bestimmte Bindegewebszellen (vor allem im Lymphsystem, Knochenmark und der Milz) die Abwehr stark aktivieren. Gleichzeitig beginnt das Bindegewebe in der Umgebung des Tumors wie ein Keil in diesen hineinzuwachsen, so daß die Geschwulst zerfällt.

Die Wirkung erklärt sich in erster Linie daraus, daß Hefezellen ein winziges Labor darstellen, das alle Stoffwechselvorgänge des lebenden Körpers nachahmt, vor allem auch Enzyme produziert. Deshalb werden entgleiste Stoffwechselvorgänge wieder normalisiert. Der Gehalt an Schwefel und Selen trägt entscheidend mit zur vermehrten Ausscheidung von Giftstoffen bei, die sonst die Selbstheilungskräfte blockieren.

Enzyme können nicht nur mit Hefejungzellen, sondern auch in reiner Form zur Krebstherapie verabreicht werden. Darüber wurde bereits weiter vorne ausführlich berichtet (s. S. 311).

Milchsäure gegen Krebs

Im Gärungsstoffwechsel der Krebszelle entsteht schädliche linksdrehende Milchsäure. Sie kann wenigstens teilweise durch die chemisch etwas andere rechtsdrehende Milchsäure neutralisiert werden. Das begünstigt die Normalisierung des Stoffwechsels und der Entgiftung und stellt auch das gesunde Säure-Basen-Gleichgewicht wieder her, alles wichtige Voraussetzungen für die Heilung.

Milchsäure wird in reiner Form oder zusammen mit anderen biologischen Wirkstoffen zur Vor- und Nachbehandlung von operierten, mit Bestrahlungen oder Chemotherapie behandelten Krebskranken verwendet. Die Nebenwirkungen der Schultherapie können dadurch vermindert, die Aussaat von Metastasen nach Operationen verhindert werden.

Auch zur Krebsvorbeugung ist Milchsäure zu empfehlen.

Vitamintherapie

Krebsdiät enthält viel Frischkost mit reichlich Vitalstoffen. Einige Vitamine können nach klinischen Erfahrungen auch in hohen Dosen gezielt gegen Krebs verabreicht werden. Das gilt besonders für Vitamin A und C.

Nach Untersuchungen aus den USA und Indien regt Vitamin A bei bestimmten Krebsformen (Atemwege und Unterleib) die Abwehr so stark an, daß die Tumoren nicht weiter wuchern, sich unter Umständen sogar zurückbilden. Dazu sind extrem hohe Dosen des Vitamins nötig, die wegen möglicher Nebenwirkungen nur vom Therapeuten verabreicht werden dürfen.

Vitamin C, gleichfalls in extremen Dosen von 10–50 g einzunehmen (Tagesbedarf durchschnittlich 0,1–0,3 g), wirkt nach den Erfahrungen des zweifachen amerikanischen Nobelpreisträgers Professor Linus Pauling und des schottischen Arztes Dr. Cameron auch bei fortgeschrittenem Krebs noch gut und kann die Lebenserwartung deutlich verlängern. Im Frühstadium verabreicht, ist sogar völlige Heilung möglich, da Vitamin C die Abwehr aktiviert und die Zellfunktionen normalisiert.

Beide Vitamine wirken nach den praktischen Erfahrungen noch besser, wenn sie zusammen mit Enzymen verabreicht werden.

Neuraltherapie

Die Neuraltherapie (s. S. 357) erklärt Krebs aus Störfeldern, die lebenswichtige Körperfunktionen (vor allem den Stoffwechsel) behindern. Schaltet man sie aus, wird die Blockade aufgehoben, der Stoffwechsel normalisiert sich, und die Abwehr wird aktiviert. Demnach schafft Neuraltherapie oft erst die Voraussetzungen für optimale Wirkung anderer biologischer Krebsmittel. Allein kann sie Krebs aber nicht heilen.

Hervorzuheben ist noch die deutlich schmerzlindernde Wirkung der Neuraltherapie.

Überwärmungsbehandlung

Krebszellen reagieren auf erhöhte Körpertemperatur (39–45 Grad) empfindlicher als gesunde Zellen und können durch künstliches Fieber vernichtet werden. Zugleich regt die Überwärmung die Abwehr an und verbessert die Durchblutung, also auch die Sauerstoffversorgung der Zellen.

Überwärmungstherapie wird heute meist durch Fieberbäder (s. S. 218) oder mit heizbaren Spezialbetten erzeugt. Im allgemeinen werden die Patienten dazu in Narkoseschlaf versetzt und künstlich mit Sauerstoff beatmet. Ergänzt wird die Therapie durch biologische Krebsmittel, manchmal auch durch sehr gering dosierte, aber doch gut wirksame und weitgehend von Nebenwirkungen freie chemische Krebsmittel. Der Bad Nauheimer Arzt Dr. Ollendiek arbeitet an einer Kombination aus Überwärmungstherapie mit einem Impfstoff aus abgetöteten Krebszellen, und der Dresdner Professor Dr. M. von Ardenne versucht, seine Überwärmungs-Sauerstoff-Mehrschritt-Therapie weiter zu vervollständigen.

Das in Europa führende Institut für Überwärmungstherapie gegen Krebs befindet sich in Hamburg in der Elbe-Klinik (zu erreichen unter folgender Adresse: D-2000 Hamburg 52, Elbchaussee 332).

Impfung gegen Krebs

Unser Körper kann Krebszellen erkennen und – ähnlich wie gegen Krankheitserreger bei einer Infektionskrankheit – Abwehrstoffe dagegen entwickeln. Es liegt also nahe, eine gezielte Impfung gegen Krebs zu entwickeln. Sie soll durch Injektion frisch herausoperierter Tumorzellen, die entsprechend verarbeitet werden, die Produktion von Abwehrstoffen gegen den Tumor gezielt anregen.

Noch stecken die Forschungen dazu in den Kinderschuhen. Erste Erfolge erzielte der amerikanische Krebsspezialist Dr. Humphrey. Nach seiner Methode arbeitet inzwischen auch das Revita-Sanatorium in D-3422 Bad Lauterberg/Harz.

Professor Dr. Humphrey konnte durch seine Impfserien, die im allgemeinen 2 Monate lang einmal wöchentlich, danach im Abstand von 3 Monaten mindestens noch 2 Jahre lang durchgeführt werden müssen, vor allem bei Brustkrebs und Melanomen (Hautkrebsform) gute Ergebnisse erzielen. Zur Zeit arbeitet er an einer Impfung gegen Dickdarmkrebs, im weiteren Verlauf seiner Forschungen will er gegen alle Krebsformen spezielle Impfungen entwickeln.

Die Impfung eignet sich nicht für alle Krebspatienten. Darüber entscheidet der Therapeut nach einem Bluttest. Chirurg und nachbehandelnder Therapeut müssen eng zusammenarbeiten, damit die Impfung so rasch wie möglich nach der Operation beginnen kann. Sie hilft dem Körper vor allem, die bei der Operation immer im Körper verbleibenden Krebszellen oder Tochtergeschwülste aus eigener Kraft zu überwinden. Das ist deshalb besonders wichtig, weil die meisten Krebskranken nicht am Ersttumor, sondern an den Metastasen sterben.

Professor Humphreys Krebsimpfung gehört zu den vielversprechenden biologischen Krebsmitteln der Zukunft, das eine entscheidende Rolle bei der Lösung des Krebsproblems spielen kann.

Seelische Betreuung Krebskranker

Psychische Hilfen für Krebskranke gehören immer noch zu den Ausnahmen in der Therapie. Dabei geht es in der Krebsbehandlung doch ganz entscheidend darum, den Patienten zur aktiven Mitarbeit zu motivieren, seinen Lebenswillen zu wecken und der Angst zu begegnen, die mit der Diagnose Krebs fast immer auftritt.

Darüber hinaus müssen im Einzelfall gezielt die weiter vorne bei der Krebsentstehung beschriebenen seelischen Krebsfaktoren beseitigt werden, insbesondere durch Maßnahmen wie Gruppen-, Familien- und Verhaltenstherapie.

In vielen größeren Städten bilden sich heute Selbsthilfegruppen Krebskranker, die durch den gruppentherapeutischen Effekt ihrer Treffen wertvolle Arbeit zur flankierenden psychischen Krebstherapie leisten. Wer in seiner Nähe noch keine solche Gruppe findet, sollte nicht zögern, durch Inserate und andere Initiativen selbst eine zu gründen. Vielleicht wird das dann zum letzten Schritt zur Heilung.

Darüber hinaus sollten Krebskranke autogenes Training oder eine ähnliche Entspannungs- und Selbstbeeinflussungstechnik erlernen, um die seelischen Kräfte gezielt mit zur Heilung einsetzen zu können.

Am Ende dieser Übersicht der wichtigsten biomedizinischen Krebsheilverfahren erhebt sich die Frage, weshalb alle diese bewährten

Heilmethoden nicht auch in der Schulmedizin genutzt werden.

In erster Linie stehen dem die Vorurteile der Medizin gegen alles entgegen, was noch nicht in allen Einzelheiten wissenschaftlich exakt erklärt werden kann. Seit die Schulmedizin praktische Erfahrungen nicht mehr gebührend beachtet, weil sie sich als naturwissenschaftliche Disziplin versteht und exakte Erklärungen verlangt, ehe sie ein Heilverfahren akzeptiert, entfernt sie sich immer weiter von den Voraussetzungen jeder auf Dauer erfolgreichen Therapie: den Selbstheilungsregulationen des Körpers. Sie wird zunehmend zur „Reparatur- und Ersatzteilmedizin", die der eigentlichen Krankheitsursachen immer weniger Herr werden kann.

Solange hier kein Umdenk- und Umlernprozeß einsetzt, den man seit einigen Jahren ansatzweise erkennen kann, werden immer noch zahlreiche Krebskranke unnötig sterben, geopfert auf dem „Altar der Wissenschaftlichkeit", die nicht akzeptiert, was sie nicht zu erklären vermag. Dem kann der informierte Patient bisher nur selbst begegnen, indem er sich dem biologisch orientierten Arzt oder Heilpraktiker anvertraut.

Krebsbehandlung der Schulmedizin

Im Vordergrund der schulmäßigen Krebstherapie stehen nach wie vor (wenn auch im Lauf der Zeit in Teilbereichen entscheidend verbessert) die klassischen Methoden „Stahl und Strahl", also Operation und Bestrahlung. Sie werden heute meist durch chemische Arzneimittel (Zystotatika) ergänzt, die das hemmungslose Wachstum der Krebszellen bremsen.

Grundsätzlich lehnt die Biomedizin die operative Entfernung örtlicher Tumoren nicht ab. Sie verfällt aber nicht dem oft verhängnisvollen Irrtum, die erfolgreiche Operation mit Heilung gleichzusetzen. Der chirurgische Eingriff kann nur das örtliche Symptom beseitigen, während Abwehrschwäche und Stoffwechselentgleisung fortbestehen. Deshalb kann es häufig nach Jahren zu Rückfällen kommen, die dann meist tödlich enden. Dem beugt die biologische Nachbehandlung des operierten Krebskranken vor.

Ohnehin sterben die meisten Krebspatienten nicht am Ersttumor, sondern an den Metastasen. Diese Tochtergeschwülste entstehen, weil Krebszellen mit Blut und Lymphe im Körper verteilt werden. Ohne ausreichende Abwehr entwickeln sie sich rasch zu neuen Krebstumoren.

Klinische Erfahrungen legen den Verdacht nahe, daß die unvermeidlichen Manipulationen an der Geschwulst bei Untersuchungen und Operationen das Risiko der Aussaat von Metastasen deutlich erhöhen. Auch aus diesem Grund ist es sehr wichtig, vor und nach der Operation für Aktivierung der Abwehr zu sorgen, damit die Operation nicht zum Todesurteil für den Kranken wird. Zwar gibt es verschiedene Vorsichtsmaßnahmen bei der Operation, um der Verteilung von Krebszellen vorzubeugen, sie werden aber noch viel zu selten konsequent genutzt.

Bestrahlungen werden von der Biomedizin bei Krebs grundsätzlich abgelehnt. Der schon mehrfach zitierte Berliner Krebsforscher Dr. Dr. Seeger berichtet zum Beispiel, daß er in 2 Jahren 14 Krebspatientinnen verlor, die operiert und nachbestrahlt wurden, während eine, die Operation und Bestrahlung verweigerte, noch 9 Jahre lebte. Auch andere namhafte Krebsforscher des In- und Auslands stehen der Strahlentherapie mit großer Skepsis gegenüber. Es gibt eben keine wirklich unschädliche Strahlendosis. Zwar reagieren Krebszellen auf Strahlung empfindlicher als gesundes Gewebe, eine Schädigung gesunder Zellen läßt sich heute aber noch nicht vermeiden.

Aus diesem Grund arbeitet man fieberhaft an der Entwicklung schonender Bestrahlungstechniken. So werden zum Teil kurzlebige Atomteilchen (Pi-Mesonen) verwendet, die einzelne Atome im Tumor förmlich explodieren lassen, oder mit radioaktivem Material bestückte Nadeln direkt in den Tumor gesteckt, um die gesunde Umgebung zu schonen.

In Zukunft sind auf diesem Gebiet sicher noch weitere Fortschritte zu erwarten. Wenn es erst einmal gelingt, die Strahlenwirkung zuverlässig auf den Tumor zu begrenzen, kann diese Therapie vielleicht auch in der Biomedizin wieder diskutiert werden. Vorerst bildet sie aber noch ein kaum zu rechtfertigendes Risiko, weil die Körperabwehr durch Bestrahlungen stark geschwächt wird.

Wenn sich Bestrahlungen im Einzelfall tatsächlich nicht vermeiden lassen, darf man davon ebensowenig wie von der erfolgreichen Operation Heilung erwarten. In jedem Fall muß die ganzheitliche Krebstherapie dafür sorgen, daß die krebsfördernde Stoffwechsellage und Abwehrschwäche beseitigt und die Schädlichkeit der Bestrahlung vermindert wird.

Die dritte Säule schulmedizinischer Krebstherapie, die Verabreichung stark wirksamer chemischer Arzneimittel mit zellwachstumshemmender Wirkung, wird ähnlich ungünstig beurteilt. Viele Krebskranke, die eine solche Therapie ablehnten, lebten länger als jene, deren Abwehr durch die Chemotherapie vollends gelähmt wurde. Zytostatika greifen auch gesunde Zellen und vor allem das für die Abwehr sehr wichtige Blutbildungssystem an. Zwar arbeitet man auch hier an Verbesserungen, die aber nur in kleinen Schritten gelingen und bisher nicht befriedigen können. Wenn Chemotherapie im Einzelfall trotzdem einmal durchgeführt wird, dann immer nur zusammen mit biologischer Krebsbehandlung, die Schäden in Grenzen hält.

Die schulmedizinische Krebstherapie kann also relativ wenig zur vollständigen Ausheilung der Krebskrankheit beitragen. Ihre Domäne bleibt die Beseitigung des örtlichen Tumors durch Operation, die Krebsursachen dagegen kann nur die Biomedizin beseitigen.

Krebs muß nicht tödlich sein. Vorbeugung durch gesunde Vollwertkost und vernünftige Lebensführung hilft, viele Ursachen zu vermeiden. Durch Frühdiagnose der ersten Stoffwechselveränderungen wird es möglich, Tumoren noch zu vermeiden. Früherkennung bereits bestehender Tumoren bessert die Aussichten auf vollständige Heilung, wenn sich die Therapie nicht nur auf die Beseitigung des lokalen Tumors beschränkt. Aber selbst in fortgeschrittenen Fällen kann die Kombination verschiedener biomedizinischer Therapien noch lindern oder sogar heilen. Schulmedizin und Ganzheitsmedizin sollten gerade in der Krebstherapie endlich die Gräben überbrücken, die sie heute noch in zwei fast feindliche Lager spalten, dann kann das Krebsproblem gemeinsam schneller gelöst werden.

Störungen der Wärmeregulation

Während die Körpertemperatur der Kaltblütler von den Temperaturverhältnissen der Umwelt abhängt, halten die Warmblütler, zu denen auch der Mensch gehört, durch Stoffwechselprozesse ihre Körpertemperatur auf annähernd gleichem Niveau. Bei der Verbrennung in den Körperzellen (Oxydation) entsteht ein Elektronenstrom, dessen Energie gewöhnlich zur Überwärmung des Körpers führen müßte. Durch Enzyme, die in der Atmungskette in bestimmter Reihenfolge angeordnet sind, wird dieser Elektronenstrom so beeinflußt, daß nur der zur Erhaltung der konstanten Körpertemperatur von 36–37 Grad notwendige Energieanteil entkoppelt wird, während der übrige Teil der Energie an Phosphorsäuren gekoppelt wird.

Diese energiereichen Phosphorsäuren lagern sich in drei Stufen an den Energieträger Adenosin an:

1 Phosphorsäureteilchen = Adenosinmonophosphorsäure (AMP)

2 Phosphorsäureteilchen = Adenosindiphosphorsäure (ADP)

3 Phosphorsäureteilchen = Adenosintriphosphorsäure (ATP)

Bei Bedarf kann diese Verbindung jederzeit wieder gespalten werden, wobei Energie freigesetzt wird. ATP ist der wichtigste Energieträger, ohne den Leben unmöglich ist.

Koppelung und Entkoppelung werden in der Regel hormonell durch Wärmezentren im Groß- und Zwischenhirn gesteuert. Informationen über die Körperwärme und die Temperaturen der Außenwelt beziehen die Wärmezentren durch das Blut und den Temperatursinn der Haut.

Stoffwechselvorgänge sind nicht die einzige Möglichkeit, die Körpertemperatur zu beeinflussen. Die menschliche Haut kann 1/5 der gesamten Blutmenge aufnehmen, wenn ihre Hautgefäße sich erweitern, um durch die Verdunstungskälte des Schweißes abzukühlen. Deshalb gerät man bei körperlichen Anstrengungen ins Schwitzen, die entstehende Wärme muß abgeleitet werden. Bei Verengung der Hautgefäße dagegen wird vermieden, daß das Blut an der Körperoberfläche zu stark abkühlt. Schließlich kann durch Muskelzittern (Schüttelfrost) Wärme erzeugt werden, da bei jeder Muskelaktivität Wärme entsteht.

Störungen der Wärmeregulation sind Fieber und Hitzschlag, während der Sonnenstich durch Einwirkung von Sonnenstrahlen auf das Gehirn entsteht und hier nur der Vollständigkeit halber mit abgehandelt wird.

Fieber
(Febris, Pyrexie)

Fieber ist Ausdruck einer Stoffwechselentgleisung, bei der die Energie aus der Verstoffwechselung der Nahrung nicht in energiereiche chemische Verbindungen überführt, sondern als Wärme abgegeben wird. Bakteriengifte und die gegen sie produzierten Abwehrstoffe, Schilddrüsenüberfunktion, Verletzungen am Hirnstamm und manche körpereigenen Stoffe lösen diese Entkoppelung aus.

Fieber kann ein nützlicher Abwehrmechanismus sein, weil die Erhöhung der Körpertemperatur die Abwehrsysteme anregt und manche Erreger empfindlicher gegen Abwehrstoffe und Arzneimittel macht. In solchen Fällen darf Fieber nur bekämpft werden, wenn es durch seine Höhe oder Dauer den Organismus zu stark belastet.

Fieber geht einher mit beschleunigtem Herzschlag, oft auch mit Schüttelfrost. Unterschieden wird mäßiges Fieber bis 38,5 Grad, hohes Fieber bis 40,5 Grad und sehr hohes Fieber bis 42 Grad. Fieber über 42 Grad (Hyperpyrexie) ist nur für kurze Zeit ertragbar. Die Entfieberung kann rasch als „Krisis" oder allmählich als „Lysis" erfolgen. Nach dem Verlauf unterscheidet man beständiges, zeitweiliges, unterbrochenes und regelmäßig wiederkehrendes Fieber.

Bei stärkerer Beeinträchtigung des Allgemeinbefindens, unklarer Begleitsymptomatik oder bedenklich hohem Fieber sollte frühzeitig der Arzt zugezogen werden, damit keine beginnende schwere Infektionskrankheit übersehen wird.

Patienten mit Fieber müssen Bettruhe einhalten und sollten zur Entlastung des Stoffwechsels nur Obst und Säfte zu sich nehmen. Fieberpatienten mit Schüttelfrost sollten durch ein ansteigendes Halbbad (35–40 Grad) und Trockenpackung mit Wärmflaschen nach dem Bad (etwa 2 Stunden Dauer) behandelt werden. Das Schwitzen wird durch Holunder- und Lindenblütentee unterstützt. Nach der Schwitzpackung nimmt man eine kühle Abwaschung (20–22 Grad) vor und läßt im Bett abdünsten. Auch Heublumenhemden und Ganzwickel sind beim Frösteln angezeigt.

Patienten ohne Schüttelfrost behandelt man durch Ganzwaschungen mit Essigwasser (20%ig, etwa 20 Grad) und läßt im Bett nachdünsten. Auch Wadenwickel und Weidenrindenabkochungen oder Aspirin sind zur Selbsthilfe erlaubt. Andere Arzneimittel zur Fiebersenkung darf nur der Arzt verabreichen, da sie bei unsachgemäßer Anwendung die Heilung verzögern und Blut und Nieren schädigen können.

Hitzschlag

Bei feuchter heißer Witterung, häufig begünstigt durch körperliche Anstrengung oder ungünstige Kleidung, kann der Organismus in seiner Fähigkeit zum Schwitzen behindert werden, so daß ein Wärmestau im Körper entsteht. Zunächst laufen die Betroffenen im Gesicht blaurot an, Übelkeit, starke Kopfschmerzen und unsicherer Gang kommen hinzu. Unbehandelt stellt das überhitzte Gehirn seine Funktionen völlig ein, der Patient stürzt bewußtlos zu Boden.

Der Bewußtlosigkeit kann man vorbeugen, indem man bei den ersten Anzeichen den Patienten in den Schatten bringt und für Abkühlung sorgt. Auch der bewußtlose Patient wird an schattiger Stelle gelagert, sein Oberkörper entkleidet und mit Wasser bespritzt. Durch Luftfächeln mit einem Tuch sorgt man für Verdunstung des Wassers. Kalte Aufschläge auf Kopf, Brust und Leib dienen der Nachbehandlung. Der Arzt sollte gerufen werden. Der Patient muß bis zu seinem Eintreffen ruhig liegen bleiben, auch wenn er meint, sich wieder kräftig genug zum Umhergehen zu fühlen. Mit ärztlicher Erlaubnis kann bei Bedarf ein kühles Fußbad angewendet werden.

Sonnenstich
(Insolation)

Wenn die hochstehende Sonne auf den unbedeckten Kopf scheint, stellt sich – manchmal erst nach Stunden (bis zu 12 Stunden danach) – durch noch nicht geklärte Einwirkung der Sonnenstrahlen auf das Gehirn der Sonnenstich ein.

Insolation beginnt meist plötzlich mit hohem Fieber, Schüttelfrost, starken Kopfschmerzen, Genickstarre durch Hirnhautreizung und Durchfall. Lebensfährlich wird der Sonnenstich, wenn Blutungen in der Gehirnrinde auftreten, zu erkennen an Krämpfen, Lähmungen und Bewußtseinsstörungen. In solchen Fällen muß umgehend der Arzt verständigt werden, den man aber auch in leichten Fällen zuziehen soll.

Die Patienten werden zunächst an einen kühlen Ort gebracht und wie beim Hitzschlag mit Wasser besprengt. Starker Kaffee und Rizinusöl wirken meist rasch und gut. Zur Ableitung vom Kopf eignen sich Armbäder, Arm-, Kurz-, Lenden-, Bein-, Waden- und Fußwickel, nasse Socken, Tau- und Wassertreten sowie Barfußlaufen.

Beste Vorbeugungsmaßnahme: Nie ohne Kopfbedeckung in die pralle Sonne gehen!

Nervöse und psychische Störungen

Die in der Medizin übliche Einteilung des Nervensystems in verschiedene Abschnitte ist notwendig, weil Unterschiede im Aufbau und in der Arbeitsweise nur durch eine solche Gliederung verständlich gemacht werden können. Natürlich arbeiten die einzelnen Teile zusammen, ergänzen sich und bilden eine große organische Einheit.

Das *zentrale Nervensystem* besteht bei den Wirbeltieren, zu denen auch der Mensch gehört, aus Gehirn und Rückenmark. Zentralorgan dieses Nervensystems ist das *Gehirn.* Seine Hauptmasse bilden die *Großhirnhalbkugeln* mit je einem Stirn-, Scheitel-, Schläfen- und Hinterhauptslappen. Der Rest des Gehirns (Hirnstamm) besteht aus dem an die Halbkugeln anschließenden *Zwischenhirn,* dem *Mittelhirn,* der Brücke zwischen Hirn und Rückenmark und dem *verlängerten Mark,* das sich unmittelbar ins *Rückenmark* fortsetzt. Das Gehirn schwimmt in einem von den Hirnhäuten gebildeten, von der knöchernen Schädelhöhle geschützten Hohlraum in der *Hirnflüssigkeit* (Liquor). Durch unzählige Furchen und Windungen wird die Großhirnrinde stark vergrößert. Dies ist von Bedeutung, weil ihre graue Substanz Milliarden von Nervenzellen als Träger der Hirnfunktionen enthält, im Hirnmark dagegen, der weißen Substanz, verlaufen die unzähligen Fasern, die sich zu Nervenbahnen vereinigen. Hirnzellen sind im weißen Mark nicht nachweisbar. Unterschieden werden 3 Arten von Fasern im Hirnmark:

- Projektionsfasern, die auf- und absteigend Hirnrinde und Hirnstamm oder Rückenmark verbinden;
- Kommissurenfasern, welche die Verbindung zwischen den beiden Großhirnhalbkugeln herstellen;
- Assoziationsfasern, die verschiedene Rindengebiete einer Großhirnhalbkugel miteinander verbinden.

Das Kleinhirn liegt, durch die Hirnhaut vom Großhirn getrennt, in der hinteren Schädelgrube. Anatomisch unterscheidet man 2 Kleinhirnhalbkugeln und den Kleinhirnwurm. Zwischen Klein- und Großhirn bestehen zahlreiche Faserverbindungen, die vor allem das Gleichgewicht und die Feinabstimmung der Bewegung regulieren, außerdem wird die nervöse Grundspannung wesentlich vom Kleinhirn beeinflußt.

Die Nerven des verlängerten Marks setzen sich ohne Unterbrechung ins *Rückenmark* fort. Wie beim Gehirn unterscheiden wir auch am Rückenmark graue und weiße Substanz. Die graue Rückenmarkssubstanz, die schmetterlingsähnlich angeordnet ist, enthält die Rückenmarkszellen, darum herum liegt die weiße Substanz mit den Nervenbahnen.

Wie das Gehirn ist auch das Rückenmark in Häute eingebettet und wird von Flüssigkeit umspült, die der Hirnflüssigkeit gleicht. Die knöcherne Wirbelsäule schützt das Rückenmark. *Bewegungsnerven* ziehen im Rückenmark seitlich vorn nach unten, *Empfindungsnerven* verlaufen im hinteren Abschnitt nach oben. Zahlreiche Querverbindungen gewährleisten die Feinabstimmung von Empfindungen und Bewegungen.

Von jedem Rückenmarksegment gehen Gefühls- und Bewegungsfasern zu jenen Muskelgruppen ab, die entwicklungsgeschichtlich aus dem gleichen Segment hervorgingen (siehe Segmenttherapie). Die Masse des Rückenmarks nimmt nach unten stetig ab, weil immer mehr Fasern durch die Wirbellöcher das Mark verlassen.

Das *periphere Nervensystem* wird aus den *Nervenfasern* gebildet, die Empfindungen von Haut und Muskeln zum Rückenmark leiten und Bewegungsimpulse vom Rückenmark zu Muskeln und Haut übertragen. Ein großer Teil dieser peripheren Fasern gehört zum *vegetativen Nervensystem*.

Jeder Nerv besteht aus vielen dünnen Fasern. Das Neuron entspricht der Zelle anderer Gewebe, unterscheidet sich aber wesentlich von gewöhnlichen Zellen. Nur ein Teil seines Zellplasmas konzentriert sich um den Zellkern, der Rest geht als *Fortsatz* von der Nervenzelle ab. Je nach Zellart gehen ein, zwei oder mehrere Fortsätze von einem Neuron aus. Bei mehreren Fortsätzen erreicht einer – der Neurit – eine Länge bis zu 1 m, wobei er sich auf weite Strecke nicht verzweigt, die anderen Fortsätze dagegen, als Dendriten bezeichnet, sind kurz und verzweigen sich sofort. Neuriten leiten Impulse vom Zellkörper weg, Dendriten leiten sie zum Zellkörper hin.

Das Prinzip des Nervensystems besteht darin, daß immer ein wegleitender Fortsatz einer Nervenzelle mit dem zuleitenden der nächsten Nervenzelle in Verbindung tritt, so daß eine echte Leitungsbahn entsteht. Die Übergangsstelle zwischen den beiden Fortsätzen wird als Synapse bezeichnet.

Die Vielfalt möglicher Reaktionen des Nervensystems beruht darauf, daß die meisten Neuronen Reize von mehreren anderen Neuronen aufnehmen und an mehrere andere Neuronen weiterleiten können. Jede Nervenfaser besteht aus dem erregungsleitenden Achsenzylinder und einer isolierenden Nervenscheide. Die Übertragung von Reizen auf die ausführende Muskulatur erfolgt über die „motorische Endplatte".

Manche Nerven bestehen nur aus Fasern, die zum zentralen Nervensystem hinleiten; sie werden als *afferent* bezeichnet. Nach Art und Quelle der von ihnen geleiteten Reize unterteilt man in „viszerosensible" Fasern, die Reize von den Gefäßen und Eingeweiden leiten, „propriozeptive" Fasern, die Reize von Muskeln und Gelenken übertragen und über Muskelspannung und Gelenkstellung informieren, und „exterozeptive" Fasern, die Sinneseindrücke aus der Umwelt, wie Schmerz, Temperatur, Tastsinneseindrücke oder – als Hirnnerven – Eindrücke der höheren Sinne Gesicht, Gehör, Geschmack, Geruch und Gleichgewicht vermitteln.

Im Gegensatz dazu leiten die *efferenten* Impulse vom zentralen Nervenstem weg und bewirken bestimmte Zustände und Geschehnisse in einem bestimmten Organ. Diese Zustände können willkürlich – zum Beispiel Muskelbewegungen – oder unwillkürlich – zum Beispiel Drüsentätigkeit – erzeugt werden.

Die *Hirnnerven* treten aus dem Hirnstamm oder dem verlängerten Mark aus und versorgen vorwiegend die Organe im Kopf. Hirnnerven sind beispielsweise Seh-, Geruchs-, Gehör-, Gesichts- und Gleichgewichtsnerv. Sie leiten vorwiegend die Eindrücke der höheren Sinne (Gehör, Geruch, Geschmack usw.) zum zentralen Nervensystem. Die insgesamt 12 Hirnnerven werden mit den römischen Zahlzeichen I–XII bezeichnet. Auch der Vagusnerv, ein Teil des vegetativen Nervensystems, gehört zu den Hirnnerven.

Während man das zentrale Nervensystem als „Außenminister" des Körpers bezeichnen könnte, darf das vegetative oder Lebensnervensystem als „Innenminister" gelten. Zusammen mit Hormondrüsen, Elektrolyten und Stoffwechsel bestimmt das Vegetativum das „innere Milieu" des Organismus. Oberste vegetative Zentren liegen im Zwischenhirn, nachgeordnete im verlängerten Mark und Rückenmark, lokale Zentren in den Organen.

Der *Sympathikusnerv* bestimmt den Zustand des ganzen Körpers. Beiderseits entlang der Wirbelsäule verlaufen die sympathischen Grenzstränge, deren Nervenknoten durch Längsfaserzüge miteinander verbunden sind. Von den sympathischen Zentren im Rückenmark selbst ziehen gleichfalls Fasern zum Grenzstrang. Eingeweidenerven versorgen vom Grenzstrang aus die großen Nervengeflechte vor der Hauptschlagader, deren größtes das Sonnengeflecht ist. So werden Eingeweide und ihre Gefäße an den Sympathikus angeschlossen. Andere Fasern ziehen vom Grenzstrang zu den Rückenmarksnerven und gelangen dann zu Drüsen und Muskeln. Die Blutgefäße enthalten in den Wänden Nervengeflechte, die vom Sympathikus beeinflußt werden.

Der *Parasympathikus* entspringt vorwiegend im Hirnstamm und im untersten Teil des Rückenmarks. Er verfügt über keine erkennbaren eigenen Nervenstränge, seine Fasern laufen vielmehr in anderen Nerven mit, vor allem im X. Hirnnerv, dem Vagus. Aus dem Mittelhirn stammende parasympathische Fasern versorgen die Augen. Aus dem verlängerten Mark kommen Fasern, die Tränen- und Speichelabsonderung sowie die Magensäurebildung beeinflussen, die Blutgefäße von Gesicht, Rachen, Herz, Lungen, Magen, Darm und Nieren erweitern, die Zahl der Pulsschläge verlangsamen, den Blutdruck senken und die Bronchien verengen. Vom Kreuzbeinmark versorgen Fasern des Parasympathikus den letzten Darmabschnitt, die Harn- und Geschlechtsorgane.

Der Sympathikusnerv ist in seiner Wirkung vorwiegend auf Energieentladung und abbauende Stoffwechselprozesse ausgerichtet; er vermittelt die Kraftentfaltung (ergotrope Wirkung). Der Organismus wird in erhöhte Reaktionsbereitschaft versetzt, was sich in Erweiterung der Bronchien, Verengung der Blutgefäße, gesteigertem Herzschlag und erhöhtem Blutdruck äußert. Die Sinnesorgane werden aktiviert (Pupillenerweiterung), die Muskelspannung nimmt zu.

Gegenspieler des Sympathikus ist der Parasympathikus, der den Körper auf „Sparflamme" schaltet. Die parasympathische Wirkung ist

trophotrop, das heißt aufbauend, erholend, energiespeichernd. Herzschlag, Blutdruck und Atmung werden reduziert, die Erregbarkeit verringert sich, die Sinnesorgane werden abgeblendet, das Gehirn pausiert weitgehend. Gleichzeitig erhöht sich die Durchblutung der Verdauungsorgane, damit so die Energiereserven aufgefüllt werden können.

Nie ist nur ein einziges dieser beiden Systeme in Funktion, stets wirken beide in einem bestimmten Verhältnis zusammen; selbst im Tiefschlaf wird der Sympathikus nicht völlig ausgeschaltet, selbst in höchster Erregung bleibt der Parasympathikus noch mit wirksam. Ruhe kann im vegetativen System niemals herrschen, da es alle lebenswichtigen Vorgänge im Körper steuert, also auch im Schlaf funktionieren muß. Durch den Willen können wir das vegetative Nervensystem nicht beeinflussen.

Die folgende Tabelle zeigt, wie Sympathikus und Parasympathikus auf die einzelnen Organe wirken:

Organ	Sympathikusreiz	Parasympathikusreiz
Herz	Beschleunigung	Verlangsamung
Herzkranzgefäße	Erweiterung	Verengung
Gefäße allgemein	Verengung	Erweiterung
Bronchien	Erweiterung	Verengung
Speiseröhre	Erschlaffung	Zusammenziehung
Magenbewegung	Hemmung	Anregung
Magendrüsen	Hemmung	Anregung
Dünndarmbewegung	Hemmung	Anregung
Dickdarmbewegung	Hemmung	Anregung
Stoffwechsel	Steigerung der Abbauvorgänge im Körper (Katabolismus)	Steigerung der Aufbauvorgänge im Körper (Anabolismus)

Organ	Sympathikusreiz	Parasympathikusreiz
Bauchspeicheldrüse (Insulinproduktion)	Hemmung	Anregung
Nebennieren	Anregung	Hemmung
Schilddrüsen	Anregung	Hemmung
Harnblase	Harnzurückhaltung	Harnentleerung
Pupillen	Erweiterung	Verengung

Das Nervensystem hat 4 Aufgaben:

Aufnahme und Transport, Verarbeitung und Beantwortung von Reizen.

Die Reizaufnahme erfolgt durch die Sinnesorgane (Augen, Ohren usw.) sowie die Körperchen und Nervenendungen für Temperatur, Schmerz und Tastsinn. Alle diese Rezeptoren dienen als Eintrittspforte von Reizen, die entweder vom Körper selbst oder von der Umwelt ausgehen.

Das System der Nerven leitet die Reize zum Gehirn. Große Teile der Hirnrinde dienen der Reizverarbeitung. Tritt jemand in einen Nagel, dann registrieren die Schmerzrezeptoren im Fuß diesen Reiz. Über Empfindungsbahnen des peripheren Nervensystems gelangt er zum Rückenmark, wird umgeschaltet auf die „Schmerzbahn" und gelangt auf ihr zum Gehirn. Erst jetzt wird der Schmerz empfunden. In ähnlicher Weise gelangen auch andere Reize – etwa Bilder, die das Auge aufnimmt – zum Gehirn und werden dort wahrgenommen. Diese Fähigkeit bezeichnet man als sensorische Funktion.

Im Gehirn werden die Reize nicht nur wahrgenommen, sondern auch beurteilt. Dazu werden auch frühere Erfahrungen, die im Gedächtnis gespeichert wurden, zu Rate gezogen. Die Erfahrung des Kindes, daß eine Flamme Schmerz erzeugt, hält es davon ab, in die Flamme zu greifen, die es später wieder einmal mit den Augen aufnimmt.

Wenn notwendig, werden Reize vom Gehirn zweckmäßig beantwortet. Die Willensimpulse, die zum Beispiel einen Muskel in Bewegung setzen, gehen von der Hirnrinde aus ins Rückenmark, werden auf periphere Nerven umgeschaltet und über die motorische Endplatte auf den Muskel übertragen. Diese Fähigkeit bezeichnet man als die motorische Funktion.

Sensorische und motorische Funktionen müssen zur zweckmäßigen Reizbearbeitung aufeinander abgestimmt sein.

Wenn zum Schutz des Organismus bestimmte Reaktionen blitzschnell ablaufen müssen, dann wird der längere Weg über das Bewußtsein abgekürzt, man reagiert automatisch durch Reflexe. In allen Fällen, in denen Sinneseindrücke unmittelbar bedrohlich sind, erfolgt die Reaktion auf diesem abgekürzten Weg. Wenn jemand einen heißen Gegenstand anfaßt, müßte dies zunächst ans Gehirn gemeldet, in der Körperfühlsphäre beurteilt und die

Reaktion an die motorischen Hirnrindenfelder weitergeleitet werden, ehe die Muskeln den Befehl erhalten, die Hand zurückzuziehen. Der Schaden wird dabei zu groß. Deshalb werden die Impulse der Empfindungsnerven schon im Reflexzentrum des Rückenmarks auf motorische Bahnen umgeschaltet, nicht erst zur Verarbeitung ans Gehirn geleitet. Reflexe hängen vor allem von der Stärke eines Reizes ab. Berühren wir mit dem Fuß einen Nagel, dann hat die Reaktion noch Zeit, treten wir aber mit Wucht hinein, dann läuft blitzschnell der Schutzreflex ab.

Kopfschmerz
(Kephalalgie)

Die Ursachen von Kopfschmerzen sind heute noch nicht sicher bekannt, denn das Gehirn selbst ist völlig schmerzunempfindlich, nur Hirnhäute und Hirngefäße können schmerzen. Lange Zeit vermutete man Hirngefäßkrämpfe als Ursachen; da krampflösende Arzneimittel die Beschwerden aber oft noch verschlimmern, werden inzwischen auch Gefäßerschlaffungen verdächtigt.

Je nach Lokalisation und Dauer der Kopfschmerzen kann man auf verschiedene auslösende Ursachen schließen. Durch nervöse und psychische Faktoren, wie Ärger, Aufregung und ähnliche, entstehen kurzdauernde Anfälle, allgemeines „Schädelbrummen" ist meist die Folge von Erkältung, Grippe und anderen Infektionskrankheiten, tritt aber auch bei Stuhlverstopfung und Alkohol- oder Nikotinkater auf.

Stirn-Nacken-Schmerzen, dazu morgens Schmerzen im Hinterkopf, die nach 1–2 Stunden wieder vergehen, deuten auf Zahnerkrankungen, Nebenhöhlenentzündungen und rheumatische Prozesse im Bereich der Halswirbelsäule hin.

Schmerzen im Hinterkopf und vorn im Schädel mit Brechreiz und Sehstörungen sind die Folge von Bluthochdruck, Arteriosklerose, Nierenleiden, Hirnentzündungen, Hirntumoren oder Hirnreizung durch Fieber.

Hat der Patient das Gefühl, sein Schädel sei mit Flüssigkeit gefüllt, dann liegen Infektionskrankheiten, Sonnenstich oder beginnende Hirnhautentzündungen vor.

Blitzartig auftretende, quälende Schläfenschmerzen werden durch entzündliche Anschwellung der Schläfenarterie (fast immer nur bei Rauchern) hervorgerufen, vom Auge ausstrahlender heftiger Halbseitenkopfschmerz ist oft Warnzeichen des akuten Glaukomanfalls. Beim Verdacht auf Glaukom oder Schläfenarterienentzündung ist sofortige ärztliche Behandlung notwendig.

Kopfschmerzen, die länger als 3 Tage unvermindert anhalten oder sich häufig wiederholen, dürfen nie auf die leichte Schulter genommen werden, sondern sind durch den Arzt entsprechend dem Grundleiden zu behandeln. Selbstbehandlung ist nur in leichten Fällen oder zur Soforthilfe erlaubt. Gegen eines der frei verkäuflichen Kopfschmerzmittel ist nichts einzuwenden, wenn es bei 1 oder 2 Tabletten bleibt. Mißbrauch führt zur Gewöhnung und Dosissteigerung, als Folge drohen chronische Vergiftungen und schwere Nierenschäden, ohne daß die Ursache der Kopfschmerzen behoben wird.

Oft genügt schon eine Tasse Kaffee oder – bei abendlichen Kopfschmerzen – ein Glas Wein oder Bier, eine kühle Kompresse auf Stirn und Nacken, gegen die Unterkühlung der Kopfhaut in der Nacht ein Halstuch oder auch eine Schlafmütze. Autogenes Training wirkt auf längere Sicht in vielen Fällen besser und zuverlässiger als jedes Schmerzmittel, bei seelischen Ursachen kann Psychotherapie notwendig werden.

Zur Ableitung vom Kopf sind Wechselfußbäder, Halb- und Sitzbäder, Knie- und Schenkelguß, Wasser-, Tautreten und Barfußlaufen angezeigt. Zusätzlich wendet man Teemischungen mit Baldrian, Johanniskraut, Melisse, Mistel, Pfefferminze, Rosmarin und Salbei an.

Migräne
(Hemikranie)

Bei Migräneanfällen, die bei Frauen und familiär gehäuft auftreten, sind wahrscheinlich ebenso wie bei Kopfschmerzen Regulationsstörungen der Gefäße eine wesentliche Ursache; hinzu kommen noch nervöse, hormonelle und allergische Vorgänge.

Typische Symptome des Migräneanfalls sind meist einseitige, heftige Schmerzen in Stirn, Schläfen und Augenhöhlen, denen Müdigkeit, Reizbarkeit und Augenflimmern vorausgehen können. Übelkeit, Brechreiz, Licht- und Lärmüberempfindlichkeit, Blässe oder Rötung des Gesichts, manchmal Harnflut, seltener Doppeltsehen und flüchtige Sprachstörungen begleiten den Migräneanfall, der Stunden bis Tage dauern kann.

Wenn migräneähnliche Schmerzen deutlich von den Bewegungen der Halswirbelsäule abhängig sind, werden die Wirbelnerven und -gefäße im Bereich dieses Abschnitts durch röntgendiagnostisch nachweisbare Einengungen der Wirbellöcher beeinträchtigt. Man bezeichnet diese Krankheit als „Migraine cervicale".

Werden die Symptome des Migräneanfalls von einseitiger Schwerhörigkeit und Drehschwindel begleitet, liegt die Menièresche Krankheit mit Veränderungen am Gleichgewichtsorgan des Innenohrs vor, deren Ursachen noch unbekannt sind.

Die Sonderformen der Migräne kann nur der Arzt sachgerecht behandeln, der aber auch den Verlauf der gewöhnlichen Migräne kontrollieren sollte. Ruhe in einem abgedunkelten Zimmer ist zur raschen Beseitigung des Anfalls sehr wichtig. Heftige Schmerzattacken müssen meist durch verordnete Arzneimittel bekämpft werden. Autogenes Training und Psychotherapie konnten schon viele Fälle von Migräne lindern.

Innerlich gibt man schwarzen, starken Kaffee mit Zitronensaft und Tees oder fertige Zubereitungen von Baldrian, Fenchel, Johanniskraut, Kamille und Majoran. Äußerlich sind Abreibung der Stirn mit Kölnisch Wasser und zur Ableitung vom Kopf die gleichen Maßnahmen wie bei Kopfschmerzen angezeigt.

Die Diät des Patienten sollte viel Rohkost enthalten, unzweckmäßige Lebensführung mit Dauerstreß und Überanstrengungen muß geregelt werden. Dabei spielen der gesunde Wechsel von Leistung und Entspannung, Meiden von Genußgiften und viel Bewegung an der frischen Luft eine herausragende Rolle.

Nervosität
(auch: Neurasthenie, Neuropathie)

Der unklare Begriff „Nervosität" umfaßt eine Reihe unterschiedlicher Störungen aus verschiedenen Ursachen. Im allgemeinen versteht man darunter Zustände innerer Unruhe und Unrast, Aufgeregtheit, Ermüdbarkeit bis zur nervösen Erschöpfung, Überempfindlichkeit und Überreiztheit, vergesellschaftet mit funktionellen Beschwerden an Herz, Magen und Blutdruck sowie vermehrtem Schwitzen.

Als Ursachen kommen Dauerstreß, ungünstige Kindheit und Jugend, übermäßiger Ehrgeiz, neurotische Fehlhaltungen, unverarbeitete Konflikte, anhaltende Überforderung und Überanstrengung oder Mißbrauch von Genußgiften in Frage. Auch durch hormonelle Störungen in Pubertät und Wechseljahren, nach schweren körperlichen Erkrankungen oder bei beginnenden seelischen und körperlichen Krankheiten kann Nervosität auftreten. Nicht selten finden wir die angeborene nervöse Konstitution mit besonderer Empfindsamkeit bei hochbegabten, schöpferischen Menschen als nicht krankhafte Veranlagung.

Konstitutionelle Nervosität kann therapeutisch kaum beeinflußt werden, hier hilft nur eine entsprechende Lebensführung, unterstützt durch autogenes Training. Bei seelischen Ursachen kann Psychotherapie notwendig werden, nervöse Zustände durch körperliche Erkrankungen oder Überanstrengung muß der Arzt behandeln. Änderung falscher Lebensgewohnheiten, Meiden aller Genußgifte und Entspannungsübungen, wie Tiefatmung, autogenes Training oder Joga, sind immer angezeigt.

Innerlich gibt man beruhigende Kräutertees mit Baldrian, Hopfen, Johanniskraut, Melisse und Weißdorn, äußerlich als Badezusatz werden Baldrian, Fichtennadeln, Kalmus, Lavendel, Melisse und Rosmarin empfohlen. Ganzwaschungen, Kurzwickel, Luftbäder, Gymnastik, und Massagen ergänzen diese Möglichkeiten.

Nervenschmerzen
(Neuralgie)

Die bohrenden oder ziehenden, heftigen neuralgischen Schmerzen betreffen besonders häufig den Ischias- und den Trigeminus-(Gesichts-)nerv sowie die Nerven zwischen den Rippen. Neuralgische Beschwerden treten auch bei und nach Gürtelrose auf. In keinem der Fälle müssen organische Befunde nachweisbar sein.

Als Ursachen werden Herdinfektionen, Druck auf den Nerven (Geschwülste), Stoffwechselstörungen, Rheumatismus, Gifte, wie Alkohol und Metalle (Blei), Blutarmut und hormonelle Störungen während der Wechseljahre verdächtigt.

Nachweisbare Grundleiden wird der Arzt entsprechend behandeln, schmerzlindernde Tabletten sollten nur auf Verordnung eingenommen werden. In vielen Fällen, besonders bei der quälenden Trigeminusneuralgie, die durch die Schulmedizin oft kaum beeinflußt werden kann, ist ein Versuch mit Akupunktur oder Akupressur zu empfehlen, deren nachgewiesene Erfolgsquote bei 85% liegt.

Allgemein sind alle Maßnahmen der Naturheilkunde angezeigt, die bei Nervenentzündungen empfohlen werden.

Nervenentzündung
(Neuritis)

Entzündungen der Nerven verlaufen akut oder chronisch und befallen einen oder mehrere Nerven. Als Ursachen kommen Druckschädigung, Vitaminmangel, Stoffwechselstörungen (wie Zuckerkrankheit), Gifte (wie Blei), Alkoholismus, Infektionskrankheiten und allergische Reaktionen in Betracht. Die Entzündung geht einher mit Schmerzen entlang des Nervenverlaufs, Lähmungserscheinungen, Kribbeln, Pelzigsein und Taubheitsgefühl im betroffenen Gebiet.

Die Therapie durch den Arzt richtet sich nach dem Grundleiden, Vitamin B ist fast immer angezeigt. Therapiestützend eignen sich Heublumensäcke und Dampfkompressen, später kalte Essigwasserauflagen, Salzwasserwickel, spanischer Mantel und lokale Güsse. Zusätzlich werden Einreibungen mit Pfefferminzöl, Kampfer und Fenchelöl empfohlen. Lähmungen behandelt man durch Krankengymnastik, Vibrationsmassage und elektrische Reiztherapie der betroffenen Muskulatur.

Multiple Sklerose
(Encephalomyelitis disseminata)

Die Ursachen dieser organischen Nervenkrankheit sind noch nicht mit Sicherheit bekannt. Verdächtigt werden Autoimmunvorgänge, bei denen der Körper gegen sein eigenes Gewebe Antikörper bildet, aber auch Virusinfektionen. In den zahlreichen (multiplen) Krankheitsherden in Gehirn und Rückenmark kommt es zunächst zum Schwund der Nervenscheiden, später zur Verhärtung (Sklerose).

Die Krankheit beginnt meist zwischen dem 20. und 40. Lebensjahr und verläuft in Phasen, zwischen denen der Zustand sich bessern kann. Nicht immer müssen die Patienten im Rollstuhl enden, es gibt nicht selten auch leichte Verlaufsformen.

Je nach Verteilung der Herde im Rückenmark und Gehirn geht die Krankheit mit Sehstörungen, Empfindungsstörungen, unsicherem Gang, Schwindelgefühl, Zittern der Gliedmaßen bei willkürlichen Bewegungen, gesteigerten Sehnenreflexen, unwillkürlicher Blasenentleerung und Lähmungen einher.

Die medikamentöse Therapie durch den Arzt soll hauptsächlich durch eine entsprechende Diät unterstützt werden. Erlaubt sind rohe, kurz vor dem Essen geriebene Wurzeln (Karotten, Schwarzwurzel, Kohlrabi), Früchte aller Art (roh), gekeimte Getreidezubereitungen aus Hafer, Weizen, Roggen, Gerste, rohe Eier, rohe Milch, Butter, Blütenhonig, fette Samenkerne und Nüsse (Sonnenblumenkerne, Wal-, Paranüsse), Vollkornbrot und Wasser. Verboten sind alle Stengel- und Blattgemüse, Kartoffeln, Rhabarber, Kohl (außer Kohlrabi), Spargel, außerdem Zucker, Salz, Essig, Senf, Pfeffer, Kaffee (auch Malzkaffee), Tee und Kakao. Mehr als 3 Mahlzeiten täglich sollten nicht eingenommen werden. Die Patienten sollen satt werden, aber folgende Tageshöchstmengen nicht überschreiten:

Getreidezubereitungen bis 250 g, Vollkornbrot bis 125 g, Milch bis 1 l, Butter bis 50 g, 1 Ei, bis 3 Teelöffel Honig, Samenkerne und Nüsse (bis 100 g insgesamt). Obst und Gemüse etwa 500–750 g, je nach Appetit.

Körperliche Anstrengungen sind zu meiden, die Patienten sollen ein ruhiges, geregeltes Leben führen. Nach dem Aufstehen ist eine kalte Ganzabreibung von oben nach unten mit einem großen groben Tuch im kalten Zimmer angezeigt (Erkältung vermeiden!). Zusätzlich werden Bewegung im Freien (mäßig), Überwärmungsbäder (Arzt fragen), Luftbäder (keine Sonne) und Barfußlaufen empfohlen.

Schlafstörungen

Hauptursachen von Schlafstörungen sind Reizüberflutung, Lärm, Dauerstreß, Sorgen, unbewältigte Konflikte und nervöse Reizzustände. Als organische Ursachen kommen Schmerzen, Fieber, Arteriosklerose, Kreislaufstörungen mit nächtlicher Hirnblutleere, Hirnverletzungen oder Verdauungsstörungen in Frage. Schließlich können auch unvernünftige Lebensweise mit zu spätem, schwerem Essen, Genußmittelmißbrauch oder Aufregungen vor dem Schlafengehen (Fernsehen, Lektüre) den Schlaf behindern.

Unterschieden werden Einschlafstörungen, bei denen die Betroffenen vor dem Einschlafen lange wachliegen, Durchschlafstörungen mit nächtlichem Erwachen, ohne wieder in den Schlaf zu finden, und verminderte Schlaftiefe mit unruhigem, oberflächlichem, wenig erholsamem Schlaf. Die Patienten sind am Morgen unausgeschlafen und vermindert leistungsfähig, länger andauernde Schlafstörungen führen zum Schlaf- und Traumdefizit mit Nervosität, Gereiztheit, Aggressivität, Neigung zu Tagträumen, Konzentrations- und Aufmerksamkeitsstörungen.

Schlaftabletten sind nur ausnahmsweise nach ärztlicher Verordnung erlaubt, unkritischer Gebrauch über längere Zeit führt durch suchtähnliche Gewöhnung nicht selten zur chronischen Vergiftung. Solche Patienten vertragen Schlafmittelmengen, die gewöhnlich absolut tödlich sind.

Schmerzen und andere organische Ursachen der Schlafbehinderung wird der Arzt entsprechend behandeln. Wirksame natürliche Hilfen sind autogenes Training, Atemübungen, in schweren Fällen Psychotherapie.

Fehler in der Lebensführung, wie Bewegungsmangel, Genußmittelmißbrauch, zu schwere Mahlzeiten am Abend oder aufregende Unterhaltung, müssen geändert werden. Gut wirksam sind alle ableitenden Maßnahmen, wie Wadenwickel, nasse Socken und Wassertreten vom Bett aus. Johanniskraut, Baldrian und Hopfen fördern nicht nur den Schlaf, sondern dämpfen auch Nervosität, Angst und Sorgen. Zusätzlich eignen sich Zubereitungen mit Anis, Lavendel, Melisse, Schlüsselblume und Weißdorn, die man zum Teil auch als Badezusatz anwenden kann.

Depressive Verstimmungen

Depressionen als Reaktion auf äußere Umstände entstehen zum Beispiel nach dem Tod nahestehender Menschen, nach Mißerfolgen und Kränkungen. Nach neueren Erkenntnissen sind manche Depressionen die Folge von Blutarmut, Hormon- und Stoffwechselstörungen. Schließlich können auch Neurosen und Erbanlagen zur Depression führen (Zyklothymie, manisch-depressive Krankheit).

Symptomatisch sind in allen Fällen Schwermut, Pessimismus, Niedergeschlagenheit, Melancholie, Angst und Schlafstörungen, verbunden mit physischen Erscheinungen, wie Appetitmangel, Blutunterdruck, Verstopfung, in schweren Fällen Stumpfsinn und völlige Bewegungslosigkeit (depressiver Stupor), nicht selten Selbstmordabsichten, Krankheits- und Versündigungswahn.

Kurzdauernde Verstimmungen aus äußerem Anlaß und leichte nervöse Störungen mit Depression sprechen auf Johanniskraut sehr gut an, die deutliche Stimmungsaufhellung beginnt nach etwa 10 Tagen. Baldrian hemmt die depressive Auswirkung ungünstiger äußerer Umstände und wirkt mild beruhigend, Ginseng erhöht die Widerstandsfähigkeit gegen die verursachenden äußeren Faktoren der reaktiven Depression.

Alle anderen depressiven Zustände – besonders bei Selbstmordgefährdung – erfordern fachärztliche, manchmal stationäre Therapie.

Erregungszustände

Organische Ursachen abnormer Erregtheit sind Hirnerkrankungen und -verletzungen, Epilepsie oder Schilddrüsenüberfunktion. Dauerstreß, Lärm und Schichtarbeit können ebenfalls zu Erregungszuständen führen, die gesteigerte Erregbarkeit cholerischer Menschen ist anlagebedingt. Schließlich treten Erregungszustände dauernd oder im Wechsel mit tiefen Depressionen bei Psychosen (Schizophrenie) und Gemütskrankheiten auf.

Der gesteigerten Aktivität des Nervensystems entsprechen Unruhe, explosible Reizbarkeit, Schlafstörungen, Zittern, Herzklopfen, Schweißausbrüche, euphorische Grundstimmung, manchmal Überschwenglichkeit, Rededrang, Gedankenflucht, schlimmstenfalls Verschwendungssucht mit Größenwahn.

Zustände von Erregtheit, unter denen die Patienten und ihre Umwelt leiden, müssen fachärztlich behandelt werden. In leichten Fällen hilft die Änderung unzweckmäßiger Lebensführung – etwa das Aufgeben der Schichtarbeit, Umzug in eine dem Lärm weniger ausgesetzte Wohngegend, Meiden von Reizgiften (wie Koffein) und ähnliches –, bei organischen Ursachen ist ärztliche Behandlung des Grundleidens notwendig.

Autogenes Training hilft immer, Psychotherapie kann bei seelischen Ursachen notwendig werden. Baldrian, Hopfen, Lavendel und Fichtennadelbäder dämpfen bei regelmäßiger Anwendung die abnorme Erregtheit meist zuverlässig, unterstützt durch vom Kopf ableitende Maßnahmen, wie Wasser- und Tautreten, Wadenwickel, nasse Socken, Armbäder, Kurz- und Lendenwickel sowie Halbbäder.

Psychosomatische Krankheiten

In einer Studie des Bundesgesundheitsministeriums aus dem Jahre 1977 über den Arzneimittelverbrauch lesen wir unter anderem, daß jeder zweite von uns dauernd Psychopharmaka bei sich trägt und mehr oder weniger regelmäßig gegen Angstzustände, Unruhe, Depressionen und ähnliche seelisch-nervöse Beschwerden schluckt. Jeder 20. Bundesbürger kommt ohne Beruhigungs- und Schlafmittel überhaupt nicht mehr aus – besser gesagt: glaubt, daß er ohne diese Medikamente nicht mehr auskommen kann. In anderen Industrienationen beobachtet man einen ähnlichen Trend.

Psychopharmaka strikt ablehnen hieße, einen bedeutenden medizinischen Fortschritt zu ignorieren, nur weil er mißbraucht werden kann. Richtig angewendet, lindern sie oft unsägliches seelisches Leid und bewahren manchen davor, den Rest seines Lebens in einem tristen psychiatrischen Landeskrankenhaus dahinzuvegetieren. Die Einwände richten sich deshalb nur gegen die medikamentöse Behandlung ohne flankierende Psychotherapie. Zur Heilung seelischer Krankheiten genügen Medikamente dieser Art im allgemeinen nämlich ebensowenig wie etwa ein Schmerzmittel bei Kopfschmerzen, hinter denen sich ein Hirntumor verbirgt.

Andererseits nimmt die Zahl seelischer Krankheiten in allen Industrienationen ständig zu, so daß viel zu wenig Fachtherapeuten zur gezielten Psychotherapie zur Verfügung stehen. Die meisten psychischen Störungen behandelt der Allgemeinmediziner – und ihm stehen mangels psychologischer Ausbildung eben nur Psychopharmaka zur Verfügung. Das gilt ganz besonders für psychosomatische Krankheiten.

„Organisch sind Sie gesund, das sind alles nur die Nerven." Solche Diagnosen hören täglich Tausende von Kranken. Die meisten mißtrauen ihnen, denn sie können sich nicht vorstellen, daß ihre zum Teil sehr ausgeprägten Beschwerden allein aus seelischen Ursachen zu erklären sind. Außerdem fürchten sie, als „eingebildete Kranke" verkannt zu werden, denen eine verständnislose Umwelt rasch das Etikett „Simulant" oder „Drückeberger" umhängt. Die „Glückspille", wie man Psychopharmaka auch nennt, bietet ihnen bequeme Scheinlösungen und ist zugleich der einzige Beweis dafür, daß sie eben doch keine eingebildet Kranken sind, denn irgendetwas kann ja nicht stimmen, wenn der Arzt ein Medikament verordnet.

Außerdem erspart die ausgleichende, entspannende, beruhigende oder anregende Wirkung der Psychopharmaka dem psychosomatisch Kranken die oft unangenehmen Einsichten in die seelischen Ursachen seiner Krankheit, etwa falsche Einstellungen und Erwartungen oder Verhaltensweisen, die zur Heilung geändert werden müßten.

Damit beginnt aber ein Teufelskreis, dem viele aus eigener Kraft nicht mehr entkommen. Die Tabletten bewirken ja keine Veränderung falscher Verhaltensmuster, sie führen – salopp ausgedrückt – nur dazu, daß den Kranken die daraus resultierenden Ängste, Konflikte und Spannungen nichts mehr ausmachen. Diese Beschwerden kehren aber zurück, sobald die Arzneimittel abgesetzt werden, und erscheinen dann oft noch bedrückender und unlösbarer als vorher. Die meisten Patienten flüchten davor erneut ins „synthetische Glück", unterstützt vom Arzt, der ihnen anders nicht helfen kann.

Einige Zeit geht das sogar recht gut. Allmählich muß aber die Dosis erhöht werden, weil der Körper sich an die Arzneimittel gewöhnt hat und die Wirkung schwächer wird. Schließlich erreicht der psychosomatisch Kranke oft ein Stadium der suchtähnlichen Abhängigkeit, das mit Persönlichkeitsveränderungen, Gleichgültigkeit gegenüber dem eigenen Schicksal und Teilnahmslosigkeit einhergeht. Leber und Nieren, die durch chronische Arzneimitteleinnahme dauernd überlastet wurden, zeigen erste Schäden, die später sogar tödlich enden können.

Vor diesem Schicksal bewahrt nur die Einsicht in die seelischen Wurzeln körperlicher Funktionsstörungen. Psychopharmaka können vorübergehend angezeigt sein, um die schlimmsten Beschwerden zu dämpfen, so daß entweder die Selbstheilungsregulationen der Seele wirksam werden oder eine gezielte Psychotherapie beginnen kann, die sich gegen die Ursachen der Krankheit richtet.

Dank der Forschungsarbeiten der psychosomatischen Medizin, einer noch relativ jungen naturwissenschaftlichen Disziplin, wissen wir heute sicher, daß Leib und Seele eine Einheit bilden, so daß die individuelle lebensgeschichtliche Entwicklung eines Menschen als bedeutsamer Faktor an der Entstehung von Krankheiten mitwirken kann. Vermutlich sind solche seelischen Ursachen sogar an der Entstehung aller organischen Erkrankungen – von der banalen Erkältung bis hin zum Krebs – mehr oder weniger ausgeprägt mitbeteiligt. Wir kennen aber eine Reihe typischer Krankheiten, für die bereits die seelische Ursache zweifelsfrei geklärt werden konnte, insbesondere Herz-Kreislauf-Funktionsstörungen, Bronchialasthma, Geschwüre an Magen, Zwölffingerdarm und Dickdarm, Kopfschmerzen, Migräne, Fett- und Magersucht.

In der Schwere der Symptome stehen diese „nur" seelisch verursachten Krankheiten den körperlichen nicht nach, oft treten die Beschwerden sogar besonders stark auf. Alle Arzneimittel, die bei rein organischen Krankheiten wirksam sind, versagen bei psychosomatischen Krankheiten oder helfen nur vorübergehend. Deshalb irren viele psychosomatisch Kranke jahrelang von einem Arzt zum andern, bis endlich die Ursachen erkannt und behandelt werden. Dabei ist es relativ einfach, den seelischen Hintergrund der Erkrankungen zu erkennen, wenn man sich genug Zeit nimmt, den Patienten beobachtet, ihm zuhört. Aber welcher Arzt hat in der überfüllten Praxis dazu noch Zeit.

An einigen typischen Warnzeichen kann

auch der Laie erkennen, daß er durch psychosomatische Leiden gefährdet ist. Dazu gehören vor allem:

- Lidflattern und -zucken an einem oder beiden Augen, das durch Reiben nicht beendet und willentlich nicht zu beeinflussen ist;
- Kloß- und Würgegefühl im Hals, von vielen Patienten als Symptom einer Geschwulst mißverstanden;
- Herzschläge außer der Reihe (Extrasystolen), die als Beklemmung, Druck über dem Herzen oder Herzschmerzen empfunden werden und in Zeiten der Erholung fast immer verschwinden.

Wenn diese einfachen Warnzeichen nicht beachtet werden, entwickelt sich meist bald eine psychosomatische Erkrankung. Anhaltspunkte dafür bieten bestimmte Ängste, Einstellungen und Gefühle, zum Beispiel:

- „Ich werde im Umgang mit anderen Menschen leicht ungeduldig."
- „Oft habe ich das Gefühl, daß man hinter meinem Rücken über mich redet und mich kritisiert."
- „Ich lasse mich in meinen Ansichten und Meinungen selbst dann noch leicht umstimmen, wenn ich glaube, eine feste Meinung zu haben."
- „Es fällt mir schwer, bei einer Tätigkeit den Anfang zu finden."
- „Ich habe Angst davor, von hohen Orten hinabzuschauen."
- „Manchmal meine ich, daß ich zu überhaupt nichts tauge."
- „Fast jeden Tag erlebe ich etwas, was mich erschreckt."

Wen solche Ängste, Gefühle und Haltungen quälen und wer dann noch unter körperlichen Beschwerden leidet, die auf Arzneimittel kaum ansprechen, leidet mit hoher Wahrscheinlichkeit unter einer psychosomatischen Krankheit.

Diese Einsicht ist zwar wichtig, genügt aber allein kaum, um die Funktionsstörung zu heilen. Der Wille, nicht mehr krank zu sein, und die Forderung der Mitmenschen, sich doch endlich mehr „zusammenzureißen" – beides häufige Reaktionen auf die Einsicht in seelischen Krankheitsursachen – führen eher noch zur Verschlimmerung der Beschwerden. Deshalb ist oft fachmännische Behandlung erforderlich.

Die zuverlässigste Therapie erfolgt durch eine Kur in einer der wenigen psychosomatischen Kliniken, die allerdings so überlaufen sind, daß man meist monatelang bis zur Aufnahme warten muß. Die Behandlung beginnt mit dem absoluten Verzicht auf alle Psychopharmaka. Unter Anleitung von Psychotherapeuten lernen die Patienten dann in Einzel- und Gruppensitzungen, mit ihren Problemen und Konflikten zu leben, sie sinnvoll zu verarbeiten. Der Verlust dieser Fähigkeit trägt ja häufig entscheidend zur Entstehung ihrer Krankheit bei. Ergänzt wird die Behandlung durch viel körperliche Bewegung und kreatives Gestalten (wie Malen, Modellieren, Musizieren und ähnliches).

Die begrenzte Anzahl von Fachtherapeuten und psychosomatischen Kliniken läßt diese intensive Therapie im allgemeinen nur bei schwereren Störungen zu. In einfacheren Fällen wird man sich auf ambulante Behandlung beschränken müssen, die aber nicht – oder nicht nur – aus Medikamenten bestehen darf. Der Patient selbst kann viel dazu beitragen, daß die Behandlung rasch und gut wirksam wird. Dazu wollen wir noch auf einige Hilfen hinweisen.

Die Biomedizin geht bei der Therapie von psychosomatischen Krankheiten davon aus, daß die heutige Lebensweise unser Nervensystem mit schädlichen Reizen förmlich überflutet, während wir uns gegen natürliche Reize immer mehr abschirmen. Das hat zur Folge, daß Seele und Nervensystem „untrainiert" sind, auf schädliche Reize also nicht sinnvoll antworten können. Dagegen empfiehlt die Ganzheitsmedizin die sinnvolle seelisch-nervöse „Abhärtung" durch vernünftige Lebensweise.

In erster Linie gehören dazu ausreichend Erholung und Schlaf, ausgewogene Vollwertkost unter besonderer Berücksichtigung der Vitamin-B-Gruppe („Nervenvitamine") und strikter Verzicht auf alle Genußmittel, insbesondere Koffein und Nikotin. Zu vermeiden sind außerdem dauernde körperliche und/oder geistig-seelische Überbeanspruchung, Schicht- oder Nachtarbeit, unüberschaubare finanzielle, berufliche oder private Risiken und zu stark „nervenkitzelnde" Lektüre oder Filme (letzteres vor allem nicht abends vor dem Schlafengehen). Organische Krankheiten müssen konsequent ausgeheilt, seelische Konflikte beseitigt werden – wenn nötig jeweils mit Hilfe des dafür zuständigen Spezialisten für Körper oder Seele.

Große Bedeutung kommt der individuell richtigen Einstellung zum Leben zu. Übersteigerter Ehrgeiz, Geltungs- und Genußsucht, Konkurrenzdenken schon in der Schule und erst recht am Arbeitsplatz, mangelnde Toleranz und nicht zuletzt die Vereinsamung und innere Leere vieler Menschen gehören zu den psychosomatischen Krankheitsfaktoren erster Ordnung. Sie lassen sich nicht leicht und nicht immer ohne fachmännische Anleitung überwinden, das ist aber Voraussetzung für ein seelisch gesünderes Leben. Im Kapitel über seelische Gesundheit (s. S. 365) stellten wir die wichtigsten Methoden zur Selbsthilfe bereits vor.

Leben im Einklang mit sich selbst erfordert auch Selbstverwirklichung innerhalb der von unserer Gesellschaftsordnung gezogenen Grenzen. Diese Selbstverwirklichung wird heute zumindest am Arbeitsplatz seltener als je zuvor geboten. Das führt leicht zur krankmachenden chronischen Unzufriedenheit, wenn man im Privatleben kein Gegengewicht schafft.

Viele Menschen scheitern bei der Selbstverwirklichung aber auch an ihrer Ungeduld und Unrast. Sie haben die Fähigkeit verloren, die Dinge reifen zu lassen, sich beharrlich auf deren Verwirklichung zu konzentrieren. Deshalb verfehlen sie oft ihre wichtigsten Lebensziele. Das kann sich unter anderem durch psychosomatische Störungen auswirken. Auch dagegen helfen die weiter vorne beschriebenen Selbsthilfetechniken meist sehr gut.

Neben der Psychohygiene dient auch die körperliche Gesundheitspflege durch regelmäßige sportliche Aktivitäten der seelischen „Abhärtung" und Kräftigung des vegetativen Nervensystems. Am besten kombiniert man

Sport und Gymnastik mit Wasseranwendungen, Licht- und Luftbädern, die alle bereits weiter vorne beschrieben wurden. Zur Heilkräutertherapie empfehlen sich ergänzend die bei Nervosität genannten Heilpflanzen.

Psychosomatische Krankheiten drohen heute, zu wahren „Zivilisationsseuchen" zu werden. Sie dürfen aber nicht der Preis sein, den wir für mehr Komfort und Wohlstand zahlen müssen. Durch Umwelteinflüsse und individuelle Reaktionen darauf ausgelöst, können viele dieser Störungen durch eigenverantwortliches, sinnvolles Handeln auch wieder beseitigt werden.

Krank durch Streß

Ein Steinzeitjäger, der einige Jahrtausende vor unserer Zeitrechnung einem Bären begegnete, reagierte auf diesen lebensbedrohlichen Streß sehr vernünftig. Der Herzschlag beschleunigte sich, die Muskeln wurden angespannt, die Gefäße verengt und die Pupillen erweitert. Der ganze Organismus stellte sich auf Angriff oder Flucht ein, den einzigen sinnvollen Reaktionen auf die Gefahr.

Der Nachkomme des Jägers, im Stau auf der Autobahn eingekeilt, reagiert im Grunde noch ebenso primitiv auf diesen Streß, weil seine Reaktionen seit Beginn der menschlichen Entwicklung in uns „vorprogrammiert" sind und sich bisher kaum verändert haben. Bereitschaft zum Angriff oder zur Flucht nützt dem Autofahrer aber nichts, wird ihm sogar gefährlich, wenn er die Spannungen durch aggressiven Fahrstil abzureagieren versucht.

Auch dem Angestellten, der über einer dringenden, schwierigen Aufgabe schwitzt, hilft die einfache Angriff-Flucht-Reaktion auf diesen Streß wenig. Er kann vor seiner Arbeit ja nicht davonlaufen und sie auch nicht dem Streßverursacher – seinem Chef – unerledigt auf den Tisch knallen, will er seine Stellung nicht riskieren. Die Reaktionen des Körpers sind also sinnlos für ihn und führen, wenn sie häufiger durch Streß ausgelöst werden, sogar zu ernsten körperlichen Schäden.

Der Österreicher Hans Selye, heute Professor in Montreal und weltweit bekannt als „Vater" der Streßforschung, unterscheidet auf Grund seiner Forschungsarbeiten 3 Phasen der Streßreaktion des Körpers:
- Alarmreaktion mit erhöhter Leistungsbereitschaft des Körpers, insbesondere von Herz, Kreislauf, Muskulatur und anderen Organen, zugleich geschärfte Aufmerksamkeit, insgesamt also das Bild der Umstellung auf Angriff-Flucht-Reaktion.
- Widerstandsreaktion mit Normalisierung der Körperfunktionen und erhöhter Widerstandskraft gegen den Streß.
- Bei anhaltendem oder häufig wiederkehrendem Streß schließlich die Erschöpfung der Anpassungsfähigkeit mit Funktionsstörungen innerer Organe, am Ende Krankheiten, wie Magengeschwür, Bluthochdruck, Herz-

infarkt, Migräne, begleitet von seelischen Störungen, vor allem Angst, Depressionen, Hysterie, Neurosen, in schweren Fällen Wahnvorstellungen; das Erschöpfungsstadium kann zum Tod führen.

Die körperlichen Streßreaktionen wurden bisher am ausführlichsten untersucht, von anderen Streßreaktionen wissen wir noch recht wenig. Fest steht aber, daß Streß auch die Leistungsfähigkeit beeinflußt – Sportler zum Beispiel zu Höchstleistungen anspornt – und das soziale Verhalten verändert, wobei die Skala der Möglichkeiten von Gefühlsreaktionen (wie Weinen, Lachen) bis zur blinden Wut oder lähmenden Angst reicht.

Alle diese Reaktionen kommen hauptsächlich durch ein lebenswichtiges Hirnzentrum zustande, den Hypothalamus. Er kontrolliert das vegetative Nervensystem und beeinflußt über die Hirnanhangsdrüse die übrigen Hormondrüsen. Nervensystem und Drüsen – insbesondere die Nebennieren mit ihrem „Notstandshormon" Adrenalin – bewirken dann unmittelbar die Veränderungen der Körperfunktionen als Antwort auf Streß.

Für unseren Körper bedeutet alles Streß, was über das gewohnte Maß hinausgeht – jede erhöhte körperliche, geistige oder seelische Beanspruchung, die berufliche Beförderung, Hochzeit oder der Hauptgewinn im Lotto ebenso wie die Kündigung des Arbeitsplatzes, Ehescheidung oder ein finanzieller Verlust. Wir reagieren immer gleich nach dem uralten Angriff-Flucht-Programm.

Streß ist allgegenwärtig geworden. Der Generaldirektor des großen Konzerns steht ebenso unter Streß wie das Heer seiner Angestellten, der Handwerker ebenso wie der Chirurg oder Freiberufler, die Mutter und Hausfrau ebenso wie der Schüler oder Student. Ohne ein gewisses Maß an Streß ist Leben überhaupt nicht möglich. Er kann uns zu höchsten Leistungen beflügeln, ungeahnte Reserven mobilisieren, uns also fördern, keineswegs nur Krankheiten hervorrufen. Streßmangel wird selbst zum großen Streßfaktor und macht uns krank. Der Traum vom streßfreien Leben auf einer einsamen Insel muß also Illusion bleiben.

Heute ist es üblich geworden, Streß pauschal als schädlich zu beurteilen. Das erklärt sich aus unseren dem heutigen Streß nicht mehr entsprechenden Streßreaktionen. Noch im 19. Jahrhundert kam der Mensch damit ganz gut zurecht. Der Streß der „guten alten Zeit" war hart und oft lebensbedrohlich, aber doch natürlich, einfach und voraussehbar.

Erst mit dem Übergang von der bäuerlichen zur Industriegesellschaft hat sich der Streß so tiefgreifend verändert, daß wir nicht mehr sinnvoll darauf reagieren können. Streß bedeutet inzwischen kaum noch Gefahr für Leib und Leben, vergleichbar dem Kampf des Jägers oder Bauern gegen Raubtiere, Naturgewalten und Mißernten. Heute bedeutet Streß eine Vielzahl verfeinerter seelischer Reize, die wir nicht mehr überschauen und vorhersehen können. Er wurde schleichend, andauernd und kumulativ, das heißt, während eine Streßursache noch einwirkt, kommt bereits die nächste auf uns zu.

Neben der Vielzahl ganz individueller Streßfaktoren, die jeder einzelne Mensch ganz unterschiedlich erlebt – wie Tod nahestehender

Menschen, Krankheit, private Konflikte und Sorgen –, kennen wir noch einige für unsere Zeit typische „General-Stressoren".

Die hohe Bevölkerungsdichte in den meisten Industrienationen (vor allem in den Großstädten) verringert den „personalen Freiraum", der jeden von uns wie eine Hülle umgibt und den niemand ohne unsere Erlaubnis verletzen darf. Deshalb gehört die Überbevölkerung zusammen mit Reizüberflutung und Dauerlärm zu den wichtigsten Streßfaktoren unseres Lebens. Die Massenmedien liefern uns heute aber auch symbolischen Streß frei Haus, etwa Katastrophen und Kriegshandlungen in den entlegensten Winkeln der Erde. Die dem Menschen eigene Fähigkeit, Erwartungen, Vorstellungen und Befürchtungen zu entwickeln, führt dazu, daß er auch unter diesem symboli-schen Streß leidet. Schließlich macht uns auch der Streß des Konkurrenzkampfes am Arbeitsplatz, das Konsumdenken, die zunehmende Vereinsamung und Isolierung und nicht zuletzt der Verlust der Geborgenheit in den nicht mehr intakten Familien häufig krank.

Da unsere vorprogrammierten Streßreaktionen dem Streß der modernen Zeit nicht mehr angemessen sind, keine Aussichten bestehen, daß sich der Streß wieder unseren Reaktionsmöglichkeiten anpaßt und die Flucht in die Streßlosigkeit selbst hohen Streß bedeutet, bleibt uns nichts anderes übrig, als den Körper so zu trainieren, daß er auch dem heutigen Streß sinnvoll begegnen kann. Dazu gibt es verschiedene Anti-Streß-Trainingsprogramme. Wir berichteten darüber bereits im Kapitel über seelische Gesundheit (s. S. 374).

Andere Gesundheits-störungen

Menstruationsbeschwerden

Schmerzen, die das bei der Menstruation übliche Maß an Beschwerden (Ziehen in Unterbauch und Rücken, Unbehagen) überschreiten, werden als Dysmenorrhö bezeichnet. Ursachen der krampfartigen Schmerzen sind häufig Unterentwicklungen der Gebärmutter bei jungen Frauen, Myome und Lageveränderungen der Gebärmutter (Vorfall, Senkung). In schweren Fällen ist Operation oder Hormonbehandlung angezeigt. Immer sollte der Facharzt zugezogen werden, damit keine schwere Erkrankung im Anfangsstadium übersehen wird. Zur Behandlung eignen sich kalte Kopfkompressen, heiße Leibauflagen und Sitz- oder Fußbäder.

Seltene oder ausbleibende Monatsblutung (Oligomenorrhö, Amenorrhö) entsteht häufig durch Unterentwicklung der Eierstöcke, aber auch bei Blutarmut, Ortsveränderungen und durch seelische Ursachen. Kalte Sitz- und Halb- oder Wechselsitzbäder, Fußbäder, nasse Socken und Lendenwickel sind angezeigt. Der Facharzt sollte die Ursachen feststellen und bei Bedarf zweckmäßig behandeln. Nicht krankhaft ist die Amenorrhö durch Schwangerschaft und Klimakterium.

Verstärkte, verlängerte oder zu heftige Menstruation (Menorrhagie) ist häufig Folge zu schwacher Gebärmuttermuskulatur (Veranlagung, Alterserscheinung), entsteht aber nicht selten auch durch Entzündungen im Unterleib oder durch Myome. Die Behandlung muß vom Facharzt überwacht werden, Operation kann angezeigt sein. Bindegewebsmassage und Blutegel, vom Fachmann angewendet, wirken oft gut, innerlich gibt man Tees mit Hirtentäschel-, Kreuz- und Zinnkraut.

Bei allen Formen der Menstruationsbeschwerden ist Bewegung im Freien und Behandlung der oft nachweisbaren Stuhlverstopfung notwendig.

Die gewöhnlich bei der Menstruation auftretenden Beschwerden werden oft durch autogenes Training sehr gut beeinflußt; auch hormonhaltige Moorbäder (Arzt fragen) und auf dem Höhepunkt der Beschwerden ein oder zwei vom Arzt verordnete Schmerztabletten sind erlaubt.

Wechseljahre
(Klimakterium)

Während das allmähliche Erlöschen der Keimdrüsenfunktionen beim Mann erst später eintritt und kaum Beschwerden verursacht, können die Wechseljahre der Frau von beachtlichen psychischen und organischen Störungen begleitet werden. Dabei spielt der seelische Bereich eine wesentliche Rolle.

Abgesehen vom allmählichen Wegbleiben der Monatsblutung wird das Klimakterium der Frau durch Blutwallungen, Schwindelanfälle, Herzenge, Neigung zum Bluthochdruck, Fettansatz oder Abmagerung, Verdauungsstörungen und Blähungen, Depression, Angstzuständen, Gereiztheit und nervöses Schwitzen gekennzeichnet.

Durch vernünftige Lebensweise und richtige Einstellung zum neuen Lebensabschnitt klingen die Beschwerden mehr oder weniger rasch ab. Anfangs kann der Arzt unterstützend Hormone verordnen.

Alle unregelmäßigen Blutungen müssen sofort fachärztlich begutachtet werden, die regelmäßige Krebsvorsorgeuntersuchung wird jetzt besonders wichtig.

Wechselfußbäder, ansteigende Armbäder, Sitz- und Wechselbäder mit Zinnkrautzusatz, Ganzwaschungen und Güsse sind angezeigt. Innerlich gibt man Tees von Eisenkraut, Frauenmantel, Hirtentäschel, Johanniskraut, Rosmarin und Schafgarbe, Baldrian kann innerlich und als Badezusatz angewendet werden. Die Kost sollte reizarm sein und viel Rohkost enthalten. Autogenes Training lindert vor allem die seelisch bedingten Symptome.

Erkältung
(grippaler, grippoider Infekt)

Durch Abkühlung oder Durchnässung des Körpers oder einzelner Körperteile kommt es zur reaktiven Minderdurchblutung mit verringerter Abwehrkraft. Vorhandene oder aufgenommene Erreger können nur noch ungenügend bekämpft werden und rufen die typischen Erkältungserscheinungen vor allem im Bereich der Atemwege (Husten, Schnupfen, Halsschmerzen), seltener an Blase und Nieren (Katarrhe) hervor, verbunden mit Kopfschmerzen und leichtem Fieber. Im Gegensatz zur Grippe wird das Allgemeinbefinden dabei nur unwesentlich beeinträchtigt.

In verschiedenen Versuchen in Klinik und Praxis wurde bewiesen, daß Hausmittel, welche die Körperabwehr anregen, nicht nur die akute Erkältung schneller ausheilen als Antibiotika und Sulfonamide, sondern auch einige Zeit vor erneuter Erkältung schützen. Natürlich setzt dies eine intakte Körperabwehr voraus, bei schwächlichen oder schon vorher kränkelnden Patienten können Arzneimittel nach ärztlicher Verordnung notwendig sein.

Vorbeugend sollte der Körper schon im Sommer durch Wasser- und Tautreten, kalte

Ganzwaschungen, Bewegung im Freien, Schlafen bei offenem Fenster und Rohkost abgehärtet werden. Erkältungsanfällige Menschen regen die Abwehrfähigkeit zusätzlich durch Echinacea- (Sonnenhut-) Tropfen an. Bei akuter Erkältung sind Holunder- und Lindenblütentee, Weidenrindenabkochungen mit Zusätzen von Hagebutten, Huflattich, Königskerze, Lungenkraut, Raute und Schlüsselblume angezeigt.

Grippe
(Influenza)

Grippe entsteht durch Viruströpfcheninfektion besonders in größeren Menschenansammlungen. Stark gefährdet sind ältere und zuvor schon kränkelnde Menschen, bei denen die Grippe oft besonders schwer verläuft und durch bakterielle Zusatzinfektionen kompliziert werden kann.

Allgemeine Symptome der Grippe sind Kreuz-, Glieder- und Kopfschmerzen, schweres Krankheitsgefühl, Mattigkeit und Fieber bis 40 Grad. Die Abwehrkraft wird stark gemindert, als Folgekrankheiten treten oft Bronchitis und Lungenentzündungen auf. Durch Schädigung des vegetativen Nervensystems bleibt nach dem Abklingen der akuten Symptome oft noch wochenlang ein Schwächezustand zurück, der durch Schwindel, Herzbeschwerden, Blutunterdruck, Müdigkeit und Darmstörungen sowie depressive Verstimmungen gekennzeichnet wird.

Nach dem Verlauf unterscheidet man verschiedene Formen der Influenza:

- toxische Grippe mit hohem Fieber, Glieder-, Kopfschmerzen und Hinfälligkeit;
- Kopfgrippe mit starken Kopfschmerzen, Schwindel, Benommenheit, manchmal Erbrechen;
- Darmgrippe mit Durchfall, Erbrechen und Übelkeit;
- rheumatische Grippe mit Muskel-, Gelenk- und Gliederschmerzen;
- katarrhalische Grippe mit Halsschmerzen, Schnupfen, Husten und Bronchialkatarrh.

Grippeschutzimpfungen, regelmäßig im September durchgeführt, schützen etwa 1 Jahr lang vor der Influenza, nicht aber vor gewöhnlichen Erkältungen. Spezielle Arzneimittel gegen das Grippevirus gibt es nicht; Antibiotika und Sulfonamide, die der Arzt im Einzelfall verordnen kann, schützen vor zusätzlichen bakteriellen Infektionen. Bei hartnäckigem Verlauf, stark beeinträchtigtem Allgemeinbefinden und bei schwächlichen Patienten zieht man immer den Arzt zu.

Grippekranke müssen so lange das Bett hüten, bis sie mindestens 2 Tage lang fieberfrei bleiben. Schwitzkuren, die nur bei kreislaufstabilen Patienten erlaubt sind, werden durch Holundersaft und Lindenblütentee unterstützt, Weidenrindenabkochungen wirken durch ihren Gehalt an Salizylsäurevorstufen zusätzlich fiebersenkend und hemmend auf das Wachstum von Bakterien. Gegen Glühwein und Aspirin bestehen keine Einwände, Antibiotika und Sulfonamide müssen dem Arzt vorbehalten bleiben.

Gegen Katarrhe der Atemwege inhaliert man Kamille und Thymian, zusätzlich gibt man vitaminreiche Südfrüchte – vor allem Saft von Orangen, Zitronen und Grapefruits –, vitaminreichen Hagebuttentee und Zubereitungen mit Huflattich, Lungenkraut oder Schlüsselblume. Zur Stärkung der Abwehrkraft sind Echinacea-(Sonnenhut-)Tropfen angezeigt.

Frühjahrsmüdigkeit und andere Mangelkrankheiten

Durch unzweckmäßige Ernährung und Bewegungsmangel im Winter ensteht ein Vitamindefizit, Stoffwechselschlacken häufen sich im Körper an. Als Folge kommt es zu Müdigkeit, verminderter Leistungsfähigkeit, erhöhter Anfälligkeit für Krankheiten, manchmal auch Wetterfühligkeit – Symptome, die gegen Ende der kalten Jahreszeit ihren Höhepunkt erreichen und deshalb als Frühjahrsmüdigkeit bezeichnet werden.

Die Behandlung besteht im Ausgleich des Vitamindefizits durch vitaminreiche Obstsäfte und Rohkost sowie in der Entschlackung des Körpers durch Brennessel-, Brunnenkresse-, Birken-, Löwenzahn- und Zwiebelsaft aus der Apotheke oder dem Reformhaus. Auch Teemischungen mit Angelika, Birkenblättern, Faulbaumrinde, Klettenwurzel und Löwenzahn sind angezeigt. Besonders gut entschlackend wirkt auch die Teufelskralle.

Nur mit ärztlicher Erlaubnis darf die Wacholderbeerkur (siehe Heilpflanzen) durchgeführt werden. Unterstützend nimmt man Luft- und Sonnenbäder, Heublumenvollbäder und Essigwasserwaschungen.

Neben der Frühjahrsmüdigkeit als häufigster, bei vielen Menschen Jahr für Jahr wiederkehrender Mangelkrankheit kennen wir noch eine Reihe anderer Mangelzustände. Ihre Ursachen und Symptome wurden bereits weiter vorne im Kapitel über Ernährung (ab S. 275) besprochen. Häufig besteht aber kein Mangel an einzelnen Vitalstoffen, sondern ein allgemeines Defizit, das sich häufig aus falscher Ernährung erklärt. Es macht sich durch unklare Warnzeichen bemerkbar, vor allem:

- allgemeine Müdigkeit, Leistungs- und Konzentrationsschwäche, Gedächtnisstörungen;
- Nervosität, Reizbarkeit und Schlafstörungen;
- welke Haut, schlecht heilende Wunden und Geschwüre, Neigung zu Entzündungen vor allem der Haut und Schleimhäute;
- Haarausfall, spröde und brüchige Nägel, schlechte Zähne;
- Appetitmangel und Übelkeit;
- Neigung zu Kopfschmerzen und Migräne;
- Durchblutungsstörungen.

Alle diese Symptome können, müssen aber nicht unbedingt auf Vitalstoffmangelzustände hinweisen. Meist ergibt die gründliche Untersuchung keine organischen Ursachen.

An Vitalstoffmangel sollte man bei derartigen Beschwerden vor allem dann denken, wenn man sich unregelmäßig oder falsch ernährt, viel Alkohol trinkt, raucht, häufig oder dauernd Abführ- oder entwässernde Mittel einnimmt oder viel Sport treibt. Auch bei Schwangeren und stillenden Müttern, Kindern und älteren Menschen legen die Warnzeichen den Verdacht auf Vitalstoffmangel nahe. Akute Mangelzustände, meist mit Krämpfen als erstem Warnzeichen beginnend, entstehen durch starkes Schwitzen oder länger als 3 Tage unvermindert anhaltendem Durchfall oder Erbrechen.

Die einfachste Möglichkeit, solche Mangelzustände zu verhindern oder zu behandeln, besteht in der weiter vorne beschriebenen vollwertigen Ernährung. Wenn der erhöhte Bedarf dadurch nicht gedeckt werden kann, nimmt man ergänzend ein gutes Vitamin-Mineralstoff-Mittel ein, das man sich am besten vom Therapeuten verordnen läßt. Solche Arzneimittel nützen allerdings wenig, wenn die Aufnahme und Verwertung der Vitalstoffe im Körper behindert wird. In solchen Fällen muß das Grundleiden gezielt vom Fachmann erkannt und behandelt werden. Durch Injektion geeigneter Vitalstoffzubereitungen ist es aber möglich, auch in solchen Fällen akute Mangelzustände zunächst rasch zu bessern.

Ausgeprägte Mangelzustände mit Krankheitswert sollten immer vom Therapeuten behandelt werden.

Wetterfühligkeit
(Meteorotropismus)

Tiere fühlen Wetterveränderungen voraus, damit sie ihr Abwehrsystem rechtzeitig umstellen können. Nachdem der Mensch in festen Unterkünften seßhaft wurde, verkümmerte diese Fähigkeit des vegetativen Nervensystems allmählich. Nur vegetativ labile Menschen, vor allem ältere und schwächliche Patienten, reagieren auf Veränderungen des Luftdrucks, der Wetterlage, der Luftfeuchtigkeit oder der elektrischen Spannung in der Atmosphäre mit Beklemmung, Angst, Kopfschmerz, Migräne, Schlaflosgikeit, Schweißausbrüchen,

allgemeiner Mattigkeit, Herzklopfen und Aufflammen alter Gicht- und Rheumabeschwerden.

Vorbeugend sind alle Maßnahmen zur Abhärtung und zum Training des vegetativen Nervensystems geeignet, zum Beispiel Gymnastik, Schwimmen, Luftbäder, Kneipp- und Klimakuren, vor allem aber autogenes Training. Zur Beruhigung eignen sich Tees von Baldrian und Hopfen, bei Kreislauflabilen genügt manchmal schon eine Tasse Kaffee.

Gicht, Rheuma, Kopfschmerzen und Migräne werden zusätzlich entsprechend behandelt.

Zahnschmerzen

Nach Zugluft können Zahnschmerzen auch einmal auf rheumatischer Grundlage ohne Beschädigung von Zahnschmelz oder Zahnmark entstehen, in der Regel ist aber die Zahnsubstanz selbst geschädigt.

Vorübergehende Schmerzen durch Reize wie kalt, warm, süß und sauer deuten auf eine Schädigung des Zahnschmelzes hin, spontan auftretende kürzere Schmerzattacken sind symptomatisch für die oberflächliche Entzündung des Zahnmarks, dauernder Zahnschmerz kennzeichnet die totale Zahnmarkentzündung.

Wenn der schmerzende Zahn noch berührungsempfindlich ist, kann auf zusätzliche Wurzelhautentzündung geschlossen werden. Unbehandelt bricht der Eiter an der Zahnwurzel oft durch Kieferknochen und Knochenhaut unter die Schleimhaut durch, es entsteht eine Schwellung der gesamten Gesichtshälfte, volkstümlich als „dicke Backe" bezeichnet. Durch Druckentlastung lassen die Schmerzen deutlich nach, dennoch ist zahnärztliche Behandlung angezeigt, ehe der Eiter unkontrolliert weiter fortschreitet.

Rheumatische Zahnschmerzen behandelt man durch Holzasche- und Wechselfußbäder, unterstützt durch Angelika, Birke, Kamille, Löwenzahn, Pfefferminze, Roßkastanie, Wacholder und Walnuß. Zusätzlich sind Heublumen- und Zinnkrautauflagen angezeigt.

In anderen Fällen muß beim ersten Schmerz der Zahnarzt aufgesucht werden, damit der Zahn noch zu retten ist. Zur Überbrückung der Zeit bis zum baldigen Besuch des Zahnarztes empfehlen sich Spülungen mit Eichenrinde, Kalmus, Melisse und Petersilie oder Auflagen mit Bockshornklee, Kamille, Salbei und Zinnkraut. Bei der „dicken Backe" ist wegen der Ausbreitungsgefahr der Eiterung ins Schädelinnere oder in den Brustkorb sofortige Behandlung notwendig.

Wurmleiden
(Helminthiasen)

Wurmkrankheiten entstehen durch Ansiedlung tierischer Parasiten im Darm und in anderen Regionen des Körpers, zum Beispiel in Muskelgewebe, Leber oder Lungen. Die Krankheiten verlaufen nur selten harmlos, oft aber ausgesprochen gefährlich. In unseren Breiten treten Bandwürmer, Madenwürmer, Spulwürmer, Hakenwürmer und Trichinen am häufigsten auf.

Symptomatisch ist häufig Nervosität und Blutarmut, die weißen Blutkörperchen sind zum Teil vermehrt, im Stuhl sind Wurmeier und Wurmteile nachzuweisen. Je nach Art der Parasiten treten noch mehr oder weniger charakteristische Symptome auf.

Die Behandlung muß wegen der meist giftigen Mittel zur Abtötung der Parasiten immer durch den Arzt erfolgen. Zusammen mit den Wurmmitteln werden Abführmittel verabreicht, damit das Wurmmittel mit den Parasiten rasch aus dem Körper entfernt wird. Gegen Bandwürmer kann man eine *Wurmkur* wie folgt versuchen:

Mittags rohe geschabte Mohrrüben, abends rohes Sauerkraut und Wermuttee zu sich nehmen, morgens auf nüchternen Magen 50 g Kürbiskerne, etwa 2 Stunden danach 2 Eßlöffel Rizinusöl.

Auch Knoblauchabkochung findet als Wurmmittel Verwendung. Andere Würmer werden durch Farnzubereitungen, Wurmsamen oder chemische Mittel, wie Tetrachloräthylen und Perazin, abgetrieben, die nur der Arzt verordnen kann. Wenn die Kur erfolglos bleibt, darf sie in der Regel erst nach einigen Wochen wiederholt werden, um unerwünschte Nebenwirkungen zu vermeiden.

Wurmsamen färbt den Urin stark gelb, bei Überdosierung kann es zu Sehstörungen kommen. Das aus dem amerikanischen Gänsefuß (Chenopodium anthelminthicum) gewonnene Öl mit dem Wirkstoff Askaridol wird gegen Maden- und Spulwürmer eingesetzt. Überdosen können unter Lähmungen und Krämpfen zum Tod führen.

Beschwerden im Alter

Streng medizinisch betrachtet altert der Mensch schon bald nach seiner Geburt. Bis zur Pubertät haben in manchen Organsystemen bereits die ersten Alterserscheinungen begonnen, jenseits des 30. Lebensjahrs – manchmal auch früher – betrifft das Altern dann praktisch alle Organe und Körperfunktionen.

Von diesem natürlichen, medizinischen Altern zu unterscheiden sind die Beschwerden, die jenseits der Lebensmitte vermehrt auftreten, weil nun die Abbauvorgänge im Organismus überwiegen und weniger Aufbauprozesse zum Ausgleich stattfinden. Das bedeutet unter anderem, daß absterbende Zellen nicht mehr ausreichend durch neue, gleichwertige ersetzt werden und zum Teil Zelltrümmer im Körper zurückbleiben, die zur Verschlackung des Bindegewebes beitragen. Deshalb lassen viel Organe mehr oder minder schnell in ihrer Leistungsfähigkeit nach, die Haut wird allmählich dünner und trockener, Haare, Nägel und Knochen werden spröder und in verschiedenen Organen (vor allem den Gefäßen) wird Kalk eingelagert. Das kann, muß aber nicht unbedingt zu deutlicheren Alterserscheinungen führen.

Zunehmend beobachtet man heute Altersbeschwerden, die verfrüht beginnen und zum größten Teil aus unserer ungesunden Lebensweise und Ernährung zu erklären sind.

Zu den auffälligeren Altersveränderungen, die normalerweise erst nach dem 60. Lebensjahr auftreten sollten, gehören vor allem verminderte Leistungsfähigkeit, Gebrechlichkeit mit allgemeiner Verlangsamung, Gereiztheit, Vergeßlichkeit, depressive Verstimmungen und eine allmähliche Erschlaffung der Haut.

Daneben unterscheidet man je nach Ursachen zwei Formen von Alterskrankheiten, und zwar:
- Beschwerden als Folge nachlassender Leistungsfähigkeit des alternden Körpers, insbesondere Herzschwäche, Sehschwäche, Schwerhörigkeit und Schwund der Schleimhäute;
- Beschwerden als Folge der im Lauf des Lebens häufiger aufgetretenen Belastungen oder bestimmter Erkrankungen, vor allem Arterienverkalkung, Bluthochdruck, chronische Bronchitis, Lungenblähung (Lungenemphysem), Gelenkabnutzung (Arthrose), Leber- und Nierenleiden.

Das biologische Altern kann durch nichts aufgehalten werden, denn es ist ein natürlicher Vorgang, dem alles Seiende unterworfen ist. Vermeiden kann man vorzeitige und viele ernstere Alterserscheinungen, da sich beides im allgemeinen vor allem aus schweren Fehlern der Lebensführung im Lauf des Lebens erklärt.

Die Grundlagen für ein Alter in körperlicher und geistiger Frische und Rüstigkeit werden demnach schon in jüngeren Jahren gelegt. Das Rezept dazu lautet vereinfacht: In jeder Beziehung maßvoll, vernünftig und gesundheitsbewußt leben. Dafür gibt es keinen Ersatz, auch wenn manche Arzneimittel gegen das Altern beinahe wie ein „Jungbrunnen" angepriesen werden. Natürlich hängt Gesundheit auch im hohen Alter – wie überhaupt ein hohes Alter – nicht zuletzt mit der Veranlagung zusammen. Durch Unvernunft kann man die besten Erbanlagen aber ausschalten, durch gesundheitsbewußte Lebensführung auch eine ungünstige Erbmasse überwinden.

Neben der gesunden Lebensführung darf man allerdings nie vergessen, daß die Lebensfreude nicht zu kurz kommen darf, denn was nützt es, wenn man steinalt wird und sich dabei vollkommen gesund fühlt, aber nichts mehr mit diesem Leben anzufangen weiß, weil man nur noch an die Gesundheit denkt. Soziale Kontakte, Aufgaben für die Gemeinschaft, Reisen und Weiterbildung auch (oder gerade) im höheren Alter, Engagement, kurzum aktive Teilnahme am Leben sind gerade für den älteren Menschen mindestens ebenso wichtig wie vernünftige Lebensweise.

Ohne diese körperlichen, geistigen und seelischen Voraussetzungen helfen alle angebotenen Mittel gegen Alterserscheinungen (die Geriatrika) nur unzulänglich. Die meisten versprechen ohnehin mehr, als sie im allgemeinen halten können – was nicht ausschließt, daß sie im Einzelfall auch einmal überzeugend wirksam sind.

Unter den zahlreichen Geriatrika eignen sich vor allem Eleutherokokkus, Ginseng, Knoblauch, Weißdorn und Zwiebeln, außerdem die weiter vorne schon beschriebenen Enzyme. Am besten nimmt man sie kurmäßig jedes Jahr mehrere Monate lang ein. Die Anwendung sollte so früh wie möglich beginnen, also am besten noch ehe die ersten Altersbeschwerden aufgetreten sind. Gute Erfolge erzielt man aber auch mit den von der rumänischen Altersforscherin Professor Aslan entwickelten Procain-(H3-)Spezialitäten oder mit Frischzelleninjektionen (s. S. 361), die in regelmäßigen Abständen angewendet werden sollten. Schließlich kommen bei Bedarf noch Geriatrika auf Vitalstoffbasis in Frage, die bei richtiger, vollwertiger Ernährung allerdings kaum in Form von Arzneimitteln zugeführt werden müssen.

Bestehende Alterskrankheiten wird der Therapeut gezielt behandeln. Hinweise dazu finden sich bei den entsprechenden Stichworten dieses Buchs.

Ein hohes Alter ohne nennenswerte Beschwerden ist keine „Gnade", sondern die Summe aus günstiger Veranlagung und möglichst lebenslanger gesunder Lebensführung. Zwar ist es in keinem Alter zu spät, Fehler der Lebensführung auszuschalten, aber je früher man damit beginnt, desto weniger Schäden können im Alter auftreten. „Wundermittel" gegen das Altern gibt es nicht.

Register